Jörg Braun · Arno J. Dormann

Klinikleitfaden Innere Medizin

D1723271

Inhalt

Klinikleitfaden
Innere Medizin

12. Auflage

Herausgeber:
Prof. Dr. med. Jörg Braun, Hamburg
Prof. Dr. med. Arno J. Dormann, Köln

Weitere Autoren:
Prof. Dr. med. Christian Arning, Hamburg; Dr. med. Matthias Braun, Cuxhaven; Wolfgang Clemens, Hamburg; Dr. med. Wolfgang Ehses, Köln; Dr. med. Hans-Joachim Frercks, Malente; Prof. Dr. med. Hans-Björn Gehl, Bielefeld; PD Dr. med. habil. Stefan Kahl, Berlin; Dr. med. Erdmute Knop-Braun, Großhansdorf; Prof. Dr. med. Burkhard Kreft, Hildesheim; Dr. Yasemin Küley-Bagheri, Köln; Dr. med. Martin Lindig, Lübeck; Dr. med. Jens Niehaus, Hamburg; Dr. med. Florian Onken, Köln; Dr. med. Reinhard Saß, Hamburg; Dr. med. Anja Siemers, Hildesheim; Prof. Dr. med. Ulrich Stierle, Lübeck; Annette Stute, Köln; Dr. med. Tanja Toermer, Köln; Dr. med. Stephan Weise, Köln; Dr. med. Jens Peter Wellhöner, Lübeck

ELSEVIER
URBAN & FISCHER

URBAN & FISCHER München

Zuschriften an: Elsevier GmbH, Urban & Fischer Verlag, Hackerbrücke 6, 80335 München
E-Mail: medizin@elsevier.de

Wichtiger Hinweis für den Benutzer

Die Erkenntnisse in der Medizin unterliegen laufendem Wandel durch Forschung und klinische Erfahrungen. Herausgeber und Autoren dieses Werkes haben große Sorgfalt darauf verwendet, dass die in diesem Werk gemachten therapeutischen Angaben (insbesondere hinsichtlich Indikation, Dosierung und unerwünschter Wirkungen) dem derzeitigen Wissensstand entsprechen. Das entbindet den Nutzer dieses Werkes aber nicht von der Verpflichtung, anhand weiterer schriftlicher Informationsquellen zu überprüfen, ob die dort gemachten Angaben von denen in diesem Werk abweichen und seine Verordnung in eigener Verantwortung zu treffen.
Für die Vollständigkeit und Auswahl der aufgeführten Medikamente übernimmt der Verlag keine Gewähr.
Geschützte Warennamen (Warenzeichen) werden in der Regel besonders kenntlich gemacht (®).
Aus dem Fehlen eines solchen Hinweises kann jedoch nicht automatisch geschlossen werden, dass es sich um einen freien Warennamen handelt.

Bibliografische Information der Deutschen Nationalbibliothek

Die Deutsche Nationalbibliothek verzeichnet diese Publikation in der Deutschen Nationalbibliografie; detaillierte bibliografische Daten sind im Internet über http://www.d-nb.de/ abrufbar.

Alle Rechte vorbehalten
12. Auflage 2014
© Elsevier GmbH, München
Der Urban & Fischer Verlag ist ein Imprint der Elsevier GmbH.

ISBN 978-3-437-22192-7

Für Copyright in Bezug auf das verwendete Bildmaterial siehe Abbildungsnachweis.

Um den Textfluss nicht zu stören, wurde bei Patienten und Berufsbezeichnungen die grammatikalisch maskuline Form gewählt. Selbstverständlich sind in diesen Fällen immer Frauen und Männer gemeint.

Begründer der Reihe: Dr. Arne Schäffler, Ulrich Renz
Planung: Doris Funke/Uta Lux, München
Lektorat: Petra Schwarz, München
Redaktion: Karin Beifuss, Ohmden
Herstellung: Johannes Kressirer, München; Sibylle Hartl, Valley
Satz: abavo GmbH, Buchloe/Deutschland; TnQ, Chennai/Indien
Druck und Bindung: CPI Books GmbH, Ulm
Umschlaggestaltung: Spiesz Design, Neu-Ulm
Titelfotografie: © Jakub Jirsák – Fotolia.com

ISBN 978-3-86541-752-7

Aktuelle Informationen finden Sie im Internet unter **www.elsevier.de** und **www.elsevier.com**

Vorwort

Für uns Herausgeber ist es immer wieder unglaublich, dass der *Klinikleitfaden Innere Medizin* mittlerweile in der 12. Auflage erscheint. Vor fast 25 Jahren hatten wir (damals noch als PJ-Studenten) eine jahrelange Kleinarbeit abgeschlossen und das erste Kitteltaschenbuch für junge Ärzte veröffentlicht. Als die 1. Auflage innerhalb weniger Wochen ausverkauft war, wurde der Bedarf für ein sehr konkretes, aktuelles und trotzdem übersichtliches Werk deutlich. Dabei war das Konzept der Kitteltaschenbücher auf dem deutschen Markt vollkommen neu. Ein Buch, das gebündelt alle für die praktische Arbeit relevanten Informationen enthält und jederzeit griffbereit ist, war genau das, was den jungen Ärzten beim Einstieg in die Klinik bis dahin gefehlt hatte.

Mittlerweile hat dieses Konzept Nachahmer gefunden. Umso mehr freut es uns, dass der *Klinikleitfaden Innere Medizin* mit inzwischen mehr als 300.000 verkauften Exemplaren und Übersetzungen in 12 Sprachen seinen festen Platz als ständiger Begleiter in den Kitteltaschen der Ärzte behalten hat. Für uns ist das ein klares Signal, dass – über das Konzept hinaus – die Auswahl und Aufbereitung der Inhalte dieses Buchs die Bedürfnisse unserer Leser treffen.

Wie ein Arzt im Laufe seiner beruflichen Tätigkeit hat auch der Klinikleitfaden über 25 Jahre hinweg praktische Erfahrung gesammelt. Das zeichnet das Buch in unseren Augen in besonderer Weise aus. Wir möchten uns bei allen Lesern bedanken, die mit ihren Anregungen und ihrer Kritik wesentlich dazu beigetragen haben.

Eine Grundvoraussetzung für den Erfolg dieses Buchs ist außerdem sein hohes Maß an Aktualität. Dank des großen Engagements aller Autoren ist es uns möglich, die Inhalte in einem Rhythmus von zwei bis drei Jahren zu überarbeiten und zu aktualisieren.

Auch für die 12. Auflage wurden selbstverständlich alle Kapitel auf ihre Aktualität geprüft und entsprechend überarbeitet. Ein besonderer Fokus lag dabei dieses Mal auf den Kapiteln Tipps für die Stationsarbeit, Ärztliche Arbeitstechniken, Hämatologie, Kardiologie, Infektiologie und Neurologie.

Wir hoffen, dass uns auch mit der 12. Auflage des *Klinikleitfaden Innere Medizin* gelingt, was seit der 1. Auflage unser Ziel ist: dem Arzt ein Buch an die Hand zu geben, das ihm den klinischen Alltag erleichtert und das ihm als Nachschlagewerk auch während seiner weiteren beruflichen Laufbahn von Nutzen ist.

Hamburg/Köln, im August 2013

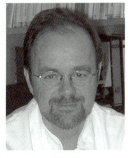   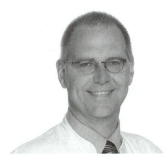

Prof. Dr. med. Jörg Braun   Prof. Dr. med. Arno J. Dormann

Danksagung

Für die Durchsicht der Manuskripte und für Anregungen danken wir:

- Herrn Prof. Dr. med. Hans-Peter Bertram, Lehrstuhl für Pharmakologie und Toxikologie, Universität Witten-Herdecke
- Herrn Prof. Dr. med. Klaus Dalhoff, stellv. Direktor der Medizinischen Klinik III, Universitätsklinikum Schleswig-Holstein, Campus Lübeck
- Herrn Prof. Dr. med. Hans Huchzermeyer, ehem. leitender Chefarzt, Medizinische Klinik, Klinikum Minden
- Herrn Dr. med. Volkhardt Kurowski, Oberarzt, Medizinische Klinik II, Universitätsklinikum Schleswig-Holstein, Campus Lübeck
- Herrn Prof. Dr. med. Klaus Sack, ehem. stellv. Direktor der Medizinischen Klinik I, Universitätsklinikum Schleswig-Holstein, Campus Lübeck
- Herrn Prof. Dr. med. Peter Christian Scriba, ehem. Direktor der Medizinischen Klinik, Klinikum Innenstadt der Universität München
- Herrn Prof. Dr. med. Jürgen Steinhoff, Medizinische Klinik I, Universitätsklinikum Schleswig-Holstein, Campus Lübeck
- Herrn Dr. Ulrich Lange, Herrn Dr. Thomas Held, Herrn Christoph Neumann, Herrn Amitava Majumder und Herrn Dr. Christian Volk, Oberärzte der Inneren Medizin, Asklepios Klinik Wandsbek, Hamburg

Nicht zuletzt danken wir den vielen Lesern, die uns mit Kritik und zahlreichen neuen Ideen versorgt haben.

Hamburg/Köln, im August 2013

Prof. Dr. med. Jörg Braun
Prof. Dr. med. Arno J. Dormann

Adressen

Herausgeber

Prof. Dr. med. Jörg Braun, Asklepios Klinik Wandsbek, Abt. Innere Medizin, Alphonsstr. 14, 22043 Hamburg

Prof. Dr. med. Arno J. Dormann, Kliniken der Stadt Köln gGmbH, Krankenhaus Holweide, Medizinische Klinik, Neufelder Str. 32, 51067 Köln

Weitere Autoren

Prof. Dr. med. Christian Arning, Asklepios Klinik Wandsbek, Abt. Neurologie, Alphons-str. 14, 22043 Hamburg

Dr. med. Matthias Braun, Helios Seehospital Sahlenburg GmbH, Abt. Rheumatologie/Innere Medizin, Nordheimstr. 201, 27476 Cuxhaven

Wolfgang Clemens, Asklepios Klinik Wandsbek, Gefäßzentrum Hamburg Ost, Alphons-str. 14, 22043 Hamburg

Dr. med. Wolfgang Ehses, Endokrinologische Gemeinschaftspraxis, Schildergasse 24–30, 50667 Köln

Dr. med. Hans-Joachim Frercks, Vital Kliniken GmbH, Klinik Buchenholm, Plöner Str. 20, 23714 Malente-Gremsmühlen

Prof. Dr. med. Hans-Björn Gehl, Städtische Kliniken Bielefeld gGmbH, Institut für Diagnostische Radiologie, Teutoburger Str. 50, 33604 Bielefeld

PD Dr. med. habil. Stefan Kahl, DRK Kliniken Berlin-Köpenick, Klinik für Innere Medizin, Schwerpunkt Gastroenterologie, Hämatologie und Onkologie, Nephrologie, Salvador-Allende-Str. 2–8, 12559 Berlin

Dr. med. Erdmute Knop-Braun, Dörpstede 9, 22927 Großhansdorf

Prof. Dr. med. Burkhard Kreft, Klinikum Hildesheim GmbH, Klinik für Nephrologie und Dialyseverfahren, Senator-Braun-Allee 33, 31135 Hildesheim

Dr. Yasemin Küley-Bagheri, Kliniken der Stadt Köln gGmbH, Krankenhaus Holweide, Medizinische Klinik, Neufelder Str. 32, 51067 Köln

Dr. med. Martin Lindig, Universitätsklinikum Schleswig-Holstein, Campus Lübeck, Klinik für Anästhesiologie und Intensivmedizin, Ratzeburger Allee 160, 23562 Lübeck

Dr. med. Jens Niehaus, Asklepios Klinik Harburg, II. Medizinische Abteilung, Gastroenterologie, Eißendorfer Pferdeweg 52, 21075 Hamburg

Dr. med. Florian Onken, Kliniken der Stadt Köln gGmbH, Krankenhaus Holweide, Medizinische Klinik, Neufelder Str. 32, 51067 Köln

Dr. med. Reinhard Saß, Asklepios Klinik Wandsbek, Zentrale Notaufnahme (ZNA), Alphonsstr. 14, 22043 Hamburg

Dr. med. Anja Siemers, Klinikum Hildesheim GmbH, Klinik für Nephrologie und Dialyseverfahren, Senator-Braun-Allee 33, 31135 Hildesheim

Prof. Dr. med. Ulrich Stierle, Universitätsklinikum Schleswig-Holstein, Campus Lübeck, Klinik für Herz- und thorakale Gefäßchirurgie, Ratzeburger Allee 160, 23562 Lübeck

Annette Stute, Kliniken der Stadt Köln gGmbH, Krankenhaus Holweide, Medizinische Klinik, Neufelder Str. 32, 51067 Köln

Dr. med. Tanja Toermer, Kliniken der Stadt Köln gGmbH, Krankenhaus Holweide, Medizinische Klinik, Neufelder Str. 32, 51067 Köln

Dr. med. Stephan Weise, Kliniken der Stadt Köln gGmbH, Krankenhaus Holweide, Medizinische Klinik, Neufelder Str. 32, 51067 Köln

Dr. med. Jens Peter Wellhöner, Universitätsklinikum Schleswig-Holstein, Campus Lübeck, Medizinische Klinik I, Ratzeburger Allee 160, 23562 Lübeck

Nach der 11. Auflage ausgeschiedene Autoren

Dr. med. Serhat Aymaz, Düren (Kapitel 1 „Tipps für die Stationsarbeit")
Dr. med. Eike Burmester, Lübeck (Kapitel 8 „Leber und Gallenwege")
PD Dr. med. Wolfgang Hummerich, Köln (Kapitel 12 „Endokrinologie")
Dr. med. Klaus Weber, Lübeck (Kapitel 19.8 „Antikoagulation und Thrombolyse")

Abbildungsnachweis

Der Verweis auf die jeweilige Abbildungsquelle befindet sich bei allen Abbildungen im Werk am Ende des Legendentextes in eckigen Klammern. Alle nicht besonders gekennzeichneten Grafiken und Abbildungen © Elsevier GmbH, München.

[A300]	Reihe Klinik- und Praxisleitfaden, Elsevier GmbH, Urban & Fischer Verlag, München
[L106]	Henriette Rintelen, Velbert
[L157]	Susanne Adler, Lübeck
[L190]	Gerda Raichle, Ulm
[M104]	Prof. Dr. med. Jörg Braun, Hamburg
[M538]	Prof. Dr. med. Arno J. Dormann, Köln
[R218]	Prof. Dr. med. Ulrich Stierle, Lübeck

Benutzerhinweise

Der Klinikleitfaden ist ein Kitteltaschenbuch. Das Motto lautet: Kurz, präzise und praxisnah. Medizinisches Wissen wird komprimiert dargestellt. Im Zentrum stehen die Probleme des klinischen Alltags. Auf theoretische Grundlagen wie Pathophysiologie oder allgemeine Pharmakologie wird daher weitgehend verzichtet.

- Vorangestellt: Tipps für die tägliche Arbeit und Arbeitstechniken.
- Im Zentrum: Fachwissen nach Krankheitsbildern bzw. Organsystemen geordnet – wie es dem klinischen Alltag entspricht.
- Zum Schluss: Praktische Zusatzinformationen.

Wie in einem medizinischen Lexikon werden gebräuchliche Abkürzungen verwendet, die im Abkürzungsverzeichnis erklärt werden.

Um Wiederholungen zu vermeiden, wurden viele Querverweise eingefügt. Sie sind mit einem Pfeil ▶ gekennzeichnet.

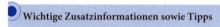
Wichtige Zusatzinformationen sowie Tipps

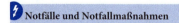
Notfälle und Notfallmaßnahmen

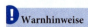
Warnhinweise

Internetadressen: Alle Websites wurden vor Redaktionsschluss im Mai 2013 geprüft. Das Internet unterliegt einem stetigen Wandel. Sollte eine Adresse nicht mehr aktuell sein, empfiehlt sich der Versuch über eine übergeordnete Adresse (Anhänge nach dem „/" weglassen) oder eine Suchmaschine. Der Verlag übernimmt für Aktualität und Inhalt der angegebenen Websites keine Gewähr.

Die angegebenen Arbeitsanweisungen ersetzen weder Anleitung noch Supervision durch erfahrene Kollegen. Insbesondere müssen Arzneimitteldosierungen und andere Therapierichtlinien überprüft werden – klinische Erfahrung kann durch keine noch so sorgfältig verfasste Publikation ersetzt werden.

Abkürzungen

Symbole

®	Handelsname
↔	normal (im Normbereich)
↑	hoch, erhöht
↓	tief, erniedrigt
→	vgl. mit, daraus folgt
▶	siehe (Verweis)
Ø	Durchmesser
γ-GT	γ-Glutamyl-Transferase

A

A(a).	Arterie(n)
abdom.	abdominal(is)
abs.	absolut(a)
ACE	Angiotensin Converting Enzyme
ACS	akutes Koronarsyndrom
ACTH	adrenokortikotropes Hormon
ACVB	aortokoronarer Venenbypass
ADH	antidiuretisches Hormon
AFP	α-Fetoprotein
AGS	adrenogenitales Syndrom
Ag	Antigen
AHB	Anschlussheilbehandlung
AIDS	Acquired Immunodeficiency Syndrome
AK	Antikörper
ALL	akute lymphatische Leukämie
allg.	allgemein
AMA	antimitochondriale Antikörper
AML	akute myeloische Leukämie
Amp.	Ampulle
ANA	antinukleäre Antikörper
ant.	anterior
ANV	akutes Nierenversagen
AP	alkalische Phosphatase
a. p.	anterior-posterior
art.	arteriell
AS	Aminosäure
ASD	Vorhofseptumdefekt
ASH	alkoholische Steatohepatitis
ASL	Anti-Streptolysin-Titer
ASR	Achillessehnenreflex
ASS	Azetylsalizylsäure

asympt.	asymptomatisch
AT III	Antithrombin III
Ätiol.	Ätiologie
a. v.	arteriovenös
AVK	arterielle Verschluss-krankheit
AZ	Allgemeinzustand
AZT	Azidothymidin (Zidovudin)

B

BAA	Bauchaortenaneurysma
Bact. frag.	Bacteroides fragilis
bakt.	bakteriell
BAL	bronchoalveoläre Lavage
BB	Blutbild
B. cepacia	Burkholderia (Pseudomonas) cepacia
bds.	beidseitig
BE	Broteinheit, Base Excess
BfArM	Bundesinstitut für Arzneimittel und Medizinprodukte
BGA	Blutgasanalyse
BGH	Bundesgerichtshof
Bili	Bilirubin
BSG	Blutkörperchensenkungs-geschwindigkeit
Bsp.	Beispiel
BSR	Bizepssehnenreflex
BtMVV	Betäubungsmittel-verschreibungsverordnung
BZ	Blutzucker
bzw.	beziehungsweise

C

C1–C8	Zervikalsegmente 1–8
Ca	Karzinom
ca.	zirka
Ca²⁺	Kalzium(-Ionen)
CCT	kraniales Computer-tomogramm
C. diff.	Clostridium difficile
C. diphtheriae	Corynebacterium diphtheriae
C. pneum.	Chlamydia pneumoniae
C. trachom.	Chlamydia trachomatis
CEA	karzinoembryonales Antigen

cfu-c	colony forming unit cells
CHE	Cholinesterase
chir.	chirurgisch
Chol.	Cholesterin
chron.	chronisch
Cl⁻	Chlorid
C. jeikeium	Corynebacterium jeikeium
CLL	chronisch lymphatische Leukämie
CMP	Kardiomyopathie
CML	chronisch myeloische Leukämie
CMV	Zytomegalie-Virus
COLD/COPD	Chronic Obstructive Lung Disease/Chronic Obstructive Pulmonary Disease
C. pneum.	Chlamydia pneumoniae
CRP	C-reaktives Protein
CT	Computertomografie/-gramm
CT-A	CT-Angiografie
C. trachom.	Chlamydia trachomatis
CVI	chronisch venöse Insuffizienz

D

d	Tag(e)
DCM	dilatative/kongestive Kardiomyopathie
DD	Differenzialdiagnose
DDAVP	Desmopressin
Def.	Definition
Defi	Defibrillator
desc.	descendens
d.h.	das heißt
Diab. mell.	Diabetes mellitus
diagn./Diagn.	diagnostisch/Diagnose, Diagnostik
DIC	disseminierte intravasale Koagulopathie
DIP	distales Interphalangealgelenk
dir.	direkt
DNA	Desoxyribonukleinsäure
dpt.	Dioptrien
DSA	digitale Subtraktionsangiografie

E

EBV	Epstein-Barr-Virus
E. coli	Escherichia coli
ED	Einzeldosis
EF	Ejektionsfraktion
EK	Erythrozytenkonzentrat
EKG	Elektrokardiografie/-gramm
ELISA	Enzyme Linked Immunosorbent Assay
E'lyte	Elektrolyte
EMD	elektromechanische Dissoziation
EMG	Elektromyografie/-gramm
ENG	Elektroneurografie
Endosono	Endosonografie
Enterobakt.	Enterobakterien (Enterobacteriaceae), z.B. E. coli, Klebsiella, Proteus, Enterobacter
Enterok.	Enterokokken, z.B. Enterococcus faecalis, Enterococcus faecium
EP	evoziertes Potenzial
E'phorese	Elektrophorese
ERC(P), ERP	endoskopische retrograde Cholangio-/Pankreatikografie
Erkr.	Erkrankung
Erw.	Erwachsener
Ery	Erythrozyt
ESBL	Extended Spectrum Betalactamase
EUS	endoskopischer Ultraschall
evtl.	eventuell
EZ	Ernährungszustand
EZR	Extrazellulärraum

F

F	Frauen; Faktor
FA	Familienanamnese; Facharzt
FEV$_1$	Einsekundenkapazität
FFP	Fresh Frozen Plasma
FKDS	farbkodierte Duplex-Sonografie
FMS	Fibromyalgiesyndrom
FSH	follikelstimulierendes Hormon

G

G6PD	Glukose-6-Phosphat-Dehydrogenase
G-CSF	Granulocyte-Colony Forming Unit Cells
ges.	gesamt
Gew.	Gewicht
GFR	glomeruläre Filtrationsrate
GG	Grundgesetz
ggf.	gegebenenfalls
GGT	γ-Glutamyltransferase
ggü.	gegenüber
GH	Growth Hormone
GI(T)	Gastrointestinal(-trakt)
GN	Glomerulonephritis
Gonok.	Gonokokken
GOT	Glutamat-Oxalacetat-Transaminase
GPT	Glutamat-Pyruvat-Transaminase
Gy	Gray
gyn.	gynäkologisch

H

h	Stunde(n)
Hb	Hämoglobin
Hbs-Ag	Hepatitis-B-Antigen
HCM	hypertrophe Kardiomyopathie
HCV	Hepatitis-C-Virus
HE	hepatische Enzephalopathie
Hep.	Hepatitis
HHS	hyperosmolares hyperglykämisches Syndrom
HHV	humanes Herpesvirus
H. infl.	Haemophilus influenzae
HIT	heparininduzierte Thrombopenie
HIV	humanes Immundefizienz-Virus
Hkt	Hämatokrit
HLA	Human Leucocyte Antigen
HOCM	hypertrophe obstruktive Kardiomyopathie
HOPS	hirnorganisches Psychosyndrom
HRS	Herzrhythmusstörung(en)
HSV	Herpes-simplex-Virus
HT	Herzton
HTx	Herztransplantation

HUS	hämolytisch urämisches Syndrom
HWI	Harnwegsinfektion
HWS	Halswirbelsäule
HZV	Herzzeitvolumen

I

i. a.	intraarteriell
i. c.	intrakutan
ICD	implantierbarer Kardioverter-Defibrillator
ICR	Interkostalraum
i. d. R.	in der Regel
IE	Internationale Einheit(en)
IFN	Interferon
IFT	Immunfluoresenz(test)
IgA/G/M	Immunglobulin A/G/M
IKZ	Inkubationszeit
i. m.	intramuskulär
Ind.	Indikation
ind.	indirekt
inf.	inferior
Inf.	Infektion
insb.	insbesondere
Insuff.	Insuffizienz
Intox.	Intoxikation
i. S.	im Serum
ITP	idiopathische thrombozytopenische Purpura
i. U.	im Urin
i. v.	intravenös
i. v. Py	intravenöse Pyelografie
IZR	Intrazellulärraum

J

J	Joule
J.	Jahr(e)
JÜR	Jahres-Überlebensrate
JVP	Jugularvenenpuls

K

K+	Kalium(-ionen)
KBR	Komplementbindungsreaktion
KG	Krankengymnastik
kg KG	Kilogramm Körpergewicht
KH	Kohlenhydrate
KHK	koronare Herzkrankheit
KI	Kontraindikation

Ki	Kurzinfusion
Klebs.	Klebsiella/-en
klin.	klinisch
KM	Knochenmark; Kontrastmittel
KMT	Knochenmarktransplantation
KNS	koagulasenegative Staphylokokken, z. B. S. epidermidis
KO	Komplikation
Komb.	Kombination
kons.	konservativ
Konz.	Konzentration
Kps.	Kapsel(n)
Krea	Kreatinin
KS	Klopfschmerz

L

L1–L5	Lumbalsegmente 1–5
LCT	Long Chain Triglycerides
LDH	Laktatdehydrogenase
Leuko(s)	Leukozyt(en)
LH	luteinisierendes Hormon
li	links
Lig.	Ligamentum
Lj.	Lebensjahr
Lk	Lymphknoten
L.	Listeria
LP	Lumbalpunktion
LSB	Linksschenkelblock
Lsg.	Lösung
LTx	Lebertransplantation
Lufu	Lungenfunktion
LV	Leberversagen
LWS	Lendenwirbelsäule

M

M	Männer
M., Mm.	Morbus; Musculus, Musculi
MAS	Malassimilationssyndrom
max.	maximal
M. catarrh.	Moraxella catarrhalis
M. pneum.	Mycoplasma pneumoniae
MCL	Medioklavikularlinie
MCP	Metakarpophalangealgelenk
MCT	Medium Chain Triglycerides
MCTD	Mixed Connective Tissue Disease
MCV	mittleres korpuskuläres Volumen

MDK	Medizinischer Dienst der Krankenversicherung
Meningok.	Meningokokken (Neisseria meningitidis)
Mg²⁺	Magnesium(-ionen)
M. hominis	Mycoplasma hominis
min.	minimal
Min.	Minute(n)
mind.	mindestens
Mio.	Million(en)
mittl.	mittlere
Mon.	Monat(e)
MÖT	Mitralöffnungston
M. pneum.	Mycoplasma pneumoniae
MRC(P)	Magnetresonanz-Cholangio-(Pankreatikografie)
MRE	multiresistente Erreger
MRSA	methicillinresistenter Staphylococcus aureus
MRT	Magnetresonanztomografie
ms	Millisekunde(n)
MS	multiple Sklerose
MSH	melanozytenstimulierendes Hormon
MSU	Mittelstrahlurin
MÜZ	mittlere Überlebenszeit

N

N., Nn.	Nervus, Nervi
Na⁺	Natrium(-ionen)
neg.	negativ
NHFTR	nichthämolytische febrile Transfusionsreaktion
NNH	Nasennebenhöhlen
NNR	Nebennierenrinde
NSAID/NSAR	Nonsteroidal Antiinflammatory Drugs, nichtsteroidale Antirheumatika
NTx	Nierentransplantation
NW	Nebenwirkung

O

o. B.	ohne Besonderheit, ohne pathologischen Befund
op.	operativ
OP	Operation
OÖS	oberer Ösophagussphinkter
Ös.	Ösophagus

P

p. a.	posterior-anterior
Pseud. aerug.	Pseudomonas aeruginosa
PAS	Para-Aminosalizylsäure
Pat.	Patient/in
path.	pathologisch
pAVK	periphere arterielle Verschlusskrankheit
PBC	primäre biliäre Zirrhose
PCR	Polymerase Chain Reaction
PE	parenterale Ernährung
pect.	(Angina) pectoris
PEG	perkutane endoskopische Gastrostomie
p. i.	post infectionem
PjP	Pneumocystis-jiroveci-Pneumonie
P. m.	punctum maximum (Herzauskultation)
Pneumok.	Pneumokokken (Streptococcus pneumoniae)
P. nodosa	Panarteriitis nodosa
PNP	Polyneuropathie
pos.	positiv
postop.	postoperativ
p. p.	postprandial
PPI	Protonenpumpeninhibitoren
PPSB	Prothrombinkomplex aus Prothrombin, Proconvertin, Stuart-Faktor, antihämophilem Faktor B
präop.	präoperativ
prim.	primär
progn./Progn.	prognostisch/Prognose
PSC	primär sklerosierende Cholangitis
PS	Plasmaspiegel
Pseud.	Pseudomonas (aeruginosa und andere Glukose-Non-fermenter, z. B. Acinetobacter, Stenotrophomonas maltophilia, Burkholderia cepacia)
PSR	Patellarsehnenreflex
PTC	perkutane transhepatische Cholangiografie
PTCA	perkutane transluminale koronare Angioplastie
PTT	partielle Thrombinzeit

Q

QF	Querfinger(breite)
QM	Qualitätsmanagement

R

RA	rheumatoide Arthritis
RCM	restriktive Kardiomyopathie
re	rechts
respir.	respiratorisch
rezid.	rezidivierend
RG	Rasselgeräusch
Rh	Rhesus
RKI	Robert Koch-Institut
Rö	Röntgen
RR	Blutdruck nach Riva-Rocci
RSB	Rechtsschenkelblock

S

S1–S5	Sakralsegment 1–5
s. (a.)	siehe (auch)
SAB	Subarachnoidalblutung
Salm.	Salmonellen
SBP	spontan bakterielle Peritonitis
s. c.	subkutan
SD	Schilddrüse
sek.	sekundär
Sek.	Sekunde(n)
Serol.	Serologie
SHT	Schädel-Hirn-Trauma
SIADH	Syndrom der inadäquaten ADH-Sekretion
SIRS	Systemic Inflammatory Response System
SLE	systemischer Lupus erythematodes
SMA	Smooth Muscle Antigen
S. maltophilia	Stenotrophomonas (Xanthomonas) maltophilia
s. o.	siehe oben
sog.	so genannte
S. pneum.	Streptococcus pneumoniae
Staph.	Staphylokokken
Staph. aur.	Staphylococcus aureus
Strept.	Streptococcus, Streptokokken
StGB	Strafgesetzbuch
STH	somatotropes Hormon
s. u.	siehe unten

sup. superior
Sy. Syndrom(e)
sympt./Sympt. symptomatisch/ Symptom(atik)

T

T_3, T_4 Trijodthyronin, Thyroxin
tägl. täglich
Tbc Tuberkulose
TBG thyroxinbindendes Globulin
Tbl. Tablette(n)
TC Total (Lung) Capacity
TCD transkranielle Dopplersonografie
TEE transösophageale Echokardiografie
ther., Ther. therapeutisch, Therapie
Thrombo(s) Thrombozyten
TIA transiente ischämische Attacke
TK Therapiekosten
TPE totale parenterale Ernährung
TPHA Treponema-pallidum-Hämagglutinationstest
Tr. Tractus
Trep. pall. Treponema pallidum
TRH Thyrotropin Releasing Hormone
Trpf. Tropfen
Tx Transplantation
TSH thyreoideastimulierendes Hormon
TSR Trizepssehnenreflex
TTK Tagestherapiekosten
TTP thrombotisch thrombozytopenische Purpura
TZ Thrombinzeit

U

u. a. und andere, unter anderem
UHSK ultrahochdosierte Streptokinase
ÜLR Überlebensrate
ÜLZ Überlebenszeit
UÖS unterer Ösophagussphinkter

V

V. a. Verdacht auf
v. a. vor allem
VC Vital Capacity
vgl. vergleiche
Vit. Vitamin
VRE vancomycinresistente Enterokokken
VSD Ventrikelseptumdefekt
VZV Varicella-Zoster-Virus

W

Wdhlg. Wiederholung
Wo. Woche(n)
WS Wirbelsäule
WW Wechselwirkung (von Arzneimitteln)

Y

Y. enterocolitica Yersinia enterocolitica

Z

z. B. zum Beispiel
z. N. zur Nacht
ZNA zentrale Notaufnahme
ZNS Zentralnervensystem
ZVD zentraler Venendruck
ZVK zentraler Venenkatheter

Inhaltsverzeichnis

1 Tipps für die Stationsarbeit

Jörg Braun, Hans-Björn Gehl und Tanja Toermer

1.1 Der Arzt im 21. Jahrhundert

Jörg Braun und Tanja Toermer

1.1.1 Einflüsse auf das Arztbild

- Möglichkeit zur erfolgreichen Behandlung vieler Erkr. (mit der NW von übertriebenen Erwartungen aufseiten von Pat. und Angehörigen).
- Pat. haben sehr einfachen Zugang zu hochdifferenzierten Informationen über ihre Krankheiten (verstehen diese Informationen jedoch häufig nicht).
- Statt der Bindung zum Arzt befinden sich Pat. heute in einem Netzwerk von ärztlichen Spezialisten, häufig ergänzt durch Heilpraktiker und „Paramediziner".
- Extreme Zunahme von arztfernen Tätigkeiten (Abrechnung, Qualitätssicherung, Diskussion mit Krankenkassen und MDK).
- Flut von Arztserien mit z. T. skurrilen („Dr. House"), häufig irrealen Arztbildern. Diese Serien verstärken die Ängste der Pat. und fixieren sie auf ein „Happy End" → Pat. und Angehörige erwarten immer einen optimalen Verlauf → Beschwerden und Klagen nehmen dramatisch zu.
- Krankenhäuser werden zu Reparatureinrichtungen für tatsächliche oder vermeintliche Fehlfunktionen. Durch die drastische Liegezeitverkürzung wird eine Heilung oder gar Gesundung nur noch selten erreicht.
- Feminisierung des Arztberufs: Der Anteil der Ärztinnen im Krankenhaus liegt in vielen Fachbereichen > 50 %.

1.1.2 Besonders geforderte Fähigkeiten

- **Kommunikation** (sowohl im Team als auch ggü. Pat. und Angehörigen): Kommunikative Fähigkeiten werden im Studium unzureichend vermittelt und müssen selbst erarbeitet werden. Dabei müssen abstrakte und hochdifferenzierte pathophysiolog. Krankheitszusammenhänge in psychischen Ausnahmesituationen verständlich gemacht werden.
- **Ökonomie:** Obwohl alle Ärzte unter dem Joch ökonomischer Zwänge arbeiten, findet im Studium keine Vorbereitung darauf statt; entsprechend hilflos agieren Ärzte häufig.
- **Wissenschaft:** Ärzte unterliegen vielfältigen Manipulationsversuchen und werden instrumentalisiert. Hiergegen hilft nur eine kritische Bewertung von Fakten und Erkenntnissen, gepaart mit einer soliden ethischen Basis. Informationen von anderen Dienstleistern im Gesundheitswesen (z. B. Pharmafirmen) sollten nicht zuletzt aus juristischen Gründen (Tatbestand der Vorteilsnahme) hinterfragt und abgewogen werden.
- **Schonung der eigenen Ressourcen:** Wesentliche Burnout-Prophylaxe ist die Wahrnehmung und Respektierung eigener körperlicher und psychischer Bedürfnisse.

- „Patienten bewundern das Wissen ihres Arztes, suchen jedoch dessen Weisheit. Sie schätzen den Arzt als Berater, wünschen ihn aber auch als Begleiter!" (H. Renz-Polster).
- „We're drowning in information and starving for knowledge" (Rutherford D. Rogers).

1.2 Patientenaufnahme

Jörg Braun und Tanja Toermer

1.2.1 Zentrale Notaufnahme

Im Rahmen der Ablaufoptimierung werden zunehmend eigenständige Einheiten für die Notaufnahme von Pat. geschaffen (ZNA, Zentrale Notaufnahme). Diese sind zentrale Serviceanbieter für Pat., Rettungsdienst (Feuerwehr, Notarzt), Leitstelle, Hausärzte, Belegärzte und Klinikabteilungen.

Aufgaben

In der ZNA finden Diagn. und Notfallther. von akut erkrankten oder verletzten Pat. statt. Die Dringlichkeit hängt von der Erkrankungsschwere des Pat. ab und ist unabhängig vom Versicherungsstatus.

Nach der Untersuchung in der ZNA wird der Pat.:

- Nach Hause entlassen.
- Zum Hausarzt zurücküberwiesen.
- Fachärzten zugewiesen.
- Ins Krankenhaus aufgenommen.

Bei der Krankenhausaufnahme muss entschieden werden, ob eine Unterbringung auf der Normalstation, einer Überwachungsstation oder auf der Intensivstation notwendig ist. Ggf. kann auch eine spätere stationäre Aufnahme geplant werden (prästationärer Fall).

Die Zeitabläufe werden durch Triagesysteme bestimmt, wie das Manchester-Triage-System (▶ Tab. 1.1).

Tab. 1.1 Das Manchester-Triage-System

Farbe	Dringlichkeit	Max. Wartezeit	Symptomatik
Blau	Nicht dringlich	120 Min.	
Grün	Standard	90 Min.	z. B. Erbrechen, akut aufgetretene Beschwerden
Gelb	Dringlich	30 Min.	z. B. mäßiger Schmerz, atemabhängiger Schmerz, anhaltendes Erbrechen
Orange	Sehr dringlich	10 Min.	Akute Kurzatmigkeit, linksthorakaler Schmerz, Pulsarrhythmie, stärkster Schmerz
Rot	Sofort	0 Min.	z. B. unzureichende Atmung, Schock

Schockraum

Indikationen Versorgung vital bedrohter Pat. mit festgelegtem Schockraummanagement, z. B. bei Polytrauma, kardiolog. Notfall mit Schock, Blutungsschock, akuter fokalneurolog. Sympt.

Vorgehen Für die jeweilige Notfallsituation wird nach Anmeldung durch die Rettungsleitstelle per Sammelnotruf ein fachspezif. Kollegium der notwendigen Disziplinen unter Leitung eines Teamleaders zusammengestellt, das den Notfallpat. vom einliefernden Notarzt im Schockraum übernimmt. Der Ablauf wird in Form einer strukturierten Dokumentation protokolliert. Behandlungspfade für häufige Erkr. sind etabliert.

1

Patientenzufriedenheit

Einflussfaktoren

- Transparente Abläufe: Wartezeit ist größter Unzufriedenheitsfaktor. Ein ansprechender Wartebereich, ggf. mit Unterhaltungsprogramm, ist hilfreich.
- Information von Pat. und Angehörigen: z. B. Information über die Erkr. (i. d. R. durch den Arzt), Information über Abläufe und Zeitschiene.
- Behandlungsergebnis: z. B. Schmerzlinderung, Besserung von Luftnot, rasche Diagnosestellung.

Problematik In Anbetracht der zur Verfügung stehenden Ressourcen sind die Ansprüche der Pat. und mehr noch der Angehörigen häufig unrealistisch. Die Hauptaufgabe einer zentralen Notaufnahme ist die Versorgung von Schwerkranken. Pat. mit Bagatellproblemen müssen dagegen lange Wartezeiten ertragen, was regelhaft zu Konflikten führt.

Lösungsansätze

- Fast-Track-Konzepte: Pat. mit leichten Erkr. werden rasch in einem „Hausarztsetting" behandelt.
- Beobachtungsbetten (z. B. für Brustschmerz „Chest Pain Unit", TIA, unklaren Bauchschmerz), die für einen max. Aufenthalt < 24 h gedacht sind.

1.2.2 Verlegung auf Station

Nach der Aufnahmeuntersuchung entscheiden über

- **Bettruhe:**
  - Abs. Ind.: Phlebothrombose (Beckenvene) mit Lungenembolie, akute Phase des Herzinfarkts, Endokarditis, akute Myokarditis.
  - Relative Ind.: schwere Infektionskrankheiten, anamnestische Synkopen, Gleichgewichtsstörungen, schwere Herzinsuff.
  - Keine Ind.: Thrombophlebitis, Pneumonie (v. a. alte Pat.), entgleister Diab. mell., Phlebothrombose im Unterschenkel und im Oberschenkel ohne Lungenembolie! Voraussetzung ist rasche, aPTT-wirksame Heparinisierung und Kompressionsther.
- **Nahrungskarenz:** ab Nahrungskarenz, solange eine OP nicht ausgeschlossen ist (z. B. unklares Abdomen), akute Pankreatitis, Ileus.

> **Anordnungen**
> - Aktuelle Medikation (auch Schlafmittel, Abführmittel, Thromboseprophylaxe).
> - Überwachung (z. B. RR, Temperatur, BZ, Bilanz).
> - Nahrungskarenz? Kostform, z. B. vor Untersuchungen.
> - Krankengymnastik.
> - Untersuchungen für Folgetag (z. B. Laborkontrollen, Sono, CT, Endoskopie).

- **Schlafmittel:**
  - Kurz wirksame Benzodiazepine. Mittel der Wahl z. B. Oxazepam 5 mg p. o. (z. B. Adumbran®) 2 h vor dem Schlafen.
  - Bei atherosklerotischen Verwirrtheitszuständen 30 Min. vor dem Schlafen, z. B. Chloralhydrat 0,5 g p. o., alternativ Koffein, z. B. 1 Tasse Kaffee oder 15–20 Trpf. einer Koffein-Lsg.
  - Psychopharmaka ▶ 21.7.

> **!** Behandlung auf wenige Tage beschränken, keine Kombinationspräparate! Paradoxe Reaktionen v. a. bei alten Pat. sind auf Überdosierung zurückzuführen → Dosisreduktion!

- **Abführmittel** (▶ 7.1.5): Im Krankenhaus sind Mittel der Wahl:
  - Einmalklistiere.
  - Macrogol (Movicol®) 1–3 Beutel tägl., Laktulose: 10–20 g/d p. o. (z. B. Bifiteral®); Wirkungseintritt nach 8–10 h. **Cave:** Bei Diab. mell. BE beachten. Natriumpicosulfat 5 mg p. o. (z. B. Laxoberal®), Wirkungseintritt nach 2–4 h.
- **Blinder oder schwerhöriger Pat.:** Personal mitteilen, sich immer vorstellen, deutlich artikulieren.
- **Vital gefährdeter Pat.:** Ind. für intensivmedizinische Versorgung klären (Angehörige, Patientenverfügung, Anamnese); Zugang, Sauerstoff, nur dringliche Diagn., Überwachung, ggf. Monitor. Nach Rücksprache mit Pat. und Angehörigen evtl. Eintrag in die Akte, ob Reanimationsversuch erfolgen soll.
- Thromboseprophylaxe ▶ 21.8.
- Schmerzmittel ▶ 21.6.
- Tetanusschutz ▶ 18.2.7, Tollwutschutz ▶ 18.3.13.

1.2.3 Geriatrie

Tab. 1.2 Barthel-Index (ATL = Alltagsaktivitäten)

Funktion	Punkte*
Essen	
Unfähig, allein zu essen	0
Braucht etwas Hilfe, z. B. beim Fleischschneiden oder Butterauftragen	5
Selbstständig, benötigt keine Hilfe	10
Baden	
Abhängig von fremder Hilfe	0
Selbstständig, benötigt keine Hilfe	5
Körperpflege (Rasieren, Kämmen, Zähneputzen)	
Abhängig von fremder Hilfe	0
Selbstständig, benötigt keine Hilfe	5
An- und Auskleiden	
Unfähig, sich allein an- und auszuziehen	0
Braucht etwas Hilfe, kann aber ca. 50 % allein durchführen	5
Selbstständig, benötigt keine Hilfe	10
Stuhlkontrolle	
Inkontinent	0
Gelegentlich inkontinent (max. 1×/Wo.)	5
Ständig kontinent	10

1

Tab. 1.2 Barthel-Index (ATL = Alltagsaktivitäten) *(Forts.)*	
Funktion	**Punkte***
Urinkontrolle	
Inkontinent	0
Gelegentlich inkontinent (max. 1×/d)	5
Ständig kontinent	10
Toilettenbenutzung	
Abhängig von fremder Hilfe	0
Benötigt Hilfe wg. fehlenden Gleichgewichts oder beim Ausziehen	5
Selbstständig, benötigt keine Hilfe	10
Bett- bzw. Stuhltransfer	
Abhängig von fremder Hilfe, fehlende Sitzbalance	0
Erhebliche physische Hilfe beim Transfer erforderlich, Sitzen selbstständig	5
Geringe physische bzw. verbale Hilfe oder Beaufsichtigung erforderlich	10
Selbstständig, benötigt keine Hilfe	15
Mobilität	
Immobil bzw. Strecke < 50 m	0
Unabhängig mit Rollstuhl, inkl. Ecken, Strecke > 50 m	5
Unterstütztes Gehen möglich, Strecke > 50 m	10
Selbstständiges Gehen möglich (Hilfsmittel erlaubt), Strecke > 50 m	15
Treppensteigen	
Unfähig, allein Treppen zu steigen	0
Benötigt Hilfe oder Überwachung beim Treppensteigen	5
Selbstständiges Treppensteigen möglich	10
* Der max. erreichbare Score beträgt 100 Punkte.	

1.3 Das Rezept

Jörg Braun

1.3.1 Rezeptausstellung

Verschreiben dürfen Ärzte, Zahnärzte, Tierärzte. Ein Rezept umfasst:
- Name, Anschrift und Berufsbezeichnung des Verschreibenden (Stempel) und Datum.
- Das Kürzel „Rp." (üblich, jedoch nicht vorgeschrieben).
- Name des Arzneimittels, Darreichungsform (z. B. Tbl., Supp.), Stärke (z. B. 1 mg) pro abgeteilter Arzneiform und Stückzahl (z. B. N 1: kleine Packung).

- Anweisungen zur Einnahme (z. B. 3×/d).
- Vor-, Zuname, Krankenkasse und Adresse des Pat.
- Eigenhändige Unterschrift.
- Vordrucke sind nur für Krankenkassen- und BtMVV-Rezepte Vorschrift.

1.3.2 Betäubungsmittelrezept

Grundlagen
Verordnungsschwelle BtM-Rezept und die damit verbundenen Rezepturschwierigkeiten dürfen nicht von der Verordnung starker Schmerzmittel (z. B. bei Tumorschmerzen) abhalten! BtM-Anforderungsscheine für den Stationsbedarf in der Klinik dürfen vom Stationsleiter bzw. seinem Vertreter ausgestellt werden.
- Liste der BtMVV-pflichtigen Medikamente z. B. in den violetten Seiten der „Roten Liste".
- Die Verordnung für einen Pat. ist als „Praxisbedarf" und „Stationsbedarf" möglich.
- Dreiteiliges amtliches Formular des BfArM bei Bundesopiumstelle, Postfach 33 0 0 13, 14191 Berlin anfordern. Bei Erstanforderung Approbationsurkunde beilegen.
- Für einen Pat. dürfen zwei verschiedene BtM bis zur Höchstmenge auf einem BtM-Rezept verschrieben werden, in begründeten Einzelfällen auch mehrere.
- Verschrieben werden kann die in der Roten Liste angegebene Höchstmenge, max. jedoch der Bedarf für 30 d (Ausnahme möglich).
- Gekennzeichnet werden muss ein besonderer Einzelfall durch den Buchstaben „A", eine Substitution durch „S", ein Notfall durch „N".
! In einem Notfall dürfen für einen Pat. oder einen Praxisbedarf BtM im erforderlichen Umfang auf einem Normalrezept verordnet werden. Das Rezept ist mit dem Buchstaben „N" (s. o.) und dem Vermerk „Notfallverschreibung" zu kennzeichnen und ein BtM-Rezept baldmöglichst nachzureichen.
- Der Verbleib des BtM ist auf Karteikarten nach amtlichem Formblatt nachzuweisen. Diese müssen vom Arzt (z. B. dem Stationsarzt) mind. monatlich überprüft werden. Die Unterlagen sind 3 J. aufzubewahren.

Ausfüllen des Rezepts
Auf allen drei Durchschlägen des BtM-Rezepts (▶ Abb. 1.1) muss dauerhaft (Hand- oder Maschinenschrift) und übereinstimmend, aber nicht eigenhändig vermerkt werden:
- Name, Vorname und Anschrift des Pat., Datum (Rezept ist innerhalb von 7 d einzulösen).
- Name des Verschreibenden, Berufsbezeichnung, Anschrift (mit Tel.-Nr., Stempel möglich). Ggf. Name bzw. Bezeichnung des Krankenhauses bzw. der anfordernden Station; vollständige Anschrift; Ausstellungsdatum.
- Handelsnamen, Darreichungsform (z. B. Tbl., Supp.).
- BtM-Menge pro Packungseinheit (in g oder mg) und die Stückzahl (in arabischen Ziffern und in Worten wiederholt).
- Gebrauchsanweisung (z. B. 3 × 1), alternativ: „Gemäß schriftlicher Anweisung".

Handschriftlich müssen erfolgen:
- Die Unterschrift des Arztes.
- Ggf. der Zusatz: „In Vertretung".

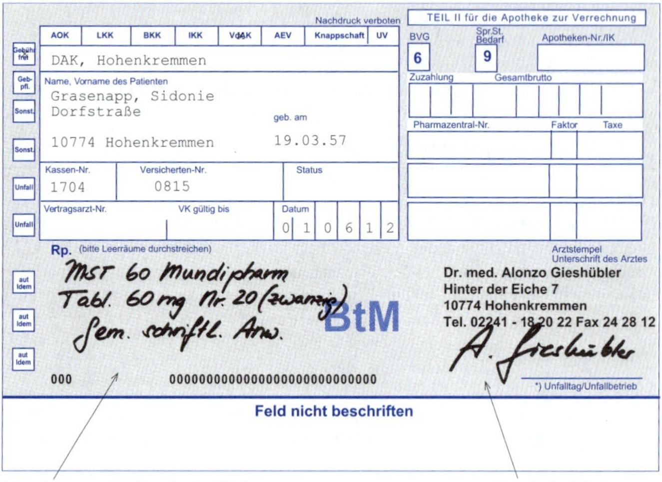

Maschinen- oder handschriftlich
Arzneimittelbezeichnung, Stückzahl (in Worten wiederholt), Darreichungsform, Gewichtsmenge, Gebrauchsanweisung mit Einzel- oder Tagesangaben oder Vermerk „gem(äß) schriftl(icher) Anw(eisung)"

Handschriftlich
Unterschrift, evtl. Zusatz „in Vertretung"

Abb. 1.1 BtM-Rezept [L157]

1.4 Die Entlassung des Patienten

Jörg Braun

1.4.1 Entlassung

Vorab zu klärende Probleme

- **Transportart:** Ist eine Fahrt mit Taxi oder öffentlichen Verkehrsmitteln möglich und zumutbar (Alltagskleidung und Schuhe vorhanden?) oder ist ein Krankentransport nötig?
- **Transportkosten:** Können die Kosten für die Selbstbeteiligung am Transport aufgebracht werden, oder liegen die Voraussetzungen zur Befreiung vor (geringes Einkommen oder aufgrund kostenintensiver Behandlungen unzumutbar hohe Kosten → Antrag bei der Krankenkasse auf Ausstellung einer Befreiungskarte)?
- **Zukünftige Fahrtüchtigkeit:** Ist der Pat. Inhaber eines Führerscheins, muss der Arzt ihn auf eine neu eingetretene Fahruntüchtigkeit aufmerksam machen. Ist der Pat. nicht einsichtig, ist der Arzt zur Meldung an das örtliche Straßenverkehrsamt berechtigt (nicht jedoch verpflichtet).
- **Soziale Versorgung:** Sind Angehörige, Nachbarn oder das (wieder-)aufnehmende Altenheim informiert? Evtl. – z. B. bei Tumorpat. – auch Hausarzt anrufen, um rechtzeitige Hausbesuche sicherzustellen. Evtl. Information des Sozialdienstes des Krankenhauses (z. B. AHB).

- **Selbstversorgung:**
  - Hat der Pat. einen Hausschlüssel, um in die Wohnung zu kommen?
  - Hat der Pat. zu essen? Keine Entlassung z. B. von alleinstehenden Diabetikern am Samstagnachmittag!
  - Hat der Pat. die lebenswichtigen Verhaltensregeln verstanden (z. B. Flüssigkeitsrestriktion bei schwerer Herzinsuff., kaliumarme Diät bei dialysepflichtiger Niereninsuff.)?
  - Hat der Pat. Medikamente? „Tagesrationen" bis zum Hausarztbesuch mitgeben, ggf. Rezept an Angehörige aushändigen.

Ambulante Dienste

- Erfüllt der Pat. die Voraussetzungen für eine AHB oder ambulante Rehabilitation?
- **Kurzzeitpflege:** üblicherweise für 4 Wo. Kann nur 1×/J. verordnet werden.
- **Hospiz:** v. a. bei Tumorerkr. mit palliativem Therapieansatz.
- **Gemeindeschwester:** besucht den Pat. für Verbandswechsel, Insulinspritze, Stoma- oder Ulkuspflege. Kosten werden bei medizinischer Notwendigkeit i. d. R. übernommen.
- **Essen auf Rädern:** bietet auch Diäten an (z. B. Diab. mell., cholesterinarm).
- **Heimkrankenpflege:** durch ambulante Pflegedienste.
- **Wohlfahrtsverbände:** (z. B. Diakonisches Werk, Caritas) bieten in „Pflegestationen" Hilfsmittel an (verstellbares Bett, Toilettenstuhl, Rollstuhl).
- **Sozialpsychiatrischer Dienst:** übernimmt Nachsorge, z. B. bei Drogenabhängigkeit, psychotischen Erkr. Er kann bei Rückfall-, Selbstmordgefährdung oder erneutem Psychoseschub die Einweisung veranlassen.

1.4.2 Arztbrief

- **Anschrift** des Weiterbehandelnden, i. d. R. Hausarzt; ggf. Durchschrift an mitbehandelnde Fachärzte, Psychologen, auf Wunsch auch an den Pat. selbst.
- **Anrede:** z. B. „Sehr geehrte Frau Kollegin, wir berichten über Ihren Patienten, Herrn Markus Muster, geb. am 29.2.1930, der vom TT.MM bis zum TT.MM. JJJJ in unserer stationären Behandlung war."
- **Diagnosen:** Hier sollten – nach Bedeutung für den jetzigen Klinikaufenthalt geordnet – alle Diagn. aufgeführt werden, die bei Entlassung gestellt werden können.
- **Anamnese:** z. B. „der Pat. kam zur Aufnahme wegen …". Dabei können die Worte des Pat. verwendet und in indirekter Rede wiedergegeben werden. An dieser Stelle auch die Krankengeschichte und die bisherigen Krankenhausaufenthalte erwähnen, Medikation bei Einweisung, auch mit Hinweisen auf mangelnde Compliance angeben. Risikofaktoren erwähnen.
- **Befund** (Bsp.):
  - 180 cm großer, 72 kg schwerer Pat. in gutem AZ und EZ. Keine Dyspnoe, keine Zyanose, kein Ikterus, keine tastbare Lk-Vergrößerung. NNH frei. Pupillen isokor, prompte Lichtreaktion bds., Visus gut. Zunge feucht, nicht belegt, Rachen reizlos. Keine Struma, Halsvenen nicht gestaut.
  - Thorax symmetrisch, Herzgrenzen nicht verbreitert, Herzspitzenstoß im 5. ICR MCL tastbar; Rhythmus regelmäßig, Frequenz 68/Min., kein Pulsdefizit, 1. und 2. Herzton rein, keine path. Geräusche; RR 150/75 mmHg seitengleich. Lungengrenzen gut atemverschieblich, Klopfschall sonor, Atemgeräusch vesikulär, keine Rasselgeräusche.

1

- Bauchdecken weich, keine Narben, kein Druckschmerz, keine Resistenzen, Bruchpforten geschlossen, Darmgeräusche lebhaft; Leber 22 cm in MCL, Milz nicht tastbar vergrößert. Nierenlager nicht klopfschmerzhaft, Wirbelsäule nicht klopfschmerzhaft, nicht deformiert. Rektale Untersuchung: Prostata abgrenzbar, keine Hämorrhoiden tastbar, kein Blut am Fingerling.
- Gliedmaßen frei beweglich, keine Ödeme. Alle Pulse regelrecht tastbar, keine Geräusche, Reflexe (BR, TR, BRR, QR, TSR) seitengleich auslösbar. Keine path. Reflexe.
- **Labor:** Werte bei Aufnahme, z. B. „pathologisch waren … Im Normbereich lagen …", wichtige Parameter im Verlauf, Spezialuntersuchungen (z. B. TSH, AFP) auch bei nicht path. Befund immer aufführen.
- **Apparative Diagn.:** z. B. Befunde von EKG, Rö-Thorax, Lufu, Sono, Rö-Spezialuntersuchungen.
- **Zusammenfassende Darstellung des Verlaufs:** dabei im 1. Satz auf Einweisungsgrund eingehen, z. B. „Pat. kam zur Klärung eines Gewichtsverlusts von 8 kg zur Aufnahme. Als Ursache fanden wir ein schlecht sitzendes Gebiss".
- **Ther. bei Entlassung,** ggf. Empfehlungen für weitere Diagn. und Vorgehen bei zu befürchtenden KO.
- **Unterschrift:** eigene, Oberarzt, Chefarzt.

1.5 Sterben und Tod eines Patienten

Jörg Braun und Tanja Toermer

1.5.1 Der sterbende Patient

Der Tod eines Pat. darf nicht mit ärztlichem Versagen gleichgesetzt werden. Liegt ein Pat. im Sterben, sollte der Arzt folgende Fragen prüfen:
- Können Sorgen des Pat. erleichtert werden, z. B. der Wunsch, ein Testament zu schreiben, seine Kinder noch einmal zu sehen, zu Hause zu sterben?
- Ist der Pat. schmerzfrei? Leidet der Pat. unter Luftnot?
- Können für den Pat. quälende Diagn. und Ther. (Bestrahlung, Chemother., parenterale Ernährung, Blutentnahmen) abgesetzt werden?
- Ist ggf. dafür gesorgt, dass keine Reanimation vorgenommen wird? (Hinweis an den diensthabenden Arzt, ggf. schriftliche Festlegung in Krankenakte oder am Bett).
- Sind die Angehörigen und ggf. der Hausarzt informiert?
- Hat der Pat. noch Fragen? Wünscht er Beistand durch den Seelsorger? (in vielen Krankenhäusern gibt es einen Krankenhausseelsorger).
- Ist alles getan, damit der Pat. in Ruhe (Einzelzimmer) und würdevoll sterben kann?

Diagnosekriterien des klinischen Todes
- Pulslosigkeit, Atemstillstand, Bewusstlosigkeit, weite reaktionslose Pupillen.
- Sichere Todeszeichen: Totenflecken (nach 0–4 h, rotviolette Flecken, v. a. in abhängigen Körperpartien, die nach spätestens 24 h nicht mehr wegdrückbar sind), Leichenstarre (nach 2–6 h, schreitet vom Kopf zur Peripherie hin fort und löst sich nach 2–3 d).

1.5.2 Totenbescheinigung (Leichenschauschein)

Landesrechtliches Dokument. Es wird von dem Arzt ausgefüllt, der die Leichen-schau vornimmt (möglichst innerhalb von 24 h nach dem Tod). Es besteht meist aus einem offenen Teil für amtliche Zwecke und einem vertraulichen Teil mit me-dizinischen Angaben zur Todesursache (Grundlage der amtlichen Todesursa-chenstatistik).

- Personalien des Toten, Todesfeststellung, Todeszeitpunkt.
- Todesart, erfordert Kenntnisse der Vorgeschichte. **Cave:** Amtsarzt im örtli-chen Gesundheitsamt bei übertragbarer Krankheit im Sinne des Infektions-schutzgesetzes (▶ 18.8) benachrichtigen.
- Todesursache: Ist diese unklar (z. B. unbekannter Pat.) oder haben Gewalt, Verletzungen, Suizid, Alkohol, Vergiftung, Vernachlässigung, OP oder Anäs-thesie eine Rolle gespielt (V. a. unnatürliche Todesursache), ist der Staatsan-walt zu informieren.

! Totenschein nur unterschreiben, wenn mind. ein sicheres Todeszeichen vor-handen ist und eine Untersuchung am unbekleideten Körper möglich war!

1.5.3 Hirntoddiagnostik und Organspende

Hirntoddiagnostik

Symptomentrias
- Koma, d. h. Bewusstlosigkeit, die auch durch starke Reize (z.B. Kneifen) nicht zu durchbrechen ist.
- **Apnoe:** Sicherung durch Apnoe-Test; Beatmung mit 100 % O_2, Reduktion des Ventilationsvolumens auf 25 % über 10 Min. → Diskonnektion von der Beat-mungsmaschine und Insufflation von 6 l O_2 über den Tubus. Der Ausfall der Spontanatmung ist bewiesen, wenn keine spontane Atmung innerhalb einer angemessenen Frist einsetzt und der $pCO_2 > 60$ mmHg ansteigt.
- **Hirnstammareflexie:** lichtstarre, weite Pupillen bds., fehlender Kornealreflex bds., fehlender okulozephaler Reflex (Puppenkopfphänomen), fehlende Tri-geminus-Schmerzreaktion, fehlender Tracheal- und Pharyngealreflex. Bei prim. infratentoriellen Prozessen ist eine EEG-Kontrolle obligat.

Ergänzende Untersuchungen
Zur Verkürzung des Beobachtungszeitraums von 72 h:
- Null-Linien-EEG über 30 Min. bei kontinuierlicher Registrierung frühestens 6 h nach Eintritt einer sek. Hirnschädigung.
- Doppler-Sono (mind. 2× im Abstand von mind. 30 Min., erfahrener Untersu-cher!) oder zerebrale Perfusionsszinti zum Nachweis des zerebralen Zirkulati-onsstillstands.
- Frühe akustisch evozierte Potenziale (FAEP) mit Erlöschen der Wellen III–V. Voraussetzungen sind normale Körpertemperatur und nicht relevanter Bar-bituratspiegel. Evtl. mehrfach ableiten.

Dokumentation
Alle Befunde müssen übereinstimmend und nacheinander im Abstand von 12 h (Beobachtungszeitraum bei prim. Hirntod) bzw. 3 d (bei sek. Hirntod) von zwei Untersuchern festgestellt und dokumentiert werden (evtl. Musterprotokoll zur

1

Feststellung des Hirntods). Beide Ärzte müssen mehrjährige Erfahrung in der Intensivbehandlung von Pat. mit schweren Hirnschäden haben. Bei einer in Aussicht gestellten Organentnahme müssen beide Ärzte unabhängig von einem Transplantationsteam sein. Bei Kindern < 3 J. gelten spezielle Regeln.

Schriftliche Dokumentation möglichst auf vorgedrucktem Protokollbogen mit Datum, Uhrzeit und Namen der untersuchenden Ärzte. Protokollbogen ist dem Krankenblatt beizufügen.

Meldepflicht

Alle Krankenhäuser sind nach dem Transplantationsgesetz § 11(4) **verpflichtet,** den endgültigen, nicht behebbaren Ausfall der Gesamtfunktion des Großhirns, des Kleinhirns und des Hirnstamms von Pat. (Hirntod) dem zuständigen Transplantationszentrum zu melden.

- **Voraussetzungen zur Organentnahme:** akute, schwere, prim. (z. B. Hirnblutung) oder sek. (z. B. Hypoxie) Hirnschädigung.
- **Ausgeschlossen sein müssen:** Intox., neuromuskuläre Blockade, Unterkühlung, endokrines oder metabolisches Koma, Schock als Ursache des Komas. Bei möglicher Nachwirkung zentral dämpfender Medikamente muss zusätzlich ein zerebraler Zirkulationsstillstand nachgewiesen werden.

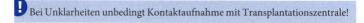 Bei Unklarheiten unbedingt Kontaktaufnahme mit Transplantationszentrale!

Spenderkriterien

Eine Organentnahme ist immer dann in Betracht zu ziehen, wenn:
- Sich die klin. Zeichen des Hirntods (s. u.) andeuten.
- Ein vorbestehender irreversibler Schaden des zu entnehmenden Organs ausgeschlossen werden kann (passagere Funktionsverschlechterung ist keine KI).
- Eine Übertragung von Krankheiten (unbeherrschbare Sepsis, Tbc, Hepatitis B und C, HIV, Malignom) unwahrscheinlich ist (lokale Infektion keine KI).

Bei jedem Organspender kann auch eine Gewebespende (z. B. Kornea, Haut, Knochen) erwogen werden.

 Frühzeitige Kontaktaufnahme mit Transplantationszentrum oder DSO (www.dso.de).

1.5.4 Obduktion

Eine Obduktion erfolgt meist nur nach Einwilligung der Angehörigen, evtl. auch nach Ablauf einer 24-h-Frist, innerhalb derer die Angehörigen Einspruch erheben können. Näheres regelt der Krankenhausbehandlungsvertrag zwischen Pat. und Krankenhausträger.

Erzwingbar ist die Obduktion bei Seuchenverdacht (nach amtsärztlichem Gutachten!) und vor einer Feuerbestattung, sofern die Todesursache nicht anders geklärt werden kann. Die gerichtliche Sektion wird vom Staatsanwalt beantragt.

Berufsgenossenschaften können zur Klärung eines Kausalzusammenhangs zwischen Arbeitsunfall und Tod eines Versicherten eine Obduktion verlangen. Eine

„versorgungsrechtlich" begründete Obduktion kann vom Stationsarzt mit Einverständnis der Angehörigen angeordnet werden, um die spätere Beweislage der Hinterbliebenen zu verbessern.

1.6 Aufklärungspflicht

Jörg Braun

1.6.1 Grundlagen

Jede Maßnahme am Pat. ohne dessen Einwilligung gilt als Körperverletzung (§§ 223ff StGB) und ist damit rechtswidrig. Grundlage ist das Persönlichkeits- und Selbstbestimmungsrecht (Art. 2 GG). Die Einwilligung des Pat. ist nach erfolgter Aufklärung rechtzeitig einzuholen. Die Aufklärung sollte dem Pat. die Selbstbestimmung, d. h. eine abwägende Wahrnehmung seiner Interessen, ermöglichen. Eine OP oder ein invasiver Eingriff stellen für jeden Pat. eine Ausnahmesituation dar, in der seine Aufnahmefähigkeit verändert sein kann. Darum Informationen gut gliedern und Aufklärungsgespräch möglichst wiederholen (auch Angehörige müssen oft mehrmals aufgeklärt werden!). Wichtige Punkte schriftlich festhalten, nicht nur für den Staatsanwalt, auch für den Pat.!

1.6.2 Allgemeine Vorgaben

- **Umfang der Aufklärung:** richtet sich nach der Dringlichkeit des „Eingriffs" sowie nach dem Bildungs- und Erfahrungsstand des Pat.
- **Inhalt:** Der Pat. muss grundsätzlich über alle relevanten Umstände seiner Erkr. und ihre Therapiemöglichkeiten aufgeklärt werden. Hiervon hängt die juristische Wirksamkeit der Einwilligung zu einem ärztlichen Eingriff ab. Über typische Risiken ist unabhängig von der KO-Rate aufzuklären.
- **Zeitpunkt:** außer bei Notfällen rechtzeitig aufklären, d. h. mind. 24 h vor dem Eingriff und auf keinen Fall nach der Prämedikation.
- **Dokumentation:** Aufklärung vom Pat. durch Unterschrift bestätigen lassen oder vor Zeugen vornehmen. Nach dem neuen Patientenrechtegesetz (2/2013) müssen Pat. eine Kopie der Aufklärung erhalten; dies muss dokumentiert werden!

1.6.3 Sonderfälle

- **Geschäftsunfähige Pat.:** Einwilligung des jeweiligen Betreuers erforderlich.
- **Bewusstlose:** vom mutmaßlichen Pat.-Willen ausgehen (Geschäftsführung ohne Auftrag, rechtfertigender Notstand gem. § 34 StGB). Angehörige über vorgesehenen Eingriff informieren.
- **Kinder:**
  - Kinder bis 14 J. sind gesetzlich nicht einwilligungsfähig, sollten aber ihrem Entwicklungsstand entsprechend über den Eingriff aufgeklärt werden.
  - Kinder und Jugendliche von 14–18 J. können selbst einwilligen, wenn sie fähig sind, die Bedeutung und die Folgen des Eingriffs und der Narkose für sich selbst zu erkennen. Sonst ist die Einwilligung des Erziehungsberechtigten einzuholen.
  - Verweigern Eltern Transfusionen für ihr Kind, kann ihnen ggf. das Sorgerecht vorübergehend durch Gerichtsbeschluss entzogen werden.

1

- **Notfallmaßnahmen:** Aufklärung und Einwilligung sind in Abhängigkeit von der präop. verfügbaren Zeit und dem Zustand des Pat. auf Wesentliches zu beschränken. Schriftliche Dokumentation!
- **Vor invasiven Maßnahmen** (z. B. PEG-Anlage, Tracheostoma): Üblich ist die Stufenaufklärung. Der Pat. oder ein enger Verwandter erhält ein Formblatt, das über den bevorstehenden Eingriff informiert. Auf dieser Grundlage erfolgt das Gespräch mit dem behandelnden Arzt, der idealerweise auch den Eingriff durchführt. Mündliche und schriftliche Einwilligung am Vortag der OP. Wenn der Pat. nicht unterschreiben kann, Anwesende bei der mündlichen Einwilligung als Zeugen unterschreiben lassen.

1.7 Behandlung gegen Patientenwillen („Zwangseinweisung")

Jörg Braun

1.7.1 Zwangsmaßnahmen

1. **Fixierung:** z. B. bei verwirrten Pat., die durch unkontrolliertes Aufstehen zu Schaden kommen können, bei intubierten Pat. in der Weaning-Phase, bei Pleuradrainage oder art. Kathetern, deren unsachgemäße Entfernung mit einem besonders hohen Risiko verbunden ist. Erfolgt immer auf ärztliche Anordnung, die nicht an das Pflegepersonal delegiert werden darf. Der anordnende Arzt (schriftliche Dokumentation!) hat sich von der sachgerechten Durchführung zu überzeugen. Eine ständige Überprüfung der Ind. ist notwendig.
2. **„Heimliche" Medikamentengabe:** z. B. bei hochgradig agitierten Pat. zur Abwendung von Fremd- oder Selbstgefährdung möglich.
3. **„Randalierende Pat.":** Anwendung von „einfacher" Gewalt zur Gefahrenabwendung zulässig → ausreichende Übermacht sicherstellen, keine „Einzelaktion".

- Zeugen Jehovas lehnen die Transfusion der vier Hauptkomponenten des Bluts (Erys, Leukos, Thrombos, Blutplasma) sowie die präop. Eigenblutspende strikt ab. Eine Zwangsbehandlung darf hier nicht erfolgen, auch nicht bei Lebensgefahr.
- Die Verwendung von Plasmafraktionen (Albumin, γ-Globuline), aber auch z. B. Interferone sowie Eigenblutverfahren wie die maschinelle Autotransfusion oder die Hämodilution werden der Entscheidung des Einzelnen anheimgestellt.
- Auch bei Zeugen Jehovas existiert kein Verbot der Organentnahme nach dem Tod.

1.7.2 „Zwangseinweisung" (PsychKG)

Indikationen   Die Zwangsunterbringung eines Menschen in einem Krankenhaus ist nur in eng umrissenen Grenzen zulässig. In jedem Bundesland wird die gesetzliche Grundlage in den „Unterbringungsgesetzen" (PsychKG) geregelt.
Einzige hinreichende Begründung sind akute und erhebliche Eigen- oder Fremdgefährdung, wenn zur Abwehr der Gefahr kein anderes Mittel zur Verfügung steht. Sie wird durch die örtliche Ordnungsbehörde aufgrund eines ärztlichen

Zeugnisses veranlasst, bedarf jedoch der unverzüglichen richterlichen Überprüfung. Zunächst muss die Unterbringung in einer geschlossenen Abteilung einer psychiatrischen Klinik erfolgen.

Keine Indikationen
- Behandlungsbedürftigkeit eines psychischen oder somatischen Leidens.
- Wirtschaftlicher Schaden.
- Einfache Störung der öffentlichen Ordnung.
- Verwahrlosung des Betreffenden.
- Fehlende Bereitschaft, sich ärztlich behandeln zu lassen.

Vorgehen Zwingend erforderlich ist eine persönliche Untersuchung des Kranken. Das ärztliche Zeugnis muss eine Beschreibung der Erkr., eine Diagn. und eine Begründung für die akute Eigen- oder Fremdgefährdung enthalten. Darüber hinaus ist meist eine Zuordnung zu den Diagnosekriterien Psychose, Störung, die einer Psychose gleichkommt, Schwachsinn oder Sucht notwendig. Das Zeugnis wird dem zuständigen Amtsgericht zugestellt.

Beispieltext
Ich habe Frau D. Elir (Pat.-Daten) heute psychiatrisch untersucht. Sie leidet an akuten Wahnvorstellungen und fühlt sich von ihrer Umgebung verfolgt. Sie hat in meiner Gegenwart (bzw. in Gegenwart von Zeugen) damit gedroht, ihre Kinder zu erschlagen. Die Unterbringung in einer geschlossenen Abteilung der psychiatrischen Fachklinik XY stellt die einzige Möglichkeit dar, mit der diese Fremdgefährdung abzuwenden ist. Ggf. Zusatz: Die Unterbringung soll unverzüglich durch die Ordnungsbehörde, noch vor Einschaltung eines Richters, erfolgen.

1.7.3 Betreuung

Die Einrichtung einer Betreuung ist in Betracht zu ziehen, wenn aufgrund einer psychischen Krankheit oder einer körperlichen, geistigen oder seelischen Behinderung wichtige „Angelegenheiten" ganz oder teilweise nicht besorgt werden können. Das Betreuungsverfahren wird vom Betreuungsgericht nach Antrag des Betroffenen, seiner Angehörigen oder auf Anregung Dritter eingeleitet. Vor der Entscheidung sind eine persönliche Anhörung und ein Sachverständigengutachten obligat. Bei Eilbedürftigkeit kann eine einstweilige Anordnung erfolgen.
Das Gericht bestellt einen Betreuer und definiert einen Aufgabenbereich, innerhalb dessen dieser selbstständig entscheidet. Besteht bei einer Untersuchung, Heilbehandlung oder einem ärztlichen Eingriff eine begründete Gefahr für eine tödliche oder schwerwiegende KO (Ausnahme nur bei akuter Gefahr), muss zusätzlich die Genehmigung durch das Betreuungsgericht erteilt werden. Für die Entscheidung des Richters ist ein fachärztliches Attest nötig, das zur Frage der Einwilligungsfähigkeit des Pat., der Art der Untersuchung, Ther. oder des Eingriffs und den Risiken Stellung nimmt. Gutachter und ausführender Arzt dürfen nicht identisch sein.

 Die örtliche Praxis kann innerhalb eines Bundeslands ebenso unterschiedlich sein wie die Gesetze der einzelnen Bundesländer. Deshalb immer zuvor nach dem ortsüblichen Vorgehen erkundigen.

1

1.7.4 Pflegeversicherung

Anträge auf Leistungen aus der Pflegeversicherung werden an die zuständige Krankenkasse durch den Pat. oder seinen Angehörigen gestellt. Durch die Pflegeversicherung werden sowohl Sachleistungen, d. h. die Bezahlung von ambulanten Pflegediensten, als auch Geldleistungen in Form von Pflegegeld für Angehörige geleistet.

 Die Einschätzung der Pflegebedürftigkeit erfolgt nicht (wie die Pat. häufig glauben) durch die Krankenhausärzte, sondern meist durch den MDK.

Pflegestufen
- Pflegestufe I: mind. 1× tägl. Hilfe, max. Dauer 1,5 h.
- Pflegestufe II: mind. 3× tägl. Hilfe, max. Dauer 3 h.
- Pflegestufe III: Hilfsbedürftigkeit rund um die Uhr.

1.7.5 Patientenverfügung

Synonym
Patiententestament. Abbruch der Ther. auf Wunsch des Pat.

Lebenserhaltende Maßnahmen dienen der Aufrechterhaltung der Vitalfunktionen (z. B. Dialyse, Beatmung). Ob hierzu auch Ernährung, antibiotische Ther. u. Ä. zählt, ist umstritten.
Der Pat. hat das Recht, eine lebenserhaltende Behandlung nach Aufklärung abzulehnen. Auf diese kann der Pat. auch auf ausdrücklichen Wunsch verzichten. Die mündliche Willensäußerung im Beisein von Zeugen ist ausreichend. Bei sich anbahnender Aussichtslosigkeit einer Behandlung sollte von Bezugspersonen des Pat. dessen mutmaßlicher Wille erkundet werden. Dieses Gespräch muss dokumentiert werden. Ein Patiententestament kann hierbei eine wichtige Entscheidungshilfe sein.

 Immer ist eine ausreichende Basispflege (Schmerzther., Sauerstoffgabe, Flüssigkeitssubstitution, Mundpflege, Absaugen) zu gewährleisten.

1.8 Probleme im Stationsalltag

Jörg Braun

1.8.1 Nadelstichverletzung

Verletzung mit Hepatitis- oder HIV-kontaminierter Nadel.

 Das Risiko einer Nadelstichverletzung ist erhöht nach Nachtdiensten (v. a. im „Euphoriestadium") und Urlaub!

Allgemeine Prophylaxe
- Konsequentes Tragen von virusdichten Handschuhen bei jedem möglichen Kontakt mit Körpersekreten.
- Mundschutz und ggf. Schutzbrille bei möglicher Entstehung von Spritzern.

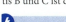

- Niemals gebrauchte Nadeln in die Schutzkappe (häufigste Ursache für Verletzung!) stecken, sondern sofort in geeignete Container abwerfen. Gebrauchte Nadeln oder Skalpelle nicht biegen oder brechen.
- Auch wenn Speichel nicht zu einer HIV-Übertragung führen dürfte, die Notwendigkeit zur „Mund-zu-Mund-Beatmung" z. B. durch immer vorhandene Gesichtsmasken, Ambu-Beutel minimieren.
- Nach Nadelstich muss bis zum Beweis des Gegenteils von potenzieller Infektiosität ausgegangen werden → „Safer Sex", keine Blut- oder Organspenden.

Kontagiosität
Die Kontagiosität des HI-Virus ist zum Glück gering: Die Ansteckungsrate nach direkter Inokulation wird auf < 0,25 % geschätzt, die Kontagiosität von Hepatitis B und C ist dagegen etwa 25 × höher. Aktuelle Vorgaben beim RKI.

⚡ Sofortmaßnahmen
- Jedes Krankenhaus sollte über eine schriftlich fixierte Behandlungsrichtlinie und einen verantwortlichen Ansprechpartner verfügen!
- Einstichstelle gründlich mit Wasser und Seife oder alkoholischer Lsg. reinigen (20- bis 30-prozentig für Schleimhäute, sonst Alkohol-Lsg. für Hautdesinfektion), Blutfluss durch Druck auf das umliegende Gewebe fördern (> 1 Min.).
- Chir. Wundversorgung, erneute großzügige Desinfektion (z. B. Fingerbad in alkoholischer Lsg. ≥ 80 Vol.-%, z. B. Betaseptic® R oder Freka-R-Derm® farblos). Nadel ggf. für mikrobiolog. Untersuchung asservieren.
- Immer D-Arzt-Bericht, Hepatitis-Serologie, HIV-Test sofort und im Verlauf bei Pat. und Arzt.
- Infektionsdosis (blutgefüllte Nadel > Lanzette > Spritzverletzung) erfragen.
- Krankheitsstadium des Pat. dokumentieren. Höheres Übertragungsrisiko bei aktiver Hepatitis B oder C bzw. AIDS-Vollbild mit hoher Viruslast.

Chemoprophylaxe bei HIV-Inokulation
Die medikamentöse Prophylaxe ist immer eine Individualentscheidung je nach Risikokonstellation. Für eine Chemotherapieprophylaxe sprechen die schwerwiegenden Folgen einer HIV-Inf., die bewiesene antiretrovirale Aktivität von AZT und die Tatsache, dass NW bei Kurzzeitmedikation fast immer reversibel sind.

Indikationen
- Immer bei perkutaner Verletzung mit kontaminierter Hohlraumnadel (Blut, Liquor, Organpunktion), bei tiefer Schnittverletzung mit sichtbarem Blut und bei Indexpat. mit dem Vollbild AIDS bzw. mit bekannt hoher Viruslast.
- Eine Prophylaxe soll angeboten werden bei oberflächlicher Verletzung oder bei Kontakt mit Material mit hoher Viruslast und Schleimhäuten oder geschädigter Haut.
- Keine Prophylaxe sollte bei perkutanem oder Schleimhautkontakt mit Urin, Speichel oder bei Kontakt von intakter Haut mit Blut erfolgen.

Vorgehen Nach Inokulation (d. h. „penetrierendem Kontakt") HIV-pos. Materials möglichst schnell mit Kombinationsther. beginnen (innerhalb von 2–24 h; nach > 72 h nicht mehr sinnvoll). Beispielschemata:

- AZT 2 × 250 mg (Retrovir®) und Lamivudin 2 × 150 mg (Epivir®) und Indinavir 3 × 800 mg (Crixivan®) **oder**
- Nelfinavir 3 × 750 mg (Viracept®) oder Lopinavir 2 × 400/100 mg (Kaletra®) oder Efavirenz 1 × 600 mg/d p. o. (Sustiva®) über mind. 14 d.

Nebenwirkungen   Übelkeit, Kopf- und Muskelschmerzen sowie Müdigkeit sind mit 75 % sehr häufig und führen in 30 % zum Therapieabbruch.

Kontrolle   HIV-Testung des Verletzten (nur mit Einverständnis) an den Tagen 0, 45, 90, 180, 365.

> - Antikonzeption während Tbl.-Einnahme.
> - Die Chemoprophylaxe bewirkt eine etwa 80-prozentige Reduktion des ohnehin niedrigen Infektionsrisikos nach Inokulation von HI-Viren.

Chemotherapieprophylaxe bei HBV-Inokulation
- Hepatitis-B-Impfstatus erfragen.
- Bei fehlendem oder unsicherem Impfschutz gegen Hepatitis B ggf. simultane Aktiv-Passiv-Immunisierung innerhalb von 24 h.
- Anti-HBc-, Anti-HCV-AK sofort, nach 6 und 12 Wo. kontrollieren.
- Immer D-Arztverfahren und ggf. Meldung beim Betriebsarzt.

1.8.2 Nasenbluten

Ätiologie
- Meist lokal („habituell") durch Zerreißen kleiner Venen v. a. im Locus Kiesselbachi. Selten Septumpolypen, Trauma, Schädelbasisfraktur.
- Als Sympt. einer Allgemeinerkr. wie Hypertonie, Arteriosklerose, hämorrhagische Diathese (v. a. Pat. unter Marcumar®, Thrombopenie; ▶ 14.6.1), perniziöse Anämie (▶ 14.2.2), Leukämie (▶ 14.3), Inf. (z. B. Typhus, ▶ 18.2.21), Urämie (▶ 9.7.4).

Vorgehen
- RR und Puls messen; möglichst Lokalisation der Blutung mit dem Otoskop (vorderer oder hinterer Nasenabschnitt).
- **Allg. Maßnahmen:** Oberkörper hochlagern, Kopf nach vorn beugen und Mund öffnen lassen. Blut zunächst in eine Nierenschale tropfen lassen → verschlucktes Blut ist ein starkes Emetikum! Eisbeutel in Nacken und Stirn.
- **Tamponade:** Wenn Blutung nicht nach 10–15 Min. sistiert, mit abschwellenden Nasentropfen (alternativ auch mit 1 Tropf. Adrenalin) getränkte Watte fest ins Nasenloch stopfen, Nasenflügel zusammendrücken. Tamponade nach etwa 24 h entfernen.
- **Vit. K:** bei Marcumar®-Pat. evtl. 10 mg i. v. (z. B. Konakion® MM).
- Ggf. Tamponade durch den HNO-Arzt, lokale Tamponade mit Katheter (z. B. Reuther-Katheter).

> - Das Ausmaß des Blutverlusts wird meist überschätzt.
> - Tamponade nicht länger als 2–3 d liegen lassen!

1

1.8.3 Akutes Glaukom

Meist einseitige anfallsartige Erhöhung des Augeninnendrucks auf 50–80 mmHg (normal < 22 mmHg) durch Abflusssperre des Kammerwassers.

Ätiologie Prädisposition durch Hyperopie, höheres Alter, Stress. Sek. Glaukom z. B. durch Trauma (z. B. Linsenluxation), Blutung (z. B. bei Diab. mell.) und intraokuläre Tumoren.

Klinik Kopfschmerzen, Trigeminusschmerz, Übelkeit, Erbrechen, Visus stark reduziert. Druckmydriasis (Pupille einseitig weit und lichtstarr), Hyperämie der Bindehaut, steinharter Bulbus.

Therapie Pupillenverengung durch 1-prozentige Pilokarpin-Augentropfen (1 Trpf. alle 10 Min.), Acetazolamid 500 mg i. v. (Diamox®), evtl. zusammen mit „lytischem Cocktail" aus Triflupromazin 20 mg (Psyquil®), Promethazin 50 mg (z. B. Atosil®) und Pethidin 100 mg (Dolantin®) in Fruchtsaft gelöst oder i. m. Danach sofort in fachärztliche Behandlung überweisen!

1.8.4 Der schwierige Patient

Tab. 1.3 Der schwierige Patient

Ein Pat. beschwert sich über einen Behandlungsfehler oder über Fehlverhalten des medizinischen Personals	
Reaktion	Sofortiges Angebot eines klärenden Gesprächs möglichst im Beisein eines Zeugen. Dieses Gespräch muss dokumentiert werden. Der Pat. soll explizit gefragt werden, ob er alle Kritikpunkte vorgebracht hat. Auf Rechtfertigungsversuche sollte verzichtet werden, da diese häufig zu dem Eindruck führen, dass etwas schiefgelaufen ist, was später in einer Klage resultieren kann. Vielmehr sollte das Gefühl vermittelt werden, dass die Beschwerde ernst genommen wird (ohne jedoch dem Pat. recht zu geben). Wird diese Beschwerde auch bei Entlassung aufrechterhalten, sollte Kontakt zum einweisenden Arzt aufgenommen werden.
Bei Entlassung klagt der Pat. über Beschwerden, die während des gesamten stationären Aufenthalts nicht angegeben wurden	
Reaktion	Sofortige Abklärung, Oberarzt hinzuziehen. Ggf. sollte die Entlassung verschoben werden, bis alle Unklarheiten bereinigt sind. Andernfalls ist im schwersten Fall eine Klage wegen unterlassener Hilfeleistung möglich. Wenn der Pat. trotzdem auf einer Entlassung besteht, ist eine ausführliche Dokumentation notwendig. Auch sollte über mögliche KO aufgeklärt werden. Auch hier ist eine Kontaktaufnahme mit dem einweisenden Arzt sinnvoll.
Längere Zeit nach der Ther. erscheint der Pat. unangemeldet und fordert ohne weitere Begründung die Herausgabe der Krankenunterlagen	
Reaktion	Eigentümer der Krankenunterlagen wie Karteikarten usw. sind der Arzt bzw. das Krankenhaus. Der Pat. hat keinen Herausgabeanspruch, sondern lediglich Einsichtsrecht. Persönliche Wertung der Ärzte, z. B. in der Anamnese oder aus Informationen von Familienangehörigen oder Verdachtsdiagnosen, sind nicht für die Einsichtnahme der Pat. bestimmt. Üblicherweise werden heute Kopien gegen Kostenerstattung für den Rechtsbeistand angefertigt. Die Herausgabe von Akten ist nur auf richterliche Anordnung an ermächtigte Personen möglich. In jedem Fall sollte sofort der verantwortliche Arzt informiert werden. Es sollte ein Gespräch mit dem Pat. über die Gründe für den Herausgabewunsch geführt werden. Bei Kenntnis einer Schadensklage sollte eine sofortige Information an die Haftpflichtversicherung erfolgen.

1

Tab. 1.3 Der schwierige Patient *(Forts.)*	
Konfrontation mit Schuldzuweisung an andere Ärzte	
Reaktion	Hier sollte ein neutrales Verhalten bewahrt werden, insb. wenn man Kenntnis über laufende Schadensklagen hat. Keinesfalls sollte ungeprüft eine Schuldzuweisung unterstützt werden.
Abbruch des Arzt-Pat.-Verhältnisses durch das Behandlungsteam bei gestörtem Vertrauensverhältnis	
Reaktion	Dies ist durch das Team nur bei schwerwiegenden Gründen möglich. Da der Pat. einen Anspruch auf Behandlung hat, empfiehlt sich vorher die Kontaktaufnahme zur Rechtsabteilung. Das Verhältnis zwischen Pat. und betreuendem Team wird geprägt von Vertrauen und Verständnis. Gleichzeitig wird dieses Verhältnis auch oft von den Erwartungen des Pat. an den medizinischen Fortschritt belastet. Insb. bei Ausbleiben des erhofften Heilerfolgs entsteht bei Pat. und Angehörigen der Verdacht auf ein ärztliches Fehlverhalten. Der Gedanke an eine schicksalhafte Entwicklung wird dabei häufig verdrängt. An diesem Punkt bestimmen meist Angehörige und andere Fremdpersonen den weiteren Verlauf dieser Krisensituation, die sich ohne weitere Einflussmöglichkeit des behandelnden Teams verselbstständigt. Der Pat. selbst erwartet i. Allg. jedoch auch in einer solchen Situation, dass das ther. Verhältnis zwischen ihm und dem Behandlungsteam aufrechterhalten wird, und diese Chance sollte genutzt werden. Häufig fühlen sich jedoch gerade in dieser Situation die Teammitglieder ungerecht behandelt und beleidigt und setzen sich zur Wehr, was i. d. R. nicht sinnvoll ist. Daher immer Rücksprache mit Oberarzt und/oder Chefarzt.

1.9 Die erste Nacht

Jörg Braun

Kein Berufsanfänger geht ohne „Bauchgrummeln" in den ersten Nachtdienst. Hierzu einige Tipps:

- Persönliche Vorstellung bei den Mitarbeitern der Aufnahmestation bzw. bei den Nachtschwestern. Ratschläge erfahrener Schwester ernst nehmen, ggf. eigenes Unwissen eingestehen! Es zählt das Ergebnis und nicht die gute Haltungsnote.
- Bei Unsicherheit nicht zögern, den Hintergrund anzurufen.
- Ggf. Geräteeinweisung (Beatmungsgeräte, Defibrillator, externer Schrittmacher).
- Was ist im Notfallwagen? Intubationsbesteck, Laryngoskop, Führungsstab usw. in die Hand nehmen.
- Telefonnummern, Funkernummern, Handy-Nummern, Zuständigkeiten klären.
- Ablauf bei Reanimationsalarm durchsprechen.
- Essen, Trinken und u. a. Primärbedürfnisse nicht vergessen!
- „In case of emergency the first procedure is to take your own pulse" (S. Shem).

1.10 Hygiene auf der peripheren Station

Jörg Braun

 Bei der Visite die Teilnehmerzahl auf möglichst geringe Personenzahl beschränken. Bei dir. Patientenkontakt (auch Hand geben!) ist Händedesinfektion davor und danach obligat.

Händedesinfektion   Die Hände des ärztlichen und des Pflegepersonals sind der wesentliche Überträger von Krankheitserregern. Deshalb gehört die hygienische Händedesinfektion zu den wichtigsten Verhütungsmaßnahmen nosokomialer Inf. Eine hygienische Händedesinfektion ist erforderlich:

* Bei Betreten und Verlassen der Pflegeeinheit oder der Station.
* Vor und nach **jedem** Patientenkontakt.
* Vor invasiven Maßnahmen, auch wenn dabei Handschuhe (steril oder nicht sterilisiert) getragen werden (z. B. ZVK-Anlage, Legen von Harnableitungen, Injektionen, Punktionen, Bronchoskopien).
* Vor reinen Tätigkeiten, z. B. Bereitstellung von Infusionen, Aufziehen von Medikamenten.
* Vor und nach jeglichem Kontakt mit Wunden, dem Bereich der Einstichstellen von Kathetern, Drainagen u. Ä.
* Nach Kontakt mit potenziell kontaminierten Gegenständen oder Flächen (Urinsammelsysteme, Absauggeräte, Trachealtuben etc.).

Handschuhe
* Nicht sterilisierte Einmalhandschuhe sollten bei folgenden Tätigkeiten getragen werden: Waschen des Pat., Blutentnahmen, Kontaktgefahr mit potenziell kontaminiertem oder kontaminiertem Material (Urin, Stuhl, AP-Beutel).
* Sterile Einmalhandschuhe sind zu tragen bei Verbandswechsel von Wunden, Kathetern, Drainagen, Trachealkanülenwechsel, endotrachealem Absaugen.

* Kopfbedeckungen sind aus hygienischer Sicht nicht erforderlich (Ausnahmen: Isoliermaßnahmen z. B. von Pat. mit MRE, invasive Maßnahmen), lange Haare sind zusammengebunden und hochgesteckt zu tragen.
* Schutzkleidung und Bereichsschuhe für Besucher. Besucher dürfen keinen Kontakt zu anderen Pat. haben und müssen die Station auf dir. Wege betreten und verlassen. Beim Besuch von „hygienischen Risikopat." (Langzeitbeatmung, Pneumonie, Inf.) ist Schutzkleidung sinnvoll. Für Besucher von Pat. mit MRE sind Schutzkittel, Gesichtsmaske, Haube und Handschuhe obligat (Einkleiden vor dem Patientenzimmer, Abwurf der Schutzkleidung im Patientenzimmer).
* Überschuhe verschlechtern die Händehygiene!

1.11 Critical Incident Reporting System (CIRS)

Jörg Braun

Aus der Luftfahrt übernommene Erkenntnis, dass die Analyse von Beinahe-Zwischenfällen eine wesentliche Qualitätsverbesserung erbringt. Voraussetzungen für einen konsequenten Fehlerreport sind:

* Fehlerkultur: Ein Fehler ist nicht prim. Ausdruck persönlichen Versagens, sondern bei jedem ärztlichen Handeln zwangsläufig. Diskutiert wird der Fehler und nicht der Verursacher. Ziel ist die zukünftige Vermeidung von Fehlern und nicht die Sanktionierung des „Täters".
* Gegenseitige Wertschätzung und die gemeinsame Überzeugung, es besser machen zu wollen.
* Strukturierte Abteilungskonferenzen mit sanktionsfreiem Raum.

1

- Strukturierte Protokollierung („Incident Report") mit Vorschlägen für die zukünftige Vermeidung.
- Offene Diskussion der medizinischen Prozesse.
- Gemeinsame Diskussion mit verschiedenen Berufsgruppen (Ärzte, Pflegepersonal, Krankengymnasten), Tätigkeitsbereichen (ambulant, stationär) und Fachbereichen (Interdisziplinarität). Ziel ist, dass alle am Prozess Beteiligten an der Analyse beteiligt werden.
- Seit 6/2010 Internetportal www.kh-cirs.de.

„Häufige Beinahe-Unfälle"
- Medikamentenverwechslung, Fehl- und Überdosierungen.
- Fehlerhafte Perfusoreinstellungen.
- Fehldiagnosen.
- Fehlerhafte Absprachen innerhalb oder außerhalb des Behandlungsteams.
- Fehlinterpretation path. Befunde.
- Stürze und Verletzungen.
- Nosokomiale Inf. (z. B. durch zu lange liegende Venenverweilkatheter).
- Nicht bemerkte Laborwertentgleisungen.
- Nichtbeachtung von Arzneimittelinteraktionen (z. B. QT-Zeit-Verlängerung durch Makrolide und Antihistaminika, Wirkungssteigerung von Azathioprin durch Allopurinol).

1.12 Bildgebende Diagnostik

Hans-Björn Gehl

1.12.1 Anforderung

Bildgebende Verfahren belasten den Pat. und das Budget und kosten Liegezeit. Gleichzeitig werden die bildgebenden, insb. die schnittbildgebenden Verfahren (CT, Spiral-CT, HR-CT, MRT etc.), immer differenzierter. Daher vor jeder Anordnung folgende Fragen kritisch prüfen:
- Was will ich? z. B.: eine Routine-Staging-Untersuchung; eine gezielte präop. Organdiagn.? Betrifft meine Frage die Detektion oder die DD einer Erkr.?
- Hat die Untersuchung wirklich Relevanz für die weitere Ther. („ther. Konsequenz")?
- Kann ich die Untersuchung vermeiden? Gibt es Voruntersuchungen, weniger belastende oder weniger invasive, kostengünstigere Alternativen?
- Anfordern darf nur, wer die nötige Fachkunde besitzt, d. h. konventionelle Rö-Untersuchungen können z. B. mit der Fachkunde „Notfalldiagnostik" angefordert werden. Falls keine Fachkunde vorhanden (z. B. für CT), wird immer der Radiologe die Ind. überprüfen müssen.
- Zur Untersuchung immer exakte Fragestellungen (nicht: „MRT Kopf" oder „CT Abdomen" mit Frage: „Fokus"?) angeben, da der Radiologe nur dann die Ind. bestätigen und das geeignete Verfahren auswählen kann.
- Routinemäßiges Screening asympt. Pat. (z. B. mit Sono) führt häufig zur Erhebung „unklarer" Befunde, deren weitere Abklärung Zeit, Geld und Nerven kostet, aber selten zu relevanten Ergebnissen führt.
- Bei Frauen im gebärfähigen Alter Schwangerschaft ausschließen. Sonst Rö nur bei dringender Ind.

1.12.2 Kontrastmitteluntersuchungen

Indikationen bei CT und MRT

- Abgrenzung von Gefäßen.
- DD oder Detektion einer Läsion.

> Die Ind. zur KM-Gabe ist häufig zwingend (z.B. DD Leberläsion/Gefäßdarstellung). Eine native Untersuchung ist oft kein Ersatz (auch nicht in der MRT).

Verwendete Kontrastmittel

- **Computertomografie:**
  - Nichtionische jodhaltige Rö-KM: i.v. Applikation.
  - **KI:** GFR < 30 ml/Min. oder manifeste Hyperthyreose.
- **Magnetresonanztomografie:**
  - I.v. gadoliniumhaltige Chelate ohne Nephrotoxizität.
  - **KI:** GFR < 30 ml/Min.

Kontrastmittelinduzierte Nephropathie

Risikofaktoren Diab. mell., Herzinsuff., vorbestehende Niereninsuff., Plasmozytom, hohe KM-Menge.

Diagnostik Bei eingeschränkter Nierenfunktion GFR < 60 ml/Min.

- Eine alternative Untersuchungsmethode ist zu erwägen.
- Nephrotoxische Medikamente sollten soweit vertretbar abgesetzt werden, z.B. Diclofenac und andere nephrotoxische NSAR, Aminoglykosid-Antibiotika. Mannitol und Furosemid sollten, soweit möglich, sogar 24 h vor KM-Gabe abgesetzt werden.
- Bei einer GFR < 30 ml/Min. sollte **kein Kontrastmittel** gegeben werden.
- Im **Notfall** und bei einer GFR 30–60 ml/Min./1,73m² sorgfältige Nutzen-Risiko-Abwägung.

Metformin absetzen, Hydrierung mit 1 ml/kg/h 6 h vor bis 6 h nach der Untersuchung, Überwachung der Klinik (Laktatazidose?) sowie Kontrolle von GFR, Plasma-Laktat und Blut-pH.

Prophylaxe Supportive Maßnahmen bei chron. Niereninsuff. ab GFR < 60 ml/Min.:

- ! Erfolgt auf Station.
- Metformin-Pause: 2 d vor und 2 d nach KM-Untersuchung.
  Hydrierung mit 1 ml/kg/h 6 h vor bis 6 h nach der Untersuchung (0,9 % Kochsalz-Lsg.).

Therapie Selten Akutdialyse notwendig. Bei vorbestehender chron. Niereninsuff. frühzeitige Dialysebehandlung zur KM-Elimination.

Jodinduzierte Hyperthyreose

Prophylaxe Erfolgt auf Station.

- Bei **latenter** Hyperthyreose (TSH basal < 0,3 uE/ml):
  - Perchlorat (Irenat®) 20°Trpf. mind. 2–4 h vor KM-Gabe; 3 × 20 Trpf. über 14 d.
  - Kontrolle von Klinik und Labor.

1

- Bei **manifester** Hyperthyreose zusätzlich Thiamazol (z. B. 1× tägl. 20–40 mg Favistan) über 14 d. KM-Gabe **nur bei abs. Ind.!** Kontrolle der SD-Parameter z. B. nach 14 d.

ℙ Geplante Schilddrüsendiagnostik vorher durchführen.

Kontrastmittelreaktion

Bei i. v. verabreichten KM kann es zu KM-Reaktionen kommen. Man unterscheidet dosisunabhängige KM-Reaktionen (Anaphylaxie) und chemisch-toxische NW mit Dosisabhängigkeit (Nephrotoxizität). Die Häufigkeit aller NW beträgt ca. 5 %, die lebensbedrohlicher NW liegt bei 0,006 %.

ℙ Ein erhöhtes Risiko besteht bei Pat. mit
- KM-Zwischenfall in der Anamnese.
- Polyvalenten Allergien: z. B. Heuschnupfen, atopisches Ekzem, Asthma.
- Hyperreagiblem Bronchialsystem: Asthma, chron. obstruktive Bronchitis.

Klinik
- Juckende Hautausschläge (manchmal erst am Tag nach der Untersuchung!).
- Leichte bis mittelschwere KM-NW: Wärme, Hitzegefühl, Übelkeit, Brechreiz, Kribbeln, Parästhesien, Schmerzen.
- Schwere KM-Zwischenfälle: Vasodilatation, Hypervolämie und Bradykardie bis zum Herz-Kreislauf-Stillstand.

Prophylaxe   Bei Allergieanamnese oder bekannter KM-Unverträglichkeit:
- 30 mg Prednisolon oder 32 mg Methylprednisolon oral 12 und 2 h vor KM-Gabe.
- H_1- und H_2-Antagonisten i. v. (z. B. Tavegil und Ranitidin je 2 Amp.) vor der Untersuchung.
- Bei vitaler Ind. ist eine Prämedikation nicht zwingend notwendig.

- Intravenöse KM-Untersuchung, sofern möglich, nach geplanter SD-Szinti durchführen, da KM-Gabe Radiojodther. (z. B. bei Schilddrüsen-Ca) monatelang unmöglich macht!
- Jodhaltige KM sind potenziell nephrotoxisch → Krea/eGFR vor Untersuchung bestimmen.
- KM-Applikation bedeutet Volumenbelastung → Dekompensation bei Herzinsuff.
- Aufklärung und Einverständniserklärung nicht vergessen!

2 Ärztliche Arbeitstechniken

Arno J. Dormann, Hans-Björn Gehl, Annette Stute und Tanja Toermer

2.1 Sonografie Oberbauch

Hans-Björn Gehl

Methode der Wahl in der Diagn. von Konkrementen (Niere, Galle) und freier Flüssigkeit (Notfallind.). Außerdem Screeningmethode zum Nachweis fokaler (Tumor) oder diffuser Organerkr. (Leber-, Milz-, Nierenvergrößerung oder -schrumpfung) (▶ Tab. 2.1). Eine begrenzte Sensitivität und Spezifität besteht bei der Detektion und DD von fokalen Lebererkr.

Tab. 2.1 Befunde Oberbauchsonografie

Diagnose	Größe	Echo-genität	Echo-struktur	Kontur (kaudaler Leber-rand)	Bemerkungen
Leber					
Normalbefund	10–14 cm (Sagittal-schnitt MCL)	Echorei-cher als Nierenpar-enchym	Fein, gleich-mäßig	Spitz aus-gezogen	Elastische Verformbar-keit durch Palpation
Diffuse Parenchymveränderungen					
Akute Hepatitis	↑ (in 65 %)	↓	Wenig verändert	Wenig verändert	Geringe Er-weiterung der Gallengänge bei kontra-hierter Gal-lenblase
Fettleber	↑	↑	Vergröbert, gleichmäßig verdichtet	Stumpf-winklig	DD zu Spei-cherkrankhei-ten (z. B. Hä-mosiderose) schwierig
Alkoholische Zirrhose (Fettzirrhose)	↑ oder ↓	↑	Vergröbert, unregelmä-ßig verdich-tet	Ver-plumpt, Kontur glatt bis feinwellig	Starre des Or-gans bei Pal-pation
Postnekrotische Zirrhose	↑ oder ↓	Relativ echoarm	Unregelmä-ßig	Ventral- und Dor-salfläche feinwellig bis höck-rig	Typischerwei-se Atrophie des re Leber-lappens, Hy-pertrophie des Lobus caudatus
Fokale Läsionen					
Metastasen	Meist un-regelmä-ßig	Unregel-mäßig	~30 % echo-dicht (mit echoarmem Randsaum), ~60 % echo-arm	Meist un-regelmä-ßig	Auftreten so-litär oder mul-tipel. Mor-phologie lässt keinen Rück-schluss auf Histologie zu

2

Tab. 2.1 Befunde Oberbauchsonografie *(Forts.)*					
Diagnose	Größe	Echo-genität	Echo-struktur	Kontur (kaudaler Leber-rand)	Bemerkungen
Fokale Läsionen					
Leberzell-Ca	Unregel-mäßig	Unregel-mäßig	~60 % echo-reich, Rest echoarm bis komplex	Unregel-mäßig, evtl. echo-arme Nek-rosezonen	Häufig multi-fokales Wachstum. Tumorgröße wird sonogra-fisch eher un-terschätzt
Hämangiom	Glatt	Rundoval	Echoreich, häufig dor-sale Schall-verstärkung	Regelmä-ßig, bei größerem Hämangi-om evtl. zunächst unregel-mäßig	Kein echoar-mer Randsaum (DD zur Meta-stase). In 10 % multiples Vor-kommen
Fokale Verfettung	Meist scharf be-grenzt	Rundlich oder geo-metrisch konfigu-riert	Echodicht	Meist re-gelmäßig	DD zu ande-ren echodich-ten Läsionen schwierig. Nor-maler Verlauf und Weite der Lebergefäße
Adenome	Glatt, manch-mal poly-zyklisch	Rundoval	Variabel	Regelmä-ßig	Keine rich-tungweisen-den Sonokri-terien → wei-terführende Diagn.
FNH	Glatt, manch-mal poly-zyklisch	Rundoval	Variabel	Regelmä-ßig	Keine rich-tungweisen-den Sonokri-terien → wei-terführende Diagn.
Kongenitale Zyste	Glatt	Rund, ova-lär, manch-mal poly-zyklisch	Echofrei, dorsale Schallver-stärkung	Echofrei	In 30 % multi-ples Auftreten
Echinococcus	E. cysti-cus: glatt	Rundlich, evtl. Toch-terzysten	Typisch girlandenförmi-ge oder speichenradför-mige Binnenstruktur. Häufig Verkalkungen der Zystenwand		DD zur kon-genitalen Zys-te: verdickte Wand
	E. alveo-laris: un-scharf	Unregel-mäßig, raumfor-dernd	Zentral reflexfreie Höh-lensysteme, evtl. scholli-ge Verkalkungen		

Tab. 2.1 Befunde Oberbauchsonografie *(Forts.)*

Diagnose	Größe	Echo-genität	Echo-struktur	Kontur (kaudaler Leber-rand)	Bemerkungen
Fokale Läsionen					
Liquide Prozesse (Hämatom, Abszess)	Meist un-scharf	Unregel-mäßig	Echoarm, jedoch meist Binnenechos (DD zur Zyste)		Bei Hämatom mit Organisa-tionsgrad zu-nehmende echoreiche Binnenreflexe
Gallenblase					
Normalbefund	<ul><li>Größe: Länge 6–12 cm, Dicke: < 3,5 cm (a. p.)</li><li>Wanddicke (ventrale Wand): ≤ 3 mm, in kontrahiertem Zustand bis 5 mm</li></ul>				
Gallenstein	<ul><li>Echodichter intravesikaler Reflex</li><li>Schallschatten (manchmal fehlend)</li><li>Lageveränderlichkeit</li></ul>				
Polypen	Abgrenzung zwischen Cholesterinpolypen und Adenomen manchmal schwierig: <ul><li>Cholesterinpolypen: typischerweise wandständige, echoreiche Strukturen (meist multiples Vorkommen) ohne Schallschatten; meist < 5 mm</li><li>Adenome meist solitär, nicht dir. wandassoziiert (gestielt), meist > 5 mm</li></ul>				
Gallenblasen-Ca	Sonografische Verdachtsmomente: <ul><li>Wandassoziierte, breitbasige polypoide Läsion</li><li>Wandverdickung mit inhomogener Echostruktur, unregelmäßi-ge Wandbegrenzung</li><li>Vollständig von inhomogenen Reflexen ausgefüllte Gallenblase</li><li>Meist Konkrementnachweis</li></ul> **Cave:** keine spezif. Malignitätskriterien, DD zur chron. Cholezysti-tis schwierig				
Akute Cholezystitis	Wandverdickung (> 3,5 mm). Im Initialstadium dreischichtiger Wandaufbau, danach echoreiche Wand mit echoarmem Randsaum (Pericholezystitis). Meist Volumenzunahme (a. p. Ø > 4 cm), Druck-dolenz bei Palpation, Sludge-Phänomen (feine, homogene Reflexe am Gallenblasenboden). Bei Gallenblasenempyem flockige Ver-dichtungen im Sludge, evtl. membranartige Reflexbänder				
Chron. Cholezystitis	<ul><li>Inhomogene Wandverdickung (ohne kontinuierliche Schich-tung), echoreiche Wandeinlagerungen, evtl. lamelläre Wand-kalzifikationen</li><li>Konkrementnachweis</li><li>Verminderte Kontraktilität</li><li>Lumen füllende Reflexe („weiße Gallenblase")</li><li>Größenminderung (Schrumpfgallenblase)</li></ul>				
Gallengang					
Normalbefund	<ul><li>Weite: proximal (Hepatikusgabel) 2–4 mm, distal 4–6 mm (Innen-Ø)</li><li>Bei Z. n. Cholezystektomie Erweiterung bis max. 9–11 mm</li><li>Gallengang meist ab Hepatikusgabel darstellbar. Intrahepati-sche Gallengänge sind nur bei biliärer Obstruktion sichtbar</li></ul>				

2

2

Tab. 2.1 Befunde Oberbauchsonografie *(Forts.)*

Diagnose	Größe	Echo-genität	Echo-struktur	Kontur (kaudaler Leber-rand)	Bemerkungen
Pankreas					
Normalbefund	Homogene Echostruktur. Echogenität entspricht der gesunden Leber, im Alter nimmt sie zu; a. p. Ø (Pankreaskopf) 2–3 cm, Korpus (ventral der A. mesenterica sup.) 1,5–2 cm, Weite des Ductus pancreaticus < 3–4 mm				
Akute Pankreatitis	Sonografische Stadieneinteilung (nach Gladisch): • Stadium I: unauffälliges Organ, evtl. Vergrößerung und/oder leicht verminderte Echogenität • Stadium II: unscharfe Kontur, vermehrter Organ-Ø, verminderte Echogenität. Echostruktur homogen bis heterogen, peripankreatische pararenale Flüssigkeitsansammlungen • Stadium III: zerfließende Organkontur, Echostruktur inhomogen scheckig mit reflexarmen bis freien Arealen, Nekrosestraßen, Pseudozysten				
Chron. Pankreatitis	Inhomogenes Reflexmuster, unregelmäßig erweiterter Pankreasgang. Evtl. Retentionszysten. In frühen Stadien manchmal vermehrter Organ-Ø, später Schrumpfung. Zunahme der Echogenität, evtl. schollige Verkalkungen oder reflexreiche intraduktale Präzipitate				
Pankreas-Ca	Lokalisation: 70 % Kopf, 25 % Korpus. Umschriebene Organvergrößerung, evtl. Konturunschärfe. Echogenität meist etwas herabgesetzt, Echostruktur homogen. Homogen dilatierter Ductus pancreaticus. **Cave:** keine typischen Malignitätskriterien, schwierige DD: fokale Pankreatitis				
Nieren					
Normalbefund	Größe und Form sehr variabel. Grenzwerte für Längs-Ø 8–12 cm. Parenchymbreite 13–18 mm. Lumen des Nierenbeckens beim nüchternen Pat. nicht darstellbar				
Normvarianten (10 %)	• Einseitige Agenesie (1‰), meist linksseitig • Hypoplasie: Nierengröße < 50 % der Norm. Regelrechte Parenchymstruktur, regelrechte Parenchym-Sinus-Relation. Kompensatorische Hypertrophie der kontralateralen Niere • Nierenektopie: z. B. Beckenniere • Hufeisenniere: Parenchymbrücke ventral der Aorta • Doppelt angelegtes Nierenhohlraumsystem: Parenchymbrücke durch den Sinus renalis • Milzbuckel: meist linksseitig am lateralen Parenchymsaum • Hypertrophische Columnae renales: rundliche Vorwölbung in den Sinus renalis • Renkulierung (3–4 %): lateraler Parenchymsaum glattwellig konturiert, polyzyklische Parenchymstruktur • Fetale Lappung: (inkomplette Lappenfusion) meist im kranialen Abschnitt Demarkierung eines Parenchymsegments durch einen echodichten Reflexsaum				
Nierenzysten	Hypodens bis reflexfrei, dorsale Schallverstärkung. Häufigster „path." Sonobefund der Nieren (ohne Krankheitswert). Vorkommen solitär oder multipel. Lokalisation innerhalb des Parenchyms oder diesem aufsitzend. Parapelvine Zysten liegen im Sinus renalis				

Tab. 2.1 Befunde Oberbauchsonografie *(Forts.)*

Diagnose	Größe	Echogenität	Echostruktur	Kontur (kaudaler Leberrand)	Bemerkungen
Nieren					
Nephrolithiasis	Echoreicher Reflex zentral oder peripher im Sinus renalis. Häufig ist nur ein Schallschatten nachweisbar (da der Sinus renalis ebenfalls reflexreich ist)				
Stauungsniere und Hydronephrose	• 1. Grad: Kelchgruppen gestaut, aber differenzierbar, echoarme Aufweitung des Nierenbeckens • 2. Grad: Kelchgruppen zusammenfließend • 3. Grad: Hydronephrose mit zunehmender Verschmälerung des Parenchymsaums				
Angiomyolipom	Häufigster gutartiger Nierentumor. Glatt begrenzte, echoreiche Raumforderung, meist homogene Echostruktur, Größe meist < 3 cm				
Hypernephrom	Sehr vielfältige Sonomorphologie: rundliche bis polyzyklische Begrenzung, meist unregelmäßig, evtl. mit zipfligen Ausziehungen. Meist relativ echoarm oder isoechogen. Echostruktur homogen bis unregelmäßig, evtl. schollige Verdichtungen, ggf. mit Schallschatten. Evtl. Thromben in V. renalis oder V. cava				
Milz					
Normalbefund	Untersuchung in Exspiration (wegen Überlagerung durch Lunge). Größe und Form der Milz sind sehr variabel. Grenzwerte: Dicke (Tiefe) 4 cm, Breite 7 cm, Länge 11 cm („4711-Regel"). Für die Diagnose „Splenomegalie" müssen mind. 2 der 3 Parameter vergrößert sein **Normvariante:** Nebenmilz, oft multiples Vorkommen. Lokalisation meist im Milzhilus, kugelige Form, Echokriterien wie normales Milzparenchym				
Milzinfarkt	• Keilförmige Binnenstruktur, zunächst isoechogen, dann echoarm bis echoleer. Im Verlauf der Organisation echoreiche Reflexe als Residuen • Kalzifikationen, Pseudozysten, Einziehung der Oberfläche				
Trauma	• Intralienales Hämatom: echoarme bis -freie Läsion mit unregelmäßiger Begrenzung • Milzruptur: echoarme bis echofreie perilienale Raumforderung in Milzloge. Im Frühstadium evtl. nur diskreter echoarmer perilienaler Randsaum. Ruptur selbst oft nicht darstellbar				
Aorta					
Normalbefund	Lumenweite im oberen Anteil < 2,5 cm, in Bifurkationshöhe < 2 cm				
Aortenaneurysma	Konzentrische oder exzentrische Aufweitung > 3,5 cm, meist teilthrombosiert				
Prostata					
Prostata (normal: 3,5 × 3,0 × 4 cm)	• Blasenboden angehoben: spricht für Prostatahypertrophie • Lappenstruktur erhalten? Prostata-Ca?				

2

Tab. 2.1 **Befunde Oberbauchsonografie** *(Forts.)*					
Diagnose	Größe	Echo-genität	Echo-struktur	Kontur (kaudaler Leber-rand)	Bemerkungen
Restharn					
Restharnbe-stimmung (ml)	• Breite (cm) × Höhe × Länge × 0,52 • Normal: 10–30 ml nach spontaner Miktion				

Durchführung
• **Vorbereitung:** Untersuchung nach Möglichkeit nüchtern. Zur Darmgasre-duktion evtl. Prämedikation mit Dimethylpolysiloxan (z. B. 20 Trpf. sab sim-plex®) am Vorabend und am Morgen vor der Untersuchung.
• **Störfaktoren:** Problematisch sind adipöse und geblähte Pat. Luft verhindert die Darstellung dahinterliegender Organe vollständig, bei sehr adipösen Pat. ist die Eindringtiefe des Ultraschalls limitiert.

• Die Untersuchung von lagevariablen oder kleinen Organen (Gallenbla-se, Nebennieren) kann durch Veränderung der Patientenpositionierung (Bauchlage, Stehen) erleichtert werden.
• Die orale Applikation von Wasser kann zur Darstellung von Pankreas und Milzhilus hilfreich sein.

2.2 Punktionen

Arno J. Dormann und Tanja Toermer

2.2.1 Periphere Venenpunktion

Technik wie bei i. v. Injektion. KO: Hämolyse durch zu schnelles Aspirieren des Bluts (bzw. zu starken Sog), Gerinnung bei langwieriger Venenpunktion. Material ▶ Tab. 2.2; Farbkodierung ▶ Tab. 2.3.

Tab. 2.2 **Material: Blutröhrchen mit folgenden Zusätzen**	
Zusätze	Zweck, Beispiele
Plastikkügelchen	Serologie, Kreuzprobe, klin. Chemie
Na+-Zitrat 3,8 %	Gerinnungstests, BSG (▶ 20)
Na+-Heparin	Klin. Chemie, BGA, HLA-Typisierung, ionisiertes Ca^{2+}
EDTA	Hämatologie, HbA$_{1c}$
Na+-Fluorid	Laktat und Glukose

Tab. 2.3 Farbkodierung von Venenkathetern

Gauge	24 G	22 G	20 G	18 G	17 G	16 G	14 G
Farbe	Gelb	Blau	Rosa	Grün/Weiß	Weiß	Grau	Orange/Braun
Außendurch-messer (mm)	0,7	0,9	1,1	1,3	1,5	1,7	2,0
Innendurch-messer (mm)	0,4	0,6	0,8	1,0	1,1	1,2	1,7
Durchfluss (ml/Min.)	13	36	61	103/96	128	196	343
Durchfluss (l/h)	0,78	2,16	3,66	6,18/5,76	10,68	11,76	20,58
Stichlänge (mm)	19	25	33	33/45	45	50	50

Vena-femoralis-Punktion

Indikationen Venöse Blutentnahme bei Scheitern anderer Entnahmestellen; als Notfallzugang für zentrale Katheter (Ultima Ratio); großlumiger Zugang für Dialyse oder arterio- bzw. venovenöse Filtration.

Material 20-ml-Spritze, z. B. 21-G-/0,8-Kanüle, u. U. lange Nadel notwendig.

Durchführung Die V. femoralis liegt medial der A. femoralis (**Merkspruch: IVAN** – von **i**nnen: **V**ene, **A**rterie, **N**erv). Pat. in möglichst flache Rückenlage bringen. Hilfreich ist die Außenrotation und leichte Abduktion im Hüftgelenk. Evtl. Rasur (erhöhte Infektionsgefahr) und Hautdesinfektion (Kategorie II). Femoralarterie mit dem 2. und 3. Finger der nicht punktierenden Hand sicher palpieren und fixieren. **Cave:** nicht zu fest fixieren, da sonst Kompression der V. femoralis. Etwa 1 cm medial der Arterie von innen (Winkel zum Gefäßverlauf ~45°) auf die Mitte des Leistenbands hin punktieren und Nadel unter Aspiration vorschieben. Kommt kein Blut, Kanüle unter Sog langsam zurückziehen, bis Blut angesaugt wird. Nach Beendigung Kanüle schnell zurückziehen und Einstichstelle für mind. 3 Min. komprimieren. Bei Katheterinsertion weiteres Vorgehen je nach Technik (z. B. Seldinger-Technik, ▶ 2.2.2). **Cave:** Nur kurze Verweildauer der Katheter, da erhöhte Thrombose- und Infektionsgefahr (kontinuierliche Spülung mit Heparin z. B. 5.000–10.000 IE/24 h erwägen).

Punktion mit Verweilkanülen (z. B. Braunülen®, Venflons®)

Sind wiederholt Punktionen notwendig, mit distalen Venen beginnen, um kaliberstärkere Venen zu schonen. Sinnvolle Reihenfolge: Unterarm, Handrücken, Ellenbeuge.

Material 2–3 Braunülen verschiedener Größe (Standard beim Erw. für wässrige Infusionen: 17 G/weiß oder 18 G/grün), Pflasterverband, u. U. Lokalanästhetikum mit 25-G-Kanüle und 2-ml-Spritze, bei gleichzeitiger Blutabnahme 20-ml-Spritze und Blutröhrchen, 5 ml NaCl 0,9 % zum Durchspülen der Braunüle, Verschluss mit Mandrin.

Durchführung Hautdesinfektion (Kategorie II). Ggf. Rasur, z. B. mit Einmalrasierer. Vene stauen, möglichst proximal einer Y-Vereinigung. Haut fixieren. Zuerst Haut rasch durchstechen (~45° zur Hautoberfläche) dann Vene flach punktieren. Sobald Blut am transparenten Kanülenansatz einströmt, Braunüle mit angehobener Spitze etwa 5 mm im Venenlumen vorschieben, Punktionsnadel zurückziehen und gleichzeitig Plastikkanüle vorschieben; Stauschlauch lösen; Nadel entfernen, dabei mit einem Finger die Vene proximal der Kanülenspitze abdrücken, Braunüle mit Mandrin verschließen. Fixieren und durchspülen.

Komplikationen
- **Vene „platzt":** evtl. Vene zu steil punktiert und Hinterwand durchstochen oder „bindegewebsschwache" Gefäße (z. B. Glukokortikoidther.). **Hilfe:** sofort nach Punktion Stauschlauch lösen oder Punktionsversuch ohne Stauung.
- **Schmerzhafte Punktion:** Hautpunktion zu flach oder Punktion durch „Desinfektionsmittelpfütze".
- **„Parallellaufen"** der Infusion oder Thrombophlebitis: Braunüle entfernen! Jede an der Punktionsstelle dolente Braunüle sofort entfernen; „Pat. hat immer recht, auch wenn man nichts sieht". Je nach Schwere der Reizung Arm hochlagern und ruhigstellen, kühlende Umschläge mit Alkohol, Heparinsalbe, evtl. lokal oder systemisch Antiphlogistika. Evtl. Low-Dose-Heparin (▶ 19.8.1).
- **Kunststoffkanüle lässt sich nicht vorschieben,** obwohl sie im Lumen liegt: Evtl. störende Venenklappen. Mit NaCl 0,9 % durchspülen und gleichzeitig vorschieben.

2.2.2 Zentraler Venenkatheter (ZVK) und Pulmonaliskatheter

Zentraler Venenkatheter (V. subclavia, Vv. jugulares, V. brachiocephalica, V. femoralis)

Indikationen   Infusion venenreizender Substanzen (NaBic, Kalium, hochkalorische Glukose, Aminosäuren, parenterale Ernährung), hypovolämischer, kardiogener, septischer Schock (forcierte Volumengabe, Katecholamine), ZVD-Messung (s. u.), Massivtransfusionen.

Relative Kontraindikationen   Gerinnungsstörungen (v. a. V. subclavia), Kopftieflagerung nicht möglich (Vv. jugulares), Adipositas und Lungenemphysem (V. subclavia).

Zugangswege   V. subclavia, V. jugularis int. und ext., V. brachiocephalica (V. anonyma), in Ausnahmefällen V. femoralis.

Material   Einmalpunktionsset mit Plastikkatheter 14 G oder 16 G, ca. 70 cm lang für V. basilica und V. cephalica, ca. 30 cm lang für V. jugularis und V. subclavia. 10-ml-Spritze mit steriler Kochsalz-Lsg. (NaCl 0,9 %), 5–10 ml Lidocain 1 % mit Kanülen (z. B. 21 G/grün). Dreiwegehahn (blau = venös), Nahtmaterial, Nadelhalter. Sterile Handschuhe, Tücher, Haube und Mundschutz, möglichst EKG-Monitor.

 Alternative Verfahren mit intrakardialer EKG-Ableitung (bei Zugang über periphere Vene mit Metall-Guide) ersparen Rö zur Lagekontrolle, z. B. Alphacard® (Herstellerangaben).

Durchführung
- Bei V. jugularis, V. brachiocephalica und V. subclavia Pat. in Kopftieflage („Schocklage", Senken des Oberkörpers um etwa 20° durch Kippen des Betts, dadurch bessere Venenfüllung und Vermeidung von Luftembolien), Kopf zur Gegenseite drehen. Rasieren, Hautdesinfektion (Kategorie II) und Abdecken der Haut. Lokalanästhesie.

- Legen des Katheters in Seldinger-Technik (▶ Abb. 2.1). Zugangswege s. u.
- Obligat ist die Lagekontrolle durch Rö oder EKG-Ableitung über Katheter bei der Anlage (z. B. Alphacard® s. o.). Ggf. Lagekorrektur. **Richtige Lage:** untere V. cava sup., ca. 2 cm oberhalb der Einmündung in den re Vorhof.

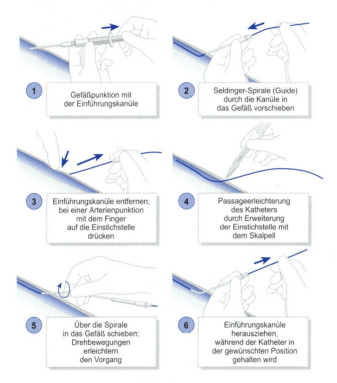

1 Gefäßpunktion mit der Einführungskanüle

2 Seldinger-Spirale (Guide) durch die Kanüle in das Gefäß vorschieben

3 Einführungskanüle entfernen; bei einer Arterienpunktion mit dem Finger auf die Einstichstelle drücken

4 Passageerleichterung des Katheters durch Erweiterung der Einstichstelle mit dem Skalpell

5 Über die Spirale in das Gefäß schieben; Drehbewegungen erleichtern den Vorgang

6 Einführungskanüle herausziehen, während der Katheter in der gewünschten Position gehalten wird

Abb. 2.1 Seldinger-Technik. Häufig angewandte Technik bei zentralvenösen oder arteriellen Punktionen. Der Katheter wird über einen Führungsdraht (Mandrin) in das Gefäß vorgeschoben. Vorteil: geringere Traumatisierung, niedrigeres Infektionsrisiko [L106]

- Nach missglückter Punktion der V. subclavia oder V. anonyma Versuch auf der Gegenseite erst nach Rö-Kontrolle (→ Pneumothorax? Kann auch verzögert > 24 h auftreten!).
- Bei Richtungskorrekturen Kanüle bis unter die Haut zurückziehen, dann erst mit veränderter Richtung vorschieben.
- Stahlkanüle niemals in situ in die Kunststoffkanüle zurückstecken (diese kann durchbohrt und abgeschnitten werden).

- Bei Widerstand beim Vorschieben intravasale Lage des Katheters durch Blutaspiration kontrollieren (Katheterende unter das Niveau des Pat. halten).
- Schwierige Punktion häufig bei Z. n. Vorpunktion auf derselben Seite, Fehlpunktion (Hämatom!), Exsikkose (Pat. zunächst „auffüllen"), Venenthrombose. Ggf. vor und während Punktion Sono (mit 7,5-MHz-Schallkopf).
- Keine BZ- und E'lytbestimmungen aus ZVK bei gleichzeitiger Infusion.
- Bei Fieber oder entzündeter Eintrittsstelle Katheter entfernen und Neueinlage auf anderer Stelle.

Periphere Zugangswege (V. basilica, V. cephalica)

Vorteil   Geringe Blutungsgefahr bei Gerinnungsstörungen (Kompressionsmöglichkeit).

Nachteil   Kann nicht immer ausreichend vorgeschoben werden, häufiger Phlebitis und Thrombose aufgrund des langen Katheters.

Zugangswege   V. basilica, V. cephalica.

Durchführung   Einmalpunktionsset (z. B. Cavafix®) verwenden, evtl. Lokalanästhesie. V. basilica (medial) bevorzugen, da V. cephalica (lateral) rechtwinklig in die V. subclavia einmündet und sich der Katheter von dort manchmal nicht mehr weiterschieben lässt. Dann evtl. Arm abduzieren und supinieren. Einführungslänge vorher abschätzen. Punktion ▶ 2.2.1. Anschließend Rö-Kontrolle.

- Hohe Thrombosegefahr, Verweildauer max. 1 Wo.
- Meist nur einlumige Katheter möglich.
- Häufige Fehllage (bis 25 %) aufgrund anatomischer Variabilität!

Jugularis-interna-Punktion (transmuskulärer Zugang)

Punktionsort   Etwas unterhalb der sichtbaren Kreuzungsstelle der V. jugularis externa mit dem M. sternocleidomastoideus und ca. 1 cm lateral der tastbaren Arterie. Alternativ v. a. bei adipösen Pat. Lokalisation des Krikoidknorpels, nach lateral gehen bis zur Mitte des M. sternocleidomastoideus, von dort transmuskuläre Punktion (~60°) in Richtung Mamille. Alternativ sonografische Lokalisation, Markierung und anschließende Punktion.

Durchführung   (▶ Abb. 2.2).
- Konsequente Kopftieflagerung („Schocklage"); wenn nicht möglich (Dyspnoe), anderen Zugangsweg wählen. Bei der Lokalanästhesie

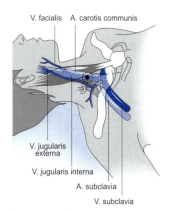

V. facialis   A. carotis communis

V. jugularis externa

V. jugularis interna

A. subclavia

V. subclavia

Abb. 2.2 Punktion der V. jugularis interna [L106]

durch Aspirationsversuche Lage der V. jugularis bestimmen. Stichrichtung mit z. B. Faserschreiber markieren.

- Unter ständiger Palpation der A. carotis (posteromedial der V. jugularis) Punktionskanüle transmuskulär unter Aspiration im Winkel von ca. 30° zur Haut einführen. Zielpunkt beim Vorschieben ist der mediale Rand des klavikulären Muskelansatzes. In 3–4 cm Tiefe wird die V. jugularis int. erreicht. Aspiration von venösem Blut. Je nach Technik Plastikkanüle/Seldinger-Draht vorschieben, danach Punktionsnadel zurückziehen. Rö-dichten Katheter einführen oder EKG-gesteuerte Anlage. Weiteres Vorgehen wie bei Subklaviapunktion. Kopftieflage erst nach Anschluss an das Infusionssystem aufheben.

Subklavia-Punktion

V. subclavia kreuzt 1. Rippe dorsal des medialen Klavikuladrittels. Anteriore Lage zur A. subclavia und der Pleurakuppel.

Vorteil Gute Gewebefixierung der Gefäße. Punktion auch dann möglich, wenn Pat. Kopftieflage nicht toleriert.

Punktionsort Infraklavikulärer Zugang in der Medioklavikularlinie. 1–2 ml des Lokalanästhetikums als „Depot" unmittelbar an das Periost der Klavikula setzen; mit weiteren 3–4 ml das umgebende Gewebe infiltrieren.

Durchführung (▶ Abb. 2.3):

- Pat. in Kopftieflagerung bringen. Punktionskanüle zwischen aufgesetztem 2. und 3. Finger der nicht punktierenden Hand unter ständiger Aspiration mit 10-ml-NaCl-Spritze einbringen. Zunächst Haut annähernd senkrecht durchstechen, dann Punktionskanüle an die Klavikula heranführen. Punktionskanüle horizontal unter der Klavikula und in ständigem Kontakt zu ihr in Richtung auf die obere Begrenzung des Sternoklavikulargelenks vorschieben. Winkel zur Thoraxoberfläche beträgt ca. 30°. Zur Punktion lange Kanüle (70 mm) verwenden. Nach Überwinden eines Widerstands (Lig. costoclaviculare) erreicht man die V. subclavia in 4–6 cm Tiefe.
- Intraluminale Lage durch mühelose Blutaspiration kontrollieren. Kunststoffkanüle in das Lumen vorschieben und Stahlkanüle entfernen. Je nach Technik, z. B. Seldinger-Technik (▶ Abb. 2.1), Katheter re 15–17 cm, li 20–22 cm einführen; Eindringtiefe des Katheters mit dem außen angelegten Führungsdraht abschätzen.
- Erneut intravasale Lage durch Blutaspiration prüfen und Katheter gut fixieren, ggf. Naht, steriler Verband. Rö-Kontrolle (s. o.), alternativ Katheter mit EKG-Kontrolle.

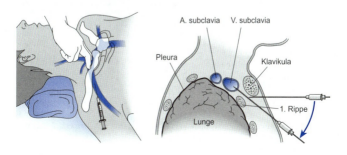

A. subclavia   V. subclavia

Pleura

Klavikula

Lunge

1. Rippe

Abb. 2.3 Punktion der V. subclavia [L106]

- System geschlossen halten → Luftembolie.
- Katheter niemals gegen Widerstand vorschieben!
- Höchstes Pneumothoraxrisiko unter allen Zugangswegen. Daher vor Punktionsversuch überlegen, ob ein Pneu den Pat. in einen kritischen Zustand bringt. Alternative Zugangswege prüfen. Ein Pneu kann auch mit Stunden Verzögerung nach Fehlpunktion auftreten! Auch bei Anlage unter EKG-Kontrolle Rö zum Ausschluss eines Pneumothorax empfohlen.

V. anonyma (V. brachiocephalica)

Vorteil V. anonyma bindegewebig fixiert. Deshalb wie V. subclavia auch bei Hypovolämie stets offen, aber geringes Pneumothoraxrisiko.

Punktionsort 2 cm lateral des M. sternocleidomastoideus und 2 cm kranial der Klavikula.

Durchführung Pat. in flacher Rückenlage, Kopf auf die Gegenseite drehen, Desinfektion und Lokalanästhesie s. o. von lateral nach medial in Richtung Jugulum, Stichrichtung von re etwa 45°, li etwa 35° zur Hautoberfläche, nach 3 cm (re) und 4–5 cm (li) wird die V. anonyma erreicht. Weiteres Vorgehen z. B. nach Seldinger-Technik.

Komplikationen aller Zugangswege
Pneumothorax (v. a. V. subclavia), art. Punktion (Gefahr des Hämatothorax → sofortige Kanülenentfernung und Druckverband für mind. 5 Min., ggf. Eisbeutel), Hämatom, Verletzung des Ductus thoracicus auf der li Seite (Chylothorax), Luftembolie (evtl. Beatmung mit PEEP), Verletzung des Plexus brachialis, Katheterfehllage mit HRS, Endokardverletzung, Thrombophlebitis, Inf. bei 7–16 % der Pat. (abhängig v. a. von Verweildauer, meist Staph. aureus) und Thrombose der Vene.

ZVD-Messung

- ZVD nur in flacher Rückenlage des Pat. und korrekter zentraler Lage des Katheters messbar; ZVD muss atemabhängig schwanken.
- Bei beatmeten Pat. kurze Beatmungspause. Falls nicht möglich, PEEP von gemessenem Druck abziehen!

Durchführung (▶ Abb. 2.4). Messvorrichtung ausrichten (z. B. mit Thoraxlineal). Re Vorhof = 0 cm, entspricht beim liegenden Pat. ⅔ des Abstands von Wirbelsäule zu Sternum.
Manometer mit Infusionslsg. (NaCl 0,9 %) füllen. Dann Dreiwegehahn zum Pat. öffnen: Messung des (atemvariablen) Venendrucks in cm Wassersäule. Warten, bis Flüssigkeitssäule atemabhängig nicht mehr wesentlich sinkt. Messdauer sollte 3–5 Min. nicht überschreiten, sonst Wertverfälschung. **Normwert:** 2–12 cm H_2O ≅ 1–9 mmHg (1 cm H_2O = 0,74 mmHg).

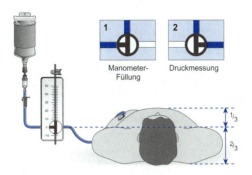

Abb. 2.4 ZVD-Messung [L106]

2.2.3 Arterielle Punktion

Einmalige Punktion

Indikationen BGA (wenn Bestimmung aus Kapillarblut nicht ausreicht), Arteriografie. Linksherzkatheter.

Kontraindikationen Erhöhte Blutungsneigung, Inf. des umliegenden Gewebes.

Punktionsorte A. femoralis, A. radialis, A. brachialis.

Material Spezielle BGA-Spritze oder heparinisierte 2- bis 5-ml-Spritze mit dünner Kanüle (24 G/lila für A. radialis, 21 G/grün für A. femoralis). Hautdesinfektion (Kategorie II), sterile Handschuhe, Mundschutz.

Durchführung A. femoralis (▶ Abb. 2.5) Pat. liegt auf harter Unterlage, die Hüfte gestreckt (evtl. Kissen unter das Gesäß schieben). Ggf. Rasur; Haut und palpierende Hand desinfizieren (Kategorie II). A. femoralis kaudal des Lig. inguinale palpieren, Haut spannen (Hilfsperson bei Adipösen). Gefäß zwischen Zeige- und Mittelfinger punktieren (zur Erinnerung: IVAN → innen Vene, Arterie, Nerv). Mit leerer Spritze unter Sog zwischen den beiden Fingern senkrecht zur Haut einstechen, bis Blut kommt. Evtl. Aspiration von Blut erst beim Rückziehen möglich. Bei gelungener Punktion der Arterie pulsiert helles Blut aus der Kanüle. Nach Herausziehen der Kanüle Punktionsstelle 5 Min. fest komprimieren. Danach Blutstillung kontrollieren. Wenn praktikabel, anschließend etwa 30 Min. mit einem Sandsack komprimieren.

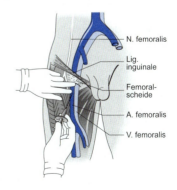

N. femoralis

Lig. inguinale

Femoralscheide

A. femoralis

V. femoralis

Abb. 2.5 Arterielle Punktion [L106]

Falsches oder ungenügendes Komprimieren kann zu erheblichen Hämatomen führen! Zur BGA Spritze sofort luftdicht und ohne Lufteinschluss verschließen und gekühlt ins Labor transportieren (→ Helfer).

Durchführung A. radialis   Handgelenk überstrecken. Kollateralkreislauf überprüfen (Allen-Test ▶ 5.2.1). **Cave:** Bei neg. Allen-Test darf keine Punktion bzw. Kathetereinlage erfolgen! Evtl. Lokalanästhesie. Punktionskanüle (z. B. 24 G) mit aufgesetzter Spritze im Winkel von 30° von distal nach proximal daumenseitig einführen (▶ Abb. 2.6). Weiteres Vorgehen wie oben.

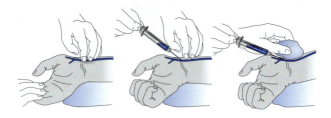

Abb. 2.6 Punktion der A. radialis [L106]

Arterieller Katheter

Indikationen   Dir. (invasive, blutige) Blutdruckmessung auf Intensivstation oder bei großer OP. Häufige Kontrolle art. Parameter: BGA, Säure-Basen-Status. Vorschieben von Instrumenten (z. B. Linksherzkatheter). Kontinuierliche a. v. Hämofiltration (A. femoralis)

Kontraindikationen   Gerinnungsstörungen, Gefäßprothesen, path. Allen-Test der A. radialis.

Komplikationen   Durchblutungsstörungen, AV-Fistel, Aneurysma spurium, Inf., Blutung.

Punktionsorte   A. radialis, A. brachialis, A. femoralis.

Material
- A. radialis: kurze Teflonkanülen (z. B. Abbo-Cath®) 20 G (Erw.), 24 G (Kinder).
- A. femoralis: Katheter 18 G; Dialysezugang max. 5 F. Ggf. Punktionsset in Seldinger-Technik (▶ 2.1.2), Lokalanästhesie, sterile Handschuhe.

Durchführung A. radialis
- Kollateralkreislauf der nichtdominanten Hand überprüfen (Allen-Test ▶ 5.2.1). Handgelenk überstrecken. Hautdesinfektion (Kategorie II). Evtl. Lokalanästhesie s. c.
- Ertasten des Radialispulses mit Zeige- und Mittelfinger der nicht punktierenden Hand. Unmittelbar proximal des Lig. carpale im Winkel von etwa 30° zur Haut einstechen und sehr langsam vorschieben. Bei Erreichen der Arterie strömt Blut in den Kanülenansatz. Jetzt Kanüle senken und flach ca. 2 mm vorschieben (sichere intravasale Lage der Kanülenspitze). Je nach Technik äußere Kunststoffkanüle/Seldinger-Draht vorschieben, Punktionsnadel zurückziehen. Bei sicherer Lage spritzt das Blut rhythmisch aus der Kanüle. Fixieren. **Cave:** Dreiwegehahn (rot) nicht direkt an der Kanüle befestigen!

Durchführung A. femoralis

- Lagerung des Pat., leichte Außenrotation und Abduktion des Beins. Hautdesinfektion (Kategorie II), evtl. Rasur. Palpation der A. femoralis unterhalb des Lig. inguinale (zur Erinnerung: IVAN). Punktion mit entsprechender Kanüle (z. B. 18 G, 5 F) mit leerer 10-ml-Spritze im Winkel von 45°, bis Blutaspiration möglich und rhythmisches Pulsieren, dann weiter nach Seldinger-Technik (▶ 2.2.2).
- Druckmessung oder Dialysebesteck anschließen. Bei Blutdruckmessung Zuleitung an Druckaufnehmer (Transducer) anschließen und Druckmesseinrichtung gemäß Bedienungsanleitung kalibrieren.
- Der art. Zugang muss regelmäßig mit NaCl-Heparin gespült werden.

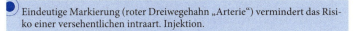 Eindeutige Markierung (roter Dreiwegehahn „Arterie") vermindert das Risiko einer versehentlichen intraart. Injektion.

2.2.4 Pleurapunktion

(Pleuradrainage ▶ 2.5.5).

Indikationen   Diagn. oder ther. Punktion eines Ergusses.

Kontraindikationen   Gerinnungsstörungen.

Komplikationen   Pneumothorax (▶ 6.9.1), Hämatothorax, Inf., Verletzung der Interkostalgefäße, sehr selten: Reexpansionslungenödem bei zu schneller Entlastung durch Unterdruck (▶ 4.5.2), daher nur in Ausnahmefällen > 1.500 ml Erguss auf einmal entfernen, Verletzung intraabdom. Organe.

Material   Tragbares Sono-Gerät (falls vorhanden). Punktionsset mit Rotandaspritze mit 50-ml-Spritze mit Dreiwegehahn und sterilen Verbindungsschläuchen, Punktionskanülen (z. B. Abbocath®, Braunüle®) 16 G/grau oder 17 G/gelb, vorzugsweise ventilgesichert (z. B. Frekasafe®). 10 ml Lidocain 1 % mit 1 Kanüle (z. B. 21 G/grün). Probenröhrchen, Blutkulturflaschen (aerob, anaerob), großes Gefäß, sterile Handschuhe, Desinfektionslsg., braunes Pflaster, sterile Tupfer.

Durchführung

- Lagerung des Pat.: mit angehobenem Arm bequem sitzend platzieren (Pat. im Bett: Fußbrett herausziehen. Pat. sitzt am Fußende, Arme mit Kissen auf Bettbügel. Pat. auf Stuhl: Arme auf Stuhllehne oder Pat. Hand auf kontralaterale Schulter legen lassen, ▶ Abb. 2.7).
- Pleuraerguss perkutieren, auskultieren und mit dem Rö-Bild vergleichen. Unbedingt Sono-Kontrolle. Markierung der Punktionsstelle dorsolateral in der hinteren Axillarlinie oder Skapularlinie im ICR unterhalb des Ergussdämpfungsrands, aber nicht tiefer als 6.–7. ICR (**cave:** Leber und Milz). Hautdesinfektion (Kate-

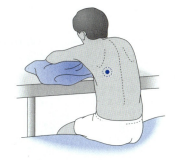

Abb. 2.7 Lagerung des Pat. bei Pleurapunktion [L106]

gorie II). Zunächst mit Lidocain 1 % am „Oberrand der Unterrippe" Depot setzen (▶ Abb. 2.8). Dann tiefer liegendes Gewebe bis auf die Pleura parietalis infiltrieren. Dabei durch Probenpunktion die notwendige Eindringtiefe für die Punktionskanüle erkunden.

- Punktionskanüle senkrecht zur Haut am oberen Rippenrand einstechen, Kanüle etwas nach oben ziehen und weiter senkrecht vorschieben („Zickzack-Technik" reduziert Pneu-Risiko). Ständige Aspiration mit aufgesetzter Spritze. Sobald sich Pleuraflüssigkeit aspirieren lässt, Stahlnadel zurückziehen (sonst Pneu-Gefahr!) und Plastikkanüle vorschieben.

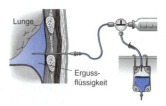

Abb. 2.8 Pleurapunktion [L106]

- Während Valsalva-Manöver Schlauch, auf den unter sterilen Bedingungen ein Dreiwegehahn und ein 2. Schlauch montiert wurde, auf das Kanülenende setzen (Zwei-Schlauch-System, ▶ Abb. 2.8). 20-ml-Spritze auf Dreiwegehahn setzen und Pleuraflüssigkeit für Laborchemie, Bakteriologie und Pathologie steril abziehen. 50-ml-Spritze auf Dreiwegehahn montieren, füllen, Dreiwegehahn drehen und Flüssigkeit durch den Schlauch ins Gefäß spülen. Alternative bei größeren Mengen: Erguss mit Absauggerät absaugen. **Cave:** Druck nicht > 20 cm H_2O. Hustenreiz (Aneinanderreiben der Pleurablätter) kündigt vollständige Drainage an.
- Mit erneutem Valsalva-Manöver Kanüle entfernen, sofortige Kompression mit mehrlagigem Tupfer, Pflasterverband.

- Für die Gewinnung von geringen Mengen Pleuraflüssigkeit zur Diagn. genügt die einmalige Punktion mit einer 20-ml-Spritze und aufgesetzter Kanüle (z. B. 21 G/grün).
- Pleurapunktion bei starkem Hustenreiz, Schmerzen, Ziehen in der Schulter (Zeichen des Unterdrucks) und Unruhe des Pat. abbrechen.
- Im Anschluss Rö-Kontrolle! Inspiratorische Aufnahme: Resterguss? Exspiratorische Aufnahme: Pneumothorax?

Diagnostik von Pleurapunktat, Aszites und Peritoneallavage
Untersuchung des Punktats:
- Makroskopische Beurteilung (trüb, klar, eitrig etc.).
- Probengewinnung:
  – EDTA und Nativröhrchen für Laborchemie (Proteingehalt, Glukose, Laktat, pH-Wert, Chol., LDH, ggf. Tumormarker, Zellzahl und Differenzialbild).
  – Anaerobe und aerobe Blutkulturen (Tbc- und Pilzkulturen, Grampräparat).
  – Nativmaterial (z. B. gesamten Beutel) für histopath. Untersuchung (bei V. a. maligne Erkr., Zytologie).
- Zusätzlich bei Peritonealflüssigkeit (▶ 8.1.2):
  – Bei V. a. Pankreatitis Lipase.
  – Bei V. a. Blutung (Peritoneallavage) Hkt (> 2 % beweist Blutung).
  – Bei V. a. spontan bakt. Peritonitis Granulozytenzahl (hierbei > 250/µl), Kultur.

2.2.5 Lumbalpunktion (Liquorpunktion)

Indikationen V. a. infektiöse oder maligne ZNS-Erkr. (Meningitis, Enzephalitis, Nerolues, MS, Meningeosis carcinomatosa, Subarachnoidalblutung, Raumforderung mit Liquorzirkulationsstörung), intrathekale Ther.

Kontraindikationen Erhöhter Hirndruck (Augenspiegeln beider Augen: bei Stauungspapille > 3 dpt. Prominenz evtl. CCT durchführen).

Material Sterile Tücher, Handschuhe, Maske. 5 ml Lidocain 1 % mit Kanüle, bevorzugt atraumatische Spinalnadel (z. B. 22 G).

Punktionsort L ⅕ oder L ¾ zwischen den Dornfortsätzen mit Daumennageldruck markieren. Als Orientierung Kreuzungspunkt der Verbindungslinie beider Darmbeinschaufeln mit der Wirbelsäule = Höhe L ¾ (▶ Abb. 2.9).

Durchführung

- Pat. aufklären, evtl. Prämedikation, z. B. Midazolam 2,5–5 mg i. v. (z. B. Dormicum®). 30 Min. vor LP venöse Blutentnahme für BZ-Bestimmung und Proteindiagn. Drei sterile Röhrchen mit Nr. 1, 2, 3 beschriften.
- Pat. in Embryohaltung lagern, Rücken an der Bettkante (▶ Abb. 2.9) oder sitzend mit max. gebeugtem Rücken (mit Helfer).
- Hautdesinfektion (Kategorie III). Evtl. Lokalanästhesie s. c. und interspinal.
  Cave: Während der Punktion mit dem Pat. sprechen und Vorgang beschreiben.
- Spinalnadel mit Mandrin durch die Haut stechen. Zielrichtung schräg nach kranial Richtung Bauchnabel. Nach Überwinden des Widerstands des derben Lig. interspinale Nadel vorsichtig weiter vorschieben; Nadelöffnung soll nach lateral zeigen. Zwischendurch Mandrin herausziehen, einige Sek. warten und kontrollieren, ob schon Liquor abtropft, sonst Nadel mit Mandrin langsam weiter vorschieben. Liquor in Röhrchen sammeln (je etwa 1 ml), Reihenfolge beachten.
- Nadel herausziehen, steriles Pflaster, Punktionsstelle einige Min. komprimieren. Pat. liegt 1 h flach auf dem Bauch mit Sandsack auf der Punktionsstelle.

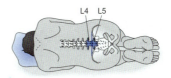

Abb. 2.9 Lumbalpunktion [L106]

Komplikationen Selten postpunktionelles Sy.: diffuse Kopfschmerzen, Übelkeit, Ohrensausen und/oder Ohnmachtsneigung bis zu 5 d nach der Liquorentnahme aufgrund Liquorleckage. Prävention: 24 h Bettruhe nach der Punktion. Therapie: strenge Bettruhe, vermehrte Flüssigkeitszufuhr (1 l/24 h zusätzlich trinken), evtl. Infusion 1 l E'lytlsg. in 24 h, 1–2 g ASS oder Paracetamol/24 h (umstritten). Evtl. „Bloodpatch".

Liquoruntersuchung (DD Liquorbefunde ▶ 15.2.2). Inspektion (eitrig? blutig?). Liquordruck, Zellzählung, Differenzialbild, Zuckergehalt (↓ bei bakt. Inf., normal etwa 70 % des BZ); quantitative Proteinbestimmung, E'phorese (IgG, IgA, IgM, monoklonale IgG-Banden) im Vergleich mit Serumproteinen. Nach Zentrifugation ist xanthochromer Überstand Hinweis auf Einblutung in den Liquor. Mikrobiologie: mikroskopisches Direktpräparat (Gramfärbung), bakteriolog. Kultur (Pneumok., Meningok., H. infl., Listerien, Enterobacteriaceae, Pilze), Latexschnelltest zur Erregerdiagn., Lues-, Virusserologie, PCR, Tuschepräparat.

2.2.6 Peritonealpunktion (Aszitespunktion)

Indikationen Bakteriolog., zytolog. und enzymatische Aszitesdiagn. (DD Aszites ▶ 8.1.2), Entlastungspunktion bei massivem Aszites, Drainage bei Peritonitis oder Abszess.

Kontraindikationen Keine bei ultraschallgeführter Punktion. Sonst: große Ovarialzysten, Hydronephrose, Schwangerschaft. Vorsicht bei hämorrhagischer Diathese und hepatischem Präkoma.

Punktionsorte Übergang vom äußeren zum mittleren Drittel der Linie vom Nabel zur Spina iliaca ant. sup. li (weniger Verwachsungen) oder re sowie in Medianlinie zwischen Nabel und Symphyse. Epigastrische Gefäße beachten (▶ Abb. 2.10).

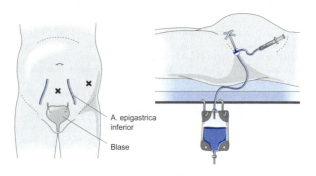

A. epigastrica inferior

Blase

Abb. 2.10 Peritonealpunktion [L106]

Durchführung diagnostische Punktion
- Blase entleeren lassen, Hautdesinfektion (Kategorie III), Lokalanästhesie (25 G).
- 20- bis 50-ml-Spritze mit grüner Kanüle (21 G) unter Aspiration in die Peritonealhöhle einführen (leichter Widerstand beim Durchstechen der Faszienschicht). Spritze füllen, Nadel schnell zurückziehen, Klebeverband.

- Um bei massivem Aszites Nachlaufen nach Zurückziehen der Nadel zu vermeiden, „zickzack stechen": erst subkutan, dann Nadel entlang des Fettgewebes verschieben, dann erst peritoneal stechen.
- Auch bei bekannter Ursache (z. B. Leberzirrhose) bei jedem neu oder erneut aufgetretenen Aszites zumindest Probepunktion durchführen (▶ 8.1.2).

Durchführung therapeutische Punktion
- Blase entleeren lassen, Hautdesinfektion (Kategorie III), Lokalanästhesie (25 G).
- Braunüle® (18 G grün oder 17 G weiß) nach hinten, unten und lateral vorschieben, wobei Pat. Bauchdecke anspannen soll (pressen). Nach Entfernung der Nadel fließt Aszites im Strahl aus der Hülse. Schlauchsystem mit Dreiwegehahn, Spritze und Auffangbeutel anschließen.

- Aszites spontan ablaufen lassen, ggf. mit Spritze über Dreiwegehahn aspirieren. Der gesamte Aszites kann (langsam!) auf einmal abgelassen werden. Nach der Punktion steriler Kleinverband. Bei Aszitesleck Punktionsstelle mit einem Stich übernähen.
- Eiweißgehalt im Aszites bestimmen, Verlust als Humanalbumin ersetzen: 4–8 g Humanalbumin pro Liter entferntem Aszites (teuer).

2.2.7 Implantierbarer Venenkatheter („Port")

Subkutan implantierter zentraler Venenzugang. Der Port besteht aus einem Reservoir (Ø 3–4 cm), das mit einer ca. 1 cm dicken Silikonmembran verschlossen ist (▶ Abb. 2.11). Die Membran kann etwa 5.000× angestochen werden und verbleibt meist lebenslang.

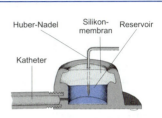

Abb. 2.11 Portsysteme [L157]

Implantation
Indikationen Längerfristige parenterale Ernährung, systemische und lokale Applikation von Zytostatika, dauerhafte Gabe venenreizender Medikamente (z. B. CMV-Ther. bei AIDS; ▶ 18.3.5), bei Pat. mit extrem schlechten peripheren Venen, zur Schmerzther.
Cave: Ind. zur Implantation früh stellen, da weniger KO bei noch gutem AZ.

Kontraindikationen Koagulopathie, erhöhtes Narkoserisiko. Problematisch bei i. v. Drogenabusus. **Cave:** möglichst keine Blutentnahme (Kontaminationsgefahr), möglichst keine Implantation bei Fieber bzw. rezid. Fieberschüben, da Gefahr der septischen Besiedlung.

Durchführung Implantation operativ in lokaler oder Vollnarkose. Vom Reservoir führt ein Katheter in eine zentrale Vene (meist re V. basilica oder re V. subclavia/jugularis). Reservoir wird auf dem M. pectoralis fixiert. Nach Implantation vor erstem Gebrauch Lagekontrolle mittels Rö-Darstellung mit KM.

- Häufige postop. KO: lokale Wundinf., Hämatom, Serom, Dislokation des Reservoirs, Kathetersepsis.
- Idealerweise sollte bei reizlosen Wundverhältnissen nach OP etwa 1 Wo. bis zum Anstechen des Ports vergehen.

Injektion in Port und Blutentnahme
Material Nadeln, die keine Stanzdefekte bewirken (Huber-Schliff), verwenden, z. B. Farmacia-Gripper-Nadeln®, Desinfektionsmittel, sterile Handschuhe, sterile Kompressen, evtl. Tegaderm®-Pflaster, PVP-Salbe, NaCl 0,9 %, 10-ml-Spritzen, 2.500 IE Heparin, evtl. steriles Lochtuch.

Komplikationen Lokale Inf., Kathetersepsis (Ther.: nach Blutkultur peripher und venös z. B. Vancomycin 2 × 1 g/24 h über den Port), Blutungen beim Anstechen, Abrisse des Katheters, Dislokationen des Reservoirs, thrombotischer Katheterverschluss, Thrombosen (Armvenen = Paget-von-Schroetter-Sy. ▶ 5.5.2).

Durchführung

- Verband entfernen; ggf. alte Nadel entfernen, hierbei Port mit der anderen Hand fixieren; Inspektion der Wunde bzw. Injektionsstelle (z. B. Hämatome, Abszess); Hautdesinfektion (Kategorie III).
- Ab jetzt obligat steriles Arbeiten! Port unter der Haut fixieren, membranöse Seite sicher lokalisieren.
- Die Nadel senkrecht durch Haut und Membran stechen, bis Kontakt zum Portboden sicher gespürt wird. Injektion von 10 ml NaCl 0,9 %. Das Injizieren muss leicht erfolgen, bei möglichem Zweifel an Lokalisation der Nadel evtl. Aspiration von Blut; Infusionen bzw. Injektion abschließen.
- Nach Abschluss jeder Manipulation, Injektion, Infusion obligates Spülen des Portsystems mit Heparinblock (z. B. 200 IE Heparin auf 2 ml NaCl 0,9 %), danach Klemme an der Portnadel verschließen; Verband (evtl. lokale PVP-Applikation) oder Nadel entfernen (kann bei guten Wundverhältnissen etwa 1 Wo. belassen werden).
- **Blutentnahme:** grundsätzlich Blutentnahme prim. aus peripheren Venen. Durchgängigkeit des Ports prüfen, zur Vermeidung von Laborfehlern fraktionierte Entnahme von jeweils 3 × 3 ml Blut und verwerfen vor eigentlicher Blutentnahme. Nach Beendigung fraktioniertes Spülen mit 3 × 3 ml NaCl 0,9 %, danach Heparinblock (s. o.).

- Ist ein Portsystem erst bakt. besiedelt (z. B. mit Staph. epidermidis), ist eine Sanierung auch mit gezielter Antibiotikagabe oft nicht mehr erreichbar. Deshalb aseptisches Vorgehen und intensive Pat.-Schulung.
- Das Einführen der Infusionsnadel und das Anlegen der Infusion sollten nur durch erfahrene Mitarbeiter erfolgen.
- Keine Injektionen in das Portsystem mit normalen Kanülen, da diese Stanzdefekte verursachen.
- Bei Widerstand oder unklarer Lage der Nadel Injektion abbrechen!
- Keine Injektion von Pharmaka, die präzipitieren können (z. B. Furosemid), da dadurch der Port verlegt werden kann.

Portpflege

Zur Vermeidung von Proteinablagerungen bei hoher Gebrauchsfrequenz 1 × wöchentl. Spülung mit Alkohol (5 ml Ethanol 95 % auf 5 ml NaCl 0,9 %), langsame Injektion. Bei Nichtgebrauch Spülung alle 6 Wo. mit 250 ml NaCl 0,9 %.

2.3 Entnahme von Material für bakteriologische Untersuchungen

Arno J. Dormann und Tanja Toermer

2.3.1 Blutkulturen

Vorbereitung 2 Blutkulturflaschen (aerob, anaerob) auf 37 °C erwärmen. Flaschen beschriften. Einmalspritze (20 ml), Kanülen und Hautdesinfektionsmittel, Handschuhe, Tupfer und Pflaster bereitlegen.

Hautdesinfektion und Blutentnahme
- Punktionsstelle sorgfältig desinfizieren (Kategorie II).
- 10–20 ml Blut entnehmen (s. Herstellerangaben). Vor Umfüllen in Blutkulturflaschen neue, sterile Nadel aufsetzen. Kontaminationsgefahr!
- Desinfektion der Gummipfropfen, Injektion des Bluts (ml s. Herstellerangaben).
- Transport so rasch wie möglich in das mikrobiolog. Labor, bis zum Transport Flaschen im Brutschrank bei 35 °C aufbewahren.

Blutentnahme bei Sepsis Zuverlässigkeit des Erregernachweises steigt mit der Anzahl der Blutkulturen. Die Entnahme einer einzigen Probe reicht für den sicheren Nachweis einer Bakteriämie bzw. Fungämie nicht aus. **Cave:** Die erste Blutentnahme sollte vor Therapiebeginn erfolgen.
- Sepsis mit intermittierendem Fieber: vor Therapiebeginn 3 Entnahmen von verschiedenen Lokalisationen im Abstand von 1 h frühzeitig im Fieberanstieg.
- Endokarditis: am 1. Tag mind. 3, besser 4 Entnahmen im Abstand von jeweils 1 h vor Therapiebeginn. Nicht auf Fieberanstieg warten; erhöht die Sensitivität nicht.
- V. a. Fungämie: am 1. und 2. Tag je 2 Entnahmen, bessere Ausbeute bei art. Entnahme.

2.3.2 Urin

Mittelstrahlurin (MSU)
Methode der Wahl für orientierende bakt. Urinuntersuchung. Geeignet ist Morgenurin (hohe Keimzahlen) oder letzte Miktion vor nicht weniger als 3 h. Probenentnahme vor Beginn der Antibiotikather. Tritt innerhalb von 3 d keine Besserung ein, Kontrolluntersuchung durchführen.

Durchführung
- Hände mit Seife waschen und mit Einweghandtuch abtrocknen.
- Genitale (v. a. bei Frauen) mit in sauberes Wasser getauchtem Tupfer reinigen, dann mit einem zweiten Tupfer in gleicher Weise nachreinigen.
- Erste Urinportion (~50 ml) in die Toilette oder ein Gefäß entleeren, dann – ohne den Harnstrahl zu unterbrechen – ca. 5 ml Harn im vorher griffbereit abgestellten Transportgefäß auffangen. Verschluss aufsetzen.
- Probe bis zum Transport im Kühlschrank bei 4 °C lagern oder in vorgefertigten Nährmedienträger (z. B. Uricult®) eintauchen und bei 37 °C bebrüten.

Katheterurin
Alternative, wenn einwandfreie Gewinnung von Mittelstrahlurin nicht möglich und Blasenpunktion nicht in Betracht kommt.

Durchführung
- Grundsätzlich Einwegkatheter verwenden, sorgfältige Reinigung des Genitale vor dem Eingriff (MSU). Einwegkatheter legen (▶ 2.5.4), Urin entnehmen. Katheter entfernen. Risiko einer Keimeinschleppung wird v. a. bei Frauen nur dann ausreichend gemindert, wenn spezielle Untersuchungseinrichtungen (gyn. Untersuchungsstuhl) zur Verfügung stehen.
- Dauerkatheterträger: Urin keinesfalls aus Urinbeutel entnehmen. Entnahme nach sorgfältiger Desinfektion per Katheterpunktion im proximalen Abschnitt.

Blasenpunktionsurin

Sicherste Grundlage eines aussagekräftigen mikrobiolog. Befunds. Gefahr der Kontamination des Urins nahezu ausgeschlossen.

Indikationen Keine einwandfreie Gewinnung von MSU oder Katheterurin möglich (z. B. bei Phimose). Wdh. uneinheitliche bakteriolog. und zelluläre Befunde, Mischinf.

Punktionsort 1–2 QF oberhalb der Symphyse.

Durchführung Rasur und Hautdesinfektion (Kategorie II) im Bereich der Punktionsstelle. Stichrichtung senkrecht zur Hautoberfläche. Nach Punktion Kanüle rasch zurückziehen und Punktionsstelle einige Min. mit Tupfer komprimieren. Bewertung ▶ 9.3.

 Blasenpunktion setzt gefüllte Blase voraus!

2.3.3 Sputum

Häufigstes Untersuchungsmaterial zur mikrobiolog. Diagn. von Inf. der Atemwege. Möglichst Morgensputum, d. h. Sekret aus den tiefen Atemwegen, das sich während der Nacht angesammelt hat und nach dem Erwachen abgehustet wird (keine „Spucke").

Indikationen Wegen hoher Kosten, geringer Sensitivität und Spezifität nur eingeschränkt sinnvoll (Tbc-Diagn., Nachweis einer Kolonisation mit Pseud. aerug. bei schwerer COPD, bei Pneumocystis jiroveci nur pos. Nachweis verwertbar).

Durchführung
- Kurz vor erster Expektoration Mund mit frischem Leitungswasser spülen. Sekret in sterilen Sputumbecher abhusten. Gefäß verschließen, ohne Innenrand oder Verschlusskappeninnenfläche zu berühren.
- Ist spontane Sputumgewinnung nicht möglich, Provokationsversuch durch Inhalation eines hypertonen Aerosols (z. B. NaCl 10 %).

 Vor Anlage der Kultur Mikroskopie erforderlich.

2.3.4 Bronchial- und Trachealsekret

(Bronchoskopie ▶ 6.2.6).
Bronchialsekret instrumentell mittels Absaugkatheter mit oder ohne Spülung aus den tiefen Atemwegen gewinnen, möglich bei intubierten Pat. oder guter Lokalanästhesie. EKG-Monitor (Bradykardie durch Vagusreizung möglich!).

Bronchoalveoläre Lavage (BAL)

Indikationen Zur mikrobiolog. Untersuchung bei abwehrgeschwächten Pat. mit Pneumonie (Sensitivität ~ 70 %, Spezifität 80–95 %). Bei verschiedenen Lungen- und Bronchialerkr. Zytologie, ggf. mit Lymphozytendifferenzierung → hohe diagn. Wertigkeit.

Durchführung Spülung mit 100–200 ml körperwarmem NaCl 0,9 % durch flexibles Bronchoskop zur quantitativen Kultur. Zusätzlich periphere gedeckte „Mikrobürste". **Cave:** Grampräparat obligat.

Bewertung Keimzahl $\geq 10^4$ cfu/ml bzw. bei Bürstenabstrichen $\geq 10^3$ cfu/ml spricht für eine Inf.

Sekretgewinnung bei Tracheostoma und Trachealtubus

Durchführung Bei Kanülenwechsel sterilen Absaugkatheter einführen. Sekret aspirieren und in ein steriles Röhrchen einbringen. Alternativ Katheterspitze mit steriler Schere abschneiden und in Röhrchen mit Transportmedium einsenden.

Bewertung Bei Ergebnisinterpretation berücksichtigen, dass nach endotrachealer Intubation bzw. Anlegen eines Tracheostomas innerhalb von Stunden eine Besiedlung der tiefen Atemwege („Kolonisation") mit Oropharyngealflora erfolgt.

2

2.3.5 Stuhlprobe

Untersuchung auf darmpathogene Keime (Salm., Shigellen, Typhus, Paratyphus, Yersinien, Campylobacter jejuni etc.) grundsätzlich an drei verschiedenen Tagen, da Erregernachweis in einer einzigen Probe nicht immer gelingt.

Durchführung

- Stuhlentleerung in sauberes Gefäß, das keine Seifen- oder Desinfektionsmittelreste enthält.
- Urinbeimengungen unbedingt vermeiden.
- Etwa doppelt bohnengroßes Stück in Stuhlröhrchen einfüllen. Bei dünnflüssigem Stuhl ca. 5 ml einsenden.
- Aufgelagerte Eiter- oder Schleimflocken oder blutige Anteile mit Wattetupfern entnehmen und nach Einbringen in ein Transportmedium getrennt untersuchen (hoher Bakteriengehalt).
- Jede einzelne Stuhlprobe zügig in das Labor transportieren, nicht sammeln! Empfindliche Keime wie Shigellen sterben schon nach kurzer Zeit ab. Bei V. a. Lambliasis oder Amöbiasis unverzüglich Mikroskopie des frischen Stuhls (▶ 17.7.3).
- Bei V. a. Typhus und Paratyphus parallele Entnahme von Blutkulturen, v. a. in der ersten Krankheitswoche! Bei V. a. antibiotikaassoziierte Kolitis Clostridienkultur- und/oder -toxinnachweis im Stuhl (▶ 7.1.4).

 Rektalabstriche sollten nur entnommen werden, wenn kein Stuhl zu gewinnen ist.

2.3.6 Abstriche

Mit Abstrichtupfer Material unter Sicht von verdächtigen Stellen entnehmen und in Röhrchen mit Transportmedium einbringen. Tupfer nie trocken einsenden, da Anzucht anspruchsvoller Keime nicht mehr gelingt. Lagerung und Transport bei Raumtemperatur (RT).

Rachen- und Tonsillenabstrich
Durchführung

- Zunge mit Spatel herunterdrücken; mit Wattetupfer Material aus entzündeten Bereichen exprimieren.
- Berührung anderer Schleimhäute (Lippen, Zunge) sowie Kontamination des Tupfers mit Speichel vermeiden.

2

> **!** **Cave:** Pat. darf vor Entnahme keine Schleimhautdesinfektion (z. B. Chlorhexidin® etc.) durchgeführt haben!

Urethralabstrich

Voraussetzungen Probengewinnung am besten morgens vor Miktion, frühestens jedoch 1 h nach der letzten Miktion. Vor Entnahme des Abstrichs Transportmedium auf RT bringen. Abstrich sofort oder innerhalb von höchstens 6 h an das Labor weiterleiten.

Durchführung bei Männern Entnahmestelle darf nicht desinfiziert werden. Ausfluss, falls vorhanden, mit Abstrichtupfer aufnehmen. Eiter aus Harnröhre von proximal nach distal ausstreichen, sonst dünnen Abstrichtupfer einige Zentimeter in die Urethra einführen und vorsichtig drehen.

Durchführung bei Frauen Nach Abwischen der äußeren Urethra die Urethra mit sterilem Tupfer von vaginal komprimieren und ggf. austretendes Sekret mit dem Tupfer aufnehmen. Lässt sich kein Sekret gewinnen, dünnen Abstrichtupfer ca. 2 cm in die Urethra einführen und vorsichtig drehen.

Analabstrich

Indikationen Zum Nachweis von Enterobius-vermicularis-(Oxyuren-)Eiern.

Durchführung Materialgewinnung frühmorgens. Nach Spreizen der Perianalfalten Tesafilm über die Analöffnung und die flach gezogenen Perianalfalten kleben. Tesafilm entfernen und auf Objektträger aufkleben. Objektträger mit Patientendaten beschriften und in Transporthülse zur mikroskopischen Untersuchung in das Labor einsenden.

2.3.7 OP-Material, Wundsekrete, Punktate

- **Material aus offenen Prozessen (Abstrich):** Sekret mit Abstrichtupfer vom Wundrand entnehmen und in Transportmedium einbringen oder Teile des Wundrands in ein steriles Röhrchen mit Nährbouillon einbringen. Bei Fußgangrän, Phlegmone o. Ä. mit einer Kanüle Material aus der Tiefe der Wunde aspirieren und in Blutkulturflasche injizieren.
- **Material aus geschlossenen Prozessen (Punktat):** Punktion und Aspiration mit einer Spritze unter aseptischen Bedingungen. Material in steriles Röhrchen einbringen; Lagerung und Transport bei RT. Bei V. a. Anaerobierinf. Material in eine vorgewärmte Blutkulturflasche einspritzen und Lagerung der Probe bei 35 °C im Brutschrank (besonders geeignet für Pleura- und Peritonealpunktate).

2.3.8 Intravasale Katheter

Bei V. a. Kathetersepsis oder Entzündung im Bereich der Insertionsstelle Katheter entfernen und mikrobiologisch untersuchen.

- Katheter bis etwa 10 cm Länge: etwas unterhalb der Insertionsstelle mit steriler Schere abschneiden und Spitze steril in Röhrchen einbringen.
- Katheter > 10 cm Länge: zusätzlich zur Katheterspitze ein ca. 5 cm langes Stück distal der Insertionsstelle herausschneiden und ebenfalls steril einsenden.

> **!** Ideal sind quantitative Kulturen.

2.3.9 Materialgewinnung für Spezialuntersuchungen

Chlamydien-Diagnostik

Obligat intrazelluläre, gramneg., zellwandlose Erreger (▶ 17.2.6), drei humanpathogene Arten:

- **C. trachom.** Material: Epithelzellen. Mikroskopie: mit molekularbiolog. Verfahren – Immunfluoreszenz; molekularer Nachweis: PCR; kultureller Nachweis.
- **C. pneumon.** Material: Blut. Serol.: AK-Nachweis (IgG, IgA, IgM) mittels EIA.
- **C. psittaci.** Material: Sputum, TS, BAL, Blut. AK-Nachweis mittels KBR (**cave:** Kreuzreaktion mit C. pneumon. möglich). Speziesspezif. AK-Nachweis mittels Mikroimmunfluoreszenz.

Mykoplasma-pneumoniae-Diagnostik

Obligat pathogen, zellwandlos. Erkr.: Atemwegsinf.
Material: Blut
- Ag- (IgM, IgG) und DNA-Nachweis mittels PCR.
- Kälteagglutininnachweis (50 % d. F.)

Material: Sputum, Rachenabstrich, BAL. Kultur. **Cave:** Spezialnährboden notwendig.

Ureaplasma-urealyticum-Diagnostik

Familie der Mykoplasmen, fakultativ pathogen, zellwandlos. Erkr.: Urogenitalinf.
Material: urogenitaler Abstrich. Dir. Mikroskopie. Kultur. **Cave:** Spezialnährboden notwendig.

Tuberkulose-Diagnostik

Mycobacterium tuberculosis, selten M. bovis. Erkr.: Tbc.
Nachweis:
- Tuberkulin-Hauttest (Typ IV nach Coombs): einfach, aber eingeschränkt verlässlich.
- Dir. Erregernachweis:
  Material: Sputum, BS, BAL, Urin, Stuhl, Abstrich von Hautläsionen, Materialgewinnung durch Punktion/Aspiration mittels Nadeln (z. B. LK, Kaverne), Magennüchternsekret.
  – Mikroskopie: Ziehl-Neelson-Färbung.
  – Kultur mit Antibiogramm (Dauer auf festem Nährboden 4–6 Wo., Dauer auf flüssigem Nährboden [BACTEC Verf.] 2 Wo.).
- Molekulargenetische Untersuchungen: Material: s. o.
  – PCR auf DNA.
- Immunolog. Testverfahren: Material: Blut. Quantiferon-Test.

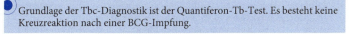

Grundlage der Tbc-Diagnostik ist der Quantiferon-Tb-Test. Es besteht keine Kreuzreaktion nach einer BCG-Impfung.

2

2.4 Biopsien

Arno J. Dormann und Tanja Toermer

2.4.1 Knochenmarkpunktion und -biopsie

- Punktion ergibt Aspirationszytologie. Biopsie ergibt Histologie!
- Die Beckenkammpunktion ist technisch schwieriger als die Sternalpunktion, jedoch weniger schmerzhaft, ungefährlicher und ermöglicht zudem die Entnahme von Knochenmark und -stanze in einer Punktion.

Indikationen Diagnostik und Verlaufskontrolle hämatoonkolog. Erkr.

Kontraindikationen Entzündung im Punktionsbereich, Gerinnungsstörungen. Zusätzliche KI für Sternalpunktion sind Aortenaneurysma und Z. n. Sternotomie.

Komplikationen Allg.: Blutung, Wundinf. Speziell und potenziell tödlich bei Sternalpunktion: Verletzung großer Gefäße, Herzbeuteltamponade und Pneumothorax.

Material Sterile Handschuhe, NaCl-Lsg., Spray zur Hautdesinfektion, Sedierung, z. B. Midazolam 2–5 mg i. v. (z. B. Dormicum®), Monitoring, Spezialpunktionsnadel (mit Hemmschloss gegen zu tiefes Eindringen bei Sternalpunktion), Yamshidi-Stanznadel (Beckenkammbiopsie) , Lokalanästhetikum, z. B. 10 ml Lidocain 1 %, für Aspiration 20-ml-Spritze (+ 0,5 ml Natriumzitrat), sterile Kompressen, sterile Abdecktücher, mehrere Objektträger, Heparinatröhrchen für weitere Diagn. (FAES, Zytogenetik), EDTA-Röhrchen (Blutausstrich), Behälter mit Fixationslsg. für Knochenstanze (z. B. 4-prozentige Formaldehyd-Lsg.).

Beckenkammpunktion: Durchführung

Punktionsort Spina iliaca post. sup. Pat. entweder in Bauchlage mit Rolle unter dem Becken, in Seitenlage mit angewinkelten Knien oder im Sitzen lagern.

Durchführung ▶ Abb. 2.12.
- Prämedikation, z. B. mit Midazolam 2–5 mg i. v. (z. B. Dormicum®).
- Beckenkamm und Spina ertasten. Rasur, Hautdesinfektion (Kategorie III). Infiltrationsanästhesie s. c. und bis auf das Periost. Stichinzision der Haut.
- Einführen z. B. einer Yamshidi-Nadel (der Nadel liegt eine ausführliche Anleitung bei). Mit stärkerem Druck unter leichter Drehung Kortikalis durchstoßen, bei nachlassendem Widerstand ist die Knochenmarkhöhle erreicht.
- **Biopsie/Stanze:** Mandrin herausziehen und Hohlnadel unter rotierenden Bewegungen ca. 3 cm in die Spongiosa eintreiben (geringer Widerstand), zum Abscheren des Stanzzylinders die Nadel mehrmals rasch drehen. Stanznadel und Stanzzylinder vorsichtig herausziehen und den Stanzzylinder unter Zuhilfenahme eines Drahts in ein Behältnis mit Formaldehyd geben.
- **Zytologie:** Sternalpunktionsnadel ohne Hemmschloss vorsichtig einführen, Mandrin herausziehen und Spritze aufsetzen. Rasch KM aspirieren (bei zu langer Aspiration Kontamination durch Markblut möglich). Aspiration ist schmerzhaft (typischer „ziehender Schmerz", zur Ablenkung Pat. zur tiefen Inspiration auffordern).
- Ergebnis kontrollieren: Sind ausreichend „Krümel" nach Ausspritzen auf die vorbereiteten Objektträger nachweisbar? Ggf. Aspiration an anderer Stelle wiederholen.

- Nach Entfernung der Nadel Punktionsstelle komprimieren, ggf. Naht, Pflasterverband, Kompression durch Sandsack.
- Zügige Weiterverarbeitung: Aspirat auf mit Natriumzitrat betropfte Objektträger aufbringen und ausstreichen. Zusätzlich peripheren Blutausstrich (EDTA-Röhrchen) ans Labor schicken (genaue klin. Angaben und Fragestellung!).

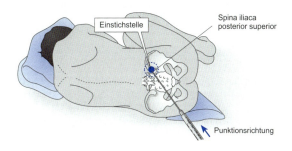

Einstichstelle

Spina iliaca posterior superior

Punktionsrichtung

2

Abb. 2.12 Beckenkammpunktion [L106]

Sternalpunktion: Durchführung

 Nur in Ausnahmefällen indiziert. Risikoreich, schmerzhaft, schlechte Materialausbeute.

Punktionsort   Corpus sterni in Höhe des 2.–3. ICR, etwas lateral der Mittellinie des Sternums.

Durchführung   Vorbereitung wie Beckenkammpunktion. Aspirationsnadel (Hemmschloss je nach Hautdicke etwa 3–5 mm oberhalb der Haut einstellen) mit einer gleichmäßigen Drehbewegung bis auf das Periost einstechen, Hemmschloss wieder auf 3–5 mm über Hautniveau verstellen und mit kurzem Druck bis ins KM (nachlassender Widerstand) vorschieben. Weiteres Vorgehen s. o. (Zytologie).

2.4.2 Leberbiopsie/Laparoskopie

Entweder als perkutane, Ultraschall- oder CT-gesteuerte Leberpunktion oder im Rahmen einer Laparoskopie.
Indikationen
- **Leberbiopsie:** Diagnostik und Verlaufskontrolle von diffusen Lebererkr. (Hepatitiden, Speichererkr., toxische Schädigungen etc.; ▶ 8.2, ▶ 8.3, ▶ 8.4, ▶ 8.5); Diagn. bei lokalisierten Raumforderungen (Tumoren, Metastasen etc.; ▶ 8.7).
- **Laparoskopie:** bei allen unklaren Lebererkr., die sich mit anderen diagn. Möglichkeiten nicht klären lassen. Vorteil gegenüber Leberblindpunktion ist die gezielte bioptische Gewebeentnahme unter Sicht. Eine Minilaparoskopie ist deutlich weniger traumatisierend.

2

Kontraindikationen Gerinnungsstörungen (Quick < 50 %, Thrombos < 40/nl, aPTT > 45 Sek.), Peritonitis, Cholangitis, ausgeprägter Aszites, extrahepatische Cholestase, Leberhämangiom.

Komplikationen Pneumothorax, intraabdom. Blutung, gallige Peritonitis, Sepsis.

Kontrolle Nach Punktion 4 h Bettruhe, engmaschige Kreislaufüberwachung. Kontrollsono am nächsten Tag (Hämatom?), Schmerzausstrahlung häufig in die re Schulter, oft 8–12 h nach Punktion verstärkt.

2.4.3 Nierenbiopsie

Als perkutane, offene, laparoskopische Biopsie.

Indikationen Proteinurie 3 g/d, Hämaturie, Glomerulonephritiden evtl. bei Niereninsuff. unklarer Ätiol., zur DD einer eingeschränkten Nierenfunktion nach NTx.

Kontraindikationen Gerinnungsstörung, Einzelniere (anatomisch, funktionell; Ausnahme Transplantatniere), Hydronephrose, Zystennieren, Nierenzysten, Nierenarterienaneurysmen (Panarteriitis nodosa), perirenaler Abszess, Nierenvenenthrombose, therapieresistente Hypertonie, Nephrokalzinose, fehlende ther. Konsequenzen.

Nachbehandlung Druckverband. Mind. 6 h Rückenlage, regelmäßige RR- und Pulskontrolle, Bettruhe für > 24 h, Urinstatus (Hämaturie?), keine Heparinisierung, kein ASS. Kontrollsono am nächsten Tag (Hämatom?).

 Möglichst Triplediagnostik: Lichtmikroskopie, Immunhistologie, Elektronenmikroskopie.

2.5 Sonden und Drainagen

Arno J. Dormann und Tanja Toermer

2.5.1 Ösophaguskompressionssonde

 Ösophaguskompressionssonden sind schwierig zu legen und komplikationsträchtig. Sie erfordern daher Intensivmonitoring.

Sondentypen ▶ Abb. 2.13.
- Sengstaken-Blakemore-Sonde: 2 Ballons und 3 Lumina: Magen, Magenballon, Ös.-Ballon.
- Minnesota-Vier-Lumen-Sonde: zusätzliches Lumen zum Absaugen des Ös.
- Linton-Nachlas-Sonde: nur ein Ballon, der am Magen-Ös.-Übergang zu liegen kommt. Die Linton-Nachlas-Sonde ist v. a. bei Fundusvarizen geeignet.

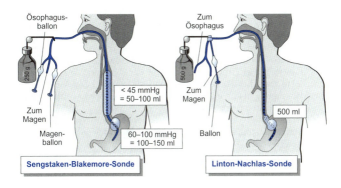

Abb. 2.13 Ösophaguskompressionssonden [L106]

Indikationen Endoskopisch gesicherte, akute obere GI-Blutung (Ös.- oder Fundusvarizenblutung ▶ 7.1.7), wenn Unterspritzung oder Ligatur unmöglich und medikamentöse Ther. erfolglos. Bei schwerem hypovolämischem Schock, wenn Notfallgastroskopie nicht möglich.

Komplikationen Aspiration, Asphyxie (Dislokation des Ös.-Ballons), Kardiaruptur (Dislokation des Magenballons).

Vorbereitung
- **Ballonprüfung:** Magenballon mit 100, 200 und 300 ml Luft aufblasen. Hierunter Druckmessung über Druckkontrollöffnung mittels Manometer. Druckwerte für jeweiliges Volumen notieren. Dichtigkeit prüfen, Luft ablassen.
- **Pat.-Vorbereitung:** Lagerung des Pat. mit etwa 45°-Neigung des Kopfs. Nasen- und Rachenraum mit Oberflächenanästhetikum (z. B. Lidocain®-Spray, 8–10 Hübe) betäuben.

- Bei fehlenden Schutzreflexen Pat. frühzeitig intubieren.
- Pat. mit liegender Sonde regelmäßig absaugen, da Schlucken nicht möglich.

Durchführung Sengstaken-Blakemore-Sonde (Minnesota-Vier-Lumen-Sonde):
- Luft aus Magen- und Ös.-Ballon absaugen und Druckkontrollöffnungen mit Plastikpfropfen versehen, um Deflation der Ballons während des Einführens zu sichern. Ballons mit Gleitmittel bestreichen (z. B. Lidocain-Gel 2 %).
- Sonde über die Nase bis zur 50-cm-Markierung (Sondenspitze im Magen) einführen. Epigastrium während der Instillation von Luft auskultieren. Falls zeitlich möglich, nachfolgend Rö-Kontrolle! Spitze muss deutlich unterhalb des Zwerchfells liegen. Um Erbrechen während des Aufblasens des Ballons zu verhindern, sofort über Magenschlauch absaugen.
- Endgültige Platzierung: Magenballon unter Manometerkontrolle mit 100–150 ml Luft aufblasen. Wenn der intragastrale Ballondruck nach Einführen um 15 mmHg höher als bei gleichem extrakorporal insuffliertem Volumen ist, befindet sich der Magenballon im Ös. (Rupturgefahr! Erneute Platzierung). **Cave:** Ballon im Magen → Verschluss der Druckkontroll- und Lufteinlassöffnungen.

- Sonde vorsichtig zurückziehen, bis federnder Widerstand spürbar. Ös.-Ballon mit 25–30 mmHg (ca. 100 ml Luft) aufblocken und verschließen. Schlauch an der Nase fixieren. Evtl. Zug mit 250–500 g.
- Spülung des Magens mit NaCl 0,9 %, bis Aspirat klar. Bleibt es blutig, Erhöhung des intraösophagealen Ballondrucks auf 35–45 mmHg unter ständiger Druckkontrolle über Druckkontrollöffnung des Ös.-Ballons (mind. stündlich). Bei fortbestehender Blutung Zug von außen auf die Sonde erhöhen, Magenabsaugung in kurzen Intervallen. Druck im Ösophagusballon möglichst niedrig halten (max. 45 mmHg).
  - Steht die Blutung, alle 3 h Ösophagusballondruck um 5 mmHg bis auf 25 mmHg senken, alle 6 h Ös.-Ballon für 5 Min. entleeren, um Drucknekrosen zu vermeiden.
  - Steht die Blutung bei einem intraösophagealen Druck von 25 mmHg, Ös.-Tamponade für mind. 12 h fortsetzen, dann Luft ablassen. Ballon noch für weitere 4 h in seiner Position belassen.
- Entfernung: Tritt nach 4 h keine Rezidivblutung auf, Sonde vorsichtig entfernen. Bei Regurgitation mit Aspirations- und Erstickungsgefahr: Zur sicheren Deflation des Ballons den extrakorporalen Teil der Sonde vor der Extubation durchtrennen (Schere am Patientenbett).

Durchführung Linton-Nachlas-Sonde:
- Platzierung im Magen wie Sengstaken-Blakemore-Sonde, dann mit 100 ml Luft aufblasen, zurückziehen, bis leichter Widerstand spürbar.
- Nachblocken bis zum Ges.-Volumen 500 ml. Evtl. Zug mit 250–500 g.
- Rö-Kontrolle, regelmäßiges Absaugen der proximalen und distalen Öffnung, um die Effektivität der Blutstillung zu überprüfen.

 Ösophaguskompressionssonden nur in Ausnahmefällen länger als 24 h liegen lassen.

2.5.2 Magen- und Dünndarmsonden

Sondentypen
- **Kurzzeitsonden** für diagn. Zwecke und intraop. (nasal, oral).
- **Verweilsonden** (nasogastrisch) aus Polyurethan oder Silikonkautschuk:
  - **Magensonden:** ca. 75 cm lang, Entfernung Nase → Kardia ca. 45 cm. Vorteil: einfache Anlage, Nachteil: Aspirationsgefahr bei Magenentleerungsstörungen (▶ 2.8).
  - **Dünndarmsonden:** ca. 100 cm lang, endoskopische (alternativ Durchleuchtung) Platzierung 10 cm distal der Flexura duodenojejunalis. Vorteil: sicherer Aspirationsschutz, Nachteil: Endoskopie erforderlich, Anlage manchmal sehr schwierig, kontinuierliche Nahrungsapplikation über Pumpe erforderlich.

Legen einer Magensonde beim wachen Patienten:
- Pat. das Vorgehen erklären. Zahnprothesen entfernen. Pat. sollte aufrecht sitzen, den Kopf leicht nach vorne geneigt. Vorschubdistanz durch vorheriges Anlegen der Sonde am Pat.-Oberkörper abschätzen. Sonde anfeuchten, z. B. mit Xylocaingel, ggf. Sonde vorher in Kühlschrank legen, um Flexibilität herabzusetzen und so ein einfacheres Vorschieben zu ermöglichen.

- Sonde durch Nase einführen, während des Schiebens soll Pat. schlucken (evtl. Wasser trinken lassen). Langsame, behutsame Passage von Nase und Rachen (nicht stochern!). Kontrolle der Sondenlage durch Einblasen von Luft mit einer Magenspritze und Auskultation des Luftaustritts im epigastrischen Winkel.
- Verspürt der Pat. Hustenreiz oder Luftnot → tracheale Fehllage: sofort zurückziehen! Entfernen der Sonde durch gleichmäßigen und raschen Zug bei aufrecht sitzendem Pat.

2

- Bei diagn. Magensekretgewinnung ergibt linksseitige Lage bessere Ausbeute.
- Bei länger liegender Sonde müssen E'lyt-Verluste durch Magensekretverlust ausgeglichen werden! Magensaft ist sehr kaliumreich (10 mval K⁺/l). Die Konz. von Na^+ (40–100 mval/l) und Cl^- (70–120 mval/l) sind pH-abhängig, BGA-Kontrolle.
- Bei dünnen Ernährungssonden Rö-Kontrolle der Lage der Sondenspitze. Bei länger liegender Sonde Gefahr der Refluxösophagitis (Prophylaxe ▶ 7.3.1).
- Beim unkooperativen Pat. kontraindiziert.

Perkutane endoskopische Gastro-/Jejunostomie (PEG/PEJ)

Transkutane Ernährungssonden zur enteralen Ernährung oder zur kontinuierlichen Ableitung von Mageninhalt.

Indikationen

- Benigne oder maligne Stenosen in Mund, Hals, Mediastinum, Ös. oder Mageneingang. Voraussetzung ist die Passierbarkeit der Stenose.
- Neurolog. Schluckstörungen, z. B. bei SHT, Apoplex, apallischem Sy.
- Verbrennungen und Verätzungen im Bereich Kopf, Mund oder Ös.
- Geriatrische Erkr., z. B. zerebrovaskuläre Insuff., M. Alzheimer.
- Tumorkachexie bzw. Anorexie.
- JET-PEG (Jejunal Tube Through PEG) oder PEJ: erschwerte Passage im Bereich des Magenausgangs, z. B. Antrum-Ca, chron. Pankreaskopfpankreatitis. Pat. mit höherem Pneumonierisiko (z. B. vorbestehende Ösophagitis und rezid. Pneumonien in der Anamnese).

Durchführung

- Transorale Durchzugssonde (Pull-Verfahren) ist das beste Verfahren.
- Antibiotikaprophylaxe, z. B. mit Ceftriaxon 1 g (z. B. Rocephin®), 30 Min. vorher i. v.
- Lokalanästhesie mit Sedierung. Lokalisation der Punktionsstelle mittels Diaphanoskopie. Endoskop dient dabei als intraluminale Lichtquelle.
- Punktion des Magens nach Desinfektion. Zugfaden über die Kanüle einführen. Diesen endoskopisch mit einer Zange fassen und samt Endoskop oral herausführen. Anschließend Ernährungssonde p. o. über den Zugfaden bis in den Magen einführen, bis die angebrachte gastrale Andruckplatte der Magenschleimhaut anliegt. Bei gestörter Magenmotilität oder insuffizienter Kardia kann eine innere Sonde im unteren Duodenum oder oberen Jejunum platziert werden.
- Kostaufbau 4 h nach Anlage mit Tee möglich, am Folgetag Sondenkost hinzufügen. Kost nur mit Schwerkraftverfahren oder Pumpverfahren applizieren, keine Bolusgaben (Gefahr der Aspiration!).

2

Kontraindikationen
- Fehlende Diaphanoskopie, bei Erfahrung Probepunktion.
- Gerinnungsstörungen.
- Peritonitis.
- Ileus, Magenausgangsstenose.
- Aszites (sonografisch ausschließen).
- Peritonealdialyse.

Komplikationen
- Lokale Wundinf.: tägl. Verbandswechsel in der 1. Wo. Normalerweise verklebt das Peritoneum innerhalb von 24–48 h. Lokale Wundinf. sind meist innerhalb von 72 h zu erkennen.
- Bauchdeckenhämatom → meist spontane Resorption.
- Häufig Pneumoperitoneum (Peritonitisgefahr) → klin. Überwachung. Meist spontane Rückbildung.
- Fehlpunktion mit gastrokolischer Fistel → OP.
- Peritonitis: Bei Dislokation des Ballons oder fehlendem Zug besteht die Gefahr einer Dehiszenz von Magenwand und Bauchdecke → Peritonitis → OP.
- Verlegung der Sonde → Sonde mit 2-ml-Spritze durchspülen, ggf. Sondenwechsel.
- Aspirationspneumonie (▶ 6.5.1). Rezidivprophylaxe: Oberkörper 40° hochlagern.
- Dislokation, Stichkanalinf.: bei V. a. Paravasat radiolog. Darstellung mit wasserlöslichem KM.

> **Eröffnung des Peritoneums und eines Hohlorgans**
> - Aufklärung des Pat. und/oder seines gesetzlichen Vertreters mit Einverständniserklärung, ggf. Betreuung einrichten!
> - Pat. nüchtern.
> - Eingriff unter aseptischen Bedingungen!
> - Vorsicht bei Pat. mit vorausgegangenen Bauch-OP (Verwachsungen)!

2.5.3 Postoperative Drainagen

Redon-Drainage
Verhindert postop. Serom- oder Hämatombildung bei prim. Wundverschluss.

Durchführung Proximales Ende (mit vielen Öffnungen) in die Wunde einlegen, Haut von innen nach außen mit Führungsspieß oder Nadel durchstechen, Nadel am Kunststoffschaft (distales Ende) abschneiden, Redon-Schlauch mit Hautnaht fixieren und mit Vakuumflasche verbinden. Flasche jeden Tag erneuern, Blutverlust dokumentieren. Abhängig von Wundsekretion Redon nach 48–72 h entfernen.

Entfernung Drainageflasche belüften, Fixationsfaden ziehen. Anschließend Drainageschlauch zügig (nicht ruckartig) ziehen.

Gummi-, Kunststoff- oder Penrosedrainage
- Senkt nach intraabdom. OP das Risiko einer diffusen Peritonitis, ermöglicht frühzeitiges Erkennen einer Anastomoseninsuff.
- Im Gesicht oder Handbereich können Gummilaschen zur Ableitung eingelegt werden. Drainagen sollten immer gesichert sein, entweder mittels Naht oder steriler Sicherheitsnadel, die durch den Drain gesteckt wird.
- Asepsis!

- Verweildauer: Nach 24–48 h wird Drain unter sterilen Bedingungen mobilisiert und gekürzt, Sicherung mit Sicherheitsnadel. Sollte nicht länger als 5–6 d verbleiben.

2.5.4 Blasenkatheter

Transurethrale Katheterisierung
Indikationen Harnretention, Prostataadenom, neurogene Blasenentleerungsstörung, Harnröhrenstriktur, Gewinnung von Blasenurin (▶ 2.3.2), Harninkontinenz oder Überlaufblase, OP-Vorbereitung, Messung der Urinmenge/Zeiteinheit, Restharnbestimmung, differenzierte Nierenfunktionsproben, Flüssigkeitsbilanz, Spül- bzw. Instillationsbehandlung.

Katheterarten
- **Einmalkatheter:** diagn. Anwendung sowie als intermittierender Einmalkatheterismus (Methode der Wahl z. B. bei anders nicht beherrschbarer neurogener Blasenentleerungsstörung!).
- **Verweilkatheter** (ther. Anwendung): ein- oder zweiläufig mit Blockballon.
- **Spülkatheter:** zwei- oder dreiläufig mit Dreiwegehahn, Eingangs- und Ausgangskanal sowie Blockballon.

Komplikationen HWI durch Keimverschleppung und aufsteigende Inf. (Risiko bei Dauerkatheter: 5 %/d) und nachfolgende Urosepsis, deshalb Durchführung nur unter strikter Asepsis und Antisepsis.

Material Katheter (14, 16 oder 18 Ch.), steriles Katheterset mit 1–2 Nierenschalen, Urinbeutel, 6 Tupfer, sterile Handschuhe, Unterlage und Lochtuch, steriles Röhrchen, Desinfektionsmittel, Spritze mit Lidocain-Oberflächenanästhesie und Gleitmittel.

Durchführung bei Männern
- Rückenlage mit Unterschieben eines Kissens unter das Becken. Lochtuch so platzieren, dass die Harnröhrenöffnung sichtbar ist. Äußeres Genitale desinfizieren (ohne sterilen Handschuh).
- Mit sterilem Handschuh Penis halten, Vorhaut zurückstreifen und Harnröhrenöffnung spreizen. Glans penis und Meatus urethrae dreimal mit einem Tupfer desinfizieren (z. B. mit Betaisodona®). Urethrale Oberflächenanästhesie mit Lidocain-Gel-Spritze, z. B. etwa 10 ml Instillagel®, 60 Sek. warten.
- Spitze des Katheters mit sterilem Gleitmittel versehen. Mit der li Hand den Katheter am hinteren Ende greifen und ihn mit der re Hand ca. 5 cm von der Spitze entfernt fassen. Katheterende zwischen kleinem und Ringfinger der re Hand einklemmen.
- Penis mit der li Hand nach oben strecken und Blasenkatheter ca. 15 cm in die Harnröhre vorschieben. Wird Widerstand spürbar, Penis unter Strecken absenken und Katheter weiterschieben, bis Urin fließt. Ggf. kleineren Katheter verwenden. Fließt Urin, Katheter weiter vorschieben. Bei erneutem Widerstand Ballon mit 5 oder 10 ml Aqua dest. (kein NaCl, Ventilverkrustung!) blocken. Vorsichtig zurückziehen, bis man einen federnden Widerstand spürt.

D Präputium unbedingt reponieren → Gefahr der Paraphimose!

Durchführung bei Frauen

- Rückenlage, Fersen zusammenstellen, Knie nach außen. Lochtuch so platzieren, dass Harnröhrenöffnung sichtbar ist. Zuerst Vulva von ventral nach dorsal desinfizieren. Dann mit li Hand (sterile Handschuhe) Labien spreizen und kleine Schamlippen dreimal desinfizieren. Zuletzt Harnröhrenöffnung desinfizieren. Der letzte Tupfer wird in den Vaginaleingang gebracht. Desinfektionstupfer nur einmal verwenden.
- Urethrale Oberflächenanästhesie mit Lidocain-Gel-Spritze. Katheter in die Harnröhre einführen. Bei Dauerkathetern Blockballon mit 5 oder 10 ml Aqua dest. füllen. Vorsichtig zurückziehen, bis man einen federnden Widerstand spürt. Tupfer aus dem Vaginaleingang entfernen.

Katheterwechsel Mind. alle 2 Wo. (Ausnahme: Silastik®-Langzeitkatheter alle 3 Mon.). Bei trübem Urin, Hinweis auf Inkrustierung oder Inf. sofortiger Katheterwechsel.

Suprapubischer Blasenkatheter

Indikationen Urethralstrikturen und -verletzungen, postop. Urinableitung, länger dauernde Urinableitung, akuter Harnverhalt, Harngewinnung (Gefahr der Keimverschleppung geringer als bei transurethralem Katheter).

Kontraindikationen V. a. Blasen-Ca.

Material Zystotomie-Set (z. B. Cystofix®), Malecot-Katheter 20 G oder 24 G, 10 ml 1-prozentiges Lidocain mit Kanüle (22 G/0,7), Skalpell, sterile Tücher und Handschuhe, Einmalrasierer.

Durchführung Durch Geübten!

- Gefüllte Blase palpieren und perkutieren, Sonokontrolle. Ist Blase nicht gefüllt, 500–1.000 ml Tee geben, bei schon liegendem transurethralem Katheter retrograde Füllung. Rasur und Desinfektion der Haut, Infiltrationsanästhesie, ca. 2–3 cm über der Symphyse in der Medianlinie. Zur Lokalisationshilfe mit noch liegender Anästhesienadel Punktionsversuch.
- Stichinzision der Haut mit Einmalskalpell. Punktionsbesteck in die Blase einführen und Katheter vorschieben, danach Punktionskanüle zurückziehen und entfernen (Kanüle an Perforationsstelle aufklappbar). Katheter je nach Typ mit Ballon blocken oder mit Naht fixieren, steriler Verband.

Komplikationen Peritonitis bei Via falsa, Blutungen peri- oder intravesikal, Inf.

Katheterwechsel Mind. alle 2 Mon.

- Bei Harnverhalt durch erhöhten Sympathikotonus (z. B. postop., Ther. mit Neuroleptika nach Katheterisierung) zuerst Versuch mit Carbachol 0,25 mg s. c. (z. B. Doryl®). NW: Atemwegsobstruktion.
- Dauerkatheter zu oft, zu lange. Alternativen prüfen: Kontinenztraining, intermittierender Einmalkatheterismus, suprapubische Harnableitung.
- Keine dauerhafte Urinableitung bei neurogener Blasenentleerungsstörung!

2.5.5 Pleuradrainage (Thoraxdrainage)

Die Thoraxdrainage dient der fortlaufenden Entleerung eines Pleuraergusses (▶ 6.9.2), -empyems oder Pneumothorax entweder ohne Sog (mittels Unterwasserdrainage mit Heberwirkung) oder mit Sog. Ableitung über einen Schlauch, der im Pleuraspalt liegt und mit einem geschlossenen System verbunden ist, das eine Sekretauffangkammer und ein Ventil zum Einstellen des Unterdrucks enthält.

Indikationen Größerer Pneumothorax (ab ⅓ des ½ Thoraxdurchmessers), Pneumothorax mit Atemnot oder bei bestehender Atemwegserkr., rezid. oder bds. Pneumothoraces, Spannungspneumothorax, Pneumothorax unter Beatmung, Hämatothorax (▶ 6.9.4), Chylothorax, funktionell relevanter oder rezid. Pleuraerguss, Drainage eines Pleuraempyems.

Komplikationen Blutung durch Verletzung von Interkostalgefäßen, Bronchusfistel, Verletzung von Zwerchfell, Leber oder Milz. Reexpansionslungenödem bei zu schneller Entlastung.

 Notfalldrainage bei Spannungspneumothorax
2. ICR in der Medioklavikularlinie der betroffenen Seite mit möglichst großer Braunüle (14 G oder 12 G) punktieren → sofortige Entlastung des Überdrucks. Anschließend Pleurasaugdrainage wie beschrieben.

Material Sterile Handschuhe, Kittel, Maske, Haube, Lochtuch, Ablagetuch, 10-ml-Spritze, 21G-Nadel, 20–40 ml Lidocain 1 %, Skalpell, Nahtmaterial (Seide 1/0), zwei Klemmen, Schere, Nadelhalter, Einführungsbesteck mit Trokar, Thoraxdrainage 24–36 G oder Einmalbesteck (Pleuracath®), vorbereitete Unterwasserableitung, Saugpumpe, braunes Pflaster.

Punktionsort Beispielsweise 2. oder 3. ICR in der MCL (Pneumothorax), sonst Drainage 4. oder 5. ICR hintere Axillarlinie (Pleuraerguss, -empyem, Hämatothorax).

Durchführung

- Pat. informieren, evtl. Prämedikation mit Sedativum und Analgetikum, z. B. Midazolam 2,5–5 mg (z. B. Dormicum®) und Fentanyl 0,1 mg i. v. Lagerung des Pat. mit erhobenem Arm leicht zur Gegenseite gedreht.
- Großzügige Lokalanästhesie und Probepunktion am „Oberrand der Unterrippe". Lässt sich weder Luft noch Flüssigkeit aspirieren, Punktionsort überprüfen (▶ Abb. 2.14). Inzision der Haut mit spitzem Skalpell 2–3 cm unterhalb des vorgesehenen ICR.

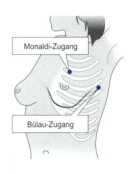

Abb. 2.14 Thoraxdrainage [L106]

- **Vorgehen bei Einweg-Thoraxkatheter (z. B. Pneumocath®, Pleuracath®):**
  - Katheterspitze bis kurz hinter die Spitze der Punktionskanüle zurückziehen (Folienhülle ist gestreckt). Pleurapunktion mit Punktionskanüle und darin befindlichem Katheter durchführen, nach Verlust des Widerstands Kanüle mit einer Hand fixieren und Katheter in der übergezogenen Folienhülle (so bleibt er steril) vorschieben.
  - Katheter mit einer Hand fixieren und Kanüle über das Katheterende zurückziehen. Hierbei wird auch die Folienhülle entfernt, der Katheter ist nicht mehr steril.

- Katheter durch Naht und zusätzlich braunes Pflaster fixieren, steriler Verband. Stopfen am Katheterende entfernen und an Zweiwegehahn und Ableitungssystem anschließen. Rö-Kontrolle der korrekten Lage.
- Entfernen der Drainage: Entfernen der Fixationsnaht, rasches Herausziehen, falls möglich unter Valsalva-Manöver, Tabaksbeutelnaht verknoten, wenn vorhanden. Rö-Kontrolle.
- **Vorgehen bei Bülau-Drainage:**
  - Nur für Geübte!
  - Nach Hautinzision weitere Präparation mit der Klemme. Evtl. weitere Lokalanästhesie. Mit der Klemme stumpf durch die Interkostalmuskulatur vordringen. Fenster muss für Zeigefinger passierbar werden. Einführen des Fingers, um Gebiet zu sondieren (z. B. Adhäsionen, Lage zum Zwerchfell). Einführungslänge der Drainage vorher abschätzen.
  - Drainagenspitze mit nach unten gebogener Klemme packen und vorsichtig unter Kontakt zum Finger einführen. Bei Verwendung eines Trokars diesen nach Inzision der Haut zügig einführen, Drainageschlauch vorschieben und Trokar zurückziehen. **Cave:** zur Drainage eines Pneumothorax kraniale Platzierung. Um Erguss zu drainieren, kaudale Platzierung. Alle seitlichen Öffnungen müssen intrathorakal liegen!
  - Äußeres Schlauchende zunächst mit Klemme abdichten, dann an vorbereitetes Ableitungssystem anschließen. Tabaksbeutelnaht zum späteren Abdichten des Tunnels, Fixierung des Drainageschlauchs zur Lagekontrolle. Zusätzliche Fixation mit braunem Pflaster. Rö-Kontrolle der korrekten Lage.
  - Entfernen der Drainage: rasches Herausziehen, falls möglich unter Valsalva-Manöver, Tabaksbeutelnaht verknoten. Rö-Kontrolle.

> Drainagen möglichst nicht unter der Mammillarebene einlegen, um Verletzungen von Zwerchfell und intraabdom. Organen zu vermeiden.

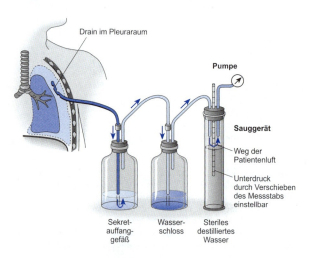

Abb. 2.15 Drei-Flaschen-System [L106]

Ableitungssysteme
- **Ein-Flaschen-System:** luftdicht verschließbare Flasche mit sterilem Wasser, in der sich ein Glasrohr 2 cm unter der Wasseroberfläche befindet. Bei persistierendem Pneumothorax, z. B. bei Alveolarruptur oder Bronchusfistel, Blasen bei der Exspiration.
- **Drei-Flaschen-System:** Sammelflasche mit Messskala, Unterwasserschloss mit sterilem Wasser und Saugkontrolle. Zahlreiche industrielle Komplettlösungen (zur Handhabung Herstelleranweisung). Prinzip ▶ Abb. 2.15.

2

2.6 Transfusion von Blutkomponenten

Arno J. Dormann und Tanja Toermer

2.6.1 Vorgehen bei Bluttransfusion

Rechtliche Grundlagen
- Transfusionsgesetz (TFG): Für einen gesicherten Umgang regelt das TFG u. a. die Gewinnung und Anwendung von Blut und Blutprodukten und enthält umfassende Dokumentationspflichten. Darüber hinaus schreibt das TFG die Bestellung eines Transfusionsverantwortlichen und -beauftragten vor.
- Die Bundesärztekammer stellt gemeinsam mit dem Paul-Ehrlich-Institut den anerkannten Stand der med. Wissenschaft und Technik in Richtlinien zur Gewinnung von Blut und Blutbestandteilen und zur Anwendung von Blutprodukten (Hämother.) fest.

Transfusionsverantwortlicher
- **Qualifikation:** FA für Transfusionsmedizin oder FA mit Zusatzbezeichnung „Bluttransfusionswesen" oder FA mit theoretischer, von der Ärztekammer anerkannter Fortbildung (16 h) und 2-wöchiger Hospitation.
- **Aufgaben:** Überwachung der Einhaltung einschlägiger Gesetze, Verordnungen, Richt-, Leitlinien und Empfehlungen; Organisation bei Vorbereitung und Durchführung der Hämatother.; Organisation Qualitätssicherungssystem.

Transfusionsbeauftragter
- **Qualifikation:** s. Transfusionsverantwortlicher.
- **Mindestqualifikation:** Für jede klin. Abteilung ist ein approbierter Arzt zu bestellen, der in der Krankenversorgung tätig ist. Theoretische Fortbildung (16 h) einer Landesärztekammer.
- **Aufgaben:** Beratung in Fragen der Ind., Qualitätssicherung, Organisation, Dokumentation und Überwachung des ordnungsgemäßen Umgangs mit Blutprodukten. Maßnahmen müssen schriftlich festgelegt sein (QM-Handbuch).
- **Aufklärung:** Der behandelnde Arzt muss den Pat. vor jeder Transfusion sowie präop. bereits bei der Möglichkeit einer Transfusion über Risiken wie Infektionsgefahr (HIV, Hepatitis), ggf. Immunisierungsgefahr aufklären. Vor elektiven OPs auch Aufklärung über Eigenblutspende. Aufklärung und Einverständnis unbedingt dokumentieren!

- Dokumentation der durchgeführten Untersuchungen und Darstellung von Wirkungen und NW.

2

- Eindeutige Pat.- und Chargendokumentation. Rückverfolgung muss möglich sein, es müssen auch nicht verwendete Chargen dokumentiert sein.
- Meldepflicht von NW an das Paul-Ehrlich-Institut.

Verweigerung einer Transfusion

- Ein bewusstseinsklarer, mündiger Pat. kann eine Transfusion nach Aufklärung über die möglichen Konsequenzen verweigern.
- Angehörige haben kein Bestimmungsrecht.
- Bei Minderjährigen, deren Erziehungsberechtigte eine Transfusion verweigern, kann der Arzt das Vormundschaftsgericht anrufen und eine Transfusionserlaubnis erwirken.
- Bei lebensbedrohlichem Notfall entscheidet bei Kindern, Nichtmündigen, Bewusstseinsgestörten oder Bewusstlosen ausschließlich der behandelnde Arzt über Art und Umfang einer Transfusion.

Notwendige Untersuchungen, Kompatibilität

! Der anfordernde Arzt trägt die Verantwortung für die Identität und muss das Blut für die Blutgruppenbestimmung selbst entnehmen, Dokumentation auf der Laboranforderung durch Unterschrift.
- Indikationsprüfung: Erythrozytengabe nur bei symptomatischer akuter oder chron. Anämie.
- Blutgruppenbestimmungen (AB0, Rhesusfaktoren) sowie **AK-Suchtest:** 10 ml Nativblut venös, Röhrchen mit Namen, Vornamen und Geburtsdatum beschriften.

Verträglichkeitsprobe

- „Kreuzprobe" → vorgeschrieben!
- Das Material sollte nicht gleichzeitig mit dem Blut für die Blutgruppenbestimmung abgenommen werden. Die Differenzierung evtl. vorliegender Antikörper (AK) und Bereitstellung verträglicher Präparate kann mehrere Stunden benötigen. Nur bei vitaler Ind. Notfalltransfusionen, keine Kreuzprobe. Deshalb:
- Rechtzeitige Anforderung, aussagefähige klin. Angaben.
- Spätestens nach 72 h muss eine neue Verträglichkeitsprobe auch für bereits als verträglich getestete Präparate mit frisch entnommenem Blut erfolgen.

- Eine Verträglichkeitsprobe für Fresh Frozen Plasma (FFP) und Thrombozytenkonzentrate (TK) ist nicht erforderlich (Ausnahme: stark erythrozytenkontaminierte TK).
- Bei ery-haltigen Präparaten muss AB0- und Rh-kompatibel transfundiert werden.
- Jeden Transfusionsverlauf schriftlich dokumentieren (z. B. „o. B.").
- Kompatibilität: AB0-System ▶ Tab. 2.4. Ein Rh-neg. Empfänger muss Rh-neg. Erys erhalten. Ein Rh-pos. Empfänger kann Rh-pos. und Rh-neg. Erys erhalten.

Tab. 2.4 AB0-System

Pat. der Blutgruppe	darf erhalten: Ery-Konzentrat	FFP
0	0	0, A, B, AB
A	A, 0	A, AB
B	B, 0	B, AB
AB	AB, A, B, 0	AB

Sonderfall TK: Ideal ist die Transfusion AB0-identischer Konzentrate. Aus logistischen Gründen ist eine blutgruppeninkompatible Transfusion oft unvermeidbar (verkürzte Thrombozytenlebensdauer).

2.6.2 Blutkomponenten und ihre Indikationen

(▶ Tab. 2.5).
- **Bestrahlte Blutprodukte** (30 Gy) zur Prophylaxe der Graft-versus-Host-Reaktion bei schwerst Immunsupprimierten (z. B. nach KMT, bei kongenitalem Immundefekt-Sy., intrauteriner Transfusion und bei Frühgeborenen < 37 SSW).
- **CMV-AK-neg. Blutprodukte** bei CMV-AK-neg. hämatolog. Pat., frisch (v. a. KM-)transplantierten, AIDS-Pat., Schwangeren, 1. Lj.

Tab. 2.5 Blutkomponenten und ihre Indikationen

Präparat	Merkmale	Indikationen/ Besonderheiten
Erythrozytenkonzentrat (EK)	Aus 1 Blutspende (450 ml) durch Zentrifugation und Entfernung von Buffy-Coat und Plasma gewonnen. Enthält geringe Mengen an Leukos und Thrombos! Lagerung bei +4 °C je nach Stabilisator 3–5 Wo.	Akute und chron. Anämien. Hb-Anstieg ca. 1 g/dl je EK. Immunisierung und Reaktionen im erythrozytären und im HLA-System möglich. Bei > 100 EK-Transfusionen Gefahr der sek. Hämochromatose (▶ 13.2.7).
Gefiltertes EK Gefiltertes TK (Leukozytendepletion)	Durch Filter (spezielle Systeme) weitere Leuko- und Thrombozytenreduktion um 99–99,9 % (< Immunisierungsdosis). **Cave:** bei Leukozytendepletion von TK Verminderung der transfundierten Dosis der Thrombozyten bis zu 20 %	Zur chron. Erythrozyten- oder Thrombozytensubstitution: hämatolog. Pat., geplante Transplantation, Immunsuppr., Brandverletzte sowie CMV-neg. Schwangere und Säuglinge
Gewaschenes EK	Restplasma durch mehrfaches Aufschwemmen in 0,9-prozentigem NaCl und Abzentrifugation weitgehend entfernt; sofortige Transfusion	Äußerst seltene Ind.: Plasmaproteinunverträglichkeit, selektiver IgA-Mangel des Empfängers
Thrombozytenkonzentrat (TK)	Funktionell intakte Thrombozyten, im Plasma des Spenders resuspendiert. Lagerung bei RT unter ständiger maschineller Bewegung. Bis max. 5 d haltbar	(▶ 2.5.3) Bei häufigerer Anwendung mit speziellem TK-Filter leukozytenarm transfundieren (teuer)

Tab. 2.5 Blutkomponenten und ihre Indikationen *(Forts.)*

Präparat	Merkmale	Indikationen/ Besonderheiten
Einzel-TK	Aus 1 Blutspende gewonnen (etwa $0,5 \times 10^{11}$ Thrombos in 50 ml Plasma)	4–6 Einfach-TK für Thrombo-Anstieg von ca. 30/nl erforderlich. Erhöhtes Infektions-/Immunisierungsrisiko
Pool-TK	Zusammenführung von 4–8 blutgruppenkompatiblen Einzel-TK	Erhöhtes Infektionsrisiko
Zellseparator-TK = Thrombozytapherese-TK	Von 1 Spender gewonnen, etwa $2–4 \times 10^{11}$ Thrombos in 200–300 ml Plasma	Übliche Dosis für angestrebten Anstieg der Thrombos um 20–30/nl: 1 Thrombozytapherese-TK, geringere Immunisierungs- und Infektionsgefahr als bei Einzel- oder Pool-TK
Gefrorenes Frischplasma (GFP) = Fresh Frozen Plasma (FFP)	Etwa 200 ml durch Zitrat ungerinnbares Plasma eines Spenders, Quarantänelagerung von 6 Mon. Plasmaproteine und Gerinnungsfaktoren in physiolog. Konz. Auftauen in speziellem Gerät, sofortige Transfusion	Kein Volumenersatz! Klin. relevante Gerinnungsstörungen, z. B. Leberinsuff., Verbrauchskoagulopathie, massiver Blutverlust, Substitution von Faktor V und XI
Gerinnungsfaktoren-konzentrate, PPSB, Albumin, Immunglobuline	Gepoolt aus Hunderten bis Tausenden von Einzelspenden	Fertigarzneimittel, blutgruppenunabhängig, keine „Transfusion", aber Chargendokumentation (▶ 2.6.5)

2.6.3 Durchführung der Transfusion

Für alle Komponenten
- Übereinstimmung von Pat. und angegebenem Empfänger, Blutgruppe und Konservennummer auf Präparat und Begleitpapier, Verfallsdatum, Unversehrtheit der Konserve überprüfen.
- Unbedingt Chargendokumentationspflicht beachten!
- Überprüfung des Präparats auf Gerinnung, Hämolyse.

Erythrozytenkonzentrate
- Bedside-Test (Name!): AB0-Kurzbestimmung des Empfängers am Bett ist obligat. Überprüfung der Blutgruppe der Konserve nicht zwingend vorgeschrieben (Verantwortung trägt der Hersteller). Nur das Ergebnis des Bedside-Tests muss dokumentiert, die Testkarte sollte verworfen werden.
- Schriftlichen Befund über Verträglichkeitsprobe persönlich überprüfen.
- Bei Massivtransfusionen, bekannten Kälte-AK und Neugeborenen Verwendung eines speziellen Wärmegeräts (nicht improvisieren – Hämolyse und Proteindenaturierung bei Überhitzung!), bei langsamer Transfusion müssen die EK nicht warm sein.
- Sicherer venöser Zugang (z. B. 17 G gelb), keine Medikamente zusetzen, nur Transfusionsbestecke mit Filter-Tropfkammer verwenden. Tropfkammer nur zur Hälfte füllen.

- Der Arzt muss die Transfusion selbst einleiten: 50 ml zügig transfundieren (Reaktion des Pat. beobachten: Wohlbefinden? RR, Puls?). Transfusionsdauer unter Normalbedingungen etwa 1 h. Regelmäßige Überwachung.
- Zur Prophylaxe einer Volumenüberlastung (v. a. bei Herz- oder Niereninsuff.) Transfusionsdauer auf 3–4 h verlängern, ggf. Diuretika i. v.
- Bei der Flüssigkeitsbilanzierung aufgedrucktes Volumen mitberechnen.
- Leerer Blutbeutel mit Transfusionsbesteck muss unter aseptischen Bedingungen (sauberer Plastikbeutel) 24 h im Kühlschrank zur Klärung von evtl. Transfusionsreaktionen aufbewahrt werden (▶ 2.6.4).

Massivtransfusion (OP)
- Mind. 2 großlumige Zugänge (z. B. 14 G/braun, 16 G/grau).
- Druckinfusion mit spezieller Manschette.
- Faustregel: je nach initialer Gerinnung ab 5 EK Gabe von FFP, z. B. 1 FFP auf 2 EK.
- **Cave:** Mangel an Gerinnungsfaktoren, Thrombos; Azidose (Stabilisator).

Notfalltransfusion
- Transfusion von EK ohne Verträglichkeitsprobe nur bei vitaler Ind.!
- Unbedingt vor Transfusionsbeginn 40 ml Nativblut für nachträgliche Blutgruppenbestimmungen und nachgezogene Verträglichkeitsproben abnehmen.
- Bei schon bekannter Blutgruppe des Pat. Bedside-Test, dann Transfusion.
- Bei unbekannter Blutgruppe EK der Blutgruppe 0 transfundieren, wenn möglich Rh-neg., schnellstmöglich auf tatsächliche Blutgruppe umstellen!

Thrombozytenkonzentrate
Indikationen
- Routinemäßig erst < 10/nl oder manifester Blutungsneigung. Bei zusätzlichen Risikofaktoren, unerwartet raschem Thrombozytenabfall und bei Promyelozytenleukämie Substitution schon bei ≤ 20/nl.
- Bei allen diagn. Punktionen (Ausnahme: KM) und bei OP Thrombozytenwerte auf ≥ 50/nl halten, bei risikoreichen OP (Auge, Gehirn) sollten Thrombozyten ≥ 80–100/nl sein.
- ! Thrombozytenhemmende Medikamente (z. B. ASS, NSAID) meiden!

Durchführung TK werden über Standard-Transfusionsbestecke rasch (binnen 30 Min.) transfundiert, hierbei können mehrere TK nacheinander über ein einziges Transfusionssystem gegeben werden (darf max. 6 h benutzt werden). Zur Vermeidung von Alloimmunisierungen ggf. spezielle Leukozytenfilter verwenden, hierbei jedoch Reduktion der transfundierten Thrombozytenzahl (teuer). Bei inadäquatem Anstieg der Thrombozytenzahl des Empfängers oder persistierender Blutungsneigung Spenderauswahl nach HLA-Merkmalen.

- Bereitstellung von TK benötigt Zeit, rechtzeitig daran denken (v. a. am Wochenende!); Rücksprache mit Blutbank.

- Bei zu erwartender chron. Substitutionspflicht (z. B. hämatolog. Pat.) Verwendung von speziellem Filter zur Leukozytendepletion, bei mangelhaftem Uptake ggf. HLA-kompatible Transfusion.
- **Sonderfall:** Bei idiopathischer thrombozytopenischer Purpura (M. Werlhof), HUS, TTP (M. Moschcowitz), HELLP-Sy. und Verbrauchskoagulopathie sind Thrombozytentransfusionen ausschließlich bei manifester thrombozytopenischer Blutung oder auch kurzfristig periop. indiziert.

Plasmatransfusion: gefrorenes Frischplasma (GFP)/Fresh Frozen Plasma (FFP)

Indikationen

- Manifeste Gerinnungsstörung unterschiedlicher Genese, z. B. Blutungskomplikationen bei Verbrauchskoagulopathie, Leberinsuff. (Ösophagusvarizenblutung!), Verdünnung oder Verlust (Massivtransfusion, s. o.).
- Zur Substitution von Faktor V und Faktor XI.
- Bei Überdosierung von Cumarinen, falls Wirkung von Vit. K nicht ausreichend früh einsetzt (hierbei alternativ PPSB).
- Bei isoliertem Faktorenmangel besser entsprechende Konzentrate, ggf. DDAVP.

Durchführung   Plasmen müssen AB0-kompatibel übertragen werden, eine serolog. Verträglichkeitsprobe wird nicht durchgeführt (▶ 2.6.1, ▶ Tab. 2.4)

2.6.4 Unerwünschte Wirkungen nach Transfusionen (Transfusionsreaktionen)

Ursachen

- **Häufigste Ursache:** nichthämolytische febrile Transfusionsreaktion (NHFTR) durch Pat.-AK im HLA-System gegen mittransfundierte Leukos in EK und gegen Thrombos. Freisetzung von Mediatoren aus transfundierten Zellen.
- **Seltene Ursachen:**
  - Fehltransfusion bei AB0-Verwechslung: hämolytische Sofortreaktion, „intravasale" Hämolyse mit Gefahr der DIC und des ANV (▶ 9.7.1).
  - Irreguläre erythrozytäre AK, die in der Verträglichkeitsprobe nicht erfassbar waren. Intravasale (schwere Sofortreaktion) oder extravasale (Milz, RES) Hämolyse, meist verzögerte Reaktion (2–14 d), z. T. nur indir. erkennbar durch fehlenden Hb-Anstieg.
  - Bakt. bedingte Transfusionsreaktionen (v. a. gramneg. Endotoxinbildner): Schock (evtl. schon nach einigen Millilitern!), DIC.

Klinik   Unwohlsein, Unruhe, Juckreiz, Urtikaria, Kaltschweißigkeit, Fieber, Hitze- und Beklemmungsgefühl, Übelkeit, Bauch- oder Rückenschmerzen, Schüttelfrost, Tachykardie, Bronchospasmus, Blutdruckabfall bis hin zum Schock, ANV, Verbrauchskoagulopathie.

Diagnostik

- Genaue Protokollierung der Reaktion (was, ab wann, wie lange, welches Präparat?).
- Asservierung der verdächtigen Blutkonserve mit System und sofortige Überstellung zur Blutbank, diese koordiniert die weiteren Untersuchungen.
- Abnahme von 20 ml Nativblut, EDTA-Blut und Urin (Kontrolle freies Hb i. S. und i. U., Haptoglobin, LDH, Bili).
- Blutdepot/Transfusionsbeauftragten informieren.

Therapie
- Sofortiger Transfusionsstopp, Überwachung, ggf. auf Intensivstation.
- Bei NHFTR Antipyretika.
- Je nach Klinik bei anaphylaktoider Reaktion:
  - Glukokortikoide i. v. (1–2 mg Prednison-Äquivalent/kg KG, ggf. mehr),
  - H_1- (z. B. Dimetinden 4–8 ml) i. v. und
  - H_2-Blocker (z. B. Cimetidin 2–4 ml) i. v.,
  - ggf. Schockther. mit Volumengabe und Katecholaminen.
  - Bei schwerer hämolytischer Reaktion zusätzlich Ther. bzw. Prophylaxe der Crush-Niere und einer Verbrauchskoagulopathie.
- Bei kurzer blander Transfusionsreaktion vorsichtige Fortsetzung der Transfusion unter dir. Beobachtung erlaubt.

2.6.5 Infektionsrisiko durch Blutkomponenten

Blutspenden werden getestet auf Anti-HIV ¾ einschl. Subtyp O, HBsAg, Anti-HCV, TPHA-Test, GPT (ALT) und HCV-PCR. Ein Infektionsrisiko besteht auch bei neg. Serol. wegen der diagn. Lücke.
Infektionsrisiko in Deutschland: HIV : < 1 : 4 Mio., Hep. B: 1 : 260.000, Hep. C: 1 : 4 Mio. Darüber hinaus können weitere Krankheitserreger übertragen werden. Bakt. Sepsis: Thrombos 1 : 250.000, Erys 1 : 600.000. Für die Gewinnung von Plasmafraktionen werden große Mengen an Plasma aus Einzelblutspenden gepoolt (gemischt). Das Infektionsrisiko solcher gepoolten Seren ist höher. Deswegen Pat. sorgfältig aufklären!

2.6.6 Eigenblutspende

Bei Elektiv-OP mit zu erwartendem Transfusionsbedarf erwägen und frühzeitig (6–8 Wo. vor OP-Termin) Kontakt mit Klinik und zuständiger transfusionsmedizinischen Einrichtung aufnehmen.
Der BGH verlangt die rechtzeitige präop. Aufklärung jedes potenziell geeigneten Pat. über die Eigenblutspende als „sicherste und risikoärmste Form der Blutübertragung".
- Unmittelbar präop. kann Eigenblutentnahme als Vollblutkonserve erfolgen und alsbald retransfundiert werden.
- Bei gelagertem Eigenblut ist eine Komponententrennung obligat (Vermeidung der Retransfusion überalterter inaktiver Gerinnungsfaktoren sowie v. a. von Leukozytendetritus, freigesetzten Enzymen und sauren Stoffwechselprodukten im „Vollblut").

2.7 Infusions- und Ernährungstherapie

Arno J. Dormann und Annette Stute

2.7.1 Tagesbedarf

Energie- und Nährstoffbedarf
Folgende Angaben sind grobe Richtwerte (▶ Tab. 2.6, ▶ Tab. 2.7, ▶ Tab. 2.8). Die Berechnung erfolgt immer anhand des aktuellen KG:
- Stoffwechselstabiler Pat. (mobilitätsabhängig): 20–35 kcal/kg KG/d.
- Kritisch Kranke: 25 kcal/kg KG/d.

- \> 70 J.: 20 kcal/kg KG/d.
- Übergewicht: 15–20 kcal/kg KG/d.
- Untergewicht/Mangelernährung: 30–35 kcal/kg KG/d.

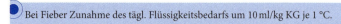 Bei Fieber Zunahme des tägl. Flüssigkeitsbedarfs um 10 ml/kg KG je 1 °C.

Tab. 2.6 Täglicher Kalorienbedarf

Nährstoff	Bedarf/kg KG	Beispiel (70 kg/24 h)
Eiweiß	1 g à 4 kcal	70 g × 4 kcal = 280 kcal
Kohlenhydrate	1 g à 4 kcal	210 g × 4 kcal = 840 kcal→ ca. 60 % der Nichtproteinkalorien
Fett	1 g à 10 kcal (normal: 9 kcal; höher bei Lipidemulsionen durch Stabilisatoren)	70 g × 10 kcal = 700 kcal→ 25–40 % der Nichtproteinkalorien
		Summe = 1.820 kcal

Tab. 2.7 Täglicher Elektrolytbedarf

Elektrolyt	Bedarf/kg KG (mmol/kg KG)	Bedarfsbereich/24 h (mmol/d)	Beispiel (70 kg/24 h) (mmol)
Natrium	2	60–150	140
Kalium	1	40–100	70
Kalzium	0,1–0,2	2,5–7,5	7–14
Magnesium	0,1–0,2	4–12	7–14
Phosphat	0,2–0,5	10–30	14–35

Tab. 2.8 Täglicher Flüssigkeitsbedarf

	Bedarf/kg KG	Beispiel (70 kg/24 h)
Wasser	30–40 ml/kg KG	2.100–2.800 ml

2.7.2 Substrate der parenteralen Ernährungstherapie

Kohlenhydrate

Energiegehalt 4 kcal/g.

Indikationen Energiezufuhr. 5-prozentige Glukose ist ein annähernd isotones Substrat.

Applikationsformen Glukose-Lsg. (500 ml 50-prozentiger Glukose-Lsg. entsprechen 1.000 kcal). Hochprozentige Lsg. (> 10 %) müssen über ZVK zugeführt werden (Reizung peripherer Venenwände).

Kontraindikationen Hyperglykämie, hypotone Hyperhydratation, Hyperosmolarität.

Dosierung Normoglykämie anstreben (< 145 mg/dl) → Einsatz von Insulin, falls nötig.

- 2–6 g/kg KG, mind. 2 g/kg KG, um Mobilisierung/Abbau von Eiweiß und Glukoneogenese zu verhindern.
- Reduzierte Zufuhr bei kritisch Kranken mit BZ > 145 mg/dl (8 mmol/l) und max. 20 IU Insulin/h.
- Max. Infusionsgeschwindigkeit: 0,25 g/kg KG/h.

2

Glukoseaustauschstoffe
- Fruktose sollte nicht eingesetzt werden, da bei hereditärer Fruktoseintoleranz Gefahr der Hypoglykämie trotz Kohlenhydratzufuhr, Schock mit metabolischer Azidose, Laktat- und Transaminasenanstieg. KO: therapierefraktäres, tödliches Leber- und Nierenversagen!
- Xylit wird aufgrund kontroverser Datenlage nicht generell empfohlen.

Aminosäuren
Sollten bei parenteraler Ernährung stets infundiert werden. Wichtig für gute Utilisation sind ausreichend Nichtstickstoffenergieträger (Verhältnis: etwa 1 g AS : 16–24 kcal). Energiegehalt 4 kcal/g.

Indikationen Verhinderung/Minderung der Katabolie.

Kontraindikationen Angeborene AS-Stoffwechselstörungen (z. B. Phenylketonurie, Zystinurie, Ahornsirupkrankheit), schwere AS-Verwertungsstörungen (z. B. Leberfunktionsstörungen).

Dosierung
- 0,8–1 g/kg KG.
- 0,55–0,6 g/kg KG bei CNV mit GFR < 70 ml/Min.
- 1,2–1,5 g/kg KG bei akuter Pankreatitis, Leberzirrhose, CAPD, ASH.
- > 1,5 g bei Mangelernährung, onkolog. Pat. möglich
- Bis zu 2,5 g/kg KG bei Verbrennungen oder Niereninsuff. mit Nierenersatzverfahren.
- Max. Infusionsgeschwindigkeit: 0,15 g/kg KG/h.
- **Glutamin:** Substitution bei kritisch Kranken ohne enterale Ernährung als Dipeptid (0,2–0,26 g/kg KG/d).

- Bei Leberinsuff. (Enzephalopathie III–IV): angereicherte AS-Lsg. mit verzweigtkettigen AS.
- Niereninsuff.: angereicherte AS-Lsg. mit essenziellen AS und L-Histidin zur Reduktion der Harnstoffsynthese.

Fette
Hohes Energieangebot bei niedrigem Flüssigkeitsvolumen, periphervenös applizierbar, Energiegehalt 10 kcal/g.

Indikationen Spätestens nach 7 d parenteraler Ernährung Fettzufuhr erforderlich.

Kontraindikationen Hypertriglyzeridämie (> 1.000 mg/dl), schwere HLP (hereditäre/erworbene Triglyzeridhydrolysestörungen), metabolische Azidose.

Dosierung
- 0,7–1,3 g/kg KG.
- 1,5 g/kg KG bei hohem Energiebedarf.
- > 35 % der Ges.-Energie bei onkolog. und geriatrischen Pat., stabiler COPD, ASH möglich.
- Einsatz von Omega-3-Fettsäuren bei kritisch Kranken.
- Applikation über mind. 12 h, bei kritischer Stoffwechselsituation über 24 h.

Therapiekontrolle Regelmäßige Triglyzeridbestimmung, initial alle 2 d.
- Triglyzeride > 400 mg/dl unter laufender Infusion → Dosisreduktion.
- Triglyzeride > 1.000 mg/dl unter laufender Infusion → Pausieren der Lipidzufuhr.

- Bei Neigung zu Hyperglykämien unter PE Erhöhung der Fettzufuhr zulasten der KH-Gabe möglich.
- Einsatz von Lipid-Lsg. mit LCT und MCT: verbesserter Metabolismus.

2.7.3 Prinzipien der parenteralen Ernährung

Indikationen Nur wenn enterale Ernährung, inkl. Duodenalsonde oder PEG (▶ 2.7), nicht möglich ist. Ziel sollte immer (auch bei Intensivpat., z. B. Langzeitbeatmung) der enterale Kostaufbau sein, da hierdurch die Prognose der Pat. verbessert wird.

Ernährungskonzept Das Ernährungskonzept hängt ab von Ernährungszustand, Stoffwechsellage und voraussichtlicher Dauer der parenteralen Ernährung. Prinzipiell zurückhaltende bedarfsorientierte Ernährung, selbst bei ausgedehnter OP nur Steigerung des Bedarfs um 10–30 %, selten sind bei voller parenteraler Ernährung mehr als 2.000 kcal notwendig. Der Ges.-Energieumsatz eines Kranken liegt i. d. R. nur 0–7 % über dem Ruheenergieumsatz.

- Der aktuell gemessene/geschätzte Energiebedarf muss nicht unbedingt Ziel der Energiezufuhr sein → Substratverstoffwechslung durch Monitoring überprüfen!

- Kontinuierliche Substratzufuhr über 24 h; gleichmäßige Infusionsgeschwindigkeit v. a. bei zentralvenöser Ernährung → Pumpsysteme verwenden (Intensivstation).
- Spätestens nach 7 d parenteraler Ernährung Vit. (Multivitaminpräparate) und Spurenelemente substituieren (▶ 2.7.4)

Zugangsweg Abhängig von Osmolarität (▶ Tab. 2.9). Ab > 800 mosmol/l (→ Angaben auf Infusion) Ernährung über ZVK, sonst periphervenös möglich.

Monitoring BZ (< 200 mg/dl), Laktat, Harnstoff, Triglyzeride (< 350 mg/dl), BB, E'lyte, fakultativ NH_3 und Urinausscheidung. Genaue Flüssigkeitsbilanz!

Beendigung einer parenteralen Ernährung Langsamer enteraler Nahrungsaufbau (Beginn mit flüssiger/breiiger Kost, zügiger Übergang zur leichten Kost, bei guter Verträglichkeit Vollkost). Ggf. begleitend Einsatz von Supplementen (Trinknahrung). Parallel Infusionsmenge schrittweise reduzieren.

Tab. 2.9 Anhaltspunkte für Osmolarität

	mosmol/l
Voll-E'lyt-Lsg. bzw. isotone Kochsalz-Lsg.	310
Voll-E'lyt-Lsg. mit Glukose 5-prozentig	580
Voll-E'lyt-Lsg. mit Glukose 10-prozentig	860
AS-Lsg. 10-prozentig, E'lyt- und KH-frei	800
AS-Lsg. 10-prozentig, mit KH 10 % und E'lyten	1.600
Fett-Lsg. 10 %	320
Fett-Lsg. 20 %	360

Refeeding-Syndrom
Gefährliche KO bei Wiederbeginn einer adäquaten Nährstoffzufuhr bei Mangelernährung/nach Gewichtsabnahme von > 10 % oder 7–10 d Nahrungskarenz mit Gefahr von E'lytentgleisungen und Vitaminmangelzuständen und sich daraus ergebenden Organfunktionsstörungen.
- **Prävention:** Monitoring von K^+, Na^+, Mg^{2+} und Phosphat, BZ und Flüssigkeitsbilanz sowie Vitalparameter vor und während der Ernährungsther.
- **Vorgehen:** Beginn mit Glukose (max. 150 g/d), 10–15, max. 20 kcal/kg KG/d Eiweiß 1,2–1,5 g/kg KG, Substitution von Thiamin, Steigerung der Zufuhr je nach Verstoffwechselung: Monitoring!

2.7.4 Stufenkonzept der parenteralen Ernährung

Stufe 1: Periphervenöse Flüssigkeitszufuhr mit geringem Kalorienanteil
Indikationen   Nach kleinen OP, bei gutem EZ, Dauer der Nahrungskarenz bis 3 d.

Zusammensetzung   E'lytl-Lsg. und zusätzlich ggf. 5 % Kohlenhydrate, z. B. Ringer, Stereofundin (G5®, Jonosteril® oder Tutofusin®). **Cave:** Glukose verwenden, keine Zuckeraustauschstoffe.

Dosierungsbeispiel (70 kg)   3.000 ml/d ≅ 40 ml Wasser/kg KG. Davon ≅ 5 % Glukose ≅ 100 g Glukose ≅ 400 kcal/24 h.

Stufe 2: Periphervenöse Basisernährung
Indikationen   Nach mittleren OP, bei leichter Katabolie, gutem EZ, Nahrungskarenz 2–5 d.

Zusammensetzung   Meist als Komplettlsg., z. B. Salviamin® 3,5 GE, Aminoven® 3,5 % GE, Periplasmal® 3,5 % mit Glukose.
- Pro Liter 50 g Glukose und 35 g AS.
- E'lyte und Flüssigkeit (Na^+ 2 mmol/kg KG/d, K^+ 1 mmol/kg KG/d).
- Bei eingeschränkten Fettreserven/hohem Energiebedarf/reduziertem AZ zusätzlich Fettemulsionen 10–20 %. Dosierung 1–2 g Fett/kg KG/d.

Dosierungsbeispiel (70 kg)   3.000 ml Kombinationslsg. enthält 105 g AS ≅ 420 kcal, 150 g KH ≅ 600 kcal, **Summe ≅ 1.020 kcal.** Fakultativ 250 ml Lsg. 20 % 50 g Fett ≅ 500 kcal **Summe ≅ 1.520 kcal ≅ 22 kcal/kg KG.**

Stufe 3: Bilanzierte vollständige parenterale Ernährung

Indikationen Längerfristige (> 5–7 d) totale parenterale Ernährung (TPE), z. B. nach schwerer OP, Polytrauma, Verbrennungen, Kurzdarmsy.; bei stark reduziertem AZ und EZ. Zentraler Zugang erforderlich, sukzessive Steigerung der Energiezufuhr bis zum Bedarf!

Zusammensetzung All-in-One-Lsg. (Drei-Kammer-Beutel): Wasser, Glukose, AS, Fett und E'lyte sind im Beutel, werden direkt vor Applikation durchmischt (Volumina 500–2.500 ml = 550–2.500 kcal). Vit. und Spurenelemente sollten zugespritzt werden. E'lyte und Flüssigkeit nach Laborkontrollen und Bilanz dosieren.

Beispiel für parenterale Standardernährung (Dosierung/24 h) 70 kg; Bedarf: 2.250 ml, 1.750 kcal = 25 kcal/kg KG/d, z. B.:

- Olimel® 4 %, 1.500 ml, 1.710 kcal (66,4 g AS, 210 g Glukose, 60 g Fett).
- StructoKabiven®, 1.477 ml, 1.600 kcal (75 g AS, 187 g Glukose, 56 g Fett).
- Nutriflex® Lipid Basal, 1.875 ml, 1.898 kcal (72 g AS, 225 g Glukose, 75 g Fett).

Zusätze

- E'lyt-Lsg. zur Abdeckung des restlichen Flüssigkeitsbedarfs.
- Vit., z. B. Cernevit® (ohne Vit. K) oder FrekaVit® fett- und wasserlöslich.
- Spurenelemente, z. B. Tracitrans® plus/Addel® N.

2.8 Enterale Ernährung

Arno J. Dormann und Annette Stute

Ernährung über Magensonde, Jejunalsonde, PEG. Legen von Magensonde und PEG ▶ 2.5.2.

Vorteil Keine Dünndarmatrophie, verminderte Blutungsneigung aus peptischen Läsionen, verminderte Infektionsgefahr durch ZVK, bessere Progn. auf Intensivstation.

Indikationen Kau- oder Schluckstörungen, reduzierter AZ (Z. n. Gewichtsverlust, Kachexie, große OP). Postop. unterhalb der Anastomose (meist Jejunalsonden), Intensivstation (Sepsis, Pneumonien, Langzeitbeatmung etc.). Unzureichende orale Nahrungszufuhr.

Kontraindikationen Ulcus ventriculi et duodeni. GI-Blutung, Ileus.

Vorgehen

- Berechnung des Ges.-Bedarfs an Kalorien ▶ 2.7 (i. d. R. 1.500–2.000 kcal).
- Berechnung des Ges.-Bedarfs an Flüssigkeit ▶ 2.7 (i. d. R. 2.000–3.000 ml).
- Einschätzen des Stoffwechsels ▶ 2.7.

Auswahl der Nahrung

- **Hochmolekulare nährstoffdefinierte Sondennahrung:** bei normaler Motilität, Digestion und Resorption. Eiweiße, KH, Fette (v. a. Triglyzeride), Vit., Mineralstoffe und Spurenelemente, (optional) Ballaststoffe. Als hypo-, normo- und hochkalorische Nahrungen verfügbar (0,75–1,6 kcal/ml).
- **Modifizierte Nahrungen:**
  - Standardnahrung mit MCT-Fetten (bei Fettverwertungsstörungen/Chylusfistel/exokriner Pankreasinsuff., Z. n. Whipple-OP).
  - Standardnahrung mit erhöhtem Eiweißgehalt (Mangelernährung, onkolog. Pat., Dekubitus, Leberzirrhose).

– Milcheiweißfreie Standardnahrung (bei unklaren Diarrhöen/Antibiotika-gabe) sowie Spezialnahrungen für prä- und terminale Niereninsuff., Le-berzirrhose mit hepatischer Enzephalopathie (verzweigtkettige AS) und zur Immunmodulation.

- **Niedermolekulare chemisch definierte Sondennahrung:** selten nötig bei ein-geschränkter Digestion/Absorption (Malassimilationssy., Strahlenenteritis). KH vorwiegend als Oligosaccharide, Fette als mittelkettige Triglyzeride (MCT), Eiweiß überwiegend als Oligopeptide, Vit., Mineralstoffe, Spurenele-mente, ballaststofffrei, Energiedichte: 1 kcal/ml.
- I. d. R. sind Sondennahrungen ab 1.500 ml bzw. kcal voll bilanziert.

2

Applikation
- Druckulzera v. a. bei Magen-/Duodenalsonden, deshalb bei länger notwendi-ger enteraler Sondenernährung immer an PEG- bzw. Jet-PEG oder EPJ-Son-de denken!
- I. d. R. nur Schwerkraft oder idealerweise Pumpensysteme verwenden, bei je-junaler Lage nur Pumpenapplikation und max. Laufrate 150 ml/h.
- Beginn: bei Magensonden sofort, bei Anlage einer perkutanen Sonde 4 h nach Anlage möglich. Intraop. gelegte Jejunalsonden am gleichen oder nächsten Tag verwenden.

- Gastrale Sonde: je nach Verträglichkeit bis > 200 ml/h steigerbar.
- Bei intraop. gelegten Jejunalsonden Kostaufbau nach Rücksprache mit Chirurgen meist nur sehr langsam mit kleinen Mengen (≤ 500 ml/24 h) und niedriger Laufrate 10–20 ml/h möglich.
- Vor und nach jeder Sondennahrungsgabe die Sonde mit 10–50 ml stil-lem Wasser spülen.
- Überleitsysteme und Beutel alle 24 h wechseln (Keimbesiedlung).
- Nahrungsmenge- und Laufrate während des Kostaufbaus nur steigern, wenn keine abdom. Schmerzen/Reflux/Erbrechen/Diarrhöen auftreten.

- Klin. Untersuchung tägl. (Wundinspektion, akutes Abdomen?).
- BZ-Tagesprofil.
- E'lyte, Krea alle 2 d.
- Leberwerte, Bili, Triglyzeride, Albumin, Phosphat 1 × wöchentl.

Komplikationen
- Abdominalschmerzen, Erbrechen (Aspirationsgefahr).
- Dumping-Sy. (▶ 7.4.4).
- Diarrhö: Sondennahrung zu kalt, zu schnell eingelaufen? Sonde zu tief? Men-ge zu groß? Nahrung zu hochkalorisch? Bakt. Kontamination? Osmotische Diarrhö? Medikamentenbedingt?
- Hyperosmolares, hyperglykämisches Koma (Tube Feeding Syndrome).
- Aspiration.
- Bei Gastrostomie oder Jejunostomie (▶ 2.4.2) Peritonitisgefahr.
- Refeeding-Sy. (▶ 2.6.3).

Kostaufbau Nach Nahrungskarenz oder längerfristiger parenteraler Ernährung langsamerer Kostaufbau notwendig, bei jejunaler Lage Beginn mit einer Laufrate von 30 ml/h, Steigerung in 20-ml-Schritten! ▶ Tab. 2.10.

Tab. 2.10 Kostaufbau bei gastraler Sondenlage

Tag	Nahrung	Meist 1 ml = 1 kcal Menge/ml	Laufrate ml/h	Parenteral/ml
Anlagetag	Stilles Wasser	500	100	1.000
	Sondennahrung	250	50	
1	Sondennahrung	500	100	
	Stilles Wasser	1.000	150	
2	Sondennahrung	1.000	150	
	Stilles Wasser	1.000	150	

Ergänzung von Flüssigkeit durch Erhöhung der Wassermenge möglich.

3 Kardiopulmonale Reanimation

Jörg Braun

3

3.1 Indikationen zur Reanimation

(Aktuelle Leitlinie der AHA und ERC aus 10/2010 unter www.grc-org.de).

Ohne zusätzliche Informationen ist es ärztliche Pflicht, primär jeden Pat. bei Herz-Kreislauf- und/oder Atemstillstand zu reanimieren, solange keine sicheren Todeszeichen vorliegen. Besonderheiten:

- **Suizid:** Hier gilt der Patientenwille, solange der Pat. in der Lage ist, seinen Willen zu artikulieren. Ist dies nicht der Fall, so ist dem mutmaßlichen Patientenwillen zu folgen. Dabei kann i. d. R. davon ausgegangen werden, dass sich jeder Mensch im Zweifel für ein Weiterleben entscheiden würde.
- **Patientenverfügung:** Liegt eine gültige schriftliche (handschriftlich oder notariell, Zeugen, Ort, Datum) Patientenverfügung vor, so ist dem Patientenwillen zu folgen, wenn der Pat. seinen Willen nicht mehr erklären kann. Ausnahme: besondere Umstände, unter denen der Pat. mit größter Wahrscheinlichkeit seinen Willen ändern würde. **Cave:** Ein Abschiedsbrief mit dem erklärten Wunsch zu sterben ist keine Patientenverfügung.
- **Angehörigenvotum:** nur Information, kein verpflichtender Handlungsgrund. Der Arzt muss die Therapieentscheidung treffen. Ausnahme: Erziehungsberechtigte, Vormundschaft. Hier ist das Angehörigenvotum verpflichtend.

KI der Reanimation: Erkr. mit infauster Prognose und kurzer Lebenserwartung (z. B. fortgeschrittenes Ca).

3.2 Atem- und Kreislaufstillstand

3.2.1 Reanimation: CAB(DE)-Regel

Circulation

- Präkordialer Faustschlag nur noch bei am Monitor beobachteter ventrikulärer Tachykardie, wenn keine sofortige Defibrillation möglich ist. Präkordialer Faustschlag ist kontraindiziert, wenn der Herzstillstand nicht akut beobachtet wird.
- Extrathorakale Herzdruckmassage (▶ Abb. 3.1): flache Lagerung auf harter Unterlage, Druckpunkt Sternummitte. Finger verschränken (reduziert Gefahr des Abrutschens). Massagefrequenz: Erw. mind. 100/Min. (zuletzt Trend zu höherer Frequenz, z. B. 120/Min.). Eindrücktiefe mind. 5 cm. Keine Unterbrechung der Herzdruckmassage > 7 Sek. Die Minimierung der Unterbrechungszeit ist prognostisch entscheidend!
- Palpation der A. femoralis zum Überprüfen der suffizienten Herzdruckmassage durch Helfer.
- ! Herzdruckmassage ist bei vorhandenem Karotispuls kontraindiziert.

Atemwege frei machen

Entfernen von Fremdkörpern aus Mund-Rachen-Bereich, Kopf überstrecken und Unterkiefer nach vorn und oben ziehen (= Esmarch-Handgriff, ▶ Abb. 3.2).

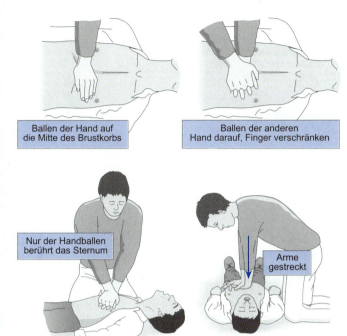

Ballen der Hand auf die Mitte des Brustkorbs

Ballen der anderen Hand darauf, Finger verschränken

Nur der Handballen berührt das Sternum

Arme gestreckt

Abb. 3.1 Herzdruckmassage [L157]

Beatmung

- Mund-zu-Mund, Mund-zu-Nase, Mund-zu-Tubus (Safar-Tubus, Guedel-Tubus), Maskenbeatmung (Ambu-Beutel, ▶ Abb. 3.3, Methode der Wahl für im Intubieren Ungeübte!) mit 100 % O_2.
- Möglichst frühzeitige Intubation (▶ 3.3.1).
- Wenn Beatmung bzw. Intubation nicht möglich (z. B. bei Glottisödem): Notfallkoniotomie, ggf. Notfalltrachealpunktion mit 3–5 dicken (z. B. 14 G) Venenverweilkanülen zwischen Schild- und Ringknorpel. O_2-Insufflation über eine

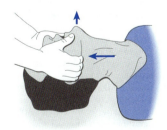

Abb. 3.2 Esmarch-Handgriff [L106]

der Punktionskanülen. Beatmungserfolg kontrollieren (Atembewegung? Rückgang der Zyanose? Atemgeräusch symmetrisch?).

- Zunächst Herzdruckmassage (30 Kompressionen), dann Beatmung im Wechsel 30 : 2.
  - Kapnografie dient als früher Indikator für wiederkehrenden Kreislauf (ROSC).

Cave
- Erfolgskontrolle: sichtbare, atemabhängige Thoraxbewegung bei 800–1.200 ml Atemzugvolumen.
- Vor nächster Inspiration vollständige Ausatmung.
- Ca. 8–10 Atemzüge/Min. einhalten, d. h. ein Atemzug alle 6–8 Sek. Ziel ist die Normoventilation (O_2-Sättigung von 94 %).

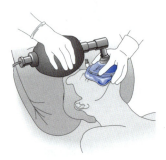

Abb. 3.3 Beatmung mit Ambu-Beutel: Maske mit Daumen und Zeigefinger über Mund- und Nasenöffnung pressen, Unterkiefer nach vorn ziehen und mit den restlichen Fingern Kopf in reklinierter Stellung fixieren [L106]

Drugs (medikamentöse Therapie)

Venösen Zugang legen. Bei peripheren Zugängen beträgt die Anflutungszeit 1–3 Min., daher nach jeder Medikamentengabe 20 ml NaCl 0,9 %.

- **Adrenalin** (z. B. 1 Amp. Suprarenin® mit 9 ml NaCl 0,9 % verdünnen) 1 mg fraktioniert i. v. oder über Endotrachealtubus (3-fache Dosis), Wdhlg.-Dosis nach 3–5 Min. z. B. mit 1–3 mg. Nicht intrakardial injizieren (hohe KO-Rate: z. B. Herzbeuteltamponade, Punktion einer Koronararterie, Pneumothorax!). Sinnvoll bei allen Formen des Herz-Kreislauf-Stillstands. Nicht zusammen mit Bikarbonat über einen Zugang geben.
- **Amiodaron** 300 mg i. v. bei refraktärem Kammerflimmern (> 3 Defibrillationen).
- **Atropin** 0,5–2 mg i. v. bei Bradykardie (z. B. Atropinsulfat).
- **Adenosin**: zur Ther. und DD undifferenzierter, regelmäßiger monomorpher Tachykardien mit breitem QRS-Komplex: Initialdosis 6 mg, bei Erfolglosigkeit nach 1–2 Min. weitere 6 mg, ggf. weitere Dosen. Rasch spritzen, Wirkungsmaximum innerhalb von 10–30 Sek.
- **Volumenersatz**: initial durch Beinhochlage. Großzügige Gabe von kristalloiden (bevorzugt Ringer-Lsg.) und kolloidalen Lsg. (z. B. HAES-steril® 10 % 200.000).
- **Natriumbikarbonat 8,4 %**: keine initiale Pufferung. Bei bestehendem Herzstillstand > 20 Min. sofortige Gabe bei Hyperkaliämie und schwerer metabolischer Azidose, ansonsten Korrektur nach BGA erwägen: Bedarf an $NaHCO_3$ in mmol = neg. BE × 0,3 × kg. 2. Ziel: BE zwischen –3 und –5 (beste O_2-Abgabe aus dem Blut ins Gewebe).
- ! Keine endobronchiale Medikamentengabe, bei fehlendem Zugang intraossäre Gabe.

EKG
DD der Rhythmusstörung (Kammerflimmern, Asystolie und zur Therapiekontrolle), Defibrillation (s. u.).

Flüssigkeit
Kristalloide und/oder kolloidale Infusionslsg. zur Auffüllung des intravasalen Flüssigkeitsvolumens nach ZVD.

Konsensgespräch
Konsensgespräch der an der Reanimation beteiligten Ärzte über weiteres Vorgehen: z. B. OP, Angio, Weiterführen oder Beenden der Reanimationsmaßnahmen.

3.2.2 Stufenschemata

3

Stufenschema bei Kammerflimmern
▶ Abb. 3.4.
- Defibrillieren (200 J), sofortige Aufnahme der Kompressionsther. Nach ca. 2 Min. Überprüfung des Rhythmus, bei Fortbestehen des Kammerflimmerns erneute Defibrillation (300, 360 J), danach sofortige Thoraxkompression.
- Optimale Oxygenierung durch Beatmung mit 100 % O_2 sicherstellen.
- Adrenalin 1 mg i. v. 1 : 10 verdünnt geben, alle 3–5 Min. wiederholen.
- Alternativ Vasopressin 40 IE als Einmalgabe (in D noch nicht im Handel).
- Amiodaron 300 mg als Bolus i. v., Wdhlg. mit 150 mg möglich. Bei Erfolg ggf. Dauerinfusion mit 900 mg über 24 h.
- Bei längerer Reanimation > 20 Min. Azidoseausgleich nach BGA oder evtl. Blindpufferung mit Natriumbikarbonat 1 mmol/kg (= 1 ml/kg einer 8,4-prozentigen Lsg.).

Stufenschema bei Asystolie
▶ Abb. 3.4.
- Wenn Rhythmus unklar, wie bei Kammerflimmern vorgehen.
- Adrenalin 1–5 mg i. v. einer 1 : 10 verdünnten Adrenalin-Lsg. Wdhlg. alle 3–5 Min.
- Evtl. Atropin 1–3 mg Bolus i. v., Wdhlg. alle 5 Min. (wird nicht mehr routinemäßig empfohlen).
- Azidoseausgleich: (umstritten) initial 1 mmol/kg, dann nach BGA.
- Temporärer Schrittmacher.
- An Lungenembolie, Perikarderguss, Spannungspneumothorax denken.

Stufenschema bei elektromechanischer Entkopplung (Dissoziation), EMD
▶ Abb. 3.4.
- Herzbeuteltamponade, Spannungspneumothorax, Lungenembolie, Hypoxämie, Azidose, Hypovolämie, Intox., Hypothermie, E'lytentgleisung erwägen.
- Evtl. Adrenalin 1 mg i. v., alle 5 Min. wiederholen.
- Evtl. Kalziumglukonat 10 % 10 ml i. v.
- Evtl. Hypovolämie und Azidose ausgleichen!
- Prognose schlecht.

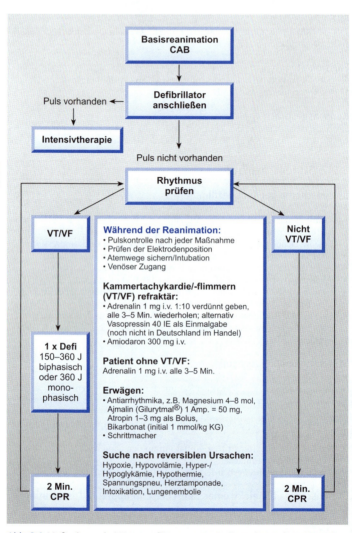

Abb. 3.4 Maßnahmen bei Kammerflimmern, Asystolie und EMD [L157/M104]

Stufenschema bei symptomatischer Bradykardie

- Atropin 1–3 mg i. v., Wiederholung nach 5 Min. möglich.
- Nur bei atropinresistenten Blockformen: Orciprenalin 0,25–0,5 mg (Alupent®) auf 1 : 10 mit NaCl 0,9 % verdünnt i. v., anschließend 10–20 μg/Min.
- Temporärer Schrittmacher (transkutan, transvenös).

3.2.3 Technik der Defibrillation (EKG-Kontrolle!)

- Elektroden mit Elektrodenpaste bestreichen bzw. Gelkissen benutzen.
- Über Herzbasis (unterhalb der re Klavikula) und Herzspitze (möglichst lateral unterhalb der li Brustwarze) unter Druck aufsetzen (▶ Abb. 3.5).
- Defibrillieren: 150–360 J biphasisch oder 360 J monophasisch; hierbei unbedingt Berührung mit Pat. oder Bett vermeiden!
- Unmittelbarer Wiederbeginn der Thoraxkompression, Fortführung der Thoraxkompression auch in der Ladephase des Defi.
- Bei Kammerflimmern oder pulsloser VT während einer Herzkatheteruntersuchung oder unmittelbar nach Herz-OP drei schnell aufeinanderfolgende Defibrillationen.

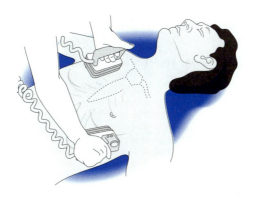

Abb. 3.5 Technik der Defibrillation [L106]

3.2.4 Abschluss der Reanimation

Zeichen der erfolgreichen Reanimation
Tastbare Pulse an den großen Arterien, Rosigwerden und Wiedererwärmung der Haut, Engwerden der Pupillen, Wiedereinsetzen der Spontanatmung, Wiederkehren des Bewusstseins.

 Reanimierte Pat. bedürfen der Intensivüberwachung!

Beendigung der Reanimationsmaßnahmen
- Reanimation erfolgreich.
- Zeichen des zerebralen Kreislaufstillstands (weite, lichtstarre Pupillen, Bewusstlosigkeit, fehlende Spontanatmung) > 30 Min. nach Beginn der ordnungsgemäß durchgeführten Reanimation. Ausnahme: Reanimation bei Unterkühlung, Intox., Hyperkaliämie, Kinder → ausdauernd reanimieren.
- EKG-Zeichen des Herztods (Asystolie) > 15 Min.

> **Hypothermie nach Reanimation**
> Nach erfolgreicher Reanimation ist die milde Hypothermie eine empfohlene Ther. (v. a. bei initialem Kammerflimmern) zur Minimierung neurolog. Schäden durch Reduktion des zerebralen Metabolismus um ca. 20–30 %. Zieltemperatur bei 32–34 °C für 12–24 h.

Komplikationen der Reanimation

Aspiration des durch die Herzdruckmassage hochgetriebenen Mageninhalts bei nicht intubierten Pat.; Rippenfrakturen, Sternumfraktur, Hämatothorax, Pneumothorax, Hämatoperikard, Zwerchfell-, Leber- und Milzruptur.

> **Cave**
> - Bei Bradykardie, insb. mit breiten QRS-Komplexen, immer an Hypoxie denken! → ausreichende Oxygenierung wichtiger als Atropin oder Adrenalin!
> - Überkorrektur der metabolischen Azidose mit Bikarbonat kann zu therapierefraktärem Kammerflimmern führen!
> - Bei elektromechanischer Entkopplung: Volumenmangel und Perikardtamponade ausschließen.
> - Keine zu frühe Extubation nach Reanimation → Stress → Katecholaminausschüttung → HRS.
> - Nach erfolgreicher Ther. des Kammerflimmerns immer Rezidivprophylaxe anschließen.

Prognose

- Kreislaufstillstand > 4 Min.: geringe Aussichten auf erfolgreiche Reanimation.
- Wiederbelebungszeit (Zeit bis zum Eintritt irreversibler Schäden für das Gehirn, normal 3–5 Min.) bei Hypothermie verlängert.
- Bessere Prognose bei beobachtetem Kreislaufstillstand, sofortiger Reanimation, frühestmöglicher Defibrillation bei Kammerflimmern und ther. Hypothermie.

Dokumentation

Unmittelbar im Anschluss an die Reanimation alle Maßnahmen im Zusammenhang mit der Reanimation in der Krankenakte dokumentieren: Wer hat den Pat. in welchem Zustand gefunden? Hypoxiezeit? Komplikationen (z. B. Rippenfrakturen)? Neurolog. Status.

Nachbesprechung

Es ist oft sinnvoll, den Ablauf der Ereignisse noch einmal mit allen Beteiligten durchzugehen. Dies hilft Schuldgefühle zu reduzieren und verbessert möglicherweise den Ablauf bei der nächsten Reanimation.

3.3 Beatmung

3.3.1 Oropharyngeale Intubation

Indikationen   Respir. Insuff., Verletzung und drohende Obstruktion der Luftwege, Polytrauma, Intox. vor Magenspülung bei bewusstseinsgestörten Pat., zum tiefen Absaugen bei Aspiration. Bei bewusstseinsklaren Pat. mit drohendem respir. Versagen zunächst Versuch der nichtinvasiven Beatmung über Nasen- oder Mund-Nasen-Maske.

Material   Laryngoskop (z. B. MacIntosh-Spatel), Endotrachealtubus mit Führungsstab; Tubus-Ø bei M 7,5–8,5, bei F 7,0–7,5. Bei Kindern Größe des kleinen Fingers = Größe des Tubus. 10-ml-Spritze zum Blockieren des Tubus, Magill-Zange, Ambu-Beutel, Absauggerät, Pflaster oder Mullbinde zum Fixieren des Tubus, Stethoskop. **Cave:** Vorher venösen Zugang legen!

Vorgehen
- Präoxygenierung mit 100 % O_2 über 10 Min.
- Kurznarkose: bei ansprechbaren Pat. z. B. Etomidat 7–10 ml = 14–20 mg (0,2–0,3 mg/kg KG) i. v. (Hypnomidate®), Nachinjektion von 0,1 mg/kg KG (3 ml bei 60 kg) möglich, max. Dosis 80 mg. Wirkungseintritt nach 20 Sek., Wirkungsdauer etwa 2–5 Min. **Cave:** keine analgetische Wirkung → Komb. mit kurz wirkendem Opiat, z. B. Fentanyl 0,1–0,5 mg i. v., Wirkungseintritt 20 Sek., hypnotische Wirkung 10 Min., analgetische Wirkung 20 Min.

Durchführung Intubation
- Pat. in Rückenlage, Arzt hinter dem Pat., leichte Überstreckung im Okzipitalgelenk, Unterkiefer vorziehen. Mund-Rachen-Raum mit Tupfer reinigen und absaugen. Fremdkörper (z. B. Prothese) entfernen. **Cave:** keine Hyperextension oder Überhängen des Kopfs!
- Laryngoskop in der li Hand, Mund mit der re Hand öffnen. Laryngoskop von der re Seite einführen, bis Epiglottis sichtbar ist (▶ Abb. 3.6). Spatelspitze in die epiglottische Falte einführen und nach ventral und kranial anheben, bis Stimmritze sichtbar ist.
- Mit der re Hand Tubus durch die Glottis einführen, bis Cuff (aufblasbare Manschette zur Abdichtung der Trachea) die Glottis passiert hat. Tubus mit 10 ml Luft blocken.
- Kontrolle der Tubuslage durch Beutelbeatmung und Auskultation: Beide Lungenflügel belüftet? Falls Tubus zu tief, meist einseitige Intubation der re Hauptbronchus! → un-

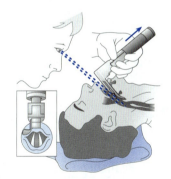

Abb. 3.6 Intubation [L106]

geblockten Tubus zurückziehen. Bei Intubation in den Ös. auskultatorisches Blubbern im Epigastrium → Tubus entfernen, Pat. mit Beutelbeatmung ausreichend oxygenieren, erneuter Intubationsversuch mit neuem Tubus.
- Fixierung mit Pflaster, Mullbinde.

Komplikationen   Zahnbeschädigung (Zahn sofort entfernen, Aspirationsgefahr), Verletzung von Mund, Rachen und Kehlkopf, Trachealperforation, Intubation eines Hauptbronchus (einseitige Belüftung → Zurückziehen des ungeblockten Tubus), Vagusreflex (Atemstillstand → Intubation und Beatmung. Laryngospasmus, RR-Abfall, Bradykardie, Asystolie → Atropin 0,5–1,0 mg i. v.).

- Nach jeder Intubation obligat Rö-Thorax zur Lagekontrolle!
- Bei Problemen, den Spatel einzuführen (Kiefersperre), Pat. stärker sedieren, z. B. Diazepam 10 mg i. v. (z. B. Valium®).
- Bei erfolglosem Intubationsversuch aufgrund technischer Probleme oder anatomischer Varianten Beatmung mit Maske und Ambu-Beutel und möglichst Hilfe holen.

⚡ Notfall-Nadel-Tracheotomie bei lebensbedrohlicher Situation
Bei akuter Verlegung der oberen Luftwege und erfolglosen Intubationsversuchen 3–4 graue Braunülen® (16 G) unter Aspiration mit 10-ml-Spritze durch das Lig. conicum und den 1. Trachealring stechen (**cave:** Verletzung der Tracheahinterwand). Metallkanüle zurückziehen. Methode nur zur akuten Überbrückung bis zur Tracheotomie.

3.3.2 Extubation

Indikationen   Pat. nicht komatös, stabile Herzkreislaufverhältnisse, Atemfrequenz < 35/Min., pO_2 > 70 mmHg, pCO_2 < 45 mmHg (Berücksichtigung der Lufu vor Intubation: Bei Pat. mit Lungenerkr. auch schlechtere Werte akzeptabel!), funktionierende Schluckreflexe.

Durchführung   Material für Reintubation bereithalten, evtl. Prednisolon 150 mg i. v. (z. B. Solu-Decortin® H) etwa 30 Min. vor Extubation (Verminderung des Glottisödems durch mechanische Irritation), Pat. aufklären. Absaugen durch den Tubus, falls Sekret vorhanden. Tubusbefestigung lösen, entblocken und rasch herausziehen, Oberkörper 45° hochlagern.

Ständige Überwachung des Pat. in den nächsten Min., BGA-Kontrolle nach 10 Min.

3.3.3 Beatmung (Basiswissen)

Indikationen   Respir. Insuff. mit:
- Atemfrequenz > 35/Min.
- Art. O_2-Partialdruck (pO_2) < 50 mmHg unter O_2-Gabe (6 l/Min.).
- CO_2-Partialdruck (pCO_2) > 55 mmHg (Ausnahme: chron. Hyperkapnie, z. B. bei COLD mit Lungenemphysem).
- Zeichen der Hyperkapnie: Zyanose (kann bei O_2-Atmung fehlen: „rote Erstickung"), Kopfschmerzen, Gefäßerweiterung (Skleren, Hände), Tremor, Tachykardie, Hypertonie, Somnolenz, Hirndruckzeichen, Koma.
- Zeichen der Erschöpfung des Pat. durch erschwerte Atemarbeit.
- Bei kooperationsfähigen Pat. zunächst nichtinvasive Beatmung.
- Bei respir. insuffizienten Pat. Verlegung auf die Intensivstation einleiten!

Die beste Atmung ist die Spontanatmung!
- Immer prüfen, ob Beatmung vermeidbar!
- Atemwege frei halten (Guedel- und Wendltubus).
- Verhinderung des Alveolarkollapses durch Training der Atemmuskulatur (Giebel-Rohr: Totraumvergrößerung und Vertiefung der Atmung), Lagerung, Klopf- und Vibrationsmassagen, endotracheales Absaugen, Expektoranzien, Inhalation mit β2-Sympathomimetika.
- Ausreichende Analgesie, um schmerzbedingte Hypoventilation zu vermeiden.
- Masken-CPAP.
- Nasale O_2-Zufuhr, z. B. 2–6 l/Min. zur Behandlung einer Hypoxämie (max. F_1O_2 von 0,5 erreichbar).

Tab. 3.1 Standardeinstellung bei invasiver Beatmung

Parameter	Einstellung
Atemfrequenz	12–16/Min.
Atemzugvolumen	8 ml/kg KG (bei 70 kg z. B. 560 ml)
Atemminutenvolumen	ca. 100–130 ml/kg KG
Modus	BIPAP oder APCV
I/E-Ratio	1 : 1,5–2 im BIPAP-Modus
Inspirationszeit	0,9–1,2 Sek. im APCV-Modus
Maximaler inspiratorischer Druck (P_{insp} max)	25 cm H_2O
PEEP	5–8 cm H_2O
FiO_2	Möglichst niedrig (z. B. 0,3), nach Intubation zunächst 1,0 (also 100 %)

- Kontrolle der Tubuslage zunächst auskultatorisch, dann radiologisch oder bronchoskopisch.
- FiO_2 nach Sauerstoffsättigung (Ziel > 95 %) reduzieren.
- Weitere Umstellung nach Grunderkr., Verlauf und BGA (pO_2 Ziel > 70 mmHg).
- Falls keine KI bestehen, 30–45° Oberkörperhochlagerung (reduziert das Risiko einer Beatmungspneumonie).

4 Herz

Ulrich Stierle und Jörg Braun

4.1 Leitsymptome und ihre Differenzialdiagnose

4.1.1 Retrosternaler Schmerz

Häufigste Ursachen sind KHK (instabile Angina pect., Koronarsy.), Pleuritis, Refluxösophagitis, vertebragen, funktionell.

Diagnostische Leitfragen

- **Zunächst Ausschluss lebensbedrohlicher Ursachen:**
  - **ACS:** drückender Schmerz, „thorakale Enge", Ausstrahlung in Arme, Oberbauch, Hals-/Kieferregion. Oft belastungsabhängige Beschwerden, kardiales Ereignis in der Anamnese, kardiale Risikofaktoren (Rauchen, Übergewicht, art. Hochdruck, Diab. mell., Hyperlipoproteinämie, genetische Belastung).
  - **Aortendissektion:** plötzlicher, heftiger, evtl. reißender Schmerz, oft interskapulär, art. Hypertonie in der Anamnese, Schocksympt., Pulsstatus? Mediastinalverbreiterung im Rö, Perikarderguss.
  - **Lungenembolie:** akuter Brustschmerz mit Luftnot, evtl. atemabhängige Schmerzen, Beinvenenthrombose oder Risiko für Beinvenenthrombose? BGA, D-Dimere. Daran denken!!
  - **Spannungspneumothorax:** plötzlicher Schmerz, oft mit Dyspnoe, Lungenerkr. in der Anamnese, ggf. asthenischer Habitus. Perkussion, Auskultation, Rö-Thorax.
  - **Ulkusperforation:** Ulkuskrankheit in der Anamnese, akuter Oberbauchschmerz, bei alten Pat. auch mit geringer Sympt., NSAID-Einnahme. Palpation, Auskultation.
  - **Ösophagusschmerz:** heftiges Erbrechen, retrosternaler Vernichtungsschmerz, Dyspnoe, Zyanose, Schock, Haut-/Mediastinalemphysem bei Perforation (Boerhaave-Sy.) oder Hämatemesis bei Mallory-Weiss-Sy. Rö-Thorax, Rö-Abdomenübersicht.
  - **Tako-Tsubo-Kardiomyopathie (TCC), „Stress-Kardiomyopathie":** prim. Herzmuskelerkr. Mit transienter, v. a. linksventrikulärer myokardialer Dysfunktion bei unauffälligem Koronarstatus. Klin. wie ACS (akuter Brustschmerz, typische EKG-Veränderungen, Anstieg der myokardialen Marker im Blut). Pathophysiolog. Reaktion auf Adrenalinexzess, z. B. im Rahmen eines akuten traumatischen Ereignisses. Frauen sind wesentlich häufiger betroffen als Männer. Gute Langzeitprogn.
- **Dann andere Ursachen abklären:** vertebragen (bewegungsabhängiger Schmerz, muskuloskelettale Untersuchung), Pleuritis oder Perikarditis (atemabhängiger Schmerz), Refluxkrankheit mit Ösophagitis („Sodbrennen", meist p. p.), Pankreatitis (akuter, oft gürtelförmiger Oberbauchschmerz), Gallenkolik (akuter Oberbauchschmerz re).

!

- Bis zum sicheren Ausschluss einer lebensbedrohlichen Ursache muss der Pat. lückenlos überwacht werden.
- Jeder akute retrosternale Schmerz bedarf bis zur ätiolog. Klärung der klin. Überwachung (z. B. EKG-Monitor). Bei Zweifel an kardialer

Schmerzgenese konsequente weiterführende Diagn. in ärztlicher Begleitung (z. B. Rö-Thorax, Echo, evtl. transösophageales Echo, Lungenszinti, Oberbauchsono, Gastroskopie).
- Funktionelle Herzbeschwerden sind eine Ausschlussdiagnose.

⚡ Vorgehen bei akutem retrosternalem Schmerz (Angina pectoris)
- Labor: u. a. CK, CK-MB, GOT, HBDH, Troponin I oder T, nach 6 und 12 h wiederholen. Initial zusätzlich Troponin-Schnelltest.
- Bettruhe für 24–48 h, bei Dyspnoe O_2 über Nasensonde, Sedierung z. B. Diazepam 2–5 mg i. v. (z. B. Valium®).
- Initial Nitroglyzerinspray 2–3 Hübe, dann Nitroperfusor (▶ 19.9); NW: Hypotonie → RR-Kontrolle in kurzen Abständen! Schmerzlinderung binnen 5 Min. spricht für Angina pect.; bei fehlendem Ansprechen und V. a. Infarkt evtl. Fentanyl 0,05 mg i. v.
- EKG zum Infarktausschluss. **Cave:** EKG bis 6 h nach Infarkt in 50 % unauffällig, daher Überwachung bei infarktverdächtigem Schmerz auch bei nicht infarkttypischem EKG.
- Vorgehen bei V. a. ACS ▶ 4.4.

Weiterführende Diagnostik
- Rö-Thorax: z. B. Herzgröße, Stauungszeichen, Mediastinalverbreiterung (Aortendissektion?), pneumonisches Infiltrat, Pneumothorax, Hiatushernie, Rippenfraktur.
- Echo: regionale Wandbewegungsstörungen, Vitium, LV-Funktion. Bei V. a. Aortendissektion TEE und ggf. Angio-CT.
- Sono: Cholezystolithiasis, Pleura-, Perikarderguss, BAA.
- Spiral-CT, Pulmonalisangio bzw. Perfusions-/Ventilationsszinti zum Ausschluss Lungenembolie.
- Notfall-Koronarangio bei V. a. ACS.
- Nach Stabilisierung z. B. Belastungs-EKG, Stress-Echo oder Myokardszinti oder Stress-MRT (zum Ischämienachweis), LZ-EKG ggf. mit ST-Streckenanalyse, Gastroskopie, HWS in 2 Ebenen.

Differenzialdiagnosen
- **Angina pect.:** thorakales Druckgefühl, Beklemmung, Atemnot. Schmerzausstrahlung typischerweise in li Axilla und li Arm (meist ulnar), aber auch re Arm, Unterkiefer, Oberbauch. Auslösung durch körperliche und psychische Belastung, Kälte, Mahlzeiten. Besserung nach Nitroglyzerin. **Ätiol.:** meist KHK (▶ 4.3), Aortenvitium, art. Hypertonie, CM. DD zum Koronarsy.: kürzere Dauer, fehlende Infarktzeichen im EKG (▶ 4.4), kein Anstieg von CK, CK-MB, GOT, HBDH, Troponin neg. Hohes Risiko bei instabiler Angina pect. und pos. Troponin-Schnelltest → Überwachung wie bei akutem Koronarsy.
  - Status anginosus: anhaltender Schmerz > 15 Min., Übergang zum Präinfarktstadium fließend, im EKG meist ST-Strecken-Senkung.
  - Prinzmetal-Angina: Ruheschmerzen mit rasch reversiblen EKG-Veränderungen (ST-Hebung). **Ätiol.:** Koronarspasmen. Keine Enzymerhöhung, Arrhythmien häufig.
- **Akutes Koronarsy. (ACS):** lang anhaltender thorakaler Schmerz (fehlt beim „stummen Koronarsy."), evtl. mit Ausstrahlung wie bei Angina pect. Todes-

angst, vagale Reaktion (z. B. Schweißausbruch, Erbrechen). Oft atypische Verläufe mit Kollaps, Übelkeit, abdom. Sympt. bei Hinterwandinfarkt (▶ 4.4).

- **Lungenembolie:** Schmerzen v. a. bei Inspiration, trockener Husten, meist Dyspnoe. **Diagn.:** Anamnese (Bettlägerigkeit, Thrombose, vorausgegangene OP), EKG (nur in 50 % path. mit Tachykardie, $S_I Q_{III}$-Typ, Rechtsdrehung der Herzachse, RSR-Muster), BGA, D-Dimere, Rö-Thorax, Spiral-CT, Lungenszinti, ggf. Pulmonalisangio. Vorgehen bei Lungenembolie ▶ 6.7.1.
- **Spontanpneumothorax:** plötzliche Dyspnoe, tympanitischer Klopfschall, abgeschwächtes Atemgeräusch, typisches Rö-Bild, Vorgehen bei Pneumothorax ▶ 6.9.1.
- **Perforiertes Ulcus ventriculi:** abdom. Abwehrspannung, „bretthartes" Abdomen; Abdomenleeraufnahme im Stehen oder in Linksseitenlage zeigt in 70 % freie Luft (▶ 7.1.1, ▶ 7.4.3). Ulkusperforation mit EKG-Bild eines Hinterwandinfarkts möglich!
- **Akute Pankreatitis** (▶ 7.5.1): gürtelförmiger Oberbauchschmerz, in den Rücken ausstrahlend; α-Amylase und Lipase i. S. ↑. Sono und CT Abdomen.
- **Funktionelle Herzbeschwerden:** meist scharf umschriebene, schneidende Schmerzen von kurzer Dauer, oft über der Herzspitze lokalisiert, eher in Ruhe auftretend. Bei Verdacht Ausschluss organischer Ursachen, psychosomatische Diagn.
- **Tachykarde HRS:** Retrosternales Druckgefühl, Palpitationen, evtl. Hypotonie und Synkope.
- **Perikarditis:** Pat. sitzt leicht vornübergebeugt, präkordialer Schmerz bei Inspiration verstärkt. Tachypnoe, flache Atmung. Evtl. perikardiales Reibegeräusch. EKG zeigt ST-Hebung in fast allen Ableitungen. **Rö:** bei Perikarderguss Herz-Zwerchfell-Winkel verstrichen, evtl. Bocksbeutelform der Herzsilhouette. **Diagn.:** Auskultation, EKG, Echo.
- **Aneurysma dissecans** (▶ 5.4.5): stärkste Schmerzen mit Ausstrahlung in Rücken, Beine und Nacken. Organdurchblutung von Herz, Gehirn, Nieren, Darm und Extremitäten gestört, dadurch z. B. Hemiparesen, ANV, Schock oder Koronarsy. **Diagn.:** Rö-Thorax, Sono, CT, Aortografie.
- **Aneurysma verum** (thorakales Aortenaneurysma): **Ätiol.:** Atherosklerose, Marfan-Sy., Trauma. Häufig ohne Sympt., Zufallsbefund im Rö-Thorax. Thorakale Schmerzen, Husten, Dyspnoe durch Kompression der Hauptbronchien, Dysphagie. Rekurrensparese mit Heiserkeit. Horner-Sympt. (Ptosis, Miosis, Enophthalmus). **Diagn.:** Rö-Thorax, CT, Aortografie. **Ther.:** operativ, Gefäßprothese.
- **Erkrankungen der Pleura:** Pleuraerguss, Pleuritis sicca (▶ 6.9.3), Pleuraemphysem, benigne und maligne Pleuratumoren.
- **Zwerchfellhernie:** überwiegend nächtl., im Liegen verstärkte Schmerzen.
- Vom **Ösophagus** ausgehende Schmerzen (z. B. heftiges Sodbrennen).
- **Weitere:** Mediastinitis, Mediastinaltumor, hypertone Krise, Gallenkolik, muskuloskelettale Schmerzen.

4.1.2 Zyanose

Blaurote Färbung v. a. von Lippen und Akren. Tritt auf, wenn Konz. des reduzierten Hb > 50 g/l. Bei Anämie kann Zyanose fehlen.
- **Zentrale Zyanose:** O_2-Sättigung des art. Bluts ↓ (blaue Zunge).
- **Periphere Zyanose** (Akrozyanose): verstärkte O_2-Ausschöpfung = vergrößerte a. v. O_2-Differenz des Bluts, z. B. bei Herzinsuff. (durch periphere Hypoperfusion). Zunge bleibt rot.

Differenzialdiagnosen Die diagn. Zuordnung erfolgt durch Anamnese, körperliche Untersuchung, EKG, Rö-Thorax, BGA, Lufu und Echo.

- **Lungenerkr.** (häufiger zentrale Zyanose): Ventilationsstörung (z. B. Lungenemphysem, Asthma bronchiale, Pneumothorax); Diffusionsstörungen (z. B. Pneumonie, Lungengerüsterkr.); intrapulmonale a. v. Shunts (z. B. bei Obstruktion, Gefäßvarianten). Störungen des Atemantriebs (z. B. Pickwick-Sy.).
- **Herzerkr.:** periphere „Ausschöpfungszyanose" bei Herzinsuff. Zentrale Zyanose bei Vermischung von venösem und art. Blut durch Re-li-Shunt (z. B. bei Fallot-Anomalie, Pulmonalstenose mit Vorhofseptumdefekt, Eisenmenger-Komplex, Transposition der großen Gefäße, Ebstein-Anomalie mit Vorhofseptumdefekt). Meist Spätsymptom.
- **Andere Ursachen:** Methämoglobinämie, z. B. durch Nitrosegase, Nitrit, G6PD-Mangel, Hämoglobinopathien (▶ 13.2), vegetative Dystonie (kühle, schwitzende, bläuliche Haut durch Dilatation der Venolen bei eng gestellten Arteriolen), Polyglobulie, Kryoglobulinämie, Kälteagglutininkrankheit.

Diagnostik
- Anamnese: kardiale und pulmonale Vorerkr.
- Klinik: Uhrglasnägel und Trommelschlägelfinger bei chron. Hypoxämie, „maulvolles" Sputum bei Bronchiektasen. Emphysemthorax?
- Auskultation: Lunge (Spastik, Pneumonie, Emphysem), Herz (DD ▶ 4.2.1).
- Labor: BGA, BSG, CRP (bei Inf. ↑), BB (Polyglobulie bei chron. Hypoxie).
- EKG (▶ 4.2.4): Rechtsherzbelastung, Hypertrophie, Rhythmusstörungen.
- Lufu-Diagn. ▶ 6.2.3.
- Rö-Thorax: Lungenstauung? Pleuraerguss? Herzgröße? Hinweis auf Herzvitium?
- Evtl. Echokardiografie, Thorax-CT, Linksherzkatheter.

4.1.3 Obere Einflussstauung

Deutliche Schwellung der Halsvenen durch Kongestion des Bluts vor dem re Herzen. Jugularvenöser Puls (JVP) bei 45°-Lagerung des Oberkörpers sichtbar.

Differenzialdiagnosen
- **Herzerkr.:** Rechtsherzinsuff. (z. B. Cor pulmonale; ▶ 6.7.2), dekompensierte Linksherzinsuff. (mit konsekutiver Rechtsherzinsuff.), Mitralstenose, Pericarditis constrictiva, Herzbeuteltamponade.
- **Bronchial-Ca** (▶ 6.6.1): Horner-Sy.?
- **Raumforderungen:** mediastinale Tumoren, Struma, maligne Lymphome (häufig Hodgkin-Lymphom; ▶ 13.5.1) mit Infiltration oder Kompression der V. cava superior.
- **Aortenaneurysma** mit Kompression der V. cava superior.

> Immer auch auf Zeichen der unteren Einflussstauung (z. B. schmerzhafte Hepatomegalie ▶ 8.5.2) achten!

4.1.4 Herzklopfen, Herzrasen

Herzklopfen (Palpitationen): Empfinden des eigenen Herzschlags.

Differenzialdiagnosen
- Extrasystolie ▶ 4.6.2.
- Paroxysmale Tachykardien (▶ 4.6.2): abrupt beginnende Anfälle von Herzrasen bei regelmäßigem oder unregelmäßigem Rhythmus, z. B. bei Präexzitationssy. (z. B. WPW- oder LGL-Sy.). Bei supraventrikulärem Ursprung kann der Rhythmus durch Vagusreizung oft verlangsamt werden (z. B. durch Karotissinusdruck oder Trinken kalten Wassers).
- Kammertachykardie: Schocksympt.
- Vorhofflimmern/Vorhofflattern (▶ 4.6.2): peripheres Pulsdefizit, abs. Arrhythmie im EKG. Bei neu aufgetretenem Vorhofflimmern Konversionsversuch ▶ 4.6.2.
- Hyperthyreose (▶ 12.1.6), Anämie (▶ 13.1.1), Fieber, Hypoglykämie (▶ 16.1.6), Angstreaktion.
- Hypovolämie: Exsikkosezeichen, Schocksympt.
- Orthostatische Hypotonie: Sympt. bei plötzlichem Lagewechsel.
- Menopause: Schweißausbrüche, Hitzewallungen, typische Zyklusanamnese.
- Genussmittelmissbrauch: von Tabak, Kaffee, Alkohol u. a. Drogen.
- Medikamente: z. B. SD-Hormone, Katecholamine, Theophyllin, MAO-Hemmer, Antihypertensiva, β2-Sympathomimetika.
- Hyperkinetisches Herzsy. mit Angst. Ausschlussdiagnose.

Diagnostisches Vorgehen Anamnese (Blässe, Müdigkeit, Schwindel, Bewusstseinsverlust, Dauer der Beschwerden, auslösende Faktoren, Fremdanamnese), EKG, LZ-EKG, Belastungs-EKG, Rö-Thorax, Echo, SD-Diagn. Vorgehen bei Rhythmusstörungen ▶ 4.6.

4.1.5 Synkope

Spontan reversibler, kurzzeitiger Bewusstseinsverlust durch zerebrale Hypoperfusion (z. B. durch Rhythmusstörung), verminderten venösen Rückfluss (Orthostase, vagovasale Synkope) oder zerebrovaskuläre Insuff. Meist idiopathisch, vagovasal oder kardiovaskulär. Ther. Konsequenzen hat v. a. der Nachweis von rhythmogenen (antiarrhythmische Ther.) und vaskulären Ursachen (z. B. Antikoagulation).

Differenzialdiagnosen
- Koronarsy. ▶ 4.4, akute Linksherzdekompensation ▶ 4.5.2.
- **Orthostatische Hypotonie:** bei Wechsel aus liegender in die aufrechte Position. Diagn. und Ther. ▶ 5.3.4.
- **Vagovasale und neurokardiogene Synkope:**
  - Oft rezid. „Ohnmacht".
  - Warnzeichen: Übelkeit, Blässe, Schwitzen, Gähnen, Tachypnoe, Schwäche, Verwirrtheit, Mydriasis, Tachykardie oder Bradykardie, art. Hypotonie.
  - Auslöser: z. B. warme, überfüllte Räume, langes Stehen, Schreck, Schmerzen.
  - Diagn.: Anamnese!
  - Ther.: Pat. hinlegen, Beine hoch. Medikamente: evtl. Atropin bis 1,0 mg i. v., Volumengabe.
  - Sonderformen: Miktionssynkope (durch nächtl. Hypotonie, orthostatischer RR-Abfall und vagovasale Reaktion beim Pressen = Valsalva-Mechanismus), Husten- und Lachsynkope.

- **Adams-Stokes-Anfall:**
  - Asystolische Form: meist durch intermittierenden totalen AV-Block: Sick-Sinus-Sy. bei KHK oder anderen kardialen Grundkrankheiten. Klinik: fehlender Ersatzrhythmus, Asystolie, Zyanose, Apnoe, Krampfanfall. Nach Einsetzen des ventrikulären Ersatzrhythmus meist rasches Erwachen ohne Residualsympt. (DD: epileptischer Anfall).
  - Tachysystolische Form: zerebrale Minderdurchblutung durch anhaltende Kammertachyarrhythmien.
  - Diagn.: in EKG und LZ-EKG brady- oder tachykarde HRS.
  - Ther.: antiarrhythmische Ther. bei tachysystolischer Form (▶ 4.6.2), Schrittmacherimplantation bei asystolischer Variante. Ungünstige Progn.
- **Karotissinus-Sy.:** hypersensitiver Karotissinus; reflektorische Vaguswirkung führt zur Bradykardie durch AV- (oder SA-)Blockierung. Synkope ohne Prodromi, oft durch Kopfbewegungen oder Karotisdruck (Rasur), aber auch spontan. Myoklonien und Asystolie kommen vor. Diagn.: Karotissinus-Druckversuch (s. u.), Langzeit-EKG. Ther.: Schrittmacherimplantation.
- **Drop-Attack:** Versagen der Beine meist ohne Bewusstseinsverlust, Ursache unklar, oft bei älteren Pat.; keine Prodromi; Verletzungen häufig, keine Änderung der Gesichtsfarbe während der Synkope.
- **TIA** (▶ 15.3.2): bei Stenose, Verschluss oder Aneurysma (selten) der extra- oder intrakraniellen Gefäße, bei art. Thrombembolien, z. B. bei Vorhofflimmern.
- **Epileptischer Anfall** (▶ 15.3.1): vor dem Anfall oft „Aura". Zungenbiss, Urinabgang, Bewusstseinsverlust, nachher postiktaler Schlaf. Fremdanamnese erheben!
- **Hypoglykämie** (▶ 16.1.6). Diagn.: BZ während der Synkope!

Basisdiagnostik
- **Anamnese:** wichtigste diagn. Maßnahme ist die genaue Anamnese, möglichst zusätzlich Fremdanamnese erheben:
  - Schwarzwerden vor den Augen, Tinnitus, Schwindel und Übelkeit → vagovasale Reaktion.
  - Synkope nach Lagewechsel (z. B. Aufstehen) → orthostatische Dysregulation.
  - Aura, postiktaler Dämmer- oder Verwirrungszustand → epileptischer Anfall.
  - Synkope bei körperlicher Belastung → kardiogen.
  - Heißhunger, bekannter Diab. mell. → Hypoglykämie.
  - Synkope nach Husten, Lachen, Miktion, Stuhlgang → pressorisch, postpressorisch.
  - Synkope mit Verletzung → rhythmogen.
  - Synkope nach Drehen oder Neigen des Kopfs → Karotissinus-Sy.
  - Synkope nach Armarbeit → Subclavian-Steal-Syndrom.
  - Kribbelparästhesien → Hyperventilationssy.
- **Körperliche Untersuchung:** Arrhythmie (Adams-Stokes-Anfall)? RR-Differenz > 20 mmHg (thrombogener Aortenbogen, Subclavian-Steal-Syndrom)? Herzgeräusch (Vitium)? Strömungsgeräusch über den Karotiden (Karotisstenose)? Verletzungen (häufig bei kardialer Synkope, selten bei vagovasaler/orthostatischer Synkope)?
- **EKG:** AV-Block, Arrhythmie, Extrasystolen, Ischämie- oder Infarktzeichen.
- **LZ-EKG:** Pausen? Intermittierender AV-Block? Wichtige Untersuchung!
- **Schellong-Test** (▶ 5.3.4) zum Nachweis einer orthostatischen Dysregulation.

Weiterführende Diagnostik

- Doppler-Sono zum Nachweis von Stenosen der Aa. carotides internae, Aa. vertebrales oder von intrakraniellen Umgehungskreisläufen.
- Rö-Thorax, Echo transthorakal und ggf. transösophageal (Vorhofthromben, Vitium, regionale Wandbewegungsstörungen, CM), Ergometrie, ggf. Koronarangio, elektrophysiolog. Untersuchung.
- EEG, CCT mit Kontrastmittel bei V. a. Hirninfarkt, Hirntumor.
- **Karotisdruckversuch:**
  - **Vorbereitung:** Karotiden auskultieren. Kein Karotisdruckversuch bei V. a. ipsilaterale Karotisstenose. Atropin (1 mg) als Bedarfsmedikament bereithalten. EKG (12-Kanal) und RR-Messung während des Versuchs.
  - **Durchführung:** leichte Kopfdrehung des Pat. Unter ständiger EKG-Kontrolle mittelstarker Karotisdruck oder Karotissinusmassage (> 5 Sek., Klingelknopf-Druckstärke).
  - **Auswertung:** Normal sind ein Frequenzabfall bis max. 25 % der Ausgangsfrequenz, eine geringe PQ-Verlängerung (max. AV-Block I.°) sowie ein leichter RR-Abfall. Mit zunehmendem Alter ist die Reflexantwort ausgeprägter. Pos. Ergebnis: RR-Abfall > 50 mmHg (vasopressorischer Typ) bzw. Asystolie > 3 Sek. (kardioinhibitorischer Typ). Klinik bei Karotisdruckversuch muss der spontan aufgetretenen Klinik entsprechen.
- **Kipptisch-Untersuchung:**
  - EKG und art. Druckmessung im Liegen und nach anschließender Orthostasebelastung zum Nachweis neurokardiogener Synkopen. Ziel ist die Provokation einer Bradykardie, Asystolie bzw. Hypotonie („pos. Test"). Monitorüberwachung, Reanimationsbereitschaft!
  - **Durchführung:** 10–15 Min. Ruheperiode im Liegen. Tisch um 70° kippen. Pat. muss auf beiden Füßen stehend max. 20 Min. in dieser Position verbleiben. Dokumentation von EKG und RR alle 1–2 Min. Vorzeitiger Abbruch bei Synkope oder Präsynkope (Schwindel, Brechreiz) mit Hypotonie (RR < 80 mmHg bzw. RR-Abfall > 30 mmHg), Bradykardie, Sinusbradykardie < 40/Min., SA-Block oder AV-Block, Asystolie.

4.2 Diagnostische Methoden

4.2.1 Auskultation des Herzens

Herzrhythmus

Frequenz, Regelmäßigkeit, peripheres Pulsdefizit (gleichzeitige Auskultation und Tasten des Pulses: Differenz weist auf Vorhofflimmern bzw. Extrasystolen hin). ▶ Abb. 4.1.

Herztöne (HT)

- **1. HT:** niederfrequenter „Myokardanspannungs- bzw. AV-Klappenschlusston". P. m. Erb. An der Herzspitze lauter als der 2. HT.
  - Laut bei „Stress", z. B. Fieber, Anämie, Gravidität, Hyperthyreose.
  - Paukend bei Mitralstenose.
  - Gedämpft bei Kontraktilitätsverminderung, z. B. Herzinsuff., Infarkt, Perikarderguss, Myokarditis.
  - Hörbar gespalten bei Schenkelblöcken und Extrasystolie.

- **2. HT:** höherfrequenter „Semilunarklappenschlusston". P. m. Herzbasis („Erb").
  - Laut bei Aortensklerose, Hypertonus.
  - Abgeschwächt oder fehlend bei Aortenstenose.
  - Physiolog. Spaltung: bei Inspiration verstärkt. Aortenklappe schließt vor Pulmonalklappe.
  - Paradoxe Spaltung: bei Exspiration verstärkt, Pulmonalklappe schließt vor Aortenklappe. Bei Linksschenkelblock (LSB), Hypertonus, Aortenisthmusstenose.
  - Fixierte Spaltung bei Vorhofseptumdefekt (Druckausgleich auf Vorhofebene).
  - Weite Spaltung bei pulmonaler Hypertonie und Rechtsschenkelblock.
- **3. HT:** ventrikulärer Füllungston in der frühen Diastole → protodiastolischer Ventrikelgalopp. DD: im Vergleich zum 2. HT später, im Vergleich zum Mitralöffnungston (MÖT) dumpfer und ebenfalls später. P.m. Herzspitze. Beim Erw. nur bei rascher Ventrikelfüllung oder gestörter linksventrikulärer Dehnbarkeit, z. B. bei Mitralinsuff., Herzinsuff., CM und Koronarsy. (Vorlast ↑). Bei Kindern und Jugendl. häufig und physiolog. (mit Glocke des Stethoskops auskultieren).
- **4. HT:** niederfrequenter Kammerfüllungston nach der Vorhofkontraktion kurz vor dem 1. HT → Vorhofgalopp. DD: im Vergleich zum 1. Anteil eines gespaltenen 1. HT leiser und niederfrequenter. P.m. Erb. Hörbar bei verstärkter Vorhofkontraktion und gestörter linksventrikulärer Dehnbarkeit, bei Herzinsuff., Hypertonus (häufig), Aortenstenose, Koronarsy. Bei Jugendl. physiologisch.

- **Summationsgalopp:** Zusammentreffen von 3. und 4. HT, z. B. bei Tachykardie.
- **Ejection Click:** Dehnungstöne, z. B. bei poststenotischer Erweiterung der Aorta oder A. pulmonalis; P. m. 2. ICR re/li parasternal.
- **MÖT:** diastolischer Zusatzton über 5. ICR li parasternal bei Mitralstenose.

Herzgeräusche

Jeweils Zeitpunkt, Lautstärke (übliche Skala ⅙–⁶⁄₆), Frequenz (hoch-, niederfrequent), Atemabhängigkeit und P. m. feststellen. Auf Fortleitung in A. carotis, Axilla oder Rücken achten. Ausführliche Beschreibung der Nebengeräusche ▶ 4.9.

- **DD Systolikum:** Mitral- und Trikuspidalinsuff. (Pansystolikum). Aorten-(Pulmonal-)Stenose (spindelförmig, fortgeleitet in die Karotiden). Ventrikelseptumdefekt (VSD). Aorteninsuff. (dabei meist relative Aortenklappenstenose durch erhöhtes Gesamtschlagvolu-

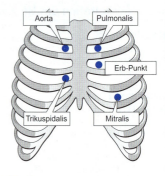

Abb. 4.1 Auskultationsareale [L106]

men, keine Fortleitung in die A. carotis). Vorhofseptumdefekt (ASD, durch relative Pulmonalstenose), offener Ductus Botalli (Maschinengeräusch).

- **DD Diastolikum:** Mitralstenose (Mitralöffnungston, ▶ Abb. 4.2). Aorteninsuff. (frühdiastolisches Decrescendo). Offener Ductus Botalli (Maschinengeräusch).
  - **Austin-Flint-Geräusch:** durch linksventrikuläre Füllungsbehinderung bei Aortenklappeninsuff.
  - **Graham-Steel-Geräusch:** hochfrequentes Frühdiastolikum. P.m. 3. ICR li parasternal (rel. Pulmonalisinsuff. infolge pulmonaler Hypertonie).
- **Funktionelle Herzgeräusche:** entstehen ohne organische Herzveränderung; P.m. meist nicht exakt lokalisiert, selten holosystolisch, z.B. bei schwerer körperlicher Arbeit, Fieber (HZV ↑), Anämie (Blutviskosität ↓), Gravidität, Hyperthyreose.
- **Akzidentelles Herzgeräusch:** bei Gesunden, meist Jugendl.; ohne strukturelle oder funktionelle Herzveränderungen. Geräusch meist leise, umschrieben, nicht ausstrahlend, evtl. Verschwinden nach Lagewechsel. Nie diastolisch!

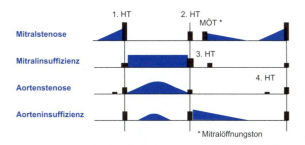

Abb. 4.2 Typische Auskultationsbefunde bei Herzklappenfehlern [L190]

Lautstärke des Herzgeräuschs
⅙ Sehr leise, nur während Apnoe in geräuschloser Umgebung zu hören.
²∕₆ Leise, aber auch während des Atmens zu hören.
³∕₆ Mittellautes Geräusch, nie tastbares Schwirren.
⁴∕₆ Lautes Geräusch, meistens Schwirren.
⁵∕₆ Sehr lautes Geräusch, immer Schwirren.
⁶∕₆ Extrem lautes Geräusch, bis 1 cm Abstand von Thoraxwand zu hören.

4.2.2 Zeitintervalle des Herzzyklus

▷ Abb. 4.3.

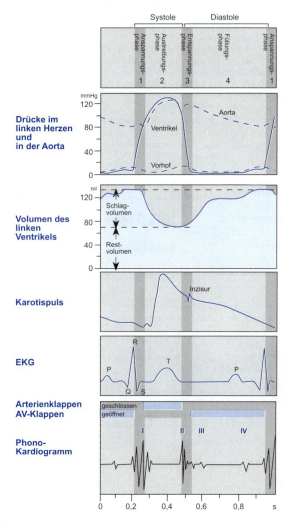

Abb. 4.3 Zeitintervalle des Herzzyklus [A300]

4.2.3 EKG: Durchführung und Auswertung

Ableitungen

- Bipolare Extremitätenableitungen (I, II, III) nach Einthoven.
- Unipolare Ableitungen nach Goldberger: aVR, aVL, aVF (Cabrera-Kreis ▶ Abb. 4.4).
- Unipolare Brustwandableitungen nach Wilson: V_1–V_6.
- Spezialableitungen (Platzierung der Elektroden in Höhe V_4) (▶ Abb. 4.5):
    - V_7: hintere li Axillarlinie.
    - V_8: mittl. li Skapularlinie.
    - V_9: li Paravertebrallinie.
- Rechtsthorakale Ableitungen: V_3R–V_6R spiegelbildlich in den entsprechenden linksseitigen Ableitungen. Ind.: V. a. Rechtsherzinfarkt, rechtsventrikuläre Hypertrophie.

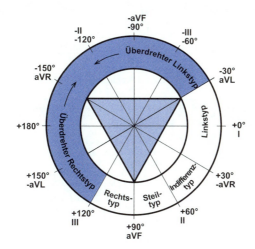

Abb. 4.4 Cabrera-Kreis [L190]

Befundung

- **Herzfrequenz:** Regel: 300 dividiert durch Abstand in Zentimeter zwischen 2 R-Zacken (bei 50 mm/Sek. Papiergeschwindigkeit).
- **Zeiten:** Lagetypbestimmung (▶ Tab. 4.1), Rhythmus (▶ Tab. 4.2), Beurteilung und Ausmessen von P-Zacke (Abl. II, ▶ Abb. 4.6), PQ-Dauer, QRS-Komplex, ST-Strecke, T-Welle, QT-Dauer und U-Welle. PQ- und QT-Dauer sind frequenzabhängig.

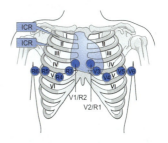

Abb. 4.5 Platzierung der EKG-Elektroden [L106]

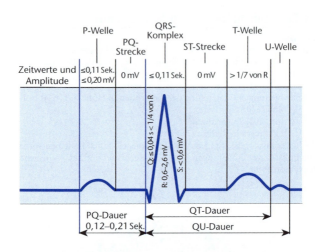

Abb. 4.6 Physiologische Zeitwerte und Amplituden im EKG [A300]

Tab. 4.1 Bestimmung und diagnostische Bedeutung der EKG-Lagetypen			
Lagetyp	**Herz-achse**	**EKG-Kriterium**	**Bedeutung**
Überdrehter Linkstyp	< –30°	aVL > I und größter Ausschlag in II negativ	Linksanteriorer Hemiblock, z. B. bei KHK, erworbenen Herzvitien mit Linksherzhypertrophie, inferiorem Myokardinfarkt. Häufigstes Blockbild im EKG
Linkstyp	–30 bis +30°	I > II. Wenn größter Ausschlag in II neg. → überdrehter Linkstyp	Bei Linksherzbelastung, Adipositas, physiolog. bei Alter > 45 J.
Indifferenztyp	30–60°	II > I > III	Physiologisch
Steiltyp	60–90°	II > III > I	Physiolog. nur bei Jugendl. Bei Adipositas und älteren Menschen, bei denen Linkstyp erwartet wird, Hinweis auf Rechtsherzbelastung
Rechtstyp	90–120°	III > II. Ist in I keine R-Zacke → überdrehter Rechtstyp	Physiolog. bei Kindern, weist bei Erw. auf Cor pulmonale bzw. Rechtsherzbelastung hin
Überdrehter Rechtstyp	> 120°		Immer path., z. B. bei Rechtsherzhypertrophie, linksposteriorem Hemiblock, bei angeborenen Herzfehlern
Sagittaltyp (Herz „liegt" waagerecht)		RS in I, II, III durch Herzkippung um die Horizontalachse	Bei Adipositas, Cor pulmonale, Lungenembolie

Tab. 4.1 Bestimmung und diagnostische Bedeutung der EKG-Lagetypen *(Forts.)*

Lagetyp	Herz-achse	EKG-Kriterium	Bedeutung
Niedervoltage (< 0,5–0,7 mV)			Ableitungsfehler (Eichzacke!), Adipositas, Perikarderguss, Perikardkonstriktion, Lungenemphysem, Hypothyreose

4.2.4 EKG: pathologische Befunde

Tab. 4.2 Rhythmus

	Grundrhythmus regelmäßig	Grundrhythmus unregelmäßig
QRS-Komplex schmal	• Sinusrhythmus (pos. P in I–III) • Ektoper Vorhofrhythmus (meist neg. P in I–III) • Akzelerierter AV-nodaler Rhythmus (häufig kein P erkennbar) • Vorhofflimmern/-flattern mit „Pseudoregularisierung" (kein P, Flimmerwellen in V_1)	• Supraventrikuläre Extrasystolie (meist nichtkompensatorische Pause) • Abs. Arrhythmie bei Vorhofflimmern (häufig, keine P-Wellen) • Vorhofflattern/Vorhoftachykardie mit wechselnder Überleitung (Flatterwellen v. a. in II, III, aVF) • Sinusarrhythmie (PQ-Zeit meist konstant) • Polytope atriale Ektopie („wandernder Schrittmacher"; wechselnde P-Morphologie und PQ-Zeit)
QRS-Komplex breit	• Wie oben mit vorbestehendem Schenkelblock • Akzelerierter idioventrikulärer Rhythmus (atypischer Lagetyp, P nicht übergeleitet) • Präexzitationssy. (WPW-Sy.: verkürzte PQ-Zeit, Deltawelle)	• Wie oben mit vorbestehendem Schenkelblock • Ventrikuläre Tachykardie: weit überdrehter Rechts- oder Linkstyp, durchgehend pos. oder neg. QRS-Komplexe in V_{1-6} (Konkordanz), beweisend sind „capture beats" und „fusion beats"
QRS-Komplex wechselnd	• Intermittierender Schenkelblock (P meist nachweisbar) • Intermittierendes Präexzitationssy.	• Ventrikuläre Extrasystolie • Supraventrikuläre Extrasystolie mit frequenzabhängigem Schenkelblock

Tachykarde Rhythmusstörungen ▶ 4.6.2
Bradykarde Rhythmusstörungen ▶ 4.6.4

Veränderungen der P-Welle

- Normal < 0,20 mV, ≤ 0,11 Sek.
- Abgeflachtes P in II bei Linkstyp: kein Krankheitswert. DD: Vagotonie, Hypothyreose, CM.
- ① Biphasisches P ohne Verbreiterung: meist physiolog.; evtl. Läsion der linksatrialen Leitungsbahn, Vorhofinfarkt, ektopes Reizbildungszentrum.
- ① Biphasisches P > 0,11 Sek. in I, II, V_5 und V_6 (P-mitrale): Mitralstenose, konstriktive Perikarditis.
- ② Überhöhtes, spitzes P in II, III und aVF: P-pulmonale bei Überlastung des re Vorhofs.
- Verbreitertes, überhöhtes P: P-cardiale bei Überlastung beider Vorhöfe.
- Neg. P: ektoper Vorhofrhythmus, Leitungsstörung. Bei Linkstyp in III ohne Krankheitswert.
- ③ Wechselndes P: wandernder Vorhofschrittmacher, Extrasystolen, Rhythmusstörungen.
- ④ Kein P abgrenzbar, RR-Abstand wechselnd (Zirkeltest): abs. Arrhythmie (Vorhofflimmern), AV-Rhythmus.

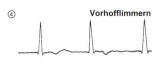

Veränderungen der PQ-Dauer

! Die PQ-Dauer entspricht der AV-Überleitungszeit. Die normale PQ-Dauer ist frequenzabhängig: Obergrenze bei 50/Min. 0,21 Sek., bei 60/Min. 0,2 Sek., 70/Min. 0,19 Sek., 120/Min. 0,14 Sek.
- ⑤ Verkürzte PQ-Zeit (< 0,12 Sek.):
  - Normale P-Welle: bei Tachykardie, WPW-Sy. ▶ 4.6.2.
  - Verformte P-Welle: atriale Reizbildungs- oder Reizleitungsstörung.
- ⑥ Verlängerte PQ-Zeit:
  - Normale P-Welle: AV-Block I.°
  - Verformte P-Welle: Vagotonie; infektiös-toxische, degenerative und traumatische Herzerkr., supraventrikuläre Extrasystolen.

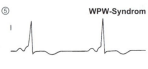

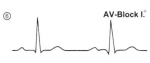

- ⑦ Zunehmende PQ-Zeit, Ausfall eines QRS-Komplexes: Wenckebach-Periodik bei AV-Block II.° ▶ 4.6.4.
- ⑧ Normale PQ-Zeit mit Kammersystolenausfall (kein QRS-Komplex nach P) AV-Block II.°Typ II (Mobitz II).

⑦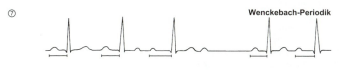

Wenckebach-Periodik

⑧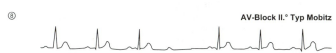

AV-Block II.° Typ Mobitz

Veränderungen der Q-Zacke

! ≤ 0,03 Sek. in V_4–V_6 normal, in V_1–V_2 immer path.

- ⑨ Verbreiterte, plumpe Q-Zacken bei Infarkt: > 25 % der Amplitude der R-Zacke, > 0,04 Sek.
- Kleine Q-Zacken in V_2–V_4: Bei linksanteriorem Hemiblock.
- Fehlende Q-Zacke in I, aVL, V_4–V_6, besonders bei Linkstyp: Nekrosen im Kammerseptum, LSB, WPW-Sy.
- Tiefe Q-Zacke in V_5–V_6: Linksherzhypertrophie.

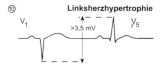

⑨ **Pathologisches Q**

Veränderungen des QRS-Komplexes

- ⑩ Linksherzhypertrophie:
  - Überdrehter Linkstyp.
  - Hohes R in I (> 2 mV), in aVL (> 1,1 mV) und in $V_{5/6}$ (> 2,6 mV).
  - Tiefes S in III, aVR und V_1–V_3.
  - Tiefes, breites Q in $V_{5/6}$.
  - Präterminal neg. T in $V_{5/6}$.
  - R in V_5 + S in V_1 > 3,5 mV (Sokolow-Index).
  - P-sinistrokardiale.

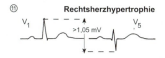

⑩ **Linksherzhypertrophie**

V_1 >3,5 mV V_5

- ⑪ Rechtsherzhypertrophie:
  - Rechtstyp.
  - R in V_1 > 0,7 mV.
  - S in V_1 < 0,03 mV, R in $V_{5/6}$ klein.
  - S in $V_{5/6}$ tief.
  - Rechtsschenkelblock.
  - Präterminal neg. T in $V_{1/2}$.
  - R in V_1 + S in V_5 > 1,05 mV.
  - P-dextrokardiale.

⑪ **Rechtsherzhypertrophie**

V_1 >1,05 mV V_5

QRS verbreitert (> 0,10 Sek.)

- ⑫ Linksschenkelblock (LSB):
  - Inkomplett: QRS-Zeit ≤ 0,11 Sek.
  - Komplett: QRS-Zeit > 0,11 Sek. Deformierter QRS-Komplex in I, II, aVL, $V_{5/6}$, ST-Senkung mit präterminal neg. T in I, II, aVL, V_5 und V_6. **Cave:** Endstreckenbeurteilung und Infarktdiagnose kaum möglich!

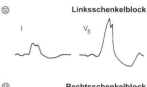

Linksschenkelblock

  - Linksanteriorer Hemiblock (LAHB): überdrehter Linkstyp, S-Zacken in V_2–V_6 kleine Q-Zacken, in V_2–V_4, evtl. ST-Senkung in $V_{5/6}$.

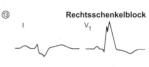

Rechtsschenkelblock

  - Linksposteriorer Hemiblock (LPHB): überdrehter Rechtstyp, selten.
- ⑬ Rechtsschenkelblock (RSB):
  - Inkomplett: QRS-Zeit < 0,11 Sek., doppelgipfliges R (RSR'-Form) in V_1 und aVR.
  - Komplett: QRS > 0,11 Sek., QR-Zeit > 0,08 Sek. (oberer Umschlagpunkt), M-förmig deformierter QRS-Komplex v. a. in V_1 und aVR.

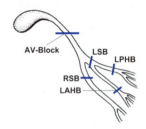

- Linksanteriorer Hemiblock + Rechtsschenkelblock: überdrehter Linkstyp + Zeichen des RSB. Häufigster bifaszikulärer Block.

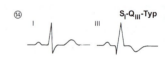

S_I-Q_{III}-Typ

- QRS-Knotung ohne Verlängerung: intraventrikuläre Erregungsausbreitungsstörung ohne typisches Schenkelblockmuster.
- ⑭ S_I-Q_{III}-Typ: z. B. Lungenembolie, akutes Cor pulmonale.

Erregungsrückbildungsstörungen

ST-Streckensenkung
- Aszendierend: unspezif. ⑮
- Konvexbogig: z. B. bei Linkshypertrophie in I, aVL, $V_{5/6}$; bei Rechtshypertrophie in III, aVR, $V_{1/2}$; bei Linksschenkelblock zusätzlich QRS-Verbreiterung und T-Negativierung.
- Muldenförmig: z. B. Digitaliswirkung ⑯, zusätzlich QT-Verkürzung, PQ verlängert, präterminal neg. T, evtl. kleine U-Welle.
- Deszendierend ⑰, z. B. Koronarinsuff.

ST-Streckenhebung
! Nicht path. Hebungen in V_2-V_4 bei vagotonen Jugendl. möglich! Koronarsy. (▶ 4.4).
- Herzwandaneurysma: monatelange Persistenz des II. Infarktstadiums. ⑱
- Lungenembolie (▶ 6.7.1): $S_I Q_{III}$-Typ, inkompletter RSB, S bis V_6.

- Perikarditis ⑲: konvexbogige ST-Hebung in allen Ableitungen, Fehlen infarkttypischer Veränderungen wie R-Verlust, path. Q; bei Perikarderguss Niedervoltage (⑳) möglich.

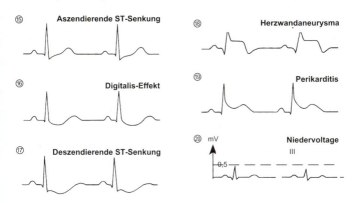

Veränderungen der T-Welle
! Normal neg. in aVR und V_1, bis etwa zum 30. Lj. auch in V_2.
- „Hohes" T: Vagotonie → Sinusbradykardie, abgeflachte, mäßig verbreiterte P-Welle, aszendierende, leicht gehobene ST-Strecke; hohe, spitze T-Wellen v. a. linkspräkordial und in den Extremitätenableitungen; AV-Block I.; I. Phase des Herzinfarkts („Erstickungs-T"), Hyperkaliämie (QT-Verkürzung; spitze, hohe T-Welle).
- T-Abflachung: Hypokaliämie (QT-Verlängerung, U-Welle, in schweren Fällen Verschmelzung von T- und U-Welle), Myokarditis, KHK, beginnende Linksherzhypertrophie.
- Präterminal neg. T: normal in III, bei Jugendl. auch in V_3–V_4. Path. bei Linksherzhypertrophie, KHK, Digitalis, Perikarditis.
- Terminal neg. T: Außenschichtischämie (nicht transmuraler Infarkt), Peri-, Myokarditis, Intox., rheumatische oder neoplastische Infiltration.

U-Welle
! Der T-Welle folgende Potenzialschwankung.
- Hohe U-Welle: Vagotonie, Bradykardie, Sportlerherz, Hypokaliämie, Hyperthyreose, ZNS-Erkr.
- Neg., biphasische U-Welle: stets path.; bei Linksherzhypertrophie (insb. in I, V_4–V_6), Rechtsbelastung (insb. in II, III, V_1–V_2), KHK (oft gleichzeitig ST-Streckensenkung), nach Koronarsy., Lungenembolie, Schenkelblock, Extrasystolie.

4.2.5 Langzeit-EKG

EKG-Registrierung einer längeren Phase, i. d. R. 24 h.

Indikationen Synkopendiagn. Extrasystolie, bradykarde und tachykarde HRS; zur Beurteilung des ther. Erfolgs bzw. proarrhythmischer NW von Antiarrhythmika. Diagn. der stummen Myokardischämie mittels ST-Streckenanalyse. Schrittmacherkontrolle.

Technik Über Brustwandableitungen, meist 2 Kanäle, mit kontinuierlicher Aufzeichnung (Rekorder an Gürtel befestigt), Patientenprotokoll.

Beurteilung Herzfrequenz (min., max., Tag-Nacht-Rhythmus), Sinusrhythmus, abs. Arrhythmie, Klassifizierung der VES (nach Lown, ▶ Abb. 4.15), Pausen, ST-Streckenanalyse.

4.2.6 Belastungs-EKG (Ergometrie)

Kontinuierliche EKG-Registrierung (möglichst 12-Kanal) unter körperlicher Belastung (Fahrrad, Laufband). Belastungssteigerung alle 2 Min. um 25–50 Watt, Frequenz- und RR-Messung. Möglichkeit zur Reanimation muss gegeben sein (funktionstüchtiger Defibrillator, Intubationsbesteck, Ambubeutel).

Indikationen
- V. a. KHK. Beurteilung des STT-Verhaltens als Ischämieindikatoren.
- Beurteilung der Belastbarkeit, z. B. nach Koronarsy., Herz-OP. Belastungsäquivalente ▶ Tab. 4.3.
- HRS, z. B. belastungsabhängiges Auftreten von Extrasystolen, vagotoner Sinusbradykardie; fehlender Frequenzanstieg bei V. a. Sinusknotensy.
- Kontrolle der Wirksamkeit, z. B. von antihypertensiven, antianginösen Medikamenten unter Belastung.

Tab. 4.3 Belastungsäquivalente

Watt	Belastung	Körperliche Arbeit
25	Langsames Gehen	Leicht
50	Normales Gehen	Leicht
75	Forcierter Marsch, langsames Laufen	Mittelschwer
100	Laufen	Schwer
125	Schnelles Laufen	Sehr schwer
150	Forciertes Laufen	Extrem schwer
200	Endspurt	Rasch erschöpfend

Kontraindikationen (V. a.) ACS, manifeste Herzinsuff., dekompensierte Hypertonie, Myokarditis, Endokarditis, Perikarditis, Lungenembolie, Cor pulmonale, Aortenklappenstenose (Gradient > 50 mmHg), Aortenaneurysma, komplexe brady- oder tachykarde Rhythmusstörungen, hochgradige Anämie, Fieber, Erkr. im floriden, nicht kompensierten Stadium.

Vorgehen
- **Vorbereitung:** Absetzen von β-Blockern 4 d (**cave:** Rebound-Hypertonie, Koronarsy. → evtl. ausschleichen), Digoxin 8 d, Digitoxin 14 d vor Ergometrie. Nitrate und Kalziumantagonisten am Tag vorher. Pat. möglichst am Vortag informieren. Durchführung nur unter ärztlicher Aufsicht in Defibrillations- und Reanimationsbereitschaft.

- **Durchführung:** meist Fahrradergometrie. Mit 25–50 Watt beginnen, alle 2 Min. um 25–50 Watt (nach Trainingszustand) steigern. Minütl. Kontrolle von RR, HF und EKG auf jeder Belastungsstufe. Mind. 3 Belastungsstufen, Dauer < 15 Min.
- **Abbruch:** Ausbelastung bei Steigerung der HF auf 80–90 % der altersabhängigen max. Herzfrequenz (Faustregel: 220 minus Alter). Außerdem bei Erschöpfung, stark progredienter Dyspnoe, Schwindel, Kopfschmerz, Zyanose, RR-Anstieg > 250/130 mmHg, RR-Abfall, Angina pect. (klin. pos. Ergometrie), horizontaler oder deszendierender ST-Streckensenkung > 0,2 mV (elektrophysiolog. pos. Ergometrie); ausgeprägten brady- oder tachykarden HRS, neu aufgetretener LSB oder RSB.
- **Beurteilung:** ST-Strecke, Frequenz-, Rhythmus- und RR-Profil. V.a. KHK bei horizontalen oder deszendierenden ST-Streckensenkungen um > 0,1 mV in den Extremitätenableitungen oder > 0,2 mV in den Brustwandableitungen oder langsam aszendierende ST-Streckensenkung (Kriterium: > 80 ms nach J-Punkt > 0,1 mV). ST-Hebung > 0,1 mV sicher path. KHK-verdächtig sind auch ein neu aufgetretener Schenkelblock und verstärkte HRS.
- **Aussagekraft:** Sensitivität > 80 % bei Dreigefäßerkrankung, etwa 50 % bei Eingefäßerkr. Öfter falsch pos. Ergometrie bei Frauen, art. Hypertonie (Myokardischämie ohne KHK bei hypertrophiertem Ventrikel), unter Digitalis.

4

Trainingszustand und respir. Verfassung des Pat. beeinflussen das Ergebnis:
- Häufig falsch pos. z.B. bei vorbestehenden EKG-Veränderungen, Digitalis, Diuretika, Antiarrhythmika, Hypokaliämie.
- Falsch neg. z.B. bei ungenügender Belastung, zu kurzer Nachbeobachtung, Nitraten, β-Blockern, Kalziumantagonisten.

4.2.7 Echokardiogramm

Techniken

M-(Time Motion)Mode
(▶ Abb. 4.7)
Grundlage quantitativer Aussagen. Registrierung der kardialen Reflexstrukturen, die sich durch die Bewegung des Herzens ständig verändern. X-Achse = Zeit, Y-Achse = Schnitt durch li und re Ventrikel. Ableitung unter 2D-Kontrolle.
Möglichkeit zur Beurteilung von:
- Größe der Herzhöhlen und der basalen Aortenwurzel.
- Diameter der Myokardwände und ihrer systolischen Beweglichkeit.
- Herzklappen (Bewegung, Struktur).
- Perikarderguss.

Zweidimensionale Schnittbildechokardiografie (2D-Echo)
(▶ Abb. 4.7, ▶ Abb. 4.8)
Echtzeit-Abtastung (Real Time): Anatomische Strukturen werden zweidimensional abgebildet. Im Vergleich zur M-Mode-Technik zusätzliche Informationen bei der Diagn. von Vorhofthromben, Ventrikelthromben, Vorhoftumoren, Herzvitien, Kontrolle von Pat. nach Herzklappenersatz.

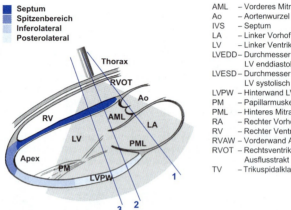

AML	– Vorderes Mitralsegel
Ao	– Aortenwurzel
IVS	– Septum
LA	– Linker Vorhof
LV	– Linker Ventrikel
LVEDD	– Durchmesser LV enddiastolisch
LVESD	– Durchmesser LV systolisch
LVPW	– Hinterwand LV
PM	– Papillarmuskel
PML	– Hinteres Mitralsegel
RA	– Rechter Vorhof
RV	– Rechter Ventrikel
RVAW	– Vorderwand AV
RVOT	– Rechtsventrikulärer Ausflusstrakt
TV	– Trikuspidalklappe

Septum
Spitzenbereich
Inferolateral
Posterolateral

1 Aortenwurzelebene   **2** Mitralsegelebene   **3** Linksventrikuläres Kavum

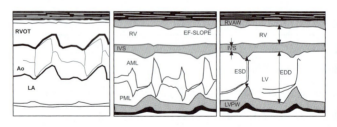

Abb. 4.7 Echokardiografie: 2D-Bild und M-Mode [L157]

Doppler-Echokardiografie
Im gepulsten (pw-) oder Continuous-Wave- (cw-)Verfahren sind Aussagen zu intrakardialen Blutflussverhältnissen, Klappenstenosen und -insuff. sowie ihre quantitative Bewertung möglich (Ausmaß der Insuff., Gradient einer Stenose).
Die farbkodierte Doppler-Echokardiografie kodiert den Blutfluss durch Farben: Rot (Fluss auf Schallkopf zu), Blau (Fluss vom Schallkopf weg). Aussagen: qualitative und quantitative Beurteilung von Klappenvitien, Druckgradienten (z. B. Aortenklappe, Pulmonalklappe), intrakardialen Shunts (ASD/VSD).

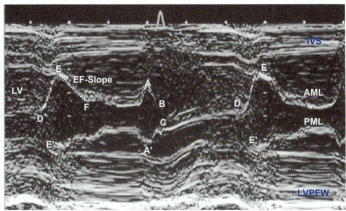

Abb. 4.8 M-Mode der Mitralklappe [R218]

4

Transösophageale Echokardiografie (TEE)

- Schnittbild- und Doppler-Echokardiografie von einem dorsal des li Vorhofs im Ös. befindlichen Schallkopf.
- Routineverfahren zur Diagn. von Vorhofthromben (v. a. Herzohr: häufige Thrombenlokalisation!) sowie einer Endokarditis der Mitral- oder Aortenklappe. Sehr gute Beurteilung der thorakalen Aorta möglich (Dissektionsdiagnose). Pat. muss zur Untersuchung nüchtern sein, Einverständniserklärung, ggf. Sedierung. KI: Ös.-Ca, Ös.-Varizen (ggf. vorher Gastroskopie).

Kontrastechokardiografie

- Verstärkung der Herzbinnenechos durch venöse Gabe von KM (Suspension von Mikropartikeln, z. B. Galaktose-Granulat Echovist®).
- Aussage: Ausschluss, Nachweis von Septumdefekten (ASD, VSD). Bestimmung der Shuntrichtung.

Belastungsechokardiografie („Stress-Echo")

- Echokardiografische Untersuchung bei gleichzeitiger Steigerung der Herzarbeit z. B. durch Ergometrie (Nachteil: viele Artefakte) oder durch i. v. Gabe von Katecholaminen.
- Aussage: Regionale Hypokinesie weist auf eine Belastungsischämie → indir. Aussage über Gefäßstenose möglich. **Cave:** durch Katecholamingabe häufig HRS, Angina pect. → Notfallmedikamente bereithalten.

Projektionen und Schallkopfpositionen

(▶ Abb. 4.7)
- Parasternal: in der Längs- und Querachse, Lokalisation 3.–4. ICR li.
- Apikal: 4-Kammerblick bei Darstellung der Aortenklappe, 5-Kammerblick bei Rotation um 60° gegen den Uhrzeigersinn, 2-Kammerblick mit Schallkopfposition Nähe Herzspitzenstoß (5. ICR, Medioklavikularebene).
- Subkostal: seltener benutzt, Lokalisation unterhalb des Xiphoids.
- Suprasternal: seltener benutzt, Lokalisation im Jugulum.

Durchführung

- **Patientenlagerung:** Oberkörper etwa 30°, li Arm hinter den Kopf. Bei parasternaler Anlotung Linksseitenlage (optimal auf Spezialliege), bei apikaler und subkostaler Anlotung 45° Linksseitenlage.
- **Untersuchungsgang** (Bsp.): zunächst parasternale Anlotung im Längsschnitt (lange Achse) und Querschnitt (kurze Achse). B-Mode-/und M-Mode-Messung. Dann apikale Anlotung; zunächst B-Mode, danach pw-, cw-, Farbdoppler-Untersuchung. Normwerte ▶ Tab. 4.4.

Tab. 4.4 Normalwerte Echokardiografie

Aortenwurzel	20–40 mm; Aortenklappenseparation > 15, LA/AO-Verhältnis < 1,3
LA	19–40 mm
IVS	≤ 12 mm
LVPW	≤ 12 mm
RV	≤ 26 mm
LVEDD	≤ 55 mm
LVESD	Kein Normwert
EF-Slope	Mesodiastolische Schließbewegung des vorderen Mitralsegels > 80 mm/Sek.
DE-Amplitude	Öffnungsamplitude: 18–35 mm
FS	Verkürzungsfraktion (Fractional Shortening) = (LVEDD – LVESD)/ (LVEDD) → 0,25

4.2.8 Kardio-MRT

Prinzip   EKG-getriggerte Aufnahmen, computergestützte Bildrekonstruktion in beliebigen Schnittebenen. „Nativkontrastierung" des Bluts und Darstellung der Blutflussrichtung durch Cine-MRT-Technik. Ggf. Albumin-Gadolinium-DTPA als KM, z. B. zur Beurteilung ischämischer Prozesse. Wesentlich bessere Detailerkennung als im CT (räumliche Auflösung 1 mm); insb. rechtsventrikuläres Myokard, Perikard, Papillarmuskeln und Herzklappen sind morpholog. besser abgrenzbar → MRT entwickelt sich zum Goldstandard der Ventrikelfunktionsdiagn.

Spezialverfahren

- **MRT-Angiografie:**
  - KM-verstärkte 3D-MR-Angiografie: Der First Pass eines KM wird zur Darstellung der Koronararterien ausgenutzt. Datenakquisition während eines Atemanhaltezyklus.
  - Methode der Wahl zur Darstellung der großen thorakalen Gefäße, insb. der thorakalen Aorta: Sichere Aussagen zu Aneurysmen, Dissektionen, Stenosen und Anomalien der thorakalen Aorta und der supraaortalen Äste.
  - Intravasale Flussmessungen geben zusätzliche diagn. Aussagen: Bei Kenntnis des Gefäßdurchmessers kann neben der Flussgeschwindigkeit auch das Flussvolumen pro Zeiteinheit berechnet werden (HZV, Schlagvolumen, Shuntvolumina, Regurgitationsvolumina bei insuffizienten Klappen, Druckgradienten-Bestimmung bei Klappen- oder Gefäßstenosen). Fluss-

messungen auch in kleinen Gefäßen wie Koronararterien oder Bypass-Gefäßen.

- **MRT zu Perfusionsmessung und Belastungsuntersuchungen:** Dobutamin-Stress-MRT entspricht im diagn. Ansatz einem Stress-Echo, das auch bei schlecht schallbaren Pat. eingesetzt werden kann.

Indikationen
- **Erworbene Herzklappenfehler.**
- **Kongenitale Herzerkr.:** Aortenbogen-Anomalien, Pulmonalatresie oder -obstruktion; komplexe zyanotische Vitien; Shunts, Anastomosen und Conduits im postop. Follow-up. Cine-MRT zur hämodynamischen Charakterisierung komplexer Vitien. → rapide Entwicklung der MRT auf diesem Gebiet.
- **Erkr. der thorakalen Aorta:** Anomalien, chron. Aortenaneurysma (wahres, falsches A.), disseziierendes Aneurysma, Verlaufskontrolle der aneurysmatischen Aortendilatation beim Marfan-Sy.
- **Perikarderkr.:** Perikardzysten, kongenitales Fehlen des Perikards, Perikardlücken, DD der Pericarditis constrictiva. **Cave:** Nur im MRT kann eine Perikardverdickung in allen Ebenen dargestellt und quantifiziert werden.
- **Myokarderkr.:** spezif. Herzmuskelerkr. (Speicherkrankheiten, Sarkoidose u. a.) und inflammatorische Muskelerkr. (Myokarditis) werden sensitiv erfasst.
- **Tumoren des Herzens:** Lokalisation und Ausdehnung. Auch intramyokardiale Tumoren sind differenzierbar. DD-Abgrenzung von perikardialem Fett, atypischen Perikardergüssen, Perikardzysten, benignen Fett-Tumoren oder atypischen Vergrößerungen kardialer Strukturen. Unterscheidung von Thrombus und Tumor durch Cine-MRT ist meist möglich.
- **Kardiomyopathie (CM):** Bestimmung von Größe der Herzhöhlen und Myokarddiametern in allen Ebenen. Regionale Verteilung der Hypertrophie bei HCM, rechtsventrikuläre Manifestationen sind sehr gut zu erfassen. DD von RCM und Perikarditis constrictiva. Diagn. Mittel der Wahl zur Diagnostik der arrhythmogenen rechtsventrikulären Dysplasie.
- **Koronare Herzkrankheit:** Nachweis von Infarkt-KO (intrakavitäre Thromben, wahres/falsches Ventrikelaneurysma). Im Vergleich zur ^{201}Tl-Myokardszintigrafie ist die räumliche Auflösung besser, es sind weitere Aussagen möglich (regionale Wandverdickung, Austreibungsfraktion, Ventrikelvolumina). Im Vergleich zur Stress-Echokardiografie wesentlich teurer, aber von höherer diagn. Genauigkeit (Sensitivität und Spezifität 85–90 %). Diagn. Alternative zur Szintigrafie.

Kontraindikationen
- Pat. mit Herzschrittmacher oder ICD.
- Pat. mit inkorporiertem ferromagnetischem Material (Gefäßclips, Granatsplitter).
- Vorsicht bei Pat. mit Herzklappenprothesen: Es scheint lediglich bei vor 1964 produzierten Starr-Edwards-Klappen bei Feldstärken > 3 T eine akute Gefährdung zu bestehen. Praktisch alle anderen Herzklappen werden ebenfalls ausgelenkt, ohne dass eine akute Gefährdung durch Ausriss gesehen wurde. Deshalb: äußerst restriktive Indikationsstellung, Informationen vor der Untersuchung beim Klappenhersteller oder -vertreiber künstlicher Herzklappen (www.mrisafety.com); gilt v. a. auch für neuere, bislang noch nicht getestete Klappentypen. Abs. KI bei Kunstklappen **und** paravalvulärem Leck (unsichere Nahtverhältnisse, Ausrissgefahr bei Auslenkung).

4.2.9 Myokardszintigrafie

Nichtinvasive Beurteilung der Myokardperfusion nach Injektion von ^{201}Tl oder ^{99m}Tc-MIBI. Beide Tracer werden nur in ausreichend perfundierte Herzmuskelzellen aufgenommen.

Indikationen Ischämienachweis bei vermuteter oder bekannter KHK (atypische Konstellationen/Diskrepanz Klinik – EKG, klin. stumme Myokardischämie, Relevanz nachgewiesener Koronarstenosen, Risikostratifizierungen). Vitalitätsnachweis vor oder nach Ther. (z. B. PCI, ACVB). Steigerung von Spezifität und Aussagekraft der Ergometrie von 70 auf 85 %.

Durchführung Nach ergometrischer Ausbelastung (▶ 4.2.6) Injektion des Tracers. Vergleich der Aufnahmen unter Belastung und unter Ruhe. Zwei Bildverarbeitungstechniken. Bei planaren Aufnahmen Überlagerung verschiedener Versorgungsgebiete. SPECT (Single Photon Emission Tomography) → computergestützte Rekonstruktion von Schnittebenen durch das Herz in verschiedenen Ebenen. **Cave:** hohe Strahlenbelastung: geräteabhängig bis 17 mGy/Untersuchung = 170 Thoraxaufnahmen!

Beurteilung Typisches Ischämiezeichen ist ein Perfusionsdefekt unter Belastung, in Ruhe reversibel. Bei Infarktnarbe Perfusion in Ruhe und unter Belastung identisch. **Cave:** falsch pos. Befunde z. B. bei LSB, CMP, Diab. mell., Myokarditis und Mitralklappenprolaps.

> Falls Pat. nicht ergometrisch belastet werden können, erfolgt eine pharmakolog. Belastung (Dobutamin, Dipyridamol, Adenosin). Pat. nüchtern lassen, Absetzen xanthinhaltiger Pharmaka entsprechend ihrer HWZ, 24-stündige Tee-, Kaffee- und Cola-Karenz. Verzicht auf Schokolade.

4.2.10 Herzkatheter

Zur morpholog. Beurteilung (Lävokardiogramm, Koronarangiogramm), Bewertung der Hämodynamik sowie zur elektrophysiolog. intrakardialen Diagn. (▶ 4.2.10).

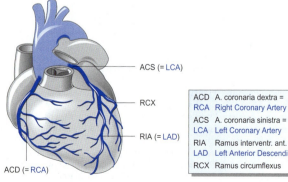

ACD	A. coronaria dextra =
	RCA Right Coronary Artery
ACS	A. coronaria sinistra =
	LCA Left Coronary Artery
RIA	Ramus interventr. ant. =
	LAD Left Anterior Descending
RCX	Ramus circumflexus

Abb. 4.9 Koronarangiogramm [L106]

Indikationen
- Exakte Bestimmung der Art und des Schweregrads kardialer Erkr. (z. B. nach Koronarsy.).
- Immer vor einem kardiochir. Eingriff.
- Notfall: z. B. Koronarangio bei instabiler Angina pect. oder ACS (Pulmonaliskatheter; ▶ 2.2.2).
- Routine: zur Abklärung von thorakalen Schmerzen bei V. a. KHK, ggf. bei pos. Ischämiediagn. (Ergometrie, Szinti), bei Hochrisikopat. vor großen OP (zur Risikostratifizierung), vor Organtransplantation.
- Kurativ: zur Vorbereitung oder Durchführung interventioneller Eingriffe (PCI, Stentimplantation, intrakoronare Thrombolyse und Ablationen, z. B. von atherosklerotischen Plaques).
- ! Keine Ind.: wenn durch die Herzkatheterdiagn. keine wesentlichen neuen Informationen zu erwarten sind oder notwendige Konsequenzen (z. B. op. Ther.) nicht gezogen werden können.

Kontraindikationen Bei Elektiveingriffen sollte der Pat. frei von floriden extrakardialen Erkr. sein. Erhöhtes Risiko bei fortgeschrittener oder instabiler kardialer Erkr. und hämorrhagischer oder thrombotischer Diathese.
- ! Einzige abs. KI ist die Ablehnung der Untersuchung durch den Pat.
- Dekompensierte Herzinsuff.: Rekompensation anstreben, Pat. muss flachliegen können.
- Systolischer RR > 200 mmHg.
- KM-Allergie: keine KI bei klar definierter Ind. Spezielle Vorbereitung ▶ 1.12.2.
- Hyperthyreose: v. a. bei M. Basedow strengste Indikationsstellung. Ist der Eingriff nicht verschiebbar, 15 Min. vor KM-Gabe 40 Trpf. Perchlorat (Irenat®), 2 h später 20 Trpf., danach 3 × 15 Trpf./d über 7 d.

Vorbereitung
- Bestmögliche kons. Ther. z. B. einer Herzinsuff.
- BB, Gerinnung, E'lyte, Krea, Blutgruppe, Hepatitisserologie, HIV-Test. Herzmuskelspezif. Enzyme und EKG vor und nach der Untersuchung.
- Aktueller Rö-Thorax. Nach der Untersuchung für ca. 24 h Monitorkontrolle. Psycholog. Vorbereitung, evtl. Sedierung. Hyperthyreose ausschließen (jodhaltiges KM!): Anamnese, Struma, TSH basal, ggf. fT_4. KM-Allergie ausschließen. Vorbereitung bei bekannter Allergie ▶ 1.12.2. Bei pAVK Doppler-Sono. Bei Niereninsuff. Pat. ausreichend hydrieren (z. B. 2–3 l vor der Untersuchung, wenn keine Herzinsuff. vorliegt), möglichst wenig KM einsetzen.
- Aufklärung und Einwilligung am Vortag.
- Quick sollte > 40 % sein. Nachblutungsgefahr ist bei Antikoagulationsther. erhöht → verlängerte Liegezeit mit Kompressionsverband.
- Mind. 6 h nüchterner Pat.
- Gründliche Rasur und Hautreinigung beider Leisten bzw. der Ellenbeugen.
- Venenverweilkanüle, evtl. Sedierung vor der Untersuchung (Prämedikation).

Durchführung Punktion einer Vene (V. femoralis für Rechtsherzkatheter) oder Arterie (A. femoralis für Linksherzkatheter) in Lokalanästhesie mittels Seldinger-Technik (▶ 2.2.2). KM-Injektion, gleichzeitige Bildaufzeichnung. Später Druckverband für 24 h, Bettruhe.

Auswertung Druckmessung in den Herzhöhlen und Gefäßen, angiografische Darstellung der Koronargefäße, großer thorakaler Gefäße sowie der Herzhöhlen.

Indikatorverdünnungsmethode zur Bestimmung von Schlagvolumen und HZV. O_2-Sättigung in verschiedenen Abschnitten zur Shunt-Diagn.

Komplikationen In < 1 % schwere KO. Risiko steigt mit Schwere von Herz- und Begleiterkr.
- Arrhythmien, z. B. Kammerflimmern, Infarkt bei Koronarangio.
- Perikardtamponade (v. a. bei transseptaler Technik), akute Herzinsuff.
- KM-Zwischenfälle, z. B. anaphylaktischer Schock, ANV (▶ 9.7.1).
- Vaskuläre KO: art. Verletzungen, Nachblutung, Embolien, Thrombosen.

4.2.11 Elektrophysiologische Untersuchung (EPU)

Analyse von Rhythmusstörungen durch Ableitung eines intrakardialen EKGs und ggf. zusätzlich programmierte Stimulation mit Induktion von Rhythmusstörungen.

Indikationen Dient der Diagn. unklarer Erregungsbildungs- und Erregungsleitungsstörungen mit ausgeprägter Sympt. vor interventioneller Ther.:
- Z. n. Reanimation.
- Z. n. Kammerflimmern, ventrikuläre Tachykardien.
- Therapierefraktäre supraventrikuläre Tachykardien mit ausgeprägter Sympt.
- Zur Therapiekontrolle bei ventrikulärer Tachykardie (Proarrhythmie? Antiarrhythmika effektiv?).

Technik und Beurteilung Intrakardiale Platzierung mehrerer Elektrodenkatheter, simultane Ableitung von Oberflächen-EKG und intrakardialem EKG an verschiedenen Orten zur Bestimmung der Leitungszeiten zwischen Vorhof, AV-Knoten und His-Bündel. Messung der Erregungsleitungsintervalle und Bestimmung der Sinusknotenerholungszeit. Anschließend evtl. programmierte Vorhof- oder Ventrikelstimulation mit wiederholten elektrischen Stimuli, bis die klin. relevante Tachykardie induziert wurde.

Therapiekontrolle von Antiarrhythmika EPU ohne Antiarrhythmikum. Dann Antiarrhythmikum über mehrere Tage geben, anschließend erneute Elektrostimulation. Wird die Tachykardie wiederum induziert, auf anderes Antiarrhythmikum wechseln und erneute Elektrostimulation. Medikamententestung erfolgreich, wenn die Tachykardie nicht mehr ausgelöst werden kann.

 Die Überlegenheit der elektrophysiolog. Diagn. ggü. dem Langzeit-EKG ist nicht erwiesen.

4.3 Koronare Herzkrankheit (KHK)

4.3.1 Übersicht

Durch Stenosierung oder Verschluss von Herzkranzgefäßen hervorgerufener myokardialer O_2-Mangel.

> **Leitbefunde**
> Angina pect. mit vorwiegend retrosternal lokalisierten Schmerzen. Ausstrahlung in Arme, Hals, Unterkiefer, Schulter möglich.

Der O_2-Bedarf ist abhängig von Herzfrequenz, Kontraktilität, Wandspannung, art. Druck, Kollateralentwicklung und Herzgewicht. Die Angina pect. ist durch einen gleichartigen Schmerzcharakter von Anfall zu Anfall gekennzeichnet. Bei Erstmanifestation, bei stärkeren Schmerzen, bei geringerer Belastung als gewöhnlich sowie bei einer Dauer > 15 Min. von einer instabilen Angina pect. (s. u.) ausgehen → Intensivther. wie beim ACS (▶ 4.4).

Ätiologie Am häufigsten Atherosklerose/Atheromatose der Koronargefäße.
- Risikofaktoren 1. Ordnung: Hypertonie, Hyperlipidämie (LDL-Cholesterin und Gesamtcholesterin ↑, HDL-Cholesterin ↓), Rauchen (Abstinenz auch nach Infarkt prognostisch sinnvoll), Diab. mell., Fibrinogen > 3 g/l, Lipoprotein (a) > 300 mg/l, genetische Prädisposition, männliches Geschlecht.
- Risikofaktoren 2. Ordnung: Adipositas, Stress, Hyperurikämie, orale Kontrazeption, Bewegungsmangel, psychosoziale Belastungen.
- Unterscheidung nach beinflussbare (z. B. Rauchen, Hypertonus) und unbeeinflussbare Risikofaktoren.

Klinik DD und Vorgehen bei unklaren retrosternalen Schmerzen ▶ 4.1.1.
- **Angina-pect.-Anfall:** bis Min. anhaltende Schmerzen, Druckgefühl, retrosternale Beklemmung, Ausstrahlung in Achsel und ulnare Seite des li Arms, seltener in Hals, Unterkiefer, re Arm oder Oberbauch. Dyspnoe durch akut erhöhten linksventrikulären Füllungsdruck. Pat. meidet Bewegung. Evtl. Vernichtungsgefühl, Todesangst. Auslösung durch Kälte, Anstrengung, Aufregung, Tachykardie, schwere Mahlzeiten, Wetterumschwung, Hyperthyreose oder schwere Anämie bei vorbestehender KHK. Schweregradeinteilung ▶ Tab. 4.5.

Tab. 4.5 CCS-Klassifikation (Canadian Cardiovascular Society)	
I	Angina pect. nur bei schwerer körperlicher Tätigkeit
II	Geringe Beeinträchtigung bei normaler körperlicher Tätigkeit (z. B. rasches Treppensteigen, Bergaufgehen) und bei psychischen Belastungen
III	Erhebliche Beeinträchtigung bei normaler körperlicher Tätigkeit, z. B. Angina pectoris bei Treppensteigen in den 1. Stock, längerem langsamen Gehen, leichter Hausarbeit
IV	Angina pect. bei geringer Belastung oder in Ruhe

- **Instabile Angina pect.:** neu auftretende Angina pect. (De-novo-Angina-pect.). Zunahme an Intensität und Häufigkeit der Schmerzen (Crescendo-Angina). Abnahme der beschwerdefreien Belastbarkeit bei zuvor stabiler Angina pect., Angina pect. in Ruhe oder aus Nachtschlaf heraus (Angina decubitus).
- **Vasospastische Angina (Prinzmetal-Angina):** meist in Ruhe auftretend. Im EKG ST-Hebung. Auslöser: Gefäßspasmus, in 75 % zusätzlich stenosierende KHK.

> Jeder mit KHK vereinbare Brustschmerz ist bei Erstmanifestation Hinweis auf mögliche Instabilität.

Diagnostik der chronischen, stabilen KHK
- **Anamnese:** Wegweisend ist der Schmerzcharakter (DD nichtkardiale Ursache), Häufigkeit, Auslöser, Belastbarkeit (Treppenstufen). Besserung nach Nitrogabe („nitropos.") spricht für KHK.

- **Labor:** zum Infarktausschluss ▶ 4.4.2. Außerdem Nachweis von Risikofaktoren (Fibrinogen, Cholesterin, HDL, LDL).
- **Ruhe-EKG:** im Intervall häufig unauffällig. Evtl. Erregungsrückbildungsstörungen (z. B. neg. oder biphasische T-Wellen, ST-Senkung). Zeichen des abgelaufenen Herzinfarkts (z. B. R-Verlust, Q-Zacken).
- **Belastungs-EKG:** bei Ischämiezeichen (▶ 4.2.4, z. B. ST-Streckensenkungen > 0,1 mV) unter Belastung liegt wahrscheinlich eine Koronarinsuff. vor.
- **24-h-EKG:** Ind. z. B. Rhythmusstörungen, Prinzmetal-Angina, stumme Ischämie.
- **Echo:** z. B. Klappenvitien, nach abgelaufenem Infarkt evtl. lokalisierte Wandbewegungsstörungen des li Ventrikels.
- **Magnetresonanztomografie:** sehr sensitiver Nachweis von Narben (Fibrose), Wandbewegungsstörungen, Perfusionsdefiziten. Als Stress-MRT verlässliche Alternative zur Szinti.
- **Myokardszintigrafie:** Speicherdefekte unter Belastung infolge Myokardischämie, die in Ruhe reversibel sind.
- **Koronarangiografie:** diagn. bei typischer, atypischer und instabiler Angina pect., zur Therapieplanung (z. B. PCI, ACVB), immer präop. vor koronarchir. Eingriffen.

4.3.2 Therapie der chronischen, stabilen KHK

Medikamentöse Therapie
- **ASS** 100 mg/d (z. B. Aspirin®).
- **Nitrate:** z. B. Isosorbitmononitrat 20 mg 1–1–0 (z. B. Corangin®); nitratfreies Intervall beachten. Ggf. Komb. Nitrat (1–1–0: abendliche Nitratpause) und Molsidomin (0–0–1). Alternativ, z. B. bei Nitratkopfschmerz, Molsidomin 3 × 4–8 mg/d p. o. (z. B. Corvaton®). Lediglich sympt. wirksam.
- **Betablocker:** z. B. Atenolol 1 × 25–100 mg/d p. o. (z. B. Tenormin®), oder Metoprolol 2–3 × 25–50 mg/d p. o. (z. B. Beloc mite® ▶ 5.3.1). Gute Wirkung bei Angina, Prognoseverbesserung nicht bewiesen. **Cave:** Rebound-Phänomen bei plötzlichem Absetzen.
- **Ranolazin** (Ranexa®): 2 × 375–500 mg. KI: schwere Niereninsuff, Leberinsuff. Viele WW. Wohl keine Prognoseverbesserung.
- **ACE-Hemmer** (▶ 5.3.1) zur Ther. von Hypertonie und/oder Herzinsuff. und/oder ventrikulären Funktionseinschränkungen (sehr großzügige Indikationsstellung).
- **V. a. Prinzmetal-Angina** (vasospastische Angina pect.): Kalziumantagonisten, z. B. Diltiazem 3 × 60 mg/d p. o. (z. B. Dilzem®). **Cave:** neg. Inotropie, Tachykardie bei Nifedipin, Sinus- und AV-Knoten-Depression bei Diltiazem. Bei Angina pect. unter Kalziumantagonisten koronares Steal-Phänomen möglich → absetzen.

Interventionelle Therapie
Voraussetzungen Ischämienachweis (Belastungs-EKG, Myokardszinti), koronarangiografischer Nachweis von Koronarstenosen.

Verfahren Ballondilatation evtl. mit Einlage eines Stents (Drahtgerüst zum Offenhalten des wieder durchgängig gemachten Gefäßabschnitts).

Indikationen Bei sympt. und/oder gesichertem Ischämienachweis koronarer Ein- oder Zweigefäßerkr. mit eher proximalen, möglichst konzentrischen und kurzstreckigen Stenosen (30–50 % der Pat., die eine Revaskularisation benötigen), koronare Dreigefäßerkr. bei guter Ventrikelfunktion und hoher Erfolgsaussicht für eine Revaskularisation mittels PCI.

Komplikationen Koronardissektion, Koronarverschluss (ggf. Redilatation oder notfallmäßige Bypassversorgung). Letalität deutlich < 1 %, kardiochir. Not-OP < 5 %, Herzinfarkt < 3 %.

Prognose Prim. Erfolgsquote (erfolgreiche Dilatation mit anschließender Beschwerdefreiheit) 85–95 %, Restenoserate innerhalb von 6 Mon. 10–30 %. Erneute Angina pect. innerhalb von 6–12 Mon. bei etwa 25 %. Kann die Lebensqualität der KHK-Pat. bessern (Beschwerdefreiheit).

Koronarchirurgie
Voraussetzungen Ischämienachweis (Belastungs-EKG, Myokardszinti), koronarangiografischer Nachweis von Koronarstenosen.

Verfahren ACVB (Aorto-Coronary Venous Bypass) oder IMA-Bypass (Internal Mammary Artery).

Indikationen Kons. nicht beherrschbare Angina pect. bei Hauptstammstenose > 50 % der li Koronararterie, koronare Dreigefäßerkr. mit eingeschränkter linksventrikulärer Funktion (verbessert Progn.), fortbestehende Angina pect. trotz Medikation (und guter Ventrikelfunktion), Ein- bis Zweigefäßerkr. mit KI gegen PCI.

Komplikationen Periop. Mortalität ca. 1 %, bei notfallmäßiger Bypass-OP (z.B. bei instabiler Angina oder nach PCI-Zwischenfall) und bei Pat. mit eingeschränkter linksventrikulärer Funktion höher. Perioperative Infarktrate 5–10 %.

Prognose Postop. Beschwerdefreiheit bei kompletter Revaskularisation > 80 %. Reokklusionsrate 10–20 % innerhalb des 1. J. und 20–30 % nach 5 J. (dann evtl. PCI). Bei IMA-Bypass evtl. niedrigere Reokklusionsrate (ca. 10 % nach 10 J.). Bei LAD-Stenose ist die Mortalität nach IMA-Bypass geringer als nach ACVB. Bei li Hauptstammstenose und koronarer Dreigefäßerkr. mit linksventrikulärer Funktionseinschränkung Reduktion der Mortalität um etwa 30 % in 5 J.

4.3.3 Therapie des Angina-pectoris-Anfalls

Ziele
Beschwerdefreiheit des Pat., Beseitigung einer Myokardischämie, um Ischämie-KO zu verhindern (z.B. Linksherzdekompensation, Arrhythmien), Verhinderung einer Progression zum ACS (instabile Angina pect., Mikroinfarkt, Myokardinfarkt mit/ohne ST-Streckenhebung).

Basismaßnahmen
- Bettruhe mit halb sitzender Position („Herzbett"), Pat. beruhigen, beengende Kleidung entfernen, kontinuierliche Überwachung bis zur Konsolidierung oder Entscheidung zur Intensivther., jeder Transport in Arztbegleitung, EKG-Monitoring, personelle/technische Möglichkeiten zur Reanimation, venöser Zugang.

- Orientierende KHK-(bzw. Brustschmerz-)Anamnese und körperliche Untersuchung: Frequenz, RR, pulmonale Stauungszeichen, Schockzeichen.
- O_2 2–4 l über Nasensonde.
- Nitroglyzerin 0,8 mg s. l. bei $RR_{syst.}$ > 100 mmHg.
- Analgesie, falls Pat. nicht binnen 10 Min. schmerzfrei, z. B. mit Fentanyl 0,05–0,1 mg i. v.
- Sedierung, falls Pat. ängstlich oder unruhig (großzügige Indikationsstellung): Diazepam 5–10 mg i. v. (z. B. Valium®). Bei Übelkeit Metoclopramid 50 mg i. v. (z. B. Paspertin®).

Erweiterte Maßnahmen
- **Thrombozytenaggregationshemmung:** ASS 500 mg i. v. (z. B. Aspisol®), falls Pat. nicht mit ASS vorbehandelt ist (**cave:** wird oft vergessen!); fortführen mit ASS 100 mg/d p. o. Bei ASS-Unverträglichkeit Clopidogrel initial 300–600 mg p. o. (Plavix®, Iscover®). Erhaltungsdosis 75 mg/d p. o.
- **Antiischämische Ther.:** Nitroperfusor bei $RR_{syst.}$ > 100 mmHg mit 50 mg Nitroglyzerin auf 50 ml NaCl 0,9 % mit 0,5–5 ml/h. Dosis nach RR_{syst}. **KI:** Schock, Hypotonie < 100 mmHg, Bradykardie < 50/Min., Rechtsherzinfarkt.
- **Antikoagulation:** unfraktioniertes Heparin (z. B. Liquemin®) als Perfusor. Dazu 10.000 IE Heparin in 50 ml NaCl 0,9 %, davon Bolus (bei 60–70 kg max. 5.000 IE i. v.), dann 12–15 IE/kg KG/h (max. 1.000 IE/h). Therapieziel: aPTT 1,5- bis 2,0-Faches der oberen Normgrenze. **KI:** aktive Blutung, Thrombopenie oder Einnahme von Phenprocoumon mit INR > 3,0. Alternativ: niedermolekulares Heparin s. c., wie Dalteparin 120 IE/kg KG s. c. alle 12 h (Fragmin®), max. 2 × 1.000 IE/d, oder Enoxaparin (Clexane®) 2 × 1 mg/kg KG tägl. s. c.
- **Betablocker:** ohne intrinsische Aktivität (ISA), z. B. Atenolol 2,5 mg (z. B. Tenormin®) langsam i. v., dann 1 × 25–50–100 mg/d p. o. oder Metoprolol 5 mg langsam i. v. (z. B. Beloc®), dann 2 × 25–50–100 mg/d p. o. (z. B. Beloc Zok®). **KI:** Asthma bronchiale, AV-Block II.° und III.°, Hypotonie < 100 mmHg, Bradykardie < 55/Min., Schock oder manifeste Herzinsuff.

- Bei bekannter KHK und stabiler Angina pect. ohne Hinweis auf Progression in Richtung ACS, normalem EKG und neg. Myokardmarkern kann zügig auf orale Ther. umgestellt werden. Ggf. weitere Diagn.
- Kontrolle von EKG und Myokardmarkern initial, nach 6 und 12 h.
- Intensivther.: persistierende Angina pect., Angina mit pos. Troponin bzw. CK-MB, Angina mit EKG-Veränderungen (STT-Strecken). Übergang in ACS ▶ 4.4.

4.4 Akutes Koronarsyndrom

4.4.1 Übersicht

Die Entwicklung neuer Marker (Troponin T und I) und bildgebender Verfahren sowie die geringe Sensitivität der klassischen WHO-Definition (2 von 3 Kriterien: typische Angina pect., infarkttypischer Enzymverlauf, typische EKG-Veränderungen) haben zur Redefinition aller Manifestationen der akuten ischämischen Herzerkr. unter dem Sammelbegriff „akutes Koronarsy." (ACS) geführt. Dadurch wird der pathophysiolog. Dynamik, den diagn. und ther. Strategien und der Prognose der Entität als Basis einer weiteren diagn. Bewertung eines heterogenen thorakalen Beschwerde-/Befund-Komplexes Rechnung getragen.

Ätiologie Gemeinsames path. anatomisches Korrelat ist die Ruptur oder Erosion einer atherosklerotischen Plaque mit Thrombenbildung und Stenose oder Verschluss eines Koronargefäßes.

Tab. 4.6 Einteilung des ACS

Neue Nomenklatur	Klinisches Erkrankungsbild (alte Nomenklatur)
Instabile Angina pect. ohne Troponinerhöhung	Instabile Angina pect.
Instabile Angina pect. mit Troponinerhöhung (= NSTEMI)	Enzymatischer Myokardinfarkt
Myokardinfarkt mit STT-Veränderungen, aber ohne STT-Hebung (= NSTEMI)	Nichttransmuraler Myokardinfarkt
ST-Elevations-Myokardinfarkt (STEMI), ▶ Abb. 4.10	Akuter Myokardinfarkt

4

Klinik und Diagnostik

- **Instabile Angina pect.:** Brustschmerzen und EKG-Veränderungen ohne ST-Streckenhebung infolge einer zunächst reversiblen Myokardischämie.
  - Instabile Angina ohne Troponinerhöhung: weder messbarer Zelluntergang noch persistierende ST-Streckenhebungen. Meist persistierende oder transiente ST-Streckensenkung, T-Inversionen oder abgeflachte T-Wellen.
  - Instabile Angina mit Troponinerhöhung (NSTEMI): in 30–40 % d. F. fließender Übergang in ein akutes Koronarsy. bei Auftreten von Mikroembolien mit Mikroinfarkten: Troponine ↑; CK, CK-MB, Myoglobin meist neg.
- **Non-ST-Elevations-Myokardinfarkt (NSTEMI):** bei instabiler Angina pect., EKG-Veränderungen ohne ST-Streckenhebung und Mikroembolien mit Untergang von Herzmuskulatur: Troponine ↑, CK, CK-MB, GOT, HBDH, LDH und Myoglobin können neg. bleiben.
- **ST-Elevations-Myokardinfarkt (STEMI):** anhaltender Brustschmerz, persistierende ST-Streckenhebungen (oder gesicherter neuer LSB): Koronargefäßverschluss wahrscheinlich, i. d. R. komplette Okklusion. Behandlungsziel: rasche, vollständige und anhaltende Rekanalisation des Gefäßes durch direkte perkutane koronare Intervention (PCI), falls technisch und organisatorisch möglich, oder durch Thrombolyse, falls nicht kontraindiziert.

Therapiegrundlagen

- Bei gesichertem ACS mit ST-Streckenhebungen im EKG (→ STEMI) sofortige Reperfusionsther.
- Bei gesichertem ACS, weiterbestehenden Beschwerden, neuen STT-Veränderungen im EKG und pos. Markern (→ NSTEMI) weitere Diagn. und Ther. auf Überwachungseinheit.
- Bei gesichertem und möglichem ACS (▶ Abb. 4.10) mit normalem EKG und normalen kardialen Markern Monitoring auf Überwachungseinheit (Klinik, Rhythmus, EKG, kardiale Marker). Falls Pat. nach 12 h beschwerdefrei, EKG und kardiale Marker normal → Belastungstest (Ergometrie, Stress-Echo):

- Bei pos. Belastungstest weitere stationäre Diagn. und Ther.
- Bei neg. Belastungstest und niedrigem Gesamtrisiko (s. u.) ambulante
  Weiterbehandlung.

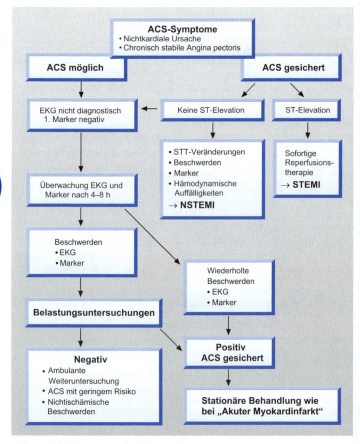

Abb. 4.10 ACS-Symptome [L157/M104]

4.4.2 ST-Elevations-Myokardinfarkt (STEMI)

Symptomatischer Pat., neu aufgetretene monophasische ST-Streckenhebungen in
mind. 2 benachbarten EKG-Ableitungen oder neu aufgetretenem LSB. Wahrscheinlichkeit eines Myokardinfarkts mit Koronararterienverschluss etwa 90 %.

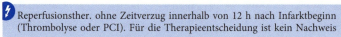

Reperfusionsther. ohne Zeitverzug innerhalb von 12 h nach Infarktbeginn
(Thrombolyse oder PCI). Für die Therapieentscheidung ist kein Nachweis

kardialer Enzyme (CK, CK-MB) oder Markerproteine (Troponin T oder I) erforderlich.

Klinik

- Infarktverdacht bei Angina pect. > 20 Min. Vernichtungsgefühl, Todesangst, Übelkeit, Dyspnoe; typische Schmerzausstrahlung in Arme, Hals, Epigastrium, Unterkiefer („Zahnschmerzen"), nitroresistenter Schmerz. **Cave:** bei 30 % der Pat. schmerzloser Infarkt (gehäuft bei Diab. mell. infolge autonomer Neuropathie!). Prodromale Angina pect. in 60 %.
- Zeichen der akuten Linksherzinsuff. (Tachykardie, Hypotonie, Lungenödem, ▶ 4.5.2), Kaltschweißigkeit, Zyanose (Schock, Lungenödem?), Zeichen der akuten Rechtsherzinsuff. (Halsvenenstauung, Leberstauung mit Kapselschmerz und pos. hepatojugulärer Reflux, Pleuraerguss), Anämie als Auslöser.
- Bei etwa 30 % der Pat. mit Hinterwandinfarkt dehnt sich der Infarkt auch auf den re Ventrikel und Vorhof aus („Rechtsherzinfarkt", erhöhter ZVD, dilatierter re Ventrikel, HZV ↓, ggf. kardiogener Schock), Rechtsherzinsuff. ▶ 4.5.1.
- Herzauskultation: Klappenvitium (Aortenstenose, Mitralinsuff.)? Perikardreiben?

Differenzialdiagnosen Vasospastische Angina (Prinzmetal-Angina, 0,5–1 % der stationären Pat. mit Angina pect.) → Ruheschmerzen! EKG → ST-Streckenhebungen (wie beim frischen Myokardinfarkt). Oft Raucher, Frauen, junge Pat., rascher Rückgang der ST-Streckenhebungen durch Nitro oder Kalziumantagonisten.

EKG-Diagnostik

Infarkttypische EKG-Veränderungen
(▶ Tab. 4.7, ▶ Abb. 4.11, ▶ Abb. 4.12).

Tab. 4.7 EKG-gestützte Infarktlokalisation

Infarktlokalisation	Betroffenes Gefäß	Lokalisation im EKG
Ausgedehnter Vorderwandinfarkt	Proximale LAD, evtl. Hauptstamm	I, aVL, V_2–V_6
Anterolateral	Meist RCX	V_2–V_5, I, (evtl. II), aVL
Anteroapikal	Distale LAD	I, II, V_4-V_5, aVL
Anteroseptal	Distale LAD, Diagonalast	V_1–V_3 (V_4)
Lateral	Marginalast der RCX oder LAD	I, aVL, $V_{(5-)6-8}$
Hinterwand (= inferior)	Meist RCA	II, III, aVF
Inferolateral (= posterolat.)	Meist RCX	II, III, aVF, V_5–V_6
Strikt posterior	Posterolateraler Ast der RCA oder RCX	(III, aVF), R/S > 1 in V_1
Rechtsventrikulär	Je nach Versorgungstyp, meist prox. RCA	V_1–V_2–V_3r–V_5r

RCA = re Koronararterie; LCA = li Koronararterie; LAD = „left anterior descending" (Ramus interventricularis ant.); RCX = Ramus circumflexus

- **ST-Hebung:** 1 mm in mind. 2 Extremitätenableitungen oder > 2 mm in Brustwandableitungen mit ST-Senkung in spiegelbildlichen Ableitungen (z. B. Hebung in V_7, Senkung $V_{1/2}$). DD der ST-Hebung: Perikarditis, Herzwandaneurysma, Schenkelblock, Volumenbelastung (z. B. Aorteninsuff., VSD).
- **Pardée-Q:** Q-Welle ≥ 0,04 Sek. oder mind. der Amplitude der folgenden R-Zacke. Auch kleinere Q-Zacken sind bei entsprechender Anamnese Infarktzeichen. Spätzeichen, da im akuten Stadium noch kein QRS-Umbau stattgefunden hat. Ein Q entsteht meist nach 1–5 d, vertieft sich und wird dann über Mon. kleiner. DD der path. Q-Welle: Ventrikeldilatation (in $V_{5/6}$), Septumhypertrophie (in I, aVL, $V_{5/6}$), Ventrikelhypertrophie, Adipositas/Zwerchfellhochstand (in III, verschwindet in Inspiration).

Initialstadium	Beträchtliche T-Überhöhung (Erstickungs-T); meist bei Klinikeinweisung nicht mehr nachweisbar	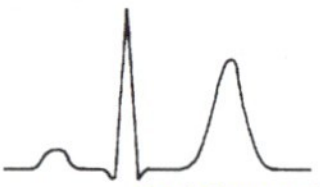
Stadium I (frisches Stadium)	ST-Hebung, mit Abgang aus dem absteigenden QRS-Schenkel, evtl. in den gegenüberliegenden Ableitungen spiegelbildliche Senkung	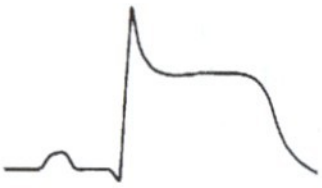
Zwischenstadium	ST-Hebung, Auftreten pathologisch tiefer Q-Zacken, evtl. R-Verlust, terminal spitz-negative T-Welle. ST-Hebung > 6 Wo.: An Aneurysma denken!	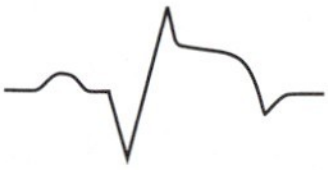
Stadium II (Folgestadium)	Rückbildung der ST-Hebung, T-Welle wird tiefer, spitzer, evtl. Aufbau einer kleinen R-Zacke, pathologische Q-Zacken persistieren (Pardée-Q)	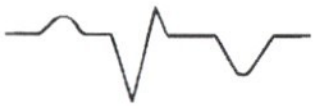
Stadium III (Endstadium)	Pathologische Q-Zacken, ST-Hebung nicht mehr nachweisbar, T-Wellen positiv, R-Zacke nimmt wieder an Höhe zu	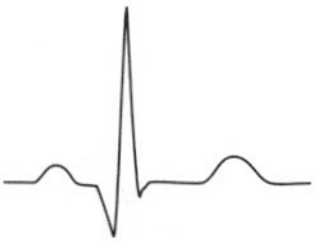

Abb. 4.11 Infarkttypische Veränderungen im EKG [A300]

Indirekte Infarktzeichen
- Neuer Schenkelblock (meist LSB): mit Vor-EKG vergleichen.
- Geringe, erst im Verlauf diagn. relevante ST-Hebung oder T-Negativierung.
- AV-Blockierungen, v. a. bei Hinterwand- oder Septuminfarkt.
- ST-Senkung: bei Innenschichtinfarkt, Ischämie oder als reziproke (spiegelbildliche) ST-Hebung bei Infarktareal in gegenüberliegenden Ableitungen (s. u.).
- Strikt posteriorer Infarkt.

- Keine dir. Infarktzeichen in den üblichen Ableitungen! In V_2–V_4 schneller R-Aufbau, dort ST-Senkung (spiegelbildliche Infarktzeichen). ST-Hebung nur in V_7–V_9.

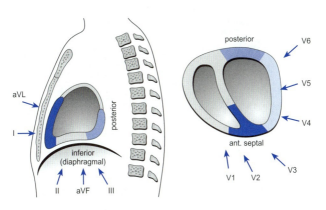

Abb. 4.12 EKG-gestützte Infarktlokalisation [L190]

Labordiagnostik

- **Kardiale Marker:** Gesamt-CK, CK-MB, LDH, HBDH, GOT, Myoglobin, Troponin (▶ Abb. 4.13) Stellenwert der kardialen Marker beim STEMI: Bestätigung der Infarktdiagn., zeitliche Zuordnung des Infarktbeginns, Abschätzen der Infarktgröße, Beurteilung einer Reperfusionsther., Detektion eines Reinfarkts, Risikoabschätzung (hohes Troponin bei Aufnahme → Hochrisiko-pat. → aggressive Ther. anstreben).
  - **Troponine (cTNT oder cTNI):** Grundlage und Goldstandard der DD (instabile Angina pect. vs. NSTEMI) bei fehlender ST-Segment-Elevation im EKG, daher der CK-MB-Bestimmung vorzuziehen.
    Definitionsgemäß liegt ein Myokardinfarkt vor, wenn Troponin > 99 %-Perzentile einer gesunden Referenzpopulation. Testassay soll eine Impräzision (VK) < 10 % besitzen. Die alte Entscheidungsgrenze von 100 pg/ml (bzw. 0,1 ng/ml) gilt als überholt. Erhöhte Troponin-Konz. werden 2–6 h nach einem kardialen Ereignis messbar. Dynamik und Konzentrationsverlauf der Troponin-Messungen helfen bei der Beurteilung des ACS.
    Troponin T 4. Generation: Nachweisgrenze 0,01 ng/ml, 10 % VK 0,03 ng/ml, Infarkt bei > 0,03–0,05 ng/ml.
    Hochsensitives Troponin (hsTn): Nachweisgrenze 0,014 ng/ml, 10 % VK 0,013 ng/ml, Infarkt bei > 0,03–0,05 ng/ml oder ein Anstieg (oder Abfall) der hsTNT-Werte innerhalb von 3 h. Verbesserung der Frühdiagnose des AMI, sodass AMI-Nachweis/-Ausschluss innerhalb von max. 2–3 h zuverlässig erfolgen kann. Die höhere Sensitivität führt häufiger zu einer Feststellung kardialer Nekrosen, die nicht durch einen AMI verursacht sind. Erhöhte Troponin-Werte müssen deshalb immer in Zusammenschau mit allen klin. Befunden, dem EKG sowie den übrigen Befunden beurteilt und mögliche DD eines erhöhten Troponin-Werts berücksichtigt werden.

Wegen verzögerter Kinetik bei initial neg. Troponin Verlaufsmessungen nach 6–9 h (3 h bei hsTn) oder nach erneuter Angina pect. (nicht nötig, falls letzte Schmerzepisode vor mehr als 12 h [6 h bei hsTn]).

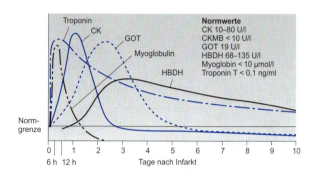

4

Abb. 4.13 Herzinfarktenzyme, Enzymerhöhung ggü. Normwert [L157]

- **Sonstiges Labor:** BB (Anämie, Leukozytose?), Blutgruppe (2 EK in Bereitschaft halten für evtl. Lysether.!), Krea und E'lyte, Gerinnung (vor Antikoagulation, Fibrinolyse), Lipase (DD Pankreatitis), AP, Bili (DD Gallenkolik, Cholestase), BGA (kardiogener Schock, Lungenembolie?), BZ, Laktat.
- **Risikofaktoren:** CRP, Blutfette, ggf. Homozystein, Lp(a), Fibrinogen.

Weitere Diagnostik während bzw. nach intensivmedizinischer Versorgung

- **Rö-Thorax:** Herzgröße, Lungenstauung, Pneumonie?
- **Echokardiografie:** Perikarderguss, Kontraktilität, ventrikuläre Hypertrophie/Dilatation, Wandbewegungsstörungen, Aneurysma, Mitral- bzw. Aortenvitium?
- **Ind. zur Koronarangiografie:**
  - Bei STEMI notfallmäßig im Rahmen der interventionellen Reperfusionsther. (falls verfügbar).
  - Nach Thrombolyse bei allen Pat., falls innerhalb von 24 h durchführbar, ansonsten nach vorherigem Ischämienachweis.
  - Herzinsuff. in der akuten Infarktphase. Auch bei Besserung der Ventrikelfunktion in der subakuten Phase.
  - Wiederkehrende Ischämieepisoden (Klinik, EKG).
  - Bleibende hämodynamische Instabilität, markant eingeschränkte LV-Funktion (EF < 40 %) oder nach vorangegangener PCI oder Bypass-OP oder bei malignen ventrikulären Arrhythmien.
  - Vor chir. Ther. mechanischer KO (akute Mitralinsuff., Infarkt-VSD).
  - ! Pat., die für eine Revaskularisierungsmaßnahme nicht infrage kommen, brauchen keine angiografische Diagn.
- ! **Dringliche invasive Strategie (< 120 Min.):**
  - STEMI.
  - Therapierefraktäre oder wiederkehrende Angina.
  - Wiederholte Angina + SST-Veränderungen.
  - Herzinsuff.
  - Bedrohliche Arrhythmien.

- **Frühinvasive Strategie (< 24 h):**
  – Hochrisikopat. (relevanter Troponin-Anstieg, dynamische SST-Veränderungen, Diab. mell., Niereninsuff., EF < 40 %, frühe Postinfarkt-Angina, kurz zurückliegende PCI oder ACVB-OP).
- **Invasive Strategie (< 72 h):**
  – Pat. mit Ansprechen auf antianginöse Ther. und geringem Akutrisiko.
- **Prim. kons. Strategie (keine oder elektive Angiografie):**
  – Pat. ohne wiederkehrende Angina, keine Herzinsuff., keine EKG-Veränderungen, kein Troponin-Anstieg → weitere nichtinvasive Diagn. zum Nachweis induzierbarer Ischämie, im pos. Fall elektives invasives Vorgehen.

Routinemäßige Durchführung einer Koronarangio mit nachfolgender PCI (perkutane Koronarintervention) ist in den ersten 24 h nach Thrombolyse nicht indiziert.

Medikamentöse Therapie

Antikoagulation
(www.antikoagulation-aktuell.de). Thrombin ist eine zentrale Substanz in der Pathogenese der ischämischen Sy. (u. a. sehr potenter Thrombozytenaktivator). Thrombinantagonisten verhindern die Thrombinbildung und reduzieren dadurch thromboseassoziierte Ereignisse. Additive Effekte sind bei Komb. mit antithrombozytärer Ther. zu erreichen. ▶ 19.8.1.

Verschiedene Substanzen wirken an unterschiedlichen Punkten der Gerinnungskaskade:
- **Unfraktioniertes Heparin** (UFH; z. B. Liquemin®): schwer abschätzbare Pharmakokinetik und enges ther. Fenster, deshalb engmaschiges Monitoring der aPTT nötig. NW: erhöhtes Risiko einer HIT-Induktion, Thrombozytenaktivierung.
- **Niedermolekulare Heparine** (LMWH): besser vorhersagbare Pharmakokinetik als UFH, geringeres Risiko einer HIT-Induktion, geringere Plättchenaktivierung. Eine formelle Arzneimittelzulassung von LMWH für die Ind. STEMI besteht nicht.
- **Fondaparinux** (Arixtra®): selektiver Faktor-Xa-Inhibitor. Keine HIT-Induktion. Vergleichbare Effektivität wie Enoxaparin, jedoch bis 50 % weniger relevante Blutungen. **Dos.:** 1× tägl. 2,5 mg s. c.; keine Induktion einer HIT; KI: Niereninsuff. mit Krea-Clearance < 30 ml/Min.

Alle Pat. sollten zusätzlich zur antithrombozytären Ther. eine Antikoagulation erhalten. Die Auswahl der Antikoagulanzien sollte sowohl das Risiko für ischämische Ereignisse als auch das Blutungsrisiko und das Effektivitäts-/Sicherheitsprofil der verwendeten Substanz berücksichtigen.

Nach initialer Ther. mit Fondaparinux zusätzlicher i. v. Bolus UFH (85 IE/kg KG, Anpassung nach ACT bzw. 60 IE/kg KG bei gleichzeitiger Gabe eines GP-IIb/-II-Ia-Inhibitors) zum Zeitpunkt einer PCI.

Bei rein kons. Ther. Aufrechterhaltung der Antikoagulation bis zur Krankenhausentlassung empfohlen. Beendigung der Antikoagulation nach einer invasiven Prozedur empfohlen, falls nicht aus anderem Grund indiziert.

Antithrombozytäre Therapie

Tab. 4.8 Dosierungen der wichtigsten gerinnungshemmenden Medikamente (nach ESC 2011, ▶ 19.8.3)

Medikament	Dosis
Orale antithrombozytäre Therapie	
ASS	Initial 150–300 mg nichtenteral (i. v. oder s. l., Tbl. zerkauen lassen), dann 75–100 mg/d p. o.
Clopidogrel	Initial 300 mg (600 mg, wenn schneller Therapiebeginn erwünscht) p. o., dann 75 mg/d p. o. (evtl. erhöhte Erhaltungsdosis von 150 mg/d p. o. in der 1. Behandlungswo.)
Prasugrel	Initial 60 mg, dann 10 mg/d bzw. 5 mg/d bei Alter > 75 J. (relative KI) oder KG < 60 kg
Ticagrelor	Initial 180 mg, dann 2 × 90 mg/d
GP-IIb-/-IIIa-Antagonisten* und Thrombinantagonisten	
Abciximab	Initial Bolus 0,25 mg/kg KG i. v., gefolgt von 0,125 µg/kg KG/Min. (max. 10 µg/Min.) für 12(–24) h
Eptifibatide	Initial Bolus 180 µg/kg KG i. v. (bei PCI 2. Bolus nach 10 Min.), gefolgt von 2,0 µg/kg KG/Min. für 18 bis max. 72–96 h
Tirofiban	0,40 µg/kg KG/Min. i. v. für 30 Min., gefolgt von 0,10 µg/kg KG/Min. für 12–max. 48–96 h Restore-Schema: Bolus 10 µg/kg KG (3 Min.), gefolgt von 0,15 µg/kg KG/Min. für 36 h Hochdosisprotokoll: Bolus 25 µg/kg KG, gefolgt von 0,15 µg/kg KG/Min. für 18 h
Bivalirudin*	Initial Bolus 0,1 mg/kg KG i. v., gefolgt von 0,25 mg/kg KG/h. Bei PCI zusätzlich Bolus 0,5 mg/kg KG und Erhöhung der Infusionsrate auf 1,75 mg/kg KG/h bis Ende PCI

* Dosierungen gelten bei normaler Nierenfunktion. Gesonderte Dosisempfehlungen bei eingeschränkter Nierenfunktion (▶ Tab. 4.9).

Tab. 4.9 Dosierungen gerinnungshemmender Medikamente bei eingeschränkter Nierenfunktion

Medikament	Dosis
Antikoagulanzien	
Fondaparinux	KI bei Krea-Clearance < 30 ml/Min.
Enoxaparin	KI bei Krea-Clearance < 30 ml/Min. 0,5 mg/kg KG s. c. alle 12 h bei Krea-Clearance 30–60 ml/Min. Kontrolle mittels Anti-Xa-Spiegel.
UFH	Titration nach ACT bzw. aPTT (Ziel 1,5–2,5 × Kontrollwert)
GP-IIb-/-IIIa-Antagonisten	
Abciximab	Keine Dosisanpassung

Tab. 4.9 Dosierungen gerinnungshemmender Medikamente bei einge-schränkter Nierenfunktion *(Forts.)*

Medikament	Dosis
GP-IIb/-IIIa-Antagonisten	
Eptifibatide	Bolus unverändert, Infusionsrate 1,0 µg/kg KG/Min. bei Krea-Clearance 30–50 ml/Min. KI bei Krea-Clearance < 30 ml/Min.
Tirofiban	Bolus unverändert, Infusionsrate 0,05 µg/kg KG/Min. bei Krea-Clearance < 30 ml/Min.

- **ACE-Hemmer:** innerhalb der ersten 24 h eines STEMI oder bei nachgewiesener Herzinsuff. bzw. EF < 40 %, wenn RR > 100 mmHg und keine KI gegen ACE-Hemmer, Dosis schrittweise je nach RR anpassen. Bei Hypertonie, die nicht durch Nitroglyzerin i. v. oder β-Blocker kontrolliert ist. Vorteilhaft v. a. bei eingeschränkter systolischer LV-Funktion und Pat. mit ACS bei Diab. mell. Ein genereller Einsatz von ACE-Hemmern bei allen Pat. mit ACS wird noch kontrovers beurteilt, bei EF 40–60 % scheinen ACE-Hemmer vorteilhaft zu sein.
- ! **Sonderfall:** bei V. a. vasospastische Angina (Prinzmetal-Angina, wechselnde ST-Streckenhebungen) Diltiazem initial 0,03 mg/kg KG langsam i. v. (20 mg bei 70 kg), dann Perfusor mit 100 mg/50 ml und 10–20 mg/h (nach RR) = 5–10 ml/h.

Reperfusionstherapie bei STEMI

Prim. Ziel ist der Erhalt von vitalem Myokard, deshalb Reperfusionsther. unter max. Pharmakother. und lückenloser Patientenüberwachung ohne jeglichen Zeitverzug! Door-to-Needle-Time (Zeit von der Krankenhausaufnahme bis zum Beginn der Reperfusionsther.) < 30 Min.

Ther. des STEMI-Pat. hat dieselbe Dringlichkeit wie die eines Polytraumatisierten. Die dir. mechanische Reperfusion mittels PCI ist der Thrombolyse überlegen, falls optimale Voraussetzungen vorhanden. Unkalkulierbar lange Verlegungstransporte eines Pat. in ein Zentrum mit PCI-Möglichkeit sind nicht verantwortbar! Adäquate, flächendeckend durchführbare Alternative: Thrombolyse. Keine zweitklassige Therapieform, da sofortige Verfügbarkeit zur Verkleinerung des Zeitfensters von Infarktgefäßverschluss bis zur -wiedereröffnung führt. Bei abs. KI zur Fibrinolyse (▶ 19.8.4) und kurzen Wegstrecken zu einem sofort verfügbaren erfahrenen Katheterteam: PCI erwägen (▶ Tab. 4.10).

Tab. 4.10 Fibrinolyse oder Koronarintervention (PCI)?

Indikationen Fibrinolyse	Indikationen invasive Therapie
< 3 h seit Beginn STEMI, invasive Ther. nur verzögert durchführbar	Erfahrenes Katheterteam mit herz-chir. Hintergrund, Door-to-Intervention-Time < 90 Min.
Invasive Ther. problematisch, weil: • Katheterlabor besetzt oder nicht verfügbar • Kein erfahrenes Katheterteam • Kein art. Gefäßzugang	STEMI mit hohem Risiko: • Kardiogener Schock • Deutliche Lungenstauung
Invasive Ther. nur verzögert möglich, weil: • Lange Transportzeiten • Door-to-Intervention-Time > 90 Min.	KI zur Fibrinolyse: • > 3 h seit STEMI-Beginn • Zweifel an der Diagnose „STEMI"

Lysetherapie
▷ 19.8.4.

Perkutane Koronarintervention (PCI) bei STEMI
Verfahren zur mechanischen Reperfusion (Rekanalisation, Dilatation mit/ohne Stent-Implantation), Alternative zur Thrombolyse.

Indikationen
- ST-Elevations-Infarkt.
- Neuer Schenkelblock bei klin. V. a. Myokardinfarkt.
- KI gegen Thrombolyse oder nach erfolgloser Thrombolyse bei weiter bestehenden Sympt.
- Kardiogener Schock innerhalb der ersten 36 h nach ST-Hebung bzw. neuem Schenkelblock. Reperfusion innerhalb von ≤ 18 h nach Schockbeginn anstreben.

Voraussetzungen   Sofortige Einsatzbereitschaft eines in der interventionellen und Pharmakother. des akuten Myokardinfarkts erfahrenen Teams (ärztliches und nichtärztliches Personal), Door-to-Intervention-Time < 90 Min. PCI innerhalb der ersten 12 h nach Schmerzbeginn, danach bei weiterbestehenden Beschwerden aufgrund einer Myokardischämie.

⚡ **Indikationen zur akuten chirurgischen Koronarrevaskularisation**
- Fehlgeschlagene PCI bei Pat. mit anhaltenden Beschwerden oder hämodynamischer Instabilität.
- STEMI mit persistierender oder rekurrierender Ischämie, die nicht auf medikamentöse Ther. anspricht und für eine PCI nicht infrage kommt.
- Bypass-Versorgung im Rahmen der chir. Ther. eines infarktbedingten VSD oder einer Mitralinsuff.
- Kardiogener Schock mit für die chir. Ther. geeigneter Koronaranatomie, wenn eine PCI nicht durchführbar oder nicht geeignet ist.

Medikamentöse Langzeittherapie nach STEMI (nach ESC 2008)
- ASS auf Dauer (75–100 mg/d) bei allen Pat. ohne ASS-Allergie, ggf. zusätzlich Clopidogrel (75 mg/d) für alle Pat. mit KI gegen ASS.
- Duale Plättchenaggregationshemmung mit ASS plus Ticagrelor, Prasugrel oder Clopidogrel über ca. 12 Mon.
- Orale Antikoagulation z. B. bei Vorhofflimmern, linksventrikulärem Thrombus, mechanischen Herzklappen.
- ACE-Hemmer sollten bei allen Pat. ohne KI erwogen werden, unabhängig von Blutdruck oder linksventrikulärer Funktion. Alternativ Angiotension-Rezeptorblocker.
- Orale β-Blocker für alle Pat., die diese Medikation tolerieren und keine KI haben, unabhängig von Blutdruck oder linksventrikulärer Funktion.
- Statine für alle Pat., wenn keine KI vorliegen, unabhängig vom Cholesterinspiegel; so früh wie möglich beginnen, um ein Ziel-LDL < 100 mg/dl (2,5 mmol/l) zu erreichen.
- Aldosteron-Antagonisten: z. B. Eplerenon bei EF < 40 % und Krea < 2 mg/dl und K^+ < 5 mmol/l.
- Influenza-Impfung für alle Pat.

> Wenn eine orale Langzeit-Antikoagulation erforderlich ist, sollte bevorzugt ein unbeschichteter Stent und kein Medikamente freisetzender Stent implantiert werden, weil dies den Pat. nur für kürzere Zeit dem Risiko einer 3-fachen antithrombotischen Ther. und damit einem kürzeren erhöhten Blutungsrisiko aussetzt. Ggf. kann bei „Triple"-Ther. auf ASS verzichtet werden.

4.4.3 Non-ST-Elevations-Myokardinfarkt (NSTEMI und instabile Angina pectoris)

Ätiologie
Die instabile Angina pect. ist keine spezif. Erkr., sondern ein Sy. mit pathophysiolog. Dynamik aufgrund heterogener ätiolog. Komponenten:
- Nichtokklusiver Thrombus bei rupturierter atheromatöser Plaque.
- Dynamische Obstruktion mit koronarem Vasospasmus oder Vasokonstriktion.
- Rapid progrediente koronare Atherosklerose.
- Entzündliche und/oder infektiöse Ursachen.
- Extrakoronare Ursachen wie Fieber, Tachykardie, Anämie, Thyreotoxikose.

Kommt es bei einem dieser Prozesse zu – oft klin. Unbemerkten – Mikroinfarkten, die mittels der hochsensitiven Troponine erkannt werden, während die klassischen kardialen Enzyme (CK, CK-MB, Myoglobin) neg. bleiben, geht bei weiterhin fehlender ST-Streckenhebung die instabile Angina pect. in einen Myokardinfarkt über (NSTEMI).

Klinik
- Ruhe-Angina > 20 Min. (80 %).
- Neu aufgetretene Angina der Klasse CCS III (10 %).
- Crescendo-Angina der Klasse CCS III bei zuvor stabiler Angina (10 %).

1. Schritt: Diagnostik
- **Anamnese:** aktuelle Beschwerden: spezif. Vorgeschichte/Klinik nicht erforderlich, atypische Angina pect. häufig, v. a. Frauen, Diabetiker, ältere Pat.
- **EKG:** zum Zeitpunkt der Beschwerden EKG anstreben. Transiente Veränderungen während einer sympt. Episode mit Rückbildung im asympt. Intervall, in der Ausprägung variable ST-Streckensenkung, terminal neg. T („koronares T"); oft unspezif. und diagn. wenig hilfreich ist präterminal neg. T.
- **Kardiale Marker:** Grundlage der DD (instabile Angina pect. vs. NSTEMI) bei fehlender ST-Streckenhebung im EKG, Goldstandard, daher der CK-MB-Bestimmung vorzuziehen. Myokardinfarktnachweis bei 0,03–0,05 ng/ml Troponin T.

2. Schritt: Risikostratifizierung und Bewertung der KHK-Wahrscheinlichkeit
(▶ Tab. 4.11). Nach Basismaßnahmen und Pharmakother. erneute Risikostratifizierung als Entscheidungsgrundlage für Koronardiagn. (invasiv/nichtinvasiv) und Ther. (kons. Ther., Katheterintervention oder koronarchir. Behandlung):
- Pat. mit niedrigem Risiko, ischämiefrei über 12–24 h, keine Hinweise auf Herzinsuff. → Belastungsuntersuchungen.

- Pat. mit mittl. Risiko, ischämiefrei über 2–3 d, keine Hinweise auf Herzinsuff. → Belastungsuntersuchungen.
- Pat. mit hohem Risiko, hämodynamische Instabilität trotz intensiver medikamentöser Ther. → umgehende Koronarangio.

Tab. 4.11 Indikatoren für Tod oder nichttödlichen Myokardinfarkt bei instabiler Angina bzw. NSTEMI

Hohes Risiko	Zunahme der Beschwerden in den letzten 48 h, lang anhaltende (> 20 Min.) Beschwerden, Lungenstauung, neue oder zunehmende Mitralinsuff., Hypotonie, Bradykardie, Tachykardie, Alter > 75 J., Angina in Ruhe mit transienten STT-Veränderungen, neu aufgetretener Schenkelblock, anhaltende ventrikuläre Tachykardie, deutlich erhöhtes (> 0,1 ng/ml) Troponin
Mittleres Risiko	Keine Kriterien „hohes Risiko", Vorgeschichte mit Myokardinfarkt, periphere oder zerebrovaskuläre Erkr., koronare Bypass-OP, ASS-Ther., Ruhe-Angina < 20 Min., nitropos. Angina, Alter > 70 J., T-Wellen-Inversion, path. Q-Zacken, leicht erhöhtes (0,01–0,1 ng/ml) Troponin
Niedriges Risiko	Kein Kriterium für „hohes oder mittl. Risiko", neu aufgetretene Angina CCS I oder II in den letzten 2 Wo. ohne Ruhe-Angina-Episoden > 20 Min., normales EKG oder bei Beschwerden unverändertes EKG, normales Troponin

Vorgehen bei V. a. ACS

- Pat. mit V. a. ACS müssen klin. und mittels EKG untersucht werden – eigentlich selbstverständlich, wird aber oft unterlassen, da die Situation verkannt wird.
- Bei V. a. ACS, hämodynamischen Auffälligkeiten (Hypotonie, Hypertonie, Brady- oder Tachykardie), Synkope oder Präsynkope muss der Pat. stationär aufgenommen werden.
- Früh durchzuführende Risikostratifizierung legt Wahrscheinlichkeit einer Myokardischämie fest. Kriterien: Anamnese, Sympt., Untersuchungsbefund, EKG, kardiale Marker.
- EKG während des akuten Brustschmerzes durchführen (sehr aussagekräftig!), EKG während/nach jeder Schmerzattacke ist obligat.
- Kardiale Marker bei V. a. ACS sofort bestimmen. Bei neg. Ergebnis Wiederholung nach 6 h, bei neg. Ergebnis nach weiteren 6 h, Bestimmung im 12-h-Zeitfenster wiederholen (z. B. nach 9–10 h).
- Bei V. a. ACS < 6 h zusätzlich zu den kardialen Markern auch „frühen Marker" Myoglobin bestimmen. **Cave:** Troponine sind keine frühen Marker!
- Immer auch nach nichtkoronaren und extrakardialen Ursachen der Thoraxbeschwerden fahnden.

3. Schritt: Therapie

- Konsequenzen für weitere Diagn. und Ther. aus 1. und 2. ziehen.
- Die Therapiemaßnahmen bei NSTEMI sind bis zur Entscheidung für Reperfusionsther. identisch mit den Basismaßnahmen und der Pharmakother. bei STEMI.

Gesicherte Indikation zur Koronarangiografie

- Rezid. Beschwerden oder Ischämienachweis (EKG mit dynamischem STT-Verhalten wie transiente ST-Elevationen oder -Depressionen) trotz intensiver medikamentöser Ther.
- Erhöhte kardiale Marker.
- Hämodynamische Instabilität.
- Relevante Arrhythmien (rezid. Kammertachykardien, Kammerflimmern).
- Instabile Angina pect. früh nach einem akuten Myokardinfarkt.
- Pat. nach PCI oder koronarer Bypass-OP und Z. n. erneuter Ischämie.
- Pat. mit hohem Risiko nach Kriterien der Belastungsuntersuchung:
  - Eingeschränkte LV-Funktion EF < 35 %.
  - Ischämienachweis auf niedrigem Belastungsniveau.
  - Ausgedehnter Ischämienachweis (EKG, Szinti, Stress-Echo).
  - Ischämienachweis in verschiedenen koronaren Versorgungsgebieten.

Gesicherte Indikationen zur PCI oder ACB-Operation

- ACB bei signifikanter (> 50 %) li Hauptstammstenose.
- ACB bei Dreigefäßerkr., v. a. bei LV-EF < 50 %.
- ACB bei Zweigefäßerkr. und signifikanter proximaler LAD-Stenose, LV-EF < 50 %.
- ACB bei Pat. nach op. Myokardrevaskularisation und multiplen Venenbypass-Stenosen.
- PCI oder ACB bei Ein- oder Zweigefäßerkr. ohne signifikante proximale LAD-Stenose, jedoch bei großem Versorgungsgebiet und hohem Risiko nach Kriterien der Belastungsuntersuchung.
- PCI oder ACB bei Eingefäßerkr. mit proximaler LAD-Stenose.
- PCI bei umschriebener Venenbypass-Stenose. Bei multiplen Stenosen, wenn der Pat. für eine op. Ther. ungeeignet ist.
- PCI bei Mehrgefäßerkr., günstiger Anatomie und guter LV-Funktion ohne Diab. (Diabetiker mit Mehrgefäßerkr. profitieren mehr von einer ACB-Operation, wenn die A. mammaria interna verwendet wird).

Begleitende Maßnahmen

- Initial Bettruhe, Stuhlregulierung, Thromboseprophylaxe. Psychische Führung. Verlegung auf die periphere Station nach Normalisierung der CK und Beschwerdefreiheit.
- Bei kleinem Infarkt ist eine frühzeitige Mobilisation ab dem 2. Tag möglich, bei größerem Infarkt Schonung bis zu 1 Wo. mit vorsichtiger krankengymnastischer Mobilisation nach Stufenschema. Nach etwa 2 Wo. bei ausreichendem AZ des Pat. Belastungsuntersuchungen (Ergometrie, Myokard-Szinti, Stress-Echo).

- Keine i. m. Injektionen → verfälscht Infarktenzyme, KI für Lysether.
- I. v. Zugänge gut sichern.
- Kein Patiententransport ohne ärztliche Begleitung.
- Digitalis nur bei hämodynamisch wirksamer Tachyarrhythmia absoluta (abs.) bei Vorhofflimmern. Sonst keine Ind. für Digitalis bei der Behandlung der akuten Herzinsuff.
- Lidocain nicht prophylaktisch geben.
- Rechtzeitige Behandlung von hypertensiver Entgleisung, Spannungspneumothorax (▶ 6.9.1) und Perikardtamponade.

- Gefährdung durch KO bei scheinbar unproblematischen Pat. nicht unterschätzen.
- **Cave:** Ein Hinterwandinfarkt kann als akutes Abdomen verkannt werden.
- Bei Infarkt mit bradykarden HRS möglichst Schrittmacherschleuse (▶ 4.6.5) legen: Gefahr von Asystolie bzw. AV-Block III.°
- Ind. für temporären Schrittmacher ▶ 4.6.5.

Sekundärprophylaxe

Beseitigung sämtlicher Risikofaktoren
- Nikotinkarenz.
- Normalgewicht anstreben.
- Ausreichend körperliche Bewegung (30 Min. 3–4 ×/Wo.).
- Optimale BZ-Einstellung bei Diabetikern (Ziel: HbA_{1c} < 7,0 mg/dl).
- RR-Einstellung: Zielwert < 140/90 mmHg, bei Niereninsuff. oder Diab. mell. < 130/80 mmHg.
- LDL-Cholesterin-Senkung auf < 100 mg/dl → z. B. Pravastatin 20–40 mg (z. B. Pravasin® protect) oder Atorvastatin 10–40 mg (Sortis®) oder Simvastatin 10–40 mg/d (z. B. Zocor®).

Medikamentöse Therapie
- **Antithrombotische Ther.:** dauerhaft ASS 100 mg/d p. o., bei ASS-Allergie oder Unverträglichkeit Clopidogrel 75 mg/d p. o. Nach PCI-Ther. mit Stentimplantation duale Plättchenaggregationshemmung über ca. 12 Mon. (bei DES). **Cave:** ggf. zusätzliche Ind. zur oralen Antikoagulation mit Marcumar® (Vorhofflimmern, Ventrikelthrombus, zerebrale Thrombembolie, ausgedehnte Wandbewegungsstörungen). Diese sollte mit einem INR 2–3 sorgfältig überwacht durchgeführt werden (erhöhte Blutungsgefahr, v. a. bei Komb. mit 2 Thrombozytenaggregationshemmern; daher ggf. Verzicht auf ASS).
- **Betablocker:** dauerhaft bei allen Pat., KI beachten.
- **ACE-Hemmer:** bei klin. Zeichen der Herzinsuff., eingeschränkter linksventrikulärer Funktion (EF < 40 %), bei normaler Pumpfunktion, wenn ausgedehnte regionale Wandbewegungsstörungen vorliegen. Bei ACE-Hemmer-Unverträglichkeit alternativ AT_1-Rezeptorblocker (z. B. Candesartan, Irbesartan, Valsartan).
- **Aldosteronantagonisten** (Spironolacton 25 mg/d oder Eplerenon): adjuvant zu ACE-Hemmern bei Herzinsuff. oder eingeschränkter linksventrikulärer Funktion (EF < 40 %). Vorteilhaft v. a. bei Diabetikern oder bei Herzinsuff. **Cave:** Hyperkaliämie bei eingeschränkter Nierenfunktion und/oder Komb. mit ACE-Hemmer.
- **Antiarrhythmika:** neben β-Blockern bei Kammerarrhythmien nicht grundsätzlich indiziert (gilt auch für Amiodaron). Bei komplexen ventrikulären Arrhythmien (sehr häufige VES, nicht anhaltende ventrikuläre Tachykardien) oder deutlicher linksventrikulärer Dysfunktion (LV-Ejektionsfraktion < 35 %) Rücksprache mit Kardiologen wegen ICD-Ind.
- Eine **Hormonersatztherapie** ist bei Frauen in der Menopause nicht indiziert.

Prognose

- Letalität abhängig von Myokardinfarktgröße, Ausmaß der LV-Dysfunktion und Art/Häufigkeit progn. bedeutsamer Arrhythmien.
- Etwa 30 % der Pat. sterben, bevor sie das Krankenhaus erreichen (Arrhythmien). Krankenhausmortalität ohne spezif. Ther. ca. 12 %, bei kardiogenem Schock ca. 70 %, bei früher (< 4 h) Fibrinolyse 5–8 %, bei erfolgreicher Früh-PCI (< 4 h) ca. 5 %.
- Langzeitprognose: allg. Sterblichkeit 4–8 %/J., bei LV-EF < 30 % Mortalität von < 10 %/J. Bei Postinfarkt-Angina und/oder Ischämienachweis und/oder geringer Belastbarkeit und/oder ventrikulärer Ektopieneigung nimmt die Sterblichkeit zu.

4.4.4 Früh- und Spätkomplikationen des Myokardinfarkts

Linksherzinsuffizienz, Lungenödem

Bei 20–50 % der Infarktpat. (Rückwärtsversagen).

Klinik ▶ 4.5.2.

Diagnostik ▶ 4.5.2. Eine Linksherzinsuff. bei ACS ist meist Folge einer syst. LV-Dysfunktion bei großem Myokardinfarkt oder einer akuten Ischämie großer/mehrerer Myokardwandabschnitte. Zur DD Anamnese, EKG (v. a. auch im Verlauf), Echo und myokardiale Marker.

Therapie ▶ 4.5.2.

Kardiogener Schock (Vorwärtsversagen)

Bei etwa 10 % der Infarktpat. Auftreten bei Verlust von > 40 % des linksventrikulären Myokards, v. a. bei Vorderwandinfarkt. Auch an Rechtsherzinfarkt denken: rasche Volumensubstitution (s. o.).

Klinik Hypotonie, Zyanose, Oligurie, Lungenödem, Bewusstseinsstörung.

Diagnostik EKG (großer Infarkt), Echo (ausgedehnte Hypo- oder Akinesie), Pulmonaliskatheter (RR$_{syst.}$ RR < 90 mmHg, AVDO$_2$ > 5,5 ml/dl, CI < 2,2 l/Min./m^2, PCWP > 15 mmHg). Laktat ↑.

Differenzialdiagnosen Sepsis (▶ 18.1.2), Aortendissektion (▶ 5.4.7), Perikardtamponade.

Therapie
- Reanimation, Ausgleich von E'lyten, Dobutamin und Dopamin im Verhältnis 2 : 1 oder 1 : 1.
- Rhythmisierung: Kardioversion bei tachykarden HRS, passagerer Schrittmacher bei bradykarden HRS.
- Norepinephrin 0,05–0,3 µg/kg KG/Min. (z. B. Arterenol®) vorübergehend bis zum Beginn einer IABP (Erhöhung der diastolischen Koronarperfusion und Verminderung der linksventrikulären Nachlast bis zur Revaskularisierung oder zur PCI).
- PCI: Therapie der Wahl. Alternativ: Lysetherapie s. o.

Prognose Hohe Letalität von 50–70 %.

Rhythmusstörungen

Bei 90 % der Infarktpat. vorwiegend in den ersten 48 h, Kammerflimmern bei 10 %, Asystolie 7 %.

Therapie

- **Kammerflimmern oder Asystolie:** sofortige Reanimation nach dem AB-CD-Schema (▶ 3.1). Bei rezid. Kammerflimmern Hypokaliämie ausgleichen, Azidose bei pH < 7,1 mit 50–100 ml Natriumbikarbonat 8,4 % puffern, Hypoxie ausgleichen. Zur Rezidivprophylaxe Lidocain, Sotalol oder Amiodaron.
- **Tachykarde ventrikuläre HRS:** initial Lidocain 100 mg als Bolus i. v. (z. B. Xylocain® 2 %), dann über Perfusor z. B. 1 Spezialamp. Xylocain® 20 % = 1.000 mg auf 50 ml NaCl 0,9 % mit 6–12 ml/h (= 120–240 mg/h). Dosisreduktion auf 50 % bei Schock oder schwerer Leberinsuff.! Cave: bei Hypokaliämie Kaliumspiegel auf hochnormale Werte (> 5 mmol/l) anheben, dazu 50 mmol KCl im Perfusor mit 5–20 mmol/h über ZVK. Keine prophylaktische Gabe von Lidocain! Bei Kammertachykardie > 150/Min. Kardioversion (EKG-getriggerte Defibrillation, ▶ 3.1).
- **Tachykarde supraventrikuläre HRS:** bei Tachyarrhythmia abs. (▶ 4.6.2) schnelle Digitalisierung oder elektrische Kardioversion (▶ 3.1). Bei gehäuften, hämodynamisch wirksamen supraventrikulären Extrasystolen β-Blocker (▶ 4.6.3).
- **Bradykarde HRS:** Atropin 0,5–1 mg i. v. (z. B. Atropinum sulfuricum, ▶ 4.6.3) bis zur Versorgung mit einem passageren Schrittmacher (▶ 4.6.5).

Pericarditis epistenocardica
Bei 15 % der Infarktpat., v. a. bei transmuralem Infarkt.

Klinik Atem- und lageabhängiger Schmerz, Perikardreiben (oft flüchtig), Echo: ggf. Perikarderguss.

Differenzialdiagnose Postinfarkt-Angina.

Therapie ASS 0,5 g i. v. (z. B. Aspisol®); **cave:** verstärkte Blutungsneigung bei zusätzlicher Antikoagulation, NSAID wie Ibuprofen 4 × 400 mg/d (z. B. Imbun®), kurzfristig Glukokortikoide wie Prednisolon 50 mg (z. B. Decortin® H).

Postinfarkt-Angina
Bei etwa 20 % der Infarktpat., v. a. bei NSTEMI und Mehrgefäßerkr. Letalität ca. 15 %.

Diagnostik Wiederauftreten einer Angina pect. oder von ST-Streckenveränderungen ist Zeichen einer fortbestehenden Gefährdung des Myokards durch Ischämie.

Therapie Wie bei ACS (▶ 4.4) mit ASS, Nitroperfusor, Heparinperfusor, β-Blockern wie Metoprolol 2 × 50 mg/d (z. B. Beloc®). Ziel ist Herzfrequenz < 70/Min. Ggf. GP-IIb/-IIIa-Rezeptorantagonisten. Bei V. a. vasospastische Angina: Kalziumantagonisten wie Diltiazem (z. B. Dilzem®) initial ca. 0,3 mg/kg KG langsam i. v. (20 mg bei 70 kg), dann Perfusor mit 100 mg/50 ml, 5–10 ml/h oder 10–20 mg/h (nach RR). Rasche Koronarangio anstreben.

Ventrikelruptur
Meist nach 3–10 d bei 1–3 % der Infarktpat.

Klinik Bei Herzwandruptur Perikardtamponade mit Schock, Verlauf meist tödlich; bei VSD oft kaum Klinik, ggf. Herzinsuff.

Diagnostik Auskultation, Echo, ggf. Rechtsherzkatheter.

Therapie RR-Senkung mit Nitroprussid bis zur OP (nipruss®).

Akute Mitralinsuffizienz
Durch Papillarmuskelabriss bei 1–2 % der Infarktpat.

Klinik   Akute schwere Mitralinsuff., Lungenödem.

Diagnostik   Auskultation (neues, raues holosystolisches Geräusch), Echo.

Therapie   Kontrollierte RR-Senkung durch Vasodilatatoren wie Nitroprussid 60 mg auf 50 ml Glukose 5 % im Perfusor mit 1 ml/h beginnen, art. RR-Kontrolle bis max. 28 ml/h (nipruss®), OP anstreben, evtl. IABP bis zur chir. Intervention.

Perikardtamponade
Klinik   Tachypnoe, Tachykardie, Pulsus paradoxus (inspiratorische RR-Abnahme bis zu nicht tastbarem Puls), Perikardreiben, abgeschwächte HT, Hypotonie, Halsvenenstauung, Stauungsleber.

Diagnostik   EKG (elektrischer Alternans, Niedervoltage), Echo (Perikarderguss, Kollaps des re Ventrikels).

Therapie   Bei geringem Ausmaß wie bei Perikarditis epistenocardica. Bei hämodynamischer Wirksamkeit Perikardpunktion.

Ventrikelthromben
Meist Zufallsbefund im Echo, nur 1 % aller kardialen Thromben werden durch Embolien sympt.

Diagnostik   Echo (auch TEE).

Therapie   Antikoagulation initial mit High-Dose-Heparin, dann mit Phenprocoumon (z. B. Marcumar®, ▶ 19.8.2). Bei dilatiertem Ventrikel mit großem Infarktareal und großen Thromben, ggf. auch bei kleineren Thromben, passagere Antikoagulation. Bei kardiogenen Embolien dauerhafte Antikoagulation über mind. 6 Mon.

Postmyokardinfarkt-Syndrom (Dressler-Syndrom)
Akute, diffuse Perikarditis unklarer Genese. Auftreten meist 1–4 Wo. nach Myokardinfarkt, aber auch nach Herz-OP, Myokardperforation durch Schrittmacherkabel.

Klinik   Fieber, Abgeschlagenheit, Brustschmerz, Perikardreiben. Oft gleichzeitig Pleuritis oder Pleuraerguss.

Diagnostik
- Labor (Leukozytose, CRP ↑, antimyokardiale AK häufig pos.).
- Echo (Perikarderguss).
- Rö-Thorax (Herzverbreiterung, Pleuraerguss).
- Perikardpunktion: selten zum Ausschluss einer bakt. Perikarditis postop.

Therapie   NSAID wie Diclofenac 2–4 × 50 mg/d (z. B. Voltaren®). Evtl. Prednisolon 0,5–1 mg/kg KG/d über 2–3 Wo. ausschleichen (z. B. Decortin® H, ▶ 19.5).

Herzwandaneurysma
Häufigkeit bis zu 15 % der Infarktpat., meist im Vorderwand-Spitzenbereich nach LAD-Verschluss. Im Akutstadium meist Thromben über der Nekrose, im chron. Stadium kann das Aneurysma durch parietale Thromben ausgefüllt werden. Die entstandene Ventrikeldilatation nimmt mit der Zeit zu.

Klinik Meist symptomlos, selten KO durch kardiogene Embolien, ventrikuläre Tachykardien, plötzlicher Herztod, zunehmende Herzinsuff., Ruptur (selten).

Diagnostik Fortbestehende ST-Streckenhebung im EKG, Echokardiografie, Ventrikulografie.

Therapie
- Antikoagulation mit High-Dose-Heparin, dann mit Marcumar® für 3–6 Mon., bis Oberfläche epithelialisiert.
- Bei großem Aneurysma oder schlechter Ventrikelfunktion Fortführung der Antikoagulation. Nachlastsenkung mit ACE-Hemmer.
- Bei großen Aneurysmen, rezid. ventrikulären Tachykardien oder Kammerflimmern und sonst gutem AZ ggf. Resektion des Aneurysmas und Koronarrevaskularisierung; ggf. ICD-Ther.

4.5 Herzinsuffizienz

4.5.1 Chronische Herzinsuffizienz

Unvermögen des Herzmuskels, die Gewebe mit ausreichendem Blutvolumen zu versorgen. Dabei bezeichnet man die Verminderung des HZV als Low-Output Failure (Vorwärtsversagen), die Stauung des venösen Bluts vor dem Herzen als Backward Failure (Rückwärtsversagen). High-Output Failure z. B. bei Hyperthyreose, septischem Schock. Man unterscheidet je nach betroffenem Ventrikel Li-, Re- oder Globalinsuff. Die Herzinsuff. ist keine Krankheitsentität, sondern Folge einer oder mehrerer Herzerkr., ggf. in Komb. mit extrakardialen Faktoren.

> **Leitbefunde**
> - Bei Linksherzinsuff.: Dyspnoe, Tachypnoe, Orthopnoe, Asthma cardiale, Lungenödem.
> - Bei Rechtsherzinsuff.: Gewichtszunahme, periphere Ödeme, Leberstauung.

Ätiologie
- Häufigste Ursachen: Hypertonie und KHK mit zunächst linksventrikulärer, später globaler Insuff. Häufigste Ursache der Rechtsherzinsuff. ist die Linksherzinsuff.
- O_2-Mangel des Myokards, z. B. KHK, Anämie.
- Herzmuskelnekrose: Myokardinfarkt, Herzwandaneurysma.
- Druckbelastung des li Ventrikels (erhöhte Nachlast): z. B. art. Hypertonie, Aortenstenose; Druckbelastung des re Ventrikels z. B. durch pulmonale Hypertonie.
- Volumenbelastung (erhöhte Vorlast) durch Aorten-, Mitral-, Trikuspidalklappeninsuff., Shuntvitien.
- CM: toxische, metabolische und endokrine Herzerkr.
- Tachykarde und bradykarde HRS.
- Füllungsbehinderung, z. B. Mitralstenose oder selten durch mechanische Ursachen wie Pericarditis constrictiva, Hämoperikard, Herztumor.

Klinik Stadieneinteilung ▶ Tab. 4.12.

Tab. 4.12 Stadieneinteilung der Herzinsuffizienz (NYHA)

I	Keine Beschwerden bei alltäglichen Belastungen
II	Leichte Beschwerden bei alltäglichen Belastungen, Leistungsminderung
III	Erhebliche Leistungsminderung bei geringen Belastungen
IV	Ruhedyspnoe

- **Linksherzinsuffizienz:**
  - Zeichen des Vorwärtsversagens: periphere Zyanose, Leistungsminderung.
  - Zeichen des Rückwärtsversagens mit Lungenstauung: Ruhe- und Belastungsdyspnoe, Orthopnoe v. a. nachts (wie viele Kopfkissen werden zum Schlafen benötigt?). Ggf. auch Atemwegsobstruktion („Asthma cardiale"). Bei Lungenödem Ruhedyspnoe, Hustenreiz, rostbraunes Sputum (Herzfehlerzellen). Feuchte RG bds. basal (re > li), Tachykardie, HRS, Galopprhythmus.
- **Rechtsherzinsuffizienz:**
  - Ödeme der abhängigen Körperpartien (Knöchel, Unterschenkel, Anasarka = präsakrales Ödem beim liegenden Pat.), Pleuraerguss, Aszites.
  - Zeichen der oberen und unteren Einflussstauung: Halsvenenstauung, gestaute Zungengrundvenen, palpable Stauungsleber, pos. hepatojugulärer Reflux (kräftiger Druck auf Leber erhöht jugulärvenösen Puls), Hepatosplenomegalie (bei chron. Stauung Cirrhosis cardiaque möglich), „Stauungsgastritis" (Übelkeit, Erbrechen, ggf. Gewichtsabnahme = kardiale Kachexie), Proteinurie, Nykturie, Pleuraerguss.

Diagnostik
! v. a. durch Anamnese und Befund!
- **EKG:** oft Linksherzhypertrophie (ST-Streckensenkung, v. a. linkspräkordial, bei Rechtsherzinsuff. in V_1–V_3. Erhöhter Sokolow-Lyon-Index: S in V_1 + R in $V_5 > 3,5$ mV). Hinweise auf Grunderkr. (z. B. KHK).
- **Rö-Thorax** in 2 Ebenen: vorwiegend nach li verbreitertes Herz (Herzdurchmesser/Thoraxdurchmesser > 0,5), Einengung des Herzhinterraums. Vergrößerte, unscharfe Lungenhili. Lungenvenenstauung. Feine, horizontale oder nach lateral oben verlaufende Kerley-B-Linien, Randwinkelerguss. Evtl. Hinweis auf Herzvitien.
- **Echo** (ggf. auch transösophageal): Abschätzung der EF, Beurteilung von Herzvitien, Größe und Kontraktilität der Herzkammern, regionale Wandbewegungsstörungen.
- **Ergometrie** (evtl. Spiroergometrie): objektiviert körperliche Belastbarkeit (▶ 4.2.6).
- **Bei speziellen Fragestellungen** Koronarangio, Lävokardio, Myokardszinti, Herzmuskelbiopsie, MRT.

Therapiegrundsätze Gewichtsnormalisierung, begrenzte Kochsalzzufuhr (≤ 3 g/d), Limitierung der Flüssigkeitszufuhr auf 2 l/d, bei schwerer Herzinsuff. 1–1,5 l/d, Reduktion kardiovaskulärer Risikofaktoren, begrenzter Alkoholkonsum (Mann 30 g/d, Frau 20 g/d), bei alkoholtoxischer CMP Alkoholkarenz, regelmäßige körperliche Bewegung bei stabiler Herzinsuff., Bettruhe bei akuter/dekompensierter Herzinsuff.

Medikamentöse Therapie ▶ Tab. 4.13

Tab. 4.13 Medikamentöse Stufentherapie bei systolischer Herzinsuffizienz/ Dysfunktion (EF < 35 %)

		NYHA I	NYHA II	NYHA III	NYHA IV
ACE-Hemmer		+	+	+	+
Betablocker (ohne ISA)		+ Nach Myokardinfarkt, bei Hypertonie	+	+	+
Diuretika	Thiazid	Bei Hypertonie	Bei Flüssigkeitsretention	+ Ggf. zur Potenzierung der Wirkung von Schleifendiuretika	+ Ggf. zur Potenzierung der Wirkung von Schleifendiuretika
	Schleifendiuretika	–	+ Bei Flüssigkeitsretention	+	+
	Spironolacton	+ Nach Myokardinfarkt	+	+	+
Digitalis		Bei tachysystolischem Vorhofflimmern	Vorhofflimmern, Herzinsuff. trotz ACE-Hemmern, Diuretika und β-Blocker	+	+
AT$_1$-Rezeptorantagonisten		Bei NW von ACE-Hemmern	Bei NW von ACE-Hemmern	Bei NW von ACE-Hemmern	Bei NW von ACE-Hemmern

Ziele
- Verminderung der Nachlast (Vasodilatatoren, Diuretika), Frequenzbegrenzung.
- Verminderung der Vorlast (Diuretika, Nitrate, Vasodilatatoren).
- Steigerung der Kontraktilität (ACE-Hemmer, Glykoside).

- **ACE-Hemmer:** senken peripheren Gesamtwiderstand, Vor- und Nachlast. Keine Reflextachykardie. Lisinopril (z. B. Acerbon®, Coric®), Ramipril (z. B. Vesdil®, Delix®), Perindopril (Coversum®), Cilazapril.
  - **NW:** trockener Husten (10 %), Exanthem (5 %), Geschmacksstörung (2 %), Kopfschmerzen, Hyperkaliämie (nicht mit kaliumsparenden Diuretika kombinieren), Agranulozytose, ANV (Nierenarterienstenose und Proteinurie ausschließen).
  - **KI:** doppelseitige Nierenarterienstenose, Gefäßstenose bei (funktioneller) Einzelniere.

- **Diuretika:** vermindern Vorlast und Nachlast.
  - **Thiazide:** z. B. Hydrochlorothiazid 25–75 mg/d. NW: Hypokaliämie (deshalb mit K^+-sparenden Diuretika oder ACE-Hemmern kombinieren), Hyperkalzämie, Hämokonzentration, Thrombembolie, Hyperlipidämie, verminderte Glukosetoleranz, Hyperurikämie, Pankreatitis. Langsame Ödemausschwemmung (bis 1.000 g/d bei generalisierten Ödemen, 300–500 g/d bei Aszites). Ausschwemmen massiver Ödeme ▶ 10.1.2.
  - **Kaliumsparende Diuretika:** schwach diuretisch, meist in Komb. eingesetzt. Ind.: Hyperaldosteronismus.
    - Amilorid 5–10 mg/d, Triamteren 50–100 mg/d (Jatropur®). NW: Hyperkaliämie, Juckreiz, megaloblast. Anämie. KI: Niereninsuff.
    - Aldosteron-Antagonisten, z. B. Spironolacton 25–50 mg/d p.o. (z. B. Aldactone®), Wirkungseintritt erst nach 3–5 d. NW: Hyperkaliämie (KI: Niereninsuff. Bei Krea > 150 µmol/l meist wirkungslos), Exantheme, Gynäkomastie, Impotenz, Hirsutismus. Alternativ Eplerenon (Inspra®) 12,5–50 mg/d p. o. bei Gynäkomastie.
  - **Schleifendiuretika:** bei akuter Herzinsuff. und Lungenödem. Ausscheidung von bis zu 40 % des glomerulär filtrierten Na^+; z. B. Furosemid 20–2.000 mg/d (z. B. Lasix®), Etacrynsäure 50–200 mg/d (Hydromedin®), Piretanid 3–12 mg/d (z. B. Arelix®). Torasemid 5–20–100 mg/d p.o. (z. B. Torem®). NW u. a. Hypokaliämie, Hypokalzämie, Hypomagnesiämie, Hörstörungen, verstärkte Nephrotoxizität z. B. von Aminoglykosiden, metabolische Alkalose, allergische Reaktion, Hyperglykämie, RR-Abfall, selten Leuko- und Thrombopenie.
- **Digitalisglykoside:** ▶ Tab. 4.14.

Tab. 4.14 Digitalisglykoside

Präparat	Abklingquote/d (%)	Erhaltungsdosis (mg/d)	Ther. Serumkonz. (ng/ml)
Digoxin	20	0,25–0,375	0,7–2,0
Beta-Methyldigoxin (z. B. Lanitop®)	20	0,15–0,20	0,7–2,0
Beta-Acetyldigoxin (z. B. Novodigal®)	20	0,20–0,30	0,7–2,0
Digitoxin (z. B. Digimerck®)	7	0,05–0,1	9–30

- **Wirkung:** Steigerung der Kontraktilität (pos. inotrop), Abnahme der Frequenz (neg. chronotrop), Abnahme der Erregungsleitung (neg. dromotrop), Zunahme der Reizbildung (pos. bathmotrop).
- **Ind.:** Linksherzinsuff. NYHA (II), III + IV, Tachyarrhythmia abs. bei Vorhofflimmern/-flattern, paroxysmales Vorhofflimmern/-flattern. Wenig sinnvoll bei Cor pulmonale (▶ 6.7.2). Glykosid-Intox. Niedrigen Digoxinspiegel anstreben (0,5–0,8 µg/l).
- **KI:** hochgradige Bradykardie, AV-Block II° und III°, Sick-Sinus-Sy., Karotissinus-Sy., WPW-Sy. mit Vorhofflimmern (▶ 4.6.2), hypertrophobstruktive CMP, Kammertachykardie; Hypokaliämie, Hyperkalzämie (**cave** bei gleichzeitiger Gabe von Thiaziddiuretika!). Wirkungsverstär-

kung durch Chinidin, Kalziumantagonisten (v. a. Verapamil), Abschwä-
chung durch Cholestyramin, Rifampicin.
- **Aufsättigung:**
  - Schnell: bei akuter Insuff., z. B. 6 × 0,2 mg Digoxin oder Digitoxin i. v.
    in 24 h.
  - Mittelschnell: doppelte Erhaltungsdosis (ED) für 3 d, danach normale
    ED für Digoxinderivate; 4-fache ED für 3 d, danach normale ED für
    Digitoxinderivate.
  - Langsam: Beginn mit ED. Effekt nach 14 (Digoxin) oder 40 (Digito-
    xin) d. Bei Niereninsuff. Dosis ↓ v. a. für Digoxin, bei Leberinsuff.
    (z. B. infolge Herzinsuff.), hohem Alter und niedrigem KG Dosisre-
    duktion auch für Digitoxin.
  - Plasmaspiegel sollten im unteren ther. Bereich liegen.
- **Vasodilatatoren:**
  - **Nitrate:** vermindern Vor- und Nachlast; Isosorbitdinitrat (z. B. Isoket® 5
    bzw. 10/20), Tagesdosis 4 × 10–20 mg, Wirkdauer 2–4 h. Isosorbitmono-
    nitrat 2 × 20 mg (z. B. Ismo® 20), Wirkdauer 4–6 h. Nächtliche Pause, um
    Nitrattoleranz zu vermeiden.
  - **Kalziumantagonisten:** nur bei art. Hypertonus. Senkung des peripheren
    Gefäßwiderstands (Nachlast), z. B. Amlodipin 2 × 5 mg/d (z. B. Norvasc®),
    Wirkdauer 5–8 h. NW: Beinödeme, Kopfschmerz, Flush, neg. Inotropie,
    Frequenzerhöhung, RR-Abfall, allerg. Reaktion.
  - **Betablocker** mit vasodilatierendem Effekt (z. B. Carvedilol) verbessern
    möglicherweise die Progn. β_1-selektive Betablocker ohne intrinsische Ak-
    tivität (ISA) reduzieren die Gesamtletalität und die plötzliche Herztodes-
    rate bei Herzinsuff. NYHA I–IV. Betablocker nur bei stabiler Herzinsuff.
    beginnen! Initialdosis = $^1/_{10}$ der Zieldosis. Dosis sehr langsam unter klin.
    Kontrolle (Sympt., Gewicht, Auskultationsbefund) steigern. Dosisanpas-
    sung dauert Monate! Dos.: ▶ Tab. 4.15.

Tab. 4.15 Dosierung ausgewählter Betablocker

	Testdosis (mg/d)	Startdosis (mg)	Zieldosis (mg)
Metoprolol (z. B. Beloc®)	12,5	2 × 12,5	2 × 100
Bisoprolol (z. B. Concor®)	1,25	1 × 1,25	1 × 10
Carvedilol (z. B. Dilatrend®)	3,125	3 × 3,125	2 × 25
Dosiserhöhung alle 14 d, wenn toleriert			

Chirurgische und apparative Therapie
- Eine fortgeschrittene Koronarerkr. mit Herzinsuff. und linksventrikulärer
  Dysfunktion profitiert symptomatisch und prognostisch von einer chir. Myokardrevaskularisation (ACVB-OP). Ventrikuläre Aneurysmektomie, v. a.
  nach Vorderwandinfarkten, verbessert die Herzinsuff. Die zusätzliche Korrektur einer Mitralinsuff. (sek. Mitralinsuff.) als Rekonstruktion sollte angestrebt werden.
- Resynchronisation durch biventrikuläre Schrittmachersysteme: Bei EF
  < 35 %, Sinusrhythmus und LSB können mit Beseitigung der Dyssynchronie

des Kontraktionsverhaltens die Sympt. und die Progn. günstig beeinflusst werden. Ggf. schon bei NYHA II.

- Implantation eines ICD bei hochgradig reduzierter Pumpfunktion (EF < 35 %) und Z. n. Myokardinfarkt verbessert ÜLR. Bei nichtischämischer Herzinsuff. ist ICD zur Primärprävention des plötzlichen Herztods weniger geeignet. Nach überlebtem plötzlichen Herztod oder bei sympt. anhaltenden Kammertachykardien ist der ICD bei allen Formen der systolischen Herzinsuff. angezeigt.
- Bei ausgeprägter Cheyne-Stokes-Atmung ggf. O_2-Langzeitther. oder nächtliche intermittierende Heimbeatmung (NIV) erwägen; konsequente Ther. eines obstruktiven Schlafapnoe-Sy.
- **HTx:**
  - **Voraussetzungen:** stabile psychosoziale Verhältnisse. Engmaschige postop. Kontrolle und zuverlässige Medikamenteneinnahme müssen gewährleistet sein! 1-JÜR ca. 85 %, 5-JÜR ca. 70 %.
  - **Indikationen:**
    - Alle Herzerkr. im Endstadium, die kons. oder durch andere chir. Maßnahmen nicht mehr therapierbar sind.
    - Medikamentös therapierefraktäre Herzinsuff. NYHA IV mit mind. einmaliger Dekompensation.
  - Alter < 65 J. („biolog. Alter" entscheidend).
  - **KI:** schwere extrakardiale Erkr., z. B. nicht definitiv geheilte Neoplasie, aktive Inf.; fixierter pulmonalart. Hypertonus (PA-Mitteldruck > 30 mmHg), Blutgruppenunverträglichkeit zwischen Spender und Empfänger, pos. Lymphozyten-Kreuztest, Körpergewichtsunterschied > 20 %. Rel. KI: Systemerkr. mit schlechter Progn. (z. B. SLE, Amyloidose, generalisierte Arteriosklerose), florides Ulcus duodeni oder ventriculi.
  - **Prognose:** 1-J.-Letalität bei Herzinsuff. NYHA II und III 9–17 %, bei NYHA IV 36 %.

4.5.2 Akute Linksherzinsuffizienz und Lungenödem

Leitbefunde
Plötzlich auftretende hochgradige Atemnot, feuchte RG über beiden Lungen.

Ätiologie   Meist kardial (z. B. Dekompensation einer chron. Linksherzinsuff., Herzinfarkt, hypertone Krise, Herzvitien, CM), Überwässerung (z. B. Niereninsuff., nephrotisches Sy.), bei Inf. (Pneumonie). Seltener anaphylaktischer Schock, toxisch (z. B. bei Urämie, Reizgasinhalation, Beatmung mit 100 % O_2), nach zu schneller Pleurapunktion (selten!), neurogen (z. B. bei SHT, Meningoenzephalitis), bei Heroinabusus.

Klinik   Plötzlich auftretende hochgradige Atemnot, Orthopnoe, graue Haut, Zyanose, Distanzrasseln; schaumig rotes Sputum, Tachykardie, RR ↓, JVP ↑, Halsvenenstauung, periphere Ödeme, Rechtsherzinsuff. Zu Beginn oft Atemwegsobstruktion (Asthma cardiale) mit verlängertem Exspirium und Stakkatohusten.

Diagnostik
- **Auskultation:** feuchte, meist mittelblasige RG, meist re > li., basal evtl. abgeschwächtes Atemgeräusch durch Erguss.

- **EKG:** Zeichen der Links- und Rechtsherzbelastung (▶ 4.5.1), Rhythmusstörungen (z. B. abs. Arrhythmie), Zeichen des Herzinfarkts (▶ 4.4), Niedervoltage (z. B. bei Perikarderguss → HT abgeschwächt, Echo).
- **BGA:** meist respir. Partialinsuff. trotz Hyperventilation.
- **Rö-Thorax:** nach Stabilisierung. Fluid Lug (symmetrische perihiläre Verdichtungen), Kerley-B-Linien, Ergüsse, Herzverbreiterung.

⚡ Therapie des akuten Lungenödems

Allgemeine Therapie:
- Oberkörper hoch lagern, Beine tief (z. B. im „Herzbett").
- Venöser Zugang.
- Unblutiger Aderlass mittels Blutdruckmanschetten: Manschetten an Oberarmen und Oberschenkeln anlegen, auf ca. 60–80 mmHg aufpumpen, um venösen Rückstrom zu vermindern.
- Vorsichtige Sedierung: z. B. 5 mg Diazepam i. v. (z. B. Valium).
- O$_2$-Zufuhr 2–6 l/Min.
- Flüssigkeitsrestriktion (Trinkmenge 750 ml/d) mit Bilanzierung von Ein- und Ausfuhr.
- Kochsalzrestriktion (kochsalzarme Kost).
- Ther. der auslösenden Erkr.: hypertensive Krise (RR-Senkung), Anämie (Bluttransfusion), Perikarderguss (Punktion), Vorhofflimmern (Kardioversion, Frequenzkontrolle), dekompensiertes Vitium (Herz-OP), Herzinfarkt (Lyse/PCI), Bradykardie (SM-Anlage).

Spezielle Therapie:
- Morphin 5–10 mg i. v.
- Diuretika: z. B. Furosemid (z. B. Lasix) 40–80 mg i. v. oder über Perfusor.
- Nitrate (Vorlastsenkung), möglichst hoch dosiert z. B. Nitroglyzerin 1–6 mg/h unter RR-Kontrolle. Ziel: RR ≥ 100 mmHg syst. **Cave:** Hypotonie. Alternativ Molsidomin (z. B. Corvaton) initial 4 mg i. v., dann Perfusor mit 1–4 mg/h.
- Pos. inotrope Substanzen, z. B. Dobutamin 0,01–0,4 μg/kg/Min. Bei persistierender Kreislaufinstabilität Dopamin in niedriger Dosierung (1,5–5 μg/kg KG/Min.). Bei Vorwärtsversagen (kardiogener Schock): Dobutamin und Dopamin kombiniert im Verhältnis 2 : 1 oder 1 : 1. Alternativ Noradrenalin 0,02–0,1–0,5 μg/kg KG/Min. statt Dopamin (Anstieg der Inotropie, des RR und der Vorlast; kein HZV-Anstieg). Alternativ Adrenalin 0,02–0,1–0,5 μg/kg KG/Min., wenn Noradrenalin ohne Erfolg (HZV-Anstieg und RR-Stabilisierung). Evtl. intraaortale Ballongegenpulsation.
- Bei Versagen der medikamentösen Maßnahmen: Flüssigkeitsentzug mittels a. v. oder venovenöser Hämofiltration.
- Bei respir. Insuff.: Beatmung, ggf. Intubation. Durch nichtinvasive Beatmung über Maske lässt sich die Intubation und kontrollierte Beatmung häufig vermeiden.
- Pulmonaliskatheter zur Diagnosestellung und Therapiesteuerung bei lebensbedrohlicher oder unklarer Herz-Kreislauf-Schwäche.
- Evtl. Nitroprussid (nipruss®) 0,3–8 μg/kg KG/Min.: Nachlastsenkung in der Akutphase. **Cave:** stärkster Vasodilatator, strenge Indikationsstellung, nur mit art. Blutdruckmonitoring und Pulmonaliskatheter!
- Bei sonst nicht beherrschbarer Herzinsuff. z. B. nach kardiochir. OP oder bis zur HTx: Phosphodiesterasehemmer.

- In ausgewählten Fällen kardiales Assist-System.
- Bei HRS ▶ 4.6. CRT-Option prüfen.
- Digitalis nur, wenn eine Tachyarrhythmia abs. die Ursache der Herzinsuff. ist, sonst keine Ind. in der Ther. der akuten Herzinsuff.
- ACE-Hemmer.
- Nach Stabilisierung dauerhaft konsequente Herzinsuffizienzther.

4.6 Herzrhythmusstörungen (HRS)

4.6.1 Übersicht

Unterscheidung zwischen supraventrikulären und ventrikulären sowie bradykarden und tachykarden HRS wichtig für Ther. und Prognose.

Ätiologie Häufigste Ursache ist KHK. Weitere Ursachen: E'lytstörungen (z. B. Hypokaliämie), CMP, Medikamenten-NW (z. B. Digitalis), Stoffwechselentgleisung (z. B. Hyperthyreose), Herzvitium, entzündliche Herzerkr. und Präexzitationssy.

Diagnostik
- **Anamnese:** überlebter „plötzlicher Herztod", Schwindel, Synkopen, Palpitationen bei langsamem oder schnellem Herzschlag, Dyspnoe, Angina pect., Medikamente, Intox.
- **Leitfragen:** Seit wann, wie häufig, welche Auslöser, wie schwer, welche Folgeerscheinungen, KO, Begleiterscheinungen, bisherige Behandlung?
- **Befund:** Puls, Pulsdefizit (Differenz zwischen auskultierter Frequenz und peripher getastetem Puls), Herzinsuffizienzzeichen.
- **EKG:** immer 12-Kanal-EKG, 24-h-EKG, Belastungs-EKG, intrakardiales EKG, EPU mit programmierter intrakardialer Stimulation.
- **Labor:** E'lyte, CK, HBDH, GOT, BB, Digitalisspiegel, TSH basal.
- **Rö-Thorax** (Herzgröße, Lungenstauung?). Echo (Ejektionsfraktion?), ggf. Koronarangio zum Ausschluss bzw. Nachweis einer KHK.

Therapie
- Bettruhe, EKG-Monitor, venöser Zugang, Dokumentation von intermittierenden HRS, möglichst mit 12-Kanal-EKG. Therapiebedürftigkeit hängt von hämodynamischer Wirksamkeit, Risiko von Kammerflimmern/-flattern, kardialer Grunderkr. und subjektiven Beschwerden ab.
- **Rezidivprophylaxe:** bei Pat. nach Herzinfarkt problematisch. In der CAST-Studie wurde gezeigt, dass Rhythmusstörungen durch Klasse-Ic-Antiarrhythmika zwar vermindert werden konnten, aber die Mortalität in der behandelten Gruppe höher war. Eine Behandlung mit β-Blockern senkte dagegen die Mortalität. Entscheidung über Rezidivprophylaxe nur nach eingehender kardiolog. Untersuchung (Echo, Koronarangio, EPU). Alternativ Katheterablation, antitachykarde Schrittmacher.

Hämodynamische Instabilität (Hypotonie, Schock), akute kardiale Ischämie (Angina pect., Infarkt) und/oder Linksherzdekompensation machen eine

> rasche und konsequente Ther. notwendig → elektrische Intervention, z. B. Kardioversion, Defibrillation, Schrittmacher, „Overdrive", Diagn.

4.6.2 Tachykarde Herzrhythmusstörungen

HF > 100/Min. durch gesteigerte Reizbildung (gesteigerte Automatie, abnorme Automatie, getriggerte Aktivität) oder bei kreisenden Erregungen (Reentry mit/ ohne präformierte[n] Leitungsbahnen) (▶ Tab. 4.16).

Ätiologie KHK, Myokardinfarkt, Myokarditis (infektiös toxisch, medikamentös toxisch), CMP, Präexzitationssy., Vitien. Herzglykoside, Antiarrhythmika, E'lytstörungen, Hyperthyreose, Hypovolämie, Fieber, Anämie, Embolie, psychogen.

Supraventrikuläre Tachykardien

Sinustachykardie
Steigerung der Sinusautomatie, HF 100–160/Min., meist regelmäßig, jedem P folgt ein normaler QRS-Komplex, bei Tachykardie P oft nicht zu erkennen.

Ätiologie Erhöhter Sympathikotonus z. B. bei körperlicher oder seelischer Belastung, Fieber, Anämie, Hypovolämie, Herzinsuff., Kreislaufschock; Hyperthyreose, Phäochromozytom, akuter entzündlicher Herzerkr., Medikamenten (z. B. Atropin, Theophyllin, β2-Sympathomimetika, Zytostatika), Genussgiften (z. B. Alkohol, Nikotin, Koffein).

Therapie Behandlung der Ursache. **Cave:** keine symptomzentrierte Behandlung des Warnzeichens „Sinustachykardie"!

Vorhoftachykardie
Gesteigerte Automatie eines ektopen Vorhoffokus, Frequenz 150–200/Min., P-Wellen mit anderer Morphologie als bei Sinusrhythmus.

Ätiologie Typisch bei Digitalisüberdosierung in Verbindung mit AV-Block, bei chron. Lungenerkr., bei jungen Pat. oft unklar.

Therapie Medikamentös sehr schwer zu beeinflussen, effektiv evtl. Sotalol, Amiodaron, Digitalis + Amiodaron. Alternativ elektrische Ablation des Vorhoffokus oder AV-Knoten-Ablation mit nachfolgender permanenter SM-Ther.

Supraventrikuläre Extrasystolie (SVES)
Heterotope Reizbildung als Folge einer gesteigerten Automatie oder eines Reentry-Mechanismus.

Ätiologie Häufig bei Gesunden und Herzkranken. Vorläufer von Vorhofflimmern/ -flattern. Evtl. Auslöser von supraventrikulären Reentry-Tachykardien.

Klinik Oft asympt., Palpitationen (Herzklopfen, -jagen, „Aussetzer").

EKG Vorzeitige Aktion mit abnorm konfigurierter P-Welle, je vorzeitiger, desto länger ist die PQ-Dauer. QRS meist unverändert, postextrasystolische Pause meist nicht kompensatorisch.

Therapie Meist keine. Bei salvenartigem Auftreten kann Vorhofflimmern/-flattern drohen, dann Digitalis und/oder β-Blocker.

Tab. 4.16 Differenzierung tachykarder Herzrhythmusstörungen

	Vorhoffrequenz in Min⁻¹*	Kammerfrequenz in Min⁻¹*	Gleichmaß der Schlagfolge		Formkriterien für P	QRS	AV-Überleitung
Sinustachykardie	> 100	> 100	Respir. Arrhythmie (gering oder nicht nachweisbar)	Ebenso	Normal	Normal	1 : 1 / 0,12–0,18 Sek.
Vorhoftachykardie	> 150	> 150	Regelmäßig	Regelmäßig	Abnorm, klein, oft nicht nachweisbar	Normal, selten abnorm	1 : 1
Vorhofflattern ("langsames Flattern")	250–350 / 160–230	120–90 / 80–130	Regelmäßig	Regelmäßig oder unregelmäßig	Sägezahnartig deformiert in Ableitung II, III	Normal, selten abnorm	Wechselnder Block, z. B. 1 : 1, 2 : 1, 4 : 1
Vorhofflimmern	> 350	120–160	Unregelmäßiges Flimmern, Flattern	Abs. Arrhythmie	Unregelmäßige Wellen (V_1, V_2)	Normal, intermittierend abnorm	Wechselnd blockiert
Vorhoftachykardie mit Block	100–220	80–140	Regelmäßig	Regelmäßig oder unregelmäßig	Spitz, schmal, Null-Linie glatt (II, V_1)	Normal, seltener abnorm	Wechselnd blockiert
AV-Tachykardie	100–250	100–250	Regelmäßig	Regelmäßig	Abnorm, meist nicht nachweisbar	Abnorm oder normal	Retrograd
WPW-Syndrom	150–250	150–250	Regelmäßig	Regelmäßig	Meist nicht nachweisbar	Abnorm	Reentry
Kammertachykardie	Wechselnd	100–250	Regelmäßig oder wechselnd	Regelmäßig	Oft nachweisbar, dann beweisend für VT	Abnorm	Orthograd nur intermittierend, oft retrograd (Kombinationssystole)

* Frequenzangaben nur als Richtlinien, Grenzen oft unscharf. Ggf. Adenosin (▸ 4.6.3) zur kurzfristigen AV-Blockierung und Identifizierung der zugrunde liegenden Rhythmusstörung.

4

Vorhofflimmern, -flattern

Funktioneller Reentry in beiden Vorhöfen.

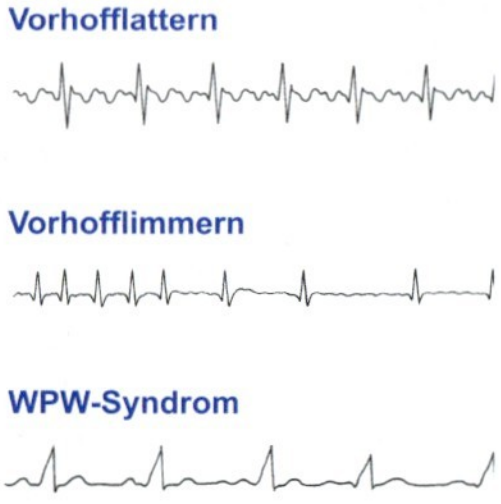

Ätiologie Meist bei organischer Herzerkr. (oft bei Vorhofdilatation), Manifestation eines Sinusknoten-Sy., bei Intox., E'lytstörungen, Hyperthyreose,
chron. obstruktiven Lungenerkr. Paroxysmales Vorhofflimmern (seltener
Flattern) auch bei Herzgesunden (idiopathisches V., „lone atrial fibrillation").

Klinik Tachyarrhythmie mit oder ohne peripheres Pulsdefizit, Herzklopfen,
Herzrasen, Schwäche, Luftnot, Embolie.

Vorhofflattern

Vorhofflimmern

WPW-Syndrom

Abb. 4.14 Supraventrikuläre Tachykardien [A300]

EKG (▶ Abb. 4.13). Vorhofflimmern (350–600/Min.) oder -flattern (250–350/
Min.); bei Flimmern Kammerrhythmus abs. arrhythmisch, bei Vorhofflattern regelmäßig mit relativ hoher Frequenz 140–170/Min. (aufgrund einer Überleitung
von 2 : 1 oder 3 : 1, bei WPW-Sy. Gefahr der 1:1-Überleitung).

Therapie

! Klärung des Behandlungsziels (Frequenzkontrolle oder Rhythmisierung),
Klärung notwendiger Zusatzbehandlungen (Antikoagulation).

• **Sofortmaßnahmen:** High-Dose-Heparin (KI-Check; ▶ 19.8.1). Initialdosis
5.000–10.000 IE i. v., dann Heparinperfusor 10.000 IE/50 ml, mit 5 ml/h, tägl.
aPTT-Kontrolle (Ziel 1,5- bis 2-fache Verlängerung).

• **Frequenzkontrolle:** rasche Digitalisierung, z. B. mit Digoxin 0,4 mg i. v., nach
4 und 12 h wiederholen (z. B. Lanicor®) oder Digitoxin bis zur Frequenznor-
malisierung; falls Frequenzeffekt unzureichend, β-Blocker, z. B. Metoprolol
5 mg i. v. (z. B. Beloc®) oder Verapamil 5–10 mg/d i. v. (z. B. Isoptin®).

• **Vorbereitung zur Rhythmisierung:** vor Rhythmisierung KI und Erfolgsaus-
sichten überprüfen (besser bei Dauer des Flimmerns < ½ J., keinem oder nur
mäßig dilatiertem li Vorhof, keiner Hyperthyreose oder dekompensiertem
Mitralvitium). K⁺ kontrollieren und evtl. ausgleichen. Antikoagulation mind.
3 Wo. vor Rhythmisierungsversuch, wenn Rhythmusstörung > 24 h besteht:
  – Niedriges Risiko bei Alter < 60 J., akut aufgetretenem Vorhofflimmern,
keinen Risikofaktoren: Antikoagulation angeraten.
  – Mittl. Risiko bei Alter > 60 J., weibl. Geschlecht, art. Hypertonie, Diab.
mell., Vorhofdilatation, manifester Herzinsuff. oder LV-Dysfunktion
(Echo): Marcumar® (INR 2–2,5) oder neue orale Antikoagulanzien.
  – Hohes Risiko bei Z. n. Embolie, Nachweis von Thromben oder intensivem
Echokontrast mittels Echo, Mitralstenose; Marcumar® (INR 2,5–3,5).

• **Medikamentöse Rhythmisierung:**
  – Bei guter linksventrikulärer Funktion: Propafenon (z. B. Rytmonorm®)
oder Flecainid (Tambocor®) 2 mg/kg KG über 10 Min. oder 600 mg Propafenon p. o. bzw. 300 mg Flecainid p. o. Normalisierung des Serum-Kali-
ums, tägl. EKG-Kontrolle (QT-Verlängerung, Gefahr von Torsade-de-
Pointes-Tachykardien). EKG-Monitoring.
  – Bei linksventrikulärer Dysfunktion: Amiodaron 5 mg/kg KG über 30–
60 Min., danach 15 mg/kg KG über 24 h i. v. Alternativ Amiodaron
600 mg/d p. o.

- **Elektrische Rhythmisierung** (auf der Intensivstation):
  - Hochfrequente atriale Stimulation (Overdrive Pacing): bei klassischem Vorhofflattern Überführung in Sinusrhythmus oder Vorhofflimmern (besser konvertierbar).
  - Elektrische Kardioversion: falls medikamentös kein Erfolg und Chance auf Erhalt eines Sinusrhythmus besteht, Kurznarkose z.B. mit Hypnomidat und Fentanyl, EKG-getriggerte Kardioversion (Initialenergie 100 J, falls erfolglos 200 J, 300 J, 350 J). Weitere Ind.: WPW-Sy. (Gefahr der 1:1-Überleitung), evtl. bei Linksherzdekompensation oder instabiler Angina pect. infolge Tachyarrhythmia abs.
  - AV-Knoten-Ablation/-Modulation. Mit anschließender SM-Ther. indiziert bei tachykardem Vorhofflimmern (chron., intermittierend), dessen Ventrikelfrequenz medikamentös nicht befriedigend kontrolliert werden kann.
- **Pulmonalvenenisolation durch Ablation:** aufwendiges Verfahren; ca. 60-prozentiger Erfolg in speziellen Zentren. Geeignet bei paroxysmalem Vorhofflimmern ohne wesentliche Strukturerkr. des Herzens.
- **Nach Rhythmisierung:**
  - Antikoagulation nach elektrischer oder medikamentöser Kardioversion für mind. 1 Mon. Alternative zu Marcumar: z. B. Rivaroxaban (Xarelto®) 1 × 15–20 mg/d p. o. oder Dabigatran (Pradaxa®) 2 × 110–150 mg/d p. o.
  - Nach erfolgreicher medikamentöser Konversion Sotalol, z. B. 3 × 40–80 mg/d p. o. (z. B. Sotalex®). Alternativ Amiodaron (Sättigungsdosierung und Erhaltungsdosis; ▶ 4.6.3) oder Dronedaron (Multaq®).

- Keine Dauerther. mit Chinidin oder anderem Klasse-I-Antiarrhythmikum, da arrhythmogen.
- Häufige Fehler: unkontrollierter (z. B. ambulanter) Rhythmisierungsversuch, falsche Einschätzung der Rhythmisierbarkeit, antiarrhythmische Langzeitbehandlung ohne Ind., ungenügende Frequenzkontrolle (Frequenzexzesse schon bei leichten Belastungen), Fehler im Antikoagulationsregime (Embolie- und Blutungsgefahr!).

Supraventrikuläre Tachykardie bei Präexzitationssyndrom

Präexzitationssy. durch akzessorische Leitungsbahn atrioventrikulär (z. B. Wolff-Parkinson-White-Sy., Kent-Bündel), nodo- oder faszikuloventrikulär (Mahaim-Bündel).

Klinik   Plötzlich auftretendes und endendes Herzjagen, häufig nachts (erhöhter Vagotonus), Angst, Dyspnoe, Angina pect., Harnflut nach Tachykardie-Episode.

Diagnostik   Bei asympt. WPW (d. h. ohne Tachykardie-Episoden) Ajmalin-Test zur Prüfung der Refraktärzeit des akzessorischen Bündels. Im EKG kurze PQ-Zeit, QRS-Verbreiterung durch Deltawelle zu Beginn von QRS (▶ Abb. 4.14), Lokalisation des Bündels durch Lokalisation der Deltawelle.

Therapie   Tachykardieterminierung durch vagale Manöver (z. B. Valsalva, Karotisdruck), Ajmalin 1 mg/kg KG i. v. (z. B. Gilurytmal®) oder Propafenon 0,5–1 mg/kg KG i. v. oder Flecainid 1 mg/kg KG langsam i. v. oder Verapamil 5 mg i. v. (nicht bei Vorhofflimmern, bei Präexzitationssy.). Alternativ: elektrische Überstimulation atrial oder ventrikulär. Falls ineffektiv oder klin. Verschlechterung (z. B. bei Vorhofflimmern), sofortige elektrische Kardioversion.

Prophylaxe   Hochfrequenzablation des akzessorischen Bündels. 2. Wahl sind β-Blocker oder Propafenon oder Flecainid.

- Medikamente bedeuten für den Pat. eine Langzeitther. mit potenziell ernsthaften NW. Klin. Nutzen und NW abwägen. Vor medikamentöser Langzeitther. elektrophysiolog. Untersuchung.
- Nicht jedes WPW-EKG bedarf der medizinischen Ther., abhängig vom Gefährdungspotenzial. Falls medikamentöse Langzeitther. erwogen wird, kurative Ther. (Ablation) erörtern.

Ventrikuläre tachykarde Herzrhythmusstörungen

Ventrikuläre Extrasystolie (VES)
Heterotope oder ektope Reizbildung aufgrund einer gesteigerten fokalen Automatie oder Reentry-Mechanismus.

Ätiologie Häufig bei Gesunden und Herzkranken z. B. bei KHK.

Klinik Oft asympt., evtl. Palpitationen ("Aussetzer"), Dyspnoe, Angina pect., Schwindel, Synkopen.

EKG Vorzeitiger, verbreiterter QRS-Komplex mit diskordanten STT-Veränderungen (schenkelblockartiges Bild). Klassifikation nach Lown (▶ Abb. 4.15) hat nur bei KHK eine prognostische Bedeutung. **Cave:** Bei gehäuften VES besteht die Gefahr, dass eine sehr früh erscheinende ventrikuläre Extrasystole (ES) in die vulnerable Phase von T fällt → Vorzeitigkeitsindex (VI): VI = Zeit Q bis RVES/Zeit Q bis T normal VI < 1,0 [< 0,9!]: Gefahr des Kammerflimmerns/-tachykardie.

0	Keine VES	
I	< 30/h VES	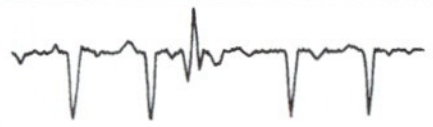
II	> 30/h VES	
IIIa	Multiforme VES	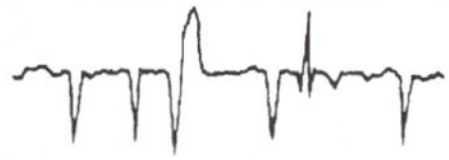
IIIb	Bigeminus (VES – normaler Komplex – VES – normaler Komplex im Wechsel)	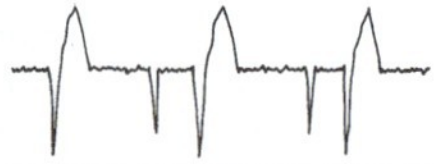
IVa	Couplets (2 VES direkt hintereinander)	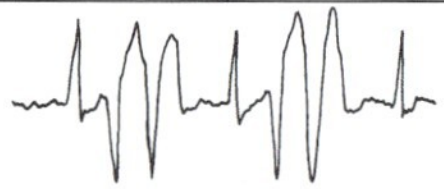
IVb	Salven (> 2 VES hintereinander)	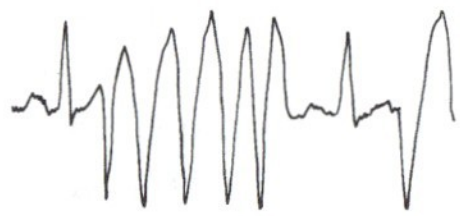
V	R-auf-T-Phänomen	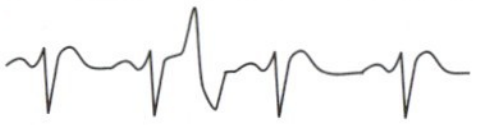

Abb. 4.15 Lown-Klassifikation [A300]

Therapie

- Risikoeinschätzung: Gefahr des plötzlichen Herztods v. a. bei ischämischer Herzerkr. (z. B. KHK, Z. n. Infarkt) und eingeschränkter linksventrikulärer Funktion.
- Behandlung der Grundkrankheit: z. B. max. antiischämische Ther. (ggf. PCI, ACVB), Ther. der Herzinsuff. (z. B. ACE-Hemmer), β-Blocker.
- Betablocker verbessern Postinfarktprogn., evtl. Klasse III (z. B. Sotalol, Amiodaron).
- ! Keine Klasse-IC-Antiarrhythmika (CAST-Studie).

Kammertachykardie (VT)

Ätiologie KHK (mit/ohne Infarktnarbe), akuter Myokardinfarkt, CMP, Myokarditis, valvuläre Herzerkr., Cor pulmonale, idiopathisch, belastungsinduziert.

EKG (▶ Abb. 4.16). Frequenz 70–250/Min., verbreiterter QRS-Komplex (meist kein typisches Schenkelblockmuster), R/S in V_6 < 1, AV-Dissoziation; anhaltende VT (> 30 Sek.).

Diagnostik Beweisend sind:

- Nachweis von P-Wellen ohne Bezug zum QRS-Komplex (AV-Dissoziation).
- Capture Beats: vereinzelte schlanke Komplexe durch übergeleitete Sinusaktionen.
- Fusion Beats: Komb. aus übergeleiteter Sinusaktion und ventrikulärem Schlag.

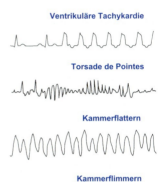

Ventrikuläre Tachykardie

Torsade de Pointes

Kammerflattern

Kammerflimmern

Abb. 4.16 Tachykarde Herzrhythmusstörungen [A300]

4

- Jede regelmäßige Tachykardie mit QRS-Verbreiterung ist bis zum Beweis des Gegenteils eine VT.
- V. a. ventrikulären Ursprung: QRS > 0,14 Sek.; weit überdrehter Rechts- oder Linkstyp; durchgehend pos. oder neg. Kammerkomplexe in den Brustwandableitungen (Konkordanz).

Anhaltende vs. nicht anhaltende Kammertachykardie

- Anhaltende VT: > 30 Sek., häufig Degeneration in Kammerflimmern.
- Nicht anhaltende VT: mind. 3 VES in Reihe, jedoch < 30 Sek., selbstlimitierende Arrhythmie. Kann Vorläufer von anhaltender VT sein.

Differenzialdiagnosen Schwierigste DD ist AV-Knoten-Tachykardie mit aberranter Leitung. Hierbei häufig typisches RSB-/LSB-Muster, evtl. Terminierung durch Karotissinusdruck möglich.

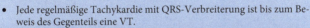

Therapie

- Akutther.: Amiodaron. Bei Versagen der medikamentösen Ther. oder rascher Therapiebedürftigkeit (hämodynamische Verschlechterung oder Myokardischämie) elektr. Kardioversion in Kurznarkose (z. B. Etomidat 14–20 mg i. v. und Fentanyl 0,1 mg i. v.). In der Akutphase Serum-K$^+$ hochhalten (ca. 5,0 mmol/l).
- Rezidivprophylaxe wie bei ventrikulärer Extrasystolie abhängig von der Grundkrankheit, z. B. optimale antiischämische Ther., Vermeiden von E'lytstörungen, ICD-Implantation (▶ 4.6.5).

> Bei Kammertachykardie (VT) ist die Dokumentation der spontan aufgetretenen („klin.") VT von großem Wert. Nur die spontan aufgetretene VT muss behandelt werden, nicht jede VT, die im Labor induzierbar ist.

Torsade-de-Pointes-Tachykardie

Ätiologie   Antiarrhythmika, trizyklische Antidepressiva, Hypokaliämie oder QT-Sy.

Diagnostik   Kammertachykardie mit wechselnder QRS-Achse.

Therapie   Mg^{2+} 2–3 g langsam i. v. (8–12 mmol Mg^{2+}), dann 12 g/12 h. Kaliumsubstitution. Alternativ Schrittmacherstimulation.

Rezidivprophylaxe   Ursache beseitigen, β-Blocker.

Kammerflimmern, Kammerflattern

Ätiologie   Meist schwere KHK (80 %), Myokardinfarkt (▶ 4.4.), entzündliche Herzerkr.

Diagnostik   EKG bei Kammerflimmern (▶ Abb. 4.16) HF > 300/Min., unregelmäßige Undulationen mit wechselnden Konturen, Amplituden und Zeitintervallen. Bei Kammerflattern (▶ Abb. 4.16) HF 180–300/Min., großwellige Oszillationen; Trennung zwischen QRS und ST-Strecke nicht möglich.

Akuttherapie   ▶ 3.1.

Rezidivprophylaxe   Konsequente Ther. der Grundkrankheit. Ggf. Amiodaron, ICD.

4.6.3 Antiarrhythmische Therapie

Behandlungsgrundsätze

- Kritische, zurückhaltende medikamentöse antiarrhythmische Ther. Alle Antiarrhythmika besitzen einen unterschiedlich ausgeprägten neg. inotropen Effekt (z. B. sehr ausgeprägt bei Disopyramid).
- Je ausgeprägter die LV-Funktionseinschränkung, desto größer die Gefährdung des Pat., desto weniger effektiv sind medikamentöse Verfahren zur Kontrolle maligner ventrikulärer Arrhythmien und desto eher muss auf eine ICD-Ther. zurückgegriffen werden.
- Bei ventrikulärer Tachykardie optimale antiischämische Ther. und Optimierung der LV-Funktion vor antiarrhythmischer Ther.

Behandlungsindikationen (medikamentös oder mittels ICD)

Abhängig von Klinik und elektrophysiolog. Kriterien („maligne Arrhythmien"):

- Gestörte Hämodynamik: z. B. bei Linksherzdekompensation, kardialer Synkope.
- Erhöhtes Risiko eines plötzlichen Herztods: Z. n. Reanimation („überlebter Herztod"), anhaltende ventrikuläre Tachykardie, komplexe HRS bei schwerer kardialer Grundkrankheit.
! Bei akuten kardialen Erkr. (z. B. Herzinfarkt) sind Arrhythmien prognostisch ungünstig → frühe antiarrhythmische Ther. einleiten, Monitorkontrolle.
! Bei asympt. Verlauf ist keine Ther. erforderlich. Auch kardiovaskulär Gesunde können komplexe Arrhythmien haben.

Implantierbarer Cardioverter-Defibrillator (ICD)

- **Primärprävention:** KHK nach Myokardinfarkt und eingeschränkte linksventrikuläre Funktion (EF ≤ 30 %; Myokardinfarkt muss mind. 1 Mon. zurückliegen, eine koronare Bypass-OP mind. 3 Mon.), hypertroph obstruktive CMP bei Risikokonstellation, arrhythmogene rechtsventrikuläre Dysplasie, Long-QT-Sy., mit Synkope trotz β-Blockern, Short-QT-Sy., asympt. Brugada-Sy. mit Risikomerkmalen.
- **Sekundärprävention:**
  – Herz-Kreislauf-Stillstand bei Kammerflimmern oder Kammertachykardie ohne Nachweis einer reversiblen Ursache.
  – Spontane anhaltende Kammertachykardie bei struktureller Herzerkr.
  – Synkope ungeklärter Genese, wenn bei der elektrophysiolog. Untersuchung eine Kammertachykardie oder Kammerflimmern induziert werden kann.
  – Spontane anhaltende Kammertachykardie ohne strukturelle Herzerkr., die nicht durch andere Ther. beherrscht wird.
  – Brugada-Sy. mit unklarer Synkope.

Substanzauswahl

Tab. 4.17 Übersicht gebräuchlicher Antiarrhythmika				
Medikament	Indikation	Dosis – Akutther.	Prophylaxe	NW
Adenosin	AV-Knoten-Reentry-Tachykardie	3 mg als Bolus i. v., Wiederholung nach 1–2 Min. in höherer Dosierung möglich (6, 9, 12 mg)	–	Extrem kurze HWZ von < 10 Sek. Block (erwünscht), Bradykardie, Wärmegefühl (Flush), thorakales Engegefühl, Kopfschmerz, Husten. Selten: Bronchospasmus, Hypotonie
Ajmalin (z. B. Gilurytmal®)	Ventrikuläre Extrasystolie, ventrikuläre Tachykardie	25–50 mg i. v.	300 mg/12 h i. v.	Übelkeit, Kopfschmerzen, Appetitlosigkeit, Cholestase, Leberschädigung
Prajmalin (z. B. Neo-Gilurytmal®)	Supraventrikuläre, ventrikuläre Extrasystolie, Rezidivprophylaxe der ventrikulären Tachykardie	60 mg/d p. o.	60 mg/d p. o.	

4

Tab. 4.17 Übersicht gebräuchlicher Antiarrhythmika *(Forts.)*

Medika-ment	Indikation	Dosis – Akutther.	Prophylaxe	NW
Chinidin-bisulfat (z. B. Op-tochinidin® ret., Chinidin duriles®)	Vorhofflim-mern, NW: neg. inotrop	3 × 200(–600) mg/d i. v.	600 mg/d p. o.	GI-Beschwerden, Ohrensausen, Synkopen, KM-Depression, anticholinerge NW
Esmolol (Brevi-block®)	Supraventriku-läre Tachykardie	Initial 0,5 mg/kg KG über 1 Min. i. v., dann 50 mg/kg KG/Min. für 4 Min. Max. Erhaltungsdosis 200 µg/kg KG/Min.	–	Metoprolol, aber sehr kurze HWZ von 8 Min.
Lidocain (z. B. Xylo-cain®)	Ventrikuläre Extrasystolie, Kammertachykardie	50–100 mg i. v.	2–4 mg/Min. i. v.	Benommenheit, Schwindel, zerebraler Krampfanfall
Propafenon (z. B. Rytmo-norm®)	Ventrikuläre Extrasystolie, supraventriku-läre und ventrikuläre Tachykardie, Präexzitationssy.	0,5–1 mg/kg KG i. v.	3–5 × 150 mg/d p. o.	Mundtrockenheit, Salzgeschmack, Kopfschmerzen, GI-Beschwerden
Metoprolol (z. B. Beloc®)	Supraventriku-läre Tachykardie, KHK, Myokardinfarkt, abs. Arrhythmie mit schneller Überleitung, Digitalisintox. mit Vorhoftachykardie	1–2 Amp. = 5–10 mg langsam i. v. (= 1 mg/Min.)	2 × 50–100 mg/d p. o.	Bronchialobstruktion, neg. Inotropie, Bradykardie, Müdigkeit, Depression. KI: gleichzeitige Ther. mit Kalziumantagonisten, Asthma
Sotalol (z. B. Sota-lex®)	Bedrohliche VES, Kammertachykardie, WPW-Sy., paroxysmale supraventrikuläre Tachykardie, Tachyarrhythmia abs.	½ Amp. (= 20 mg) über 5 Min. i. v., Wiederholung nach 20 Min. möglich	1–3 × 40–80 mg/d p. o.	–

Tab. 4.17 Übersicht gebräuchlicher Antiarrhythmika *(Forts.)*

Medikament	Indikation	Dosis – Akutther.	Prophylaxe	NW
Amiodaron (z. B. Cordarex®)	Supraventrikuläre, ventrikuläre Tachyarrhythmien	Orale Aufsättigung mit max. 1 g über 13 d p. o., dann Erhaltungsdosis i. v.: 5 mg/kg KG über mind. 3 Min., dann 600 mg in 500 ml Glukose 5 % mit 20 ml/h über 24 h	Erhaltungsdosis etwa 200 mg/d p. o., evtl. Wochenendpause	z. B. Korneatrübung, Fotosensibilisierung, SD-Stoffwechselstörung, Lungenfibrose. HWZ 1–3 Mon. Ggf. Spiegelkontrolle. EUG-Kontrollen in der Aufsättigungsphase obligat!
Dronedaron (Multaq®)	Paroxysmales Vorhofflimmern, Rezidivprophylaxe	–	2 × 400 mg/d p. o.	Sinusbradykardie, AV-Block, Leberwerterhöhung! Geschmacksstörungen, GI-Sympt.
Verapamil (z. B. Isoptin®)	Supraventrikuläre Extrasystolie, supraventrikuläre Tachykardie	5 mg i. v.	3 × 40–80 mg/d p. o.	Hypotonie, Bradykardie

4.6.4 Bradykarde Herzrhythmusstörungen

HF < 50/Min. durch Abnahme der Reizfrequenz im Sinusknoten oder des Erregungsleitungssystems. Gefahr durch Abfall des HZV mit Durchblutungsstörungen von Herz, Gehirn und anderen Organen.

Klinik Breites Spektrum an Sympt.: asympt., verminderte Leistungsfähigkeit („bradykarde Herzinsuff."), Schwindel, Angina pect., Synkope (Adams-Stokes-Anfall ▶ 4.1.5).

Diagnostik
- Anamnese.
- EKG, LZ-EKG.
- Echo, Ergo, ggf. Herzkatheter zum Nachweis einer strukturellen Herzerkr.
- Labor: E'lyte, Herzenzyme, TSH basal, Plasmaspiegel von Pharmaka (Digitalis, Antiarrhythmika).
- Evtl. intrakardiales EKG mit His-Bündel-EKG und Bestimmung der Sinusknotenerholungszeit.
- Spezielle Diagn.: Karotissinusdruckversuch (▶ 4.1.5), intrakardiale Stimulation (Bestimmung der Sinusknotenerholungszeit, programmierte atriale Stimulation). Atropintest: 1 mg (0,02 mg/kg KG) Atropin i. v. unter EKG-Kontrolle; führt bei Gesunden zu einer Erhöhung der Herzfrequenz um 25 % bzw. auf mind. 90/Min. Path. (d. h. kein Frequenzanstieg) bei Sinusknoten-Sy.

Richtlinien zur Behandlung bradykarder Herzrhythmusstörungen
- Immer Ätiol. klären, da die kausale Ther. die effektivste ist (z. B. vagovasale Synkope bei Schmerzzuständen, Myokardinfarkt, Hypoxie beim Beatmungspatienten, Hypothyreose, Hyperkaliämie)!
- Medikamenteneinflüsse berücksichtigen, z. B. Digitalis, Verapamil, β-Blocker, Diltiazem, Gallopamil, Clonidin, alle Antiarrhythmika, bradykardisierende Augentropfen.
- Medikamentöse Ther. meist nur zur akuten Intervention, z. B. Atropin 0,5–1,5 mg im Bolus i. v., ggf. wiederholen. Keine effektive nebenwirkungsarme Dauermedikation. NW: ventrikuläre Tachyarrhythmien auch nach Atropin möglich; daher bei i. v. Gabe Rhythmusmonitor! Vorsicht bei AV-Block II.°: Atropingabe und Beschleunigung der Sinusfrequenz kann zu höhergradigem Block mit Provokation einer kritischen Bradykardie führen!

Sinusbradykardie

Klinik   Meist asympt. Kann Teil- oder Hauptmanifestation des Sick-Sinus-Sy. sein. Nächtliche Frequenzabfälle auf 35–40/Min. können physiologisch sein!

Therapie   Keine Behandlung bei asympt. Pat.
- Ursache behandeln, z. B. akuter Hinterwandinfarkt, Sinusknoten-Sy., Hypoxie, Hirndruck, Hypothyreose, Vagotonie, Medikamenteneinfluss.
- Intermittierender Sinusarrest ohne ausreichenden Ersatzrhythmus oder bei Komb. mit ventrikulärer Arrhythmie: Atropin i. v. (z. B. 0,5 mg, ggf. wiederholen). Alternativ Schrittmacher.

> Kein Medikament kann sicher und langfristig eine Sinusbradykardie ohne wesentliche NW effektiv beeinflussen.

Sinusarrest, SA-Block

Gestörte sinuatriale Überleitung. Zeigt sich als Sinusbradykardie, isolierte bradykarde Rhythmusstörung oder (häufiger) in Komb. mit tachykarder Vorhofarrhythmie (Bradykardie – Tachykardie bei Sick-Sinus-Sy.).

Einteilung
- **I. Grad:** im EKG nicht erkennbar.
- **II. Grad:** geringe Unregelmäßigkeiten des Sinusrhythmus entweder durch progressive Leitungsverzögerung (Typ I = Wenckebach-Periodik: bei gleichbleibender PQ-Zeit Verkürzung der PP-Intervalle) oder durch vollkommenen Ausfall einer Herzaktion ohne vorangehende Änderung der PP-Intervalle (Typ II = Mobitz).
- **III. Grad:** totaler SA-Block mit Ausfall einer oder mehrerer Herzaktionen, fehlenden P-Wellen. Ersatzrhythmus durch sek. Zentrum.

Therapie   Bei Sympt. medikamentöse (Atropin) oder elektrische Ther. (Vorhofschrittmacher). Permanenter Schrittmacher nur nach Ausschluss einer behandelbaren reversiblen Grundkrankheit, bei sympt. Pat. oder bei Notwendigkeit einer zusätzlichen bradykardisierenden Ther. (z. B. Digitalis, Verapamil).

Sinusknotensyndrom, Sick-Sinus-Syndrom (SSS)

Sammelbegriff für Störungen der Sinusknotenfunktion mit bradykarden, brady-/ tachykarden oder tachykarden HRS (Sinusbradykardie, SA-Blockierungen, supraventrikuläre Tachykardie, Vorhofflimmern, Vorhofflattern).

Therapie Bei sympt. Bradykardie permanenter Schrittmacher. SM-Ind. meist auch gegeben, wenn neben Bradykardien medikamentös behandlungsbedürftige Tachykardien bestehen. Ggf. Antikoagulation (▶ 19.8).

Bradyarrhythmia absoluta

Chron. Vorhofflimmern mit bradykarder Ventrikelfrequenz bei gestörter AV-Überleitung.

Ätiologie Meist Folge einer fortgeschrittenen kardialen Grundkrankheit (KHK, Klappenfehler, CMP) mit Herzinsuff.

Diagnostik Unbedingt behebbare Ursachen (z. B. Hypothyreose, Digitalisintox.) ausschließen!

Therapie Falls sympt. (z. B. Synkope, „Pausen", bradykarde Herzinsuff.), SM-Ther. (VVI-Modus).

Hypersensitiver Karotissinus/Karotissinus-Syndrom

Reflexvermittelte vasomotorische Synkope, malignes vagovasales Sy.

Klinik Zwei Komponenten: Kardioinhibitorisch mit Reflexbradykardie bei vagaler Stimulation (nur dies kann mittels SM beeinflusst werden!) und vasodepressorisch (Vasodilatation der Kreislaufperipherie).

Therapie Bei Sympt. permanenter Schrittmacher, klin. Erfolg in Abhängigkeit vom Anteil der vasodepressorischen Komponente. Pharmakother. unbefriedigend.

AV-Blockierungen

Verschiedene Formen der gestörten Erregungsleitung zwischen Vorhöfen und Kammern.

Ätiologie Digitalis, β-Blocker, Chinidin u. a. Antiarrhythmika; Myokarditis, KHK, Myokardinfarkt, Vagotonie.

Einteilung (▶ Abb. 4.17):
- **I. Grad:** PQ-Zeit verlängert. Langzeit-EKG zum Ausschluss höhergradiger Blockierungen.
- **II. Grad Typ I, Mobitz I** (Wenckebach-Periodik): periodisch zunehmende Verlängerung der PQ-Zeit bis zum Ausfall der Überleitung.
- **II. Grad Typ II, Mobitz II:** intermittierend totaler Leitungsblock. Überleitung von jeder 2., 3. oder x-ten Vorhofaktion. Übergang in totalen AV-Block möglich. PQ-Zeit kann normal sein.
- **III. Grad:** totaler AV-Block = AV-Dissoziation. Regelmäßiger, bradykarder Ersatzrhythmus der Kammern unabhängig vom Vorhofrhythmus.

4

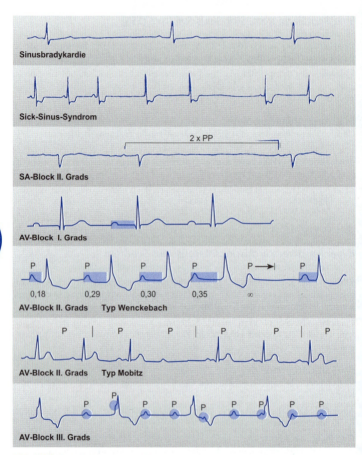

Abb. 4.17 AV-Blockierungen [A300]

Therapie Bradykardisierende Medikamente (z. B. Digitalis, β-Blocker) absetzen. E'lytstörungen behandeln. Bei sympt. AV-Block II.° und bei AV-Block III.° ggf. SM-Anlage (▶ 4.6.5).

4.6.5 Schrittmachertherapie

Systemwahl
Schrittmachercode ▶ Abb. 4.18. Physiolog. Stimulation (Zweikammer-SM, DDD, VDD) anstreben; VVI nur noch bei seltenen Episoden eines AV-Blocks vertretbar. In Abhängigkeit von der Sinusknotenfunktion (Klärung der Frage: Liegt eine binodale Erkr. vor?) evtl. frequenzadaptierendes System (DDDR).

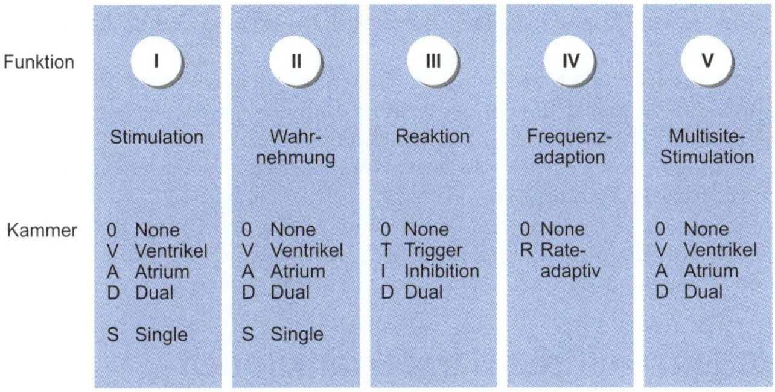

Funktion	I	II	III	IV	V
	Stimulation	Wahr-nehmung	Reaktion	Frequenz-adaption	Multisite-Stimulation
Kammer	0 None V Ventrikel A Atrium D Dual S Single	0 None V Ventrikel A Atrium D Dual S Single	0 None T Trigger I Inhibition D Dual	0 None R Rate-adaptiv	0 None V Ventrikel A Atrium D Dual

Abb. 4.18 Schrittmachercodierung. In der Novelle vom Feb. 2002 ist der 5. Buchstabe für die Stimulation einer 3. Kammer vorgesehen (z. B.: sensorgesteuerter biventrikulärer Schrittmacher = DDDRV) [L157].

Permanente SM-Therapie
Voraussetzungen Vor SM-Implantation müssen vorliegen: Anamnese, EKG der zu behandelnden HRS, EKG, ggf. LZ-EKG, Rö-Thorax, TSH, Elektrolyte, Myokardinfarktausschluss und Ausschluss einer Intox./Medikamentenwirkung.

Indikationen Bradykardie und Klinik müssen assoziiert sein (z. B. Adams-Stokes-Anfall, Angina pect., Herzinsuff., Schwindel). Die Ind. zur SM-Ther. orientiert sich v. a. an der Klinik, seltener an EKG-Kriterien.
- AV-Blockierungen: V. a. AV-Block II.° Typ II und erworbener AV-Block III.°. AV-Block I.° und II.° Typ I nur bei zusätzlichen Leitungsstörungen im HIS-Bündel oder zusätzlichem Schenkelblock.
- Höhergradige SA-Blockierungen, evtl. Bradyarrhythmia abs., Sick-Sinus-Sy. und Karotissinus-Sy.

Temporäre SM-Therapie
Notfallversorgung bei sympt. Bradykardie. **Cave:** Übergangslösung – so früh wie nötig, so kurz wie möglich. Wahl des Zugangs für temporäre SM-Elektrode: V. jugularis interna re am günstigsten; auf keinen Fall V. subclavia auf der Seite, die für eine permanente Implantation infrage kommt.

Infektionen am Zugang oder an SM-Elektroden sind schlechte Voraussetzungen für eine permanente SM-Implantation!

Schrittmacherfehlfunktionen
- **Sensing-Defekt:** gestörte Erkennung von Eigenaktionen.
  - **Undersensing:** Eigenaktionen werden nicht erkannt, trotz ausreichender Eigenfrequenz werden SM-Impulse abgegeben.
  - **Oversensing:** Wahrnehmung elektrodenferner Potenziale (z. B. Muskelaktion), die als Eigenaktion verkannt werden → trotz Bradykardie keine Stimulation.
- **Exitblock:** im EKG sichtbare SM-Impulse, die nicht zu einer Depolarisation (QRS-Komplex) führen. Ursache meist Elektrodendislokation oder Anstieg der Pacing-Schwelle durch Fibrosierung.

- **Sensing-Defekt und Exitblock:** durch Dislokation oder Elektrodenbruch, meist op. Revision erforderlich.
- **Schrittmachertachykardie:** bei DDD-SM kann es zum Triggern einer Vorhofaktion kommen, die retrograd zum Vorhof übergeleitet wurde → erneute Ventrikelstimulation evtl. mit erneuter retrograder Vorhofaktion usw.
  - **Diagn.:** durch externes Auflegen eines Magneten (hemmt Sensing → Tachykardie beendet).
  - **Ther.:** Umprogrammierung mit Verlängerung der Vorhof-Refraktärzeit.
- **Batterieerschöpfung:** Abfall der tatsächlichen ggü. der programmierten Stimulationsfrequenz. Austauschkriterium: variiert je nach SM-Typ.

4.7 Entzündliche Herzerkrankungen

4.7.1 Endokarditis

Infektion des Endokards, die durch Klappendestruktionen zu Ventildefekten führen kann. Am häufigsten sind Mitral- und Aortenklappe betroffen, während die Rechtsherzendokarditis selten ist (oft i. v.-Drogenabhängige). Letalität ca. 30 %.

> **Leitbefunde**
> Fieber und neu aufgetretenes Herzgeräusch.

Bakterielle Endokarditis

Meist vorgeschädigte Herzklappen besiedelt von vergrünenden Strept. (Strept. viridans, 60–80 %, langsamer Verlauf = Endocarditis lenta), Staph. aur. (Verlauf meist hoch akut!), Strept. faecalis (10 %), E. coli u. a.

Klinik Breites Spektrum von fulminantem, innerhalb von Tagen tödlichem Verlauf (meist durch Staph. aur.) bis zu schleichender über mehrere Mon. andauernder Krankheit mit Schwäche, Nachtschweiß, subfebrile Temp. („Lenta"-Sympt., meist durch Strept. viridans). Typisch sind Mikroembolien (Schleimhaut, Haut, Nagelbett, Augenhintergrund), Embolien, Anämie, Arthralgien, Splenomegalie. Nierenbeteiligung (in 90 % Immunkomplex-GN mit Proteinurie ▶ 9.5.2).

Diagnostik
- Bei neu aufgetretenem Herzgeräusch, echokardiografischer Nachweis der Klappenvegetationen durch TEE obligat.
- BSG ↑, Leukozytose. Urin: Proteinurie, Erythrozyturie, Zylindrurie. Sicherung der Diagnose durch venöse Blutkulturen (▶ 2.2.1) vor Beginn der antibiotischen Ther. am 1. Tag in 1- bis 2-stündl. Abstand (3–5 Blutkulturen; bei V. a. Pilzendokarditis evtl. art. Blutkulturen).

Differenzialdiagnosen Bei akutem Verlauf kaum verkennbar. Bei schleichendem Verlauf alle Ursachen des chron. Fiebers (▶ 17.1.1), v. a. Inf. (z. B. Tbc), Malignome (z. B. maligne Lymphome), Vaskulitiden und rheumatisches Fieber. Daher immer TEE!

Therapie Therapiebeginn bei foudroyantem Verlauf innerhalb von 2 h (nach Abnahme von 3 Blutkulturen). Bei Endocarditis lenta Therapiebeginn nach Keimnachweis, sonst auch bei neg. Kultur (Antibiotika ▶ 18.1). Behandlungsdauer (i. v.) i. d. R. 4–6 Wo. Penicillinallergie beachten!

- **Initialtherapie bei unbekanntem Erreger (ESC Guideline 2009):**
  - **Nativklappen:** Ampicillin 4 × 3 g/d i. v. (z. B. Binotal®) plus Gentamicin 3 × 1 mg/kg KG/d i. v. (z. B. Refobacin®) (2 Wo.) plus Ceftriaxon 1 × 2 g/d i. v. (4–6 Wo.).
  - **Klappenprothese:** Vancomycin 2 × 1 g/d i. v. über mind. 6 Wo. plus Gentamicin 3 × 1 mg/kg KG/d i. v. (z. B. Refobacin®) (2 Wo.) plus Rifampicin 2 × 600 mg/d i. v. (mind. 6 Wo.).
  - **„Kulturnegative Endokarditis":** bis zum Nachweis/Ausschluss seltener Erreger (Pilze, Mykobakterien, HACEK-Gruppe). Ampicillin 3 × 4 g/d (z. B. Binotal®) + Gentamicin 3 × 1 mg/kg KG/d (Refobacin®). Alternativ zu Ampicillin ist Ceftriaxon (Rocephin®) bis 4 g/d. Da meist Staphylokokkeninf. vorliegen, können statt Ampicillin auch Oxacillin oder Flucloxacillin eingesetzt werden. Bei „kulturneg. Prothesenendokarditis" zusätzlich Vancomycin 2 × 1 g/d i. v. Vancomycin bei MRSA-Inf. (z. B. nach MRSA-Besiedlung, bei Heimbewohnern, bei wiederholten Hospitalisierungen).
  - **Subakuter Verlauf:** Ampicillin 4 × 3 g/d i. v. (z. B. Binotal®) + Gentamicin 3 × 1 mg/kg KG/d (z. B. Refobacin®).
  - **I. v. Drogenabusus:** Vancomycin, z. B. 2 × 1 g/d i. v.
- **Therapie nach Erregernachweis:**
  - **Strept. viridans:** mind. 2 Wo. Penicillin G 4 × 5 Mio. IE/d i. v. plus Gentamicin 3 × 1 mg/kg KG/d i. v. (z. B. Refobacin®).
  - **Staphylokokken:** Oxacillin, Flucloxacillin 3 × 4 g/d i. v. (z. B. Staphylex®) plus Gentamicin 3 × 1 mg/kg KG/d i. v. (z. B. Refobacin®). Bei Penicillinallergie Vancomycin 2 × 1 g/d.
  - **Enterokokken:** Ampicillin 3–6 × 4 g/d i. v. (z. B. Binotal®) über 4–6 Wo. plus Gentamicin 3 × 1 mg/kg KG/d i. v. (z. B. Refobacin®) oder Vancomycin + Gentamicin bei Penicillinallergie. Bei eingeschränkter Nierenfunktion Dosis anpassen.
- **Dauer der i. v. Ther.:** meist 4–6 Wo., BSG bleibt oft lange erhöht (CRP reagiert rascher → besserer Verlaufsparameter), ggf. später chir. Ther. destruierter Klappen. NW der Aminoglykoside typischerweise nach 1–2 Wo. (ANV, Taubheit): Spiegelkontrolle, engmaschige Krea-Kontrolle.
- **Chirurgische Ther.:** falls nach 48 h kein Ansprechen auf die Ther., bei zunehmender Herzinsuff., Embolien, Ruptur oder Perforation einer Klappe, große mobile Vegatationen. Bei Kunstklappenendokarditis meist Re-OP erforderlich.

- Keine i. m. Applikation bei gleichzeitiger Antikoagulanziengabe.
- Bei Schwangeren antibiotische Ther. z. B. mit Cephalosporin i. v.
- Dauerprophylaxe (wie bei rheumatischem Fieber) ist bei der infektiösen Endokarditis nicht sinnvoll.

Endokarditisprophylaxe
Indikationen Herzklappenprothesen, Z. n. Endokarditis, angeborene Herzfehler (nicht therapierte kongenitale Herzfehler, Herzfehler mit residualen Defekten, mit prothetischem Material), Klappenrekonstruktionen mit alloprothetischem Material in den ersten 6 Mon., HTx. Seit 2007 Prophylaxe deutlich restriktiver indiziert (nicht bei Erkr. von Nativklappen). Pat., die nach den „alten" Empfeh-

lungen eine Prophylaxe erhalten haben, können eine solche im Sinne einer individualisierten Abwägung weiterhin erhalten.

Vorgehen ▶ Tab. 4.18.

- Zahnärztl. Prozeduren mit gingivalen Manipulationen oder Verletzung der Mukosa oder der periapikalen Zahnregion und Prozeduren mit Mukosaverletzung des oberen Respirationstrakts:
  - Amoxicillin 2 g p.o. 1 h vor dem Eingriff.
  - Bei Penicillinallergie 600 mg Clindamycin p.o.
- Bei Eingriffen an infizierten Geweben/Organen sollte die Inf. behandelt werden.
- Keine Prophylaxe bei Bronchoskopie, Laryngoskopie, Intubation, Gastroskopie, Koloskopie, Zystoskopie, TEE.

Rheumatische Endokarditis, Endocarditis verrucosa rheumatica

Infektallergische Veränderung der Klappenschließränder 8–14 d nach Inf. mit β-hämolysierenden Strept. der Gruppe A im Rahmen eines rheumatischen Fiebers (▶ 17.2.24).

Klinik Meist bei Kindern und Jugendl. 2 Wo. (6–35 d) nach fieberhaftem Racheninf. erneut Fieber, „wandernde" Polyarthritis der großen Gelenke, Karditis (neu aufgetretenes Herzgeräusch!), Chorea minor (selten), Erythema anulare marginatum, Erythema nodosum, subkutane Rheumaknötchen.

Diagnostik BSG und CRP ↑, Leukozytose, ASL (in 80 % vorhanden, als Verlaufsparameter jedoch nicht geeignet). Echo: Klappenverdickung, keine Klappendestruktion. Spätfolgen sind Mitralstenose, kombiniertes Aortenvitium oder Mitralinsuff.

Differenzialdiagnosen Alle anderen Ursachen des Fiebers unklarer Genese (▶ 17.1.1), RA (▶ 11.3), Erythema nodosum.

Therapie Penicillin G 3–4 × 1 Mio. IE/d i.v. (z.B. Penicillin Grünenthal), nach 1–2 Wo. Penicillin V 3 × 1,2 Mio. IE/d p.o. (z.B. Isocillin®), alternativ Vancomycin oder Clindamycin; evtl. NSAID p.o.; Magenschutz, Bettruhe, abs. Schonung! Behandlung bis zum Abklingen der Entzündungszeichen. Rezidivprophylaxe bis zum 18. Lj., bei Klappenbeteiligung bis 40. Lj. (Penicillin G 1,2 Mio. IE i.m. alle 3–4 Wo.). Zahnhygiene, Fokussanierung.

4.7.2 Myokarditis

Häufig Begleitmyokarditis bei einer Allgemeinerkr. Seltener schweres Krankheitsbild mit Herzdilatation, Herzinsuff. und HRS.

Ätiologie Häufigste Ursachen: Viruserkr. (v.a. Coxsackie B, Echo, Adeno, Influenza, EBV), Bakterien (bei Diphtherie, Scharlach, Sepsis, Borrelien, Typhus, Tbc, Lues, Rickettsien und Chlamydien), Protozoen (v.a. Trypanosomen, Toxoplasma), Pilze (v.a. bei Immundefizienz z.B. durch Candida, Aspergillen), Sarkoidose, allergisch toxisch, autoimmun (z.B. SLE, M. Wegener, RA), Postinfarkt-/Postkardiotomie-Sy. (▶ 4.4.4).

> **Leitbefunde**
> In Zusammenhang mit einem Infekt neu auftretende HRS, Herzinsuff., Schwäche und Müdigkeit.

Klinik   Schwäche, rasche Ermüdbarkeit, Dyspnoe, Fieber nach vorausgegange-
nem Inf. Evtl. Palpitationen, Myalgien, Arthralgien. Hypotonie, Tachykardie, Zeichen der Links- oder Rechtsherzinsuff. Bei Virusmyokarditiden häufig inapparent.

Diagnostik   Die Diagnose wird nach der Sympt. bei typischen EKG-Veränderungen gestellt. Die Virusserologie dient lediglich der späteren ätiolog. Zuordnung
und hat meist keine ther. Konsequenzen.
- **Labor:** BSG, CRP, Leukozyten, CK, CK-MB, LDH, antinukleäre und anti-
  myokardiale AK. Evtl. Virusserologie (v. a. Coxsackie A + B, ECHO, Influen-
  za A + B, Adeno, Hep., Herpes, Polio).
- **EKG:** ST-Veränderungen, Schenkelblock, Niedervoltage, AV-, SA-Block, Ar-
  rhythmien.
- **Echo:** Dilatation der Herzhöhlen, Kontraktionsstörungen, Perikarderguss.
- **Rö-Thorax:** Kardiomegalie, pulmonale Stauung.
- **MRT:** diagn. Mittel der Wahl zum Nachweis/Ausschluss einer entzündl.
  Myokarderkr.
- **Herzmuskelbiopsie:** selten indiziert, evtl. zur DD bei schwerer Herzinsuff.

Differenzialdiagnosen   Hyperkinetisches Herzsy., CMP, Myokardinfarkt.

Therapie   Bettruhe, solange der Pat. sympt. ist (Low-Dose-Heparinisierung), danach vorsichtige Mobilisation. Sympt. Behandlung von Arrhythmien (▶ 4.6),
Herzinsuff. (▶ 4.5.1), evtl. Glukokortikoide (Effekt fraglich). Bei stark eingeschränkter Ventrikelfunktion, evtl. Antikoagulation (▶ 19.8). Behandlung der
Grundkrankheit.
- Virusmyokarditis: sympt., Bettruhe; Herzinsuffizienzther. Steroide umstritten, evtl. bei schweren, foudroyanten Verläufen.
- Bakt. Myokarditis: antibiotisch nach Erregernachweis (Blutkultur); ohne Erregernachweis antibiotische Kombinationsther. (▶ 19.1).
- Infektallergische, infekttoxische Myokarditis: Behandlung der Grundkrankheit. KO: Gefahr des toxischen Herz-Kreislauf-Versagens.

4.7.3 Perikarditis

Entzündung des Herzbeutels mit Ergussausbildung. Häufig zusätzliche Myokarditis („Perimyokarditis").

> **Leitbefunde**
> Heftige retrosternale Schmerzen, verstärkt im Liegen und durch Inspiration.
> Auskultatorisch systolisch-diastolisches Geräusch.

Ätiologie   In 70 % idiopathisch: infektallergisch, autoimmunologisch? Häufig
nach grippalem Inf., häufig junge Männer.
- Infektiös: Viren (Coxsackie, ECHO), Tbc, eitrige Perikarditis (Pneumok.,
  Staph.), AIDS.
- Systemerkr.: SLE, Sklerodermie, RA, M. Wegener (▶ 11.6.10).
- Mitreaktion bei Pleuritis, Peritonitis, Mediastinalerkr.
- Rheumatisches Fieber.
- Nach Myokardinfarkt: Pericarditis epistenocardica, Postinfarkt-, Postperikar-
  diotomie-Sy. (▶ 4.4.4).
- Urämisch, neoplastisch, traumatisch.

Klinik Retrosternaler Schmerz, auskultatorisch evtl. Perikardreiben (Schmerz und Reiben verschwinden meist nach Ausbildung eines Perikardergusses). Dyspnoe, Beklemmungsgefühl (im Liegen stärker), atemabhängiger Schmerz, Krankheitsgefühl, Allgemeinsympt.

- **Herzbeuteltamponade:** venöse Einflussstauung, ZVD ↑, Pulsus paradoxus, Tachykardie, Hypotonie, Schock, Zyanose. Hämodynamische Auswirkungen hängen von der Geschwindigkeit der Ergussentwicklung und perikardialen Dehnbarkeit ab:
  - Langsame Entwicklung: großer Perikarderguss ohne Kreislaufdepression.
  - Schnelle Entwicklung: Tamponadegefahr auch bei kleinen Flüssigkeitsmengen.

Komplikationen
- **Mögliche Spätkomplikation** (v. a. nach Tbc): Pericarditis constrictiva mit Rechtsherzinsuff.
- **Pericarditis sicca** (fibrinöse P.): v. a. zu Beginn und während der Heilungsphase Perikardreiben, oft zusätzlich pleuritisches Reiben (Pleurabeteiligung).
- **Pericarditis exsudativa** (feuchte P.): Reiben und Schmerzen verschwinden, HT werden leiser. Bei großen Exsudaten obere Einflussstauung (→ Tamponade).

Diagnostik
- **Auskultation:** leise HT, „Lederknarren" (systolisches und diastolisches Geräusch, am lautesten in Exspiration bei vornübergebeugtem Oberkörper).
- **EKG:** typischer Verlauf in Stadien (▶ Tab. 4.18). Bei Erguss Niedervoltage, elektrisches Alternans (von Schlag zu Schlag leicht variable QRS-Höhe durch im Erguss pendelndes Herz). DD: Herzinfarkt, dabei ST-Streckenhebung konvex, höher und in typischen Ableitungskonstellationen.

Tab. 4.18 EKG-Stadien der Perikarditis

Stadium I (frisches Stadium)	Niedervoltage (insb. bei Erguss), schulterförmige ST-Hebung und Abgang der ST-Strecke vom aufsteigenden S-Schenkel v. a. in I–III, aVL, aVF, V_3–V_6
Stadium II (Zwischenstadium)	Rückbildung der ST-Hebung, Abflachung der T-Wellen, QT verlängert
Stadium III (Vernarbungsstadium)	Terminal neg. T-Wellen
Stadium IV (Ausheilungsstadium)	Evtl. Niedervoltage, T-Abflachung, T-Negativität

- **Labor:** unspezif. Entzündungszeichen, Befunde der ursächlichen Erkr.
- **Rö.-Thorax:** Kardiomegalie, Zeltform des Herzens ohne pulmonale Stauung.
- **Echo:** Ergussnachweis, „swinging heart".
- **MRT:** zum Nachweis/Ausschluss einer begleitenden Myokarditis.
- **Perikardpunktion:** ther., diagn. (bakt.-viral, maligne, Tbc).

Therapie
- Ther. der Grundkrankheit.
- Bettruhe, Analgesie, Antiphlogistika, z. B. Diclofenac 3 × 50 mg/d p. o. (z. B. Voltaren®).
- Glukokortikoide bei Postkardiotomie-Sy. und Kollagenosen, evtl. bei rezid. Ergüssen.
- Punktion: diagn. und ther.

- Bei Rezidiven mit hämodynamischer Relevanz: ggf. Perikardfensterung, Perikardektomie.
- Bei urämischer Perikarditis: Dialysebehandlung.

4.8 Kardiomyopathien

4.8.1 Übersicht

Ätiolog. ungeklärte prim. Herzmuskelerkr.

> Diagnose erfolgt per exclusionem, d. h. nach Ausschluss aller sek. Ursachen einer Herzmuskelerkr.

Formen
(▶ Abb. 4.19).
- **Prim. CM:** Myokarderkr. unbekannter Ätiol. Klin.-hämodynamische Einteilung:
  - Hypertrophe Kardiomyopathie (HCM).
  - Kongestive/dilatative Kardiomyopathie (DCM).
  - Restriktive/obliterative Kardiomyopathie (RCM).
  - Arrhythmogene rechtsventrikuläre Dysplasie.
- **Sek. CM:** Myokarderkr. mit bekannter Ätiol. oder im Gefolge eines systemischen Prozesses (z. B. Speicherkrankheiten, neuromuskuläre, toxische, endokrine, metabolische oder Bindegewebserkr.; ▶ 4.8.5).

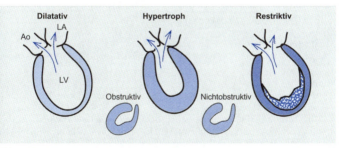

Abb. 4.19 Formen der Kardiomyopathie [L157]

4.8.2 Dilatative Kardiomyopathie

Ätiolog. ungeklärte Erkr. des Myokards mit Ventrikeldilatation und Pumpfunktionsstörung. Häufigste Form der prim. CM, Tendenz ↑, viele nicht erkannte Formen. Auftreten in jedem Lebensalter, Alter bei Diagnosestellung im Mittel um 40. Lj. M > F. Syn.: kongestive Kardiomyopathie.

Klinik
- Links-/Rechtsherzinsuff., Angina pect., Galopprhythmus, Mitralklappeninsuff., Rhythmusstörungen, Palpitationen, Synkopen, atypischer Brustschmerz, Embolien.
- **KO:** progrediente Herzinsuff., Embolien (auch Lungenembolien) und HRS.

Diagnostik

- **EKG:** nur selten normal. Intraventrikuläre Erregungsleitungsstörungen (QRS-Verbreiterung, in etwa 30 % LSB), ST-Senkung (95 %, unspezif.), Zeichen der Linksherzhypertrophie (60 %; ▶ 4.2.4). Path. Q-Zacke und Pseudo-infarktmuster in etwa 25 %. Vorhofflimmern (~30 %), VES (90 %).
- **Rö-Thorax:** Kardiomegalie als Leitbefund, pulmonale Stauungszeichen.
- **Echo:** Vergrößerung aller Herzhöhlen, i. d. R. linksventrikulär betont, kleine Kontraktionsamplituden der Myokardwände, Auswurffraktion ↓, Volumina ↑.
- **MRT:** zum Ausschluss einer akuten/chron. inflammatorischen Herzerkr.
- **Linksherzkatheter:** Kontraktionsstörung, Kammervergrößerung. Ausschluss KHK, pulmonalart. Hochdruck.
- **Endomyokardbiopsie** zur Abgrenzung einer DCM mit bekannter Ätiol.
- **DD:** sek. DCM (▶ 4.8.5), Myokarditis (▶ 4.7.2).

Therapie Behandlung von Herzinsuff. (▶ 4.5.1), HRS (▶ 4.6), Embolieprophylaxe (▶ 19.8). **Cave:** Etwa 20 % aller Pat. sterben an thrombembolischer KO! Daher orale Antikoagulation (▶ 19.8) bei Ventrikeldilatation und EF < 25 %, Vorhofflimmern, Z. n. Embolie (systemisch, pulmonalart.), Z. n. venöser Thrombose. I. v. Antikoagulation bei Immobilisation (z. B. prolongierte Rekompensationsphase). Bei geeigneten Pat. HTx (▶ 4.5.1).

4.8.3 Hypertrophe Kardiomyopathien (HCM)

Jede Myokardhypertrophie ohne erkennbare Ursache ist verdächtig auf eine HCM. Familiäre Häufung in ca. 50 % → Echo bei Familienangehörigen. Unterscheidung in hypertroph-obstruktive Kardiomyopathie (HOM) (Syn.: idiopathische hypertrophe Subaortenstenose, IHSS) und hypertrophe nichtobstruktive Kardiomyopathie.

> **Leitbefunde**
> Angina-pect.-Anfälle, ventrikuläre Arrhythmien, Dyspnoe.

Klinik

! Meist asympt. oder nur gering sympt. Plötzlicher Herztod kann Erstmanifestation der HCM sein!
- Allg. Leistungsminderung, Belastungsdyspnoe. Typische oder atypische Angina pect. (75 % aller sympt. Pat.!), Herzklopfen, Schwindel und Synkope (10–30 %) durch ventrikuläre Tachyarrhythmien oder inadäquates HZV unter Belastung.
- **KO:** plötzlicher Herztod (HRS).

Diagnostik

- **Auskultation:** oft normal. Ggf. nur 4. HT. Ausgeprägte Befunde bei Pat. mit Ausflusstraktgradient mit ⅓–⅘ systolischem Austreibungsgeräusch. Zunahme der Intensität bei Belastung.
- **Echo:** zur Diagnose, Beurteilung der Ventrikelfunktion, Familienscreening und Verlaufsuntersuchungen. Leitbefunde: asymmetrische Septumhypertrophie (ASH), SAM-Phänomen, vorzeitige Aortenklappenschließbewegungen.
- **cw-Doppler:** (▶ 4.2.7) Bestimmung von Druckgradient und Niveau der Obstruktion, typisches Geschwindigkeitsprofil der LV-Austreibung („säbelartig" mit spätsystolischem Maximum).

- **EKG:** Linksherzhypertrophie, Q-Zacken, T-Negativierung linkspräkordial, Pseudoinfarkt, LZ-EKG zum Nachweis maligner HRS.
- **MRT:** zur DD anderer Myokarderkr. mit Hypertrophiemuster (Amyloidose, Sarkoidose).
- **Linksherzkatheter:**
  – Druckgradient zwischen prä- und poststenotischem Abschnitt: systolischer intraventrikulärer Druckgradient (in Ruhe, nach Provokation, pathognomonisch: Dynamik des Gradienten) bei HCM mit Obstruktion. Kein Druckgradient bei HCM ohne Obstruktion.
  – Endsystolische und enddiastolische Volumina reduziert; hypertrophierter Ventrikel.
  – Evtl. zusätzlich KHK.
  – Gestörte diastolische Ventrikelfunktion: gestörte Ventrikelrelaxation, abnorme Kammer- und Myokardsteifigkeit, Beeinträchtigung der Ventrikelfüllung mit hohen enddiastolischen Ventrikeldrücken (Kongestion). Diskrepanz zwischen ungestörter systolischer Ventrikelfunktion („hyperdynamer Ventrikel"), supernormaler EF und diastolischer Funktionsstörung bei allen Formen der HCM.

Therapie
- **Allg. Maßnahmen:** körperliche Schonung, kein Wettkampfsport, Vorsicht bei Hypovolämie.
- **Betablocker:** z. B. Propranolol bis 4×80 mg/d (z. B. Dociton®) oder Kalziumantagonisten wie Verapamil bis 4×80 mg/d (z. B. Isoptin®). Kein Nifedipin, kein Nitropräparat bei Angina pect.
- **Chirurgische Ther.:** evtl. herzchir. Abtragen der hypertrophen Muskulatur bei therapierefraktären Fällen (septale Myotomie, Myektomie), alternativ Septumgefäßobliteration interventionell (TASH, „ther. Septuminfarkt"), in Ausnahmefällen SM-Ther.

Kontraindiziert sind bei Obstruktion pos. inotrope Substanzen (Digitalis, Sympathomimetika), da sie den Ausflusstraktgradienten erhöhen. Vorsicht bei Vasodilatatoren und Diuretika.

4.8.4 Restriktive Kardiomyopathie (RCM)

Gestörte diastolische Funktion durch rigide Ventrikelwände, welche die Ventrikelfüllung behindern.
Formen:
- **Endomyokardfibrose:** in Europa selten, in Zentralafrika häufig. Exzessive Fibrosierung von Papillarmuskeln, Herzklappen. Thromben. Degeneration auch der Myokardfasern. Obliteration vorwiegend des re Ventrikels.
- **Löffler-Endokarditis:** häufig zusätzlich Eosinophilie (> 15 %). Eosinophile Myokarditis, Nekrosen, Arthritis, Thrombenbildung, schließlich Fibrosierung.

Leitbefunde
Therapieresistente, meist rechtsführende Herzinsuff. bei normaler Herzgröße.

Klinik Biventrikuläre, meist rechtsführende Herzinsuff. (▶ 4.5.1). Belastungsdyspnoe, rasche Ermüdbarkeit, Ödeme, typische oder atypische Angina pect.

Pulmonale Kongestion, Hepatomegalie, Aszites, Beinödeme. Bei Belastung inadäquate HZV-Steigerung. Häufig Mitral- und Trikuspidalinsuff. **Cave:** oft thrombembolische KO als Erstmanifestation (Ventrikelthromben typisch für RCM!).

Diagnostik
- **EKG:** häufig path., aber unspezif.
- **Echo:** endokardiale Verdickung mit Obliteration des Ventrikelkavums, bevorzugt im Einflusstrakt und Ventrikelapex. Ausflusstrakt typischerweise ohne Endokardverdickung. Häufig Ventrikelthromben. Verdickte Mitral- und Trikuspidalklappen, Nachweis einer Mitral- und Trikuspidalinsuff. Dilatation von li und re Vorhof. Bei RV-Beteiligung paradoxe Septumbewegung. Häufig geringer Perikarderguss.
- **CT:** zum Ausschluss einer Perikardverdickung (DD zur Pericarditis constrictiva). Apikale Kavumobliteration im CT durch hypodense Masse.
- **MRT:** zur DD RCM und Pericarditis constrictiva.
- **Linksherzkatheter:** zur sicheren hämodynamischen Unterscheidung Restriktion – Konstriktion, Objektivierung der diastolischen Funktionsstörung, präop. ggf. Endomyokardbiopsie bei V. a. Myokardspeicherkrankheit.

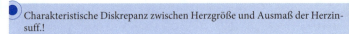

Charakteristische Diskrepanz zwischen Herzgröße und Ausmaß der Herzinsuff.!

Differenzialdiagnosen   Pericarditis constrictiva (akut, subakut, chron.), Perikardtamponade, Ebstein-Anomalie, spezif. Herzmuskelerkr. mit restriktiver Hämodynamik, z. B. Amyloidose, Hämochromatose, Sarkoidose.

Therapie   Behandlung der Herzinsuff. (▶ 4.5), Antikoagulation (▶ 19.8); evtl. HTx (Ind. ▶ 4.5).

4.8.5 Sekundäre Kardiomyopathien

Herzmuskelerkr. mit bekannter Ätiol. Unterteilung in hypertroph, dilatativ-kongestiv und restriktiv. Klinik prim. CM. Die Ther. richtet sich nach der Grundkrankheit und zielt auf Behandlung der Herzinsuff. (▶ 4.5.1) und der HRS (▶ 4.6) ab. Die Prognose ist oft schlecht.

Ätiologie
- **Alkoholische Kardiomyopathie:** Alkohol, meist > 100 g/d (> 2 l Bier oder > 1 l Wein). Etwa 80 % aller DCM-Bilder sind mit Alkoholabusus assoziiert. Klinik und Diagn. gleichen der DCM.
- **Myokarditis** (▶ 4.7.2): z. B. nach Diphtherie, Coxsackie-Viren.
- **Kollagenosen:** z. B. Sklerodermie, Lupus erythematodes, M. Wegener, Dermatomyositis, nekrotisierende Vaskulitis, Spondylitis ankylosans, rheumatisches Fieber als Pankarditis.
- **Neuromuskuläre Erkr.:** z. B. progressive Muskeldystrophie, Friedreich-Ataxie, myotone Dystrophie.
- **Nutritive Kardiomyopathie:** z. B. Thiaminmangel, Kwashiorkor.
- **Sarkoidose:** nicht verkäsende Granulome des Myokards. Kardiale Manifestation in 20 %, am häufigsten als Cor pulmonale bei pulmonaler Sarkoidose. Klinik: in 5 % Arrhythmien (häufig: ventrikuläre Tachyarrhythmien, totaler AV-Block), plötzlicher Herztod, progrediente kongestive Herzinsuff.

- **Peripartale Kardiomyopathie:** seltene kardiovaskuläre KO gegen Ende der Schwangerschaft und in den ersten Mon. postpartal.
- **Hyperthyreose:** Tachykardie, systolisches Austreibungsgeräusch, Vorhofflimmern.
- **Hypothyreose:** Bradykardie, leise HT, Perikarderguss.
- **Andere endokrine Erkr.:** Akromegalie, Diab. mell., Phäochromozytom, Speicherkrankheiten (Glykogenose Typ II Pompe, M. Fabry).
- **Anthrazyklin-Kardiomyopathie:** Adriamycin, Doxorubicin, Daunorubicin. In bis zu 20 % von klin. Bedeutung. Akute, subakute (unabhängig von kumulativer Dosis) und chron. (dosisabhängig!) Formen.
- **Toxisch:** Medikamente, z. B. Amphetamin, Phenothiazin, trizyklische Antidepressiva, Cyclophosphamid, Methysergid, Katecholamine, Chloroquin, Lithium, Paracetamol, Reserpin, Vit. D, Glukokortikoide. Elemente (Kobalt, Arsen, Antimon, Blei, Phosphor, Quecksilber), Kohlenmonoxid, Tetrachlorkohlenwasserstoffe, Schlangengifte, Insektengifte.
- **Hämochromatose** (▶ 13.2.6): Eisendeposition in parenchymatösen Organen. Herzbeteiligung mit Herzinsuff. häufigste Todesursache.
- **Amyloidose:** Erkrankungskomplex mit diffuser Ablagerung amorpher Proteingrundsubstanzen in nahezu allen Organen. Klinik: kongestive Herzinsuff. bei systolischer und/oder diastolischer Dysfunktion, orthostatische Hypotonie (Beteiligung des autonomen Nervensystems); Hypovolämie durch nephrotisches Sy. (maskiert Herzinsuff.!), Arrhythmien (plötzlicher Herztod relativ häufig).

4.9 Herzklappenerkrankungen

4.9.1 Übersicht

Formen
- **Akute Herzklappenfehler:** akute Insuff. durch Klappenperforation (Endokarditis) oder Einriss (Trauma, Dissektion), Sehnenfaden-, Papillarmuskelabriss. Sehr selten akute Stenose (z. B. Mitralstenose bei prolabierendem Myxom).
- **Chron. Herzklappenfehler:** fortschreitende fibrotische Klappenveränderung, Verwachsungen der Kommissuren (Stenose), narbige Retraktion und Verkleinerung des Klappenapparats (Insuff.). Meist kombinierte Läsionen.
- **Relative Klappeninsuff.:** Erweiterung des Klappenostiums bei Dilatation (oft mit Druckbelastung) v. a. des li Ventrikels oder großer herznaher Gefäße: Relative Mitralinsuff. bei LV-Dilatation, relative Pulmonalinsuff. bei pulmonalart. Hochdruck, relative Trikuspidalinsuff. bei RV-Dilatation (oft mit Druckbelastung).

Diagnostische Leitfragen
- Art des Klappenfehlers, Ätiol.
- Zusätzliche Klappenfehler: Folge des Vitiums, z. B. relative Mitral- oder Trikuspidalinsuff. oder eigenständiger Klappenfehler.
- Klin. Schweregrad: kompensiert – dekompensiert.
- Entstehung: akut, rapid progredient, langsam progredient, stationär.
- Bisheriger Verlauf: stabil – komplikationsträchtig.
- Hämodynamischer Schweregrad: Art, Ausmaß der hämodynamischen Folgen (Kongestion, Low Output, kombiniert; RV-, LV-Funktion).

- Komplikationen, z. B. Rhythmus, Embolien, Herzinsuff., Endokarditis.
- Kardiale Begleiterkr. (KHK, CM) und extrakardiale Erkr. mit Auswirkungen auf das Herz.
- Falls op. Ther. erwogen wird: Müssen weitere kardiale Erkr. mitversorgt werden (z. B. KHK, relative Klappenvitien)?

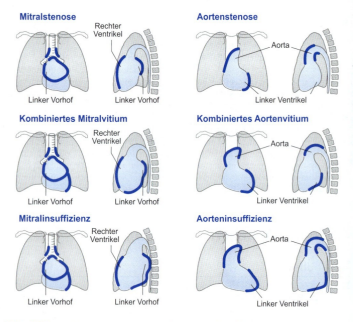

Mitralstenose

Rechter Ventrikel

Linker Vorhof   Linker Vorhof

Aortenstenose

Aorta

Linker Ventrikel

Kombiniertes Mitralvitium

Rechter Ventrikel

Linker Vorhof   Linker Vorhof

Kombiniertes Aortenvitium

Aorta

Linker Ventrikel

Mitralinsuffizienz

Rechter Ventrikel

Linker Vorhof   Linker Vorhof

Aorteninsuffizienz

Aorta

Linker Ventrikel

Abb. 4.20 Herzklappenerkrankungen im Rö-Bild [L106]

4.9.2 Mitralklappenstenose (MS)

Meist rheumatische Folgeerkr. 10–20 J. nach Karditis bei rheumatischem Fieber. Selten angeboren, selten hochgradige Mitralstenose durch Herztumoren (Myxome), F : M = 4 : 1.

Leitbefunde
Dyspnoe bei Anstrengung oder spontan, nächtl. Asthma, Palpitationen. Auskultatorisch paukender 1. HT, MÖT.

Klinik Belastungsdyspnoe, nächtl. Dyspnoeanfälle, Hämoptoe, Lungenödem, Angina pect., Palpitationen, art. Embolien. Rheumatisches Fieber in der Anamnese nicht immer zu erfragen. Stadieneinteilung analog der NYHA-Klassifikation (▶ 4.5.1).

Komplikationen Abs. Arrhythmie mit Bildung von Vorhofthromben (Emboliequelle), Lungenödem, pulmonaler Hypertonus, Rechtsherzbelastung.

Diagnostik
- **Auskultation:** (▶ Abb. 4.2) paukender 1. HT, Systole frei, 2. HT normal, MÖT (0,06–0,12 Sek. nach 2. HT), niederfrequentes diastolisches Decrescendo (am besten im Apexbereich in Linksseitenlage hörbar). Präsystolisches Crescendogeräusch (nur bei Sinusrhythmus). Bei pulmonaler Hypertonie P2 des 2. HT lauter als A2. Evtl. Zeichen der Pulmonalklappen- und Trikuspidalklappeninsuff.
- **EKG:** Vorhofflattern oder -flimmern, P-sinistroatriale, RSB, Rechtsdrehung der Herzachse.
- **Rö-Thorax:** Verstrichene Herztaille (Mitralkonfiguration), Ös.-Impression durch vergrößerten li Vorhof (Seitbild), prominentes Pulmonalsegment, pulmonale Stauung, Kerley-B-Linien, Mitralklappenkalk, Kernschatten prominent (li Vorhof ↑), Rechtsherzdilatation.
- **Echo:** inkl. TEE. Mitralsegel verdickt, z. B. durch Kalkdeposition; diastolische Anteriorbewegung des posterioren Mitralsegels, Klappenschlussgeschwindigkeit ↓, li Vorhof ↑. Evtl. Vorhofthromben.
- **Herzkatheter:**
  - Rechtsherzkatheter: erhöhte Druckwerte im li Vorhof, Lungenkreislauf, später auch im re Herzen; Bestimmung des HZV (bei schwerer MS ↓). **Cave:** bei reduziertem HZV Unterschätzung des Gradienten).
  - Linksherzkatheter: diastolischer Druckgradient zwischen li Vorhof und li Kammer. Berechnung der Mitralöffnungsfläche (> 1,5 cm² leichte MS, < 1 cm² schwere MS); Nachweis einer begleitenden Mitralinsuff. und anderer Klappenfehler.

Therapie
- Medikamentös: Herzinsuff. (▶ 4.5), abs. Arrhythmie (▶ 4.6). Endokarditisprophylaxe (▶ 4.7.1). Antikoagulation (▶ 19.8) nur bei abs. Arrhythmie.
- Operativ: ab Stadium III Klappenrekonstruktion, Kommissurotomie, Klappenersatz.
- ! Frühzeitige OP ab Stadium III, um fixierte pulmonale Hypertonie zu vermeiden!

4.9.3 Mitralklappeninsuffizienz (MI)

Ursache ist meist Mitralklappenprolaps (60 %), Papillarmuskeldysfunktion bei KHK (30 %), bakt. Endokarditis, rheumatische Endokarditis (kombiniertes Mitralvitium häufig). Selten angeboren (z. B. bei AV-Kanal, Vorhofseptumdefekt). Häufiger als die „reine" MI ist die relative Insuff. bei linksventrikulärer Dilatation, z. B. bei Herzinsuff.

Leitbefunde
Dyspnoe mit nächtl. Husten. Auskultatorisch holosystolisches Geräusch im Anschluss an 1. HT.

Klinik
- **Chron. Mitralinsuff.:** Sympt. oft lange gering ausgeprägt. Erst bei Versagen des li Ventrikels schnelle Entwicklung von Sympt. wie bei Mitralklappenstenose.
- **Akute Mitralinsuff.** (z. B. Papillarmuskelnekrose bei Infarkt): akute LV-Dekompensation mit Lungenödem und kardiogenem Schock.

Diagnostik

- **Auskultation:** mit dem 1. HT einsetzendes hochfrequentes, bandförmiges Holo-systolikum, P. m. Herzspitze, in die Axilla fortgeleitet (Regurgitationsgeräusch). 3. HT = protodiastolischer Galopp 0,12–0,14 Sek. nach 2. HT (▶ Abb. 4.2). Herz-spitzenstoß nach li und unten verlagert (auch LV vergrößert).
- **EKG:** P-mitrale, evtl. Vorhofflimmern, Linksherzbelastung, bei schwerem Vi-tium auch Rechtsherzbelastung.
- **Rö-Thorax:** verstrichene Herztaille, Kerley-B-Linien bei Lungenstauung. Im Seitbild mit Bariumbreischluck li Vorhof und li Ventrikel vergrößert (im Ge-gensatz zur Mitralstenose!). Bei akuter Mitralklappeninsuff. oft normal gro-ßes Herz mit ausgeprägter Lungenstauung.
- **Echo:** indir. Zeichen, z. B. verstärkte Bewegungsexkursionen des li Vorhofs und li Ventrikels. Hypertrophie und Dilatation des li Ventrikels. Mitralklappe häufig unauffällig! Doppler-Echo zum Nachweis der Mitralklappeninsuff.
- **Linksherzkatheter:** Regurgitation des KM in den li Vorhof zeigt den Schwe-regrad der Mitralinsuff., typische Vorhofdruckkurve mit systolischem Druck-anstieg (statt Druckabfall), Beurteilung des li Ventrikels.

Therapie

- **Medikamentös:** im Stadium I und II bei nicht vorhandenen KO (▶ 4.9.2).
- **Operativ:** Klappenrekonstruktion, z. B. Raffung, Carpentier-Ring, künstliche Sehnenfäden, Anuloplastik oder Klappenersatz. Ind.: dringlich bei akuter Mi-tralinsuff., Progredienz der Insuff. von Stadium II zu III. Für die Langzeit-progn. nach OP ist die präop. LV-Funktion entscheidend. Als palliative Maß-nahme interventionelles Mitralklappen-Clipping bei ausgewählten Pat.

4.9.4 Mitralklappenprolaps

Vorwölbung des hinteren oder beider Mitralsegel in den li Vorhof während der Systole. Häufigste Klappenveränderung im Erwachsenenalter, selten sympt, dann Mitralinsuff. Meist idiopathisch (F > M); seltener bei KHK, Bindegewebserkr. Meist gute Prognose.

Klinik   Selten Palpitationen, Dyspnoe, Müdigkeit, Synkopen, Angina pect.

Komplikationen   Selten. Bei schwerer Mitralklappeninsuff. Endokarditis, Thromb-embolien, Arrhythmien.

Diagnostik

- Auskultation: systolischer „Klick", Spätsystolikum.
- EKG: ventrikuläre Extrasystolen, paroxysmale supraventrikuläre Tachykardien
- Echo: systolische Posteriorbewegung meist des hinteren Mitralklappensegels.

Therapie   Nur bei gravierenden Sympt.

4.9.5 Aortenklappenstenose

Einengung der linksventrikulären Ausflussbahn im Bereich der Aortenklappe Einteilung in valvulär (am häufigsten), subvalvulär (bei HOCM ▶ 4.8.3 oder selter Membran in der Ausflussbahn) und supravalvulär (selten). M > F.

> **Leitbefunde**
> Schwindel und Synkopen, Hypotonie, Leistungsknick. Auskultatorisch spindel-förmiges, raues Systolikum mit Fortleitung in Karotiden, 2. HT abgeschwächt.

Ätiologie Häufigste Ursache bei Pat. > 70 Lj. degenerativ sklerotische, valvuläre Stenose (häufigste Herzklappenerkr. in dieser Altersgruppe!), rheumatisches Fieber, seltener kongenital, dann oft bei bikuspider Aortenklappe mit sek. degenerativen Veränderungen.

Klinik Leistungsknick, rasche Ermüdbarkeit, Schwindel und Synkopen (HZV ↓). Angina pect., Zeichen der Linksherzinsuff. mit Dyspnoe, art. Hypotonie, kleine RR-Amplitude, Palpitationen, plötzlicher Herztod.

> **!** Die Aortenklappenstenose ist typischerweise für lange Zeit asympt. Klin. Zeichen sind ein Alarmsymptom → umgehende Diagnostik!

Diagnostik
- **Auskultation:** Pulsus parvus et tardus (träg ansteigend, schwach), hebender Herzspitzenstoß nach li unten verlagert. Schwirren (systolisch) über der Herzbasis. Typisches raues, spindelförmiges, in die Karotiden fortgeleitetes Systolikum mit P. m. im 2. ICR parasternal re mit meist abgeschwächtem 2. HT (A2 ↓), 4. HT (▶ Abb. 4.2).
- **EKG:** Linkstyp, Linksherzbelastung, Linksherzhypertrophie (pos. Sokolow-Index), ST-Senkung und T-Negativierung linkspräkordial.
- **Rö-Thorax:** meist nur gering nach li verbreitertes Herz (Druckhypertrophie ist konzentrisch), poststenotische Dilatation der Aorta ascendens, Klappenkalk bei Rö-Durchleuchtung. Erst spät LV-Vergrößerung mit pulmonaler Stauung.
- **Echo:** echodense Parallelechos im Aortenklappenbereich; verdickte, verkalkte Klappentaschen mit eingeschränkter Öffnungsbewegung, evtl. bikuspide Aortenklappe, konzentrische linksventrikuläre Hypertrophie. Doppler-Echo zur Bestimmung von Druckgradient und Aortenklappenöffnungsfläche.
- **Linksherzkatheter:** quantitative Beurteilung der Stenose durch Bestimmung des systolischen Druckgradienten zwischen li Ventrikel und Aorta, Berechnung der Klappenöffnungsfläche, Aortografie.

Therapie
- **Medikamentös:** im Stadium I–II, ab Stadium II körperliche Schonung.
- **Operativ:** Aortenklappenersatz, selten klappenerhaltende OP. Alternativ transapikale Klappenimplantation (TAVI); bei Inoperabilität interventioneller Aortenklappenersatz. Ind.: Herzinsuff. NYHA III, Synkopen, Angina pect., mittlerer Druckgradient > 50 mmHg, Zeichen der LV-Hypertrophie.

> Die sympt. Aortenstenose lässt sich aufgrund ihrer schlechten Prognose bei natürlichem Verlauf sehr erfolgreich operativ therapieren!

Tab. 4.19 Quantitative Beurteilung der Aortenklappenstenose bei normaler Ventrikelfunktion

Schweregrad	Systolischer Druckgradient (mmHg)	Klappenöffnungsfläche (cm²)
I (leicht)	< 40	> 1,5
II (mittelgradig)	40–80	1,0–1,5
III (schwer)	80–120	< 1,0
IV (kritisch)	> 120	< 0,75

4

4.9.6 Aortenklappeninsuffizienz

Schlussunfähigkeit der Aortenklappe mit diastolischem Blutrückfluss in den li Ventrikel.

> **Leitbefunde**
> Große Blutdruckamplitude, schnellender Puls. Auskultatorisch diastolisches Decrescendogeräusch.

Ätiologie   Häufigste Ursachen: rheumatische Endokarditis (80 %), bakt. Endokarditis, Aortenaneurysma (mit/ohne Dissektion), bikuspide Aortenklappe, prim. degenerative Klappenerkr., Marfan-Sy., kongenital.

Klinik   Große Blutdruckamplitude mit Pulsus celer et altus („Wasserhammer"-Puls): Druck systolisch ↑ durch großes Volumen, diastolisch ↓ durch Windkesseleffekt bei Blutreflux.
- Kapillarpuls (z. B. am Nagelfalz sichtbar), pulssynchrone Kopfbewegungen.
- Hebender Herzspitzenstoß, verlagert nach li unten.
- Diastolisches Strömungsgeräusch über A. femoralis (Blutrückfluss).
- Dyspnoe bei Belastung; leichte Ermüdbarkeit; Palpitationen.
- Drohende Dekompensation: Angina pect., Linksherzinsuff.

> Die Aortenklappeninsuff. kann über Jahrzehnte asympt. verlaufen. Klin. Sympt. sind wie bei der Aortenklappenstenose ein Alarmzeichen. Dies gilt v. a. bei beginnender Linksherzdekompensation.

Diagnostik
- **Auskultation** (▶ Abb. 4.2): gießendes hochfrequentes Sofortdiastolikum mit Decrescendocharakter, P. m. 2. ICR re und Erb, stehend oder vornübergebeugt besser zu hören; häufig systolische Geräusche über 2. ICR li parasternal (relative Aortenstenose oder Mitralinsuff.). Austin-Flint-Geräusch: diastolisches Geräusch infolge Behinderung des Mitralsegels bei großem Füllungsvolumen.
- **EKG:** Linksherzhypertrophie mit linksventrikulären Repolarisationsstörungen, Linkstyp.
- **Rö-Thorax:** LV-Vergrößerung, aortenkonfiguriertes Herz („Holzschuh"), Aortendilatation, Klappenkalk. Exzentrische Hypertrophie.
- **Echo:** Flatterbewegung der Chordae und der Mitralklappe in der Diastole durch zurückströmendes Blut, verstärkte systolische Wandbewegungen, Linksherzhypertrophie; pw-, cw- und Farbdoppler zu direktem Nachweis und Quantifizierung des Insuffizienzjets (▶ Tab. 4.19).
- **Linksherzkatheter:** Aortografie mit Quantifizierung der Insuff. durch Best. der Regurgitationsfraktion in den li Ventrikel und der Auswaschgeschwindigkeit, Funktionsdiagn. des li Ventrikels.

Therapie
- **Medikamentös:** Behandlung der Herzinsuff. (▶ 4.5).
- **Operativ:** Klappenersatz. Ind.: dringlich bei akuter Aorteninsuff. Bei chron. Aorteninsuff. vor Entwicklung einer Linksherzinsuff., ab Stadium III, bei Zunahme des endsystolischen LV-Volumens auf > 80 ml. Progn.: je stärker die präop. Einschränkung der linksventrikulären Funktion, desto ungünstiger.

4.9.7 Trikuspidalklappenstenose

Ätiologie   Fast immer rheumatische Genese, selten isoliert (oft in Komb. mit Mitralstenose). Äußerst seltener Klappenfehler, bei angeborener Trikuspidalstenose Komb. mit ASD.

Klinik   ZVD ↑, Merkmale der Rechtsherzinsuff., keine Zeichen pulmonaler Stauung.

Diagnostik
* **Auskultation:** bei Sinusrhythmus lautes Präsystolikum, bei Vorhofflimmern mesodiastolisches Crescendo-Decrescendo, das bei Inspiration lauter wird (Carvalho-Zeichen).
* **EKG:** oft Vorhofflimmern, P-pulmonale.
* **Rö-Thorax:** re Vorhof vergrößert, normale pulmonale Gefäßzeichnung.
* **Echo:** re Vorhof vergrößert, verdickte und verkalkte Trikuspidalsegel, Gradientenbestimmung durch Doppler.
* **Rechtsherzkatheter:** Gradientenbestimmung (diastolisch) mit Zunahme bei Inspiration. Hohe a-Welle.
* **DD:** Pericarditis constrictiva, Thrombus oder Tumor im re Vorhof.

Therapie   ▶ 4.9.8.

4.9.8 Trikuspidalklappeninsuffizienz

Ätiologie   Oft Folge eines pulmonalen Hochdrucks (relative Trikuspidalklappeninsuff.), selten prim. Klappenerkr. Trikuspidalklappenendokarditis (v. a. bei i. v. Drogenabusus), Rechtsherzbelastung, Spätstadium von Aorten- oder Mitralvitien, VSD.

Klinik   Zeichen der Rechtsherzinsuff., systolischer Venen- und Leberpuls, abdom. Beschwerden durch untere Einflussstauung.

Diagnostik
* **Auskultation:** holosystolisches Geräusch mit P. m. über dem unteren Sternum, das bei Inspiration lauter wird.
* **EKG:** häufig Vorhofflimmern, Rechtsherzbelastungszeichen, P-pulmonale.
* **Rö-Thorax:** re Vorhof und Ventrikel vergrößert.
* **Echo:** Doppler-Echo zum Regurgitationsnachweis, re Vorhof und Ventrikel vergrößert.
* **Rechtsherzkatheter:** re Vorhofdruck ↑, hohe v-Welle des re Vorhofs.
* **DD:** Mitralinsuff., Vorhoftumor, Ebstein-Krankheit (mit Trikuspidalinsuff.).

Therapie   Trikuspidalklappenrekonstruktion, Anuloplastik, Behandlung des nachgeschalteten Vitiums oder Defekts.

4.10 Kongenitale Herzfehler

4.10.1 Vorhofseptumdefekt (ASD)

Primumdefekt (tief sitzend), Sekundumdefekt (zentral; häufigste Form) oder Sinus-venosus-Defekt (hoch sitzend) kombiniert mit Fehleinmündungen der Pulmonalvenen.

Klinik   Nach häufig normaler Entwicklung Manifestation meist erst im 2. und 3. Lj. mit Bronchitiden, Belastungsdyspnoe, Leistungsminderung, Palpitationen,

Zyanose als Spätsymptom. **KO:** bronchopulmonale Inf., paradoxe Embolien, Lungenembolien, Hirnabszesse.

Diagnostik

- **Auskultation:** spindelförmiges, protosystolisches Geräusch über 2. ICR li parasternal (relative Pulmonalisstenose), evtl. kurzes diastolisches Geräusch bei großem ASD (relative Trikuspidalstenose oder relative Pulmonalinsuff.). Fixe Spaltung des 2. HT in In- und Exspiration. Bandförmiges apikales Holosystolikum mit leisem 1. und 3. HT spricht für Mitralinsuff. bei Primumdefekt.
- **EKG:** P-dextroatriale (hohe P-Welle), Steil- oder Rechtslagetyp, Zeichen der Rechtshypertrophie, inkompletter oder kompletter RSB, evtl. Vorhofflimmern. Linkstyp oder überdrehter Linkstyp bei Primumdefekt.
- **Rö-Thorax:** Rechtsherzvergrößerung, re Vorhof betont, Pulmonalisbogen prominent, Aorta klein, starke Lungendurchblutung, Eigenpulsation der Lungengefäße bei Durchleuchtung (tanzende Hili).
- **Echo:** Shuntnachweis im Farbdoppler, ASD-Nachweis im 2D-Bild, rechtsventrikuläre Dilatation, TEE ist diagn. Mittel der Wahl.
- **Rechtsherzkatheter:** direkte Sondierung des Defekts, Bestimmung des Shuntvolumens.
- **Linksherzkatheter:** bei Primumdefekt.
- **DD:** Mitralstenose, Pulmonalstenose, VSD, offener Ductus Botalli.

Therapie OP bei Shuntvolumen > 40–50 % des Lungendurchflusses, bei beginnender pulmonaler Hypertonie. OP-Risiko ↑ bei pulmonaler Hypertonie; bei Shuntumkehr (Eisenmenger-Reaktion) ist keine OP mehr möglich.

4.10.2 Ventrikelseptumdefekt (VSD)

Am häufigsten subaortal im Bereich des Septum membranaceum, seltener im muskulären Teil gelegen. Spontaner Verschluss möglich. Komb. mit anderen Fehlbildungen (ASD, offener Ductus Botalli, Pulmonalstenose, Aorteninsuff., Mitralinsuff.).

Klinik Bei kleinem Shuntvolumen können Sympt. fehlen. Häufige bronchopulmonale Inf., Dyspnoe bei Belastung, zentrale Zyanose bei Eisenmenger-Reaktion, Trommelschlägelfinger und Uhrglasnägel, fühlbares präkordiales Schwirren. **KO:** Endokarditis, bronchopulmonale Inf.

Diagnostik

- **Auskultation:** lautes, bandförmiges Holosystolikum (Pressstrahlgeräusch) mit P. m. 3.–4. ICR parasternal li, besonders laut bei kleinem Defekt; 2. HT gespalten, pulmonaler Klappenschlusston betont (pulmonale Hypertonie).
- **Rö-Thorax:** Pulmonalissegment betont, pulmonale Hyperämie (Plethora), Aorta eher klein, tanzende Hili, Retrokardialraum eingeengt.
- **EKG:** Linksherzhypertrophie; bei pulmonaler Hypertonie auch Zeichen der Rechtsherzbelastung.
- **Echo:** Nachweis des Defekts im Farbdoppler, evtl. auch im 2D-Bild. Ausschluss weiterer Anomalien.
- **Rechtsherzkatheter:** O_2-Sättigung re Ventrikel > re Vorhof, Bestimmung des Shuntvolumens, pulmonalart. Druck.
- **Linksherzkatheter:** zur Lokalisation des Defekts.
- **DD:** Mitralinsuff., Aortenstenose, offener Ductus Botalli.

Operative Therapie   Bei hohen Shuntvolumina im Säuglings- oder Kleinkindalter (Palliativeingriff zur Verminderung einer pulmonalen Hypertonie oder prim. kurative OP). Kinder: Shuntvolumen > 50 % und Herzinsuff. Bei Shuntvolumen > 50 % und Ratio PA-Druck/Aortendruck > 0,7, OP im Vorschulalter. Erw.: Shuntvolumen > 50 % und Ratio PA-Druck/Aortendruck > 0,5. **KI:** Druckausgleich (re = li) oder Shuntumkehr (Eisenmenger-Reaktion).

4

5 Gefäßerkrankungen

Wolfgang Clemens

5.1 Leitsymptome und ihre Differenzialdiagnose

5.1.1 Beinulkus

Differenzialdiagnosen

- **Ulcus cruris venosum** (bei chron. venöser Insuff., CVI): weitaus häufigste Ulkusform in der Bevölkerung (~ 80 % der Ulzera). Häufig Z. n. Phlebothrombose ("postthrombotisches Sy.", PTS), oft fehlende Compliance bezüglich Kompressionsther. Lokalisation: meist proximal des Innenknöchels, in schweren Fällen die gesamte Unterschenkelzirkumferenz betreffend (Gamaschenulkus).
- **Ulcus cruris arteriosum (bei peripherer art. Verschlusskrankheit, pAVK):** Haut kühl und rötlich livide, Fußpulse oft auch kontralateral fehlend, schmerzhafte Ulzera meist am Unterschenkel, aber auch an Druckstellen (Zehen, Ferse), Gefahr der Gangrän-Entstehung.
- **Ulcus cruris mixtum:** Komb. aus CVI und pAVK.
- **Ulkus bei PNP:** (z. B. bei Diab. mell.) Plantarulkus ("Mal perforans") im Bereich der Metatarsalköpfchen, betroffenes Hautgebiet warm und rosig, keine Schmerzen (Temperatur- und Vibrationsempfinden herabgesetzt).
- **Ulcus infectiosum:** Erreger u. a. A-Strept., Staph. aureus.
  - Erysipel: Haut überwärmt mit scharf begrenzter Rötung (Fieber, BSG ↑).
  - Pyodermien.
- Ulcus neoplasticum: z. B. Basaliom, Plattenepithel-Ca, Melanom.

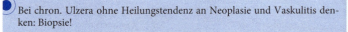

Bei chron. Ulzera ohne Heilungstendenz an Neoplasie und Vaskulitis denken: Biopsie!

Diagnostik   s. a. ▶ 5.2.

- Farbkodierte Duplex-Sonografie (FKDS), Bildgebung der 1. Wahl! Verschlussdruckmessung, obligat bei peripheren DBS! CT-A. Digitale Subtraktionsangiografie (DSA). Zunehmende Bedeutung: MR-Angio. Nur noch selten: Phlebografie.
- **Labor:** BSG, CRP, Diff-BB, Krea, E'lyte, ASL (nekrotisierendes Erysipel?), TPHA. Bakt. Kultur.
  - Bei V. a. Vaskulitis zusätzlich Hep.-B-, Hep.-C- und HIV-Serol. Rheumafaktor, CCP, p + cANCA, ggf. MPO-ANCA, Urinsediment.
  - Bei V. a. Kollagenose zusätzlich ANA, ENA (Screen), C_3/C_4.
  - Bei chron. Wunden Wundabstrich (Keimspektrum? Resistenzen? MRSA?).
- **Röntgen:** zum Ausschluss einer knöchernen Mitbeteiligung (u. a. Osteomyelitis).
- **Biopsie:** Neoplasie (Basalzell-Ca, Melanom, Plattenepithel-Ca, Sarkom), Vaskulitis, Pyoderma gangraenosum, Necrobiosis lipoidica, Lupus vulgaris. In Mitteleuropa selten: Lepra, Leishmaniose, Lues III.
- Zusätzlich: standardisierte Fotodokumentation.

Symptomatische Therapie des Ulcus cruris venosum

- Wegen Sensibilisierungsgefahr so indifferent wie möglich.
- Tägl. Ulkusreinigung mit Antiseptika. Nässende Ulzera feucht, z. B. mit Octenisept®- oder Lavasept®-Lsg. spülen, dann abduschen. Trockene Ulzera tro-

cken behandeln. Bei belegten Ulzera proteolytische Salben (z. B. Varidase®, Novuxol®), Hydro-Gel oder NaCl-Lösung 10 % (umgebende Haut mit Zinkpaste schützen).
- Nach Wundreinigung semiokklusive (z. B. Varihaesive®) oder okklusive (z. B. Cutinova®) Verbände zur Förderung der Wundheilung.
- Bei unterminierter Haut oder Hautgängen Spülung mit Antiseptika (z. B. Octenisept®). Nekrotische Hautschuppen mit Skalpell oder scharfem Löffel abtragen, keine weiteren Verletzungen setzen!
- Systemische Antibiotikather. bei Fieber, ausgeprägter Weichteilinf. oder radiolog. gesicherter Ostitis in Komb. mit chir. Ther., z. B. Clindamycin (z. B. Sobelin®). **Cave:** keine lokalen Antibiotika!
- Vakuumther.: Aktivierung von Wundreinigung und Granulation bei akuten und chron., tiefen Wunden durch Abdeckung mit Polyurethanschaum und luftdichter Folie. Mittels Pumpe wird ein intermittierender oder Dauersog um 125 mmHg erzeugt (für 1–4 Wo. bei tägl. Verbandswechsel).
- Bei starker Exsudation Schaumverbände.

5.1.2 Differenzialdiagnose von Beinschmerzen

Merke
Bei akutem Entstehen Pat. sofort immobilisieren und Diagnostik einleiten!

Tab. 5.1 Klinische Differenzialdiagnose von Beinschmerzen

Differenzialdiagnose	Symptome	Ursache	Körperlicher Befund
Claudicatio intermittens (arteriosa) „Schaufensterkrankheit"	Muskulärer, krampfartiger Belastungs- oder Ruheschmerz, Besserung im Stehen	Art. Durchblutungsstörung pAVK II, (Ruheschmerz bei pAVK III–IV)	Abgeschwächte oder fehlende Pulse, Verschlussdruck ↓, Strömungsgeräusche, evtl. kühle/blasse Haut
Claudicatio venosa	Wie Claudicatio arteriosa, aber kaum Besserung im Stehen, sondern bei Hochlagerung	CVI, postthrombotisches Sy. (PTS)	Varizen, Stauungsdermatose, TVT-Anamnese
Posttraumatisch	Lokaler Schmerz, Verletzungszeichen	Trauma, Unfall	Hämatome, Frakturzeichen, typische Anamnese
Lumbago, Lumboischialgie	Von der LWS über Gesäß ins Bein ausstrahlend	Degenerative WS-Veränderung, Diskusprolaps	Lasègue-Test, periphere Reflexe, Sensibilität, grobe Kraft
Claudicatio spinalis	Belastungsabhängige Krämpfe, „Einschlafen", Kribbeln und Brennen; besser im Stand **mit** Abstützen, im Sitzen od. Liegen	Meist Stenose im Bereich der Cauda equina	(Passagere) neurolog. Ausfälle, Pulse und Gefäßauskultation seitengleich in der Norm

5

Tab. 5.1 Klinische Differenzialdiagnose von Beinschmerzen *(Forts.)*			
Differenzialdiagnose	**Symptome**	**Ursache**	**Körperlicher Befund**
Polyneuropathie (PNP)	Brennende Schmerzen, oft betont an den Fußsohlen, häufig nachts	Häufig chron. Alkoholabusus; Diab. mell.	Herabgesetzt: Vibrationsempfinden, 2-Punkte-Diskriminierung und/oder Kalt-warm-Unterscheidung
Restless-Legs-Sy.	Nächtliche Bewegungsunruhe und ziehender/reißender Schmerz	Bislang ungeklärte Ätiol., meist besser unter L-Dopa-Ther.	Anamnese! Immer besser bei Bewegung und relativer Kälte (Beine werden „freigestrampelt")
Degenerative Gelenkveränderungen, Arthrosis deformans	Anlaufschmerz, besser nach „Einlaufen"; Schmerzmaximum in den betr. Gelenken	Koxarthrose, Gonarthrose	Oft Übergewicht; Gelenkschwellung. Evtl. Erguss oder lokale Überwärmung bei aktiv. Arthrose

 Weitere Diagnostik je nach Verdachtsdiagnose.

5.1.3 Differenzialdiagnosen der Beinschwellung

5

Tab. 5.2 Klinische Differenzialdiagnose der Beinschwellung			
Differenzialdiagnosen	**Symptome**	**Ursachen**	**Körperliche Untersuchung**
Herzinsuff.	Ödeme, prim. Knöchel und Fußrücken, im Verlauf auch ganzes Bein	Kardiale Druck- oder Volumenüberlastung, Füllungsbehinderung, Myokardschaden	Bds. Auftreten. Bei Fingerdruck > 30 Sek. kurzzeitig anhaltende Dellenbildung (**cave:** Schmerz)
Tiefe Bein-/Beckenvenenthrombose (TVT)	Ödeme, Glanzhaut, Rötung bis livide Verfärbung. Bei stationären Pat. oft keine relevanten Sympt.	Immobilisation, Exsikkose. Postop., Östrogenther., Adipositas, Tumorerkr., Thrombophilie	Überwiegend einseitiges Auftreten: Schwellung. Glanzhaut, Kompressionsschmerz, Fußsohlenklopf- oder Spontanschmerz. **Cave:** oft unspezif. Befund!
Chron. venöse Insuff. (CVI)	Phlebödem überwiegend Knöchel und Unterschenkel. Corona phlebectatica, am medialen Fußrand. Trophische Störungen (Atrophie blanche; Hyperpigmentierung). Ulcus cruris.	• Chron. venöse Hypertonie • Prim. CVI: idiopathische Varikose • Sek. CVI: Abflusshindernis, postthrombotisches Sy., Ligatur. Auch nach Venenexhairese möglich.	Varizen: nur im Stand; CVI-Zeichen: auch am liegenden Pat. CVI-Einteilung nach Widmer: • Grad 1: reversibles Phlebödem. Corona phlebectatica paraplantaris. • Grad 2: persistierendes Ödem. Rotbraune Hyperpigmentierung, Atrophie blanche, Dermatoliposklerose. • Grad 3: florides oder abgeheiltes Ulcus cruris venosum

Tab. 5.2 Klinische Differenzialdiagnose der Beinschwellung *(Forts.)*

Differenzial-diagnosen	Symptome	Ursachen	Körperliche Untersuchung
Lymphödem	• Stadium 1: weiche, eindrückbare Schwellung, durch Hochlagerung (noch) reversibel. • Stadium 2: schwer eindrückbar • Stadium 3: nicht eindrückbar, Sklerosierung von Haut und Gewebe	• Prim.: anlagebedingt, Manifestation meist ab 2.–3. Lebensjahrzehnt, Schwellungsverlauf von distal nach proximal • Sek.: erworben, z. B. traumatisch, infektiös, parasitär, neoplastisch, dann oft deszendierender Verlauf	Hartes Ödem. Sek. häufig einseitig an Bein **und** Fuß oder Arm **und** Hand. Selten allg. Adipositas. Typisch ab Stadium 2: Stemmer-Zeichen pos. und Stemmer-Falte vorhanden
Lipödem	W >> M. Beide Beine, seltener beide Arme betroffen. Beginn oft in der Pubertät	Ätiol. unbekannt; Übergang in ein Lipo-/Lymphödem im Verlauf von Jahren möglich	Weiches Ödem, druckschmerzhaft; Fettwülste symmetrisch an beiden Beinen bis zu den Knöcheln; Füße **nicht** betroffen! Meist generalisierte Adipositas. Stemmer-Zeichen neg.

5.2 Diagnostische Methoden

5.2.1 Klinische Tests der arteriellen Durchblutung

Palpation

Indikationen Routinediagn. Obligat bei V. a. Durchblutungsstörung, Aneurysma.

Vorgehen Arterienpulse li und re gleichzeitig palpieren → Seitendifferenz bei Aneurysma oder vorgeschalteter Stenose. A. poplitea oft schwer zu tasten (→ sorgfältige Palpation der Fußpulse).

Befund Fehlender Puls bei akutem art. Verschluss (Schmerz!), chron. pAVK mit hochgradiger Stenose oder Verschluss, atypischem Gefäßverlauf oder bei Ödem. Schwirren bei a. v. Fistel. Breiter Puls palpabel bei Aneurysma. **Cave:** falsch neg. Befunde bei Ödem, Adipositas permagna, niedrigem systemischem Blutdruck oder Vasospastik, z. B. unter Kälteeinwirkung.

Auskultation der Arterien

Vorgehen Auskultation in Ruhe und nach Belastung. Bei nicht belastbaren Pat. Auskultation nach dreiminütigem Stauen mit auf suprasystolischen Druck aufgeblasener RR-Manschette. **Cave:** schmerzhaft.

Befund
• Bei 50- bis 70-prozentiger Stenose gut hörbares raues Stenosegeräusch, bei 90-prozentiger Stenose verschwunden.
• „Maschinengeräusch" → a. v. Fistel.

- Abdom. Auskultation zur Detektion einer Nierenarterienstenose.
- Artifizielles Stenosegeräusch bei zu starkem Druck mit Stethoskop.
- „Funktionell" (▶ 2.2) bei hohem Fieber, ausgeprägter Anämie, Aortenvitium, Hyperthyreose.

Rekapillarisierungszeit
Nach festem Daumendruck auf Finger- oder Zehenkuppen prompte Normalisierung der Hautfarbe beim Gefäßgesunden, verlängert bei relevanter akraler Minderperfusion.

Lagerungsprobe nach Ratschow
Indikationen Zuverlässige Methode zur klin. Funktionsbeurteilung der Becken- und Beinarterien.

Vorgehen Pat. kreiselt in Rückenlage und mit senkrecht erhobenen Beinen 2 Min. lang mit beiden Füßen (oder Extension, Flexion). Anschließend aufsetzen und Beine locker herabhängen lassen.

Befund Bei schlecht kompensiertem Verschluss oder höhergradigen Stenosen tritt oft bereits zu Beginn der Provokationsphase eine fleckförmige oder diffuse Abblassung des Fußes und lokaler Schmerz auf. Bei Gefäßgesunden kommt es im Sitzen innerhalb von 5–10 Sek. zu einer diffusen Hautrötung. Innerhalb von 8–12 Sek. sollte eine zunehmende Venenfüllung auf dem Fußrücken zu beobachten sein. Verzögerungen, v. a. aber seitendifferente Befunde sprechen für das Vorliegen einer Durchblutungsstörung → weitere Diagn.

Gehtests
Indikationen Einschätzung einer pAVK im Stadium II. Verlaufsbeurteilung.

Vorgehen Pat. auf ebener Fläche (bzw. Laufband) zügig gehen lassen (2 Schritte/ Sek.). Es wird die Gehstrecke bis zum Auftreten einer Claudicatio dokumentiert. Alternativ „6-Min.-Gehtest": Pat. geht 6 Min. mit individueller Maximalgeschwindigkeit. Erschöpfungs-/Schmerzpausen sind jederzeit erlaubt. Es zählt die max. Gehstrecke nach 6 Min.

Befund Messung der schmerzfreien und der max. Gehstrecke in Metern (Stadium IIa > 200 m, Stadium IIb < 200 m) und Min. (▶ 5.4.1) sowie Dokumentation der Schmerzlokalisation.

Faustschlussprobe
Indikationen Beurteilung von Durchblutungsstörungen der oberen Extremität.

Vorgehen Pat. macht bei hochgehaltenen Armen 10–20 kräftige Faustschlussbewegungen im Sekundentakt, während der Untersucher die art. Versorgung durch Handgelenkkompression unterbindet.

Befund Nach aufgehobener Kompression an locker geöffneten Händen bei erhobenen Armen beim Gesunden sofortige Rötung von Handinnenflächen und Fingern, bei gestörter art. Versorgung verzögerte oder ausbleibende Rötung. **Cave:** falsch path. Ergebnis durch Überstrecken der Finger möglich.

Allen-Test
Indikationen Selektive Prüfung der ulnaren und radialen Handdurchblutung. Obligat vor jeder art. Punktion bzw. Katheter- oder Shuntanlage.

Vorgehen Wie Faustschlussprobe (s. o.), nur selektive Kompression von A. radialis und anschließend der A. ulnaris.

Befund Bei unauffälligem Gefäßbefund kommt es allenfalls kurzzeitig zu einem leichten fleckförmigen Abblassen der Hautfarbe. Blasst die Hand deutlich ab (Allen-Test path.), keine Punktion des A. radialis (oder A. ulnaris), da unzureichende Kollateralperfusion vorliegt!

5.2.2 Klinische Tests der venösen Durchblutung

Trendelenburg-Test

Indikationen Diagn. venöser Klappeninsuff. des Saphenastamms.

Vorgehen 90°-Hochlagerung des Beins bei horizontaler Rückenlage des Pat. Blut aus den Varizen ausstreichen. Danach V. saphena unterhalb der Leistenbeuge mit Stauschlauch komprimieren.

Befund Nach Aufstehen rasche Varizenfüllung (< 20 Sek.) → Insuff. der Vv. perforantes (Test pos.). Nach 30 Sek. Stau lösen: Venenfüllung nach distal → Klappeninsuff. der oberflächlichen Venen (Test doppelt pos.).

Perthes-Test

Indikationen Überprüfung der Durchgängigkeit der tiefen Beinvenen.

Vorgehen Stauung oberhalb der Varizen, Varizenentleerung durch Umhergehen („Muskelpumpe") bei intakten Vv. perforantes und tiefen Venenklappen.

5.2.3 Apparative Diagnostik

„Verschlussdruckmessung" (ABI)

Indikationen Diagnose „art. Strombahnhindernisse" in der betreffenden Extremität, Verlaufskontrolle nach Ther. Wichtigste apparative Basisuntersuchung!

Vorgehen RR-Messung an beiden Oberarmen und Unterschenkeln mithilfe einer CW-Dopplersonde über der A. brachialis und den Aa. dorsalis pedis und Aa. tibialis posterior (▶ Abb. 5.1). Der Knöchel-Arm-Index (Ankle Brachial Index, **ABI**) ist der Quotient aus dem Druck in der peripheren Arterie (z. B. A. dorsalis pedis) und dem Druck in der A. brachialis. Bei differenten Drücken zwischen li und re A. brachialis zählt der höhere Wert. Die Messung erfolgt am liegenden Pat. nach mind. 15 Min. körperlicher Ruhe. Die Blutdruckmanschette wird möglichst nah dem jeweiligen Gefäß angelegt, suprasystolisch aufgepumpt und anschließend der Druck langsam abgelassen. Die Dopplersonde ist derweil auf der vorher mittels pulssynchroner Geräusche detektierten Auskultationsstelle fixiert. Das Dopplergeräusch ist beim Ablassen der Kompression dann wieder hörbar, wenn der Kompressionsdruck den systolischen Arteriendruck unterschreitet = systolischer Knöchelarteriendruck (Absolutwert). Bei Normalbefunden und klin. persistierendem V. a. pAVK Kontrolle direkt nach körperlicher Belastung (z. B. 10 Kniebeugen) durchführen!

5

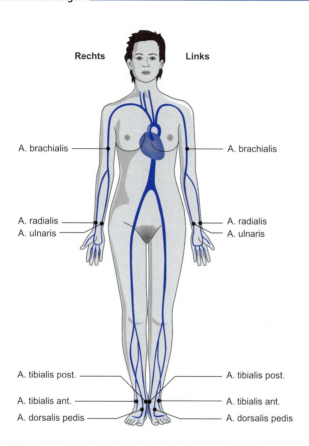

Rechts　　　　**Links**

A. brachialis ———— A. brachialis

A. radialis ———— A. radialis
A. ulnaris ———— A. ulnaris

A. tibialis post. ———— A. tibialis post.

A. tibialis ant. ———— A. tibialis ant.
A. dorsalis pedis ———— A. dorsalis pedis

Abb. 5.1 Dokumentationsskizze Verschlussdruckmessung [L157]

Befund
- **Normalbefund:** RR der A. dorsalis pedis und A. tibialis posterior bis 5–10 mmHg über Armarterien-RR.
- **Knöchel-Arm-Index:**
  - ABI > 1,2: V. a. Mediasklerose (nicht signifikant).
  - ABI > 0,9–1,2: normale art. Perfusion.
  - ABI ≤ 0,9: art. Minderperfusion/pAVK.
- **Absolutwerte < 75 mmHg/ABI ≤ 0,6** sind eine KI für Kompressionsther.
- **Absolutwerte < 60 mmHg** oder besser ABI ≤ 0,5 weisen auf eine **kritische** Extremitätenischämie hin (Amputationsgefahr!).

Kompressionsphlebosonografie (KUS)
Überprüfung der Kompressibilität der tiefen Beinvenen mit B-Mode-Sono bei V. a. TVT.

Vorgehen Kompression der tiefen Venen zwischen Beckenetage und distalem US-Drittel mit dem (5–7,5 MHz-)Linearschallkopf im B-Bild-Modus. Kontinuierliche Durchführung von kranial nach distal im Abstand von wenigen Zentimetern. Analoges Vorgehen an den Armvenen.

Befund/Dokumentation Magna-Crosse, V. femoralis (Höhe mittleres OS-Drittel und vor dem Adduktorenkanal), V. poplitea und prox. US-Drittel als Bilddokument jeweils mit und ohne Kompression. Häufige Dopplung der VFS insb. im prox. Bereich und – seltener – der V. pop. beachten. Zusätzliche Dokumentation aller durch die obigen Einstellungen nicht erfassten path. Befunde. Ergänzende Informationen u. a. zur Befundausdehnung im Rahmen des obligaten schriftlichen Befunds.

Die einfache 2-Punkt-Untersuchung (nur Magna-Crosse und V. pop.) ist als Einzeluntersuchung zum Ausschluss einer TVT nicht ausreichend.

> **Tipp**
> Wenn eine suffiziente KUS nicht zur Verfügung steht (z. B. Nacht, Wochenende), sollte zwischenzeitlich – je nach klin. Wahrscheinlichkeit (Wells-Score) – die volle oder halbther. NMH-Dosis verabreicht werden (Patientenaufklärung!).

Farbkodierte Duplex-Sonografie (FKDS)
Ultraschall-B-Bild und Doppler-Sono mit Farbkodierung kombiniert.

Indikationen
- PAVK: Diagnose und Quantifizierung von art. Stenosen und Verschlüssen, Gefäßektasien, Aneurysma verum oder spurium, a. v. Fistel, Dialyseshuntstenose oder -verschluss.
- Varikose: Phlebosono möglichst immer im Stand oder bei max. Beintieflagerung. CVI? Posthrombotisches Sy. (PTS)?
- Ergänzende Untersuchungsmethode (neben KUS) bei V. a. Phlebothrombose (▸ 5.5.2).
- DD: Beinschmerz/-schwellung: Hämatom, Baker-Zyste, Ödem, Gelenkerguss.
- Stenosen oder Verschlüsse der hirnversorgenden Arterien.
- Erfolgs- und Verlaufskontrolle nach Gefäß-OP, Angioplastie/Stenting oder medikamentöser Behandlung (z. B. Fibrinolysether.). KM-Gabe u. a. zur Kontrolle von Endoleaks.

Digitale Subtraktionsangiografie (DSA)

Indikationen Jede indizierte Intervention. Mechanisch: PTA/Stent oder Coiling. Medikamentös: lokale Lyse oder Prostaglandinther. Klärung interventioneller oder gefäßchir. Fragestellungen, die sich durch FKDS nicht oder nur mit einem unverhältnismäßig großen Aufwand beantworten lassen.

Vorgehen Ambulante Durchführung möglich. Untersuchung immer in Interventionsbereitschaft.
- A.-femoralis-Punktion: Katheter in Seldinger-Technik einführen (▸ 2.2.2), bei bds. Beckenarterienverschlüssen transbrachiale oder transaxilläre Angio.
- KM-Applikation durch den in der Aorta platzierten Katheter.
- Anschließend Bettruhe mit Druckverband. ≥ 5 h nach reiner Diagn. Bis 20 h nach Intervention (je nach Schleusengröße).

> Art. Ischämie bzw. venöse Thrombose durch Druckverband möglich: Regelmäßige Kontrolle des Pulsstatus! Bei Schmerzen oder Schwellung des Beins und Pulsabschwächung ggf. Verband lockern. Bei danach unzureichender Besserung: zeitnah erneute Bildgebung!

Kontraindikationen
- Gerinnungsstörungen (Quick < 50 %), bei dringlicher Ind. evtl. transbrachiale Punktion.
- Hyperthyreose: bei dringlicher Ind. thyreostatische Medikation: Perchlorat, z. B. Irenat® 30 Trpf. mind. 2 h vor und 3 × 20 Trpf. für weitere 7 d nach Applikation jodhaltiger KM.
- KM-Unverträglichkeit: strengste Indikationsstellung und medikamentöse Prophylaxe (▶ 1.12.2).
- Niereninsuff.: an Krea-Clearance orientierte Anpassung der KM-Dosis. Vorher gute Hydrierung des Pat., ggf. mit langsamer Infusion von NaCl 0,9 %. Ggf. mit Zusatz von Acetylcystein (ACC) 600 mg. Bei hochgradiger/terminaler Niereninsuff. direkt anschließend Dialyse.

CT-Angiografie (CT-A)
Indikationen Gute Darstellung großer und mittelgroßer Arterien und Venen sowie ihrer Begleitanatomie. Hohe Strahlen- und KM-Belastung. (CT-Venografie: 8–10 mSv = höchste insg. zugelassene Strahlenexposition pro Jahr).

MR-Angiografie (MR-A)
Indikationen Gute Darstellung von Arterien und ihrer Begleitanatomie. Bei Fragestellungen, deren Beantwortung entweder mittels FKDS zu aufwendig oder nicht mit ausreichender Sicherheit möglich ist oder wenn eine DSA oder eine CT-A kontraindiziert sind (z. B. wg. jodhaltigem KM und/oder Röntgenstrahlen).

Potenzielle Nachteile
- Derzeit noch unzureichende Darstellung kleiner und kleinster Gefäße.
- Schwächen in der Darstellung des venösen Kreislaufs.
- Überschätzung von Stenosegraden → oft FKDS-Kontrolle notwendig.
- Psychische Belastung durch hohen Geräuschlevel und enge Untersuchungsröhre.
- Keine zeitgleiche Intervention möglich (im Vergleich zu DSA).

Kontraindikationen
- Pat. mit magnetisierbaren Implantaten, OP-Clips, verschiedene Schrittmacher, ferromagnetische Granatsplitter; Piercings (evtl. Kühlung mit feuchtem Tupfer). **Cave:** dunkle Tätowierungen, ggf. eisenhaltig.
- Manifeste psychische Erkr. wie Klaustrophobie.
- Gewicht > 150 kg (je nach Untersuchungstisch/Pat.-Umfang).

Nebenwirkungen
- Nephrogene systemische Fibrose (NSF). KM-NW. Tritt potenziell bei einer GFR < 30 (fraglich auch < 50) ml/Min. auf.
- Allergische Reaktion, z. B. auf Gadolinium (▶ 1.12.2).

Phlebografie
Indikationen Selten. Nur noch bei unklarem Phlebosono- oder Farbduplexbefund (meist im Bereich der Unterschenkelvenen), evtl. zur Dokumentation vor geplanter Lysether.

Komplikationen KM-Unverträglichkeit, lokale Irritationen, Phlebitis, Thrombose, Verschlechterung von Herz- oder Niereninsuff. **Cave:** relativ hohe KM- und Strahlenbelastung. Schmerzhafte Punktion einer Fußrückenvene.

5.3 Kreislauferkrankungen

5.3.1 Hypertonie

Häufigkeit 20–25 % der Bevölkerung, bei ¼ Diagnose unbekannt, bei weiterem ¼ unbehandelt und bei ⅔ der behandelten Hypertoniker ungenügend therapiert. Eindeutige Steigerung des kardiovaskulären Risikos, Korrelation mit dem Ausmaß der Hypertonie.
- **Prim. (essenzielle) Hypertonie:** ca. 90 %, Diagnosestellung nach Ausschluss von sek. Formen.
- **Sek. Hypertonieformen:** ca. 10 %, ▶ Abb. 5.2.

> **Leitbefunde**
> Anhaltend erhöhter Blutdruck von 140/90 mmHg und darüber.

Klinik Oft keine Beschwerden. Nykturie, Polyurie oder Oligurie (Herz- oder Niereninsuff.), Angina pect., Belastungsdyspnoe, lageunabhängiger Schwindel, Kopfschmerzen, Nasenbluten, vorübergehende Visusverschlechterung, Synkopen, TIA.
- Hypertensive Krise: RR ≥ 230/130 mmHg ohne akuten Organschaden.
- Hypertensiver Notfall: kritischer RR-Anstieg mit Symptomen eines akuten Organschadens (▶ 5.3.2).

Komplikationen
- **Atherosklerose:** KHK (10-J.-Risiko bei $RR_{diast.}$ ↑ um 5 mmHg → + 21 %; ▶ 4.3), Nephrosklerose, pAVK, BAA (▶ 5.4.5). Ausmaß der Gefäßveränderungen korreliert gut mit funduskopischem Bild einer Retinopathie.
- **Linksherzhypertrophie:** anfangs konzentrisch, oberhalb des kritischen Herzgewichts von 500 g exzentrisch mit Linksherzinsuff. (▶ 4.5.2).
- **ZNS:** TIA, Hirnblutung, zerebraler ischämischer Insult (10-J.-Risiko bei $RR_{diast.}$ ↑ um 5 mmHg → + 34 %; ▶ 15.3.2), hypertensive Enzephalopathie (Schwindel, Kopfschmerzen, Sehstörungen).

Basisdiagnostik bei neu entdeckter Hypertonie

Anamnese
- Familienanamnese (in 70 % pos.), Schwangerschaft (Präeklampsie), ausgeprägter Kaffee- und Alkoholkonsum, Medikamente (orale Kontrazeptiva, Glukokortikoide), Lakritzabusus, vermehrte Kochsalzaufnahme. Gewichtszu- oder -abnahme.
- (Ödeme, Cushing-Sy., Phäochromozytom). Schlafanamnese, Schnarchen? Schlafapnoe-Sy. (SAS) ist die häufigste sek. Hypertonieursache (▶ 6.8).
- Risikofaktoren: Adipositas, Diab. mell., Hyperlipoproteinämie, Nikotinkonsum.
- **!** Hochrisikopat. mit metabolischem Sy. rechtzeitig erfassen!

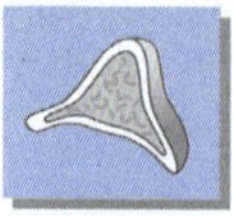

Endokrin: Conn-Syndrom (primärer Hyperaldosteronismus, 5–12% aller sekundären Hypertonien), Hyperthyreose, Cushing-Syndrom, Phäochromozytom (ca. 0,2%), Akromegalie

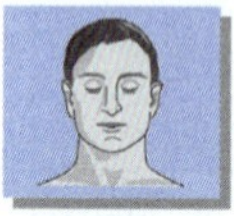

OSAS: Obstruktives Schlafapnoesyndrom, häufige Ursache der sekundären Hypertonie

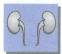

Renal: Renoparenchymatös 2–3%, renovaskulär 1% aller Hypertonien (Nierenarterienstenose ▶ 9.4.1)

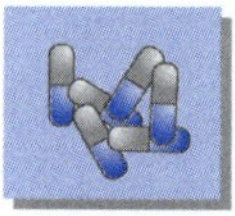

Medikamentös: Ovulationshemmer 3%, Glukokortikoide, Antirheumatika (Na^+-Retention), Sympathomimetika (auch Augen- und Nasentropfen), Psychopharmaka

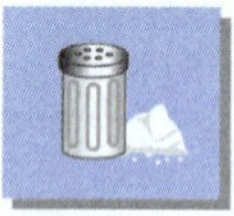

Nutritiv-toxisch: Kochsalz (NaCl), Lakritze, Kokain

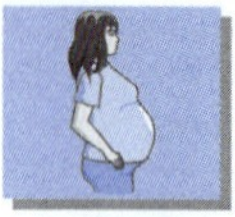

Schwangerschaftsinduziert (SIH):
I. Isolierte SIH
II. SIH mit Proteinurie + evtl. Ödemen = Präeklampsie = EPH-Gestose

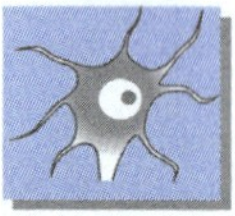

Neurogen: Hirndruck, erhöhter Sympathikotonus (Blutdrucklabilität, vegetative Symptome, Katecholaminausscheidung mäßig), Sklerose des Karotissinus (Karotisdruck → keine RR-Senkung, Bradykardie oder ZNS-Symptome), neurovaskuläre Kompression des Hirnstamms (selten, MRT-Diagn.)

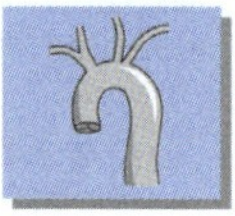

Vaskulär: Aortenklappeninsuffizienz, hyperkinetisches Herzsyndrom, a.v. Fistel

Sonstige: Schmerz, Stress, Hypervolämie (nach Transfusionen, Polyzythämie), akute intermittierende Porphyrie, nach Bestrahlung intraabdomineller oder retroperitonealer Tumoren (diskutiert als „Strahlennephritis")

Abb. 5.2 Ursachen der sekundären Hypertonie [L157]

Tab. 5.3 Klinische Einteilung der arteriellen Hypertonie[1]			
Bereich	**Systolisch (mmHg)**		**Diastolisch (mmHg)**
Optimal	< 120	und	< 80
Normal	120–129	und/oder	80–84

Tab. 5.3 Klinische Einteilung der arteriellen Hypertonie[1] *(Forts.)*

Bereich	Systolisch (mmHg)		Diastolisch (mmHg)
Hochnormal	130–139	und/oder	85–89
Hypertonie			
Hypertonie 1. Grades	140–159	und/oder	90–99
Hypertonie 2. Grades	160–179	und/oder	100–109
Hypertonie 3. Grades	≥ 180	und/oder	≥ 110
Isolierte systolische Hypertonie	≥ 140	und	< 90
Hypertensive Entgleisung	180–200	und	110–130

[1] Nach European Society of Hypertension (ESH) und European Society of Cardiology (ESC, 2007).

Körperliche Untersuchung

- **RR-Messung:** an beiden Armen im Liegen und Stehen (bei Differenz von > 20 mmHg V. a. A.-subclavia-Stenose). Bei sehr dicken Oberarmen breitere RR-Manschette benutzen. Messung an Armen und Beinen bei V. a. Aortenisthmusstenose (Hypertonie der oberen Extremität). Immer auch Puls zählen. Möglichst 24-h-Blutdruckmessung unter Alltagsbedingungen (Tag-Nacht-Rhythmik?). Zum Ausschluss unerwünschter RR-Spitzen Tagesprofil (z. B. 7, 11, 15 und 22 Uhr). Messung unter Ergometerbelastung.
- **Herz:** Herzspitzenstoß lateralisiert oder orthotop? Aorteninsuff. (Diastolikum, große RR-Amplitude), Aortenisthmusstenose (Systolikum, ausgeprägte Pulsdifferenz A. radialis ↔ A. femoralis), Bradykardie (kompensatorische RR-Erhöhung).
- **Gefäßstatus:** Strömungsgeräusche über Karotiden, Nieren- (periumbilikal) und Femoralarterien.
- **Abdomenpalpation:** Hinweise auf Aortenaneurysma?
- **Funduskopie** (Ophtalmologe) zum Nachweis eines Fundus hypertonicus/Retinopathie.

Weiterführende Diagnostik

- Labor: BSG, BZ, BB (Polyglobulie, Anämie), Krea, E'lyte, CRP, Harnsäure, TSH, Gesamteiweiß, Albumin, Chol., Triglyzeride, Urinstatus, Krea-Clearance.
- EKG: Hypertrophie- oder Ischämiezeichen (▶ 4.2.4).
- Echo: Linksherzhypertrophie, linksventrikuläre Pumpfunktion, Vitien.
- Sono-Abdomen: z. B. Schrumpfnieren, Nebennierentumor.
- Rö-Thorax: Herzgröße und -konfiguration, Aneurysma, Aortenelongation.
- Pulsoxymetrie, ggf. Schlaflabor.

Differenzialdiagnosen

Differenzialdiagnose der hypokaliämischen Hypertonie
- Renale Form: Nierenarterienstenose.
- Adrenokortikale Form: prim. Aldosteronismus (Conn-Sy.).
- Exogene Form: Diuretikather., Lakritzabusus („Pseudo-Conn-Sy."), orale Kontrazeptiva.

- **Renovaskulärer Hypertonus** schwer einstellbarer, diastolisch betonter Hypertonus, ca. 1 % d. F. Diagn.: Nieren-Sono (Größendifferenz), FKDS der Nierenarterien (v. a. bei schlanken Pat.), DSA der Nierenarterien (Goldstandard v. a. bei möglicher Intervention).
- **Renoparenchymatöser Hypertonus** (Anamnese!): Krea und (besser) Krea-Clearance, Nieren-Sono (Schrumpfnieren?), bei Proteinurie quantitative (24-h-) Eiweißausscheidung und qualitative Disk-E'phorese (▸ 9.1.8), bei Erythrozyturie: Harnzytologie (▸ 9.1.6).

Tab. 5.4 Stufenschema der medikamentösen Therapie

Leichte Hypertonie RR$_{diast.}$ 90–99 mmHg	Mittelschwere Hypertonie RR$_{diast.}$ 100–109 mmHg	Schwere Hypertonie RR$_{diast.}$ > 110 mmHg
Monotherapie mit Diuretikum (Thiazid)	**Kombination** von Diuretikum plus β-Blocker oder ACE-Hemmer bzw. AT$_1$-Rezeptorblocker oder lang wirksamen Kalziumantagonisten	**Kombination** von Diuretikum plus β-Blocker oder Clonidin plus ACE-Hemmer bzw. AT$_1$-Rezeptorblocker oder Kalziumantagonist oder Dihydralazin oder α$_1$-Blocker
oder β$_1$-selektivem β-Blocker		
oder lang wirksamen Kalziumantagonisten		
oder ACE-Hemmer bzw. AT$_1$-Rezeptorblocker	oder Kalziumantagonist plus β-Blocker oder ACE-Hemmer bzw. AT$_1$-Rezeptorblocker	

- Bei rapid progressiver GP, nephrotischem Sy. oder GP bei Systemerkr. (▸ 9.5) Nierenbiopsie (▸ 2.4.3).
- **Conn-Sy.** (= prim. Hyperaldosteronismus): normokaliämische Form ist häufigste Ursache der sek. Hypertonie (bis 10 % der Hypertoniker), „klassische" hypokaliämische Form mit < 0,5 % der Hypertonien sehr viel seltener. Diagn.: Aldosteron-Renin-Quotient, mögl. nach Absetzen von ACE-Hemmern/AT$_1$-Rezeptorblockern, Aldosteronantagonisten (falsch niedriger Quotient) oder β-Blockern (falsch hoher Quotient); BGA (▸ 12.2.4); ACT oder MRT (NNR-Hyperplasie oder Adenom?).
- **Phäochromozytom** (krisenhafte Blutdruckanstiege, oft mit Kopfschmerz, blasser Haut, Gewichtsverlust): 24-h-Urin auf Katecholamine (▸ 12.2.5).
- **Cushing-Sy.** (Klinik!): Kortisol basal, Dexamethason-Kurztest (▸ 12.2.2).
- **Schilddrüsenerkr.** (Anamnese, klin. Befund): TSH (obligat vor Rö-KM-Untersuchung), ggf. fT$_3$, fT$_4$ (▸ 12.1.1).

5.3.2 Antihypertensive Therapie

Ziel: RR < 140/90 mmHg, nicht < 120/70 mmHg.

Adjuvante Therapie
- Bei sek. Hypertonie Grundkrankheit behandeln, Ursachen nach Möglichkeit beseitigen.

- Salzrestriktion (30–40 % der Hypertoniker sind kochsalzempfindlich): max. 5–6 g NaCl tägl., Gewichtsreduktion. Behandlung von Hyperlipoproteinämie, Hyperurikämie und Diab. mell., Nikotinverzicht, Alkoholkonsum einschränken (< 30 g/d).
- Regelmäßiges Ausdauertraining (Nordic Walking, Schwimmen, Radfahren). Kein Krafttraining oder isometrische Übungen (RR ↑).
- Blutdruckselbstmessung empfohlen, von Hochgebirgsurlaub (> 3.000 m) und Sauna eher abraten.

Antihypertensive Pharmakotherapie
- Bei Neuverordnung bzw. Umstellung von Medikamenten regelmäßige RR- und Laborkontrollen (je nach Präparat, z. B. K$^+$, Krea, BZ, Blutfette).
- Abendliche Einnahme von mind. einem Antihypertensivum reduziert kardiovaskuläre Ereignisse deutlich.
- Vit.-D-Mangel führt zu erhöhten Blutdruckwerten. Adäquate Substitution – besonders im Alter – empfohlen.

- Bei unzureichendem Erfolg einer Monother. zunächst Umsetzen auf anderes Monotherapeutikum.
- Keine Komb. von Medikamenten mit gleichem Wirkprinzip.
- Keine Komb. von Kalziumantagonisten vom Diltiazem- oder Verapamil-Typ mit β-Blockern (→ Bradykardien, AV-Blockierungen).
- Auch bei über 70-jährigen Pat. mit isoliert systolischer Hypertonie vorsichtige RR-Senkung < 150/90 mmHg (einschleichend über 2–3 Mon.). Dadurch deutliche Reduktion des kardiovaskulären Risikos.
- Blutdrucksenkung bei zerebralem Insult in den ersten 3 d (nach Ausschluss einer Hirnblutung im CCT) erst bei RR > 200 mmHg systolisch und 110 mmHg diastolisch zum Schutz der „Penumbra" (Senkung des mittleren art. Blutdrucks um max. 15 %).
- Bei therapierefraktärer Hypertonie überprüfen: Medikamentencompliance? Sek. Hypertonie (z. B. Conn-Sy.), Wechselwirkung mit anderen Medikamenten. NSAR vermindern die Antihypertensivawirkung.

Antihypertensiva mit gesichertem prognostischem Nutzen

Diuretika
(▶ 4.5.1).
! Häufige und sinnvolle Komb.: Thiaziddiuretikum plus 50 mg Triamteren (z. B. 1 Tbl. Dytide® H tägl.). **NW:** Niereninsuff. Hyperkaliämie möglich.
- **Thiaziddiuretika:** z. B. Hydrochlorothiazid (HCT) ½ × 25 mg/d (z. B. Esidrix®), Gabe morgens, Wirkung nach 1–2 h. Auch als Kombinationspräparat mit lang wirksamen β-Blockern (z. B. Bisoplus AL) oder ACE-Hemmern (z. B. Lisigamma HCT), morgendliche Einmalgabe. **KI:** Niereninsuff. (Krea > 150 μmol/l).
- **Kaliumsparende Diuretika:** Spironolacton 1 × 25–100 mg (z. B. Aldactone®), Wirkung nach 48–72 h (→ „Aufsättigung" mit doppelter Dosis über 2–3 d). Triamteren, Amilorid nur schwach diuretisch wirksam, daher nur in Komb. mit Thiaziddiuretika. **Cave:** bei Niereninsuff. nicht mit ACE-Hemmern bzw. AT$_1$-Rezeptorblockern kombinieren.
- **Schleifendiuretika:** z. B. Furosemid 1 × 20–40 mg/d (z. B. Lasix®), Wirkung nach 20–30 Min. Kaliumkontrollen bei Langzeitanwendung!

Betablocker
(▶ 4.5.1).
- **Dos.:** Metoprolol 2 × 50–100 mg/d. Lang wirksame selektive β-Blocker, wg. Einmalgabe bevorzugt, z. B. Bisoprolol 1 × 2,5–10 mg/d (z. B. BisoHexal®) oder Nebivolol 1 × 2,5–5 mg/d (z. B. Nebivolol AL®).
- **KI:** AV-Block Grad II–III, bifaszikulärer Block, Bradykardie, Asthma bronchiale. Bei pAVK besteht keine abs. KI gegen selektive β-Blocker. Absetzen bei klin. Verschlechterung, z. B. unter neu eingeleiteter Betablockerther. Bei dekompensierter Herzinsuff. nur stationäre Therapieeinleitung.
- **Cave:** Wegen Rebound-Effekt β-Blocker unbedingt immer ausschleichend absetzen! AV-Blockierungen bei gleichzeitiger Verapamilgabe (i. v. Gabe beider Substanzen deshalb abs. kontraindiziert).

ACE-Hemmer
(▶ 4.5.1).
- **Dos.:** Enalapril 2 × 5–20 mg/d, Therapiebeginn mit 2 × 2,5–5 mg/d (z. B. Enalapril 1A Pharma®); Lisinopril 1 × 2,5–20 mg/d (z. B. Lisinopril AbZ®).
- **KI:** kardiogener Schock, Hypotonie, HCM, schwere Aortenstenose, Conn-Sy., bds. Nierenarterienstenose, fortgeschrittene Nieren- oder Leberinsuff. Desensibilisierung mit Insektengiften (u. U. Anaphylaxie).
- Nicht mit AT-Antagonisten kombinieren.
- **NW:** Reizhusten in 5–10 % d. F. Hyperkaliämie. Hypotone Entgleisungen bei Therapiebeginn, besonders bei NAST, Herzinsuff. und/oder prim. Diuretikather. Kopfschmerz. GI-Störungen. Seltener: angioneurotisches Ödem.

> Wegen „Erste-Dosis-Phänomen" (s. u.) v. a. bei diuretisch vorbehandelten Pat. niedrig dosiert beginnen. Bei eingeschränkter Nierenfunktion nicht mit kaliumsparenden Diuretika kombinieren (Hyperkaliämie).

Angiotensin-II-Rezeptorantagonisten (AT₁-Rezeptorblocker)
- **Dos.:** z. B. Telmisartan 1 × 20–80 mg/d p. o. (z. B. Micardis®).
- **KI:** Schwangerschaft, bds. Nierenarterienstenose, Conn-Sy., Leberinsuff., relevante Aorten-, Mitralklappenstenosen, HCM.
- **NW:** Renin-, Prostaglandin-, Substanz-P-Stoffwechsel bleiben unbeeinflusst → wenig NW (kein Reizhusten). Dosisabhängige Verstärkung der Harnsäureausscheidung. Angioneurotisches Ödem (1 : 4.000), Migräne (sehr selten).

Kalziumantagonisten
- **Dos.:** Amlodipin 1 × 5–10 mg/d p. o. (z. B. Amlodipin-corax®), Nifedipin ret. 2 × 10–20 mg/d (z. B. NifeHexal retard®).
- ! Dihydropyridine (z. B. Amlodipin, Nifedipin) nur niedrig dosiert als lang wirksame bzw. retardierte Präparate.
- **KI:** Schwangerschaft im 1. Trimenon.

Antihypertensiva ohne gesicherten prognost. Nutzen

Clonidin (Catapresan®)
- **Dos.:** 3 × 75–300 µg/d, einschleichend mit 2 × 75 µg beginnen. Bevorzugt in retardierter Form, z. B. Catapresan Depot Perlongetten® 2 × 0,25 mg/d. Bei Moxonidin (z. B. Cynt®, Physiotens®) weniger NW. Dosierung initial 1 × 0,2 mg/d bis auf 0,4 mg/d steigern.

* **NW:** evtl. vorübergehende RR-Erhöhung bei Therapiebeginn bzw. krisenhafter Anstieg nach abruptem Absetzen.

Periphere Vasodilatatoren

* **Dihydralazin** (z. B. Nepresol®): 3 × 12,5–50 mg/d p. o. Wegen reflektorischer Tachykardie und NaCl-Retention mit β-Blocker und Diuretikum kombinieren (Ausnahme Schwangerschaft). Wegen schlechter Steuerbarkeit einschleichen. Mittel der 1. Wahl in der Schwangerschaft zur i. v. Akutther. (nicht im 1. Trimenon).
* **Minoxidil** (z. B. Lonolox®): mit 2,5–5 mg/d beginnen (max. 40 mg/d). Wegen ausgeprägter Salz- und Wasserretention und Tachykardie mit Diuretikum und β-Blocker kombinieren! Reservepräparat. NW z. B. Haarwuchs, Perikarderguss.

Doxazosin (z. B. Diblocin® PP 4 mg)

* **Dos.:** 1 × 4 mg/d, durch Retardierung kein „Erste-Dosis-Phänomen" (Schwindel, Kopfschmerzen, Übelkeit, Kollaps).
* **Cave:** wegen Hinweisen auf vermehrte kardiovaskuläre Ereignisse nicht als Monother. oder bei Herzinsuff.

Methyldopa (z. B. Presinol®)

Zentral wirkender Alphablocker.
* **Dos.:** 2–3 × 250–500 mg/d, einschleichend p. o.
* **Ind.:** p. o. Mittel der Wahl zur langfristigen Ther. der Schwangerschaftshypertonie.
* **KI:** Depression, hämolytische Anämie.
* **NW:** Müdigkeit, Schwindel, Mundtrockenheit, hämolytische Anämie, Hepatitis, Vaskulitis, bei 20 % pos. direkter Coombs-Test.

5.3.3 Hypertensive Krise und hypertensiver Notfall

Hypertensive Krise

Klinik   RR ≥ 230/130 mmHg **ohne** Sympt. eines akuten Organschadens.

Sofortmaßnahmen
* Versorgung im Liegen in ruhiger Umgebung.
* Ambulanter Therapieversuch grundsätzlich möglich.
* Ausschluss bzw. Behandlung „äußerer" Ursachen wie Schmerzen, Harnverhalt, Angst, Nichteinnahme der antihypertensiven Medikation.
* Vorbehandelte Pat.: zusätzliche Dosis eines (oder mehrerer) antihypertensiver Präparate. Initial ggf. 1–2 Hübe Nitrospray s. l. **Cave:** keine zu rasche Blutdrucksenkung. Optimal innerhalb von 24 h.
* Nicht vorbehandelte Pat.: abhängig von Begleiterkr. (▶ Tab. 5.5) ACE-Hemmer, β-Blocker oder Diuretikum. Meist perorale Behandlung möglich.
* Glyzeroltrinitrat 1–2 Hübe s. l. (z. B. Nitrolingual®), nach 5–10 Min. Wdhlg. möglich, oder Nitroperfusor (50 mg Nitroglyzerin auf 50 ml NaCl 0,9 % mit 1–6 ml/h). **NW:** Tachykardie, Kopfschmerz, intrakranielle Drucksteigerung; **KI:** zerebraler Insult.

- Frequenzneutrale Alternative: Urapidil 25 mg frakt. i. v. (Ebrantil® 25) am liegenden Pat. Ggf. mit Ebrantil-Perfusor fortführen (Dos. ▶ 19.9). Dann unter IMC-Überwachung.
- Bei begleitender Tachykardie: β-Blocker wie Metoprolol 47,5–95 mg p. o. oder 2,5–5 mg i. v. (z. B. Beloc®). Clonidin 0,15 mg i. v. oder i. m. (Catapresan®), bei Bedarf nach 30 Min. 0,3 mg i. v.

Tab. 5.5 Auswahl der Antihypertensiva nach den Begleiterkrankungen

	Einsetzen	Vermeiden
Herzinsuff.	ACE-Hemmer bzw. AT$_1$-Rezeptorblocker, β$_1$-selektive β-Blocker, Diuretika	Kalziumantagonisten, α$_1$-Blocker
KHK	β-Blocker, ACE-Hemmer bzw. AT$_1$-Rezeptorblocker	Kalziumantagonisten vom Dihydropyridintyp (z. B. unretardiertes Nifedipin)
Bradykardie	ACE-Hemmer bzw. AT$_1$-Rezeptorblocker, Nifedipin, Dihydralazin	β-Blocker, Diltiazem, Verapamil, Clonidin
Tachykardie	β-Blocker, Clonidin, Verapamil, Diltiazem	α$_1$-Blocker, Nifedipin
Diab. mell. Typ 1	ACE-Hemmer bzw. AT$_1$-Rezeptorblocker, β$_1$-selektive β-Blocker	Diuretika nur bei Kombinationsther. oder Niereninsuff. (Krea > 160 μmol/l)
Diab. mell. Typ 2	Typ 1. Bei älteren und übergewichtigen Pat. je nach Begleiterkr. ACE-Hemmer bzw. AT$_1$-Rezeptorblocker	Kalziumantagonisten vom Dihydropyridintyp
Hyperlipoproteinämie	Kalziumantagonisten, ACE-Hemmer bzw. AT$_1$-Rezeptorblocker	Thiaziddiuretika
Niereninsuff.	Schleifendiuretika, Dihydralazin, Kalziumantagonisten	Thiazide und kaliumsparende Diuretika. ACE-Hemmer bzw. AT$_1$-Rezeptorblocker nur unter engmaschiger Kontrolle der Nierenfunktion. Nichtselektive β-Blocker
pAVK	Kalziumantagonisten, Dihydralazin, ACE-Hemmer bzw. AT$_1$-Rezeptorblocker	Nichtselektive β-Blocker; höher dosierte Diuretika; Clonidin
Asthma bronchiale	Kalziumantagonisten, ACE-Hemmer bzw. AT$_1$-Rezeptorblocker	β-Blocker sind kontraindiziert!
COPD	β-Blocker können meist eingesetzt werden	
Impotentia coeundi (Erektionsstörungen)	AT$_1$-Rezeptorblocker, α$_1$-Blocker, Verapamil, Diltiazem, Amlodipin	Clonidin, Thiazide, nichtselektive β-Blocker, ACE-Hemmer (gelegentlich)

Tab. 5.5 Auswahl der Antihypertensiva nach den Begleiterkrankungen *(Forts.)*

	Einsetzen	Vermeiden
Osteoporose	Thiazide (Kalzium sparend)	
In der Gravidität	β_1-selektive β-Blocker, α-Methyldopa, Dihydralazin (▶ 19.4)	
Benigne Prostata-hypertrophie	α_1-Blocker, wenn keine Herzinsuff. vorliegt	
Linksherzhypertrophie	ACE-Hemmer bzw. AT_1-Rezeptorblocker, β-Blocker, Kalziumantagonisten, Clonidin	

Hypertensiver Notfall

Kritischer RR-Anstieg **mit** Sympt. eines akuten Organschadens.

Klinik und Differenzialdiagnosen   Starke Kopfschmerzen, evtl. Bewusstseinstrübung (→ intrazerebrale Blutung?). Dyspnoe (→ Linksherzdekompensation, Lungenödem?), Thoraxschmerz, Vegetationssympt. (→ Angina pect., Myokardinfarkt?), Halbseitensympt., Dysphasie (→ zerebraler Insult?).

Sofortmaßnahmen

- Liegender Krankentransport mit Notarztbegleitung.
- Glyzeroltrinitrat 1–2 Hübe s. l. (z. B. Nitrolingual®), nach 5–10 Min. Wdhlg. möglich, oder Nitroperfusor (50 mg Nitroglyzerin auf 50 ml NaCl 0,9 % mit 1–6 ml/h). **NW:** Tachykardie, Kopfschmerz, intrakranielle Drucksteigerung; **KI:** zerebraler Insult.
- Frequenzneutrale Alternative: Urapidil 25 mg frakt. i. v. (Ebrantil® 25) am liegenden Pat.
- Ggf. mit Ebrantil-Perfusor fortführen (Dos. ▶ 19.9). Engmaschige Überwachung, z. B. IMC.
- Bei begleitender Tachykardie: β-Blocker wie Metoprolol 47,5–95 mg p. o. oder 2,5–5 mg i. v. (z. B. Beloc®). Clonidin 0,15 mg i. v. oder i. m. (Catapresan®), bei Bedarf nach 30 Min. 0,3 mg i. v.

- Bei begleitender Bradykardie: Dihydralazin 6,25 mg langsam i. v. (Nepresol®), bei Bedarf nach 30 Min. mit doppelter Dosis wiederholen.
- Therapierefraktäre Krise: Intensivstation. Nitroprussid-Na^+ 0,2–10 µg/kg KG/Min. Steigerung alle 2–3 Min. unter minütl. RR-Messungen (nipruss®, Dos. ▶ 19.9).
- Überwässerung oder drohendes Lungenödem: (nicht klingende, feuchte RG bds.) Furosemid 20–40 mg i. v. (z. B. Lasix®) + Glyzeroltrinitrat 2–3 Hübe s. l. (z. B. Nitrolingual®).
- Bei Phäochromozytom (▶ 12.2.5): Phenoxybenzamin initial 2 × 5 mg/d (Dibenzyran®), Steigerung bis max. 100 mg (OP nach mind. 3 Wo. medikamentöser Vorbehandlung). Ziel: RR zunächst nicht unter 170/100 mmHg wegen Hirnischämiegefahr, v. a. bei generalisierter Arteriosklerose. **NW:** Orthostase, Schwindel, Miosis, Mundtrockenheit, Nasenschleimhautschwellung, Verwirrtheit, Übelkeit.

Interventionelle Behandlungsoptionen

- Dilatation/Stenting von Nierenarterienstenosen > 70 %. Ind.: renovaskulärer Hypertonus (s. a. ▶ 9.4.1)
- Renale sympathische Denervierung. Ind.: „therapierefraktäre" Hypertonie (LZ-Wirkung unklar).

5.3.4 Hypotonie

> **Leitbefunde**
> RR systolisch < 100 mmHg, Schwindelgefühl mit „Schwarzwerden" vor den Augen bei plötzlichem Aufrichten, Kollapsneigung, Synkopen, Müdigkeit, Konzentrationsmangel. Evtl. Kopfschmerzen. Ohne Sympt.: harmlos! **Cave:** Volumenmangel: Tachykardie, Blässe.

Einteilung

- **Prim. Hypotonie:** oft junge, sehr schlanke Frauen. Familiäre Häufung, meist harmlos.
- **Sek. Hypotonie:**
  - Nach längerer Immobilisation, bei Exsikkose und Hyponatriämie.
  - Medikamentös: z. B. Diuretika, Antihypertensiva, Antiarrhythmika, Psychopharmaka.
  - Kardiovaskulär: z. B. Schock (HF↑), HRS, CVI.
  - Endokrinologisch: z. B. M. Addison (▶ 12.2.3), Hypothyreose.
  - Neurologisch: z. B. (diab.) autonome Neuropathie, PNP, Parkinson-Sy.

Diagnostik

- Klin. Untersuchung! Anamn.: Begleiterkrankungen? Medikamenten-NW?
- **Schellong-Test:** Pat. liegt ≥ 10 Min. ruhig auf dem Rücken. Messung von RR und Puls. Danach steht Pat. auf, RR + Puls sofort und nach 2, 4, 6, 8 und 10 Min. im Stehen messen (▶ Abb. 5.3).

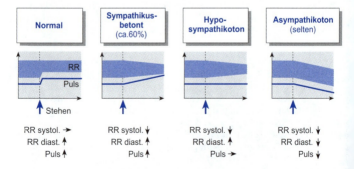

Abb. 5.3 Schellong-Test [L106]

Therapie

- **Akuter Kollaps:** Beine hochlagern, evtl. Sympathomimetika (z. B. Novadral®, Effortil®). **Cave:** Tachykardie!

- **Prim. Hypotonie:** über Harmlosigkeit aufklären. Keine plötzlichen Sitz-Steh-Wechsel. Bei längerem Stehen auf den Zehenballen wippen, Bauchpresse. Regelmäßige körperliche Betätigung, Ausdauersportarten, Kompressionsstrumpfhosen, Wechselduschen, Bürstenmassagen, klimatische Reize, kochsalzreiche Ernährung. Bei Versagen evtl. Dihydroergotamin 2–4 × 2,5 mg/d (z. B. Dihydergot®). Sehr selten Mineralokortikoide wie Fludrokortison (z. B. Astonin H®) bei Shy-Drager- oder Bradbury-Egglestone-Sy.

Keine Sympathomimetika bei „sympathikotoner Hypotonie", da sie die Beschwerden verstärken.

5.4 Krankheiten der Arterien

5.4.1 Periphere arterielle Verschlusskrankheit (pAVK)

- **Risikofaktoren:** Nikotin, Diab. mell., art. Hypertonus, Hyperlipidämie, Lebensalter, Geschlecht (m > w).
- **Häufigkeit der atherosklerotischen Prädilektionsstellen:** Bauchaorta, Becken- und Beinarterien 42 %, Koronarien 32 %, supraaortale Gefäße 17 %, Viszeralarterien 3 %. PAVK ist eine Markererkr.: bereits im Stadium II Koinzidenz mit KHK bis zu 30 %, mit Karotisstenosen bis zu 50 %.

Prävention
- **Primärprophylaxe:** strikte Nikotinkarenz, BZ (HbA$_{1c}$), RR und Lipide sollten im Normalbereich liegen. (Bei langjährig schlecht eingestelltem Diab. mell. älterer Pat. keinen HbA$_{1c}$ < 7,5 % anstreben). Reduktion von Übergewicht, tägl. körperliche Bewegung (> 30 Min.), mediterrane Kost.
- **Sekundärprophylaxe:** wie Primärprophylaxe, aber RR im optimalen Bereich (≤ 120/80 mmHg), LDL ≤ 100 mg/dl, Thrombozytenaggregationshemmer, tägl. 30–60 Min. Gehtraining/Gefäßsportgruppe insb. auch nach Intervention oder OP!

Leitbefunde
Zunächst Beschwerden bei Belastung (Claudicatio intermittens, „Schaufensterkrankheit" bei Befall der Beine), später evtl. auch Ruheschmerz in den betroffenen Extremitäten.

Klinik
PAVK der Beinarterien (Sympt. beim Befall der Armarterien sind analog):
- Claudicatio intermittens: belastungsabhängige, zum Anhalten zwingende Schmerzen, muskelkaterartige Beschwerden oder Schwächegefühl.
- Bei guter Kompensation gelegentlich „Walking-through-Phänomen" (Schmerz verschwindet trotz Weitergehen). Beschwerdelokalisation typischerweise jeweils 1 Etage tiefer als Stenose: gluteal + dorsaler Oberschenkel bei Beckentyp (ca. 35 % d. F.; DD: LWS-Sy.), Wade bei Oberschenkeltyp (ca. 50 % d. F.), Fußsohle bei Unterschenkeltyp (ca. 15 %, oft bei Diab. mell.).

- Lokales Kältegefühl, belastungsabhängige Abblassung, gelegentlich Parästhesien, nachtbetonter Ruheschmerz (meist besser bei Beintieflagerung), Ulzera oder Nekrosen.
- Klin. Einteilung nach Fontaine (▶ Tab. 5.6).

Tab. 5.6 Fontaine-Stadien

I	Keine Beschwerden, aber nachweisbare Veränderung (Stenose, Verschluss)		
II	Claudicatio intermittens	a	Schmerzfreie Gehstrecke > 200 m
		b	Schmerzfreie Gehstrecke < 200 m
III	Ruheschmerz in Horizontallage (oft Besserung bei Tieflagerung)		
IV	Ruheschmerz, Nekrose, Gangrän		

- Durch Trauma oder Druck entstandenes Ulkus an Fuß oder Unterschenkel mit schlechter Heilungstendenz im Stadium II wird als kompliziertes Stadium II bezeichnet.

Differenzialdiagnosen
Entzündliche Arterienerkr.: prim. und sek. Vaskulitis.

Diagnostik
(▶ 5.2.1, ▶ 5.2.3).
- Inspektion: blasse, marmorierte Haut, evtl. Ulzera akral und/oder an Druckstellen. Kühle Haut (mit Handrücken prüfen).
- Pulsstatus: abgeschwächter Puls bei vorgeschalteter Stenose, fehlend bei Verschluss.
- Arterienauskultation: Stenosegeräusche?
- Verschlussdruckmessung (ABI ▶ 5.2.3) bds. mit RR-Messung an beiden Armen (obligat), FKDS, Laufbandergometrie, elektronische Oszillografie. TcPO$_2$.
- Evtl. Ratschow-, 6-Min.-Gehtest.
- Im Stadium IV Wundabstrich, röntgenolog. Ausschluss knöcherner Mitbeteiligung.
- Zügige Bildgebung: FKDS oder Angio-MRT/CT. DSA der Becken- und Beinarterien inkl. distaler Ausflussbahn in Interventionsbereitschaft.

> **Präoperative Diagnostik zum Ausschluss anderer Gefäßkrankheiten**
> - Sono (FKDS) zum Ausschluss eines Bauchaorten- oder thrombosierten Leisten- bzw. Poplitealaneurysmas.
> - Doppler-Sono zum Ausschluss extrakranieller Gefäßstenosen der Karotisstrombahn.
> - Koronarangiografie bei V. a. schwere KHK (→ OP-Risiko).
> - Labor: BSG, BB, Quick, Fibrinogen, BZ, Triglyzeride, Chol., Lp(a), Homozystein, Harnsäure, Krea, Transaminasen, Blutgruppe, Urinstatus. Bei V. a. Kollagenose oder Vaskulitis serolog. Diagn. (▶ 11.2.3).

Therapie

Konservative Therapie
- **Patientenaufklärung:** Nikotinverzicht. Regelmäßige medizinische Fußpflege. Verletzungen und Druckstellen durch enge Schuhe vermeiden. Auf Vollbäder

> 36 °C und Heizkissen verzichten, keine hyperämisierenden Salben (Steal-Effekt). Keine Kompressionsstrümpfe bei Verschlussdruck < 75 mmHg.

- **Physikalische Ther.:** im Stadium I–IIb tägl. Gehtraining über mind. 2 × 30 Min. (Gehen von ⅔ der ausgetesteten Maximalgehstrecke, Pausieren, Weitergehen) und Gefäßtraining (spezielle Gymnastik mit Zehen- und Hackenständen). Optimal im Rahmen einer Gefäßsportgruppe. **KI:** Stadium III und IV.
- **Adjuvante Ther.:** optimale Einstellung von Hypertonus, Diab. mell.; Hypercholesterinämie beseitigen (diätetisch, ggf. medikamentös, ▶ 16.2). Schmerzbekämpfung (▶ 19.6).
- **Ulcus cruris arteriosum:** keine Kompressionsther. bei systolischem Verschlussdruck < 75 mmHg und/oder ABI ≤ 0,6. Beintieflagerung, regelmäßige Wundreinigung, regelmäßige und ausreichende Analgesie. Immer Revaskularisation anstreben.
- **Thrombozytenfunktionshemmung:** ASS 100 mg/d p. o. (z. B. Aspirin®). Keine offizielle Zulassung für pAVK. Bei aktueller GIT-Anamnese oder ASS-Unverträglichkeit: Clopidogrel 75 mg/d p. o. (z. B. Plavix®). Zugelassen zur AVK-Behandlung.
- Bei rezid. arteriosklerotischen Erkr. unter ASS bzw. Clopidogrel sollte an eine evtl. verminderte ASS-Wirkung (Auftreten in 15–25 % d. F., aufhebbar durch Dosissteigerung) oder eine Clopidogrel-Resistenz gedacht werden.
- **Isovolämische Hämodilution:** Ind.: PAVK im Stadium II + III bei Polyglobulie. Kontrollierte Studien fehlen. Vorgehen: Aderlass von 300(–500) ml Blut und gleichzeitige Infusion gleicher Mengen NaCl 0,9 %. Möglichst in engem Zusammenhang mit standardisiertem Gehtraining. Ziel-Hkt 35–40 %. **KI:** Anämie, Exsikkose, Herzinsuff.
- **Rheologika:** im Stadium II (kontrollierte Studien fehlen!). Wirkung auf Verlauf der pAVK ist umstritten, z. B. Naftidrofuryl 3 × 100(–200) mg/d p. o. (z. B. Dusodril® ret.). **NW:** Desorientiertheit, Schwindel, GIT-Störungen. **KI:** manifeste Herzinsuff.
- **Prostanoide:**
  - **Alprostadil** (Prostavasin®): Ind.: Inoperabilität bzw. fehlende Interventionsmöglichkeit im Stadium III oder IV nach Fontaine. Gabe von 40 µg als Ki alle 12 h in 250 ml NaCl 0,9 % über 2–3 h (ca. 100 ml/h) i. v. oder 60 µg in 250 ml NaCl 0,9 % über 3–4 h (ca. 70 ml/h) i. v. Prim. Therapiedauer 10–14 d. **Cave:** bei i. a. Infusion niedrigere Dosis. KI/NW: s. Iloprost.
  - **Iloprost** (Ilomedin®): Ind.: Thrombangiitis obliterans (TAO). **KI:** klin. relevante Herzinsuff., HRS, KHK, Lebererkr. **NW:** RR ↓, HF ↑, Angina pect., Ödeme, Verschlechterung einer Herzinsuff., zentralnervöse NW, Kopfschmerzen, schmerzhafte lokale Venenreizung (→ Infusionsgeschwindigkeit reduzieren).
  - **Cilostazol** (Pletal®): pAVK IIa+b in Komb. mit regelmäßigem Gehtraining (2 × 30 Min./d.). Langzeitdaten fehlen. Dos.: 2 × 100 mg/d 30 Min. vor oder 2 h nach Frühstück und Abendbrot. Einschleichend dosieren. **KI:** schwere Nieren- oder Leberfunktionsstörungen, kongestive Herzinsuff., Blutungsneigung. **NW:** Fachinformation beachten! Sehr häufig Kopfschmerzen, häufig Diarrhö, Schwindel, Ödeme, Übelkeit, HRS, Angina pect. Erhöhte Blutungsneigung v. a. in Komb. mit anderen Thrombozytenaggregationshemmern. **Cave:** bei Kombinationsther.: ASS max. 80 mg/d. Ggf. Cilostazol-Dosis reduzieren.
- **Analgetika:** Ziel ist weitgehende permanente Schmerzfreiheit. Alle 4 h Metamizol 500(–1.000) mg p. o. (z. B. Novalgin®) und/oder Tramadol p. o. (z. B. Tramal®). Bei stärkeren Schmerzen Dreierkomb. mit Trimipramin alle 4 h

5

p. o. (z. B. Stangyl®). Bei stärksten Schmerzen in Komb. mit Morphin in steigenden Dosen (z. B. MST retard®) statt Tramadol.

- **Cave:** Allergie (Metamizol) und Abhängigkeit (Tramadol, Morphin). Regelmäßige Obstipationsprophylaxe, z. B. Laktulose 2 × 20 ml/d (z. B. Bifiteral®) oder Macrogol 1–3 × tägl. 1 Beutel (z. B. MacrogolHexal®).

Lumeneröffnende Maßnahmen: perkutane transluminale Angioplastie (PTA) und Stent

Indikationen   Bei Stenosen oder Verschlüssen im iliakalen, femoralen oder poplitealen Segment im Stadium II–IV. Auch indiziert, wenn nachgeschaltete langstreckige Verschlüsse vorliegen, da Perfusionssteigerung über Kollateralen.

Vorgehen   Die Stenose wird durch einen mit NaCl-Lösung und KM gefüllten Ballonkatheter aufgedehnt. Ggf. zusätzliche Stent-Implantation v. a. im Beckenarterienbereich. Danach Druckverband oder Okklusionssysteme und Bettruhe für bis zu 20 h. Erfolgskontrolle mit Pulsstatus, Doppler- und ggf. Duplex-Sono. Anschließende Dauerther. mit ASS 100 mg/d. Bei langstreckigen Interventionen duale Plättchenhemmung für 3 Mon. mit zusätzlich Clopidogrel 75 mg/d p. o. (z. B. Plavix®), danach ASS-Monother. unbefristet weiter.

Lokale Lyse
(▶ 19.8.4).

Indikationen   Beispielsweise bei peripheren art. Thrombosen, thrombosierten Bypässen.

Kontraindikationen   Weniger hart als bei systemischer Lyse, ggf. auch bei alten Pat. (▶ 19.8.4), Letalität aber bei ~ 1 %! Angiografische Kontrolle nach 12–24 h.

Vorgehen   Über art. Katheter Infusion von Streptokinase, Urokinase (50.000 IE/h) über 12–24 h und/oder rtPA als Bolus (5–10–20 mg) initial. Nach Rö-Kontrolle über liegenden Katheter ggf. Wdhlg. an bis zu 3 d. Parallel Antikoagulation mit Heparin in ther. Dosierung.

Operative Gefäßrekonstruktion
Indikationen

- Stadium III, IV und evtl. IIb, abhängig von klin. Progredienz trotz Gehtrainings, medikamentöser Ther., Ausschaltung beeinflussbarer Risikofaktoren, Beachtung des individuellen Leidensdrucks.
- Bei Aneurysmabildung bereits operierter Gefäße wegen Gefahr von Thrombembolien und Re-Verschlüssen. Diagn.: verbreiterter Puls, FKDS, Becken-Bein-Angio (DSA), CT-A, MR-Angio.
- ! Gleichzeitig bestehende supraaortale oder koronare Stenosen zuerst behandeln. Infizierte Nekrosen (feuchte Gangrän) nach Möglichkeit vorher in trockene überführen (Infektionsgefahr im OP-Gebiet!).

Verfahren

- **Thrombendarteriektomie** (TEA): offen mit Patchplastik oder halb geschlossen mit Ringstripper, v. a. bei Verschlüssen der A. iliaca externa und Femoralisgabel.
- **Bypass:** chir. Anlage eines Umgehungskreislaufs im Bereich art. Stenosen oder Verschlüsse:
    - Anatomischer Bypass: Befindet sich neben oder am Platz des erkrankten Gefäßes (z. B. Y-Prothese, femoropopliteal, femorocrural).
    - Extraanatomischer Bypass: z. B. axillofemoral, femorofemoral.
    - Alloplastischer Bypass: körperfremdes Material (z. B. Dacron, PTFE).

– Autologer Bypass: z. B. V. saphena magna als Venentransplantat mit nach-folgender Marcumarisierung über einige Jahre. In-situ-Bypass: Arteriali-sierung der Vene nach Zerstörung der Klappen und Ligatur der wichtigs-ten Äste.
• **Profundaplastik:** Beseitigung einer Abgangsstenose der A. femoris prof., durch TEA und Venenpatch zur hämodynamischen Verbesserung der Kolla-teralstrombahn.

Amputation

Indikationen Gangrän mit drohender Sepsis, unbeherrschbare Schmerzen nach Versagen kons. und revaskularisierender Möglichkeiten. **Cave:** Amputation nicht zu lange hinauszögern: Lebensqualität ist durch präop. Zustand meist stark beein-trächtigt und postop. Mobilisation durch lange Bettlägerigkeit erschwert.

Vorbereitung Präop. Angio, Lufu und Echokardiografie erforderlich, OP evtl. in Regionalanästhesie. **Cave:** Indikationssicherung durch erfahrenen Gefäßmediziner.

Amputationshöhen
Abhängig von angiografischer Gefäßsituation:
• Vorfuß: gute Ergebnisse bei sorgfältiger Grenzzonenamputation, bei zusätzli-cher Inf. schwierige Wundheilung und häufig Nachresektion nötig.
• Unterschenkel: meist gute prothetische Versorgung möglich.
• Exartikulation im Kniegelenk: bei guter Wundheilung bessere prothetische Versorgung und damit meist rasche Mobilisierung auch älterer Pat. möglich.
• Distaler Oberschenkel: nur wenn Kniegelenk nicht mehr zu retten ist. Prothe-tische Versorgung abhängig von Stumpfhöhe und -form meist schwierig (ho-he OP-Letalität).

5

• Bei Diagn. und Ther. beachten, dass Pat. mit pAVK meist von Kopf bis Fuß gefäßkrank sind (Arteriosklerose = Systemerkr.).
• Wenn alle Risikofaktoren wie Rauchen, Diab. mell., Hypertonie, Hyper-cholesterinämie, Hyperurikämie, Adipositas, familiäre Prädisposition fehlen, Diagnose überprüfen bzw. an entzündliche Genese denken.

5.4.2 Thrombangiitis obliterans (TOA)

Syn.: Winiwarter-Buerger-Sy. Nicht atherosklerotische, tabakrauchassoziierte Endarteriitis mit sek. Gefäßthrombosierung beginnend an den Endgliedern von Zehen und Fingern. In Westeuropa bei ca. 2 % der pAVK-Pat., fast ausschl. Rau-chern, M > F. Vermehrtes Auftreten in Asien. Manifestation meist vor dem 40. Lj. 5-J.-Amputationsrate bis 30 %.

Klinik Anfallsweise Kältegefühl mit Parästhesien und oft unerträglichen Schmerzen. Im Verlauf progredient schmerzhafte Nekrosen.

Diagnostik
• Klinik führt. Labor unspezif.
• Digitale Subtraktionsangio (DSA) prim. zum Ausschluss der DD. Typisch für TOA sind in der DSA dargestellte periphere segmentale Verschlüsse und kor-kenzieherartige Kollateralen.
• Typische „kauernde" Haltung des Pat. mit angezogenen Armen und Beinen.
• Patientenführung häufig schwierig.

Therapie
- Entscheidend ist der abs. Verzicht auf Tabakkonsum!
- Prostaglandine i. v. (PEG1 oder Ileoprost®), Analgetika, z. B. wie bei pAVK III/IV.
- Kein Wirksamkeitsnachweis für Thrombozytenaggregationshemmer und Antikoagulanzien. Trotzdem Therapieversuch mit ASS 100 mg/d p. o.
- Ggf. CT-gesteuerte Sympathektomie. Ultima Ratio, Nutzen nicht sicher belegt, oft nur analgetischer Effekt.
- Interventionelle oder gefäßchir. Eingriffe im Akutstadium haben eine hohe Komplikationsrate. Deshalb Ind. nur bei drohendem Extremitätenverlust.

5.4.3 Mikroembolie (Thrombembolie, Cholesterinembolie)

Nekrosen an Endgliedern von Zehen oder Fingern. Klassisch: „Blue Toe" durch Embolien aus dem Herzen, aus Aneurysmen oder von arteriosklerotischen Plaques an den Gefäßwänden. Klin. Differenzierung schwierig. Definitionsgemäß führen Blutgerinnsel zu Thrombembolien und Cholesterinkristalle zu Cholesterinembolien.

Klinik Plötzlich an einer oder mehreren Lokalisationen auftretende heftige Schmerzen im Bereich der betroffenen Endstrombahn. Kalte, blasse Haut, gefolgt von livider Verfärbung („Livedo") und später meist punktförmig beginnender Nekrose. Auftreten spontan oder kurz nach Interventionen (z. B. PTCA, PTA, OP).

Diagnostik
- Häufig zusätzliche Organbeteiligungen (immer schnelles Handeln!):
  - TIA, Insult → CCT, Neurologe.
  - Mesenterialischämie → Rö-Abdomen, Abdomen-Sono/Farbduplex. Bei höhergradigem klin. Verdacht (Absoluta?) frühzeitig ACT. Labor, Chirurg.
    Cave: Schnelle Diagnose und OP-Ind.-Stellung sind von vitaler Bedeutung.
  - Niereninfarkt → Urin-Stix und -Sediment (Ery?). Sono (FKDS).
- EKG, BB, Krea, E'lyte, CK, LDH und Gerinnung. BGA.
- Transthorakale und transösophageale Echokardiografie.
- Später zur Abklärung der Ursachen Langzeit-EKG.

Therapie
- Symptomorientierte Lokalbehandlung.
- Analgetika (z. B. alle 4 h Metamizol/Tramadol).
- RR- und BZ-Einstellung. Nikotinkarenz.
- Bei Thrombembolien: Antikoagulation (Heparin, Vit.-K-Antagonisten INR 2–3).
- Bei Cholesterinembolien: kardiovaskuläre Sekundärprävention. Hoch dosierte Statine („Plaquestabilisierung"). ASS. **Cave:** keine Vit.-K-Antagonisten (erhöhtes Rezidivrisiko).

5.4.4 Akuter Verschluss einer Extremitätenarterie

Leitbefunde
Akute Sympt. mit „6 mal P": **P**ain, **P**aleness, **P**aresthesia, **P**ulselessness, **P**aralysis, **P**rostration (plötzlicher Schmerz, Blässe, Gefühlsstörung, Pulslosigkeit, Bewegungsunfähigkeit, Schock). Inkomplette Sympt. möglich!

Ätiologie
- Kardiale Ursachen (90 %): Embolie aus dem li Herzen bei Vorhofflimmern, Mitralvitium, nach Herzinfarkt und Endokarditis.
- Extrakardiale Ursachen (10 %): z. B. arteriosklerotische Plaques, Aneurysmen, Trauma mit Ausbildung einer lokalen Thrombose, Entrapment-Sy. (Verschluss meist der A. poplitea durch Muskelsehnenansätze, auch kontralaterale Seite untersuchen).
- Phlegmasia coerulea dolens: Extremitätenischämie infolge foudroyanter kompletter Venenthrombose einer Extremität (▶ 5.5.2).

Klinik „6 mal P" (s. o.), zusätzlich Rekapillarisierungszeit (▶ 5.2.1) stark verlängert.

Komplikationen Kreislaufversagen, Schock; später Gangrän.

Diagnostik Doppler-Sono, Duplex-Sono, bei kompensiertem Verschluss Angio (▶ 5.2.3).

Differenzialdiagnosen PAVK (Claudicatio-intermittens-Anamnese, evtl. subakuter Beginn mit mäßigen Schmerzen, in der Angio Kollateralen und generalisierte Wandveränderungen), akute Phlebothrombose (Extremität warm, gefüllte Venen), akute periphere Neuropathie (z. B. bei Bandscheibenprolaps); Arterienspasmus (posttraumatisch; Ergotaminpräparate). Aortendissektion (▶ 5.4.6)!

⚡ Soforttherapie des akuten arteriellen Gefäßverschlusses
- **!** Angiologisch gefäßchir. Notfall!
- 5.000–10.000 IE Heparin i. v.
- Schmerzbekämpfung, z. B. Pethidin 75–100 mg i. v. (Dolantin®), vorher Metoclopramid 10 mg i. v. (z. B. MCP Hexal®).
- Tieflagerung der Extremität verbessert Perfusionsdruck, Watteverpackung senkt Wärmeverlust; Dekubitusprophylaxe.
- Infusion im Schock, z. B. HAES-steril® → HZV ↑.
- (Gefäß-)Chirurgen konsultieren.
- Keine i. m. oder i. a. Injektionen (KI für Fibrinolyse)! Keine Vasodilatatoren (Steal-Effekt)!

Innerhalb der nächsten 4 h
- Embolektomie direkt oder indirekt, z. B. mit Fogarty-Ballonkatheter; postop. Antikoagulation (▶ 19.8).
- Venöse Thrombektomie bei Phlegmasia coerulea dolens. Evtl. Fasziotomie. Bei Inoperabilität alternativ Fibrinolysether.!
- Fibrinolyse (▶ 19.8.4) bei peripheren art. Embolien oder Thromben; bei Vorhofflimmern und Hinweis für Ventrikelaneurysma vorher Echokardiografie (kardiale Emboliequelle ist relative KI).
- Bei KI zur Fibrinolyse Heparinisierung (▶ 19.8.1) mit nachfolgender oraler Antikoagulation.

5.4.5 Abdominales Aortenaneurysma (BAA)

Etwa 1 % der Bevölkerung > 50 J. 95 % infrarenal lokalisiert. Aortendurchmesser ≥ 3 cm. Durch Arteriosklerose verursacht, M : F = 7 : 1, Erkrankungsgipfel 50.–70. Lj. Dann bis zu 10 % aller männl. Hypertoniker und pAVK-Kranken betroffen, nicht selten an multiplen Lokalisationen gleichzeitig (abdom., femoral und/oder popliteal). Weitere begünstigende Faktoren: Zigarettenrauch, Pat. mit Rektusdiastase. Begleiterkr. wie Arteriitis temporalis/Riesenzellarteriitis (→TAA > BAA) oder Marfan-Sy.

Screening-Empfehlung: Männer ≥ 65 J.

Klinik Häufig asympt., selten Rückenschmerzen oder leichte Druckdolenz, sympt. durch den Tumordruck auf viszerale und spinale Nerven (Fehldiagnose: Nieren- oder Ureterkolik, akuter Lumbago). „Slow Expander" (75 %): Wachstum < 0,2 cm/J.; „Rapid Expander" (25 %): Wachstum > 0,4 cm/J.

Komplikationen Ruptur (gedeckt oder frei), Letalität > 50 % mit und ohne OP, Thrombembolie, Organkompression (z. B. Hydronephrose).

Diagnostik
- **Abdomenpalpation und -auskultation:** pulsierender Tumor (Sensitivität 50 %), systolisches Strömungsgeräusch.
- **B-Bild-Sono-Abdomen:** zu 90 % treffsicher. Ergänzend: Farbduplex-Sono (Gefäßabgänge). ½-jährl. Verlaufskontrolle bei Aortendurchmesser 3–4,4 cm.
- **Doppler:** Ausschluss supraaortaler Stenosen vor geplanter OP.
- **Angio-CT des Abdomens:** Form, Wanddicke, Thrombosierungsgrad, retroperitoneale Einblutung (gedeckte Perforation), inflammatorisches Aneurysma. Planung des weiteren Vorgehens: offene OP vs. Intervention. Alternativ: Angio-MRT.
- **Angiografie:** Beteiligung von Nierenarterien, Bifurkation oder Iliakalarterien, Lumbalarterien thrombosiert?

Differenzialdiagnosen Inflammatorisches Aneurysma (bei Retroperitonealfibrose, 5–10 % der BAA, BSG ↑, CRP ↑), mykotisches Aneurysma (bakt. Gefäßwandschädigung bei lokaler Penetration oder Sepsis).

Therapie
- Kons. Ther.: normotensive RR-Einstellung, bevorzugt mit ACE-Hemmern. Optimierung des Körpergewichts. Nikotinkarenz. Statinther. Low-Dose-ASS (→ gesicherter Nutzen in der Sekundärprophylaxe).
- **Ind. für Aneurysmaausschaltung:**
  - Männer: ≥ 5,5 cm BAA-Durchmesser.
  - Frauen: ≥ 5,0 cm BAA-Durchmesser
  oder
  - Durchmesserzunahme > 10 mm/J.
  und/oder
  - Schmerzen.
- **Offene OP/Gefäßprothese:** Durchführung möglichst im asympt. Stadium. Häufig aortobiiliakale Platzierung. OP-Mortalität ~ 4 %, bei > 75 J. > 10 %. Häufige NW der offenen OP: nichtreversible erektile Impotenz.
- **Stentversorgung (Endovascular Aneurysm/Aortic Repair, EVAR):** in ca. 60 % d. F. anatomisch möglich, Ausschluss bzw. Behandlung von KHK und art. Hypertonus vor elektiven Eingriffen. Im Vergleich zur offenen OP geringeres OP-Trauma und niedrigere Letalität (ca. 1,8 %). **KO:** Endoleaks (bis ca. 10 %), Stentdislokationen, Thrombosen, Embolien. Relativ häufig Sekundärinterventionen notwendig.
  Verlaufskontrollen: postinterventionell und danach ½-jährl. FKDS mit KM oder CT-A.

5

5.4.6 Thorakales Aortenaneurysma (TAA)

Dilatation der thorakalen Aorta > 3,5 cm. Selten. M : W = 1 : 1. Häufig asympt. Akut: Brust- oder Rückenschmerz, dann meist zwischen den Schulterblättern. Oft Zufallsbefund bei Rö-Thorax, Echo oder TCT.

Diagnostik TEE, MR-A oder CT-A.

Therapie
- Kons. Ther. ▶ 5.4.5.
- Interventionelle oder op. Ther. in spezialisierten Zentren bei Durchmesser > 5,5 cm oder Zunahme > 10 mm pro Jahr bzw. Anhalt für Dissektion (s. u.).

5.4.7 Aortendissektion

Akut lebensbedrohliche Erkr. der thorakalen Aorta. Über Intimariss Einblutung mit Ausbildung eines falschen Lumens zwischen Intima und Media, meist im Bereich der Aorta ascendens beginnend (75 %), zu 30–50 % Aorta abdominalis einbeziehend. Oft prim. normalkalibrige Aorta. Einteilung nach Stanford A und B oder DeBakey Typ I–III (▶ Abb. 5.4). Zu 75 % Männer betroffen. Alter meist > 50 J. Bei Marfan-Sy. auch deutlich jünger.

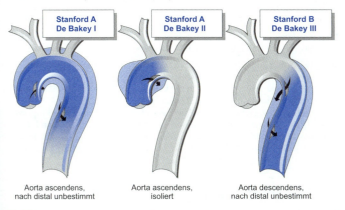

Stanford A De Bakey I	Stanford A De Bakey II	Stanford B De Bakey III
Aorta ascendens, nach distal unbestimmt	Aorta ascendens, isoliert	Aorta descendens, nach distal unbestimmt

Abb. 5.4 Klassifikation der Aortendissektion nach DeBakey und Stanford [L106]

Leitbefunde
Stärkste, evtl. wandernde Thoraxschmerzen (häufig im Rücken), Puls-/RR-Seitendifferenz an Armen und/oder Beinen.

Typen der Aortendissektion nach DeBakey und Stanford
DeBakey-Klassifikation
- **Typ I** (ca. 60 %): Aorta ascendens bis Bifurkation, häufig mit Beteiligung der Aortenklappe → Aorteninsuff.
- **Typ II** (ca. 15 %): Aorta ascendens bis proximal der li A. subclavia.
- **Typ III** (ca. 30 %): distal der li A. subclavia bis Aorta descendens bzw. Aa. iliacae.

Stanford-Klassifikation
- **Typ A** (ca. 70 %): Dissektion der Aorta ascendens (= DeBakey Typ I+II).
- **Typ B** (ca. 30 %): Dissektion der Aorta ascendens (= DeBakey Typ III).

Ätiologie Degenerative Veränderungen der Aortenwand (Medianekrose Erdheim-Gsell, mukoide Degeneration) infolge Hypertonie, Arteriosklerose, kongenital (Marfan-Sy., Ehlers-Danlos-Sy., bikuspide Aortenklappe), iatrogen nach Katheteruntersuchung, selten Lues III (Mesaortitis luica), bakt. Aortitis, Takayasu-Aortitis, Hypothyreose, Gravidität.

Klinik Plötzlich einsetzende stärkste Schmerzen in Thorax, Rücken (meist Stanford B), Abdomen. Pulsseitendifferenz der Arme und/oder Beine (wechselnder Tastbefund möglich!). Evtl. Schock, Apoplexie, ANV, Darmnekrose, periphere Ischämie, Paresen, Verwirrtheit, Aortenklappeninsuff. (20–30 %), Perikarderguss.

Diagnostik
- **Primärdiagn.:** (akutes Ereignis) transösophageales Echo, alternativ Thorax-Spiral-CT und transthorakales Echo.
- **Ergänzende Diagn.:** (subakutes oder chron. Ereignis) Rö-Thorax in 2 Ebenen (Mediastinalverbreiterung), Abdomen-Spiral-CT, Duplex-Sono der supraaortalen Gefäße, i. a. DSA abdom. Gefäße.

Differenzialdiagnosen Myokardinfarkt (▶ 4.4), Lungenembolie (▶ 6.7.1), Pneumothorax (▶ 6.9.1), akutes Abdomen (▶ 7.1.1).

Therapie Sofort abs. Bettruhe, Schmerz- und Schockbekämpfung, Blutdrucksenkung bevorzugt mit β-Blockern i. v. (▶ 5.3.1). OP-Ind.:
- Sofortige kardiochir. OP der akuten Dissektion Stanford A bzw. DeBakey I/II (Spontanverlauf 48-h-Letalität 50 %, OP-Letalität 30–40 %).
- Stanford B bzw. DeBakey III: OP bei persistierenden Schmerzen (Progress der Dissektion), Aortendurchmesser > 6 cm (Dilatation des falschen Lumens), Malperfusion viszeraler Organe (Darm- oder Nierenischämie). Letalität nach 30 d mit und ohne OP 15–25 %. Ind. für endovaskuläre Ther. in > 50 % d. F. (spezialisierte Zentren).

5.5 Venenerkrankungen

5.5.1 Varikosis

Leitbefunde
Nach längerem Stehen oder Sitzen Schwellneigung, Müdigkeit und Schmerzen in den Beinen. Im Tagesverlauf meist zunehmend, beim Gehen oder Hochlagerung abnehmend.

Ätiologie Prim. (idiopathisch) oder sek., z. B. postthrombotisch (PTS). Angiodysplasien.
Verlauf Die Stammvarikose der VSM führt via Reflux zu einer dauerhaften Volumenbelastung der V. femoralis und der V. poplitea → sek. Leitveneninsuff.

Bei der inkompletten Stammvarikose der VSM kommt es bei suffizienter Crosse über insuff. Perforans- oder Seitenastvenen zum dauerhaften Reflux in das tiefe Venensystem.

Klinik Abhängig vom Insuffizienzgrad der oberflächlichen und Perforansvenen Schwellneigung, Schwere- und Spannungsgefühl, Juckreiz, nächtliche Muskelkrämpfe, krampfartige oder stechende Schmerzen beim längeren Stehen und Sitzen.

Komplikationen Oberflächl. Thrombophlebitis, trophische Hautveränderungen, bei Verletzungen oft erhebliche Blutung („Gartenarbeit im Sommer"), Ulcus cruris u. a. als Folge der CVI; s. a. ▶ 5.1.1

Diagnostik
- **Inspektion** des Beins am stehenden Pat.:
- Stamm- und Seitenastvarikosis: Häufig! Etwa 15 % der erw. Bevölkerung, w > m. Lokalisation am medialen Ober- bzw. Unterschenkel im Einflussgebiet der V. saphena magna (VSM) bzw. am dorsalen Unterschenkel im Bereich der V. saphena parva (VSP).
- Retikuläre Varizen: Häufig! Netzartige, wenige Millimeter durchmessende, oberflächliche Venektasien. Lokalisation meist lateraler Ober-/Unterschenkel und Kniekehle. Überwiegend kosmetische Bedeutung.
- Besenreiser: spinnennetz- oder korallenartig angeordnete bläuliche Mikrovarizen. Lokalisation meist am Oberschenkel. Kosmetische Bedeutung.
- **Perthes-Test** (▶ 5.2.2): Prüfung der Durchgängigkeit der tiefen Beinvenen und Kollateralen.
- **Trendelenburg-Test** (▶ 5.2.2): Prüfung einer Crossen- und Perforansinsuff.
- **Phlebosono mit FKDS** (▶ 5.2.3): apparatives Diagnostikum der 1. Wahl.
- Phlebografie: nur in Ausnahmefällen.

Therapie Bei Beschwerden Beine bewegen oder hochlegen (SSLL-Regel), Kompressionsstrümpfe, Gewichtsreduktion, Nikotinverzicht, Diuretika allenfalls niedrig dosiert (Thromboserisiko ↑).
- **Kons. Basisther.:**
  - Kompressionsther. entscheidend! → Bei ausgedehnten Ulzera wegen Wundverband keine Kompressionsstrümpfe, sondern Vorfuß über Ferse bis Knie mit Kurzzugbinden elastisch wickeln.
- **Operationen:**
  - Operation der VSM und ggf. ihrer Seitenäste. Seltener OP der VSP.OP nach W. W. Babcock, meist als invaginiertes Stripping.
  - Ligatur von auf das Ulkus zuführenden Perforansvenen.
  - Valvuloplastie. Wiederherstellung des Klappenschlusses durch Verkleinerung des VSM-Durchmessers.
- **Endoluminale Techniken:**
  - Endolaser. 1.470–1.520 nm Diodenlaser mit zirkulärer seitlicher Abstrahlung.
  - VENUS Closure fast®.
  - RFITT. Radiofrequenzablation.
  - Heißdampfablation.
  - ClariVein®. Mechanisch-chemisches Verfahren ohne Notwendigkeit einer Tumeszenzanalgesie.
  - Kaum Langzeiterfahrung. Wenige repräsentative Vergleichsstudien zu OP-Verfahren.

5

- – Erhöhte Rezidivgefahr bei methodenbedingt belassenem Crossenstumpf. Kaum Kostenübernahme durch gesetzl. Krankenkassen.
- – NW: thermische und/oder mechanische Schädigungen. Anhaltende lokale Hyperpigmentierungen häufiger als nach OP.
- **Sklerosierungsverfahren:**
  - – Schaum- oder Flüssigsklerosierung meist mit Polydocanol (Aethoxysklerol®).
- **Langzeitther.:**
  - – Nach Ulkusabheilung Kompressionsther. mit Strümpfen der Kompressionsklasse II.
  - – Bei diabetischer PNP: regelmäßige ärztliche Fußinspektionen und professionelle medizinische Fußpflege. Abtragen von Hyperkeratosen, Fußentlastung, optimale Schuhversorgung, Patientenberatung im Rahmen der Diabetikerschulung. Möglichst normoglykäme BZ-Einstellung.

Prognose   Bei Beseitigung der Ursache gut, sonst häufig Rezidive.
- Leitsatz für Varikosis und CVI: SS (sitzen, stehen) ist schlecht, LL (laufen, liegen) ist gut.
- **Sklerosierung:** v. a. distale Varizen und insuff. Perforansvenen, dystrophische Haut, bei geschlängelten und dünnwandigen Varizen, Saphena-parva-, retikulärer und Besenreiservarikosis. Injektion von Verödungsmitteln. Anschließend Kompressionsverband für 2 Wo. **KI:** TVT, dekompensierte Herzinsuff., pAVK, Nieren- und Lebererkr., eingeschränkte Beinbeweglichkeit, superinfizierte Dermatosen, Verödungsmittelallergie. **KO:** Nekrosen bei Para-Injektion, TVT, Pigmentierung, Rezidive, Allergie.
- **Endoluminale Sklerosierungsverfahren** (ELSV): wenige Langzeitergebnisse zur thermischen bzw. lasergestützten ELSV.
- **Venenchirurgie:** Ind. Vermeidung einer CVI/Ulcus cruris. Prozedere: Saphenaligatur (Crossektomie), Saphena-Stripping und/oder Resektion insuff. Perforansvenen (auch endoskopische Techniken). Bei chron. Ulcus cruris und „Manschettenulkus" auch prätibiale Fasziotomie. **KO:** Wundheilungsstörungen, Keloidnarben, Parästhesien, Rezidivneigung.
- Stadieneinteilung der Varikose der V. saphena magna nach Hach:
  - – Stadium I: Reflux nur in der Mündungsklappe der Magna-Crosse.
  - – Stadium II: Magnavarize mit Reflux bis oberhalb des Kniegelenks.
  - – Stadium III: Magnavarize mit Reflux bis unterhalb des Kniegelenks.
  - – Stadium IV: Varize/Reflux bis Sprunggelenk.
- Beachte: strenge Indikationsstellung vor Entfernung potenziell transplantationsfähiger Venen (→ Bypass-OP).

5.5.2 Tiefe Venenthrombose (TVT)

Bein- oder Beckenvenenthrombose in ca. 60 % li Bein, in ca. 10 % beide Beine betroffen, meist multilokulär. Seltener tiefe Armvenenthrombose (Paget-von-Schroetter-Sy.).

Leitbefunde
Spannungs- und Schweregefühl mit ziehenden Schmerzen v. a. in Oberschenkel, Kniekehle und Wade, die bei Hochlagerung des Beins abnehmen. Tiefe Venen druckempfindlich. Glanzhaut. Vermehrte Venenzeichnung im Vergleich zur kontralateralen Seite.

Bei stationär aufgetretener TVT nur selten klassische Leitbefunde!

Ätiologie
- Pos. Familienanamnese. Thrombosen, Spontanaborte in der Eigenanamnese.
- Malignome (TVT auch als Erstsymptom bei bislang unbekannter Tumorerkr.).
- Immobilisation (z. B. nach OP/Ruhigstellung einer Extremität nach Fraktu-ren), Paresen, Langstreckenreisen.
- Exsikkose (z. B. im Alter, bei Durchfallerkr. oder unter Diuretikather.).
- Gerinnungsstörungen (Thrombophilie).
- Traumata.
- Schwangerschaft und Wochenbett, Hormonersatzther., „Pille".
- Adipositas.
- Überanstrengung („Thrombose par l'effort").

Klinik
- **Frühsympt.:** meist einseitiges Schwere-/Spannungsgefühl, belastungsabhän-giger Fußsohlenschmerz, ziehender Schmerz entlang der Venen. **Cave:** bei immobilisierten Pat. (Klinik, Heim) häufig asympt.! Gelegentlich sind rezid. Thoraxschmerz und/oder Dyspnoe durch Lungenembolien einzige Sympt.
- **Weitere mögliche „klassische" Sympt.:**
  - Tastbare Venenstränge; Überwärmung der betroffenen Extremität.
  - Pratt-Warnvenen: Erweiterung epifaszialer, prätibialer Venen.
  - Mayr-Zeichen (Wadenkompressionsschmerz), Rielander-Zeichen (Druckschmerz im Adduktorenkanal), Payr-Zeichen (Fußsohlenschmerz bei Druck), Homann-Zeichen (Wadenschmerz bei Kompression); Denecke-Zeichen (Fußsohlenspontanschmerz).
  - „Typische Trias": Vollbild aus Schmerz, Schwellung, Rötung nur in ca. 10 %!

- Bis zu 50 % der ambulant und bis zu 90 % der stationär aufgetretenen Thrombosen werden durch alleinige klin. Untersuchung **nicht** erfasst.
- Ein unauffälliger klin. Befund schließt eine Thrombose keineswegs aus.

Diagnostik
- **Basisdiagn.:** Eigenanamnese, Familienanamnese, vollständige körperl. Unter-suchung inkl. Mamma- und Hodentastbefund und rektaler Untersuchung (mit Hämoccult-Test), Ruhe-EKG, Labor (inkl. BB, Krea, E'lyte, CRP, GOT, γ-GT, Gerinnung). Bei Husten, Luftnot auch BGA. Bei idiopathischer TVT zusätzlich „kleines Tumorscreening": Abdomen-Sono, Rö-Thorax, Urin-Stix, PSA, ggf. Gyn-Konsil.

Tipp
Alter > 50 J. → eher Tumordiagnostik.
Alter < 50 J. → eher Thrombophiliediagnostik.

- **Vortestwahrscheinlichkeit:** basierend auf Anamnese und körperl. Untersu-chung Einschätzung der klin. Wahrscheinlichkeit unter Zuhilfenahme von Scores (▶ Tab. 5.7).

Tab. 5.7 TVT-Score nach Wells et al. [N Engl J Med 2003]	
Klinisches Merkmal	**Score**
Aktive Krebserkr.	1,0
Lähmung oder kürzliche Immobilisation	1,0
Bettruhe (> 3 d); große OP (< 12 Wo.)	1,0
Schmerz/Verhärtung entlang der tiefen Venen	1,0
Schwellung ganzes Bein	1,0
Schwellung Unterschenkel > 3 cm zur Gegenseite	1,0
Eindrückbares Ödem am sympt. Bein	1,0
Kollateralvenen	1,0
Frühere, dokumentierte tiefe Venenthrombose	1,0
Alternative Diagnose ebenso wahrscheinlich wie TVT	–2,0
Wahrscheinlichkeit für TVT	**Score**
Hoch	≥ 2
Gering	< 2

- **D-Dimere:** Abbauprodukt des Fibrins. Interpretation nur in Verbindung mit Anamnese, TVT-Score, körperl. Untersuchung und einem aussagefähigen apparativen Untersuchungsverfahren, i. d. R. KUS.
  - Pos. bei TVT/LAE.
  - „Falsch" pos.: postop. (14–60 d abhängig von OP), posttraumatisch, bei Entzündungen, Blutungen, Tumorerkr., Schwangerschaft, Wochenbett.
  - Bei normalem D-Dimer-Spiegel und neg. phlebosonografischem Befund: Ausschluss einer proximalen Thrombose mit neg. Vorhersagewert von ca. 98 %.
- **Thrombophilieparameter:** Bestimmung bei ausgewählten Pat. < 50 J. mit idiopathischer Thrombose. Die Untersuchungen sind teuer und relativ selten indiziert.
  - APC-Resistenz (APC-R). Resistenz von Faktor V ggü. aktiviertem Protein C, ausgedrückt durch einen Quotienten (Faktor < 2,0 sicher path.). Häufigste Ursache aller vererbten Thrombophilien. Bei höhergradigem Verdacht besser gleich genetische Diagn. auf Faktor-V-Leiden- und Prothrombinmutation.
  - Antiphospholipid-Sy. (APS): häufigste aller erworbenen Thrombophilien. Prim. APS (PAPS). Keine zugrunde liegende Erkrankung. Bis 20 % mit Migräne oder Raynaud-Sy. (oft Frühzeichen). Sek. APS (SAPS) bei Kollagenosen (oft SLE), Malignomen, Inf. (u. a. HIV, Hepatitis) oder als Arzneimittel-NW (u. a. Phenytoin, Chinidin).
  - Protein-S-/Protein-C-Mangel: 2–5 % der Thrombosepat.
  - Antithrombin-III-(AT-III-)Mangel 2–4 % der Thrombosepat.
  - Faktor-VIII-Erhöhung: erhöhte Werte bei frischer TVT häufig, aber auch bei art. Thrombembolien. Nur bei Persistenz (> 150 % der Norm) > 2 Mon. nach dem Akutereignis muss von einem path. Befund und damit von einem ca. 5-fach erhöhten TVT-Risiko ausgegangen werden.

– Homozystein: eigenständiger Risikofaktor für AVK und KHK. Bedeutung für venöse Thrombembolien umstritten. Bei signifikanter Erhöhung: MTHFR-Bestimmung empfohlen.

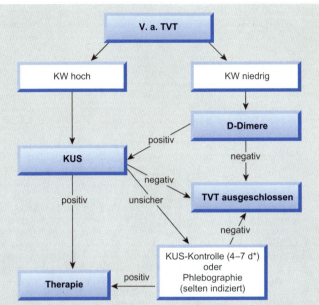

* unter Kompression und Antikoagulation in prophylaktischer Dosierung, bevorzugt mit NMH

Abb. 5.5 Algorithmus zur Primärdiagnostik der tiefen Venenthrombose (TVT). * unter Kompression und Antikoagulation in prophylaktischer Dosierung, bevorzugt mit NMH. KW = klin. Wahrscheinlichkeit, z. B. Wells-Score (▶ Tab. 5.7), KUS = Kompressionsphlebosonografie [L157]

Zum Ausschluss einer TVT werden gefordert:
- Normaler D-Dimer-Spiegel plus Wells-Score < 2 (= geringe Wahrscheinlichkeit) oder
- Normaler D-Dimer-Spiegel und neg. Kompressionssono.

- **Molekulargenetische Untersuchungen:**
  Spezielle Qualifikation des Untersuchers und schriftliches Einverständnis des Pat. ist gesetzlich vorgeschrieben.
  – Faktor-V-Leiden-Mutation: mit ca. 5 % häufigste Mutation in der Normalbevölkerung. Heterozygote Merkmalsträger haben ein ca. 8-fach erhöhtes TVT-Risiko, bei homozygoten Mutationsträgern erhöht sich das Risiko auf das 50- bis 80-Fache. Deutlich höhere Risiken bei Merkmalsträgerinnen unter Hormonther.
  – Faktor II (Prothrombin): als eigenständiger Risikofaktor nur gering erhöhtes Risiko. Größere Bedeutung im Zusammenhang mit anderen Risikofaktoren.

- Methylentetrahydrofolat-Reduktase-(MTHFR-)Mutation: führt zu erhöhten Homozysteinspiegeln, die bislang aber kein sicher erhöhtes TVT-Risiko beweisen. Antikoagulanzien stören bei der Bestimmung nicht. Lebenslang keine Verlaufskontrollen!
- **Bildgebende Verfahren** (▶ 5.2.3):
  - **Kompressionssono (KUS):** Standardverfahren mit hoher Sensitivität und Spezifität in Knie- und Oberschenkeletage. Im Becken- und Unterschenkelbereich ähnlich gute Ergebnisse, v. a. bei erfahrenen Untersuchern und hoch auflösenden Geräten. Sonografische Verlaufskontrollen ca. 10 d nach Beginn der Antikoagulation und vor geplanter Beendigung der Antikoagulation (Restthrombuslast?) empfohlen.
  - **Phlebografie:** sicherer Nachweis bzw. Ausschluss von TVT, besonders wenn mittels KUS keine eindeutige Diagnosestellung gelingt. Gute und haltbare Dokumentation (u. a. für Gutachten). Belastung durch Rö-Strahlen, KM und Schmerz (Punktion Fußrückenvene).
  - **CT-A:** Nachweis/Ausschluss von TVT mit Geräten der aktuellen Generation. Gleichzeitiger Nachweis von LAE in einem Durchgang möglich. **Cave:** erhebliche Strahlen- und KM-Belastung. Keine Standardmethode! Teuer.

Seltene venöse Thrombosen (1–2 %)
- **Paget-von-Schroetter-Sy.:** Thrombose von V. axillaris oder V. subclavia, klassisch nach Daueranstrengung im Schulter-Arm-Bereich, z. B. Bodybuilding, Rucksacktragen (par effort). Nach Subklaviakatheter möglich, selten bei Halsrippe. Neurovaskuläres Kompressionssy. (Thoracic-Outlet-Sy.) und Mediastinaltumor ausschließen! **Klin.:** schmerzhafter, livide verfärbter, ödematöser Arm. Kollateralvenen im Schulterbereich. **Ther.:** Antikoagulation und Kompression, in Ausnahmen Fibrinolyse, ggf. Resektion einer Halsrippe.
- **Mesenterial-, Pfortader-** und **Milzvenenthrombose:** Klinik: akutes Abdomen (▶ 7.1.1). **Ther.:** bei Mesenterialvenenthrombose mit Peritonitis: OP. Keine Fibrinolysether.!
- **Nierenvenenthrombose:** nephrotisches Sy. oder akutes Abdomen mit Flankenschmerz. **Ther.:** evtl. Thrombolysether.
- **Phlegmasia coerulea dolens:** fulminant verlaufende Thrombose des gesamten Querschnitts einer Extremität mit starken Schmerzen, Ödem und tiefblauer Verfärbung. **Ther.:** Schockbekämpfung (Volumenersatz) und Fibrinolysether. oder op. Thrombektomie. Bei Kompartment-Sy. (→ Druckmessung in Faszienlogen) zusätzlich Fasziotomie.
- **Sinusvenenthrombose:** bei Entzündung im HNO- oder Zahnbereich. Auch bei Eiterherden im Gesicht, infizierten ZVK. **Klin.:** Zeichen der intrakraniellen Drucksteigerung (▶ 15.3.3). **Ther.:** Full-Dose-Heparin, unverzügliches neurochir. Konsil.
- **Thrombose der oberen Hohlvene:** Klinik: obere Einflussstauung, Ödem in Kopf- und Halsbereich. **Ther.:** nach Kavografie oder Angio-CT evtl. op. Beseitigung der Kompressionsursache (häufig Malignome) und des Thrombus, ggf. Cavastent.
- **Jugularvenenthrombose, V.-cava-inf.-Verschluss.**

Komplikationen
- Lungenembolie (▶ 6.7.1): bei Beckenphlebothrombose doppelt so viele Lungenembolien wie bei Oberschenkel-/Unterschenkelthrombose.
- Postthrombotisches Sy. (▶ 5.5.4).

Differenzialdiagnosen Thrombophlebitis, Lymphödem, Erysipel, postthrombotisches Sy., Baker-Zyste, Muskelfaserriss, posttraumatische Schwellung (▶ 5.1.3), Acrodermatitis atrophicans (ödematöses, präatrophisches Stadium der Borreliose).

Medikamentöse Therapie Vollheparinisierung (▶ 19.8.1).
- Primär i. v. Bolus von 5.000 IE UFH dir. nach Diagnosestellung und Ausschluss von KI.
- Danach **niedermolekulares Heparin** (NMH) oder **Pentasaccharid (Fondaparinux, Arixtra®) in ther. Dos.**
  - Zur Prophylaxe und Ther. der TVT zugelassene NMH (Auswahl): Tinzaparin (innohep® 20.000 IE/ml Anti Xa/ml) 1× tägl. mit körpergewichtsskalierter Einwegspritze aus Durchstechampulle s. c. oder als Fertigspritzen à 0,5/0,7/0,9 ml s. c. oder Certoparin (Mono Embolex®), Nadroparin (Fraxiparin®, Fraxodi®). **Cave:** bei Niereninsuff. (Krea ≥ 1,2 mg/dl) oder KG > 100 kg. Keine Zulassung für Schwangere, Stillende und Kinder. Anwendung nur nach entsprechender Aufklärung!
  - Mittel der 1. Wahl (langfristig!) zur Ther. venöser Thrombembolien (VTE) bei Tumorerkr.
  - Labor: BB-Kontrollen (Wo. 1–3 → HIT II). Sonst keine obligaten Laborkontrollen. Anti-Xa-Spiegel nur bei relevanten Blutungen; ggf. in der Schwangerschaft (letztes Trimenon).
  - Inkomplettes Antidot: Protamin. Im Notfall FFP.
  - Alternativ: Fondaparinux (Arixtra®) 1 × 7,5 mg/d s. c. bei 50–100 kg/KG.
- **Unfraktioniertes Heparin** (UFH): prolongierter Einsatz nach dem initialen Bolus nur bei erhöhtem Blutungsrisiko oder Niereninsuff. Vorteile: bessere Steuerbarkeit durch PTT-Bestimmung, kürzere HWZ und Möglichkeit der kompletten Antagonisierung mit Protamin. Ziel ist die ununterbrochene PTT-Verlängerung um das 1,5- bis 2,5-Fache der Norm (60–80 Sek.). **Dos.:** z. B. 400 IE/kg KG/d kontinuierlich i. v. Dosisanpassung ▶ Tab. 5.8. Erste PTT-Kontrolle 6 h nach Beginn der Perfusorther.

Tab. 5.8 Empfehlungen zur Anpassung der (UHF-)Heparindosis

aPTT (normal 27–35 Sek.)	Wieder-holungsbolus (IE)	Infusionsstopp (in Min.)	Änderung der Infusionsrate (IE/24 h)	Zeitpunkt der nächsten aPTT-Kontrolle
< 50	5.000	0	+3.000	6 h
50–59	0	0	+3.000	6 h
60–85	0	0	0	Nächster Morgen
86–95	0	0	–2.000	Nächster Morgen
96–120	0	30	–2.000	6 h
> 120	0	60	–4.000	1 h + 6 h

- **Phenprocoumon** (z. B. Marcumar®, Falithrom®, marcuphen® von ct; ▶ 19.8.1): nach Ausschluss evtl. KI sowie mündlicher und schriftlicher Patientenaufklärung (Dokumentation) Beginn am Abend der Diagnosestellung. Parallel Heparin bis INR über 48 h therapeutisch (▶ Tab. 5.9).
- „Catch-up"-Phänomen: Pat. holen „ihre" Rezidive nach dem Absetzen einer verlängerten Antikoagulation nach (Agnelli et al. 2001, 2003).

- **Rivaroxaban** (Xarelto®): oraler, dir., selektiver Faktor-Xa-Inhibitor. **Dos.:** 2 × 15 mg über 3 Wo., danach 1 × 20 mg/d p. o. Anwendung bei Niereninsuff. mit CrCl < 30 ml/min nicht empfohlen. Kein spezif. Antidot vorhanden. Im Notfall FFP oder PPSB i. v. KI: schwere Lebererkr., Schwangerschaft, Stillzeit.

Tab. 5.9 Empfehlungen zur Dauer und Intensität der Antikoagulation bei TVT

Situation	1. TVT	2. TVT (oder aktuell Tumor)	Ziel-INR*
Passagerer Risikofaktor (z. B. OP, Trauma, Immobilisation)	3 Mon.	Prolongierte Antikoagulation Regelmäßige Evaluierung	2–3
Risikofaktor unbekannt („idiopathische" TVT)	3–12 Mon.	Zeitlich unbegrenzt Regelmäßige Evaluierung	2–3
Floride Krebserkr.	≥ 3 Mon. (NMH!)	Zeitlich unbegrenzt (mögl. NMH!) Regelmäßige Evaluierung	s. u.
Mehrfachdefekt oder Antiphospholipid-AK-Sy.	≥ 12 Mon.	Zeitlich unbegrenzt Regelmäßige Evaluierung	2–3

* Daumenregel: INR 2–3 ≅ PTT 60–80 Sek. bzw. Anti-Xa 0,5–1,0 U/ml

5

Zusätzliche Entscheidungskriterien für die Dauer der Antikoagulation:
- LAE/proximale TVT vs. distale Lokalisation der Thrombose.
- Geringes oder hohes Blutungsrisiko.
- Weibliches oder männliches Geschlecht.
- Restthrombuslast.
- Status D-Dimere.
- Patientenwunsch!

Nichtmedikamentöse Therapie
- **Kompressionsther.:** schon bei V. a. TVT, spätestens aber unmittelbar nach Diagnosesicherung mit elastischen Kurzzugbinden wickeln. Regelmäßige Neuanlage alle 12 h, bei Dislokation sofort. Nach Abschwellen des Ödems angepasste Thrombosestrümpfe der Kompressionsklasse II. Durchführung über mind. 2 J. (ACCP 2012). Bein möglichst hochlagern. Initiale Verschlussdruckmessung bei Pat. mit gleichzeitiger pAVK! Keine Kompression bei < 75 mmHg.
- **Mobilisation und ambulante Ther.:** Mobil zur Aufnahme kommende Pat. mit unkomplizierter Oberschenkel-, Unterschenkel- oder Muskelvenenthrombose ohne Anhalt für Lungenembolie sollen unter ununterbrochener suffizienter Kompressionsther. und ther. Antikoagulation stationär oder ambulant mobil bleiben. Bei ambulanter TVT-Behandlung müssen Abschluss der Basisdiagn. adäquate häusliche Ther. und engmaschige hausärztliche Kontrolle sichergestellt sein. Alle Pat. mit TVT und/oder V. a. Lungenembolie sollten bis zum Abschluss der Basisdiagn. immobilisiert im Krankenhaus verbleiben. Großzügige Indikationsstellung für Toilettenstuhl (mit Hilfe/Aufsicht) und Laxanzien bei hämodynamisch stabilen Pat.
- **Chirurgische Ther.:** bei Phlegmasia coerulea dolens unstrittig zum Erhalt der Extremität. Erwägen bei jungen Pat. mit tiefer Becken-/Oberschenkelvenenthrombose und KI gegen Antikoagulation/Thrombolyse. Evtl. bei Thrombophlebitis mit Beteiligung der Crosse.

5.5.3 Thrombophlebitis

Entzündung und Thrombosierung oberflächlicher Venen. Oberflächl. Venenthrombose (OVT).

> **Leitbefunde**
> Druckdolenter, derber, geröteter und überwärmter oberflächlicher Venenstrang, meist an den Beinen, seltener an Armen.

Ätiologie
- **Prim. Formen:** häufig spontan bei Varikosis und nach Bagatelltraumata. Am Arm nach Injektion oder Infusion.
- **Sek. Formen:** Vaskulitiden, z. B. als Erstmanifestation einer Thrombangiitis obliterans (M. Winiwarter-Buerger). Bei Malignomen (oft Pankrea-Ca).

Klinik
- **Thrombophlebitis migrans:** schubweise fortschreitender Befall der Venen einer Extremität.
- **Thrombophlebitis saltans:** Befall wechselnder Extremitäten.

Differenzialdiagnosen   TVT, Lymphangitis, Erysipel.

Vorgehen
- Generell: keine Immobilisation!
- Evtl. Stichinzision. Auspressen des Thrombus und Kompression bei frischer Thrombophlebitis.
- **Lokalisation Oberschenkel mit/ohne Beteiligung der VSM:**
  - Immer Phlebosono. In 20–30 % d. F. gleichzeitig tiefes Venensystem betroffen. Dann weiteres Vorgehen wie bei TVT.
  - Bei Thrombuslänge > 5 cm: Fondaparinux (Arixtra®) 1 × 2,5 mg für mind. 30 d.
  - Alternativ: NMH s. c. in ther. Dos. über 10 d (nicht EBM) nach Ausschluss TVT und bei fehlenden KI.
  - Phlebosono zur Verlaufskontrolle zeitnah vor Beendigung der Antikoagulation.
  - Pat. bleibt unter lokaler Kompressionsther. (Klasse II) immer mobil.
  - Nutzbringend sind lokale Kühlung sowie lokale und/oder perorale NSAR.
  - Bei Beteiligung der Crosse ggf. unmittelbare op. Ther.
  - Bei rezid. Varikophlebitiden op. Sanierung der Varikosis im Intervall.
  - Für Pat. mit Z. n. TVT ist eine Phlebitis ein Risikofaktor für eine erneute TVT (bis zu 27 % d. F.).
- **Lokalisation obere Extremität oder Unterschenkel:**
  - Keine signifikante TVT-Gefahr bei isolierter Thrombophlebitis und fehlenden weiteren Risikofaktoren.
  - Alle liegenden Braunülen und Katheter sofort entfernen oder wechseln.
  - Lokale Kompression, Kühlung, evtl. NSAR und Low-Dose-Heparin für 10 d. Farbduplex-Sono bei Progress bzw. prolongiertem Verlauf.

5.5.4 Chronisch venöse Insuffizienz (CVI)

Chron. Rückflussstörung des Bluts aus den peripheren in die zentralen Venen. Komb. von Venen- und Hautveränderungen bei postthrombotischem Sy. oder bei Venenklappeninsuff. anderer Genese, z. B. Agenesie.

Tab. 5.10 Stadieneinteilung der CVI (modifiziert nach Widmer)	
Stadium I	Reversible Ödeme, prim. in der Bisgaard-Kulisse. Corona phlebectatica paraplantaris/perimalleoläre Kölbchenvenen. Keine trophischen Hautveränderungen
Stadium II	Persistierende Ödeme, auch paratibial. Rotbraune Hyperpigmentierung (Hämosiderose, Purpura jaune d'ocre) und Depigmentierung (Atrophie blanche, meist am Malleolus medialis). Verhärtung von Haut- und Unterhautgewebe (Dermatoliposklerose), Stauungsdermatitis (Haut gerötet, schuppend, nässend)
Stadium III	Florides oder abgeheiltes Ulcus cruris venosum, meist perimalleolär lokalisiert

Für wissenschaftliche Arbeiten wird heute die erheblich differenziertere CEAP-Klassifikation eingesetzt.

Therapie
- **Stadium I:** Kompressionsther. (Kompressionsklasse II), gilt für alle Stadien. Sitzen und Stehen möglichst vermeiden, besser Laufen oder Liegen (SSLL!). Beine häufig hochlagern.
- **Stadium II:** zusätzlich evtl. chir. oder sklerosierende Maßnahmen. Evtl. Antibiotikather. nach Antibiogramm (Wundabstrich) bei ausgeprägter lokaler und/oder systemischer Entzündungsreaktion. Keine lokale Antibiose.
- **Stadium III:** Kompressionsverband, Ulkuslokalbehandlung (▶ 5.1.1), bei großen und tiefen chron. Ulzera paratibiale Fasziotomie oder Shave-Ther. (mit Chirurgen diskutieren). Nach Ulkusreinigung evtl. Haut-Tx.

Leitbefunde
Knöchelödem oft mit Ulkus über dem medialen Malleolus, Induration der Subkutis mit Pigmenteinlagerungen. Schweregefühl, Müdigkeit, Schmerzen, sek. Varizen.

5.6 Lymphödem

Einschränkung der Transportkapazität des Lymphgefäßsystems. Rückstau der lymphpflichtigen Lasten (Eiweiß, Wasser, Zellen, Chylomikronen) sowie zunehmende Bindegewebsproliferation und Induration.

Leitbefunde
Derbes, nicht eindrückbares Ödem der Zehen, Füße und Unterschenkel mit Hyperpigmentierung. Subjektiv keine Schmerzen.

Ätiologie
- **Prim.** (w > m; seltener): angeborene Hypo-, Hyper- oder Dysplasien → spontane Manifestation oder nach Bagatelltrauma.
- **Sek.** (häufiger): durch ein Malignom bedingt, nach Malignombehandlung (z. B. Ablatio mammae), posttraumatisch (Narbenbildung), Lymphangitis (z. B. nach Erysipel).

Klinik Meist einseitiges Ödem, wenn bds., dann asymmetrisch; Spannungs- oder Schweregefühl.

- Stemmer-Zeichen pos.: Hautfalten über den Zehen bzw. Fingern erschwert oder nicht abhebbar.
- Stadieneinteilung:
  - **Stadium I:** weiche, teigige, reversible Schwellung.
  - **Stadium II:** beginnende Fibrose. Kaum eindrückbare Dellen.
  - **Stadium III:** irreversibles, derbes Ödem. Lymphostatische „Elephantiasis".

Diagnostik bei besonderen Fragestellungen Lymphszinti, indirekte Lymphografie (mit wasserlöslichen KM) und CT. Zunächst stets Ausschluss eines malignen Lymphödems! Verdächtig sind z. B. eine schnelle Ödemzunahme bei proximaler Betonung, Kollateralvenenzeichnung oder neurolog. Sympt.

Therapie Jedes Lymphödem sollte nicht nur wegen der Neigung zur Progression, sondern auch wegen der Gefahr einer sarkomatösen Entartung frühzeitig behandelt werden:
- **2-Phasen-Ther.:** mit „komplexer physikalischer Entstauungsther." aus Kompressionsther., manueller Lymphdrainage, Hautpflege und Bewegungsther.
  - **Phase I:** Volumenreduktion. Kompression mittels individuell angelegter Bandagen, unterpolsterte Kurzzugbinden.
  - **Phase II:** Konservierung des Behandlungserfolgs durch maßgefertigte Kompressionsstrümpfe, manuelle Lymphdrainage.
- Evtl. Unguentum lymphaticum® zur Förderung der makrophagealen Proteolyse.

- Keine Kompressionsbandage bei AVK (ABI ≤ 0,5), kardialem Ödem, Inf. (häufig Erysipel, Interdigitalmykose etc.).
- Intermittierende Kompression mit pneumatischen Wechseldruckgeräten nur in Ausnahmefällen (z. B. ödemfreier Rumpfquadrant) und nie als alleinige Maßnahme!
- Bei Erysipel Antibiose (▶ 17.2.24), Mykosen stets mitbehandeln.
- Diuretika und „Auswickeln" bei Lymphödem obsolet.
- Keine Injektionen, Akupunkturbehandlung oder Blutdruckmessung an der betroffenen Extremität.
- Wichtig ist eine gute Patientenschulung (z. B. Lagerungstechniken, Selbstbandage, Vermeiden von Verletzungen und Überlastung).

5

6 Lunge

Jörg Braun

6.1 Leitsymptome und ihre Differenzialdiagnose

6.1.1 Atemnot (Dyspnoe)

Akute Dyspnoe
Häufige Differenzialdiagnosen

- **Akute Linksherzdekompensation** (▶ 4.5.2): Orthopnoe, Husten, periphere Zyanose, Tachykardie. Auskultatorisch feuchte Rasselgeräusche, evtl. „Distanzrasseln". Auslösende Ursache oft tachykarde Rhythmusstörungen (z. B. Tachyarrhythmia abs.), Pneumonie oder anderer Infekt, hypertensive Entgleisung oder kardiale Ischämie bei KHK, seltener Anämie, Hyperthyreose, Perikarderguss.
  - Herzklappenfehler: meist vorbestehendes Aorten- oder Mitralvitium mit plötzlicher Dekompensation.
  - Kardiomyopathie: meist DCM mit vergrößerter Herzdämpfung, lateralisiertem Herzspitzenstoß. Seltener obstruktive CMP mit typischem Auskultationsbefund (systolisches Austreibungsgeräusch) und gedoppeltem, hebendem Herzspitzenstoß. **Cave:** pos. inotrope Substanzen kontraindiziert!
- **Chron. obstruktive Bronchitis:** Husten, Auswurf oft putride (gelbgrün, bei Infektexazerbation). Auskultatorisch Giemen und Brummen, verlängertes Exspirium. Zeichen des Lungenemphysems (▶ 6.3.3, hypersonorer Klopfschall, Fassthorax).
- **Asthma bronchiale** (▶ 6.3.1): Unruhe, Angst; Pat. sitzt gewöhnlich im Bett und fixiert durch Festhalten seine Atemhilfsmuskulatur. Auskultatorisch Giemen und Brummen bei verlängertem Exspirium. Bei massiver Atemwegsobstruktion evtl. abgeschwächtes Atemgeräusch (Silent Lung: Warnzeichen!). Tachykardie infolge von Obstruktion und evtl. bereits eingenommenen Medikamenten (z. B. β2-Sympathomimetika, Theophyllin). Erst bei zunehmender Erschöpfung Zyanose, Zeichen der CO_2-Retention (z. B. Venendilatation an Augen und Extremitäten, Somnolenz). Auftreten oft in den frühen Morgenstunden („Morgengrauen").
- **Lungenembolie** (▶ 6.7.1): akut aufgetretene Dyspnoe, meist nach längerer Bettruhe oder nach OP. Typischerweise Todesangst, evtl. akute, atemabhängige, thorakale Schmerzen, bei schwerer Lungenembolie RR-Abfall, Tachykardie und Schock. Zeichen der akuten Rechtsherzinsuff., z. B. obere Einflussstauung (erhöhter jugularvenöser Puls), untere Einflussstauung (druckschmerzhafte Hepatomegalie).
- **Pneumonie** (▶ 6.5.1): Fieber, Tachypnoe, Husten, evtl. Auswurf. Auskultatorisch typischerweise klingende (ohrnahe) feuchte Rasselgeräusche.
- **Hyperventilationssy.:** Tachypnoe, Panik, Erregung, periorale Kribbelparästhesien, Pfötchenstellung der Hände und Muskelkrämpfe.

Seltenere Differenzialdiagnosen

- **Laryngospasmus:** inspiratorischer Stridor und Erstickungsgefühl. V. a. nach Larynxreizung, z. B. nach Operation (Intubation), Bronchoskopie.
- **Vocal Cord Dysfunction** (VCD): durch Fehlbewegung im Larynx ausgelöst. Atemnotanfälle und Husten v. a. nach längerem Sprechen; spontane Besserung, normale Lufu, geringe Wirkung von Asthmamedikamenten.

- **Quincke-Ödem:** (▶ 6.1.2) Schwellung von Glottis, Zunge und Gesicht mit inspiratorischem Stridor und Hustenreiz. Oft andere Zeichen der anaphylaktischen Reaktion wie Hautrötung, Juckreiz.
- **Epiglottitis:** hohes Fieber, inspiratorischer Stridor, Halsschmerzen v. a. beim Schlucken, kloßige Stimme, Speichelfluss. Auftreten v. a. bei Kindern, aber auch im Erwachsenenalter daran denken! Erreger z. B. H. infl. Typ B. **Cave:** Racheninspektion kann akute Epiglottisschwellung auslösen!
- **Krupp, Pseudokrupp:** Heiserkeit, bellender Husten, inspiratorischer Stridor v. a. bei Kleinkindern.
- **Tracheomalazie:** inspiratorischer Stridor, z. B. durch retrosternale Struma.
- **Atelektase:** Husten, evtl. mit Auswurf. Klopfschalldämpfung mit fehlendem Atemgeräusch. Dyspnoe gewöhnlich nur bei akuter Atelektase einer Lungenseite. Auslösende Ursache meist Pneumonie, zentrales Bronchial-Ca oder Fremdkörperaspiration.
- **Fremdkörperaspiration:** plötzlich einsetzende Dyspnoe, trockener Husten, in- und/oder exspiratorischer Stridor. Evtl. thorakale Schmerzen, Zyanose (Warnsignal).
- **Pneumothorax** (▶ 6.9.1): akut einsetzende Dyspnoe mit Angst, trockenem Husten, atemabhängigem Thoraxschmerz.
- **Rippenserienfraktur:** atemabhängige Schmerzen, bei Druck Krepitation der verschieblichen Rippenfragmente. Evtl. Pneumothorax oder Hautemphysem.
- **Anämie:** Belastungsdyspnoe, Tachykardie, Blässe (Konjunktiven, Fingernägel). Ausmaß der Beschwerden v. a. abhängig von der Geschwindigkeit der Anämieentstehung. Häufig zusätzlich Zeichen der oberen GIT-Blutung (Hämatemesis, Teerstuhl). Seltener Ikterus (z. B. bei perniziöser Anämie), Zeichen der chron. Niereninsuff. (z. B. Café-au-Lait-Hautfarbe, Foetor uraemicus).
- **Intoxikation:** Luftnot v. a. nach Einnahme von Methanol und Salizylaten (metabolische Azidose), Biguaniden (durch Laktatazidose), Anilin und anderen Methämoglobinbildnern, Zyaniden.
- **Toxisches Lungenödem:** nach Inhalationsnoxen (z. B. Rauchgasinhalation, Nitrosegase). Angst, auskultatorisch feuchte Rasselgeräusche.
- **Neurogene oder muskuläre Erkr.:** Erstickungsangst bei flacher Atmung, z. B. durch Guillain-Barré-Sy.

Basisdiagnostik
- **Klin. Untersuchung:** schon während der Einleitung der Notfalltherapie orientierende klin. Untersuchung.
  - Bei oberer Einflussstauung an Lungenembolie denken (▶ 6.7.1).
  - Labor: BB, CK, GOT, HBDH, Troponin T, CRP, Krea, E'lyte, Quick, aPTT, ggf. D-Dimere zum Ausschluss einer Lungenembolie, ggf. proBNP zur Quantifizierung einer Herzinsuff.
- **Rö-Thorax:** Zeichen des kardialen Lungenödems mit prominenten Hili (dilatierter Pulmonalishauptstamm), Kerley-B-Linien, Kranialisation der Gefäße und ggf. Pleuraerguss; pneumonisches Infiltrat, Lungenüberblähung (z. B. im Status asthmaticus), Pneumothorax, Atelektase, Emphysem.
- **EKG:** akuter Myokardinfarkt, Rhythmusstörung, Zeichen der Rechtsherzbelastung.
- Weitere Diagnostik je nach vermuteter Diagnose.

6

Weiterführende Diagnostik
- Angio-CT oder Perfusions-Ventilationsszinti bei V. a. Lungenembolie.
- Echokardiografie: eingeschränkte linksventrikuläre Funktion, akute Rechts-herzbelastung, Klappenvitien, Perikarderguss.
- BGA: metabolische Azidose (z. B. bei Coma diabeticum).
- CO-Hb bei V. a. Kohlenmonoxidvergiftung.
- CCT und Lumbalpunktion bei V. a. neurogene Genese.

⚡ Management der akuten respiratorischen Insuffizienz
Monitoring
- Pulsoxymetrie, BGA.
- Rhythmusmonitoring: TAA? Ventrikuläre Tachykardie? Bradykardie weist auf drohenden Herz-Kreislauf-Stillstand → Intubation und Beat-mung.
- Nichtinvasive RR-Messung: Hypertonus und Tachykardie bei Ersti-ckungsangst „physiologisch".

Initialtherapie
- Freimachen und Freihalten der Atemwege, Oberkörper hochlagern.
- Bei V. a. Fremdkörperaspiration Bronchoskopie und Absaugen bzw. Fremdkörperentfernung.
- Bei erhaltener Spontanatmung O_2 über Nasensonde mit 4–8 l/Min. (Sauerstoffmaske wird meist nicht toleriert).
- Bei fehlender Spontanatmung oder hochgradiger respir. Insuff. Intuba-tion und Beatmung (▶ 3.3). Falls nicht möglich, Beutelbeatmung. Oro-pharyngealtuben (Guedel, Safar) oder besser Nasopharyngealtuben (Wendl) verwenden. Bei Verlegung des Kehlkopfs Trachealpunktion mit mehreren großen Kanülen oder (besser) Tracheostomie.

6

Tab. 6.1 Differenzialdiagnosen der akuten Dyspnoe nach Leitsymptom

Leitsymptom	Verdachtsdiagnose
Giemen und Brummen	Akute Atemwegsobstruktion (▶ 6.3.1)
Einseitig fehlendes Atemgeräusch mit hypersonorem Klopfschall	Pneumothorax (▶ 6.9.1)
Einseitig abgeschwächtes Atem-geräusch und abgeschwächter Klopfschall	Atelektase (z. B. Tumor, Aspiration), Pleura-erguss (▶ 6.9.2)
Bds. abgeschwächtes Atem-geräusch	z. B. Bolusaspiration
Feuchte RG bds.	Lungenödem (▶ 4.5.2)
Exspiratorisches Giemen, Husten	Linksherzdekompensation (▶ 4.5.2), Asthma bronchiale (▶ 6.3.1), exazerbierte COPD (▶ 6.3.2)
Akuter inspiratorischer Stridor	Larynxödem, Pharyngitis, Epiglottitis, Krupp
Husten und Fieber	Pneumonie (▶ 6.5.1), Infektexazerbation, Infarktpneumonie
Husten ohne Fieber	Pneumothorax (▶ 6.9.1), Fremdkörperaspiration, Lungenembolie (▶ 6.7.1), Tracheomalazie

Tab. 6.1 Differenzialdiagnosen der akuten Dyspnoe nach Leitsymptom *(Forts.)*

Leitsymptom	Verdachtsdiagnose
Thoraxschmerz	Pleuritis (▶ 6.9.3), Pneumothorax (▶ 6.9.1), Lungenembolie (▶ 6.7.1), akutes Koronarsy. (▶ 4.4), akut disseziierendes Aortenaneurysma (▶ 5.4.6)
Zeichen der Rechtsherzinsuff. ohne pulmonale Grunderkr.	Lungenembolie (▶ 6.7.1), Pneumothorax (▶ 6.9.1), Perikarderguss (▶ 4.4.4)
Zeichen der Rechtsherzinsuff. mit pulmonaler Grunderkr.	Lungenemphysem (▶ 6.3.3), Cor pulmonale (▶ 6.7.2), Infektexazerbation, Asthmaanfall (▶ 6.3.1)
Hyperventilation ohne Husten, Fieber, Blässe	Hyperventilationssy.
Blässe, Strömungsgeräusch über dem Herzen	Anämie (▶ 13.1.1)
Allgemeinsympt., unauffälliger Lungenbefund	Intoxikation (z. B. CO, Zyanid)

Chronische Dyspnoe

Ätiologie Meist bei Linksherzinsuff., COPD, Lungenemphysem und rezid. Lungenembolien.

Tab. 6.2 Klinische Einteilung der chronischen Dyspnoe (nach WHO)

Grad 1	Atemnot bei schnellem Gehen in der Ebene, bergauf oder Treppensteigen
Grad 2	Atemnot bei normalem Gehen in der Ebene mit Altersgenossen
Grad 3	Beim Gehen in der Ebene im eigenen Tempo zum Luftholen anhalten
Grad 4	Atemnot in Ruhe

6

Basisdiagnostik

- **Anamnese:** Belastungsdyspnoe (z. B. bei Herzinsuff.), Dyspnoe anfallsweise oder saisonal (obstruktive Atemwegserkr.), andere Auslöser.
- **Klin. Untersuchung:** (▶ Tab. 6.3). Uhrglasnägel als Zeichen der chron. Hypoxämie.
- **Labor:** BB (Leukozytose, Anämie, reaktive Polyglobulie bei chron. Hypoxie), BGA zur Objektivierung einer Hypoxämie (pO_2 ↓), Hyperventilation (pCO_2 ↓, pO_2 ↑) bzw. Nachweis einer Azidose.
- **EKG:** Zeichen der Rechts- oder Linksherzbelastung.

Tab. 6.3 Differenzialdiagnosen der chronischen Dyspnoe nach Begleitsymptomen

Begleitsymptom	Verdachtsdiagnose
Exspiratorisches Giemen, Husten	Linksherzinsuff. (▶ 4.5.2), Asthma bronchiale (▶ 6.3.1), exazerbierte COPD (▶ 6.3.2)
Husten und Fieber	Pneumonie (▶ 6.5.1), Infektexazerbation (▶ 6.3.1), Infarktpneumonie

**Tab. 6.3 Differenzialdiagnosen der chronischen Dyspnoe nach Begleit-
symptomen** (Forts.)

Begleitsymptom	Verdachtsdiagnose
Zeichen der Rechtsherzinsuff. ohne pulmonale Grunderkr.	Rezid. Lungenembolien (▶ 6.7.1), Perikarderguss (▶ 4.4.4)
Zeichen der Rechtsherzinsuff. mit pulmonaler Grunderkr.	Lungenemphysem (▶ 6.3.3), Cor pulmonale (▶ 6.7.2), Infektexazerbation (▶ 6.3.1), Asthma bronchiale (▶ 6.3.1)
Asymmetrische Atemexkursion	Pleuraschwarte (▶ 6.9.3, ▶ 6.9.4), Pneumothorax (▶ 6.9.1)
Allgemeinsymptome, unauffälliger Lungenbefund	Anämie (▶ 13.1.1), Intoxikation (z. B. CO, Zyanid)

Weiterführende Diagnostik
- **Rö-Thorax in 2 Ebenen:** Lungenemphysem, -fibrose; Herzvergrößerung, vitiumtypische Herzkonfiguration, Zeichen der Druckerhöhung im kleinen Kreislauf, interstitielles, alveoläres Lungenödem, Pleuraerguss; Infiltrat.
- **Weitere Diagnostik nach Verdacht:**
  - Lufu: Nachweis einer Obstruktion, Restriktion, Diffusionsstörung.
  - Echo: Ventrikelfunktion, Klappenvitium.
  - Bronchoskopie mit BAL und ggf. transbronchialer Biopsie: interstitielle Lungenerkr.
  - CT-Thorax: Bullae, Bronchiektasen, Fibrose.

6.1.2 Stridor

Stridor (lat.: Zischen) bezeichnet ein pfeifendes Atemgeräusch durch Verengung der Atemwege. Meist zusätzliche Heiserkeit.

Einteilung
- **Inspiratorischer Stridor:** vorwiegend bei extrathorakaler Lokalisation der Stenose, z. B. Struma mit Tracheomalazie (Säbelscheidentrachea), Stimmbandlähmung, anderen Erkr. von Kehlkopf und Trachea. Häufig bei Linksherzinsuff. Bei Erw. selten, aber gefährlich: akute Epiglottitis, phlegmonöse Tonsillitis.
- **Gemischter in- und exspiratorischer Stridor:** Trachealobstruktion, z. B. durch Fremdkörper; schwere Atemwegsobstruktion.
- **Exspiratorischer Stridor:** durch bronchiale Obstruktion, z. B. bei schwerem Asthma (▶ 6.3.1), fortgeschrittenem Lungenemphysem (▶ 6.3.3), Lungenstauung („Herzasthma"), Bronchiolitis (v. a. Kinder < 2. Lj.).

Diagnostik
- Lufu (▶ 6.2.3): bei extrathorakaler Stenose inspiratorische Sekundenkapazität kleiner als exspiratorische (normal umgekehrt).
- Rö-Tracheazielaufnahmen, Durchleuchtung mit Saug-Press-Versuch (Tracheomalazie bei Tracheaverengung > 50 %).

Allergisches Glottisödem
Akute Schwellung von Lippen, Zunge, Glottis durch Histaminfreisetzung.
- **Ätiol.:** Wespen- oder Bienenstich, KM-Gabe, Nahrungsmittel (Erdbeeren, Nüsse, Fisch), Hyposensibilisierung, ACE-Hemmer-Gabe.

- **Notfallther.:** Prednisolon z. B. 250 mg i. v. (z. B. Decortin H®), Antihistaminikum, z. B. Clemastin 2 mg i. v. (Tavegil®).

Hereditäres (primäres) Quincke-Ödem
- **Ätiol.:** C1-Esterase-Inhibitor-Mangel, Erstmanifestation meist im Kindesalter.
- **Ther.:** Blutentnahme für quantitative und qualitative Enzymaktivität, danach 1, max. 2 Amp. Berinert HS® (C1-Inaktivator) i. v. Teuer!
- ! Bei normalem Komplement C4 ist ein Quincke-Ödem ausgeschlossen.

6.1.3 Husten

Heftige Entleerung der Atemluft nach Pressen gegen die geschlossene Stimmritze. Kann Atemnot (z. B. bei hyperreagiblem Bronchialsystem), Schlafstörungen, Herzrhythmusstörungen (durch Druckerhöhung im kleinen Kreislauf), Kopfschmerzen, Synkopen (durch transiente Hypoxämie) und Rippenbrüche verursachen.

Differenzialdiagnosen
- **Akuter Husten:** akute Bronchitis, Pneumonie (▶ 6.5.1, Fieber), Pneumothorax (Atemnot, pleuritischer Schmerz ▶ 6.9.3), Fremdkörperaspiration (Anamnese, Rö-Bild), Lungenembolie.
- **Chron. Husten:** chron. Bronchitis (▶ 6.3.2, Raucher, Auswurf, Obstruktion), Bronchial-Ca (▶ 6.6.1, Raucher, Gewichtsverlust, Reizhusten v. a. bei Pancoast-Tumor), Bronchiektasen (▶ 6.3.4, maulvolles, übel riechendes Sputum v. a. morgens), Tbc (Gewichtsverlust, Nachtschweiß), Asthma (▶ 6.3.1), Sarkoidose (▶ 6.4.1), chron. Sinusitis (sinubronchiales Sy.), Refluxkrankheit, Herzinsuff., VCD. Häufig Erstsymptom einer Atemwegsobstruktion. Häufige Arznei-NW von ACE-Hemmern (~ 10 %)!
- **Anfallsweise auftretender Husten:** Asthma (▶ 6.3.1), chron. Bronchitis (▶ 6.3.2), exogen allergische Alveolitis (▶ 6.4.3).

Basisdiagnostik
- **Hustenanamnese:** mit Auswurf (produktiv) oder trockener Reizhusten, Tagesrhythmus (typischerweise morgendlicher Husten bei chron. Bronchitis, postprandialer Husten weist auf Fistel oder Schluckstörung), Rauchen, Berufsanamnese.
- **Klin. Untersuchung:** AZ und EZ, begleitende Dyspnoe, Uhrglasnägel (bei chron. Hypoxämie), Zeichen des Lungenemphysems, Zeichen der Rechtsherzinsuff.

Weiterführende Diagnostik
- ! Bei jedem unklarem Husten > 4 Wo. erforderlich.
- Rö-Thorax und Lufu ggf. mit Metacholin-Test: hyperreagibles Bronchialsystem, CT-NNH: sinubronchiales Sy.
- Tbc-Testung: Sputum, Magensaft oder Bronchialsekret.
- Echo: Ventrikelfunktion, pulmonale Hypertonie.
- Bei ätiolog. unklarem Husten Bronchoskopie, Gastroskopie (Hiatusgleithernie mit Reflux), HNO-Befund.

6

6.1.4 Auswurf (Sputum)

Morgensputum möglichst ohne Speichel in einem genügend großen sterilen Gefäß auffangen. Bei unbefriedigender spontaner Sputumproduktion wird die Sekretabgabe durch Mukolytika und reichliche Flüssigkeitszufuhr oder durch Inhalation von 1,2 % NaCl-Lsg. und Thoraxklopfmassage gesteigert.

Differenzialdiagnosen
- Purulentes, gelbgrünes Sputum: Infektexazerbation einer chron. Bronchitis, Bronchiektasen („maulvolles Sputum"), Lungenabszess, Lungenkavernen.
- Blutig eitriges, „himbeergeleeartiges" Sputum: virale Pneumonie mit Superinfektion, eitrige Bronchiolitis, Ca.
- Hellgelbes (safranfarbenes) Sputum: Lösungsstadium einer Pneumonie.

6.1.5 Hämoptyse

Aushusten von hellrotem, schaumigem Blut aus Rachen, Tracheobronchialbaum oder Alveolarraum. Hämoptoe: massive Hämoptyse. Abzugrenzen von Hämatemesis (Erbrechen von dunkelrotem, klumpigem Blut) aus dem Verdauungstrakt, ggf. Ausschluss einer Blutungsquelle in Magen und Ös. mittels Gastroskopie.

Häufige Ursachen
- Tumor: meist Bronchial-Ca, selten Bronchusadenom.
- Tbc, Bronchitis, Pneumonie, Bronchiektasen, Lungenabszess, Lungeninfarkt, Linksherzdekompensation, Mitralstenose.
- Hämorrhagische Diathese.

Seltene Ursachen
- **Iatrogen:** Antikoagulanzien, Lyse, Punktion, Biopsie (z. B. nach Bronchoskopie).
- **Gefäßerkr.:** a. v. Fistel, M. Osler (hereditäre, hämorrhagische Teleangiektasien), thorakales Aortenaneurysma.
- **Restriktive Lungenerkr.:** Schrumpfungsbedingte Parenchymrisse führen zu Pneumothorax und Hämoptyse.
- **Systemerkr.:** Goodpasture-Sy. (akutes pulmorenales Sy., zu 80 % Männer < 30. Lj., mit Glomerulonephritis), Panarteriitis nodosa (▶ 11.6.7, Männer mit peripheren Gefäßverschlüssen und Eosinophilie), Wegener-Granulomatose (▶ 11.6.10), idiopathische Lungenhämosiderose, SLE (▶ 11.6.1).
- **Weitere Ursachen:** ösophagobronchiale Fistel, Fremdkörperaspiration, Mukoviszidose, Aspergillom, Lungenamyloidose, Lungenendometriose, Lungensequester, Blutungen im HNO-Bereich (z. B. Zylindrom, Pharynx- oder Hypopharynx-Ca).

Bei Hämoptysen unklarer Genese Bronchoskopie durchführen.

6

6.2 Diagnostische Methoden

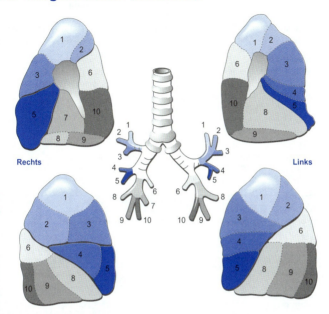

Abb. 6.1 Lungensegmente [L106]

6.2.1 Physikalische Untersuchung der Lunge

Inspektion
- Fassthorax, Trichterbrust. Mammae und regionäre Lk auch palpieren.
- Atmungstyp: Kußmaul-, Schnapp-, paradoxe Atmung.
- Stimmfremitus („99" mit tiefer Stimme), Bronchophonie („66" mit leiser, hoher, „zischender" Stimme) → auskultieren.

Perkussion
- Pat. vorher abhusten lassen!
- Klopfschall:
  - Sonor → normal.
  - Gedämpft → Infiltrat, Pleuraerguss, Pleuraschwarte.
  - Hypersonor → Emphysem, Pneumothorax.
  - Tympanitisch → über Lungenkavernen oder Darmschlingen.
- Atemverschieblichkeit der Lungengrenzen bestimmen, seitengleich?

Auskultation
Atemgeräusch:
- Vesikulär → nur bei Inspiration leises Rauschen, Normalbefund.
- Abgeschwächt → bei Infiltration, verminderter Entfaltung.

- Fehlend → Pneu, Erguss.
- Verschärft (laut, fauchend) → z. B. bei beginnender Infiltration.
- Pfeifend → Stridor, bei Verlegung der oberen Luftwege.
- „Bronchialatmen" → auch im Exspirium hörbar, bei Infiltration oder Lungen-fibrose.

Nebengeräusche
- **Trockene Rasselgeräusche:** Pfeifen, Giemen, Brummen entstehen durch im In- und Exspirium schwingende Schleimfäden (v. a. Atemwegsobstruktion, Asthma bronchiale, chron. obstruktive Bronchitis).
- **Feuchte Rasselgeräusche:** nur im Inspirium zu hören.
  - Grobblasig = tieffrequent bei Flüssigkeit in den Bronchien (z. B. bei aku-tem Lungenödem, Bronchiektasen).
  - Feinblasig = hochfrequent bei Flüssigkeit in Bronchiolen und Alveolen, z. B. bei chron. Linksherzinsuff. mit Lungenstauung.
  - Klingend = ohrnah, bei Infiltration.
  - Nicht klingend = ohrfern, z. B. bei Stauung.

Tab. 6.4 Vergleich typischer physikalischer Lungenbefunde

Diagnose	Perkussions-befund	Stimmfremitus	Auskultation
Kardiale Stauung	Dämpfung (oder normal)	Normal oder ↑	Feuchte, eher spätinspiratori-sche, nicht klingende RG
Pneumonisches Infiltrat	Dämpfung	↑	Feuchte, ohrnahe, frühinspi-ratorische, klingende RG
Pleuraerguss	Dämpfung, la-geveränderlich	Aufgehoben	Fehlendes Atemgeräusch, oft feuchte RG im Grenzbereich
Große Atelektase	Dämpfung	↓	Abgeschwächtes bis fehlen-des Atemgeräusch
Chron. Bronchitis	Normal	Normal	Trockene RG, auch feuchte, nicht klingende RG, bei Atemwegsobstruktion Gie-men und Brummen
Pneumothorax	Hypersonor	Aufgehoben	Fehlendes Atemgeräusch
Lungenemphysem	Hypersonor	↓	Atemgeräusch abgeschwächt

6.2.2 Bildgebende Verfahren

- **Rö-Thorax.**
- **CT:** Beurteilung von Mediastinum, Herz, Lunge und Thoraxwand bei überla-gerungsfreier Darstellung aller Organe. Mit KM: Unterscheidung zwischen zentralen Gefäßen und Lymphomen. Angio-CT zum Nachweis Lungenembo-lie (▶ 6.7.1). Bessere Auflösung im High-Resolution-CT, v. a. bei interstitiel-len Lungenerkr.
- Ultraschall: Diagn. und gezielte Punktion von Ergüssen (Ergussnachweis > 30 ml, Ergussbeurteilung) und thoraxwandständigen Tumoren, Nachweis peripherer Lungenembolien und Infiltrate.
- **Bronchografie:** weitestgehend durch HR-CT ersetzt.

- **Lungenszintigrafie:**
  - Perfusionsszinti mit ^{99m}Tc-markierten Mikrosphären mit 10–40 µm Durchmesser. Ind.: Lungenembolie (mäßige Spezifität, Verbesserung durch Komb. mit Ventilationsszinti), obligat vor Lungenparenchymresektion, um eine einwandfreie Perfusion verbleibender Lungenareale nachzuweisen.
  - Ventilationsszinti mit ^{133}Xenon-Gas zum Nachweis/Ausschluss von Ventilationsinhomogenitäten.
- **MRT:** zurzeit dem CT hinsichtlich der Auflösung unterlegen! V.a. zur Abklärung von mediastinalen Prozessen und zur Beurteilung der großen thorakalen Gefäße.

6.2.3 Lungenfunktionsdiagnostik (Lufu)

Die Lungenvolumina sind abhängig von Lebensalter, Körpergröße und Geschlecht. Gebräuchlich sind die Normwerte der Europäischen Gesellschaft für Kohle und Stahl (EGKS).

Indikationen Funktionelle und ätiolog. DD von Lungen- und Atemwegserkr., Allergiediagn. (Expositions-, Provokationstests), präop. Beurteilung, Therapiekontrolle, Begutachtung.

Kontraindikationen Akut entzündliche Lungenerkr.

Statische Volumina (▶ Abb. 6.2).

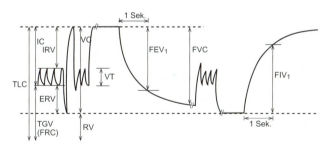

IRV = Inspiratorisches Reservevolumen	ERV = Exspiratorisches Reservevolumen
RV = Residualvolumen	FEV$_1$ = Exspiratorische Sekundenkapazität
TGV = Thorakales Gasvolumen	FIV$_1$ = Inspiratorische Sekundenkapazität
TLC = Totale Lungenkapazität	FRC = Funktionelle Residualkapazität
VC = (Inspiratorische) Vitalkapazität	FVC = Forcierte Vitalkapazität
VT = Atemzugvolumen	IC = Inspiratorische Kapazität

Abb. 6.2 Spirometrie [A300]

- **Vitalkapazität** (VC): max. ventilierbares Lungenvolumen, mittl. Werte: M > 4,0 l; F > 3,0 l.
- **Residualvolumen** (RV): nicht ventilierbares Volumen, das nach max. Exspiration in der Lunge verbleibt, mittl. Wert 1,2 l.
- **Totalkapazität** (TC): Summe aus VC + RV, mittl. Werte M: 6–7 l, F: 5–6 l.

Tab. 6.5 Veränderung der Lungenvolumina bei ausgewählten Lungen-erkrankungen

	Obstruktion	Restriktion	Emphysem
VC	↓	↓	↓
RV	↔ (↑)	↓	↑
FEV_1	↓	(↓)	↓
FEV_1/VC	↓	↔	↓
Resistance	↑	↔ (↑)	↔ (↑)

Dynamische Volumina (▶ Abb. 6.2).

- **Forciertes exspiratorisches bzw. inspiratorisches Volumen:** in 1 Sek. (FEV_1/FIV_1) Normwert FEV_1 M ~ 3 l, F ~ 2,2 l; stark abhängig von Alter, Geschlecht und Größe.
- **Tiffeneau-Wert:** FEV_1/VC × 100; normal ~ 70 %. FEV_1, FIV_1 und Tiffeneau-Wert sind Obstruktionsparameter bei forcierter Atmung. Bronchospasmolyse-Test: Ist der erhöhte Atemwegswiderstand durch Gabe eines β2-Mimetikums (z. B. 2 Hübe Salbutamol) reversibel?
- **Resistance** (Raw): körperplethysmografisch bestimmter Atemwegswiderstand; Obstruktionsparameter bei Ruheatmung, spezifischer als FEV_1 und Tiffeneau-Wert. Normalwert < 2,5 cm H_2O/l/Sek.
- **Diffusionskapazität (DL_{CO}):** empfindlichster Parameter für verlängerte Diffusionsstrecke, z. B. bei interstitiellen Lungenerkr. oder Lungenemphysem. Normal > 80 %.

6.2.4 Blutgasanalyse (BGA)

Bestimmung von Sauerstoffpartialdruck (pO_2), Kohlendioxidpartialdruck (pCO_2) und der Pufferkapazität im art. bzw. arterialisiert-kapillären Blut. Die Referenzwerte für pO_2 sind von Lebensalter und Body-Mass-Index (Körpergewicht in kg: Körperlänge in m²) abhängig (20. Lj. > 85 mmHg, 70. Lj. > 70 mmHg).

- **Respir. Partialinsuff.:** Erkr. des Lungenparenchyms → Beeinträchtigung des Gasaustauschs → art. Hypoxämie ohne Hyperkapnie.
- **Respir. Globalinsuff.:** Störung des Atemantriebs oder der Atemmechanik → alveoläre Hypoventilation → zusätzlich Hyperkapnie.

Kommt es durch O_2-Gabe zur adäquaten Erhöhung des pO_2, liegt am ehesten eine Diffusionsstörung, andernfalls ein pulmonaler Shunt vor.

Tab. 6.6 Veränderung der Blutgasanalyse

Blutgasanalyse	pO_2 (95 ± 5 mmHg)	pCO_2 (40 ± 2 mmHg)	Sauerstoffsättigung (97 ± 2 %)
Respir. Partialinsuff.	↓	↓/n	↓
Respir. Globalinsuff.	↓	↑	↓

Säure-Basen-Status ▶ 10.5

6.2.5 Spiroergometrie

Aussagekräftigste Methode zur Diagn, der kardiopulmonalen Leistungsfähigkeit. Bei ergometrischer Belastung Messung von O_2 und CO_2 in der Exspirationsluft, Herzfrequenz sowie des ventilierten Luftvolumens. BGA vor und nach der Untersuchung, Lufu vor der Untersuchung. Subjektive Quantifizierung der Dyspnoe z. B. mittels Borg-Skala.

Indikationen Einsatz in der Sportmedizin, Differenzierung von verschiedenen Ursachen der Dyspnoe, z. B. Unterscheidung kardiale/pulmonale Ursache, präop. Einschätzung vor Lungenresektion, Therapiesteuerung bei Herzinsuff. (Vorbereitung Herz-Tx, Verlaufsbeurteilung), Leistungseinschätzung in der Arbeitsmedizin und bei gutachterlichen Fragestellungen.

Parameter Atemminutenvolumen, Sauerstoffaufnahme (V_{O2}), Kohlendioxidabgabe (V_{CO2}), Atemfrequenz. Hieraus errechnen sich folgende Parameter: respir. Quotient (RQ = V_{CO2} : V_{O2}), Atemäquivalent für O_2 (EQ_{O2} = VE : V_{O2}), Atemäquivalent für CO_2 (EQ_{CO2} = VE : V_{CO2}) und Atemzugvolumen (AZV = VE : AF). Hieraus können die max. Sauerstoffaufnahme und die anaerobe Schwelle bestimmt werden. Berechnen lassen sich darüber hinaus Kalorienverbrauch und Substratumsatz.

- **Sauerstoffaufnahme:** Kriterium für kardiopulmonale Leistungsfähigkeit in Abhängigkeit von Gewicht, Trainingszustand und genetischer Disposition. Einteilung in Weberklassen A–D (analog NYHA-Klassifikation). Bei kardial begrenzter Leistungsfähigkeit und pAVK reduziert.
- **Atemzugvolumen:** bei restriktiver Ventilationsstörung wird fast die inspiratorische VC erreicht.
- **Respir. Quotient:**
  - RQ > 1 weist auf eine Belastung oberhalb der anaeroben Schwelle.
  - RQ > 0,8 bereits bei Beginn der Belastung: V. a. Hyperventilation.
- **Sauerstoffsättigung:** bei Abfall > 4 % pulmonale Belastungslimitierung.
- **Anaerobe Schwelle:** < 40 % der altersentsprechenden max. Sauerstoffaufnahme weist auf linksventrikuläre Dysfunktion.

6.2.6 Bronchoskopie

Durchführung
- **Voraussetzungen:** nüchterner Pat., schriftliche Einwilligung. Lufu, BGA, BB (Thrombopenie, Anämie), Quick. Erhöhtes Risiko bei pO_2 < 60 mmHg, pCO_2 > 43 mmHg, FEV_1 < 60 % (bzw. < 1 l), Quick < 50 %, Thrombozyten < 50/nl, bronchialer Hyperreagibilität, schwerem Lungenemphysem, Schlafapnoe-Sy., KHK.
- **Vorgehen:** mit flexiblem Bronchoskop in Lokalanästhesie oder mit starrem Bronchoskop in Vollnarkose.

Therapeutische Indikationen
- Extraktion von Fremdkörpern.
- Absaugung von Aspiraten, Sekreten v. a. bei Atelektase („mucoid impaction").
- Lokale Blutstillung bei Hämoptysen.
- Bei stenosierendem zentralem Bronchial-Ca Laserther., endobronchiale Strahlenther. („Afterloading"), endobronchiale „Stent"-Implantation, Bougierung von Trachealstenosen, Fibrinklebung von Fisteln.
- Ther. Lavage bei alveolärer Proteinose.

- Bronchial-Ca: histolog. Sicherung, Lokalisation, Einschätzung der anatomischen Operabilität.
- Endobronchialer Ultraschall: ermöglicht Untersuchung pulmonaler Lk mittels Feinnadelpunktion (Zytologie). Zur Lungenemboliediagn. bei KI gegen KM.
- Interstitielle Lungenerkr.: BAL und periphere transbronchiale Biopsie zur diagn. Zuordnung und Einschätzung der Aktivität.
- Pneumonie: zum Keimnachweis mittels quantitativer Kultur aus BAL, Bronchialsekret, transbronchialem Biopsat (v. a. zum Nachweis von Aspergillus fumigatus) oder geschützte Mikrobürste bei erfolgloser antibiotischer Vorbehandlung oder Immunsuppression. Keimnachweis $\geq 10^4$ cfu/ml signifikant.
- Chron. Husten, Hämoptysen, Atelektase, Zwerchfellparese, Pleuraerguss unklarer Ätiologie.

6.3 Obstruktive Atemwegserkrankungen

6.3.1 Asthma bronchiale

Anfallsweise auftretende, ganz oder teilweise reversible Atemwegsobstruktion infolge von Entzündung und Hyperreagibilität der Atemwege.

> **Leitbefunde**
> Akut anfallsweise auftretende Atemnot mit exspiratorischem Stridor. Auskultatorisch Giemen und Brummen.

Ätiologie
- **Exogen allergisches Asthma:** meist IgE-vermittelte, allergische Sofortreaktion (Typ I), z. B. gegen Hausstaubmilben, Blütenpollen (oft Birke: Pollenflugkalender!) und Mehlstaub. Tritt häufig zusammen mit Heuschnupfen oder atopischem Ekzem auf; oft pos. Familienanamnese.
- **Nichtallergisches Asthma** („intrinsic asthma", Infektasthma): häufigste Form bei Erw. Auslöser meist Infekte, körperliche Anstrengungen („exercise-induced"), kalte Luft, Stress, Inhalationsnoxen, Pharmaka (z. B. ASS). Mischformen sind häufig!
- ! Vor dem 40. Lj. überwiegend allergisches, danach nichtallergisches Asthma.

Klinik   Anfallsweise Atemnot. Zu Beginn häufig Hustenreiz; verlängerte Exspiration mit Giemen, evtl. Stridor, Lungenblähung, Tachykardie.

Differenzialdiagnosen   Lungenödem („Asthma cardiale"), Lungenembolie chron. obstruktive Bronchitis, Pneumothorax, Hyperventilationssy., Fremdkörperaspiration, VCD.

Diagnostik
- Anamnese: auslösende Faktoren erfragen.
- Rö-Thorax: Lungenüberblähung (Transparenzvermehrung), evtl. Pneumothorax, Aspergillom, pneumonisches Infiltrat.
- Labor: Leukozytose (Infekt?), Eosinophilie, IgE.
- BGA: zeigt Grad der respir. Insuff. **Cave:** zu Beginn häufig $pCO_2 \downarrow$ und $pO_2 \uparrow$ durch Hyperventilation; führt häufig zur Fehleinschätzung eines bedrohlichen Anfalls („psychisch").

- EKG: evtl. Zeichen der Rechtsherzbelastung.
- Lufu: FEV_1, FEV_1/VC ↓, Atemwegswiderstand ↑, verbessert nach Inhalation eines β-Sympathomimetikums (Broncholyse-Test), Metacholin-Provokationstest zum Nachweis einer bronchialen Hyperreagibilität.
- Allergietestung, z. B. Pricktest.

Krankheitskontrolle
- Einteilung des Asthmas nach Krankheitskontrolle in kontrolliert, teilkontrolliert und unkontrolliert.
- Therapieziel ist die vollständige Asthmakontrolle (www.ginasthma.com).

⚡ Therapie der Infektexazerbation und des Status asthmaticus
- **Sauerstoffgabe:** 4–6 l/Min. über Nasensonde, möglichst BGA-Kontrolle. Kommt es unter Sauerstoffther. zu CO_2-Retention, CO_2-Narkose und -Koma (v. a. ältere Pat. mit COPD) zunächst O_2-Zufuhr reduzieren, assistierte Beatmung mit Ambu-Beutel, evtl. nichtinvasive Beatmung oder Intubation.
- **Hoch dosierte bronchodilatatorische Ther.:**
  - β2-Sympathomimetika, bevorzugt mit Düsenvernebler, z. B. Salbutamol 1,25 mg (z. B. Sultanol®) **plus**
  - Parasympatholytikum Ipratropiumbromid 48 Trpf. einer 0,025 % Lsg. (Atrovent®) in 4 ml sterilem NaCl 0,9 %, alternativ bis zu 20 Hübe eines Dosieraerosols, z.B. erst 5, dann 2 Hübe alle 5 Min.
  - Evtl. Terbutalin 0,125–0,25 mg s. c. (z. B. Bricanyl®). **Cave:** Hypokaliämie, tachykarde Herzrhythmusstörungen > 130/Min.
- **Theophyllin** 5 mg/kg KG als Ki zur Aufsättigung über 30 Min., dann 1 mg/kg KG/h über Perfusor, nach 12 h Reduktion auf 0,8 mg/kg KG/h. Bei Vorbehandlung mit Theophyllin Aufsättigungsdosis halbieren. Blutspiegelkontrolle vor Ther. und 24 h danach (1 mg/kg KG Theophyllin i. v. erhöht den Spiegel um ca. 2 mg/ml).
- **Glukokortikoide:** Prednisolon-Bolus 50–100 mg i. v. (z. B. Solu-Decortin H®), Wirkungseintritt frühestens nach 30 Min.!
- **Antibiotika:** Infektexazerbation meist durch Pneumok., H. infl., atypische Erreger. Ther. bei fehlendem Antibiogramm mit Makrolid wie Clarithromycin 2 × 500 mg/d p. o. (z. B. Klacid®), Amoxicillin 3 × 750 mg/d p. o. (z. B. Binotal®) bzw. Ampicillin 4 × 1 g/d i. v. oder ein Cephalosporin wie Cefuroxim 3 × 1,5 g/d i. v. (z. B. Zinacef®).
- **Begleitende Maßnahmen:** ausreichend Flüssigkeitszufuhr oral oder i. v. 100–200 ml/h bis zu 4 l/d (**cave:** Herzinsuff.), Physiother.
- **Sedierung:** möglichst **keine** Sedierung, nur ausnahmsweise Promethazin 15 mg (z. B. Atosil® 15 Trpf.).
- **Cor pulmonale:** nur bei vital bedrohlicher Überwässerung vorsichtige Diuretikather. (bei Hkt > 50 % Komb. mit Aderlass), Nitrate, Digitalis bei Vorhofflimmern (**cave:** bei Hypoxie gesteigerte Digitalisempfindlichkeit).
- **Zunehmende respir. Globalinsuff.:** Ther. Bronchiallavage auf Intensivstation erwägen, z. B. mit 0,2 mg Adrenalin in 160 ml NaCl 0,9 %.
- **Ind. zur assistierten Beatmung** (▶ 3.3): progredienter pCO_2-Anstieg, Atemfrequenz > 30/Min., exzessive Atemarbeit, Erschöpfung, Bewusstseinsverlust, Bradykardie, drohender Atemstillstand.

6

Intervalltherapie Antiobstruktive Ther. (▶ Tab. 6.7); zusätzlich Allergenkarenz, Hyposensibilisierung bei Pat. < 40 J. mit monovalenten Allergien, z. B. gegen Pollen, Hausstaubmilben oder Schimmelpilze.

Tab. 6.7 Antiobstruktive Dauertherapie des Asthma bronchiale in 4 Stufen	
Stufe 1	β2-Mimetikum bei Bedarf
Stufe 2	• Niedrig dosiert ICS, bevorzugt als Pulverinhalator, z. B. Budesonid 2 × 200 µg/d (z. B. Pulmicort®-Turbohaler), entspricht ~ 5 mg Prednisolon; volle Wirksamkeit erst nach 1 Wo. Mundspülung nach Anwendung reduziert Risiko lokaler Pilzinf. • Evtl. Leukotrien-Rezeptorantagonisten wie Montelukast 1 × 10 mg abends p. o. (Singulair®) oder Zafirlukast 2 × 20 mg/d p. o. (Accolate®) oder 5-Lypoxygenase-Inhibitoren (z. B. Zileuton®), z. B. bei analgetikainduziertem, anstrengungsinduziertem („exercise-induced") und nächtl. Asthma
Stufe 3	• Zusätzlich Sympathomimetika: lang wirksame β2-Mimetika wie Salmeterol 2 × 0,05 mg/d ≅ 2 × 1 Einzeldosis (Serevent® Diskus) oder Formoterol 1–2 × 6 µg ≅ 1–2 × 1 Einzeldosis (z. B. Oxis Turbohaler®) • Bevorzugt Kombinationspräparate mit ICS, alternativ hoch dosiertes ICS oder Komb. ICS plus Leukotrien-Antagonist oder ICS plus Theophyllin • ICS in mittl. oder hoher Dosierung (z. B. Budesonid 2 × 800 µg/d) plus lang wirksames β2-Mimetikum plus Leukotrienantagonist oder Theophyllin oder beides • Zusätzlich retardierte Theophylline; ther. Blutspiegel 8–20 mg/l. • Dosierung: initial Nichtraucher (70 kg) 2 × 350 mg/d (z. B. Broncho ret.®), Raucher 3 × 350 mg/d, bei Herzinsuff. und eingeschränkter Leberleistung nur 2 × 250 mg/d; am 3. Tag Kontrolle von Wirkung und Verträglichkeit. Dosisanpassung nach Spiegelbestimmung (Blutentnahme mittags um 12 Uhr bei letzter Einnahme um 8 Uhr); Dosisreduktion bei gleichzeitiger Gabe von Erythromycin, Cimetidin, Allopurinol, Gyrasehemmern • NW v. a. bei Überdosierung: Übelkeit, Schwindel, Kopfschmerzen, Schlafstörungen, Tremor, tachykarde Herzrhythmusstörungen (v. a. bei Komb. mit β-Mimetika); selten Anaphylaxie (v. a. bei Aminophyllin); generalisierte Krampfanfälle meist erst bei Serumspiegeln > 5 mg/l
Stufe 4	• Zusätzlich systemische Glukokortikoide: initial Prednison-Äquivalent 30–100 mg i. v. oder p. o.; danach zügige Reduktion (z. B. 20–0–10 mg/d über 3 d, dann 15–0–5 mg/d); bes. bei nächtl. Dyspnoeanfällen muss ein Teil der Dosis abends gegeben werden (▶ 19.5) • Ggf. Anti-IgE-Ther. (z. B. Xolair®) erwägen

ICS = inhalative Glukokortikoide

Typische Fehler
- Mangelnde Geduld mit unnötiger Therapieeskalation; nach Applikation der Broncholytika-Höchstdosen ist medikamentöse Ther. ausgereizt. Überdosierung („viel hilft viel") vermeiden. Pat. oft mit hohen Dosen (Dosieraerosole!) vorbehandelt.
- Zu starke Sedierung.
- Tachykardie nie mit β-Blockern behandeln: Besserung der Obstruktion führt häufig zum Frequenzabfall. Evtl. Verapamil, Digoxin.
- Respir. Azidose nicht mit Natriumbikarbonat ausgleichen: Die Azidose ist vielleicht einziger Atemantrieb!
- Bei ca. 20 % der Pat. Zunahme der Obstruktion durch Analgetika.

6.3.2 Chronisch obstruktive Bronchitis (COPD)

Häufigste Erkr. der Atmungsorgane, meist Raucher > 40. Lj. mit langjährigem Raucherhusten.

> **Leitbefunde**
> Husten und Auswurf an den meisten Tagen von mind. 3 Mon. zweier aufein-
> anderfolgender Jahre. Zusätzlich Dyspnoe und Leistungsabfall.

Klinik
- Husten, zäher Auswurf v. a. morgens, Belastungsdyspnoe, rezid. bronchiale Infekte.
- Im fortgeschrittenen Stadium Gewichtsabnahme und Kachexie („pulmonale Kachexie").
- Bei Hyperkapnie: Tremor, venöse Dilatation (Konjunktiven), Unruhe; später Somnolenz, Hirndruckzeichen.

Tab. 6.8 GOLD-Klassifikation der COPD

Stadium		
I	Milde COPD	$FEV_1/FVC < 70\%$, $FEV_1 \geq 80\%$ mit oder ohne Husten/Auswurf
II	Mäßige COPD	$FEV_1/FVC < 70\%$, $50\% \leq FEV_1 < 80\%$
III	Schwere COPD	$FEV_1/VC < 70\%$, $30\% \leq FEV_1 < 50\%$
IV	Sehr schwere COPD	$FEV_1/FVC < 70\%$, $FEV_1 < 30\%$ oder $FEV_1 < 50\%$ + respir. Globalinsuff. oder Cor pulmonale

Komplikationen Bei langjähriger systemischer Glukokortikoidmedikation z.B. Steroiddermatose (Hautatrophie, „blaue Flecken"), Osteoporose, Katarakt. **Cave:** NNR-Insuff. bei Infekt!

Diagnostik

6

Bei Adipositas und respir. Globalinsuff. („Blue Bloater") obstruktives Schlafapnoe-Sy. ausschließen („Overlap-Sy.").

- **Klin. Untersuchung:**
  – Obstruktion mit Giemen und Brummen.
  – Lungenemphysem: Fassthorax, evtl. Teleangiektasien am Rippenbogen, hypersonorer Klopfschall, verkleinerte Herzdämpfung, geringe Atemver-schieblichkeit der Lungengrenzen.
  – Respir. Insuff.: Tachypnoe, Dyspnoe, Zyanose, Benutzung der Atemhilfs-muskulatur.
  – Uhrglasnägel bei chron. Hypoxämie.
- **Labor:** Leukos, CRP, Polyglobulie (Zeichen der chron. Hypoxämie), Eosino-philie, IgE, α_1-Antitrypsin.
- **Rö-Thorax:** nur in 50% röntgenolog. Veränderungen, z. B. interstitielle Zeichnungsvermehrung, Überblähung mit tief stehendem, abgeflachtem Zwerchfell, in fortgeschrittenen Fällen Emphysemzeichen (▶ 6.3.3). Wichtig zum Ausschluss einer Raumforderung (Bronchial-Ca!) oder eines Infiltrats. Evtl. HR-CT zum Nachweis von Bullae oder Bronchiektasen.

- **Lufu** (▶ 6.3.1): Obstruktion (FEV$_1$ < 80 % mit Besserung im Bronchospasmo-lyse-Test < 20 %, FEV$_1$/FVC < 70 %), meist Zeichen der Lungenblähung (Residualvolumen > 120 %), meist verminderte Diffusionskapazität.
- **BGA:** respir. Partial- bzw. Globalinsuff. in fortgeschrittenen Stadien.
- **Bronchoskopie mit BAL:** bei therapierefraktärem Verlauf.

Differenzialdiagnosen Asthma bronchiale (Atopie, reversible Obstruktion; ▶ Tab. 6.9, ▶ Tab. 6.10), α$_1$-Antitrypsinmangel (Lungenemphysem im 30.–40. Lj., evtl. pos. Familienanamnese), Mukoviszidose (junge Pat., oft exokrine Pankreas-insuff.), Bronchiektasen (> 30 ml purulentes Sputum tägl.), Bronchiolitis obliterans (z. B. nach schwerer Virusinf., Inhalationstrauma, Lungen-Tx, idiopathisch).

Tab. 6.9 Differenzialdiagnose Asthma bronchiale – COPD nach Klinik

Asthma bronchiale	COPD
Nichtraucher mit atopischem Ekzem oder allergischer Rhinitis	Raucher mit Vorgeschichte einer chron. Bronchitis
Oft lange Asthmavorgeschichte	Auftreten meist > 50. Lj.
Im Intervall oligo- oder asympt.	Kein beschwerdefreies Intervall
Anfallsweise Atemnot durch reversible Obstruktion der unteren Luftwege	Husten und Auswurf an den meisten Tagen von > 3 Mon. zweier aufeinander-folgender Jahre plus Obstruktion

Tab. 6.10 Differenzialdiagnose Asthma – COPD nach Lungenfunktion

	Asthma	COPD
Obstruktion	Variabel	Meist konstant
Verlauf	Variabel	Progrediente Verschlechterung
Bronchospasmolyse	Starke Verbesserung bis Normalisierung	Verbesserung meist < 20 %
Metacholin-Test	Immer bronchiale Hyperreagibilität	Variabel
Diffusionskapazität	Normal	Erniedrigt

Therapie Im infektfreien Intervall konsequent und langfristig! (Ther. der Infekt exazerbation ▶ 6.3.1).
! Ständige Ermutigung, mit Rauchen aufzuhören: einzige dauerhaft effektive Maßnahme zur Verbesserung der Lufu.
- Grippeschutzimpfung (jährlich), Pneumokokkenimpfung.
- Antiobstruktive Dauerther. (▶ Tab. 6.11).
! β-Blocker werden oft vertragen und sollten z. B. bei KHK häufiger eingesetzt werden!
- Abhusten wird erleichtert durch reichliche Flüssigkeitszufuhr (cave: Herzinsuff.), Atemphysiother., Aerosolbehandlung mit Kochsalz- oder Sultanol®/ Atrovent®-Inhalations-Lsg. (Rp: 170 ml 0,9 % NaCl, 7 ml 10 % NaCl, 20 ml Atrovent® 0,025 %, 10 ml Sultanol® 0,5 %. Hiervon z. B. 3 × 2 ml/d über Düsen-vernebler).
- Ther. der Infektexazerbation: in 50 % bakt. (Pneumok., H. infl., Moraxella catarrhalis). Antibiotische Ther. sinnvoll bei vermehrtem Sputum, Gelbfärbung

und vermehrter Dyspnoe („Anthonisen-Kriterien"), z. B. mit Makrolid wie Clarithromycin 2 × 500 mg/d. p. o. (z. B. Klacid®), Amoxicillin-Clavulansäure 2–3 × 1 g/d p. o. (z. B. Amoclav®) oder Cephalosporin wie Cefuroxim 3 × 1.500 mg/d i. v. (z. B. Zinacef®). Immer zusätzlich Glukokortikoidstoß, z. B. Prednison 50 mg/d über 5 d p. o., dann absetzen.

Tab. 6.11 Antiobstruktive Dauertherapie der COPD

Stadium	Therapie
I	Kurz wirksames β2-Mimetikum oder Anticholinergikum bei Bedarf
II	Lang wirksames β2-Mimetikum (z. B. Formoterol, Salmeterol) oder Anticholinergikum (z. B. Tiotropium), zusätzlich inhalatives Glukokortikoid bei ≥ 3 Infektexazerbationen/J.
III	Komb. aus lang wirksamem β2-Mimetikum und Anticholinergikum, bei ausgeprägten Sympt. und/oder wiederholten Exazerbationen zusätzlich inhalatives Glukokortikoid, evtl. Theophyllin (▶ 6.3.1)
IV	Wie III, zusätzlich Ther. der KO (z. B. Cor pulmonale), Langzeit-Sauerstoffther., Heimbeatmung, Rehabilitation

Systemische Glukokortikoide werden wegen des ungünstigen Nutzen-NW-Profils für die Dauerther. nicht empfohlen.

6.3.3 Lungenemphysem

Irreversible Erweiterung der am Gasaustausch beteiligten Abschnitte der Lunge infolge einer Destruktion der Alveolarsepten.
- **Zentroazinäres Emphysem:** häufigste Form, Entstehung bei COPD.
- **Panazinäres Emphysem:** („Altersemphysem") z. B. bei α_1-Antitrypsinmangel.

Leitbefunde
Chron. Dyspnoe, die unter Belastung rasch zunimmt, Fassthorax und hypersonorer Klopfschall.

6

Klinik Durch Erhöhung des funktionellen Totraums und Minderung der Gasaustauschfläche kommt es zur respir. Insuff., die unter Belastung rasch zunimmt (Labilität der großen Atemwege). Durch Rarefizierung von Gefäßen entstehen pulmonale Hypertonie und Cor pulmonale (▶ 6.7.2).

Diagnostik
- **Klin. Untersuchung:** Zyanose, Fassthorax, horizontal gestellte Rippen und großer Thoraxdurchmesser; hypersonorer Klopfschall, verkleinerte abs. Herzdämpfung, tief stehende, wenig verschiebliche Atemgrenzen. Abgeschwächte Atem- und Herzgeräusche. Evtl. Zeichen der Rechtsherzinsuff. (Halsvenenstauung, Lebervergrößerung, periphere Ödeme).
- **BGA:** respir. Partial- oder Globalinsuff., Hb ↑ (reaktive Polyglobulie).
- **Lufu:** erhöhte Totalkapazität; Residualvolumen > 40 % der Totalkapazität bzw. > 2 l, VC und FEV_1 ↓ (▶ 6.2.3).
- **Rö-Thorax:** erhöhte Strahlendurchlässigkeit der Lungen, rarefizierte Lungenstruktur, Gefäßkalibersprung, breite ICR, kleines, steil gestelltes Herz. Evtl. Zeichen der Rechtsherzinsuff. und pulmonalen Hypertonie.
- **EKG:** Zeichen der Rechtsherzhypertrophie (▶ 4.2.4).

- α**1-Antitrypsin:** Serumkonz., Phänotypisierung. Bei PiZZ-Phänotyp kann eine lebenslange Substitutionsbehandlung (z. B. Prolastin HS®) durchgeführt werden.

Therapie Behandlung der Grundkrankheit, Ther. pulmonaler Inf. **Cave:** Atemdepressive Mittel meiden.

- **O$_2$-Langzeitther.:** bei Ruhe-pO$_2$ < 60 mmHg, zunächst Sauerstoffbelastungstest zum Nachweis eines pO$_2$-Anstiegs ohne starken CO$_2$-Anstieg („Retention"). Sauerstoff-Langzeitther. für tägl. > 18 h verbessert pulmonale Hypertonie und Progn.
- **Atemther.:** zur Verbesserung der Zwerchfellatmung und um Atmen gegen Widerstand zu üben: Zusammengepresste Lippen („Lippenbremse") erhöhen exspiratorischen Druck in den Atemwegen und vermindern den bronchialen Kollaps.
- **Diuretika** (▶ 4.5.1) bei Rechtsherzinsuff.
- **Aderlass** bei Polyglobulie.
- **Volumenreduktionschirurgie:** Die Resektion großer Emphysembullae kann eine Verbesserung der Lufu bewirken. Alternativ: bronchoskopische Verfahren mit Implantation, z. B. von Ventilen oder „coils".
- **Nächtliche Heimbeatmung bei hyperkapnischer Dekompensation:** druckgesteuerter Modus über Nasenmaske. Entlastet Atempumpe und verbessert Lebensqualität.

6.3.4 Bronchiektasen

Irreversible Erweiterung großer Bronchien, v. a. der Unterfelder.

> **Leitbefunde**
> Maulvolle Expektoration und Husten, oft rezid. Hämoptysen.

Ätiologie Meist erworben durch frühkindliche Inf. (z. B. Masern, Keuchhusten, Pneumonie), chron. obstruktive Bronchitis, Fremdkörper, Immunschwäche. Seltener durch angeborene Defekte bei Mukoviszidose, Kartagener-Sy., IgA-Mangel, selten idiopathisch.

Klinik Husten, Auswurf (maulvoll, übel riechend), rezid. Infekte, Hämoptyse (50 %) und Uhrglasnägel.
Komplikationen Rezid. Infektexazerbationen, Hämoptoe, Hirnabszess, Sepsis. Bei langjähriger aktiver Entzündung Amyloidose.

Diagnostik Rö-Thorax, HR-CT der Lunge (ohne KM), Bronchoskopie (Keimnachweis).

Therapie Regelmäßige Physiother. (z. B. in Knie-Ellenbogen-Lage), rigorose Infektbekämpfung nach Antibiogramm (Erreger: H. infl., Klebs. pneum., P. aeruginosa, Staph. aur., E. coli, Pneumok., β-hämolysierende Strept., Strept. der Gruppe A). Eine vollständige Sanierung ist meist aussichtslos. Jährliche Impfung gegen Influenza, Pneumokokkenimpfung. Resektion bei lokal begrenzter Bronchiektasie. Evtl. Lungen-Tx.

6.4 Restriktive Lungenerkrankungen

Erkr., die durch Destruktion des Lungenparenchyms und Bindegewebsvermehrung im Lungengerüst gekennzeichnet sind. Die Lufu zeigt eine restriktive Ventilationsstörung (▶ 6.2.3) mit Erniedrigung der Diffusionskapazität, die BGA (insb. unter Belastung) eine respir. Partialinsuff.

6.4.1 Sarkoidose (M. Besnier-Boeck-Schaumann)

Häufige granulomatöse Systemerkr. unklarer Ätiol. v. a. bei jungen Frauen < 40 J. Genetische Mitursache wahrscheinlich (Punktmutation im BTNL2-kodierenden Gen erhöht Krankheitsrisiko um 60 %).

Klinik
- **Akut:** Löfgren-Sy. (v. a. junge Frauen) mit Arthritis, Erythema nodosum, bihilärer Lymphadenopathie, meist Spontanremission innerhalb 6 Wo.
- **Chron.:** oft symptomlos; sonst Husten, Fieber, Belastungsdyspnoe. Extrathorakale Manifestation an Gelenken (Arthritis, v. a. Sprung-, Knie-, Hand- und Fingergelenke) und Haut (Lupus pernio, Erythema nodosum). Seltener Befall von Auge (Uveitis, Iridozyklitis, Keratokonjunktivitis), Leber, Milz, ZNS (Encephalitis granulomatosa, Hirnnervenparesen), Knochen (Ostitis cystoides multiplex Jüngling), Parotis (mit Fazialisparese und Uveitis = Heerfordt-Sy.) und Herz (CMP, Perikarderguss). **KO:** plötzlicher Herztod bei Befall des Reizleitungssystems.

Diagnostik
- **Röntgen:**
  - Stadium I: polyzyklische Verbreiterung beider Hili; Spontanremission in 70 %.
  - Stadium II: feinstreifige Zeichnungsvermehrung (in 20 % ohne Hilusbeteiligung!), Spontanremission in 40 %.
  - Stadium III: irreversible Lungenfibrose.
  ! Im angloamerikanischen Sprachraum werden vier Stadien unterschieden!
- **Bronchoskopie:** BAL (lymphozytäre Alveolitis mit erhöhtem CD_4/CD_8-Quotienten. Quotient > 7 → ca. 90 % Spezifität) und transbronchiale Biopsie.
- **Lufu:** evtl. restriktive Ventilationsstörung (▶ 6.2.3), Verminderung der Diffusionskapazität (DL_{CO}), bester Parameter zur Therapiekontrolle.
- **Labor:** ACE ↑ (nicht spezif., zeigt evtl. Aktivitätsgrad), evtl. Hyperkalzämie.
- **Tuberkulinprobe** (▶ 6.5.3): wenn deutlich pos., 1 × Magensaft und 3 × Sputum zur Tbc-Diagn.
- **Mediastinoskopie:** mit Lk-Exstirpation, wenn Diagn. durch BAL und Biopsie nicht aussagekräftig.
- Ggf. Kardio-MRT zum Nachweis einer Herzbeteiligung.

Differenzialdiagnosen
- DD Hiluslymphome: Tbc, malignes Lymphom, Metastasen (z. B. Bronchial-Ca).
- DD interstitieller Lungenveränderungen: Miliar-Tbc, exogen allergische Alveolitis, alle fibrosierenden Lungenerkr., Pneumonie.

Therapie In Stadium I bei asympt. Pat. keine Ther., sondern Kontrolle der Diffusionskapazität alle 3 Mon., Rö-Thorax jährlich.

- **Sympt. Ther.:** z. B. mit Ibuprofen bei Löfgren-Sy.
- **Glukokortikoidtherapie** (▸ 19.5): im Stadium II mit Verschlechterung der Lufu, bei extrapulmonalem Befall (z. B. ZNS, Herz, Augen), bei Hyperkalzämie initial Prednison 0,5–1 mg/kg KG/d p. o. über 2–4 Wo. (Kontrolle von Rö-Thorax und Lufu); dann Dosisreduktion alle 2 Wo., bis Erhaltungsdosis von etwa 12,5 mg/d erreicht (Cushing-Schwelle). Auslassversuch nach 6–9 Mon. Immer Osteoporoseprophylaxe!

Prognose   In 90 % günstig; ohne Ther. in 10 % Übergang in Lungenfibrose (Stadium III) mit respir. Insuff. und Cor pulmonale.

- Sarkoidose ist oft nicht therapie-, aber immer kontrollpflichtig!
- Nach aktuellen Studien kann Pentoxifyllin möglicherweise einen steroidsparenden Effekt haben.

6.4.2 Pneumokoniosen, Staubinhalationskrankheiten

Durch Speicherung von anorganischem Staub im Lungengewebe bedingte Lungenfibrose.

Häufigste, zur Invalidität führende Berufskrankheit der Lunge. Meldepflichtig!

Ätiologie
- **Silikose:** meist als Mischstaubpneumokoniose nach jahrelanger Exposition durch kristallinen Quarz mit einer Korngröße < 7 μm (erreicht Alveolen).
- **Silikatose** (Asbestose, Talkumlunge, Kaolinlunge): durch kristalline Silikatpartikel.
- **Andere Stäube:** Aluminium-, Barium-, Bauxit-, Beryllium-, Eisen-, Hartmetall- und Zementstaub.

Klinik
- Dyspnoe, Tachypnoe, trockener Husten.
- Befund: inspiratorische, trockene, nicht klingende RG, Zeichen der respir. Insuff., Zeichen der Rechtsherzbelastung (▸ 6.7.2).
- Silikose: Sympt. können auch Jahrzehnte nach Exposition erstmalig auftreten (▸ Tab. 6.12).
- Silikatose: bei Asbestose v. a. bei Rauchern Bronchial-Ca und Pleuramesotheliom.

Prognose   Bestimmt durch KO (erhöhte Infektanfälligkeit, chron. obstruktive Bronchitis, Asthma). Zu ca. 10 % Siliko-Tbc, die ebenfalls als Berufskrankheit anerkannt ist.

Therapie   Strikte Expositionsprophylaxe! Zum Nichtrauchen animieren. Sympt. Ther. von Atemwegsobstruktion und respir. Insuff. Keine Immunsuppression!

Tab. 6.12 Diagnostik und Befunde bei Silikose und Silikatose

	Silikose	Silikatose
Anamnese	Beruf?	Beruf?
Histologie	Vernarbte Granulome	Diffuse Lungenfibrose

Tab. 6.12 Diagnostik und Befunde bei Silikose und Silikatose *(Forts.)*

	Silikose	Silikatose
Rö-Thorax	Diffuse flächige Verschattungen v. a. in den Mittelfeldern. Im Hilusbereich noduläre Verschattungen, z. T. verkalkt („Eierschalenhilus"). Schrumpfungstendenz führt zu Narbenemphysem	Pleuraverdickungen und Verkalkungen, v. a. in den Unterfeldern streifige Verdichtungen
Lufu	Neben restriktiven auch obstruktive Ventilationsstörungen durch begleitende chron. obstruktive Bronchitis	Restriktive Ventilationsstörung, meist ohne Obstruktion
Andere	BGA entscheidend zur Einschätzung des Behinderungsgrads. Auch BGA nach Belastung durchführen	BAL und Lungenbiopsie erlauben elektronenmikroskopischen Nachweis von Asbestfasern in Makrophagen

6.4.3 Exogen allergische Alveolitis

Typ-III-Allergie gegen organische Stäube < 15 μm. Nach wiederholter Antigenexposition Vaskulitis, obliterierende Bronchiolitis und Ausbildung von Granulomen durch präzipitierende AK.

Ätiologie
- **Farmerlunge:** durch thermophile Aktinomyzeten in feuchtem, schimmeligem Material wie Heu, Gemüse, Komposterde. DD: Silofüllerkrankheit (nichtallergische Erkr. durch Stickoxide).
- **Byssinose:** durch Baumwolle; Fieber v. a. nach arbeitsfreien Tagen (Monday Fever) durch Allergenreexposition.
- **Vogelzüchterlunge:** durch Vogelexkremente.

Klinik 6–8 h nach Antigenkontakt Fieber, Husten, Auswurf, Belastungsdyspnoe. Evtl. Zeichen der respir. Insuff. Meist kein path. Befund. Evtl. Giemen, feinblasige RG über beiden Lungen.

Diagnostik
- Berufsanamnese: z. B. Landwirt, Baumwollarbeiter, Vogelhaltung.
- Rö-Thorax: vermehrte, streifige, z. T. fleckige Lungenzeichnung v. a. in den Mittelfeldern. Durch Schrumpfungsprozesse kann es zum Bild der Wabenlunge kommen.
- BAL: lymphozytäre Alveolitis, typischerweise mit erniedrigtem CD_4-/CD_8-Quotienten.
- Labor: präzipitierende AK im Immundiffusionstest.

Therapie Antigenkarenz ist Voraussetzung für erfolgreiche Ther. und Anerkennung als Berufskrankheit! Glukokortikoide, evtl. Immunsuppression (z. B. Azathioprin). Sympt. Ther. von Inf. (▶ 6.3.1, ▶ 6.5.1), Obstruktion (▶ 6.3.1), respir. Insuff. und Rechtsherzinsuff. (▶ 6.7.2).

6.4.4 Idiopathische interstitielle Pneumonien („Lungenfibrosen")

Selten! Ätiologie meist unbekannt.

Tab. 6.13 Einteilung der idiopathischen interstitiellen Pneumonien[1]

Klinische Diagnose	Histologie	Charakteristischer HR-CT-Befund	Klinik und Prognose
IPF (Interstitial Pulmonary Fibrosis)	UIP (Usual Interstitial Pneumonia)	Honigwabenlunge mit Traktionsbronchiektasen	Alter > 50 J., chron. Verlauf, schlechte Progn. (MÜZ 2,8 J.)
NSIP (Nonspecific Interstitial Pneumonia)	NSIP	Milchglas, unregelmäßige Linienmuster	Alter 40–50 J., Progn. und Verlauf sehr variabel
COP[2] (Cryptogenic Organizing Pneumonia)	OR (Organizing Pneumonia)	Fleckige Konsolidierungen und/oder Knoten	Alter ca. 55 J., gutes Ansprechen auf Glukokortikoide, MÜZ ca. 15 J.
AIP (Acute Interstitial Pneumonia)	DAD (Diffuse Alveolar Damage)	Milchglas mit fokaler (lobulärer) Aussparung	Alter ca. 50 J., 50 % Fieber, MÜZ 1,5 Mon.
DIP (Desquamative Interstitial Pneumonia)	DIP	Milchglas, netzartige Linienmuster	v.a. Raucher, 40–50 J., gute Progn. bei Nikotinkarenz
RB-ILD (Respiratory Bronchiolitis Associated Interstitial Lung Disease)	RB (Respiratory Bronchiolitis)	Verdickung der Bronchialwände, Milchglas (fleckig)	v.a. Raucher, 40–50 J., gute Progn. bei Nikotinkarenz
LIP (Lymphoid Interstitial Pneumonia)	LIP	Zentrilobuläre Knötchen, Milchglas	Alter ca. 50 J., meist Frauen, MÜZ > 10 J.

[1] Nach ATS/ERS Consensus Statement http://thoracic.org/sections/publications/statements/pages/respiratory-disease-adults/idio02.html. Im Klinikjargon werden die interstitiellen Pneumonien oft nicht ganz korrekt als „Lungenfibrosen" bezeichnet.
[2] Diese Form wurde früher auch als BOOP (Bronchiolitis Obliterans Organizing Pneumonia) bezeichnet.

Sonderformen
- **Churg-Strauss-Sy.:** Asthma, IgE ↑, systemische Vaskulitis, Eosinophilie. DD Lungenbeteiligung bei P. nodosa: Keine Bluteosinophilie, IgE normal, kein Asthma.
- **Eosinophile Pneumonie:** wahrscheinlich Typ-I-Allergie, ausgeprägte Eosinophilie in Blut und BAL. DD eosinophiles Granulom: keine Bluteosinophilie.
- **Goodpasture-Sy.:** GP, Hämoptysen; Diagn.: Harnstatus (Erythrozyturie), Nachweis von Antibasalmembran-Auto-AK, Biopsie. Ther.: Plasmapherese, Immunsuppression.
- **Wegener-Granulomatose** (▶ 11.6.10).
- **Andere:** SLE (▶ 11.6.1), Dermatomyositis (▶ 11.6.4), RA (▶ 11.3), P. nodosa (▶ 11.6.7), Sklerodermie (▶ 11.6.2), M. Bechterew (▶ 11.4.1).

Diagnostik Anamnese! Andere Organmanifestationen (Haut, Herz, Nieren?) Rheumafaktoren und Auto-AK (▶ 11.2.3), HR-CT. Bronchoskopie mit BAL und transbronchialer Biopsie.

6.5 Infektbedingte Atemwegserkrankungen

6.5.1 Pneumonie

Häufigste, zum Tod führende Infektionserkr. Letalität bei vorher Gesunden ca.
1 %, dagegen 30–70 % bei nosokomialer Inf. auf Intensivstation. Im Krankenhaus
erworbene Pneumonien machen etwa 20 % der nosokomialen Inf. aus.

> **Leitbefunde**
> Husten und Fieber, über den Lungen ohrnahe RG. Im Rö-Thorax neues Infiltrat.

Ätiologie
- Bakt., virale, pilz- oder protozoenbedingte Entzündung des Lungenparenchyms, selten auch durch chemische Noxen hervorgerufen (z. B. **Mendelson-
  Sy.** durch Magensaftaspiration). Sehr selten toxische Pneumonie durch Inhalation von fettlöslichen Dämpfen (Nasentropfen, Paraffin, Benzin).
- **Prädisposition:** Alkoholismus, hohes Alter, Zigarettenrauchen, Luftver-
  schmutzung, vorbestehende Lungenerkr., Begleiterkr., Immunschwäche.

Einteilung und typische Merkmale
- **Prim. Pneumonie:** ohne prädisponierende Vorerkr., Erreger meist Pneumokokken (= S. pneum. 30–60 %), H. infl., „atypische" Pneumonieerreger (z. B.
  Mykoplasmen, Legionellen, Chlamydien). Viren (Adenovirus, Influenza A
  und B, Parainfluenza).
- **Sek. Pneumonie** (= Pneumonie bei Begleiterkr.): begünstigt durch Linksherzinsuff. („Stauungspneumonie"), chron. obstruktive Bronchitis, Lungenembolie (Infarktpneumonie), Bettlägerigkeit („hypostatische Pneumonie"), Sekretstau (z. B. poststenotische Pneumonie bei Bronchial-Ca, Bronchiektasen,
  Fremdkörpern, Mittellappensy. z. B. nach Tbc), Immunschwäche (z. B. Alko-
  holismus, Diab. mell.). Erreger im Unterschied zu prim. Pneumonien häufiger gramneg. Bakterien, aber auch Pneumok., Staph.
- **Opportunistische Pneumonie:** bei stark immungeschwächten Pat., z. B. bei
  AIDS, Polychemother. Erreger z. B. Pilze (v. a. bei Neutropenie: Candida, As-
  pergillus), Pneumocystis jiroveci, Viren (z. B. CMV, HSV, HZV), atypische
  Mykobakterien (v. a. Mycobacterium avium bzw. intracellulare, MAI).
- **Einteilung nach Infektionsort:**
  - **Ambulant erworbene Pneumonie** (AEB, „zu Hause" erworben, „commu-
    nity acquired"): Erreger wie bei prim. Pneumonie.
  - **Nosokomiale Pneumonie** (im Krankenhaus erworben, „hospital acqui-
    red"): begünstigt durch hohes Alter, „Plastik" (z. B. Venenverweilkatheter,
    ZVK), intensivmedizinische Maßnahmen (Beatmung, Magensonde), As-
    piration. Sehr breites Keimspektrum, oft gramneg. Bakterien (60–80 %,
    v. a. P. aerug., E. coli, Klebs., Proteus, Serratia) oder Staph. aur. Erreger
    häufig antibiotikaresistent („erfahrene Krankenhauskeime").
- **Einteilung nach Röntgenbefund: Lobärpneumonie, Bronchopneumonie,
  Pleuropneumonie:** röntgenolog. Begriffe, je nach Lokalisation und Abgrenz-
  barkeit, sowie evtl. begleitendem Pleuraerguss.

Klinik Inspiratorische, ohrnahe („klingende") RG, Zeichen der Konsolidation
(gedämpfter Klopfschall, verstärkter Stimmfremitus und Bronchophonie, Bronchialatmen). Bei Kindern oft Erbrechen, Meningismus.

6

- **„Atypische" Pneumonie:** grippeähnlicher langsamer Beginn mit Kopf- und Gliederschmerzen und meist nur leichtem Fieber, evtl. Reizhusten, meist ohne Auswurf. Oft frappierender Unterschied zwischen neg. Auskultationsbefund und deutlicher Veränderung im Rö-Thorax (z. B. bds. Infiltrate). **Cave:** Auch eine Pneumokokkenpneumonie kann „atypisch" verlaufen!
- **„Typische" Pneumonie:** plötzlicher Beginn mit Schüttelfrost, hohem Fieber, Luftnot und Tachykardie, Husten und eitrigem Auswurf, evtl. Hämoptysen. Evtl. begleitender Herpes labialis. Bei atemabhängigem Thoraxschmerz Begleitpleuritis: Schmerzen verschwinden, wenn Erguss hinzutritt („feuchte" Rippenfellentzündung); dieser muss zum Ausschluss eines Pleuraempyems punktiert werden. Im Rö-Thorax Lappen- oder Segmentbegrenzung (▶ Abb. 6.3). Erreger oft Pneumok.

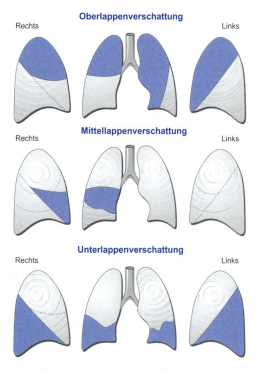

Abb. 6.3 Typische Verschattungen bei Lobärpneumonie [L106]

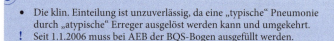

- Die klin. Einteilung ist unzuverlässig, da eine „typische" Pneumonie durch „atypische" Erreger ausgelöst werden kann und umgekehrt.
- ! Seit 1.1.2006 muss bei AEB der BQS-Bogen ausgefüllt werden.

Komplikationen Pleuraemphysem, Abszess, Otitis media, Meningitis, Schock. Bei Nichtansprechen auf die Ther. an Tbc bzw. Bronchial-Ca denken!

Diagnostik
- Rö-Thorax in 2 Ebenen.
- BGA ohne O_2-Insufflation. **Cave:** schlechte Prognose bei resp. Globalinsuff.
- **Cito-Labor:** BB (bei Leukopenie mit Diff.), CRP, Krea, Na^+ (bei Hyponatriämie an Legionellen denken), K^+ (Hyperkaliämie Hinweis auf NNR-Insuff.), GOT, LDH (bei Erhöhung an Lungenembolie denken). Leukozytose mit Linksverschiebung und evtl. toxischen Granulationen, BSG ↑, CRP v. a. bei bakt. Pneumonien stark erhöht; bei Mykoplasmen oft Kälteagglutinine nachweisbar. Tubergen-Test.
- 1 Blutkultur.
- **BAL:** bei Aspirationspneumonie, Pneumonie bei Immunschwäche.
- **Bronchoskopie:** anstreben bei Nichtansprechen auf Antibiotika, Rezidiv unter Ther., chron. oder abszedierende Pneumonie, Aspiration, Vorbehandlung mit Breitbandantibiotika, i. v. Drogenabusus, Bronchiektasen, evtl. nach Auslandsaufenthhalt. Behandlungsbeginn darf nicht verzögert werden!

Differenzialdiagnosen Lungeninfarkt nach Lungenembolie, Lungenödem, ARDS, Aspiration, Autoimmunerkr. (z. B. Goodpasture-Sy., Wegener-Granulomatose), exogen allergische Alveolitis, Bronchial-Ca.

Therapie (▶ 18.1).
- **Allg. Maßnahmen:** ausreichend Flüssigkeit (Fieber), bei hohem Fieber Bettruhe und Thromboembolieprophylaxe (▶ 19.8), Antipyretika (z. B. Paracetamol $3 \times 1\,g/d$, Wadenwickel).
- **Kalkulierte Antibiotikather.** ▶ Tab. 6.15, ▶ Tab. 6.16 und ▶ Tab. 6.17.

Tab. 6.14 Risikostratifizierung für Patienten mit ambulant erworbener Pneumonie (CURB-65-Score)

Parameter	Risikoerhöhung OR (95 %-Konfidenzintervall)
Alter > 65 J.	5,5 (2,2–13,4)
Verwirrtheit	8,1 (4,8–13,7)
Harnstoff > 7 mmol/l	5,6 (3,1–10)
Atemfrequenz > 30/Min.	1,7 (1,07–2,8)
Blutdruck ↓ 90–60 mmHg	2,4 (1,4–3,8)

Punkte
0–1: Mortalität < 1,5 %. Ambulante Ther. möglich.; 2: Mortalität 9,2 %; 3–5: Mortalität 22 %. Ggf. Intensivstation

Quelle: nach CURB 65, Lim, Thorax 2003

6

Tab. 6.15 Dosisempfehlungen bei der kalkulierten Initialtherapie der ambulant erworbenen Pneumonien (Tagesdosis für Erw., KG 50–85 kg, normale Nieren- und Leberfunktion)

Antibiotikum	Empfohlene initiale Tagesdosis	
	Parenteral	Oral
Nichtbreitspektrum-Betalaktame		
Benzylpenicillin	3–4 × 5 Mio. IE	–
Amoxicillin		≥ 70 kg: 3 × 1,0 g < 70 kg: 3 × 750 mg
Ampicillin	3–4 × 2,0 g	–
Cefuroxim	3 × 1,5 g	–
Amoxicillin-Clavulansäure	3 × 2,0 g	≥ 70 kg: 3 × 1,0 g < 70 kg: 2 × 1,0 mg
Ampicillin-Sulbactam	3 × 3,0 g	
Breitspektrum-Betalaktame		
Ceftriaxon	1 × 2,0 g	–
Cefotaxim	3 × 2,0 g	–
Piperacillin-Tazobactam	3 × 4,5 g	–
Ceftazidim	3 × 2,0 g	–
Cefepim	3 × 2,0 g	–
Imipenem	3 × 1,0 g	–
Meropenem	3 × 1,0 g	–
Makrolide		
Azithromycin	1 × 500 mg	1 × 500 mg
Clarithromycin	2 × 500 mg	2 × 500 mg
Tetrazykline		
Doxycyclin	1 × 200 mg	Initial 1 × 200 mg, dann 1 × 100 mg (< 70 kg) bzw. 1 × 200 mg (> 70 kg)
Fluorchinolone		
Levofloxacin	1 × 500 mg	1 × 500 mg
Moxifloxacin	1 × 400 mg	1 × 400 mg

Tab. 6.16 Therapieempfehlung für die kalkulierte Initialtherapie bei hospitalisierten CAP-Patienten ohne Risiko für eine Infektion durch Pseudomonas aeruginosa

Antiinfektiva für die Initialtherapie	Dosierung der Initialtherapie (pro Tag)	Gesamttherapiedauer
Betalaktam		
Amoxicillin-Lävulinsäure	3 × 2,2 g i. v.	Jeweils 5–7 d
Ampicillin-Sulbactam	3 × 3,0 g i. v.	
Cefuroxim	3 × 1,5 g i. v.	
Ceftriaxon	1 × 2,0 g i. v.	
Cefotaxim	3 × 2,0 g i. v.	
Plus/minus Makrolid		
Levofloxacin	1 × 500 mg i. v.	
Moxifloacin	1 × 400 mg i. v.	

Modifiziert nach: S3-Leitlinie. In: Pneumologie 2009; 63: e1–e68.

Tab. 6.17 Therapieempfehlung für die kalkulierte Initialtherapie bei hospitalisierten CAP-Patienten mit Risiko für eine Infektion durch Pseudomonas aeruginosa

Antiinfektiva für die Initialtherapie	Dosierung der Initialtherapie (pro Tag)	Gesamttherapiedauer
Pseudomonasaktives Betalaktam		
Piperacillin/Tazobactam	3 × 4,5 g i. v.	8–15 d
Cefepim	3 × 2,0 g i. v.	
Imipenem	3 × 1,0 g i. v.	
Meropenem	3 × 1,0 g i. v.	
Plus/minus		
Fluorchinolon	2 × 500 mg i. v.	7–10 d
Ciprofloxacin plus Pneumok.- und Staph.-aur.-wirksames Antibiotikum	3 × 400 mg i. v.	

Modifiziert nach: S3-Leitlinie. In: Pneumologie 2009; 63: e1–e68.

6

- **Antibiotikatherapie nach Erregeridentifizierung:**
  - **Staphylokokkenpneumonie:** Co-trimoxazol, Rifampicin, Clindamycin oder Flucloxacillin. Bei methicillinresistenten Staph. aur. z. B. Linezolid oder Vancomycin! Isolierung!
  - **Pneumokokkenpneumonie:** Penicillin 6–20 Mio. IE/d i. v. Alternativ 6 Mio. IE als Loading-Dose, dann 2 × 12 Mio. IE für je 12 h über Perfusor i. v. Bei Penicillinallergie Cephalosporine. Penicillinresistente Pneumok.

sind beschrieben, aber in Deutschland eine Rarität: Sie sind immer vancomycinsensibel.
- **Pseudomonaspneumonie:** immer Kombinationsther., z. B. mit Ceftazidim (Fortum®) oder Meropenem plus Ciprofloxacin.
- **Andere gramneg. Bakterien** (z. B. Klebs., E. coli, Enterobacter sp., Proteus): Initial Kombinationsbehandlung, z. B. mit Cephalosporin der 3. Generation plus Chinolon. Nach Resistenztestung ggf. umstellen. Wirksam sind z. B. oft Co-trimoxazol, Carbapenem und Aminoglykoside.
- **Legionellenpneumonie:** Makrolidantibiotikum plus Rifampicin, alternativ Chinolon der 3. Generation. Therapieversager unter Tetrazyklin; Cephalosporine, Penicilline und Aminoglykoside sind unwirksam!
- **Aspirationspneumonie:** Anaerobier einschließen; Amoxicillin-Clavulansäure oder Amoxicillin-Sulbactam. Alternativ Moxifloxacin 1×400 mg/d p. o. (Avalox®) oder Cephalosporin der 3. Generation kombiniert mit Clindamycin (z. B. Sobelin®) oder Metronidazol (z. B. Clont®).
- **Behandlungsdauer:**
    - Sequenzther.: i. v. Antibiose über 3–5 d (je nach klin. Befund und Risikogruppe), dann orale Weiterbehandlung für i. d. R. 5 d.
    - Ausnahmen: bei prim. Intensivther., hochgradiger respir. Insuff., Bronchiektasen, einschmelzenden oder abszedierenden Pneumonien längere Ther. notwendig.

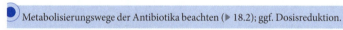

Metabolisierungswege der Antibiotika beachten (▶ 18.2); ggf. Dosisreduktion.

- Metapneumonische und postpneumonische Pleuraergüsse müssen diagn. und ther. punktiert werden.
- Pneumonie bei Rauchern ggf. Bronchoskopie vor Entlassung zum Ausschluss Raumforderung.

6.5.2 Pneumonie bei Immunschwäche

Infektion mit opportunistischen Keimen bei Immunsuppression, Zytostase, AIDS.

Klinik   Häufig wenig spezif.

Diagnostik   Keimbestimmung ist Voraussetzung für Ther. Invasive Diagn. wie Bronchoskopie (BAL für Kultur und Resistenzprüfung), Punktion, Biopsie. Außerdem Blutkulturen (auch Anaerobier, Pilze), Serol.

Therapie (erregerabhängig)
- Pneumocystis jiroveci: Co-trimoxazol (z. B. Bactrim® ▶ 18.3.6).
- Actinomyces israelii (obligat anaerobes Stäbchen): 3–6 Mon. hoch dosiert Penicillin.
- Aspergillus: z. B. Voriconazol.
- Cryptococcus neoformans: HIV-Test, Amphotericin B + 5-Fluorozytosin.
- Zytomegalievirus: z. B. Ganciclovir $3 \times 2{,}5$–5 mg/kg KG/d über ZVK i. v. über 2–4 Wo. (Cymeven®).
- Atypische Mykobakterien ▶ 6.5.3.

Tab. 6.18 Typische Wirkungslücken von Antibiotika

Penicillin G*	Staph., Enterobakt., gramneg. Bakterien
Aminopenicilline*	Staph., gramneg. Problemkeime (z. B. Pseudomonas)
Cephalosporine*	Enterok., Listerien
Glykopeptide (Vancomycin, Teicoplanin)	Alle gramneg. Bakterien, Legionellen, Chlamydien, Mykoplasmen
Carbapeneme	S. maltophilia, Legionellen, Chlamydien, Mykoplasmen. Pseudomonassensibilität lokal unterschiedlich
Piperacillin/ Tazobactam	S. maltophilia, Legionellen, Chlamydien, Mykoplasmen. Pseudomonassensibilität lokal unterschiedlich
Co-trimoxazol	E. faecium, Proteus, Acinetobacter, P. aerug.
Aminoglykoside	Strept. (auch Pneumok.)
Chinolone	Enterok., Anaerobier (nicht Moxifloxacin), Strept. viridans
Makrolide	Gramneg. Bakterien
Tetrazykline	Staph., Enterok., gramneg. Bakterien

* Wirkungslücken aller Betalaktam-Antibiotika: Legionellen, Mykoplasmen, Chlamydien, oxacillinresistente Staph.

6.5.3 Tuberkulose

> Bei allen Lungensymptomen muss differenzialdiagn. eine Tbc erwogen werden. Keimnachweis und Ergebnisse der Resistenztestung sind namentlich meldepflichtig.

6

Einteilung
- **Prim. Tuberkulose:** inhalative Tröpfcheninf. von Mensch zu Mensch durch Mycobacterium tuberculosis. Keine bevorzugte Lokalisation. Nach 6 Wo. Primärkomplex. **Klinik:** meist asympt., evtl. grippale Sympt. Bei schwerem Verlauf Fieber, Nachtschweiß, Husten und Auswurf, Pleuraerguss, Erythema nodosum. **DD:** „Grippe", Pneumonie, Sarkoidose, malignes Lymphom.
- **Postprim. Tuberkulose:** meist Reaktivierung alter Herde bei Schwächung der Immunabwehr durch hohes Alter, Alkoholismus, AIDS, Mangelernährung, Diab. mell., Glukokortikoide, Immunsuppression, Zytostase, Leukämie, malignes Lymphom, Gastrektomie, Silikose. Seltener Reinfektion (Anamnese!). **Klinik:** chron. Husten, Nachtschweiß, Appetitlosigkeit mit Gewichtsverlust, Leistungsknick; Bluthusten, Thoraxschmerzen. **KO:** Atelektase, Pleuritis, Miliar-Tbc mit extrapulmonaler Streuung.
- **Extrapulmonale Tuberkulose:**
  - Nebenniere: bds., früher häufigste Ursache des M. Addison (▶ 12.2.3).
  - ZNS: z. B. Meningitis.
  - Knochen und Gelenke: je zwei Vertebrae betroffen; CT oder MRT.
  - Niere: frühestens 5 J. nach Inf., Ausbreitung über Ureteren zu Blase und Geschlechtsorganen; Hämaturie, sterile Pyurie; Urinkultur, Ausscheidungsurogramm.

- Perikard: Erguss, konstriktive Perikarditis.
- Darm: Erbrechen und Durchfall, Gewichtsverlust.
! Bei geschwächter Immunabwehr droht die meist tödliche **Landouzy-Sepsis.**

Diagnostik
- Rö-Thorax in 2 Ebenen, Tomografie, Durchleuchtung: Befunde sehr variabel, z. B. Verkalkung, Tuberkulom, Kaverne, Pleuraerguss, evtl. Fibrosierung mit Verziehung von Trachea und Mediastinum. Herde bevorzugt in den kranialen Anteilen der Lungenlappen.
- CT: Hilus-Lk und retroklavikuläre Infiltrate.
- Interferon-γ-Stimulationstest (z. B. Quantiferon®). Pos. Test beweist Mykobakterienkontakt mit aktiver oder latenter Tbc.
- Keimnachweis: in Magensaft (mind. 1 ×) und Sputum (mind. 3 × an aufeinanderfolgenden Tagen); Anreicherung, Kultur und Sensibilitätsbestimmung. Evtl. Bronchoskopie mit gezielter Absaugung. Bei unauffälligem Rö-Befund und neg. Interferon-γ-Stimulationstest ist Tbc unwahrscheinlich!

Differenzialdiagnosen Bronchial-Ca, Pneumonie (z. B. Klebs., Staph. aur.), Lungeninfarkt (selten im Oberlappen), chron. Bronchitis.

Therapie
- **Antituberkulotika:**
  - Isoniazid (INH): 5 mg/kg KG p. o. oder i. v. (z. B. Isozid®), max. 300 mg/d. NW: hepatotoxisch (v. a. Hepatitis), daher Alkoholkarenz. Transaminasenanstieg bei 20–30 %. INH-Ther. für 4 d unterbrechen, wenn GOT oder GPT > 50 U/l! Danach evtl. Dosisreduktion. Sensible PNP.
  - Rifampicin (RMP): 10 mg/kg KG/d p. o. (z. B. Eremfat®), max. 600 mg/d. NW: hepatotoxisch, Ovulationshemmer können unwirksam werden!
  - Pyrazinamid (PZA): 30–35 mg/kg KG/d p. o. (z. B. Pyrafat®), max. 2 g/d. NW: Arthralgie, Harnsäureanstieg (Allopurinol erwägen), hepatotoxisch, PNP, Niereninsuff. Nach 2 Mon. absetzen!
  - Ethambutol (EMP): 15 mg/kg KG/d p. o. (z. B. Myambutol®), bei Niereninsuff. Dosisreduktion. Optikusneuritis kann zur Erblindung führen, Ther. möglichst < 2 Mon.!
  - Streptomycin (SM): 1 g/d i. m. bis max. 20 g (z. B. Strepto-Fatol®). NW: nephrotoxisch, ototoxisch.
  - Begleitmedikation: ggf. zusätzlich Pyridoxin (Vit. B₆, v. a. bei INH) 100 mg/d p. o.; v. a. bei PZA Allopurinol 100–300 mg/d p. o. erwägen (z. B. Zyloric®).
- **Reserveantituberkulotika:**
  - Protionamid: 5–10 mg/kg KG/d, max. 0,75 g, 3–4 × 250 mg/d p. o. (z. B. Peteha®), bei gleichzeitiger Gabe von INH 0,5 mg/d, einschleichend beginnen. NW: Hepatopathie, verstärkt bei gleichzeitiger INH-Gabe.
  - Rifabutin: 300 mg/d p. o. (z. B. Mycobutin®). Bei gleichzeitiger Ther. mit Fluconazol oder Clarithromycin erhöhtes Uveitisrisiko.
  - Chinolone: nur kurzfristig wirksam, da schnelle Resistenzinduktion, Einsatz bei multiresistenten Mycob.-tbc-Stämmen sinnvoll.
  - D-Cycloserin 3–4 × 250 mg/d p. o. über 24 Mon.
  - Clofazimin: 100–200 mg/d p. o. (Lampren®).
  - Para-Aminosalizylsäure (PAS): 250 mg/kg KG/d (mind. 12 g) p. o. Evtl. Linezolid 2 × 600 mg p. o.
- **Therapieschema:**
  - Einschleichende Ther., um NW besser zu erkennen: Tag 1–3 nur RMP, dann zusätzlich INH, ab Tag 7 zusätzlich PZA.

- Sensible Erreger: 2 Mon. Dreierkomb. aus INH, RMP und PZA, dann mind. 4 Mon. INH + RMP, Rezidivrate < 1 %.
- Bei INH-Resistenz: RMP/EMB/PZA/SM.
- Bei AIDS und schweren Verläufen zunächst Viererkomb. mit EMB ohne Einschleichen.

Prävention
- Behandlung der Erkrankten, Screening von Kontaktpersonen.
- Chemoprophylaxe mit INH über 6–12 Mon. erwägen bei Kontaktpersonen im Haushalt, Pat. mit pos. INF-γ-Stimulationstest, Tuberkulintest-Positiven mit Silikose, Diab. mell., hoch dosierter Glukokortikoidther., pos. HIV-Test, bösartigen Erkr. des hämato- und lymphopoetischen Systems.

Atypische Mykobakteriose
Beispielschema zur Behandlung der disseminierten Inf. mit M.-avium-Komplex (atypische Mykobakterien, MAC) bei Pat. mit AIDS (▶ 17.3.6):
- Clarithromycin 2 × 500 mg/d p. o. (z. B. Mavid®).
- Ethambutol 15–25 mg/kg KG/d p. o. (z. B. Myambutol®). **Cave:** Uveitis. Rifabutin 300–450 mg/d p. o. (z. B. Mycobutin®).
- Ciprofloxacin 2 × 750 mg/d p. o. oder Ofloxacin 3 × 200 mg/d p. o.
- Evtl. Amikacin 5 mg/kg KG/d i. v. (z. B. Biklin®).

6.5.4 Mediastinitis

Ätiologie   Postop. bei Anastomoseninsuff., nach Ösophagoskopie mit Perforation, Mediastinoskopie, Sternotomie, penetrierendem Ös.-Ca, selten nach heftigem Erbrechen (Boerhaave-Sy.). Als KO bei Entzündungen, z. B. von Lunge, Pleura.

Klinik   Meist plötzlich einsetzendes Fieber, Angst, Schock. Tachykardie, Tachypnoe, evtl. Hautemphysem.

Diagnostik   Rö-Thorax (Mediastinalverbreiterung, Pneumomediastinum, Pneumothorax), evtl. Thorax-CT, MRT.

Therapie   OP mit Drainage, Antibiotika (z. B. Ertapenem, Aminopenicillin plus Betalaktamase-Hemmer).

6.6 Neoplastische Lungenerkrankungen

6.6.1 Bronchialkarzinom

Häufigster bösartiger Tumor: 25 % aller Krebstodesfälle. Bei M derzeit noch häufiger als bei F. Hauptrisiko ist das Rauchen („private pollution"). Weitere Risikofaktoren sind Umwelteinflüsse (z. B. Passivrauchen, „common pollution", Asbest, Uran, Arsen, Teer). Das Risiko von Rauchern ist abhängig von Intensität und Dauer (Pack Years) bis zu 20 × höher. www.bronchialkarzinom-aktuell.de.

Leitbefunde
In kurzer Zeit zunehmendes Auftreten von Husten, Hämoptysen, Dyspnoe und Gewichtsverlust.

Einteilung

- **Vereinfachte Stadieneinteilung bei kleinzelligem Bronchial-Ca:**
  - Limited Disease: Begrenzung auf ipsilaterale Thoraxhälfte mit oder ohne Befall des Mediastinums und gleichseitiger supraklavikulärer Lk **ohne** Pleuraerguss oder obere Einflussstauung.
  - Extended Disease: alle anderen Stadien.

Klinik

 Es gibt keine Frühsymptome!

- Sympt. meist erst bei fortgeschrittenen Stadien.
- Husten, Hämoptoe, rezid. pulmonale Inf., Dyspnoe, Gewichtsverlust.
- Paraneoplastisches Sy.: v. a. bei kleinzelligem Ca (z. B. ektope ADH- oder ACTH-Produktion; ▶ 14.4).
- **Pancoast-Tumor:** in der Lungenspitze liegender Tumor, der in die Thoraxwand einwächst und durch Nervenreizung typische Schulterschmerzen verursacht. Meist Plattenepithel-Ca → obere Einflussstauung, Hals-Lk-Schwellung, Rekurrensparese, Phrenikusparese, Horner-Sy. (Ptosis, Miosis, Enophthalmus), Plexusläsion.

Diagnostik

- **Rö-Thorax:** Jede Verschattung kann ein Karzinom verbergen!

Tab. 6.19 WHO-Klassifikation des Bronchialkarzinoms

Histologischer Typ	Relative Häufigkeit (%)	
	Männer	Frauen
Plattenepithel-Ca	40	20
Kleinzelliges Ca (Oat-Cell Carcinoma)	20	20
Großzelliges Ca	10	10
Adeno-Ca	20	35
Andere	10	15

Tab. 6.20 TNM-Klassifikation des Bronchialkarzinoms (TNM 7. Edition 2009)

T_x	Tumorzellen im bronchopulmonalen Sekret, Tumor aber bronchoskopisch oder radiologisch nicht zu erfassen
T_0	Kein primärer Tumor entdeckt
T_1	Tumor ≤ 3 cm im größten Durchmesser, allseits von Lunge umgeben, oder endobronchialer Tumor proximal eines Lobärbronchus
T_2	Tumor > 3 cm, < 7 cm im größten Durchmesser oder Befall der viszeralen Pleura oder Atelektase oder Obstruktionspneumonie in weniger als einer Lungenhälfte oder lobärer endobronchialer Tumor oder Tumor eines Hauptbronchus, mehr als 2 cm von der Karina entfernt

6

Tab. 6.20 TNM-Klassifikation des Bronchialkarzinoms (TNM 7. Edition 2009) *(Forts.)*

T_3	Tumor > 7 cm oder Tumor der Lungenspitze oder endobronchialer Tumor eines Hauptbronchus, weniger als 2 cm von der Karina entfernt, aber nicht in sie infiltrierend oder Totalatelektase oder Obstruktionspneumonie ganze Lunge oder Tumor jeder Größe mit direktem Übergreifen auf folgende Strukturen: Brustwand, Pleura mediastinalis, parietales Perikard, Zwerchfell, N. phrenicus. Neu: Tumor mit Satellitenherden im selben Lungenlappen
T_4	Tumorausdehnung auf Mediastinum oder N. recurrens oder Herz oder große Blutgefäße oder Luftröhre, Speiseröhre (oder Kompression) oder Karina oder Wirbelkörper oder maligner Pleuraerguss. Neu: Tumor mit Satellitenherden in anderen ipsilateralen Lappen
N_0	Keine Metastasen in den regionalen Lk
N_1	Metastasen in hilären Lk und/oder homolateralen peribronchialen Lk
N_2	Metastasen in homolateralen mediastinalen Lk und/oder homolateralen subkarinalen Lk
N_3	Metastasen in kontralateralen mediastinalen Lk von paratracheal bis Lig. subpulmonale oder in kontralateralen hilären Lk oder in homolateralen oder kontralateralen Skalenus- oder subklavikulären Lk
M_0	Keine Fernmetastasen
M_1	Metastasen vorhanden oder Metastasen in kontralateralen Lungenlappen

- **CT-Thorax mit KM:** Ca und mediastinale Lk-Metastasen.
- **Bronchoskopie:** mit Biopsie, ggf. endobronchialer Ultraschall, BAL.
- **Neuronenspezif. Enolase (NSE):** deutliche Erhöhung der Serumkonz. fast nur bei kleinzelligem Bronchial-Ca. Auch zur Kontrolle von Tumorregression und -progression. Andere Tumormarker (▶ 14.5), z. B. CYFRA 21–1 (in etwa 60 % bei Plattenepithel-Ca erhöht), CEA. Routinemäßige Bestimmung nicht sinnvoll.
- **Beurteilung der funktionellen Operabilität:** massiv erhöhte perioperative KO-Rate bei respir. Globalinsuff. in Ruhe sowie bei FEV_1 < 0,8 l (Lobektomie) bzw. < 1,0 l (Pneumonektomie). Hohes Risiko bei FEV_1 von 0,8–1,2 l (Lobektomie) bzw. 1,0–1,5 l (Pneumonektomie). Bei > 70 J. höhere Grenzwerte. Spiroergometrie, ggf. szintigrafischer Nachweis einer einwandfreien Perfusion des verbleibenden Parenchyms vor Resektion.
- **Metastasensuche:** Schädel-CT bzw. -MRT, Sono (bei schlechten Schallbedingungen evtl. CT-Abdomen), Knochenszinti, Thorax-CT, evtl. Mediastinoskopie oder Endosonografie. Bei kurativem Therapieansatz evtl. PET.

Therapie

Histolog. Bild ausschlaggebend für Therapie.

- **Kurativ:** OP mit Lobektomie, evtl. Bilobektomie, Pneumonektomie atypische Resektion. Nur bei 30 % lebensverlängernd. Von den resezierten Pat. leben nur 25 % > 5 J.
- **Palliativ:** Chemother. für kleinzelliges Bronchial-Ca (z. B. Remissionsrate 80 %, Remissionsdauer einige Mon. bis J.), Strahlenther. von Primärtumor und Metastasen. Bringt oft deutliche Tumorregression. Bei nichtkleinzelligem

6

Bronchial-Ca zunehmend multimodale Therapiekonzepte (Komb. aus Radio- und Chemother. sowie OP) mit nachgewiesener Besserung der Lebensqualität.

- **Interventionelle bronchoskopische Verfahren:** Laser (v. a. bei exophytisch wachsendem zentralem Tumor), endobronchiales Afterloading, Stent-Implantation.
- **„Best medical care":** z. B. Schmerzther. (▶ 19.6), Ernährungsther. (▶ 2.7), Heimsauerstoff.

6.6.2 Andere thorakale Tumoren

Benigne und semimaligne Lungen- und Bronchialtumoren sind sehr selten.

- **Papillome:** von Bronchialepithelzellen ausgehend. Bei Jugendlichen diffus wachsend, bei Erw. solitär. Oft Übergang in malignes Wachstum.
- **Adenome:** aus Bronchialwanddrüsen, benigne.
- **Karzinoid:** APUDom, meist Frauen 30.–60. Lj. Karzinoid-Sy.: Flush, Asthma, hohe Exkretion von 5-Hydroxyindolessigsäure im 24-h-Urin (▶ 12.5.4).
- **Zylindrome:** zentral wachsend, lokal rezid.
- **Mesenchymale Tumoren:** Fibrome, Leiomyome (Frauen 5 × häufiger), Lipome (Männer 9 × häufiger), Retikulozytome, Angiome, Chondrome, Osteome, neurogene Tumoren, Mischtumoren, Teratome.

6.7 Krankheiten des Lungengefäßsystems

6.7.1 Lungenembolie

(www.antikoagulation-aktuell.de). Verschluss von Lungenarterien durch einen Embolus.

> **Leitbefunde**
> Akut auftretende Luftnot mit Tachypnoe, Thoraxschmerzen, Husten, Angst und Beklemmungsgefühl.

Ätiologie Meist bei Phlebothrombose (▶ 5.5.2) im Bereich der tiefen Beinvenen. Risikofaktoren für Phlebothrombosen sind Immobilisation, OP, Trauma, Adipositas, Schwangerschaft, orale Antikonzeptiva (v. a. in Komb. mit Rauchen), Glukokortikoide, Diuretikather., maligne Tumoren, APC-Resistenz, AT-III-Mangel, Protein-C- und -S-Mangel.

Klinik Vielgestaltige Sympt., z. B. Dyspnoe, Zyanose, Husten (evtl. blutig) plötzliche Thoraxschmerzen v. a. bei Inspiration, Schweißausbruch, Tachykardie Hypotonie bis Schock, Halsvenenstauung (ZVD ↑), Zeichen der Phlebothrombose, Fieber. **Cave:** selten auch asympt.

Komplikationen Letalität nach Diagn. 5 %; wird die Diagn. nicht gestellt bis 30 %. Chron. Cor pulmonale (▶ 6.7.2) durch rezid. Lungenembolien.

Diagnostik
- **Anamnese:** Jede akut einsetzende Dyspnoe ist verdächtig auf eine Lungemembolie.

- **EKG:** S_IQ_{III}-Typ, Rechtsdrehung des Lagetyps, inkompletter RSB, Verschiebung des R/S-Umschlags nach li, ST-Hebung oder T-Negativierung in V_1V_2, P-pulmonale, Sinustachykardie, Vorhofflimmern. Vergleich mit Vor-EKG! (▶ Abb. 6.4).
- **BGA:** Hypoxie bei Hyperventilation (pO_2 ↓, pCO_2 ↓). Eine Normoxämie schließt Lungenembolie nicht aus!
- **D-Dimere:** Normalwerte schließen eine Lungenembolie weitgehend aus. Erhöhte Werte auch bei Lungenentzündung, Tumor und vielen anderen Erkr.
- **Troponin T:** Erhöhung weist auf ein erhöhtes Risiko hin.
- **Rö-Thorax:** nur selten path. verändert. Evtl. Zwerchfellhochstand, Kalibersprung der Gefäße, periphere Aufhellungszone nach dem Gefäßverschluss (Westermark-Zeichen), evtl. Pleuraerguss, Lungeninfarkt bei Linksherzinsuff. (10 %).
- **Echo:** Dilatierter re Ventrikel (85 %), paradox bewegliches oder hypokinetisches Septum, Trikuspidalinsuff. (ermöglicht Abschätzung des PA-Drucks). Ggf. dir. Thrombusnachweis in den zentralen Pulmonalarterien.
- **Thoraxsonografie:** zeigt Infarktpneumonie und ggf. Gefäßabbruch in der Peripherie sowie Pleuraerguss.
- **Endobronchialer Ultraschall (EBUS):** bei KI gegen KM.
- **Spiral-CT mit KM:** hohe Sensitivität für den Nachweis einer großen zentralen Embolie.
- **Perfusionsszintigrafie:** Bei unauffälligem Befund ist eine Lungenembolie mit großer Wahrscheinlichkeit ausgeschlossen, bei Perfusionsdefekt immer Beurteilung unter Berücksichtigung des Rö-Bilds und Inhalationsszintigramms. DD des Perfusionsausfalls: Obstruktion, Emphysem, Ca, Infiltrat, Pleuraerguss, Atelektase.
- **Pulmonalisangiografie:** „Goldstandard" bei unklarer Diagnose, heute weitgehend durch CT ersetzt.

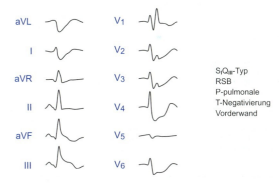

S_IQ_{III}-Typ
RSB
P-pulmonale
T-Negativierung
Vorderwand

Abb. 6.4 Lungenembolie, EKG-Zeichen [A300]

Differenzialdiagnosen Angina pect., Herzinfarkt, akute Rechtsherzdekompensation, Pneumonie, Pleuritis, Pneumothorax, Neuralgie, Myalgie.

Therapie
- **Basismaßnahmen:** Bettruhe, Analgesie, z. B. Fentanyl 0,05–0,1 mg i. v., und Sedierung, z. B. Diazepam 5–10 mg (z. B. Valium®), O_2-Gabe z. B. 2–6 l/Min.

- **Heparin:** (▶ 19.8.1). Bolus mit 5.000–10.000 IE, dann etwa 1.000 IE/h (Ziel: Verlängerung der aPTT auf das 1,5- bis 2,5-Fache des Ausgangswerts, also 60–80 Sek.) zur Verhinderung eines apositionellen Thrombuswachstums (▶ 19.8.1). Bessere Alternative: niedermolekulares Heparin s.c. (**cave:** Niereninsuff. ▶ 19.8.1).
- **Lysether.:** im Stadium IV nach Grosser (Schock). Evtl. im Stadium III (bes. bei BGA-Verschlechterung):
  - rtPA: 10 mg als Bolus, dann 90 mg i.v. über 2 h, alternativ (in Studien) 0,6 mg/kg KG über 2 Min. i.v. Vollheparinisierung.
  - Urokinase: 2 Mio. IE über 10–20 Min. i.v., alternativ 1 Mio. IE als Bolus i.v., dann 2 Mio. IE über 2 h i.v. Vollheparinisierung.
  - Streptokinase (Kurzlyseprotokoll): 1,5–3 Mio. IE als Bolus i.v.; Vollheparinisierung.
  - **!** KI: nur relativ im Stadium IV bei lebensbedrohlichem Schock (▶ 19.8.4).
  - **!** Alternativ Notfallembolektomie nach Trendelenburg in einer thoraxchir. Abteilung.
- **Nitroglyzerin:** zur Senkung des Pulmonalarteriendrucks mit 1–6 mg/h i.v., alternativ Morphin 1 Amp. à 10 mg fraktioniert i.v.
- **Dobutamin:** bei Hypotonie 6–12 µg/kg KG/Min. (z.B. Dobutrex®), da es im Gegensatz zu Dopamin den Pulmonalarteriendruck nicht erhöhen soll (umstritten!).
- **Dopamin:** zusätzlich bei schwerem Schock 2–6 µg/kg KG/Min.
- **Intubation und Beatmung:** bei respir. Insuff. (pO_2 < 50 mmHg).
- **Orale Antikoagulation:** nach der akuten Phase über 6–12 Mon. (▶ 19.8,2).

Tab. 6.21 Schweregrade der Lungenembolie (nach Grosser)

	I	II	III	IV
Klinik	Leichte Dyspnoe, thorakaler Schmerz	Akute Dyspnoe, Tachypnoe, Tachykardie, thorakaler Schmerz	Akute schwere Dyspnoe, Zyanose, Unruhe, Synkope, thorakaler Schmerz	Zusätzlich Schocksympt., evtl. Herz-Kreislauf-Stillstand
Art. RR	Normal	Erniedrigt	Erniedrigt	Schock
Pulmonalarteriendruck (PAP)	Normal	16–25 mmHg	25–30 mmHg	> 30 mmHg
pO_2	~ 80 mmHg	70 mmHg	60 mmHg	< 60 mmHg
Gefäßverschluss	Periphere Äste	Segmentarterien	Ein Pulmonalarterienast	Pulmonalarterien-Hauptstamm oder mehrere Lappenarterien

6.7.2 Cor pulmonale

Leitbefunde
Chron. Dyspnoe und lageabhängige Ödeme.

Ätiologie Durch eine Erkr. der Lunge bedingter **pulmonaler Hypertonus** (Pulmonalarterienmitteldruck > 20 mmHg auch ▶ 2.2.2), der zu Rechtsherzhypertrophie und evtl. Rechtsherzversagen führt.

- **Akutes Cor pulmonale:** meist nach Lungenembolie; seltenere Ursachen sind akutes Asthma bronchiale und Spannungspneumothorax.
- **Chron. Cor pulmonale:**
  - Meist durch chron. Bronchitis (▶ 6.3.2), obstruktives Lungenemphysem (▶ 6.3.3), rezid. Lungenembolien (▶ 6.7.1).
  - Seltener infolge von Lungenfibrose (▶ 6.4.4); nach Lungenresektionen; durch alveoläre Hypoventilation (Pickwick-Sy., Schlafapnoe-Sy. ▶ 6.8), kardiale Erkr. (Linksherzinsuff., Herzvitien mit Li-re-Shunt, Mitralstenose, Mitralinsuff.; Vorhofmyxom); bronchopulmonale Dysplasie nach Atemnotsy.
  - Prim. Pulmonalstenose: familiär gehäuft, auch nach Einnahme von zentral wirkenden Sympathomimetika (Appetitzügler).

Klinik
- Dyspnoe, meist keine Orthopnoe (DD zur Linksherzinsuff.!).
- Zeichen der Rechtsherzinsuff.: Beinödeme, Anasarka, gestaute Halsvenen, Hepatomegalie, Aszites. Zeichen der respir. Partial- oder Globalinsuff. Betonter Pulmonaliston, durch Rückstau bedingte Trikuspidalinsuff.

Diagnostik
- **EKG:** Zeichen der Rechtsherzhypertrophie und Dilatation. P-pulmonale, Rechtsdrehung, RSB, S_IQ_{III}-Typ, $S_IS_{II}S_{III}$-Typ, S bis V_6, ST-Senkung und neg. T in V_1–V_3; Arrhythmien häufig.
- **Lufu:** Obstruktion, Restriktion, Lungenblähung.
- **Rö-Thorax:** Dilatation der zentralen Lungenarterien, Kalibersprung („amputierter Hilus"), helle, gefäßarme Lungenperipherie, Rechtsverbreiterung des Herzens.
- **Echo:** Rechtsherzvergrößerung, bei Trikuspidalinsuff. Abschätzung des PA-Drucks möglich. Ausschluss von Klappenvitien. Ventrikelfunktion (häufigste Ursache der Rechtsherzinsuff. ist die Linksherzinsuff.).
- **Rechtsherzkatheteruntersuchung:** Druckerhöhung in re Ventrikel und in der A. pulmonalis bei normalem Verschlussdruck (Wedge Pressure).
- **Ventilations-/Perfusionsszintigrafie:** evtl. zum Ausschluss rezid. Lungenembolien.

Therapie des chronischen Cor pulmonale
- Behandlung der Grundkrankheit und verstärkender Faktoren, z. B. Antikoagulation bei rezid. Lungenembolien (▶ 19.8.2).
- Sauerstoff-Langzeittherapie!
- Nitrate, Diuretika zur Behandlung der Rechtsherzinsuff. (▶ 4.5.1).
- Bei Hkt > 45 % Aderlass erwägen.
- Vasodilatanzien wie Nifedipin (z. B. Adalat®) oder Molsidomin (z. B. Corvaton®) sind selten wirksam.
- Herzglykoside nur bei gleichzeitiger Linksherzinsuff. und Vorhofflimmern (▶ 4.5.1).

6.7.3 Pulmonale Hypertonie

PA-Mitteldruck > 25 mmHg in Ruhe oder > 30 mmHg unter Belastung.

Einteilung Gemäß **Dana-Point-Klassifikation 2008** Einteilung nach Ätiol. in fünf Klassen (▶ Tab. 6.22). Daneben werden noch traditionelle Bezeichnungen verwendet wie etwa die Unterscheidung in eine prim. (IPAH und FPAH der neuen Klassifikation) und eine sek. (alle übrigen Formen) pulmonale Hypertonie.

Therapie Die medikamentöse Ther. ist derzeit im Fluss. Folgende Substanzen werden verwendet.

- Sildenafil (Revatio®, Viagra®) hat an den pulmonalarteriellen Gefäßen eine drucksenkende Wirkung.
- Endothelin-Rezeptorantagonisten: Bosentan (Tracleer®), Sitaxsetan (Thelin®), Ambrisentan (Volibris®).
- Iloprost (Ventavis®), stabiles Prostazyklin-Analogon, inhalativ, Treprostinil (Remodulin®) s. c.
- Allgemeine Ther.: Sauerstoff-Langzeitther., Antikoagulation, Diuretika.
- Nikotinverzicht, ggf. Gewichtsabnahme.

Tab. 6.22 Dana-Point-Klassifikation 2008			
1.	**Pulmonalarterielle Hypertonie (PAH)**		
	1.1	Idiopathische pulmonalarterielle Hypertonie (IPAH)	
	1.2	Familiäre pulmonalarterielle Hypertonie (FPAH)	
	1.3	Arzneimittel- und toxininduziert	
	1.4	Assoziierte pulmonalarterielle Hypertonie (APAH) bei:	
		1.4.1	Kollagenosen
		1.4.2	HIV-Infektion
		1.4.3	Portaler Hypertonie
		1.4.4	Angeborenen systemisch pulmonalen Shunts (u. a. Herzfehler)
		1.4.5	Bilharziose
		1.4.6	Chron. hämolytischer Anämie
	1.5	Persistierende pulmonalarterielle Hypertonie des Neugeborenen (PPHN)	
1'	**Pulmonale venookklusive Erkrankung (PVOD, engl. pulmonary veno-occlusive disease) und/oder pulmonal kapilläre Hämangiomatose (PCH)**		
2.	**Pulmonale Hypertonie bei Erkrankungen des linken Herzens**		
	2.1	Systolische Dysfunktion	
	2.2	Diastolische Dysfunktion	
	2.3	Herzklappenerkr. (Mitral- oder Aortenklappenfehler)	
3.	**Pulmonale Hypertonie (PH) bei Lungenerkrankung und/oder Hypoxie**		
	3.1	COPD	
	3.2	Interstitielle Lungenerkr.	
	3.3	Andere restriktiv und obstruktiv gemischte pulmonale Erkr.	
	3.4	Schlafapnoe-Sy.	
	3.5	Alveoläre Hypoventilation	

Tab. 6.22 Dana-Point-Klassifikation 2008 *(Forts.)*		
3.	**Pulmonale Hypertonie (PH) bei Lungenerkrankung und/oder Hypoxie**	
	3.6	Chron. Höhenkrankheit
	3.7	Anlagebedingte Fehlbildungen
4.	**Pulmonale Hypertonie aufgrund chronischer Thrombembolien (CTEPH)**	
5.	**Pulmonale Hypertonie mit unklaren multifaktoriellen Mechanismen**	
	5.1	Hämatolog. Erkr.: myeloproliferative Erkr., Splenektomie
	5.2	Systemische Erkr.: Sarkoidose, pulmonale Langerhanszellenhistiozytose, Lymphangioleiomyomatose, Neurofibromatose, Vaskulitis
	5.3	Metabolische Erkr.: Glykogenspeicherkrankheit, M. Gaucher, Schilddrüsenerkr.
	5.4	Andere: Obstruktion durch Tumoren, fibrosierende Mediastinitis, chron. Nierenausfall mit Dialyse

6.8 Schlafapnoe-Syndrom

Häufiges Krankheitsbild, das erst durch die Verbreitung der ambulanten Diagn. in seiner Bedeutung erkannt wurde. Bei bis zu 10 % der Männer > 40 J., M : F = 10 : 1. Obstruktive Form begünstigt durch Rückenlage, HNO-Erkr. (z. B. Tonsillenhyperplasie, Nasenpolypen, Nasenseptumdeviation und Makroglossie), Adipositas, Alkohol und Sedativa.

Einteilung
- **Obstruktive Form** (~ 90 %): durch Tonusverlust der Pharynxmuskulatur trotz Kontraktion der abdom. und thorakalen Atemmuskulatur Unterbrechung des Luftstroms (Apnoe).
- **Zentrale Form:** periodischer Ausfall des Atemantriebs durch verminderte Stimulierbarkeit der Chemorezeptoren. Thorakale und abdom. Atembewegungen sind nicht nachweisbar!
- ! Mischformen sind häufig.

Pathophysiologie Durch sympathikotone Aufwachreaktion („Mikroarousal") Unterbrechung des Tiefschlafs („Schlaffragmentierung"), die meist unbewusst bleibt. Folge der vermehrten Katecholaminausschüttung sind art. Hypertonie, Herzrhythmusstörungen (z. B. Tachykardie) und Tagesmüdigkeit (durch Schlaffragmentierung). Durch nächtliche Hypoxie und Hyperkapnie pulmonalart. Vasokonstriktion → pulmonalart. Hypertonus mit konsekutiver Rechtsherzinsuff.

Klinik
- Anamnese: Meist klagt die Ehefrau über lautes Schnarchen, Atempausen und ggf. Impotenz des Gatten. Leistungsknick, Konzentrationsstörungen, morgendliche Kopfschmerzen und Mundtrockenheit, Depression, Nachtschweiß, imperative Schlafanfälle tagsüber. Sympt. durch Alkohol, Zigaretten und Sedativa verstärkt.
- Oft Adipositas und Hypertonie.
- Evtl. Zeichen der Rechtsherzinsuff. (durch pulmonale Hypertonie infolge der Hypoxie) und Linksherzinsuff. (durch Hypertonie und Herzrhythmusstörungen).
- Zyanose durch reaktive Polyglobulie.

6

Diagnostik
- Eigen- und Fremdanamnese!
- Labor: BB (Polyglobulie?), BGA (respir. Globalinsuff.?).
- Lufu (Obstruktion?), EKG (Zeichen der Linksherzhypertrophie, LZ-EKG [RR-Analyse], Rechtsherzbelastung, Rhythmusstörungen), Rö-Thorax.
- HNO-Untersuchung mit Rhinomanometrie.
- **Ambulantes Schlafmonitoring:** nächtliche Registrierung der Sauerstoffsätti-gung mit gleichzeitigem Langzeit-EKG. Bei pos. Befund Polysomnografie im Schlaflabor: Registrierung von kapillärer Sauerstoffsättigung, Atemströmung am Mund, Thoraxexkursionen, EEG (mit Elektrookulogramm zur Schlafsta-dienfestlegung) und EKG (Rhythmusstörungen?). Ermöglicht Unterschei-dung in obstruktive und zentrale Schlafapnoe, genaue Quantifizierung und Nachweis der Therapiewirksamkeit. Eine Schlafapnoe liegt vor bei mehr als 10 Apnoephasen > 10 Sek./h. **Cave:** Atempausen während des Einschlafens sind oft physiologisch!

Therapie
- Gewichtsreduktion.
- Meiden aller verstärkenden Faktoren: Rauchen, Alkohol, Schlafmittel, β-Blocker.
- Verbessern der „Schlafhygiene": ruhiger, dunkler Raum, Schlafen in Seitenla-ge, regelmäßiger Schlafrhythmus.
- Abendliche Theophyllingabe (z. B. Euphyllin®) steigert Atemantrieb und Muskeltonus, ist jedoch nur bei ca. 5 % der Pat. ausreichend wirksam.
- Evtl. op. Korrektur bei Obstruktion im HNO-Bereich.
- Bei Misserfolg häusliche kontinuierliche nächtliche Überdruckbeatmung über CPAP-Maske (Continuous Positive Airway Pressure): verhindert Kol-laps der oberen Atemwege. Die Geräte kosten derzeit etwa 2.000 Euro; Kosten werden im. Allg. von den Kassen übernommen, wenn kons. Therapiemaß-nahmen versagt haben und die Wirksamkeit der Maskenbehandlung nachge-wiesen wurde.

Pickwick-Syndrom

Ätiologie   Idiopathisch.

Klinik   Hochgradige Adipositas mit Hypoxie und Hyperkapnie (respir. Global-insuff.), konsekutiver Polyglobulie und Somnolenz.

Differenzialdiagnosen   Z. B. Narkolepsie (imperative Schlafanfälle von Min. bis h; Pat. ist erweckbar), postenzephalitisch, Schlafkrankheit (Trypanosoma-gambi-ense-Inf. mit ZNS-Befall).

Therapie   Nächtliche kontrollierte Beatmung, z. B. mit BiPAP, Gewichtsredukti-on, Behandlung von Begleiterkr.

6.9 Erkrankungen der Pleura

6.9.1 Pneumothorax

Leitbefunde
Plötzlich auftretende, stärkste, oft einseitige Thoraxschmerzen mit Luftnot.

Ätiologie

- **Spontanpneumothorax:** meist Ruptur einer subpleuralen Emphysemblase oder idiopathisch; v. a. Männer 20.–40. Lj., meist re Lunge betroffen, Rezidiv nach 1. Spontanpneumothorax in 30 %, nach 2. Pneumothorax in ca. 60 %. Sek. bei Asthma, Fibrose, Abszess mit bronchopleuraler Fistel, Ca, Tbc, eosinophilem Granulom, HIV-Inf. mit Pneumocystis-jiroveci-Inf., α_1-Antitrypsinmangel, Mukoviszidose, Kokain-Inhalation, Cannabis.
- **Traumatisch:** iatrogen (Biopsie, Pleuradrainage, Subklaviakatheter, Interkostalblock, intrakardiale Injektion, Reanimation, Überdruckbeatmung), Rippenfraktur, perforierende Thoraxwandverletzungen, Bronchusabriss mit bronchopleuraler Fistel.

> ⚡ **Spannungspneumothorax**
> Durch Ventilmechanismus dringt während der Inspiration Luft in den Pleuraspalt, die während der Exspiration nicht entweicht.
> - **Klinik:** zunehmende Atemnot, Tachykardie, Schock durch Kompression der großen Gefäße, Mediastinalverlagerung zur gesunden Seite.
> - **Therapie:** Sofortige Punktion ist lebensrettend (▶ 2.2.4)!

Klinik Plötzlich auftretende thorakale Schmerzen (scharf, meist lokalisiert), Husten, Dyspnoe, Tachypnoe, Schock; asymmetrische Atembewegung, hypersonorer Klopfschall bei abgeschwächtem Atemgeräusch und Stimmfremitus.

Diagnostik Rö-Thorax im Stehen und Exspiration, Thorax-CT zum Nachweis von Emphysemblasen; BGA, EKG.

Therapie bei Spontanpneumothorax

- Bei kleinem Spontanpneumothorax Bettruhe, flach liegen. Luft wird innerhalb von einigen Tagen resorbiert.
- Bei größerer Luftmenge Thoraxdrainage (▶ 2.5.5) evtl. mit Wasserschloss und Sog, Bettruhe.
- Persistierende bronchopleurale Fistel: Pleurodese, chir. Verschluss mittels videoassistierter Thorakoskopie (VATS), evtl. Segmentresektion.
- Bei > 2 Ereignissen auf derselben Seite chir. Sanierung und/oder Pleurodese.

> ❗
> - Hohe Rezidivquote, deshalb körperliche Schonung über Mon. nach Abheilung.
> - Nach Pneumothorax erhöhtes Risiko beim Fliegen und Gerätetauchen!

6.9.2 Pleuraerguss

> Jeder Pleuraerguss muss durch Punktion abgeklärt werden (Technik ▶ 2.2.4), da in etwa 30 % ein Malignom vorliegt.

Leitbefunde

Abgeschwächtes Atemgeräusch und Klopfschalldämpfung über dem Erguss, Nachschleppen der betroffenen Seite bei der Atemexkursion.

6

Ätiologie Häufigste Ursachen eines Pleuraergusses sind Herzinsuff. und Pneumonie, seltener Bronchial-Ca, Pleuramesotheliom (Asbestbelastung), Mamma-Ca (keine Tumorzellen im Punktat), Hypernephrom, malignes Lymphom, metastasierendes Ovarial-CA (Erguss ohne Lungenmetastasen: Meigs-Sy.); Tbc, Pneumonie, subphrenischer Abszess (Fieber, Zwerchfellhochstand), Pankreatitis (Erguss li, 15 % der Pat. mit akuter Pankreatitis); Rechtsherzinsuff.; Hypalbuminämie (z. B. bei Leberzirrhose, nephrotischem Sy.).

Klinik
- ! Oft asympt.
- Dyspnoe v. a. bei bds. oder raumforderndem Pleuraerguss, bei chron. Entwicklung Spätsymptom, atemabhängige Schmerzen (→ Pleuritis).
- B-Sympt.: Fieber, Nachtschweiß, Gewichtsverlust.

Diagnostik
- **Klin. Untersuchung:** Klopfschalldämpfung, abgeschwächtes Atemgeräusch basal (DD: Zwerchfellhochstand).
- **Rö-Thorax:** in Seitenlage (betroffene Seite unten), um freies Abfließen und damit Punktionsmöglichkeit beurteilen zu können.
- **Sono:** zum Nachweis kleiner Pleuraergüsse und zur gezielten Punktion. Bessere Auflösung als CT, kann auch Septierung nachweisen.
- **Thorakoskopie:** Diagn. bei exsudativen Ergüssen, deren Genese trotz Punktion und anderen diagn. Verfahren unklar bleibt.
- **Pleurapunktion:**
  - Diagn. Punktion (▶ 2.2.4): Röhrchen für Hämatologie (Zellzählung und Differenzierung), klin. Chemie (z. B. Protein, spezif. Gewicht, Laktat, Glukose, LDH, pH, Lipase, Triglyzeride), Mikrobiologie (Erreger und Resistenz, Anaerobier-, Pilz- und Tbc-Kultur) und Zytologie (maligne Zellen, Entzündungszellen). Bleibt die Ursache unklar, Pleurabiopsie, ggf. Thorakoskopie mit Biopsie.
  - Ther. Punktion (z. B. mit Pleurocath®) bei Dyspnoe und infektiösem Erguss.

Therapie
- Behandlung der Grundkrankheit (v. a. bei kardialen Ergüssen).
- **Diagn. Punktion** bei unklarer Genese des Pleuraergusses (▶ 2.5.5).
- **Thoraxsaugdrainage** (▶ 2.5.5) bei Ergussmenge > 1 l oder bei rezid. Pleuraergüssen. Absaugen des Ergusses, bis Erguss leer oder Schmerzen. Drainage über 3–6 d belassen.
- **Medikamentöse Pleurodese:** zusätzlich bei nicht therapierbarer maligner Grunderkr., z. B. mit Talkum 3–5 g auf 100 ml NaCl 0,9 % in den Pleuraspalt; kann sehr schmerzhaft sein! Vorab z. B. Tilidin 50 mg p. o. (z. B. 20 Trpf. Valoron®) oder Lidocain, z. B. 100 mg Xylocain® auf 50 ml 0,9 % NaCl lokal.

6.9.3 Pleuritis

Ätiologie
- Meist sek. bei Pneumonie, Tbc (oft mit Pleuraerguss), Lungeninfarkt, Pleuramesotheliom oder Bronchial-Ca.
- Prim. Pleuraerkr. bei unauffälligem Rö-Thorax z. B. M. Bornholm (Inf. mit Coxsackie-B-Virus ▶ 17.3.3) oder Systemerkr. (z. B. SLE; ▶ 11.6.1) wahrscheinlich.

Klinik Bei Pleuritis sicca starke, atemabhängige Schmerzen („Teufelsgrippe"), Pleurareiben. Bei Erguss („feuchte Rippenfellentzündung") typischerweise kein Schmerzen.

Diagnostik BB, BSG, CRP, Rö-Thorax. Ggf. Serol. (z. B. Picorna-Mischreaktion, Influenza A und B), Auto-AK (z. B. ANA ▶ 11.2.3). **Immer** Tubergen-Test (▶ 6.5.3), wenn pos. Sputum und Magensaft zur Tbc-Diagn. Ggf. Thorakoskopie zum Ausschuss einer malignen Pleuraerkr.

Differenzialdiagnosen

Tab. 6.23 Differenzialdiagnosen des Pleuraergusses

Eigenschaften		Differenzialdiagnose
Transsudat	Spezif. Gewicht < 10–15 g/l, Eiweiß < 30 g/l (< 50 % des Serum-Eiweißwerts), LDH < 200 U/l (< 60 %), Leukos < 1/nl, Erys < 10/nl	Herzinsuff., Hypoproteinämie (nephrotisches Sy., Leberzirrhose), Perikarditis, Perikardtamponade, Peritonealdialyse, Hypothyreose (Myxödem)
Exsudat	Spezif. Gewicht > 10–15 g/l, Eiweiß > 30 g/l	• Neutrophilie: Pneumonie („parapneumonischer Erguss"), Pleuraempyem, Tbc, Lungeninfarkt, Aktinomykose, Nokardiose, andere Infektionserkr., Pleuritis exsudativa, sympathische Pleuritis (z. B. bei subphrenischem Abszess nach Pankreaserkr.), Ös.-Perforation, Systemerkr. (z. B. SLE, RA; Diagn. ▶ 6.2). • Eosinophilie: Echinokokkose, Churg-Strauss-Sy., malignes Lymphom • Blutig (Hb > 2 g/l): meist Bronchial-Ca, Mamma-Ca, malignes Lymphom, Pleuramesotheliom; Tbc, Trauma, hämorrhagische Diathese, Lungenembolie, Urämie

Therapie Behandlung der Grundkrankheit! Um „Verschwartung" zu vermeiden, ist Durchatmen wichtig: „Atemgymnastik", suffiziente Schmerzther., z. B. 4 × 1 g/d Paracetamol mit Kodein, evtl. Opiate (▶ 19.6). **Cave:** Atemdepression.

6.9.4 Chylo-, Hämatothorax und Pleuraempyem

Chylothorax
Austritt von Lymphflüssigkeit (milchig-trübes Exsudat mit hohem Fettgehalt > 4 g/dl) in den Pleuraspalt; ein- oder doppelseitig.

Ätiologie Trauma mit Perforation des Ductus thoracicus, Abflussstörung, z. B. bei malignem Lymphom, Lk-Metastase oder bei Mediastinalfibrose (selten).

Differenzialdiagnosen „Pseudochylothorax" (enthält kein Fett): „Alter" Erguss bei Tbc, RA.

Therapie Meist kons. mit wiederholten Pleurapunktionen, selten chir. Ligatur des Ductus thoracicus. Bei maligner Grunderkr. diese zuerst behandeln, da Erguss sonst schnell nachläuft.

Hämatothorax
Blut im Pleuraraum, häufig mit Pneumothorax kombiniert.

6

Ätiologie Meist durch penetrierende Verletzung, stumpfes Trauma mit Rippenbrüchen; seltener nach Lungenembolie, bei Pleuramesotheliom, Pleurakarzinose, hämorrhagischer Diathese, nach Pleurapunktion.

Therapie Drainage evtl. mit Spülung (▶ 2.5.5), um Schwartenbildung zu vermeiden.

Pleuraempyem
Eiter oder Erguss mit Erregernachweis im Pleuraspalt.

Ätiologie
- Meist als KO nach bakterieller Pneumonie (60 %), subphrenischem Abszess, Lungenabszess oder Ös.-Perforation. Seltener nach OP, Thorakoskopie oder anderer Thorax-OP (20 %), Fehlpunktion bei Subklaviakatheter, durch septische Metastasen.
- **Erreger:** Anaerobier, Staph. aur., seltener P. aerug., Pneumok., E. coli, oft Mischinf.

Klinik Gewichtsabnahme (oft > 10 kg!), Fieber, Nachtschweiß, Husten, Thoraxschmerz. **Cave:** Bes. unter Antibiose können Symptome mild sein! Oft prädisponierende Grundkrankheit (z. B. Alkoholabusus, ZNS-Erkr.). **KO:** Pleuraschwarte mit restriktiver Ventilationsstörung, bronchopleurale Fistel.

Diagnostik Pleurapunktion; im Erguss Leukozytose > 5/nl mit Granulozytose; Protein ↑, Laktat ↑, Glukose ↓; Grampräparat! Kultur (auch anaerob) mit Resistenzprüfung.

Differenzialdiagnosen

Tab. 6.24 Differenzialdiagnose des Pleuraexsudats

	Parapneumonischer Erguss	Pleuraempyem
Diagnostische Kriterien	Exsudat mit neutrophilen Granulozyten, kein Keimnachweis Glukose > 50 mg/dl, pH > 7,2, LDH < 1.000 U/l	Exsudat mit massenhaft neutrophilen Granulozyten, evtl. Keimnachweis (Aerobier/Anaerobier) Glukose < 50 mg/dl, pH < 7,2, LDH > 1.000 IU/l
Vorgehen	Diagn. Pleurapunktion	Pleuradrainage obligat

Therapie
- **Thoraxdrainage** (▶ 2.5.5) und Spülung, z. B. mit 500 ml 0,9 % NaCl tägl.
- **Kalkulierte Antibiose:** initial Cephalosporin wie Ceftriaxon 1–2 × 2 g/d i. v. (z. B. Rocephin®), Clindamycin 3 × 450–600 mg/d p. o. oder als KI i. v. (z. B. Sobelin®). Alternativen sind Imipenem/Cilastatin, Ampicillin + Sulbactam, Amoxicillin + Clavulansäure, Chinolone (z. B. Moxifloxacin = Avalox®).
- **Lokale Fibrinolyse:** bei septiertem Erguss (durch Fibrinmembranen verursacht) z. B. Streptokinase 250.000 IU (oder Urokinase 50.000–100.000 IU) in 30–60 ml 0,9 % NaCl → nach Instillation 1–2 h abgeklemmt lassen, tägl. über max. 14 d wiederholen.
- **Thorakotomie** mit Dekortikation der Pleura erwägen, wenn nach 5 d keine Entfieberung.

Prognose Bei alten oder abwehrgeschwächten Pat. und später Diagn. Mortalität > 10 %!

6.9.5 Pleuramesotheliom

Aggressiver solider Tumor mit erheblicher Zunahme der Häufigkeit und bis zum Jahr 2020 weiter vorausgesagter Steigerung. Der ursächliche Zusammenhang zwischen Asbest und dem Pleuramesotheliom ist erwiesen: Meldung an Berufsgenossenschaft bzw. Landesgewerbearzt bei V. a. Berufserkr. (www.pleuramesotheliomaktuell.de).

Pathogenese Eingeatmete Asbestfasern, die länger als 15 μm (Durchmesser eines Alveolarmakrophagen) sind, akkumulieren subpleural. Die Latenzzeit von der Exposition bis zur Tumormanifestation beträgt 10–20 J. und mehr. Der Asbestkontakt ist meist beruflich bedingt: 6–11 Fälle pro 100 Exponierten. Regelmäßiges Rauchen erhöhte das Risiko überadditiv.

Klinik
- Luftnot, Rücken- und Brustschmerzen, hartnäckiger Husten, Nachtschweiß.
- Evtl. Schrumpfung der betroffenen Seite mit Ausbildung einer Skoliose.
- Auskultatorisch abgeschwächtes Atemgeräusch.
- Bei fortgeschrittenem Tumor evtl. tastbare Tumormassen in der Brustwand (Tumor wächst durch Punktionsstellen oder Drainageöffnungen), vollständige oder teilweise Stimmbandlähmung mit Heiserkeit, Horner-Sy. (Ptosis, Miosis und Enophthalmus), obere Einflussstauung.
- Häufig Pleuraergüsse.
- Im Gegensatz zum Bronchial-Ca treten Fernmetastasen spät auf.

Diagnostik
! Jeder unklare Pleuraerguss sollte differenzialdiagn. immer an ein Pleuramesotheliom denken lassen, bes. wenn eine pos. Asbestanamnese vorliegt.
- Rö-Thorax, CT-Thorax, Pleurapunktion (Exsudat, Zytologie meist nicht beweisend).
- Sicherung der Diagnose durch Thorakoskopie.

Therapie
- **Chirurgie:** selten kurativ. Häufig schlechte postop. Lebensqualität (respir. Insuff., Postthorakotomie-Sy.). Palliativ Pleurodese, evtl. partielle Pleurektomie oder Entfernung von Tumorknoten, v. a. bei ausgedehnten Ergüssen bzw. starken Schmerzen.
- **Chemother.:** neuerdings Pemetrexed, teilweise in Kombinationsther. mit besseren Remissionsraten und einer Verbesserung der Lebensqualität. Teuer!

Prognose
- **Günstig (mediane ÜLZ 10–18 Mon.):** AZ 0–1 (WHO), Symptomdauer > 6 Mon., Stadium I (Butchart), Stadien I/II (IMIG/IASCL), Alter < 65 J., epithelialer Subtyp.
- **Ungünstig (mediane ÜLZ 5–8 Mon.):** AZ 2–4 (WHO), Symptomdauer < 6 Mon., Stadium II–IV (Butchart), Stadien III/IV (IMIG/IASCL), Alter > 65 J., sarkomatöser/gemischtförmiger Subtyp.

6

7 Magen-Darm-Trakt

Arno J. Dormann und Stefan Kahl

7.1 Leitsymptome und ihre Differenzialdiagnose

7.1.1 Akutes Abdomen

Starke abdom. Beschwerden, die ein akutes Eingreifen erforderlich machen. Ursachen ▶ Abb. 7.1.

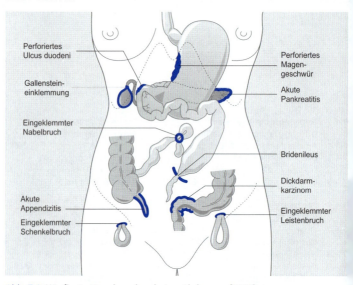

Perforiertes
Ulcus duodeni

Gallenstein-
einklemmung

Eingeklemmter
Nabelbruch

Akute
Appendizitis

Eingeklemmter
Schenkelbruch

Perforiertes
Magen-
geschwür

Akute
Pankreatitis

Bridenileus

Dickdarm-
karzinom

Eingeklemmter
Leistenbruch

Abb. 7.1 Häufigste Ursachen des akuten Abdomens [L106]

Differenzialdiagnosen

Abdominale Ursachen

- **Divertikulitis** (▶ 7.6.5): Schmerzen meist im Sigmabereich; typisch „linksseitige Appendizitis", Abwehrspannung, Fieber.
- **Pankreatitis** (▶ 7.5.1): akuter Beginn, oft gürtelförmige Schmerzen, häufig prall-elastischer Bauch.
- **Gallenkolik** (▶ 8.10.2): Schmerz im re Oberbauch mit Ausstrahlung in den Rücken, häufig bekannte Gallensteine.
- **Nierenkolik** (▶ 9.7.2): vor massiven Schmerzen unruhiger Pat. (bei Peritonitis Schonhaltung!), Schmerzausstrahlung folgt Ureter bis in Hoden oder Labien.
- **Appendizitis** (▶ 7.6.1): Schmerz beginnt häufig periumbilikal und zieht dann in den li Unterbauch, typische schmerzhafte Provokationspunkte, axillorektale Temperaturdifferenz > 0,8–1,0 °C.
- **Mechanischer Ileus** (▶ 7.6.2): kolikartige Schmerzen, Wind- und Stuhlverhalt, Erbrechen. Hochgestellte, klingende Darmgeräusche.
- **Generalisierte Peritonitis:** diffuser Schmerz, zunächst bretthartes Abdomen, Abwehrspannung, Druck- und Klopfempfindlichkeit, Loslassschmerz. Später

Darmparalyse: auskultatorisch „Grabesstille", aufgetriebener Leib, Stuhl- und Windverhalt. Fieber, Übelkeit und Erbrechen, Schock, Nierenversagen.
- **Ätiol.:** Perforation, spontan bakt. Peritonitis bei Leberzirrhose (selten und nahezu immer asympt. ▶ 8.6), selten bakt. Durchwanderung aus Ulkus, Gallenblase, Divertikulitis, Appendizitis.
- **Diagn.:** Abdomenübersicht → freie Luft (Perforation)? Dünn- und Dickdarmspiegel (paralytischer Ileus)?
- **Ther.:** Verlegung in die Chirurgie, Intensivstation. Kreislauf stabilisieren (Volumenverlust durch Peritonealödem). Bei sek. Peritonitis meist aerobe/anaerobe Mischinf., Antibiose ▶ 18.1.1.
- **Ulkus- und Divertikelperforation:** akut einsetzender Schmerz, bei alten Pat. auch klin. wenig Sympt. möglich.
- **Vaskuläre Ursachen** (▶ 7.6.3):
  - Mesenterialinfarkt oder ischämische Kolitis: alte Menschen, oft abs. Arrhythmie. Meist kurzes Schmerzintervall mit a- bzw. oligosympt. Intervall, häufig blutige Diarrhö, später Sepsis.
  - Aortenaneurysma: häufig akut einsetzender Schmerz, auch in Rücken oder Beine ziehend.
- **Gyn. Erkr.** (DD ▶ 7.6.1): z. B. Adnexitis, Ovarialzyste, Extrauteringravidität. Gyn. Konsil zur Ausschlussdiagn.
- **Hodentorsion:** v. a. Kinder/Jugendl. Langsam progredienter Schmerz oder plötzlich nach z. B. Trauma des Hodens. Palpation des Hodens extrem schmerzhaft, Anheben bringt Linderung.
- **Milz-, Leber- und Nierenruptur:** Anamnese entscheidend (Trauma?) Zweizeitige Perforation bei Z. n. stumpfem Bauchtrauma. Schock, meist wenig peritonitische Zeichen.

Extraabdominale Ursachen
- **Myokardinfarkt** (▶ 4.4): Klinik vielfältig, Bauchschmerzen manchmal einziges Symptom, Schmerzausstrahlung nie bis unterhalb des Nabels.
- Akute **Rechtsherzinsuff.** (▶ 4.5.1): Stauungsleber, z. B. nach Lungenembolie, mit Kapseldehnungsschmerz.
- **Diabetische Ketoazidose** („Pseudoperitonitis", ▶ 16.1.5): Oberbauchkrämpfe, Erbrechen, Azetongeruch.
- **Ossär:** plötzlich einsetzender Schmerz und KS bei Lumbago, Wirbelkörpersinterung, Interkostalneuralgie, Diszitis, Koxitis → körperl. Untersuchung, KS; Rö-Wirbelsäule und Hemithorax: Frakturen?
- **Basale Pleuropneumonie** (▶ 6.5.1), **Lungenembolie** (▶ 6.7.1): atemabhängiger Schmerz, häufig auch Pleurareiben.
- **Peri- und Myokarditis** (▶ 4.7.2, ▶ 4.7.3): typisches Reibegeräusch.
- **Selten:** Herpes zoster, M. Crohn, Colitis ulcerosa (▶ 7.6.9), intestinale Beteiligung bei Purpura Schoenlein-Henoch (v. a. Kinder ▶ 11.6.9), akute intermittierende Porphyrie (▶ 16.4), Sichelzellanämie (▶ 13.2.3), Bleivergiftung. Familiäres Mittelmeerfieber: Rezid. Fieberschübe mit Peritonitis, Pat. aus dem Mittelmeerraum.

Basisdiagnostik
Anamnese
- OP, Vorerkr.: z. B. Alkoholkonsum → Pankreatitis; Diab. → Pseudoperitonitis (▶ 16.1.2).
- Medikamente: NSAID → Ulkus. **Cave:** Operabilität, intra- und retroperitoneale Blutungen bei Antikoagulanzien.

7

- HRS, z. B. abs. Arrhythmie → Darmischämie.
- Ernährung, Fieber(verlauf).
- Beginn der Beschwerden: akut → z. B. Perforation; langsam zunehmend → z. B. Appendizitis.
- Übelkeit und Erbrechen: häufig bei Ileus.
- Stuhlgang: Frequenz, Farbe, Obstipation, Diarrhö, Blutbeimengungen, Teerstuhl.
- Letzte Miktion, Beschwerden.
- Bei Frauen: Zyklus, z. B. Dysmenorrhö, durch Eisprung bedingter Mittelschmerz; letzte Menses, Extrauteringravidität.
- Familienanamnese: familiäres Mittelmeerfieber, Thalassämie, Sichelzellanämie, Porphyrie.

Schmerzcharakter und -verlauf
- **Kontinuierlich zunehmend:** bei Entzündung und Beteiligung des Peritoneums, z. B. Appendizitis, Cholezystitis, Pankreatitis, Divertikulitis, Ulkuspenetration.
- **Kolikartig mit schmerzfreien Intervallen:** z. B. Gallenstein, Ureterstein, mechanischer Ileus.
- **Perforationsschmerz:** perakuter Beginn, später zusätzlich Peritonitiszeichen.
- **Darmischämieschmerz:** perakuter Beginn, dann für Stunden relative Schmerzbesserung („fauler Friede"), später zusätzlich Peritonitis durch Strangulation einer Dünndarmschlinge, Torsion, Volvulus, Mesenterialinfarkt.
- **Schmerzausstrahlung:** in re Schulter z. B. bei Cholezystitis und Extrauteringravidität; in Penis, Skrotum oder Labien bei Ureterstein; in Oberbauch und Rücken bei Pankreatitis und perforiertem BAA; in re Unterbauch bei Appendizitis; in li Unterbauch bei Divertikulitis; in Unterbauch bds. bei Extrauteringravidität, perforiertem Kolontumor oder Volvulus.

Klinische Untersuchung   Möglichst bei leerer Blase, flache Lagerung mit Kissen unter dem Kopf, Hände neben dem Bauch. Warme Hände, warmes Stethoskop.
- **Abdomen:**
  - Palpation: vorsichtig und sanft zum Schmerzzentrum vortasten. Zeichen peritonealer Reizung sind muskuläre Abwehrspannung, (kontralateraler) Loslassschmerz, KS und Schmerzintensivierung, -lokalisation durch Husten. Bruchpforten (▶ 7.6).
  - Perkussion: Meteorismus → Hinweis auf Ileus.
  - Auskultation (über allen 4 Quadranten): metallisch klingende, „hoch stehende" Darmgeräusche bei mechanischem Ileus, „Totenstille" bei Darmparalyse.
- **Temperatur:** rektal und axillär: Differenz > 0,8 °C z. B. bei Appendizitis.
- **Rektale Untersuchung:** Pat. in Seiten- oder Rückenlage, Beine angewinkelt.
  - Inspektion: Fissur, Fisteln, Perianalthrombose, Hämorrhoiden, Marisken, Tumor, Ekzem.
  - Einführen des Fingers: Handschuh und/oder Fingerling mit Gleitmittel (z. B. Vaseline). Während Pat. presst, Zeigefinger unter leichter Drehung in Analkanal einführen.

– Beurteilung Analkanal: Sphinktertonus, Schmerzen, Stenose (Ca, M. Crohn), Infiltration oder Resistenzen (Ca, thrombosierte Hämorrhoiden).
– Beurteilung Ampulla recti: Normalbefund weiche verschiebliche Darmwand, ventral kastaniengroße Prostata (Konsistenz wie Daumenballen) bzw. Portio, dorsal Os sacrum, lateral weicher Trichter des M. levator ani. Path.: fixierte, indurierte Schleimhaut (Ca); tastbare Samenblase (Entzündung), Prostata vergrößert, Sulkus verstrichen (Prostataadenom), Oberfläche höckerig, derb, asymmetrisch, unscharfe Grenzen (Prostata-Ca).
– Douglas-Raum: Druckschmerz bei Appendizitis, Fluktuation bei Abszess. Tumor.
– Rückzug des Fingers: Blut am Fingerling (Hämorrhoiden, Rektum-Ca, Polypen, M. Crohn, Colitis ulcerosa), Teerstuhl.
• **Kreislaufsituation:** Puls, RR, evtl. ZVD und Urinbilanzierung (**cave:** Schock durch Blutverluste oder Extravasation), Sepsisparameter.
• Evtl. gyn. Konsil: Adnexitis? Extrauteringravidität?

• Immer ausschließen: Pneumonie, Pleuritis, Herzinfarkt, Lungenembolie!
• Auch undramatisch erscheinende Beschwerden können lebensbedrohlich sein, z. B. Appendizitis bei alten Menschen oder bei Diabetikern.

Notfallsonografie Bei unklaren abdom. Schmerzen (Normalbefunde ▶ 2.1):
• Organperforation → freie Flüssigkeit im Douglasraum, perihepatisch?
• Perforiertes Aortenaneurysma: Aorta längs und quer darstellen, ggf. Farbdoppler.
• Weiteres Vorgehen je nach Labor und Untersuchungsbefund:
– V. a. Gallenwegs- oder Pankreasprozess: Darstellung der Gallenblase (Steine?, Cholezystitis?), Ductus choledochus (Weite, Aufstau?), Pankreaskopf (Größe, ödematös?).
– V. a. Nierenkolik: Aufstau der Nieren, Konkrement? Blase gefüllt?
– V. a. gyn. Prozess: Gravidität, Zyste?
– V. a. Pleuraerguss: Flüssigkeit im Pleuraspalt?

Apparative Diagnostik
• **Labor:** BB, BSG, CRP, E'lyte, Krea, γ-GT, AP, GOT, BZ, Quick, aPTT, bei V. a. Herzinfarkt Troponin T (CK, CK-MB), Lipase (Ausschluss Pankreatitis; **cave:** oft ↑ bei Niereninsuff.), Urinstatus und Sediment. Zur OP-Vorbereitung bzw. bei V. a. Blutung: Kreuzblut 2–4 EK. **Cave:** Vorsicht bei der Interpretation des Leuko-Befunds. Bei Perforation bzw. Sepsis kann die Leukozytose fehlen, initial sogar manchmal Leukozytensturz!
• **EKG:** immer Ausschluss Myokardinfarkt.
• **Sono:** ▶ 2.1, Notfallsono bei unklaren abdom. Schmerzen.
• **Rö-Thorax** in 2 Ebenen: Pneumonie, Pleuraerguss, Zwerchfellhochstand (subphrenischer Abszess), subphrenische Luftsichel (fehlt bei 30 % der Perforationen), nach Laparotomie bis zu 7 d lang möglich und nicht path.
• **Abdomen-Übersicht:** bei V. a. Ileus, Perforation. Koprostase, subphrenische Luftsichel, Steinschatten, Spiegel (z. B. Ileus, Obstipation mit Meteorismus), Luft in den Gallenwegen (z. B. Gallensteinileus), M. psoas re nicht abgrenzbar, z. B. bei Appendizitis.

Weiteres Vorgehen

> ❗ Vor Probelaparotomie häufige extraabdom. Ursachen wie Myokardinfarkt, Pneumonie, Lungenembolie, akute Rechtsherzinsuff., ossäre Genese sicher ausschließen!

- **OP-Vorbereitung:** Volumensubstitution, Azidosekorrektur (nach BGA, ▶ 10.5), E'lytsubstitution, O_2-Nasensonde (z. B. 3 l/Min.). Blasenkatheter. Magensonde (▶ 2.5.2). BZ-Einstellung.
- **Erweitertes Labor:** bei V. a. Extrauteringravidität β-HCG i. U., bei V. a. Sepsis AT III ↓, V. a. Schock BGA (metabolische Azidose); V. a. Peritonitis und Ileus Laktat ↑.
- **Endoskopie:** bei V. a. Tumorstenose, Blutung, Teerstuhl.
- **Angiografie:** bei V. a. Darmischämie/Mesenterialinfarkt, Laktat ↑, abs. Arrhythmie.
- **I. v. Urogramm:** bei V. a. Nephrolithiasis, Mikrohämaturie, Steine, Hydronephrose.
- **CT:** bei V. a. Divertikulitis, Aortenaneurysma, Tumor.
- **Peritonealpunktion, Peritoneallavage:** bei V. a. Organperforation, hämorrhagischer Aszites, Abszess.
- **Douglas-Punktion:** bei V. a. Ruptur einer Tubargravidität.
- **Selten im Notfall indiziert:** Laparoskopie (Bridenileus?), Porphyrieprobe (▶ 16.4).

> ⚡ **Maßnahmen bei V. a. akutes Abdomen**
> - Pat. bleibt bis zum Ausschluss einer OP-Ind. nüchtern, chir. Konsil.
> - Bettruhe, großlumiger i. v. Zugang, Blutabnahme.
> - Bei drohendem Schock (Puls ↑, RR ↓, Hautblässe, kalte Extremitäten) zuerst Volumen ersetzen, z. B. 1 l Ringerlaktat in 1 h i. v.
> - BGA bei V. a. Azidose, Ischämie (Azidosekorrektur ▶ 10.5.2).
> - Bei V. a. mechanischen Ileus Magensonde (▶ 2.5.2).
> - **Sofortige OP bei:**
>   - Massiver Blutung mit Schock, generalisierter Peritonitis, V. a. Organruptur.
>   - Bis dahin gesunden Pat. mit > 6 h anhaltenden, heftigen, unklaren Schmerzen.
> - Falls die Zeit zur Verfügung steht, OP-Vorbereitung (s. o.).

7.1.2 Dysphagie (Schluckstörung)

Subjektives Gefühl des „Steckenbleibens" der Nahrung. Meist mechanische Behinderung der Nahrungspassage im Bereich des Ös. Pat. > 40 J.: V. a. Ös.-Ca.

> 💧 Jede > 14 d bestehende Dysphagie muss geklärt werden!

Oropharyngeale Dysphagie

Die Speise kann nicht in den Ös. befördert werden und bleibt im Mund liegen.

Differenzialdiagnosen
- Tumoren des Zungengrunds oder Pharynx.
- Neurolog. Erkr.: Parkinson-Sy. (▶ 15.3.8), Pseudobulbärparalyse, MS, amyotrophe Lateralsklerose, Bulbärparalyse, Polyneuritis, Myasthenia gravis.
- Muskelerkr.: Polymyositis, Dermatomyositis.
- Entzündungen im Halsbereich: Pharyngitis, Tonsillitis, Seitenstrang-Angina.
- Zenker-Divertikel (▶ 7.3.4): v. a. ältere Männer. Regurgitation, Mundgeruch, Husten.
- Plummer-Vinson-Sy.: stenosierende postkrikoidale Membranen und Eisenmangelanämie bei Frauen.

Ösophageale Dysphagie
Steckenbleiben/verlangsamte Passage von Nahrung im Ös.

Differenzialdiagnosen
- Ös.-Ca (▶ 7.3.3): oft Alkoholiker und Raucher; Crescendo-Anamnese von wenigen Wo.; Gewichtsabnahme.
- Gutartige Ös.-Tumoren: meist Leiomyome, selten.
- Ösophagitis: meist Refluxösophagitis (▶ 7.3.1) oder Soorösophagitis (▶ 17.5.3).
- Benigne Stenosen: meist peptische Stenose oder Ulzera (▶ 7.4.3). Lange Anamnese von Sodbrennen. Z. n. Radiatio, ischämisch (Narbenbildung), postoperativ. Ös.-Kompression von außen, z. B. Mediastinaltumoren, Struma.
- Membranen (häutchenartige bis 3 mm dicke Membranen, „webs") und Ringe (Mukosaringe), eosinophile Ösophagitis: Intermittierende Dysphagie für feste Speisen. Häufig „Schatzki-Ring" am unteren Ös.-Sphinkter (meist asympt.).

Motilitätsstörungen
- **Prim.:** hypomotil, z. B. Achalasie (▶ 7.3.5). Hypermotil, z. B. diffuser Ös.-Spasmus, Nussknackerös. (▶ 7.3.5).
- **Sek.:** häufig hypomotil, z. B. Sklerodermie (▶ 11.6.2), Neuropathien (Alkohol, Diab., Bleiintox.), Hypothyreose (▶ 12.1.6), Amyloidose, Polyradikulitis, Poliomyelitis. Hypermotil, z. B. Hyperthyreose (▶ 12.1.6), SLE (▶ 11.6.1), RA (▶ 11.3), Sicca-Sy.

Basisdiagnostik
- **Welche Nahrung bereitet Schluckschwierigkeiten?**
  - Nur feste Nahrung: beginnende Lumeneinengung, z. B. Tumoren, Strikturen, Störung beim Beißen (z. B. Zahnprobleme, Gebiss).
  - Sowohl feste als auch flüssige Nahrung: Motilitätsstörungen (z. B. Achalasie), Spätstadium Ca.
- **Zeitlicher Verlauf:**
  - Über Wo. zunehmend: hochverdächtig auf Karzinom!
  - Über Jahre zunehmend: typisch für Achalasie.
  - Während des Essens zunehmend: Divertikel oder Motilitätsstörungen (z. B. Achalasie).
- **Begleitsymptome:**
  - Retrosternale Schmerzen v. a. beim Schlucken: Schleimhautläsionen (z. B. Ösophagitis), Ös.-Spasmus, Nussknackerös.
  - Sodbrennen und epigastrische Schmerzen: Refluxkrankheit.
  - Nächtliche Regurgitationen: Divertikel, Achalasie.

- Heiserkeit (Rekurrensparese) und andauernder Husten (ösophagotracheale Fistel): oft Zeichen fortgeschrittenen Karzinomwachstums.
- Anämie: Refluxkrankheit, paraösophageale Hernie, Ca.
- Artikulationsstörungen (Dysarthrie): zentralnervöse Störung.
- Globus hystericus: Fremdkörper-, Druck- oder Trockenheitsgefühl im Hals; Ausschlussdiagnose.
- Gewichtsabnahme.
- **Apparative Diagnostik:** Endoskopie, evtl. mit Biopsie.

> Viele Pat. gewöhnen sich bei langsam zunehmender Sympt. an ihre Schluckbeschwerden, sodass gezielte Fragen nötig sind, z. B.: Wie lange dauert das Essen? Umstellung auf Brei oder Suppe? Nachtrinken? Hochlaufen von geschluckten Speisen in den Mund? Schmerzen beim Schlucken?

Weiterführende Diagnostik
- Rö-Barium-Breischluck, ggf. mit Marsh Mallows, Rö-Videografie oder -Kinematografie: bei V. a. Divertikel, neuromuskuläre Funktionsstörungen und Erkr. des Oropharynx.
- CT-Thorax/Hals: bei V. a. Tumor bzw. Kompression von außen.
- Ös.-pH-Metrie (▶ 7.2.3): bei V. a. Reflux ohne Ösophagitis.
- Ös.-Manometrie (▶ 7.2.3): bei V. a. Motilitätsstörungen.

7.1.3 Übelkeit und Erbrechen

Differenzialdiagnosen
- **Medikamenten-NW:** stationär häufigste Ursache, v. a. bei Multimedikation, z. B. ASS, NSAID, Glukokortikoide, Morphinderivate, Zytostatika (▶ 14.3.3), Antibiotika, Glykoside, β-Blocker, Diuretika, Dihydralazin, orale Antidiabetika, Eisen, Theophyllin, Östrogene/Gestagene, L-Dopa, Expektoranzien, Interferone → unnötige Medikamente immer streichen!
- **GIT:** akutes Abdomen (hierbei fast immer vorhanden, häufig auch mit Stuhlbeimengungen, DD ▶ 7.1.1); Ösophagitis, Divertikel, Stenose; akute Gastroenteritis; Lebensmittelvergiftung; Gastritis z. B. durch Medikamente, Alkohol, Ulcus ventriculi, duodeni. Magenausgangsstenose z. B. entzündlich, Tumor. Motilitätsstörungen mit Retentionsmagen, z. B. bei diab. Magenatonie oder Z. n. Magen-OP (z. B. B-II-Magen), Vagotomie; Cholezysto-, Choledocholithiasis, Cholezystitis.
- **Akute systemische Infektionen:** virale Hep. (Übelkeit häufig noch vor Ikterusentwicklung, ▶ 8.3); Sepsis (▶ 17.1.2).
- **ZNS:** häufig bei Migräne (▶ 15.1.3). Erhöhter Hirndruck (▶ 15.3.3), z. B. durch Tumor, Meningitis, raumfordernden Infarkt, intrazerebrale Blutung. Typisch: Erbrechen ohne Übelkeit, v. a. morgens; Kopfschmerzen. M. Menière mit Schwindel und Ohrgeräuschen (▶ 15.1.1); Meningitis, Enzephalitis (▶ 15.3.5); Kinetosen (Reisekrankheit).
- **Kardiopulmonal:** ACS (▶ 4.4); Herzinsuff. mit Stauungsgastritis (▶ 4.5.1); hypertensive Krise. **Cave:** Übelkeit und Erbrechen manchmal einziges Symptom eines Hinterwandinfarkts!
- **Endokrin:** Frühschwangerschaft (Übelkeit v. a. morgens); diab. Ketoazidose (▶ 16.1.5); Hypokortisolismus (M. Addison, ▶ 12.2.3); Hyperparathyreoidismus (▶ 12.3.1); Coma hepaticum (▶ 8.6).
- **Urämie:** Spätsymptom.

- **Andere Ursachen:** vegetativ bei Schmerz, Schreck, Angst, Aufregung; Glaukomanfall; nach Radiatio; provoziertes Erbrechen bei Bulimie.

Komplikationen lang dauernden Erbrechens
- Dehydratation (▶ 10.1.3): hypokaliämische metabolische Alkalose (▶ 10.5.3).
- Aspirationspneumonie.
- Mallory-Weiss-Sy. (▶ 7.1.7).

Basisdiagnostik
- Verlauf der Sympt. und Zeitpunkt des Beginns, akut – chron.
- Medikamentenanamnese.

Symptomatische Therapie
- Flüssigkeits- und E'lytsubstitution. Alkaloseausgleich meist nicht notwendig.
- Metoclopramid 1–4 × 10 mg p. o. oder 1–4 × 20 mg als Supp. oder 1–4 × 10 mg i. v. (z. B. Paspertin®, nicht bei Kindern). NW: Dyskinesien, v. a. bei jungen Erw. Antidot Biperiden 2,5–5 mg i. v. (z. B. Akineton®). NW: Müdigkeit, Galaktorrhö.
- Alternativ oder ggf. zusätzlich Triflupromazin 3 × 70 mg als Supp.
- Zytostatikainduziertes Erbrechen ▶ 14.3.3.

7.1.4 Diarrhö

Mehr als drei flüssige Stühle tägl., Stuhlgewicht > 300 g/d.

 Akute Durchfälle sind meist infektiös bedingt, chron. Durchfälle haben eher nichtinfektiöse Ursachen.

Akute Diarrhö
Differenzialdiagnosen
- **Lebensmittelvergiftung:** Brechdurchfälle wenige Stunden nach Genuss von enterotoxinhaltigen Nahrungsmitteln (v. a. Tiefkühlkost, Fleisch, Geflügel, Eier, Milchprodukte). Erreger: Staph. aur. (IKZ nur 1–2 h), Bacillus cereus, Clostridium botulinum und perfringens (Botulismus ▶ 17.2.7).
- **Weitere infektiöse Ursachen:**
  - Bakterien (▶ 17.2): E. coli, Salm. (Enteritis, Typhus, Paratyphus ▶ 17.2.21), Shigellen (Ruhr), Campylobacter jejuni, Yersinien, Vibrio cholerae (Cholera) → Stuhlkultur, ggf. Serol.
  - Viren (▶ 17.3): meist Rota- oder Noroviren, aber auch Corona-, Norwalk-, Adeno- und Enteroviren.
  - Parasiten (▶ 17.6): Giardia lamblia. Bei entsprechender Reiseanamnese oder Schistosomiasis (Bilharziose), Malaria (tropica) → Spezialuntersuchungen.
- **Pseudomembranöse Kolitis:**
  - Nach Antibiotikather. Überwucherung der physiolog. Darmflora durch C. diff., oft bei multimorbiden oder intensivpflichtigen Pat.
  - Ätiol.: während oder bis 4 Wo. nach Antibiotikather., z. B. mit Clindamycin, Cephalosporinen oder Ampicillin. Seltene, schwere Antibiotika-NW! Inf. kann als Schmierinf. fäkal, oral übertragen werden.
  - Klinik: wässrige Durchfälle, evtl. Fieber, Leukozytose und Bauchschmerzen.
  - Ther.: ▶ 17.2.7.

7

- **„Reisediarrhö":** Reise- und Umfeldanamnese, meist bakt. bedingt, v. a. enterotoxinbildende E. coli, seltener Viren und Parasiten, z. B. Entamoeba histolytica. Meist milder Verlauf, Dauer wenige Tage (Ther. ▶ 18.2).
- **Dysenterie:** ulzeröse Kolitis mit Blut-, Eiter-, Schleimbeimengungen („Himbeergelee"), Tenesmen, Fieber. Erreger sind Shigellen (bakt. Dysenterie ▶ 17.2.22) oder Entamoeba histolytica (Amöbenruhr ▶ 17.7.2). DD: M. Crohn, Colitis ulcerosa, andere infektiöse Kolitiden.
- **Immunschwäche:** z. B. AIDS (▶ 17.3.6). Durchfälle durch „klassische" pathogene Keime oder opportunistische Erreger, z. B. Kryptosporidien, Mikrosporidien, Viren (z. B. Corona-, Rotaviren), Campylobacter.
- **Nahrungsmittelallergie** bzw. pseudoallergische Reaktion, z. B. Muscheln, Erdbeeren, Tomaten. Oft zusätzlich urtikarielle Hauterscheinungen.
- **Intoxikationen:** v. a: Schwermetalle, z. B. Blei, Arsen, Pilze.
- **Vegetativ:** Ausschlussdiagnose.

Chronische Diarrhö
Differenzialdiagnosen
! Meist schleichende Entwicklung über mehr als 4 Wo.
- **Chron. entzündliche Darmerkr.:** Colitis ulcerosa, M. Crohn (▶ 7.6.9).
- **Tumoren:** Blut im Stuhl. Paradoxe Diarrhö im Wechsel mit Obstipation, normale Gesamtmenge, aber deutlich verminderte Konsistenz.
- **Divertikulitis** (▶ 7.6.5): Schmerzen im li Unterbauch, Fieber, Leukozytose und CRP erhöht.
- **Ischämische Kolitis** (▶ 7.6.3): initial Schmerzen, danach symptomarmes Intervall, im Verlauf akutes Abdomen mit Schocksympt.
- **Blind-Loop-Sy.:** Völlegefühl, Malabsorptionssympt. bei bakt. Überwucherung des Dünndarms (z. B. zuführende Schlinge bei Billroth II, Anazidität) → H_2-Atemtest mit Glukose.
- **Fistelbildungen:** z. B. bei M. Crohn, postop.
- **Mikroskopische Kolitis:** Kollagenablagerungen subepithelial, auch lymphozytäre Kolitis möglich. Schwer beherrschbare profuse Durchfälle → Endoskopie, Stufen-PE.
- **Malassimilation** ▶ 7.6.11.
- **Endokrin:** autonome Neuropathie, z. B. bei Diab. mell. (▶ 16.1); Hyperthyreose (▶ 12.1.6); M. Addison (▶ 12.2.3); paraneoplastischem Sy. (▶ 14.4); VIPom (▶ 12.5.2); Zollinger-Ellison-Sy. (▶ 12.5.3).
- **Chron. infektiös:** Amöben, Lamblien, HIV-Inf. (Candida, Mykobakterien, Parasiten), Tbc, Yersinien, Shigellen, Helminthen. **M. Whipple:** sehr seltene Inf. mit Tropheryma whippelii, M > 50 J., chron. Durchfälle, Lk-Schwellung, Polyarthritis, Fieber, zerebrale Beteiligung möglich. Diagn.: tiefe Duodenal- bzw. Jejunal-PE, ggf. Liquordiagn. Ther.: prim. Cephalosporin III, dann Cotrimoxazol für 1 J.
- **Kollagenosen:** RA, SLE, Sklerodermie (▶ 11.6.2).
- **Intestinale Lymphangiektasie:** Abflussstörung der intestinalen Lymphbahnen → Histologie typisch.
- **Allergien:** Milcheiweiß- (Säuglinge) oder andere Nahrungsmittelallergien, bei 20 % allergische (eosinophile) Gastroenteritis.
- **Exokrine Pankreasinsuff.:** bei chron. Pankreatitis oder nach Magenresektion. Sog. pankreozibale Asynchronie → Enzymsubstitution.

- **Arzneimittel:** v. a. Laxanzien, antibiotikaassoziierte blande Diarrhö (selten antibiotikaassoziierte Kolitis, s. o.), Mukositis bei Zytostatikather. (▶ 14.3.3), Mg-haltige Antazida, Eisenpräparate, Colchicin, Gallensäuren.
- **Funktionelle Darmerkr.** (Colon irritabile, ▶ 7.6.10): Ausschlussdiagnose.

Blutige Diarrhö
Differenzialdiagnosen
- **Infektiöse Enterokolitiden:** Nahrungsanamnese bzw. nach Tropenaufenthalten. Campylobacter jejuni, Shigellen, Salm., Yersinien, enteroinvasive E. coli, C. diff. (pseudomembranöse Kolitis), Amöben und Schistosomen (Tropenanamnese), Tbc.
- **Entzündliche Erkr.:** Divertikulitis, ischämische Kolitis, Colitis ulcerosa, M. Crohn (selten).
- **Tumoren:** Anamnese? Inkomplett stenosierende Karzinome oder Polypen.
- **Sonstige:** Mesenterialinfarkt, Invagination, Volvulus, Endometriose, Angiodysplasien.

> V. a. bei alten und sehr jungen Pat. sind Erkrankungsschwere und Hydratation schwierig einzuschätzen: auf metabolische Azidose, Hypokaliämie, Sepsisparameter achten!

Basisdiagnostik
Anamnese
- Wann, wo und wie begann die Diarrhö? (Reiseanamnese).
- Konsistenz, Geruch, Farbe und Menge des Stuhls?
- Dauer, Frequenz der Diarrhö.
- Gewichtsabnahme, weitere vegetative Sympt.
- Nächtl. Diarrhöen, Blut- oder Schleimbeimengungen.
- Beziehung zur Nahrungsaufnahme: z. B. nach Milchgenuss bei Laktasemangel.
- Vorerkr.: z. B. Magen-Darm-OP (Resektion), Diab. mell., Pankreatitis, Nahrungsmittelallergien, HIV-Enteropathie, Wasting-Sy., entzündliche Darmerkr. (M. Crohn, Colitis ulcerosa).
- Medikamente, Genussmittel, Laxanzienabusus.

Klinische Untersuchung Vor allem Zeichen der Exsikkose (Schleimhäute?), Malassimilation (Kachexie?) und rektale Untersuchung.

Apparative Diagnostik
- **Routine-Labor:** Diff-BB (mikrozytäre Anämie → chron. Blutverlust; megaloblastäre Anämie → V. a. Malabsorption; Eosinophilie → Allergie). E'lyte, Krea, GOT, Triglyzeride, Chol., Ca^{2+} (→ Malassimilation), BZ, E'phorese (Albumin ↓ bei enteralem Eiweißverlust), Gerinnung, evtl. TSH basal.
- **Stuhlvisite:** 24-h-Fastentest bei nächtl. Diarrhö.
- **Mikrobiolog. Stuhluntersuchung** (▶ 2.3.5): Multiplex-PCR zur Bestimmung von bis zu 15 Keimen in 4–6 h, kulturelle Untersuchung auf Typhus, Paratyphus, Enteritis-Salm., Yersinien, Campylobacter jejuni, Shigellen. **Cave:** Transportverzögerung der Stuhlproben vermeiden.
- **Serol.:** nur bei unklarer Kultur oder ergänzend Yersinien, Campylobacter, Amöben, Salm. (Gruber-Widal-Reaktion), selten Chlamydien.
- **Parasitendiagn.:** bei Reiseanamnese und Diarrhö > 10 d.

Weiterführende Diagnostik

Sono-Abdomen, Proktoskopie und Koloskopie (mit Stufen-PE), Gastroskopie inkl. Stufen- und tiefer Duodenal-PE, Laktaseaktivitätsbestimmung, ggf. Gallensaft zur Parasitologie, Dünndarm-KM-Darstellung nach Sellink, Hydro-MR. H_2-Atemtest vor Koloskopie (Laktasemangel, bakt. Fehlbesiedelung, Passagezeit), bei V. a. Pankreasinsuff. Elastase im Stuhl, ggf. MRCP/ERP. Ggf. auf HIV testen (▶ 17.3.6). In Einzelfällen Kapselendoskopie.

Therapie der akuten Diarrhö
- Salzreiche Nahrung und viel trinken, z. B. Elotrans®, Oralpädon®. Ggf. i. v. Flüssigkeits- und E'lyt-Ersatz (Rehydrierung ▶ 10.1.1).
- Keine ungerichtete Antibiotikather., außer bei schwerer Dysenterie und Sepsis (bei „Greisen und Kindern" frühzeitig).
- Vorsichtige Gabe von Motilitätshemmern (verzögerte Ausscheidung von Toxinen), z. B. Loperamid z. B. max. 4 × 2 mg (z. B. Imodium®), nicht bei Kindern < 2. Lj.
- ! Antisekretorische Mittel, Aktivkohle etc. wirkungslos.

7.1.5 Obstipation

Erschwerte, unregelmäßige, manchmal schmerzhafte Defäkation. Normale Stuhlfrequenz in Industriestaaten 2–3 ×/Wo., große individuelle Unterschiede. Etwa 20 % der Bevölkerung betroffen, F > M, häufig funktionell.

Akute Obstipation
Differenzialdiagnosen

Jede akut einsetzende Obstipation muss umgehend geklärt werden.

- **Bettlägerigkeit:** im Krankenhaus häufigste Ursache → frühzeitige Mobilisation!
- **Stenosierender Prozess:**
  - Blut im Stuhl, Windabgang, Wechsel mit Diarrhö → Kolon-Ca.
  - Schmerzen meist li Unterbauch, evtl. tastbare Walze → lokalisierte Peritonitis, Divertikel, Divertikulitis, entzündliche Darmerkr.
  - Erbrechen → häufig Hernien, Briden.
- **Analerkr.:** Defäkation schmerzhaft, z. B. Fissur, Hämorrhoiden, Perianalthrombose.
- **Trauma, OP** an Kopf, Hirn oder Wirbelsäule → Neurostatus erheben! Postop. nach Nieren- und Gallensteinen.
- **Organerkr.:** Ulkus, Pankreatitis.
- **Medikamente:** Laxanzien (v. a. bei chron. Gebrauch), Neuroleptika, trizyklische Antidepressiva, Opiate, Antazida, Antiphlogistika, Verapamil, Anticholinergika, Diuretika, MAO-Hemmer, Amiodaron, Clonidin, Methadon, Baclofen.

Chronische Obstipation
Differenzialdiagnosen
- **„Habituelle Obstipation":** keine organischen Ursachen (Ausschlussdiagnose), häufig bei alten Pat. oder Reizkolon (▶ 7.6.10).

- **Analerkr.:** funktioneller Anismus (Kontraktion des Beckenbodens beim Pressen, „falsches Pressen"), bei chron. Analfissur „sek. Anismus". Innerer Rektumprolaps mit Verlegung des Stuhlwegs beim Pressen durch ins Lumen prolabierende Rektumwand.
- **E'lytstörungen:** Hypokaliämie (u. a. durch Laxanzienabusus), Hyperkalzämie.
- **Weitere Ursachen:** Diab. mell., Hypothyreose, Schwangerschaft, autonome Neuropathie, M. Parkinson, MS, Sklerodermie, Amyloidose, Hyperparathyreoidismus.

> **D** Malignitätsverdächtige Alarmsymptome: Blutauflagerung, neu aufgetretene Schmerzen, Wechsel mit Diarrhö.

Diagnostik
Basisdiagnostik
- **Anamnese:**
  - Auftreten: akut (bis zu einigen Wo.) oder chron. (> 6 Mon.).
  - Stuhlverhalten: Art, Dauer, Frequenz, Besonderheiten, Schmerzen.
  - Ernährung, Bewegung, Medikamente, Laxanzien, Genussmittel.
- **Körperliche Untersuchung:** Resistenzen im Abdomen, Inspektion der Analregion, rektale Untersuchung mit Funktionsprüfung des Sphinkters (anspannen lassen), Stuhlvisite (▶ 7.2.3), gyn. Untersuchung.
- **Labor:** Basisdiagn. ▶ 7.1.4, evtl. TSH basal; okkultes Blut ▶ 7.1.6.
- Sono-Abdomen, fakultativ Endosono, Prokto-, Rekto-, Koloskopie.

Weiterführende Diagnostik Erweiterte Funktionsdiagnostik nach fehlgeschlagenem kons. Therapieversuch. Kolontransitzeit (Transitstörung, anorektale Obstruktion), Endosono, Rektummanometrie.

Therapie
Basistherapie
- Therapie der Grundkrankheit (v. a. bei mechanischer Obstruktion), Laxanzien und Einläufe absetzen, regelmäßige Essenszeiten (Frühstück!), Trinkmenge 1,5–2 l/d, kein schwarzer Tee und Alkohol, ballaststoff- und faserreiche Kost (z. B. Vollkorn, 4–6 EL Leinsamen, 30–40 g Kleie, Rohkost, Obst), etwa 20 g/d Fasern, Zucker, Schokolade und Weißmehlprodukte meiden. E'lytausgleich (K⁺-Mangel?).
- Physikalische Maßnahmen: Sport (z. B. Wandern, Schwimmen), ggf. Bauch-/Kolonmassage.
- Aufklärung über Krankheitsbild (bei Anismus z. B. Biofeedbackverfahren).

Medikamentöse Therapie

> Immer in Komb. mit Basistherapie!

- **Quell- und Ballaststoffe, pflanzliche Abführmittel und Gleitmittel:** Gefahr der Fixierung, deshalb möglichst unschädliche Substanzen verwenden, z. B. Plantago-ovata-Schalen 3 × 5 g/d (Agiolax®) mit gleichzeitig viel Flüssigkeit (im Verlauf reduzieren, da Ileusgefahr), Laktulose 3 × 10–20 ml/d (z. B. Bifiteral®), Paraffin 1 × 1 EL (Santo-Lax®) morgens, Neda-Früchtewürfel® 0,5–1 abends, Senna 0,5–1 EL abends (Liquidepur®). NW: Melanosis coli (Schwarzpigmentierung der Schleimhaut), E'lytstörungen.

- **Laxanzien, salinische Abführmittel, Einläufe:** nur bei schwerer Obstipation, präop. oder vor Diagnostik. Bisacodyl 5–10 mg p. o. oder 10 mg Supp. (Dulco-lax®), Natriumpicosulfat 5–10 mg p. o. abends mit Flüssigkeit (Laxoberal®) oder 1–3 Beutel Movicol® p. o. Postop. Darmatonie ▶ 7.6.2.
- **Motilitätsfördernde und spasmolytische Sustanzen:** bei verlangsamtem Transit Metoclopramid 1–3 × 10–20 mg/d p. o., Supp., i. v. (z. B. Paspertin®). NW: u. a. Dyskinesien (v. a. bei Kindern), Prolaktinerhöhung, Müdigkeit. Bei zusätzlicher spastischer Komponente Butylscopamin 30–100 mg/d (z. B. Buscopan®). NW: u. a. Tachykardie, Glaukomanfall, Miktionsstörungen.
- 5HT-Agonisten: immer in Komb. mit Basisther. bei Frauen: Prucaloprid 1–2 mg (Resolor®), **cave:** Pat. > 75 J. mit 1 mg beginnen. NW: Migränesympt. zu Beginn.

7.1.6 Blut im Stuhl

Häufigste Ursache Blutauflagerungen (Hämorrhoidalblutung bzw. tief sitzender Tumor), Teerstuhl nahezu immer bei oberer GI-Blutung (▶ 7.1.7).
- Teerstuhl (Meläna): schwarze, glänzende, klebrige Stühle.
- Hämatochezie: Absetzen von Frischblut.
- Blutauflagerungen auf dem Stuhl meist hellrot.

Differenzialdiagnosen
- **Teerstuhl (Meläna):** Blutungsquelle meist oberer GIT. Akute Blutung liegt mind. 5–10 h zurück. Bei träger Darmpassage können auch Blutungen aus dem Jejunum oder Kolon Teerstühle verursachen. Diagn. und ther. Vorgehen ▶ 7.1.7.
- **Hämatochezie:** i. d. R. bei Blutungen aus dem Kolon/Rektum, bei rascher Passage oder sehr starker Blutung auch aus Magen/Duodenum. Typisch z. B. Divertikelblutungen, Polypen, Karzinome, entzündliche Dickdarmerkr., Angiodysplasien (v. a. ältere Pat.). DD blutiger Durchfall (▶ 7.1.4).
- **Blutauflagerungen auf dem Stuhl:** stammen aus Rektum (Ca, Polyp) oder Analkanal, Hämorrhoiden, Fissuren, Ulcus recti.

> **Management bei profuser peranaler Blutung**
> Blutungen aus dem oberen oder unteren GIT. Starke Beschleunigung der Darmpassage bei massiver Blutung aus dem oberen GIT. Hellrote, spritzende Blutung: Meist Hämorrhoidalblutung.
> - Sofortmaßnahmen: insb. sicherer großvolumiger i. v. Zugang, Blutgruppe bestimmen, Gabe von 500 ml Ringer-Lsg.
> - Rektale Untersuchung: Ca, Fissuren, prolabierte Hämorrhoiden, Anal- oder Rektumprolaps.
> - Initial obere Endoskopie bei aufgrund der Anamnese unklarer Blutungsquelle, Rekto- oder Koloskopie.
> - Wenn Blutungsquelle nicht identifizierbar: Kapselendoskopie, dann Ballonenteroskopie möglich.
> - Selektive Arteriografie bei anhaltender Blutung und Blutverlust > 150– 200 ml/h, bei geringeren Mengen bis zu 30 ml/h Blutpoolszinti (Gabe von radioaktiv markierten Erys).

Diagnostik Bei V. a. okkulte Blutung Teststreifen (z. B. Hämoccult®, Faecanos-tik®): 20 % falsch neg., 10 % falsch pos. Eisenther. beeinflusst Ergebnisse nicht. Durchführung an 3 aufeinanderfolgenden Tagen. Heute wird ab 55. Lj. eine präventive Koloskopie (zwei im Abstand von 10 J.) angeraten.

7.1.7 Obere Gastrointestinalblutung

Blutung oberhalb der Flexura duodenojejunalis. Häufige Blutungsursachen ▶ Tab. 7.1.

Leitbefunde
Teerstuhl mit oder ohne Bluterbrechen, Anämie.

Tab. 7.1 Häufige Blutungsursachen

Peptische Ulzera	40 %	Meist im Duodenum. Ulkusanamnese, Antiphlogistika, Glukokortikoide
Erosive Gastritis	20 %	Nach starkem Alkoholgenuss, Antiphlogistika, Trauma, OP, schwerer Krankheit (Stresserosionen; ▶ 7.4.1)
Ösophagusvarizen	15 %	50 % der Todesfälle! Die Hälfte der Varizen liegt im Magenfundus. Hohes Rezidivrisiko (im 1. J. 40–80 %). Durch portale Stauung (meist Leberzirrhose). Oft schwallartige Blutung mit abruptem Beginn
Mallory-Weiss-Sy.	5 %	Longitudinale Mukosaeinrisse am ösophagokardialen Übergang. Hämatemesis nach starkem Erbrechen. DD: Ös.-Ruptur (Boerhaave-Sy.) mit Mediastinal- und Hautemphysem

Seltene Ursachen: Magen-Ca, Ulcus pepticum jejuni, Anastomosenulkus, Hiatushernie, Barrett-Ulkus (▶ 7.3.1), Ösophagitis, Hämangiom

- **Meläna** (Teerstuhl): schon bei relativ geringer Blutung (60 ml) schwarzer, glänzender, klebriger Stuhl, 5–10 h nach Beginn. Bei massiver Blutung oder sehr schneller Darmpassage rote Blutstühle. DD: schwarzer Stuhl auch bei oraler Eisenther., Kohletabletten, Bismut, Blaubeeren, Spinat.
- **Hämatemesis** (Bluterbrechen): meist „kaffeesatzartig", bei starker Blutung und Anazidität rotes Bluterbrechen. DD Hämoptyse: hellrotes, schaumiges Blut; auskultatorisch oft feuchte RG.
- **Zeichen der Anämie:** Schwäche, Schwindel, Luftnot, Blässe.

7

- 10 % der GI-Blutungen verlaufen letal.
- 20–30 % der Pat. bluten aus zwei oder mehr Läsionen.
- Blutung aus Mund, Nasen-/Rachenraum und Lunge ausschließen.
- Anamnestische Hinweise sind unsicher. 50 % der Pat. mit Leberzirrhose bluten nicht aus Ös.-Varizen, sondern aus Magenulzera oder Erosionen.
- Normaler Hkt schließt Blutung nicht aus: Verdünnung des Bluts durch extravasale Flüssigkeit braucht mehrere Stunden.

Management bei oberer Gastrointestinalblutung
- Schockther. bei entsprechendem Verdacht (Hautblässe, Kaltschweißigkeit, Puls ↑, RR ↓).
- Zugänge: mind. 2 großlumige i. v. Zugänge.
- Kreuzblut mind. 4–6 EK + 2 FFP bestellen.
- Nahrungskarenz: evtl. Magensonde (**cave:** Ös.-Varizen).

- Kontrollen: auch bei stabilem Kreislauf ständige Überwachung von Puls, RR, Urinausscheidung (→ evtl. Blasenkatheter), Stuhlgang. Blutverlust bilanzieren. Häufiges Absetzen von Teerstuhl ist Zeichen für persistierende Blutung oder Rezidiv.
- Ggf. O_2-Zufuhr: z. B. 3 l/Min.
- Evtl. Sedierung bei Unruhe z. B. Diazepam 5 mg langsam i. v. (z. B. Valium®).
- Labor: BB, Blutgruppe, Kreuzprobe, Gerinnung (aPTT, Quick, Thrombos, Fibrinogen, AT III). GOT, GPT, γ-GT, Bili, CHE, Albumin, NH_3, E'lyte, Krea, BZ. Akute Blutung geht meist mit Leuko- und Thrombozytose einher. Verlaufskontrolle (Hb und Hkt, z. B. alle 4 h).
- Notfallendoskopie, sobald Kreislauf stabil (Blutkonserven vorhalten!), zur Lokalisation der Blutungsquelle, evtl. interventionelle Ther. sowie zur Risikostratifizierung (▶ Tab. 7.2).
- Chirurgen benachrichtigen. Lässt sich der Kreislauf bei nichtvarikösen Blutungen nicht stabilisieren, Sofort-OP, evtl. mit intraop. Arteriografie.
- Ist endoskopische Blutungslokalisation nicht möglich, Angio (Lokalisation der Blutungsquelle ab etwa 5 ml/Min. Blutaustritt), evtl. Szinti (Lokalisation der Blutungsquelle bei Blutaustritt > 0,1 ml/Min.).

Tab. 7.2 Klassifikation der Ulkusblutungen nach Forrest

Forrest-Stadium		Therapie
Aktive Blutung		
I A	Spritzende art. Blutung	Versuch der endoskopischen Blutstillung (Adr., Cl.), bei Rezidivblutung OP (bei Lokalisation an der Bulbushinterwand)
I B	Sickerblutung (art., kapillär, venös)	Endoskopische Blutstillung (Adr., F, Cl.); OP bei Lokalisation an der Hinterwand nach 1. Rezidiv
Stattgehabte Blutung		
II A	Sichtbarer Gefäßstumpf	Wie Stadium I B
II B	Adhärente Koagel	Kons., Intensivüberwachung; hoch dosierte PPI z. B. Omeprazol oder Pantoprazol, initial 40–80 mg i. v. (z. B. Antra®)
II C	Hämatin im Ulkusgrund	
Keine Blutung		
III	Ohne Blutungsstigmata	Kons., hoch dosierte PPI, z. B. Omeprazol oder Pantoprazol 2 × 40 mg p. o. (z. B. Antra®)
Adr. = Adrenalin, F = Fibrinkleber, Cl = Clip		

 80 % der Blutungen kommen spontan zum Stillstand.

⚡ Vorgehen bei lebensbedrohlicher Blutung

- Intensivüberwachung.
- Bluttransfusion bis Hkt > 30 %. Jede Konserve erhöht den Hkt um 3–4 %. Ggf. nach je 3 EK 1 FFP. Bei nicht beherrschbarer Blutung OP, bevor 10 Blutkonserven verbraucht sind (Gefahr einer DIC).
- Endoskopische Blutstillung versuchen.
- Zur Prophylaxe von Blutungsrezidiven und Stressläsionen z. B. Omeprazol 80 mg (z. B. Antra®) als Ki i. v., dann 40 mg alle 8 h. Bei pos. Helicobacternachweis frühzeitiger Beginn einer Eradikationsther.
- Weicher Magenschlauch (▶ 2.5.2), anspülen (Blutungsrezidiv?). Nicht bei Ös.-Varizen.
- Vor Endoskopie ggf. Erythromycin 3 mg/kg KG (meist 250 mg) i. v. zur Verbesserung der Magenentleerung.

Vorgehen bei Ösophagusvarizenblutung

- Endoskopie: wenn möglich Gummibandligatur oder Sklerosierung der blutenden Varizen (Ethoxysklerol, Histoacryl; **cave:** Ethoxysklerol ist kardiodepressiv; Histoacryl → Nekrosen).
- Ballonkompression bei persistierender Blutung (▶ 2.5.1) mit Sengstaken-Blakemore-Sonde (Doppelballon) oder Linton-Nachlas-Sonde (bei Fundusvarizen).
- Wenn Endoskopie nicht verfügbar: 1. Sonde, 2. Kreislauf stabilisieren, 3. Verlegung in eine geeignete Klinik.
- Somatostatin (z. B. Somatofalk®): evtl. bei Sickerblutung (Forrest Ib) über Perfusor; 3 mg auf 50 ml NaCl, zunächst 4 ml (= 250 µg) Bolus, dann mit 3 ml/h über 12–48 h. **Cave:** BZ-Kontrollen!
- Evtl. Terlipressin 1–2 mg i. v. (Glycylpressin®), ggf. alle 4 h wiederholen. NW: Myokardischämie, HZV ↓, abdom. Schmerzen, Blässe! KI: KHK.
- Leberkomaprophylaxe (▶ 8.5.4): Neomycin 4 g/d p. o.; Laktulose z. B. 20 ml alle 2 h, bis Durchfall eintritt (→ Dosisreduktion).

7.1.8 Hämatemesis

Erbrechen von Blut. Nach Kontakt mit Magensäure wird das Blut dunkel (hämatinisiert, kaffeesatzfarben). Meist plötzlich nach kurzer Übelkeit schwallartiges Erbrechen von Frischblut, häufig auch mit Nahrungsresten.

Differenzialdiagnosen

- **Frisches (hellrotes Blut):** meist durch HNO-Blutungen oder nur kurzzeitig verschlucktes Blut (Anamnese, gründliche Inspektion, z. B. Zungenbiss nach Krampfanfall) → HNO-Konsil ggf. Tamponade. Frisches Blut aus Ös.-Varizenblutung → Leberzirrhose, sofortige Endoskopie.
- **Hämatinisiertes Blut (dunkles Blut, kaffeesatzfarben):** meist aus dem Magen. Entweder verschlucktes Blut bei proximal gelegenen Prozessen (s. o.) oder prim. aus Magen, Duodenum, distalem Ös. stammend (Refluxösophagitis, Ulcus ventriculi/duodeni, Erosionen → sofortige Endoskopie).

Häufig werden Hämoptysen als Hämatemesis missgedeutet. Immer genaue Anamnese erheben und Material ansehen. Meist werden auch die erbrochenen Mengen überschätzt.

Diagnostik

- **Anamnese:** Frequenz und Dauer, GIT-Erkr. (Ösophagitis, Ulzera, Ös.-Varizen), Lebererkr., Gerinnungsstörung, HNO-Erkr. (rezid. Nasenbluten), Krampfanfälle, Noxen (Alkohol).
- **Klin. Untersuchung:** Inspektion des Erbrochenen (Farbe, säuerlicher Geruch, Menge), Untersuchung des HNO-Raums (Zungenbiss, Schleimhautläsionen), Hinweise auf Lebererkr. (Palmarerythem, Aszites).
- **Basislabor:** BB, Quick, aPTT, E'lyte, Krea. Bei starker Blutung oder Schock Blutgruppe und 4 EK einkreuzen.
- **Obere Endoskopie** bei unklarer Ursache.

> Bei weiter unklarer Ätiol. ggf. Sono-Abdomen, Rö-Thorax, Bronchoskopie.

Therapie   Je nach Grunderkr.

7.1.9 Dyspepsie

Sammelbegriff für unspezif. Oberbauchbeschwerden ohne objektivierbaren organischen Befund. Sehr häufig, 20–40 % der Bevölkerung betroffen. Ätiol. nicht gesichert.

Differenzialdiagnosen   Organische Erkr. mit Oberbauchbeschwerden, z. B. Laktoseintoleranz, Ulkuskrankheit, Magen-Ca, Magenlymphom, Refluxkrankheit, Motilitätsstörung des Ös., Gallensteine, Pankreatitis, Parasiten (Lamblien), Nahrungsmittelallergien.

Basisdiagnostik   Ausschluss einer organischen Erkr. (bei bis zu 40 % der Pat. erfolgreich, je nach betriebenem diagn. Aufwand).

- **Anamnese:** häufig entscheidend!
  - Völle-, Druckgefühl. Krampfartige Beschwerden im Epigastrium. Häufig vergesellschaftet mit Reizdarm, Blähungen, evtl. Übelkeit, Aerophagie, Nahrungsunverträglichkeit, Appetitlosigkeit, Aufstoßen.
  - Derzeitige Medikation, z. B. NSAID, motilitätshemmende Medikamente wie Anticholinergika, Psychopharmaka mit anticholinergen Wirkungen; Alkohol, Nikotin.
  - Nahrungsmittelunverträglichkeiten, z. B. Fette, Laktose, saure Speisen. Oft mit Urtikaria, Kreislaufsympt., Quincke-Ödem.
  - Psychosoziale Probleme.
  - ! Hinweise auf organische Ursachen: Blutung, Ikterus, Dysphagie, Fieber, ungewollter Gewichtsverlust, Leistungsknick, Krankheitsgefühl, rasch progrediente Beschwerden.
- **Körperliche Untersuchung** mit Abdomenpalpation und Auskultation, rektale Untersuchung.
- **Labor:** Hb, Leukos, BSG, CRP, AP, Transaminasen, Amylase, Urinstatus, ggf. Hämoccult®. Weiterführende Diagn.
- **Abdomen-Sono, Gastroskopie mit Magen- und Duodenal-PE:** bei path. Befunden oder spätestens bei über 3–4 Wo. persistierenden, therapierefraktären Beschwerden.
- Magenentleerungsdiagnostik: Szinti, Sono oder ^{13}C-Test.
- EUS (Gallenwege, Pankreas), ggf. MRCP, Koloskopie mit Stufen-PE (Divertikel, Stenosen, Kolitis), Rö-Dünndarm (Sellink, Hydro-MR, CT) Stenose? Bei klin. Verdacht jeweils spezif. Diagn. z. B. H_2-Atemtest bei V. a. Laktoseintoleranz, Malabsorptionssy. (▶ 7.6.11).

Therapie   Prim. kausal, ansonsten schwierig. Keine Überdiagnostik und -ther.!
- Reflux: PPI-Gabe, wie Pantoprazol oder Omeprazol 1 × 40 bzw. 20 mg/d p. o. (z. B. Antra®).
- Nahrungsunverträglichkeiten: Versuch mit individuell angepassten Diätvorschriften.
- Meteorismus: blähende Speisen und CO_2-haltige Getränke meiden, postprandiale Bewegung, ggf. Spasmolytika (▶ 7.1.5). Nikotin- und Alkoholeinschränkung.
- Epigastrisches Völle- und Druckgefühl, Blähungen: Spasmolytika, z. B. Mebeverin 3 × 135 mg/d p. o. (z. B. Duspatal®) oder Iberogast® 3 × 20 Trpf. Aufklärung über die Harmlosigkeit der Störung.
- In therapieresistenten Fällen, v. a. bei zwanghafter Aerophagie, psycholog. Betreuung. Alternative Therapieformen (z. B. Akupunktur, Homöopathie) in Betracht ziehen.
- ! Bei Helicobacternachweis Eradikation (▶ 7.4.3).

Die Dyspepsie ist eine Ausschlussdiagnose, die durch Ursachensuche immer wieder infrage gestellt werden muss!

7.1.10 Unklarer Gewichtsverlust

Symptom vieler Erkr. Ungewollte Gewichtsabnahme von mehr als 10–15 % des Ausgangsgewichts innerhalb von > 2 Mon. bedarf weiterer Diagnostik. Rasche Gewichtsabnahmen sind meist durch Wasserverlust bedingt (z. B. Diuretikather.).

Richtgröße
Body-Mass-Index (BMI) = [kg KG]/[Körpergröße in m]^2.
Normal: M: 19–26, F: 18–25.

Differenzialdiagnosen
- **Tumorerkr.:** teilweise verminderter, aber auch gesteigerter Appetit.
- **Infektionen:** meist allg. Krankheitsgefühl, Abgeschlagenheit, unklares Fieber (▶ 17.1.1).
- **Parasitosen:** Tropenaufenthalt, selten Diarrhö, z. B. Lamblien (▶ 17.7.3), Askariden (▶ 17.6.5).
- **Endokrin:** Diab. mell. (Polyurie? ▶ 16.1), Hyper- oder Hypothyreose (▶ 12.1.6), endokrin aktive Tumoren, z. B. Phäochromozytom (▶ 12.2.5), M. Cushing (▶ 12.2.2), Karzinoide (▶ 12.5).
- **Malassimilationssy.** (▶ 7.6.11): postop., z. B. Magenresektion; Gallensäureverlust-Sy. bei Z. n. Dünndarm-OP; M. Crohn, Colitis ulcerosa; chron. Pankreatitis, selten M. Whipple, Sprue. Kollagenosen, Polymyalgia rheumatica (▶ 11.6.6).
- **Medikamentennebenwirkung:** meist verminderter Appetit, z. B. bei Einnahme von Digoxin, Digitoxin, NSAID, ASS, Fe, Zytostatika, Glukokortikoiden, Antihypertensiva, Theophyllin; nach/unter Antibiotikather.
- **Kardiopulmonale Erkr.:** Stauungsgastritis mit Übelkeit und Erbrechen bei KHK und Herzinsuff.
- **Psychische Erkr.:** bei jüngeren Pat. z. B. Anorexia nervosa, Bulimie. Bei älteren Pat. z. B. depressive Reaktionen (z. B. Partnerverlust); auch bei Psychosen (z. B. Zyklothymie). Bei Verdacht neurolog.-psychiatrisches Konsil.

7

- **Selten:** Schluckstörungen oropharyngeal, z. B. Zahn-, Kiefergelenkprozesse, neurolog. Bei nahezu allen Erkr. im Terminalstadium, z. B. Niereninsuff., Leberzirrhose.

Basisdiagnostik
- **Anamnese:**
  - Dynamik und Ausmaß der Gewichtsreduktion, Appetit ↑ oder ↓, gewollte oder ungewollte Reduktion.
  - Essverhalten, Unverträglichkeiten.
  - Weitere Erkr., z. B. Schilddrüse, Diab. mell., KHK, COPD, Nieren-, Leberinsuff., Magen-Darm, Pankreatitis; OP, z. B. Darmresektion.
  - Vegetative Anamnese: Miktion, Defäkation → Menge, Frequenz, Konsistenz, Blutbeimengungen.
  - Schluckbeschwerden, Fieber, Abgeschlagenheit, subjektives Krankheitsgefühl.
  - Psychische Exploration: Belastungen, Partnerkonflikt, Pubertätssymptomatik.
- **Körperliche Untersuchung:**
  - Vor allem Lk, Schilddrüse, rektale Untersuchung inkl. Prostatapalpation.
  - Zeichen der Malnutrition: Nägel brüchig, Haut trocken, evtl. Ödeme bei Eiweißmangel, Aszites bei Leberzirrhose.
- **Apparative Diagnostik:**
  - Basislabor: BSG, CRP, BB, Diff-BB, Quick, aPTT, Transaminasen, Krea, Harnstoff, PSA, E'lyte, Lipase, Triglyzeride, Eiweiß, E'phorese, LDH, Ferritin, TSH basal, U-Status, Hämoccult® PSA.
  - Sono-Abdomen, Rö-Thorax, bei V. a. Schilddrüsenbeteiligung Sono-SD.

Weiterführende Diagnostik   Abhängig von der Anamnese: Parasitologie (Stuhl, Gallensaft, PE), Endokrinologie (5-Hydroxyindolessigsäure, Katecholamine i. U.), Auto-AK (ANA), Paraprotein i. U. bei V. a. Plasmozytom. Weitere infektiolog. Diagn. (Blut-, BAL-, Stuhl-, Urin- und Liquorkulturen, ggf. auch Direktpräparate), selten Virustiter (bis auf HIV). Bei V. a. Tbc Tine-Test. Panendoskopie, weitere Diagn. je nach klin. Verdacht.

Therapie   Je nach Grunderkr.

7.2 Diagnostische Methoden

7.2.1 Bildgebende Verfahren

Rö-Abdomenübersicht, CT, MRT.

Sonografie
Indikationen   Erstes Untersuchungsverfahren bei unklaren abdom. Prozessen.

Vorteile   In der Notfalluntersuchung (nichtnüchterner Pat.) können relevante Befunde nach kurzer Einarbeitungszeit auch vom Anfänger erhoben werden.

Normalbefunde   ▶ 2.1.

Endosonografie (EUS)
Komb. von Endoskop und Ultraschall (meist 7,5–20 MHz).

Indikationen   Präop. lokales Staging von Ös.-, Magen-, Rektum- und Pankreastumoren, Suche nach endokrin aktiven Tumoren (z. B. Insulinom), sonografisch gesteuerte Punktionen, Drainagen (z. B. Pankreasnekrosektomie), Morphologie des Analkanals (Inkontinenz, Fisteln) und pararektaler Prozesse.

Nachteile   Begrenzte Verfügbarkeit, hohe Kosten, hoher Ausbildungsstandard.

Angiografie der Viszeralarterien
Heute meist als MR-Angio.

Indikationen   Präop. Darstellung der Blutversorgung, Nachweis von Stenosen, Mesenterialinfarkt, Tumorgefäßen, Aneurysmen oder Blutungen (> 2 ml/Min. Blutfluss).

Kontraindikationen   Gerinnungsstörung (Quick < 50 %), Hyperthyreose, Niereninsuff. (relative KI), Herzinsuff. (relative KI). Bei KM-Unverträglichkeit und SD-Überfunktion (relative KI) ggf. Prämedikation (▶ 1.12.2).

Kontrastmitteluntersuchungen des Magen-Darm-Trakts
(▶ 1.12.2). In Ös. und Magen meist entbehrlich, nur noch bei nicht durchführbarer Endoskopie oder ergänzend, z. B. nach Interventionen. **Cave:** Sind mehrere KM-Untersuchungen bei einem Pat. geplant, z. B. i. v. Py vor GIT-Untersuchungen durchführen, KM verhindert sonst tagelang Beurteilbarkeit!

Computertomografie des Abdomens
Bei V. a. Divertikulitis heute primär einsetzen, da Peridivertikulitis wesentlich besser beurteilt werden kann. Gastrografin-Kontrasteinlauf sollte nur noch in Ausnahmefällen durchgeführt werden.

7.2.2 Endoskopische Methoden
ERCP ▶ 8.1.1.

> Immer Gerinnungsstatus, BB, Einverständniserklärung für Untersuchung und Sedierung und ggf. i. v. Zugang notwendig. Bei Untersuchung in Sedierung immer separates Personal zur Überwachung der Sedierung erforderlich.

Ösophagogastroduodenoskopie
Vorbereitung   Prämedikation z. B. Propofol® 30–50 mg i. v. und ggf. in Komb. mit Midazolam i. v. (z. B. Dormicum®).

Durchführung   Pat. in Linksseitenlage. Lokale Anästhesie des Rachens, z. B. mit Lidocain-Spray. Vorschieben des Endoskops ins postbulbäre Duodenum, Beurteilung der Schleimhaut und evtl. Biopsieentnahme beim Zurückziehen.

Therapeutische Möglichkeiten   Sklerosieren, koagulieren, Fibrinkleber, Clips oder Ligaturen, Bougierung, Laserther., Fremdkörperentfernung, Polypektomie, Tumorresektion.

Nachbehandlung   Pat. bleibt 1–2 h nach Untersuchung nüchtern.

Komplikationen   (< 1 : 1.000) Reaktionen auf Prämedikation, Aspirationspneumonie, kardiovaskuläre KO (hypertensive Krise, Herzinfarkt), bei Probeexzision Blutung. Perforation (**cave:** Ös.-Divertikel!).

Prokto-, Rekto-, Sigmoidoskopie
Vorbereitung   Bei Rektoskopie Klysma 20–30 Min. vorher.

7

Durchführung Digitale Voruntersuchung. Pat. in Knie-Ellenbogen-, Stein-schnitt- oder Linksseitenlage. Je nach Länge des starren Rohrs (bis 25 cm) Ein-sicht bis max. ins Sigma.

Therapeutische Möglichkeiten Sklerosieren, koagulieren, Fibrinkleber, Clips oder Ligaturen, Bougierung, Laserther., Fremdkörperentfernung, Polypektomie, Tumorresektion.

Komplikationen Blutung, Perforation.

Koloskopie

Vorbereitung Am Vortag ab Mittag Flüssignahrung, am Abend und am Unter-suchungstag 2 l Vorbereitungslsg. (Moviprep® oder Picoprep®) trinken lassen („antegrade Lavage"), bis Stuhlwasser kamillenfarben. Evtl. Vit. C zur Geschmacks-verbesserung und 1–2 TL Sab simplex® zum Entschäumen (bessere Sicht). Bei stark reduziertem AZ des Pat. langsamere Vorbereitung oder Nasensonde legen. **Cave:** vorsichtige Volumengabe, insb. bei V. a. subtotal stenosiertem Tumor Aspi-rationsgefahr!

Durchführung Flexibles Endoskop. Zur Sedierung z. B. Propofol® 30–50 mg i. v. und ggf. in Komb. mit Midazolam i. v. (z. B. Dormicum®). Ziel: Untersuchung bis zum terminalen Ileum.

Therapeutische Möglichkeiten Sklerosieren, koagulieren, Fibrinkleber, Clips oder Ligaturen, Bougierung, Laserther., Fremdkörperentfernung, Polypektomie.

Relative Kontraindikationen Peritonitis, akuter Schub einer Divertikulitis, toxi-sches Megakolon.

Komplikationen Perforation, Blutung.

> Antibiotikaprophylaxe bei Endoskopien (▶ 4.7.1), da gehäufte Bakteriämien nach Ös.-Bougierung, ERCP, PEG/PEJ-Anlage, Sklerother., Gastro- und Ko-loskopie.

7.2.3 Funktionsdiagnostik

Langzeit-pH-Metrie

Indikationen Refluxdiagnostik v. a. bei neg. Endoskopie und Therapieversagen, unklarem Thoraxschmerz, nächtl. Aspirationen bei Asthmatikern. Auswertung als Langzeit-pH-Profil.

Durchführung Sonde 5 cm oberhalb des Ös.-Sphinkters platzieren. Intralumina-le pH-Wert-Registrierung über 24–72 h. Alternativ Implantation einer pH-Sonde (BRAVO-Kapsel) in den distalen Ös. Vorteil: keine Sonde in der Nase, bis 48 h Aufzeichnung. Nachteil: kostenintensiver. Bei V. a. nichtsauren Reflux Komb. als Impedanz-pH-Metrie möglich.

Ösophagusmanometrie

Indikationen Unklare Schluckstörung (Endoskopie neg., Radiologie neg.), un-klare nichtkardiale retrosternale Schmerzen (z. B. idiopathischer Ös.-Spasmus, Nussknackerös.), Systemerkr., Achalasie (vor pneumatischer Dilatation), präop. bei geplanter Fundoplikatio, zum Ausschluss einer prim. Motilitätsstörung, postop. Kontrolle nach Kardiadilatation und Fundoplikatio. Messung des intralu-minalen Ös.-Drucks (in Ös.-Sphinkter und tubulärem Ös.).

Durchführung Positionierung einer Drucksonde in und oberhalb des UÖS. Zusätzlich evtl. Messung nach Stimulation durch Ballondilatation oder Tensilon®-Gabe. Meist reicht die Kurzzeitmessung. Bei bes. Fragestellungen 24-h-Messung sinnvoll.

- Mehrpunktmanometrie zur Beurteilung der Ös.-Motilität ggf. als 24-h-Manometrie.
- High-Resolution-Manometrie: gleichzeitige Bestimmung an 24–36 Druckpunkten, ggf. auch in 3D-Darstellung.

> **Weitere Manometrieverfahren**
> Antroduodenometrie (Magenentleerungsstörung), Sphincter-Oddi-Manometrie (Pankreatitis, Gallenkoliken), anorektale Manometrie (Inkontinenz, Obstipation, prä- und postop.).

Stuhlgewicht- und Fettbestimmung
Einfache, nicht belastende Untersuchung, Nachteil: Complianceprobleme bei Personal und Pat. Keine Differenzierung in Malabsorption (z. B. Sprue, M. Whipple) oder Maldigestion (z. B. Pankreasinsuff. ▶ 7.5.2, Gallensäuremangel) möglich.

Indikationen V. a. generalisiertes Maldigestions- und Malabsorptionssy. (▶ 7.6.11).

Durchführung Pankreasenzympräparate absetzen. Über 3 d jeweils 24 h Stuhl sammeln. Ergänzend Mikroskopie auf unverdaute Nahrungsbestandteile.

Bewertung Normalgewicht 200–330 g/24 h. Path.: > 7 g Fett/24 h unter definierter Fettzufuhr von 100 g/d.

D-Xylose-Test
Bestimmung der Kohlenhydratresorption im Duodenum und im oberen Dünndarm. Auch als H_2-Atemtest möglich (s. u.). Vorteil: geräteunabhängig. Nachteil: sehr störanfällig, z. B. Magenentleerungsstörung, Erbrechen, Urinsammelfehler, Niereninsuff., bakt. Fehlbesiedlung.

Indikationen DD der Steatorrhö und V. a. Malabsorption.

Durchführung 25 g D-Xylose p. o. Nach 2 h Xylosebestimmung i. S.

Bewertung
- Normwerte: Xylose i. S. > 2 mmol/l, im 5-h-Urin Xylose > 4 g. Pankreasinsuff. als Ursache der Steatorrhö bei unveränderten Werten wahrscheinlich.
- Verminderte Resorption: V. a. Dünndarm-Malabsorption.

H_2-Atemtest
Bestimmung der Kohlenhydratabsorption und damit der Funktion des oberen Dünndarms. H_2 wird im Darm bei der bakt. Verstoffwechslung von Zuckern gebildet, im Kolon absorbiert und über die Lungen abgeatmet.

Indikationen Test bei V. a. Laktose- und andere Kohlenhydratintoleranzen. Meist prim. Laktasemangel (5–20 % der Bevölkerung), sek. Ursachen sind v. a. chron. entzündliche Darmerkr., Sprue, M. Whipple und Lambliasis. Weitere Kohlenhydratintoleranzen z. B. Fruktose, Xylose, Xylit, Maltose etc. können festgestellt werden.

Bewertung Laktoseintoleranz bei Anstieg der H_2-Exhalation nach Gabe von Laktose. Glukosetest pos. bei bakt. Überwucherung des Dünndarms. **Cave:** Eine

Differenzierung in prim. (angeborene) oder sek. erworbene intestinale Erkr. (Sprue etc.) ist nicht möglich.

Laktose-Toleranztest

Einfach durchzuführender geräteunabhängiger Test, nicht so sensitiv wie H_2-Atemtest.

Indikationen   V. a. Laktasemangel.

Durchführung   Parallel im Rahmen eines H_2-Exhalationstests. Nüchtern 50 g Laktose p. o. Glukose-Bestimmung (venös) nach 30, 60, 90 und 120 Min.

Bewertung   Path. (Laktoseintoleranz) bei BZ-Anstieg nach 2 h < 20 mg/dl. Alternativ verfügbar dir. Bestimmung der Laktaseaktivität in der Duodenalmukosa.

Nachweis von Motilitätsstörungen

- **Dünndarmtransit:** Laktulose-H_2-Atemtest, alternativ szintigrafische Verfahren.
- **Kolontransit (Hinton-Test):** Bestimmung der Transitzeit (Richtzeit ca. 60 h) durch orale Gabe von rö-dichten Markern (Nachteil: relativ ungenau).

Indikationen   Differenzierung und Objektivierung gestörte Stuhlpassage oder anorektale Obstruktion (▶ 7.1.5).

Durchführung   Einnahme von 10–20 Pellets nüchtern für 6 d (normale Kost, keine Laxanzien), am 7. Tag Rö-Abdomen im Liegen.

Bewertung   Transitzeit über dem Segment = Markerzahl × 1,2 h. Norm: re Kolon 7–15 h, li Kolon 8–16 h, Rektosigmoid 7–19 h.

Defäkografie

Darstellung der Defäkation im seitlichen Strahlengang.

Vorteil   Gute Darstellung der Defäkation.

Nachteil   Problematische Untersuchungssituation, hohe Strahlendosis der Gonaden.

Indikationen   Abklärung von organischen (innerer Rektumprolaps, Rektozele) oder funktionellen (▶ 7.1.5) Defäkationsstörungen.

Exokrine indirekte Pankreasfunktion

Bestimmung der pankreatischen Elastase 1 im Stuhl.

Normwert   > 200 µg/g Stuhl.

Durchführung   Material 2 g Stuhl. Substitutionsther. hat keinen Einfluss auf das Ergebnis, geringe tägl. Variationen, kein Sammelstuhl notwendig.

Bewertung   Erniedrigt bei exokriner Pankreasinsuff., Mukoviszidose mit Pankreasbeteiligung.

7.3 Ösophagus

7.3.1 Refluxkrankheit und Refluxösophagitis

Komb. aus Insuff. des UÖS, verzögerter ösophagealer Clearance (Motilitätsstörung), aggressivem Refluat (Säure, Galle, Pankreasenzyme), verminderter Schleimhautresistenz und begünstigenden Faktoren (Nikotin, Alkohol, Adiposi tas, Aszites und Medikamente). Reflux von Mageninhalt in die Speiseröhre, der zu klin. Beschwerden und/oder Ösophagitis führt. Zunehmende Häufigkeit im Alter (> 70 J. ca. 20 %). Häufigste Fehldiagnose: „Gastritis".

Leitbefunde
Sodbrennen, Luftaufstoßen und Schluckbeschwerden, oft epigastrisches Brennen und Schmerzen sowie Regurgitation von Nahrung. Beschwerden verstärken sich typischerweise in Rückenlage, beim Bücken und Pressen.

Ätiologie
- Prim. bei Inkompetenz des unteren UÖS und konsekutivem Reflux, bei ca. 30 % axiale Gleithernie.
- Sek. z. B. bei Kardia-Ca, Z. n. Magen-OP, Magenausgangsstenose, Kollagenosen, Gravidität.

Klinik
- Sodbrennen (v. a. im Liegen und p. p.).
- Aufstoßen, epigastrische oder retrosternale Schmerzen.
- Dysphagie, kann v. a. bei Stenosen einziges Symptom sein.
- Anamnestisch gehäuft Asthma bronchiale, rezid. Pneumonien, nächtliche Luftnotanfälle.

Komplikationen
- Dysphagie (▶ 7.1.2).
- Ulzera mit Arrosionsblutung → akute Blutung stillen.
- Peptische Strikturen → endoskopische Bougierung.
- **Endobrachyös.** (Barrett-Sy.): Ersatz des Plattenepithels des distalen Ös. durch Zylinderepithel (Long Segment > 3 cm, Short Segment < 3 cm), Entartung (Adeno-Ca-Rate 30-fach erhöht) → regelmäßige endoskopische Kontrollen mit Biopsien, bei Nachweis hochgradiger intraepithelialer Neoplasie lokal ablative Ther. (endoskopische Submukosadissektion, endoskopische Mukosaresektion, Hochfrequenzablation, fotodynamisch, APC-Ther.) oder Ös.-Resektion erwägen.

Diagnostik (▶ 7.2).
- Immer Endoskopie ggf. mit Biopsie.
- Barrett-Kontrollintervalle ▶ Tab. 7.3.
- 24-h-pH-Metrie: v. a. bei Refluxkrankheit Grad 0.
- Manometrie: bei V. a. Motilitätsstörung.
- Breischluck: Strikturen.

7

Tab. 7.3 Barrett-Kontrollintervalle

IEN-Grad	Long-Segment-Barrett-Ösophagus (≥ 3 cm Länge)	Short-Segment-Barrett-Ösophagus (< 3 cm Länge)
Keine intraepithaliale Neoplasie (IEN)	Nach 2 neg. Kontrollen im 1. J. alle 3 J.	Nach 2 neg. Kontrollen im 1. J. alle 4 J.
Geringgradige IEN	Im 1. J. 2 ×, im Abstand von 6 Mon., dann jährl.	
Hochgradige IEN	Bei sichtbarer Läsion Resektion (EMR, ESD), alternativ OP; Behandlung in spezialisierten Zentren erwägen	

Differenzialdiagnosen Motilitätsstörungen des Ös., Angina pect., Ös.-Ca, Ulcus ventriculi, ösophageale Mukosaschäden z. B. durch Arzneimittel (Ca-Komplexbildner, ASS); Candidaösophagitis (Soor); v. a. bei Abwehrschwäche Herpes-, CMV-, Tbc- und Histoplasmose-Ösophagitis (▶ 17.7).

Tab. 7.4 Los-Angeles-Einteilung der Refluxösophagitis*	
A	Erosion beschränkt auf Faltenkämme, Längsausdehnung 5 mm
B	wie A, Längsausdehnung aber > 5 mm
C	Erosion zwischen Faltenkämmen, < 75 % der Zirkumferenz
D	wie C, aber > 75 % der Zirkumferenz
Zylinderepithelmetaplasie und Strikturen müssen separat beurteilt werden	
* Weitere Einteilungen: MUSE-Klassifikation, Savary-Miller-Klassifikation	

Therapie
- Evtl. Schlafen mit erhöhtem Oberkörper, Gewichtsreduktion, Verzicht auf große, fette oder nächtliche Mahlzeiten, Schokolade, Alkohol, Nikotin. Keine Nitrate, Kalziumantagonisten, Theophyllin, β-Mimetika, Anticholinergika oder Diazepam.
- Bei Refluxkrankheit Grundprinzip Step-down-Ther., Beginn mit PPI bis zur Abheilung, im Verlauf Dosisreduktion, z. B. Omeprazol 1 × 20–40 mg p. o. morgens (z. B. Antra®) oder Pantoprazol 40 mg/d p. o. (Nexium®).
- Sekundärprophylaxe bei Pat. mit KO oder Rezidiven nach Absetzen der Medikation: PPI zunächst in halber Dosis, bei Rezidiv verdoppeln. Idealerweise Verlaufskontrollen mit 24-h-pH-Metrie.
- Nach 6–12 Mon. erfolgloser kons. Ther.: Fundoplikatio nach Nissen/Rossetti oder Hemifundoplikatio (evtl. laparoskopisch) neues OP-Verfahren Linx (Einlage eines Rings um den UÖS). Zuvor Ausschluss einer hypomotilen Kontraktionsstörung erforderlich (Manometrie ▶ 7.2.2). Alternativ Dauerther. (manchmal lebenslang) mit PPI.

7.3.2 Hiatushernien

(▶ Abb. 7.2) Verlagerung von Teilen des Magens durch den Hiatus oesophagei in den Thoraxraum. Meist axiale Gleithernien. Häufig Mischformen.

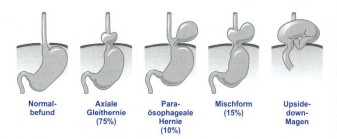

Abb. 7.2 Hiatushernien [L106]

Axiale Gleithernie
75 % der Hiatushernien. Kardia ist in den Thorax hochgezogen.

Klinik Häufig Zufallsbefund bei alten Menschen (60 % der über 60-Jährigen). Fast immer asympt., selten Refluxösophagitis.

Diagnostik Endoskopie. **Cave:** Rö-Diagnostik nicht sinnvoll.

Therapie Bei asympt. Hernien keine Ther. Bei Refluxösophagitis OP in Erwägung ziehen (▶ 7.3.1).

Paraösophageale Hernie
Kardia in regelrechter Position; ein Teil des Fundus ist in den Brustraum hochgezogen.

> **Leitbefunde**
> Aufstoßen, Druckgefühl in der Herzgegend v. a. nach Nahrungsaufnahme, im weiteren Verlauf Symptome der chron. Anämie.

Klinik Meist mittleres Lebensalter. Oft asympt.; manchmal Aufstoßen oder Druckgefühl in der Herzgegend. Bei großen Hernien evtl. Dysphagie. Fast nie Refluxösophagitis.

Komplikationen Häufig und gefährlich! Ulzera (in 30 %; Perforationsgefahr), mechanisch bedingte Erosionen (in 30 %; chron. Blutverlust mit Eisenmangelanämie), Volvulus (30 %) mit Gefahr der Inkarzeration (akuter Brustschmerz, sofortige OP). Extremvariante: Upside-down-Magen.

Diagnostik Endoskopie, Rö → manchmal auf Nativ-Thoraxbild erkennbar (in den Herzschatten projizierte Spiegelbildung); Nachweis durch Breischluck in Kopftieflage. Besser Endoskopie.

Therapie Wegen der hohen KO-Rate OP-Ind. auch im asympt. Stadium, transabdom. Gastropexie.

7.3.3 Ösophaguskarzinom

Meist Raucher und Alkoholiker > 50. Lj.; M : F = 5 : 1 (Frauenanteil steigend). 90 % Plattenepithel-Ca, etwa 10 % Adeno-Ca (Inzidenz steigend). Lokalisation v. a. an den drei Ös.-Engen (Adeno-Ca meist unteres Drittel).

> **Leitbefunde**
> Gewichtsverlust, retrosternale und Rückenschmerzen, Schluckbeschwerden.

Risikofaktoren Alkohol v. a. in Komb. mit Rauchen. Achalasie, nutritive Mangelzustände (Vit. A, Riboflavin, Folsäure, Fe, Zink), ständige Einnahme von heißen Speisen, Endobrachyös., Sklerodermie, Strikturen nach Laugenverätzung.

Klinik Dysphagie (DD der Dysphagie ▶ 7.1.2). Gewichtsverlust, Regurgitation von Speisen, Singultus, Heiserkeit. **Cave:** Bei den ersten Beschwerden ist das Öso.-lumen schon zu ⅔ verlegt. **KO:** ösophagotracheale Fistel mit Aspirationspneumonie.

7

> Bei Pat. > 40. Lj. mit Schluckbeschwerden immer Ös.-Ca ausschließen.

Diagnostik
- **Primärdiagn.:** (Chromo-)Endoskopie mit Biopsie, Labor nicht hilfreich.
- **Rö-Breischluck mit Durchleuchtung:** wenn endoskopische Passage nicht möglich (Ausdehnung, Füllungsdefekte, Verlust der Schleimhautstruktur, Wandstarre, zirkuläre Stenose, Fisteldarstellung).
- **Staging:** Rö- und CT-Thorax, CT- und Sono-Abdomen, Endosono, Bronchoskopie bei Ca in den oberen $\frac{2}{3}$, Skelettszinti bei V. a. ossäre Metastasen. Meist frühe lymphogene Metastasierung, bei T_2-Tumoren etwa 65 % (paraösophageal, Kardiabereich, paratracheal). Spät hämatogene Metastasierung in Lunge, Leber und Knochen.

Therapie
- **Endoskopische oder fotodynamische Ther.:** in Zentren in Erprobung bei inoperablen Pat. mit T_1-Tumoren oder Präkanzerosen. Bei T_1-Ca unter bestimmten Bedingungen in Zentren endoskopische Resektion.
- **Chirurgisch:** R0-Resektion entscheidend für die Progn. Ist aufgrund der Staging-Untersuchungen keine R0-Resektion möglich, Verzicht auf OP oder zunächst neoadjuvante Ther. zum Down-Staging mit alleiniger oder kombinierter Radiochemother., dann Entscheidung über OP. **Cave:** Die postop. adjuvante Radiochemother. verbessert das Überleben nicht.
- **Radiochemotherapie:** bei nicht resezierbaren Tumoren. Strahlendosis ~ 60 Gy, simultane Applikation z. B. von 5-Fluoruracil, Cisplatin. Ggf. endokavitäre Verfahren ergänzen (Afterloading-Technik).
- **Palliative Wiederherstellung der Nahrungspassage:** perkutane endoskopische Gastrostomie (PEG ▶ 2.5.2), Bougierung, Bestrahlung (35–45 Gy perkutan, Afterloading), OP, endoskopische Einlage eines selbstexpandierenden Metallstents.

Prognose Die meisten Pat. sterben innerhalb weniger Mon. 5-JÜR mit OP ca 10 %, bei Palliativmaßnahmen < 1 J.

7.3.4 Divertikel

Am häufigsten Zenker-Divertikel im dorsalen Halsteil des Ös. Selten epiphrenisches Pulsionsdivertikel dicht oberhalb des Zwerchfells, epibronchiales Traktionsdivertikel (durch Mobilitätsstörung) auf der Höhe der Trachealbifurkation meist Rö-Zufallsbefund.

> **Leitbefunde**
> Dysphagie und Regurgitation. Oft Hustenreiz bei Nahrungsaufnahme.

Zenker-Divertikel
Höheres Alter, M > F. Kann beträchtliche Größe erreichen. Lage meist linksseitig

Klinik Regurgitation von unverdauten Speiseresten (häufig nachts: Speisereste auf dem Kopfkissen), übler Mundgeruch, evtl. Dysphagie. Charakteristische progressive Zunahme der Schluckbeschwerden beim Essen, Entleerung durch Druck von außen.

Diagnostik Rö-Breischluck. Bei Endoskopie Perforationsgefahr!

Therapie Zunächst sympt. (Breikost, Schlafen mit erhöhtem Oberkörper), bei Regurgitation und/oder Aspiration krikopharyngeale Myotomie des OÖS (80–90 % Erfolg), bei großen Prozessen endoskopische Abtragung des Divertikelstegs oder Divertikelektomie (endoskopische oder chir. Sphinktermyotomie).

7.3.5 Motilitätsstörungen

Achalasie
Unfähigkeit des UÖS zur Erschlaffung, kombiniert mit fehlender gerichteter Peristaltik im unteren (tubulären) Ös. Seltene neuromuskuläre Erkr.

Einteilung
- **Prim. Form:** Denervierung des UÖS.
- **Sek. Form:** bei infiltrierendem kardianahem Ca, Lymphomen oder toxischbzw. drogenbedingt sog. Pseudoachalasie.

> **Leitbefunde**
> Dysphagie, Regurgitation von Speisen unmittelbar nach der Nahrungsaufnahme, Völlegefühl.

Klinik Über Jahre zunehmende Dysphagie (bei fester und flüssiger Nahrung), Brustschmerz und Regurgitation von unverdauten Speisen. Gewichtsverlust.

Diagnostik
- **Rö-Breischluck:** Stenose im terminalen Ös., darüber „sektglasförmige" Weitstellung, evtl. mit Spiegelbildung.
- **Endoskopie:** mit Biopsie zum Ausschluss eines Ös.- oder Kardia-Ca.
- **Ös.-Manometrie** (▶ 7.2.3): bestes Verfahren. Erhöhter Druck im UÖS, fehlende Relaxation beim Schlucken, Propagationsstörung, erniedrigte Kontraktionsamplitude im distalen Ös.

Therapie
- Versuch mit Kalziumantagonisten wie Nifedipin 20 mg/d s.l. (z.B. Adalat®). Methode der Wahl endoskopisch-radiolog. kontrollierte pneumatische Dilatation des UÖS mit Ballonkatheter (muss meist nach 1–3 J. wiederholt werden). Alternativ bei alten Pat. Injektion von Botulinumtoxin intrasphinkterisch (kurzer Effekt, teuer).
- Operation (bei ineffektiver endoskopischer Ther.): Kardiomyotomie nach Heller (Inzision aller Muskelschichten bis auf die Mukosa). Postop. in 20 % Reflux → Endoskopiekontrollen. Neues endoskopisches Verfahren (POEM) in Evaluation.

Hypermotile Formen
Zwei v.a. manometrisch unterscheidbare Formen. Übergänge und nicht klassifizierbare Motilitätsstörungen sind beschrieben. Endoskopie typischerweise unauffällig.

7

Diffuser Ösophagusspasmus

Ätiol. unklar. Relativ selten. Repetitive simultane lokale Kontraktionen des glattmuskulären Ös. Funktion des UÖS im Gegensatz zur Achalasie normal.

> **Leitbefunde**
> Häufig gebunden an psychische Belastung, Dysphagie mit heftigen retrosternalen Schmerzen.

Klinik Intermittierende Brustschmerzen (DD Angina pect.) und Dysphagie (DD zur Achalasie).

Diagnostik
- Manometrie: gehäufte simultane Kontraktionen beim Schlucken von Wasser. Idealerweise Messung im Verlauf eines gesamten Tages bei normaler Aktivität.
- Rö-Breischluck: „Korkenzieherös." (pseudodivertikelartige Veränderungen der Ös.-Wand).

Therapie Langsam essen, gut kauen. Evtl. Nifedipin 10–20 mg (z. B. Adalat®) oder Isosorbitdinitrat 2,5–10 mg s.l. (z. B. Isoket®) vor dem Essen. Neue Ansätze mit Molsidomin 2 × 8 mg (z. B. Corvaton ret.®). Effektivität von Dilatation und Bougierung umstritten. Ultima Ratio: langstreckige Myotomie. Postop. Refluxgefahr → Endoskopiekontrolle.

Nussknackerösophagus (hyperkontraktiler Ösophagus)

Ätiol. unklar. Gute Prognose.

Klinik Nichtkardiale Thoraxschmerzen oder Dysphagie.

Diagnostik Manometrischer Befund typisch! Manometrisch erhöhte, verlängerte Kontraktionsamplitude im distalen Ös., durch Stimulation mit Cholinergika zu provozieren. Häufig begleitender gastroösophagealer Reflux → Langzeit-pH-Metrie.

Therapie Diffuser Ös.-Spasmus. Evtl. Antirefluxther. (▶ 7.3.1).

7.4 Magen und Duodenum

7.4.1 Akute Gastritis

Häufige Verlegenheitsdiagnose bei Pat. mit Oberbauchbeschwerden. Diagnose nur histolog. möglich.

> **Leitbefunde**
> Appetitlosigkeit, Übelkeit mit Erbrechen, Aufstoßen, Druckgefühl im Oberbauch. Oft spontan oder bei Palpation epigastrischer Schmerz.

Erosive Gastritis

Läsionen nicht tiefer als Muscularis mucosae, häufig Petechien.

Ätiologie Noxen z. B. NSAID und Alkohol. Stress, z. B. Trauma, Verbrennungen. Häufig keine eruierbare Ursache.

Klinik Oft asympt. oder leichtes epigastrisches Druckgefühl mit Übelkeit, gelegentlich Hämatemesis und Meläna.

Komplikationen Akute Schleimhautdefekte bei Intensivpat., z. B. Erosionen, Ulzera, hämorrhagische Gastritis mit akuter GI-Blutung (DD und Ther. ▶ 7.1.7).

Diagnostik Gastroskopie mit Biopsie.

Differenzialdiagnosen Peptisches Ulkus, Magen-Ca, Refluxösophagitis, Cholezystitis, Pankreas- und Lebererkr., Hinterwandinfarkt.

Therapie In leichten Fällen Nahrungskarenz, Kaffee-, Alkohol- und Nikotinverzicht. Entbehrliche Medikamente absetzen. Antazida 4–6 × tägl., z. B. Maalox 70®, Standardther. PPI. Beschwerdefreiheit innerhalb weniger Tage zu erwarten. Vorgehen bei Blutung (▶ 7.1.7).

Stressulkusprophylaxe
Bei Intensivpat. mit Beatmung > 4 d, Ulkusanamnese, ulkogener Medikation, z. B. Antiphlogistika, Kortikoide, Polytrauma, SHT, Hirnblutung, Sepsis, Pfortaderhochdruck, bis zur suffizienten enteralen Ernährung.
- Sucralfat Susp. 1 g alle 6 h p. o. (Ulcogant®).
- H_2-Blocker, z. B. Ranitidin 2–4 × 50 mg/d. i. v. (z. B. Sostril®).
- ! H_2-Blocker sind prinzipiell etwas effektiver als Sucralfat, verbessertes Überleben. **Cave:** vermehrt nosokomiale Pneumonien. Bei Pat. mit Hirndruck und gesteigerter Säuresekretion ist eine säuresuppressive Ther. indiziert.

7.4.2 Chronische Gastritis

Meist asympt., endoskopisch bioptischer Zufallsbefund, z. B. bei 50 % der 50-Jährigen! **Sonderformen:** nichtinfektiöse granulomatöse Gastritis, z. B. bei M. Crohn, Sarkoidose, M. Wegener, Vaskulitiden, Fremdkörper. Eosinophile Gastritis, z. B. bei Nahrungsmittelallergie, anderen Allergenen.

Typ A (< 5 %)
Ätiologie Autoimmun.

Folgen Anazidität (Achlorhydrie), Hypergastrinämie; Vit.-B_{12}-Mangel (perniziöse Anämie ▶ 13.2.2); Lokalisation v. a. in Korpus und Fundus, Antrum frei; Neigung zu Dysplasien und Magen-Ca.

Diagnostik BB (Makrozytose), Bestimmung von AK gegen Parietalzellen, Intrinsic Factor und Vit.-B_{12}-Spiegel möglich.

Therapie Kausal nicht möglich. Bei Helicobacter-Nachweis Eradikationsther. ▶ 7.4.3.), bei Perniziosa parentale Vit.-B_{12}-Gabe.

Typ B (85 %)
Ätiologie Fast immer Helicobacter pylori, selten H. Heilmannii, CMV oder andere Bakterien.

Folgen Erosionen mit Blutungsgefahr, Ulcus duodeni oder ventriculi, MALT-Lymphom, Magen-Ca. Primär im Antrum lokalisiert, pylorokardiale (aszendierende) Ausbreitung v. a. unter säuresuppressiver Ther. (▶ 7.4.3). Meist über Jahre bis Jahrzehnte asympt.

7

Diagnostik HP-Nachweis meist durch Urease-Schnelltest (CLO-Test), Ag im Stuhl und Histologie aus Biopsiematerial. Kultur und ^{13}C-Harnstoff-Exhalationstest selten notwendig bzw. verfügbar. Bei Langzeitverlauf Serol.

Therapie Eradikation (▶ 7.4.3).

Typ C (10 %)

Ätiologie Chemisch toxisch durch ASS/NSAID, Alkohol und Gallereflux, z. B. bei Z. n. BI-OP.

Folgen Ulcera duodeni oder ventriculi oder im Anastomosenbereich.

Diagnostik Anamnese.

Therapie Noxen meiden, bei V. a. Motilitätsstörung Prokinetika. Bei galligem Reflux ggf. Colestyramin.

- Immer Gastritisdiagn., bei V. a. Ulkus duodeni oder ventriculi, MALT-Lymphom des Magens, nach endoskopischer Ther. eines Magenfrühkarzinoms, V. a. erosive Gastritis, V. a. Riesenfaltenmagen, makrozytäre Anämie, Systemerkr., z. B. M. Crohn, Sarkoidose.
- Bei gezielter Diagn. je 2 Biopsien aus Antrum und Korpus, 1 Biopsie aus der Angulusfalte. Wird ein Urease-Schnelltest durchgeführt, zusätzliche Biopsie aus Antrum und Korpus.

7.4.3 Gastroduodenale Ulkuskrankheit

Schleimhautdefekt, der die Muscularis mucosae durchbricht. 10 % der Bevölkerung. Rezidivrate > 80 %.

- **Ulcus ventriculi:** meist 50.–60. Lj. Lokalisation v. a. im Antrum und an der kleinen Kurvatur. Multiple Ulzera oft medikamentöser Genese. In 10–20 % zusätzliches Ulkus duodeni. In 70 % H.-pylori-Besiedelung. **Cave:** bis 5 % aller „Magenulzera" sind exulzerierte Magen-Ca!
- **Ulcus duodeni:** meist jüngere Menschen, M > F. Familiäre Disposition. Meist Hyperazidität. In 95 % H.-pylori-Besiedelung des Antrums. Hohe Rezidivneigung (80 %).

Leitbefunde
Spät-, Nacht- und Nüchternschmerz im Epigastrium mit Besserung nach Nahrungsaufnahme beim Ulcus duodeni; Sofortschmerz nach Nahrungsaufnahme oder nahrungsunabhängige Schmerzen beim Ulcus ventriculi.

Risikofaktoren
- Hohe Rezidivneigung bei Rauchen, Stress, schwerer körperlicher Arbeit, hoher Rezidivfrequenz in der Vergangenheit, Bulbusveränderungen, persistierenden Sympt. trotz Akutheilung.
- Keine erhöhte Rezidivneigung durch NSAID. Vermindertes Rezidivrisiko bei Kaffee- und mäßigem Alkoholkonsum.

Klinik Ulcus ventriculi und Ulcus duodeni klin. häufig nicht zu differenzieren, meist unspezif. Sympt., z. B. Schmerzen im Oberbauch, Neigung zu Übelkeit, Völ

legefühl, Inappetenz, Nahrungsmittelunverträglichkeit. Bei ⅓ Erstmanifestation durch KO. Typisch, aber nicht immer vorhanden:
- **Ulcus ventriculi:** Sofortschmerz nach einer Mahlzeit.
- **Ulcus duodeni:** Nüchternschmerz, prompte Besserung durch Nahrungsaufnahme oder Antazida.

Komplikationen
- **Blutung:** 25 % → Vorgehen ▶ 7.1.7.
- **Perforation:** ~ 5 %. Plötzlicher Schmerz, Peritonitisentwicklung → Vorgehen ▶ 7.1.1.
- **Stenose:** 2–4 %. Bei Ulcus duodeni und intrapylorischen Ulzera akut, selten auch nach Abheilen des Ulkus persistierend. Erbrechen, Schmerzzunahme durch Essen, zunehmende Auszehrung, Refluxösophagitis → Versuch der Dilatation, bei operablen Pat. OP anstreben.
- **Penetration:** < 5 %, meist in Pankreaskopf (Amylase ↑) oder Lig. hepatoduodenale → Ikterus. Oft in Rücken ausstrahlende Schmerzen, keine Abwehrspannung.
- **Sek. maligne Entartung:** extrem selten (nur Ulcus ventriculi).

Diagnostik
- Anamnese: Risikofaktoren, Ulkusanamnese.
- Körperliche Untersuchung und Labor unergiebig, manchmal Anämie.
- Gastroduodenoskopie: Bei allen > 3 Wo. anhaltenden „Magen"-Beschwerden. Durchführung inkl. Diagnostik des H.-pylori-Befalls (▶ 7.2.2).
- Bei erneutem Ulkusschub: erneute Helicobacterdiagn., dann ggf. Eradikation oder Primärther.
- ! Immer Malignom ausschließen!

Differenzialdiagnosen
- **Ulcus ventriculi:** Magen-Ca. Verdächtig schlecht heilendes Ulkus, Ulkusdurchmesser > 3 cm, Ulkus im Fundus oder an der großen Kurvatur. Zollinger-Ellison-Sy. (therapieresistente, multiple Ulzera ▶ 12.5.3).
- **Ulcus duodeni:** M. Crohn, selten Tumoren.

Therapie
- Allgemeinmaßnahmen: möglichst Absetzen ulzerogener Medikamente, z. B. ASS, NSAID. Nikotinverzicht, keine besondere „Ulkusdiät", aber frühes Abendessen, keine späten Mahlzeiten, faserreiche Kost, normokalorische Ernährung.
- Primärther. bei H.-pylori-neg. Ulkus: PPI (morgendl. Gabe) für 3–4 Wo., ASS/NSAID absetzen. ▶ Tab. 7.5.
- Hohe Rezidivrate, Z. n. Ulkus-KO (v. a. Blutung): Medikation mit PPI bis zum Abheilen, Sekundärprophylaxe in halber Dosierung oder OP.
- Notwendige parallele Ther. mit NSAID: PPI für 4 Wo. Konsekutive konsequente Dauerprophylaxe mit PPI.
- Orale Eradikationsther. bei Helicobacternachweis und gastroduodenaler Ulkuskrankheit. **Cave:** Eine parenterale Eradikationsther. ist nicht sinnvoll.
- Ulkuschirurgie ▶ 7.4.4.

Prognose Abheilung des Ulcus ventriculi ist langwieriger und die Heilungsquote um 10 % geringer als beim Ulcus duodeni, das aber eine höhere Rezidivrate von etwa 75 % aufweist.

7

Tab. 7.5 Medikamente zur Therapie der gastroduodenalen Ulkuskrankheit			
Name (Beispiel-präparat)	Dosis (p. o., i. v.)	Indikationen, Bemerkungen	Nebenwirkungen, Kontraindikationen
H₂-Blocker (Säurehemmung)			
Cimetidin (Tagamet®, Cimet®)	p. o.: 1 × 800 mg i. v.: 2 × 200 mg (langsam, mind. 2 Min.)	Einnahme als Einzeldosis nach dem Abendessen	NW (Auswahl): allergische Reaktionen, Müdigkeit, Bewusstseinsstörungen, Schwindel, Gynäkomastie, Galaktorrhö, Libido ↓ Impotenz, Diarrhö, Krea ↑, Transaminasen ↑, bei i. v. Gabe RR ↓, Bradykardie, Exanthem. WW ▶ 19.3
Ranitidin (Zantic®, Sostril®)	p. o.: 1 × 300 mg i. v.: 2–4 × 50 mg (langsam, mind. 2 Min.)	Einnahme als Einzeldosis nach dem Abendessen	NW Cimetidin, weniger ausgeprägt (bei Mehrfachmedikation und im Alter bevorzugen). KI: Kinder < 12 J., Schwangerschaft, Stillzeit
Famotidin (Pepdul®, Ganor®)	p. o.: 1 × 40 mg i. v.: 1–2 × 20 mg (langsam, mind. 2 Min.)	Einnahme als Einzeldosis nach dem Abendessen	NW Cimetidin. KI: Kinder < 12 J., Schwangerschaft, Stillzeit
Roxatidin (Roxit®)	p. o.: 1 × 150 mg	Einnahme als Einzeldosis nach dem Abendessen	NW Cimetidin
Protonenpumpenhemmer (stärkste Säurehemmung)			
Omeprazol (Antra®, Gastroloc®)	p. o.: 1. Tag 2 × 20 mg, dann 1 × 20 mg morgens i. v.: 1–2 × 40 mg	Ulzera und Zollinger-Ellison-Sy., Refluxösophagitis, obere GI-Blutung (Dosis ▶ 7.1.7); i. v. strenge Ind.!	BB-Veränderungen, Kopfschmerz, Leberwerte ↑, Exantheme, Sehstörungen. Strenge Ind. bei Pat. mit Störung der Mikrozirkulation (z. B. Schock, hochgradige Anämie) und Autoimmunerkr. → erhöhte Sterblichkeit
Pantoprazol (Pantozol®, Rifun®)	p. o.: 1 × 40 mg abends	s. Omeprazol	s. Omeprazol
Lansoprazol (Agopton®, Lanzor®)	p. o.: 1 × 30 mg abends	s. Omeprazol	s. Omeprazol
Rabeprazol (Pariet®)	p. o.: 10–20 mg	Morgens, sonst s. Omeprazol	s. Omeprazol
Esomeprazol (Nexium®)	p. o.: 1 × 20–40 mg	Omeprazol; stärker wirksam	Omeprazol

Helicobacter-pylori-Eradikationstherapie

Indikationen

- **Gesichert:** Ulcus ventriculi oder duodeni, Riesenfaltengastritis, HP-Gastritis mit Atrophie/intestinaler Metaplasie und MALT-Lymphom (in Studien), anderweitig nicht erklärbare Eisenmangelanämie, ITP, Vit.-B₁₂-Mangel.

- **Nicht gesichert:** erosive HP-Gastritis, funktionelle Dyspepsie, Prophylaxe des Magen-Ca, Anastomosenulkus, bei operiertem Magen, Refluxösophagitis.

Therapieschemata
1. **Französische Triple-Ther.:** Clarithromycin 2 × 500 mg/d p. o. (z. B. Klacid®), Omeprazol 2 × 20 mg/d p. o., Amoxicillin 2 × 1 g/d p. o. (z. B. Amoxypen®). Eradikationsrate > 90 %. Etwa 30 % NW. Nachteil: prim. und sek. Resistenzen gegen Clarithromycin bis 10 %, 30 % teurer als italienische Ther.
2. **In Regionen mit hoher Klacidresistenz und Versagen der Primärther. sollte eine bismutbasierte Quadruple-Ther. bevorzugt werden.**
3. Quadruple-Ther. in einer Kapsel kombiniert: Zitronensäure, Bismut-Kalium-Salz (140 mg), Tetracyclin (125 mg) und Metronidazol (125 mg) 4 × 3 Kps., z. B. Pylera® in Komb. mit 2 × Standarddosis PPI, z. B. 2 × 20 mg Omeprazol für 10 d.
4. **Alternative Triple-Ther.:** Amoxicillin 2 × 100 mg/d, Levofloxacin 2 × 250 mg/d, Omeprazol 2 × 20 mg/d (z. B. Antra®). Erfolg > 90 %. Cave: NW inkl. Sehnenschäden und QT-Verlängerung.
5. **Italienische Triple-Ther.:** Clarithromycin 2 × 250 mg/d p. o. (z. B. Klacid®), Omeprazol 2 × 20 mg/d p. o., Metronidazol 2 × 400 mg/d p. o. (z. B. Clont®). Eradikationsrate > 90 %. Nachteil: prim. und sek. Resistenzen gegen Clarithromycin bis 10 % und Metronidazol bis 50 % → Rezidivrate ↑ ↑.

- Eine dauerhafte säuresuppressive Ther. ist nach Beendigung der Eradikationsther. nur notwendig, wenn der Pat. weiter Beschwerden hat oder ASS/NSAID einnehmen muss.
- Eine H.-pylori-Sanierung schützt nicht vollständig vor persistierender NSAID-Schädigung.

Therapiekontrollen
- **Akutphase** (blutendes bzw. blutungsgefährdetes Ulcus ventriculi und duodeni): initial Endoskopie, bei Blutungsfreiheit keine, bei V. a. erneute Blutung sofortige Reendoskopie.
- **Follow-up:** Erfolgskontrollen bei beschwerdefreien Pat. frühestens 2–4–6 Wo. nach Therapieende durch Endoskopie inkl. Urease-Test, Histologie, Stuhl-Ag-Test oder ^{13}C-Harnstoff-Atemtest.
  - Ulcus ventriculi: endoskopische Kontrollen inkl. Biopsien aus Ulkusrand und Grund bis zum endgültigen Abheilen.
  - Ulcus duodeni: keine Routinekontrollen nach Beendigung der Akutphase.
  - H.-pylori-Kontrollen: s. o.

7.4.4 Ulkuschirurgie

Akute Blutungen können i. d. R. kons. zur Abheilung gebracht werden. Die OP erzielt in 80 % Beschwerdefreiheit.

Indikationen Perforation und endoskopisch nicht zu dilatierende Magenausgangsstenosen, hohe Rezidivquote oder Therapieresistenz, Rezidivblutungen nach endoskopisch interventioneller Blutstillung (normaler dauerhafter Heilungserfolg 90–95 %), V. a. Karzinom (auch bei neg. Histologie), unzuverlässige Medikamenteneinnahme.

Operationsverfahren bei Ulcus duodeni und Ulcus ventriculi (▶ Abb. 7.3).
- **Notfall-OP:** idealerweise endoskopische Markierung des Ulkus (z.B. Methylenblau oder Tusche), danach Ulkusübernähung oder Exzision (Ulcus ventriculi).
- **Ulcus ventriculi:** Magenteilresektion (⅔ Resektion) nach Billroth I oder besser Billroth II oder Y-Gastrojejunostomie nach Roux.

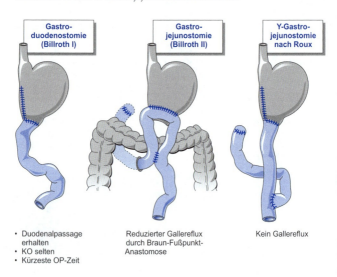

| Gastro-duodenostomie (Billroth I) | Gastro-jejunostomie (Billroth II) | Y-Gastro-jejunostomie nach Roux |

- Duodenalpassage erhalten
- KO selten
- Kürzeste OP-Zeit

Reduzierter Gallereflux durch Braun-Fußpunkt-Anastomose

Kein Gallereflux

Abb. 7.3 OP-Verfahren bei Ulcus ventriculi (⅔-Magenresektion) [L106]

Postoperative Komplikationen
- **Dumpingsy.:** in 10–20% nach Billroth-II-Resektion, in ~ 4% nach Billroth-I-Resektion.
  - **Frühdumping:** 3–4 Wo. postop.; Schweißausbruch, Übelkeit, Kollapsneigung und Tachykardie beim oder kurz nach dem Essen durch Volumeneffekt der Speisen und osmotische Wirkung der Kohlenhydrate. Ther.: viele kleine Mahlzeiten ohne Flüssigkeit, geringer Anteil an freien Kohlenhydraten.
  - **Spätdumping:** Heißhunger, Zittern und Schock 2–3 h p. p. Ther.: viele kleine Mahlzeiten ohne Flüssigkeit, keine süßen Speisen. Verstärkte Insulinsekretion bei rascher Passage in den Dünndarm.
- **Sy. der zuführenden Schlinge** (Afferent-Loop-Sy.) nach klassischer Billroth-II-OP. Morgendl. und postprandiales Erbrechen von Galle, Völlegefühl, abdom. Schmerzen. **Ther.:** Braun-Fußpunktanastomose, Y-Roux-Rekonstruktion oder Umwandlung in Billroth I. Bei bakt. Fehlbesiedelung Versuch der Sanierung mit Tetrazyklin 4 × 500 mg/d für 10 d p. o. (z. B. Achromycin®), häufig Rezidive.
- **Sy. der abführenden Schlinge** (Efferent-Loop-Sy.): Obstruktion durch narbige Striktur im Mesokolonschlitz, Narbenbildung bei rezid. Ulcera peptica jejuni oder innerer Hernienbildung. Motilitätsstörung nach Denervierung (Vagoto-

mie!). Erbrechen von großen Mengen Flüssigkeit, Galle und groben Speiseresten. **Ther.:** Umgehungsanastomose, bei Ulcera jejuni trunkuläre Vagotomie.

- **Anämie:** evtl. erst Jahre nach Resektion. In ca. 60 % hypochrom (Eisenmangel), in 30 % hyperchrom (Vit.-B$_{12}$-Mangel). Substitution ▶ 13.2.
- **Pankreozibale Asynchronie:** exokrine Pankreasinsuff. bei funktionstüchtigem Pankreas (Pankreasenzymsubstitution, z. B. Kreon Granulat ® 25.000–40.000 IE 3 × 2 p. o. in das Essen mischen).
- **Magenstumpf-Ca:** > 15 J. postop., ab 15. J. postop. Endoskopie alle 2 J.

7.4.5 Magenkarzinom

Meist 50.–70. Lj., M > F. Lokalisation: Antrum an der kleinen Kurvatur (70 %) > Kardia > Fundus > große Kurvatur. 70 % Adeno-Ca (tubulär > Siegelringzell-Ca > papillär, muzinös), 20 % undifferenzierte Ca, adenosquamöses und Plattenepithel-Ca. 5-JÜR 80–100 %.

> **Leitbefunde**
> „Ein Punkt nur ist es, kaum ein Schmerz, nur ein Gefühl empfunden eben; und dennoch spricht es stets darein, und dennoch stört es dich zu leben." (Theodor Storm, 1888 an Magenkrebs verstorben).

Risikofaktoren Chron. atrophische Gastritis Typ A, H.-pylori-Inf., B-Gastritis mit Nachweis von intestinalen Metaplasien, Magenpolypen, v. a. villöse Adenome, Polyposis ventriculi. M. Ménétrier (Riesenfaltenmagen), intestinale Metaplasie, Barrett-Ös., Z. n. Magenresektion vor > 20 J., chron. Ulcus ventriculi.

Klinik Häufig asympt. oder „empfindlicher Magen". Evtl. Abneigung gegen Fleisch, Leistungsknick. Später Schmerzen, Gewichtsverlust und Anämie. Bei Magenausgangsstenose Völlegefühl, Erbrechen unverdauter Speisen 2–3 h nach der Mahlzeit.

- **Metastasenzeichen:** maligner Aszites, Ikterus bei Choledochusverschluss oder Leberbefall, Unterleibsschmerzen bei bds. Ovarialmetastasen (Krukenberg-Tumor).
- **Befund:** evtl. palpabler Tumor, Lebervergrößerung, Virchow-Drüse (supraklavikulärer Lk li, selten).

7

> **Magenfrühkarzinom (Early Gastric Cancer)**
> Karzinom ist auf Mukosa und Submukosa beschränkt. In 12 % multizentrisches Vorkommen, in 10–20 % Lk-Metastasen. Diagnose kann nur histologisch gestellt werden. Meist im Antrum- und Pylorusbereich lokalisiert. Ther.: wie bei Magen-Ca.

Diagnostik
- **Endoskopie mit Biopsie:** Treffsicherheit 98 %. Bei Verdacht und neg. Histologie erneute Endoskopie. Bei allen unklaren Magenbeschwerden > 3 Wo.!
- **Metastasensuche und Staging:** Thorax in 2 Ebenen (Lungenfiliae?), Sono (Leberfiliae?), Endosono (wenn keine Filiae) (Tumorwachstumstiefe, perigastrale Lk), CT-Abdomen, Laparoskopie. Bei klin. Verdacht auf Knochenfiliae Skelettszinti.
- **Labor:** präop. BB, Blutgruppe. Tumormarker (▶ 14.5) CEA, CA 72–4, CA 19–9 nur zur Verlaufskontrolle.

Differenzialdiagnosen Magenulkus, Magenlymphom, benigne Tumoren, malignes Melanom, Kaposi-Sarkom.

Therapie
- In frühen Stadien (Mukosa-Ca) endoskopische Resektion in Studien möglich.
- OP: Ther. der Wahl, ca. 80 % aller Ca sind resezierbar, R0-Resektion bei 60 % möglich. Letalität bei Gastrektomie ca. 5 %.
- Präop. neoadjuvante Chemother. bei lokal fortgeschrittenem und nicht resezierbarem Tumor zum Downstaging möglich. KI: schlechter AZ.
- Adjuvante Radio-/Chemother. nach R0-Resektion nicht indiziert.

Palliativ-Maßnahmen
- Operativ: Umgehungsanastomose bei stenosierendem Kardia-Ca, endoskopische Einlage eines Stents. KO: Dislokation, Tumorulzeration oder -perforation. Endoluminale Laserther.
- Polychemother.: verschiedene Schemata, kurze Remissionen, gering verlängerte Überlebenszeit.

7.5 Pankreas

7.5.1 Akute Pankreatitis

Interstitiell freigesetzte Enzyme führen zur Selbstverdauung des Pankreas. Exokrine und endokrine Organfunktion bleiben initial erhalten. Verlauf sehr variabel, 85 % akute ödematöse Form, 10–15 % nekrotisierender Verlauf mit Teilnekrose (Letalität ~ 15 %) oder Totalnekrose (Letalität > 50 %).

> **Leitbefunde**
> Oberbauchschmerzen, die nach allen Seiten ausstrahlen. Anstieg von Pankreasenzymen i. S. (Lipase > 3-Fache der Norm).

Ätiologie Gallenwegserkr. (40 %, meist präpapilläre Steine), Alkohol (50 %). Seltener Kollagenosen, Inf. (Mumps, Hepatitis u. a.), Trauma (auch postop. und nach ERCP), ischämisch (nach Reanimation, Schock), Medikamente (Glukokortikoide, Östrogene, Antikoagulanzien, Saluretika, Azathioprin u. a.), Hyperkalzämie bei Hyperparathyreoidismus, Hyperlipidämie, Urämie, mechanische Hindernisse (Pancreas divisum, Tumoren, narbige Gangveränderungen), genetische Veranlagung. Bis 10 % d. F. unklar.

Klinik
- Leitsymptom Oberbauchschmerz, oft gürtelförmig in den Rücken ausstrahlend. Häufig plötzlicher Beginn mit heftigem, konstantem Oberbauchschmerz. Übelkeit und Erbrechen, Meteorismus, evtl. Gesichtsrötung (Flush). Bei biliärer Genese häufig zuvor kolikartiger Schmerz im re Oberbauch. Bei schwerem Verlauf Schock- und Sepsiszeichen.
- **Befund:** Abdomen diffus druckschmerzhaft, zunächst gering gespannt („Gummibauch"), selten bretthart. Subileus (Darmgeräusche ↓). Häufig: Fieber, Tachykardie, Ikterus bei biliärer Genese. Selten: Aszites, Pleuraerguss, palpabler Tumor, Oligurie/Anurie. Kutane Fettgewebsnekrosen bei Adipösen, bei hämorrhagischen Verläufen Einblutungen in die Flanken (Grey-Turner-Zeichen) oder periumbilikal (Cullen-Zeichen).

Komplikationen
- Pseudozyste: in 50 % spontane Rückbildung innerhalb von 6 Wo., andernfalls evtl. Punktion, Drainage unter EUS-Kontrolle, operative Revision auch bei Inf., Einblutung, starker Größenzunahme. Selten nötig, eher interventionelle Endoskopie.
- Infektion der Nekrosen → Punktion und Kultur auf E/R.
- Endo- und exokrine Pankreasinsuff. (Diab. mell., Maldigestion).
- Pleuraerguss, Abszess, Fisteln, DIC, Sepsis, ANV, ARDS.

Diagnostik
- **Labor:** Diagnose gesichert, wenn Pankreas-Amylase und/oder Lipase auf > 3-Fache der Norm erhöht. Ausnahme: (dialysepflichtige) Niereninsuff. Leukos ↑, BZ evtl. passager ↑, Hb, Hkt, Thrombos ↓ bei hämorrhagischem Verlauf, Ca^{2+} ↓, Krea und Harnstoff (ANV?), Eiweiß (Albumin), Gerinnung (DIC?), Leberwerte (Cholestase), BGA (Azidose), CK, GOT, U-Status. CRP als Marker für Schweregrad und Prognose. Anstieg innerhalb der ersten 24–48 h nach Symptombeginn auf > 10 mg/dl spricht für Nekrosen. Andere Marker wie PMN-Elastase, α_2-Makroglobulin, pankreasassoziiertes Protein sind klin. nicht etabliert.
- **Sono:** häufig luftüberlagerte vergrößerte Pankreasloge, intra- oder peripankreatische Nekrosen, Pseudozysten. Gallenwege: Steine, Dilatation bei biliärer Genese.
- **Rö-Thorax:** Plattenatelektasen, Pleuraerguss, li-seitiger Zwerchfellhochstand, basale Pneumonie, ARDS.
- **Dynamisches CT mit KM:** idealer Zeitpunkt > 72 h nach Beschwerdebeginn. Bei unklarem Sono-Befund, zur Abschätzung des Schweregrads (Nekrosenausdehnung).
- **Keimnachweis:** in sek. infizierten intra- oder peripankreatischen Nekrosen mittels perkutaner Feinnadelbiopsie (CT- oder Sono-gesteuert) bei Fieber oder Verschlechterung des Allgemeinbefindens.
- **EUS/MRCP:** bei V. a. biliäre Genese oder bei Entzündungszeichen (CRP ↑, Fieber, Leukos ↑), bei Steinnachweis ERC früh mit ther. Papillotomie.

Differenzialdiagnosen Akutes Abdomen (▶ 7.1.1), v. a. Magen- oder Darmperforation; Hinterwandinfarkt (▶ 4.4); BAA-Ruptur (▶ 5.4.5); Mesenterialinfarkt (▶ 7.6.3); Lungenembolie (▶ 6.7.1); Nierenkolik (▶ 9.1.5). **Cave:** Gallenkolik (▶ 8.10.2) oft mit Pankreatitis!

7

Leichte Serum-Pankreasenzymerhöhungen sind häufig (z. B. Medikamenten-NW oder nach ERCP)! Höhe des Enzymanstiegs korreliert nicht mit Schwere des Verlaufs der Pankreatitis, immer CRP parallel bestimmen.

Therapie
! Bei CRP > 10 mg/dl oder Hinweis auf Nekrosen auf die Intensivstation verlegen.
- Basisther.: Bettruhe, initial Nahrungs- und Flüssigkeitskarenz, evtl. Magensonde. Parenterale, deutlich pos. bilanzierte Volumensubstitution (zunächst mind. 3 l/d, z. B. Glukose 5 % und Ringer im Verhältnis 1 : 1). Frühe enterale Ernährung, soweit klinisch irgend möglich (orale Gabe von Sondenkost, orale Gabe von leichter Vollkost), Volumenbedarf nach ZVD, Ziel: 2–10 cm H_2O.
- Schmerzther.: Buprenorphin 0,15–0,3 mg i. v. (Temgesic®), Wirkdauer 8 h, Pentazocin (Fortral®), Wirkdauer 4 h oder Pethidin 25–50 mg i. v. (Dolan-

tin®), Wirkdauer 3 h. Alle Medikamente auch als Dauerinfusion sinnvoll. Evtl. Periduralkatheter.

- Chir. Konsil: Nekrosenachweis, Inf.; Entscheidung endoskopische Nekrosektomie oder prim. chir. Vorgehen.
- Nahrungsaufbau: frühe enterale Ernährung über Magen- oder Jejunalsonde (verbesserte Prognose), bei Schmerzfreiheit frühzeitiger oraler Kostaufbau. Im Verlauf Fettanteil ↑. Kein Kaffee oder Alkohol!
- Antibiotika bei biliärer Pankreatitis, V. a. Cholangitis, Nekrosenachweis und bei Fieber > 39 °C, Cholangitis nach ERCP (▶ 17.2). Zuvor Blutkulturen abnehmen!
- Nach klin. Verlauf: Sono/CT → Nekrosen? Rö-Thorax → Pneumonie, Ergüsse, ARDS?
- Hyperglykämie: Insulin als Bolus oder als Perfusor Altinsulin 1–4 IE/h i. v.
- Hinweis auf DIC, z. B. hämorrhagische Diathese, Thrombosen.

⚡ Vorgehen bei schwerer akuter Pankreatitis
- Intensivüberwachung.
- Schockther.: bilanzierte Volumensubstitution (ZVD, Ziel 4–10 cm H$_2$O) mit initial 500–1.000 ml Plasmaersatzmittel (z. B. HAES®) plus 1.000 ml isotone E'lyt-Glukose-Lsg., über den Rest des Tages 3.000 ml E'lyt-Glukose-Lsg., evtl. 250 ml Humanalbumin 5 %.
- Klin. Verlaufskontrolle: 4- bis 6-stündl. klin. Befund, RR, Puls, Ein- und Ausfuhr, ZVD.
- Laborkontrollen: tägl. BB, Krea, E'lyte inkl. Ca^{2+}, Lipase, Cholestaseparameter, CRP, Ges.-Eiweiß, BGA. BZ 3 × tägl.
- E'lyte substituieren: Ca^{2+} ab 1,5 mmol/l (mit Ca^{2+}-Glukonat 10 % i. v.), K$^+$ unter Insulinther. (▶ 10.2.1).
- Metabolische Azidose: Ausgleich ▶ 10.5.2.
- Hinweis auf DIC: z. B. hämorrhagische Diathese, Thrombosen.
- Evtl. transgastrale oder -duodenale Ther. von infizierten Nekrosen (in Zentren mit großer Erfahrung mit interventioneller Endoskopie).
- Evtl. OP bei schwerstem Verlauf → Sepsis, (Multi-)Organversagen, infizierte Nekrosen (Antibiotikaprophylaxe).
- Frühenterale Ernährung mit Magen- oder Jejunalsonde.
- Antibiotikaprophylaxe, z. B. Meropenem 3 × 1 g/d (z. B. Meronem®) zur Prävention sek. Inf. der sterilen Pankreasnekrosen.

- Bedrohlichkeit des Krankheitsbilds wird initial häufig unterschätzt. Engmaschige Laborkontrollen durchführen!
- Für ausreichende Volumensubstitution wegen Schockgefahr und ANV sorgen. Großzügige Indikationsstellung für ZVK.
- Kein nachweisbarer Effekt durch medikamentöse Hemmung der exokrinen Pankreassekretion, z. B. durch Kalzitonin, Glukagon, Somatostatin, oder Hemmung des autodigestiven Pankreassekrets, z. B. durch Aprotinin, Gabexat-Mesilat, Camostat, Phospholipasehemmer, FFP!

7.5.2 Chronische Pankreatitis

Kontinuierlich oder in Schüben fortschreitende Entzündung, Ersatz des Pankreasparenchyms durch Bindegewebe mit zunehmendem endokrinem und exokrinem Funktionsverlust.

> **Leitbefunde**
> Über Stunden bis Tage anhaltende, rezid. Schmerzen im Oberbauch, oft mit gürtelförmiger Ausstrahlung in den Rücken. Zusätzlich Nahrungsintoleranz gegenüber Fett.

Ätiologie   Etwa 90 % Alkohol- und Nikotinabusus, ca. 10 % idiopathisch. Selten: Hyperparathyreoidismus, Hyperlipidämien, medikamentös, hereditär, Urämie. Sonderformen: Pancreas divisum, Pancreas anulare, Papillenstenose, Tumoren, Duodenaldivertikel, tropische Pankreatitis.

Klinik
- Häufig oligosympt. Bild. Meist Verlauf in Schüben.
- **Akuter Schub:** dauerhafte oder rezid. Oberbauchschmerzen mit Ausstrahlung in den Rücken, häufig ausgelöst durch Essen oder Alkohol. Übelkeit, Erbrechen. Schmerzintensität sehr variabel, selten schmerzloser Verlauf. Pat. manchmal in gebückter Haltung („Pankreasstellung"). Bei „ausgebrannter" Pankreatitis kaum noch Schmerzen. Gewichtsabnahme als Frühsymptom. Nach Jahren manifeste exokrine und endokrine Pankreasinsuff. mit Fettstühlen (MAS ▶ 7.6.11), später insulinpflichtiger Diab. mell.
- **KO:** Pseudozysten (▶ 7.5.1), Cholestase, Milzvenenthrombose.

Basisdiagnostik
- Sono: prim. Diagnostik. Organ unregelmäßig, Pseudozysten, Verkalkungen, Gangweite > 3 mm.
- Labor: im akuten Schub Lipase ↑. Im Intervall oft unauffällig. Evtl. path. Glukosetoleranz (BZ-Profil).

Erweiterte Diagnostik
- Endosono: hochsensitiv insb. bei frühen Formen der CP.
- Funktionsdiagn. erst spät aussagekräftig (▶ 7.2.3).
- ERCP: Gangveränderungen bei chron. Pankreatitis, Pseudozysten, größte Trefferquote bei DD Pankreas-Ca ggf. mit Bürstenzytologie.
- Endoskopie: Nachweis von Beeinträchtigungen der Nachbarorgane, z. B. Duodenalstenose, Magenfundusvarizen bei Hypertonie der Milzvene durch Pseudozystenbildung.
- CT-Abdomen: Pankreasstruktur, Pseudozysten, Verkalkungen, Atrophie, Gangweite.

Differenzialdiagnosen   Akute Pankreatitis, Pankreas-Ca (Diagnose auch nach Ausschöpfen aller diagn. Maßnahmen häufig sehr schwierig, ggf. explorative Laparotomie), Ulkus, Angina intestinalis, Colon irritabile.

Therapie
- Schmerzbekämpfung ▶ 7.5.1, ggf. Dauerther., Alkoholverzicht.
- **Kalorienreiche Wunschkost** in häufigen, kleinen Mahlzeiten. Mittelkettige Triglyzeride werden ohne Pankreaslipase resorbiert (z. B. Ceres®-Diätmargarine).

7

- **Enzymsubstitution** bei nachgewiesener Pankreasinsuff., z. B. 3–4 × 1–2 Beutel Kreon®-Granulat (100.000–200.000 IE/d), mind. 30.000 IE zu den Mahlzeiten; wirkt oft auch schmerzlindernd und verdauungsregulierend. Bei Unverträglichkeit Präparat wechseln.
- **Parenterale Substitution:** fettlösliche Vit. bei nachgewiesenem Mangel, z. B. ADEK-Falk® 1 × 1 Amp. i. m., ggf. Kalziumsubstitution.
- **Insulinther.:** bei pankreoprivem Diab. mell. initial möglichst häufige kleine Gaben, da Insulinempfindlichkeit ↑.
- **Endoskopie:** nur bei wenigen Pat. Erfolg versprechend. Bei Stenosen Versuch der Einlage einer Pankreasprothese (bis 50 % Erfolg). Bei Steinen ESWL und Steinextraktion langfristig ohne Erfolg, bei Pseudozysten endoskopische, endosonografische oder perkutane Drainage, bei Erfolglosigkeit op. Zystojejunostomie. Bei Gallengangsstenose ohne Pankreasverkalkung Stenteinlage, sonst OP.
- **OP:** bei therapierefraktären Schmerzen, Gallengangs-, Magenausgangs- und Duodenalstenosen, segmentäre portale Hypertonie. Drainierende Verfahren wie Pankreatikojejunostomie. Resezierende Verfahren, v. a. bei Ca-Verdacht, wie Whipple-OP, duodenumerhaltende Pankreaskopfresektion, Linksresektion.

7.5.3 Pankreaskarzinom

Meist 60.–70. Lj. Rauchen anerkannter Risikofaktor. Schwierig Diagn. und Ther., schlechte Progn.: MÜZ 6 Mon. 95 % Adeno-Ca des Gangepithels. Lokalisation: 70 % im Pankreaskopf. Bei Diagnosestellung in 80 % bereits Metastasen.

> **Leitbefunde**
> Oft Schmerzen in Oberbauch und Rücken, Appetit- und Gewichtsverlust, Übelkeit und Erbrechen. Schmerzloser Ikterus.

Klinik   Unspezif. Gewichtsabnahme mit Appetitverlust, Oberbauchschmerz evtl. mit Ausstrahlung in den Rücken, Verdauungsstörungen, psychische Veränderungen, Phlebothrombose, rezid. Thrombophlebitiden. Pankreasinsuff., selten Steatorrhö, Diab. mell. ist ein Spätzeichen. Bei Pankreaskopf- und Papillentumoren: Verschlussikterus und Courvoisier-Zeichen.

Diagnostik
- **Sono:** Primärdiagnostik. Tumoren von exzellenten Untersuchern ab 2 cm zu sehen, in bis zu 80 % d. F. Diagnosestellung, Organ unscharf, erweiterte Gallengangs- und Pankreasgänge.
- **Endosono:** bei Tumoren < 2 cm, Punktionsmöglichkeit.
- **MRCP/MRT** bei Tumoren > 2 cm.
- **ERCP:** nach Sono sensitivstes Verfahren. Abbrüche im Gangsystem, Gangstenosen mit prästenotischer Dilatation, Zytologie, ther. Optionen.
- **Dynamisches Angio-CT:** Tumorgröße, Lymphome, Resezierbarkeit.
- **MR-Angio:** nur bei geplanter OP sinnvoll. Im Zweifel Feinnadelpunktion unter Sono- oder CT-Kontrolle. **Cave:** Implantationsmetastasen!
- **Labor** nicht hilfreich. Tumormarker primär nicht sinnvoll. CEA, CA 19–9 (▶ 14.5) zur Verlaufskontrolle und Nachsorge.
- Evtl. diagn. Laparotomie.

Differenzialdiagnosen   Chron. Pankreatitis, distale Gallengangsveränderungen.

Therapie
- Resektion: bei Kopftumor partielle Duodenopankreatektomie (Kausch-Whipple-OP), sofern 2 cm Sicherheitsabstand möglich, ansonsten subtotale oder totale Duodenopankreatektomie. Bei Schwanztumor Hemipankreatektomie.
- Prim. potenziell kurative Resektion mit adjuvanter Radio- und Chemother.
- Palliativ-OP: biliodigestive Anastomose (Cholestase), Gastroenterostomie (Stenose). Postop. adjuvante, additive oder palliative Chemother.
- Endoskopische Stenteinlage bei Ikterus oder Magenausgangsstenose.
- Schmerzther.: intraop. oder Sono-, CT-gesteuerte Infiltration des Plexus coeliacus mit 90 % Alkohol.

Prognose Schlecht. 5-JÜR bei Resektion und Tumor < 2 cm, ohne Lk-Metastasen ca. 5 %. Bei palliativer Ther. < 1 %.

 V. a. bei unspezif. Symptomatik an Pankreas-Ca denken!

7.6 Dünn- und Dickdarm

7.6.1 Akute Appendizitis

Meist Kinder und Jugendl. Bei sehr alten Menschen häufig perforiert. Auch vom erfahrenen Arzt häufig fehldiagnostiziert. Nur die Hälfte der Pat. zeigt die klassischen Sympt., bei alten Pat. können typische Sympt. völlig fehlen.

Leitbefunde
Schmerzen und lokale Abwehrspannung meist im re Unterbauch mit begleitender Appetitlosigkeit. Temperaturdifferenz rektal axillär > 0,8 °C. Leukozytose.

Anamnese Appetitlosigkeit, Übelkeit und Erbrechen, zunächst ziehende, oft kolikartige Schmerzen periumbilikal oder im Epigastrium; belegte Zunge. Nach einigen Stunden Schmerzverlagerung in re Unterbauch. Dauerschmerz mit Verstärkung beim Gehen. Beugung des re Beins bringt Entlastung. In der Spätschwangerschaft Schmerzlokalisation im re Oberbauch. **Cave:** Guter Appetit schließt eine Appendizitis mit großer Sicherheit aus.

Klinik Leichtes Fieber, oft rektal-axilläre Differenz > 0,8 °C, immer lokale Abwehrspannung, Druck- und Klopfempfindlichkeit im re Unterbauch, bei atypischer Lage der Appendix, z. B. im kleinen Becken oder unter der Leber jedoch atypische Schmerzlokalisation.

Komplikationen
- **Perforation:** meist am 2. Tag. Gedeckte Perforation: Zunächst Bildung eines perityphlitischen Infiltrats (typhlos: Gr. blind) mit palpablem Tumor 3–5 d nach Symptombeginn. Ther.: Eisblase, Nulldiät, parenterale Ernährung (▶ 2.7), Antibiotika (▶ 18.2), chir. Konsil.
- **Eitrige Einschmelzung:** Abszessbildung. Ther.: Eröffnung und Drainage. Appendektomie nach 3 Mon.

Anamnese häufig entscheidend.

Diagnostik
- **Druckpunkte** (▶ Abb. 7.4):
  - McBurney-Punkt: Mitte zwischen Nabel und Spina iliaca ant. sup.
  - Lanz-Punkt: re Drittel zwischen den beiden Spinae.
  - Blumberg-Zeichen: ipsi- und kontralateraler Loslassschmerz nach langsamem Eindrücken der Bauchdecken und raschem Loslassen.
- **Rektale Untersuchung:** obligat! Druckschmerz, bei Beckenlage der Appendix manchmal einziges Symptom. Douglas-Abszess: fluktuierende Vorwölbung.
- **Labor-Basisprogramm:** BB mit Thrombos → Leukos ↑, CRP ↑, E'lyte, Krea, BZ, Lipase, α-Amylase (Pankreatitis). **Cave:** stark erhöhte CRP und BSG sprechen eher für andere entzündliche Baucherkr. wie M. Crohn, Pyelonephritis, Adnexitis etc.
- **Urinsediment:** Mikrohämaturie manchmal bei retrozökaler Appendizitis.
- **Sono:** nicht komprimierbare aperistaltische Appendix, Entzündungskriterien, Kokardenphänomen. Abszess? Perityphlitisches Infiltrat?
- **Rö-Abdomen:** bei unklarem Abdomen bes. bei V. a. Ileus (Spiegel?), Perforation (subphrenische Luft?), Nierenstein.

- Bei Frauen immer Gravidität ausschließen (β-HCG i. U.), gyn. Konsil.
- CT-Abdomen nicht hilfreich.

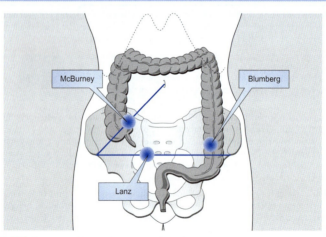

Abb. 7.4 Druckpunkte bei Appendizitis [L106]

Differenzialdiagnosen
- Alle Ursachen eines akuten Abdomens (▶ 7.1.1).
- **Gyn. DD:**
  - Adnexitis: oft bds.; nach gyn. Eingriffen, Geburt oder Menstruation → Fluor oder Schmierblutungen.
  - Follikelsprung → Zyklusmitte, kein Fieber.

- – Tubargravidität → β-HCG-Test, Isthmusruptur → Douglas-Punktion: Blutkoagel.
  - – Stielgedrehte Ovarialzyste.
- **Urolog. DD:**
  - – Zystitis → meist kein Fieber.
  - – Pyelonephritis → Klopfschmerz im Nierenlager, meist hochfieberhaft, Leukozyturie, Bakteriurie.
  - – Ureterstein → Kolik, Mikrohämaturie.
- **Internistische DD:** Gastroenteritis, Cholezystitis, Ulkus, M. Crohn, basale Pneumonie.

 Die Appendizitis kann Erstmanifestation eines M. Crohn sein. Intraop. Befund anstelle einer Appendizitis mesenteriale Lymphadenitis (geschwollene Lk an der Mesenterialwurzel ohne sonstige Veränderungen) oder keine path. Veränderungen.

Therapie
- **Unklare Diagnose:** 12–24 h Überwachung, Nahrungskarenz, Bettruhe (periphervenöse Ernährung ▶ 2.7).
- **Sichere Diagnose:** rasche und frühzeitige Appendektomie (OP-Vorbereitung ▶ 7.1.1). Dringende OP bei Peritonitis mit generalisierter Abwehrspannung.

- Keine Antibiotika verabreichen.
- Die intraop. entnommene Appendix histologisch untersuchen auf Wurmbefall, Karzinoid, M. Crohn.
- KO nach OP: Brideniileus (▶ 7.6.2).

7.6.2 Ileus

- **Darmverschluss:** paralytische, mechanische oder kombinierte Behinderung der Darmpassage. Eine der gefährlichsten Darmerkr.
- **Intestinale Pseudoobstruktion:** selten. Über Jahre rezid. Ileussympt. ohne nachweisbare mechanische Obstruktion.

Leitbefunde
Übelkeit, Erbrechen, krampfartige abdom. Schmerzen, Meteorismus, Stuhl- und Windverhalt.

Ätiologie mechanischer Ileus Behinderung oder kompletter Stopp der Darmpassage infolge mechanischer Verlegung.

 Lebensbedrohliche Erkr., die sofort chirurgisch behandelt werden muss!

- **Strangulationsileus:**
  - ! Beteiligung der Mesenterialgefäße und segmentale Minderdurchblutung, meist im Dünndarm gelegen.
  - – Inkarzeration: Einklemmung von Darmanteilen in innere oder äußere Hernien oder durch Briden.

- – Invagination: Einstülpung eines Darmanteils in einen anderen. Häufig bei Kindern oder beim Meckel-Divertikel (▶ 7.6.4).
- – Volvulus: Torsion des Darms um die Mesenterialachse, häufig bei Kindern. Bei älteren Erw. meist im Sigma gelegen.
- **Okklusionsileus:**
  - – Stenose: Kolon-Ca häufigste Ursache (~ 60 %), langsame Progredienz. Stuhlveränderungen (▶ 7.6.7). Entzündungen, Fehlbildungen. Darmwandhämatom unter Antikoagulanzienther.
  - – Striktur: entzündliche Genese, z. B. Divertikulitis, M. Crohn, Colitis ulcerosa, rezid. (Sub-)Ileusattacken, Tbc.
  - – Obstruktion: Gallensteine in 7 % d. F., alte Pat., häufig mit Gallensteinanamnese; Rö: in 50 % Luft in den Gallenwegen (biliodigestive Fistel). Fremdkörper, Kotsteine, Askariden.
  - – Kompression: Tumoren, die das Darmlumen von außen einengen.
  - – Abknickung: Briden, Adhäsionen.

Ätiologie paralytischer Ileus

! Darmlähmung durch eine unspezif. Reaktion auf lokale oder systemische Störungen.
- Entzündlich: diffuse bakt. oder chemisch-toxische Peritonitis, intraabdom. Abszesse, generalisierte Sepsis.
- Metabolisch: Urämie (▶ 9.7.4), Hypokaliämie, diab. Azidose (▶ 17.1.5).
- Reflektorisch: Harnverhalt mit Blasenüberdehnung, Hodentorsion, Gallenkolik, Nierenkolik, Stieldrehung des Ovars, retroperitoneales Hämatom.
- Vaskulär: Mesenterialverschluss (▶ 7.6.3).
- Spastisch (selten): Askariden, Bleiintox.

Klinik Krampfartige abdom. Schmerzen, Meteorismus, Stuhl- und Windverhalt, Übelkeit, Erbrechen.

Komplikationen Darmwandödem mit Einstrom großer Flüssigkeitsmengen in das Darmlumen. Folgen: Hypovolämie, Hypalbuminämie, E'lytstörungen (K^+ ↓, Na^+ ↓), reduziertes Herzminutenvolumen. Endstadium: Kreislaufschock, Sepsis, ARDS, Nierenversagen, Leberinsuff.

Diagnostik

- **Anamnese:** v. a. OP, chron. entzündliche Darmerkr., Gewichtsabnahme, paradoxe Diarrhö (V. a. Tumorerkr.), Medikamente (Opiate, Kodein, Laxanzien, Antidepressiva), Stoffwechselerkr. (Diab. mell., Niereninsuff.).
- **Körperliche Untersuchung** (▶ 7.1.1): sorgfältige Untersuchung der Bruchpforten.
- **Rö-Abdomen:** im Stehen und in Linksseitenlage.
- **Labor:** BB, E'lyte, Krea, BZ, Laktat, GOT, γ-GT, Bili, Lipase, Amylase, Gerinnung, AP, BGA, Urin-Status, zur OP Blutgruppe und Kreuzblut (z. B. für 4 EK).
- **Rö-Thorax:** z. B. Pneumonie oder Pleuritis, freie Luft.
- **Sono:** freie Flüssigkeit, Pankreatitis, flüssigkeitsgefüllte Darmschlingen, Darmschlingenkonglomerate, Gallenwege (Aerobilie bei Gallensteinileus, Cholezystolithiasis), Nierenstau, Harnaufstau, BAA.
- **Bildgebung:** Bei V. a. mechanischen Dickdarmverschluss Kolonkontrasteinlauf (wasserlösliches KM Gastrografin®). Bei V. a. hohen Ileus Magen-Darm-Passage mit Gastrografin®. V. a. Mesenterialinfarkt (▶ 7.6.3): Laktat ↑, dann ggf. Mesenterikografie, Probelaparatomie.

Vorgehen (Immer in Zusammenarbeit mit dem Chirurgen):
- Nahrungskarenz, venöser Zugang.
- „Tröpfeln und Saugen": Flüssigkeits- und E'lytsubstitution (▶ 2.7, ▶ 10.2), Magen- und/oder Dünndarmsonden (Dennis-Sonde): Absaugen und Druckentlastung (▶ 2.5.2).
- Blasenkatheter (▶ 2.5.4). Ein-/Ausfuhrbilanz (auch über Magensonde).
- Bei V. a. Darmwandeinblutung Gerinnung stabilisieren, weiter kons. Vorgehen möglich.
- Bei V. a. auf Strangulation Breitspektrumantibiotika (▶ 18.1.1), Vorsicht mit Analgetikagabe vor Diagnosesicherung.
- Bei schwerer Ileuskrankheit mit Schock: Plasmaexpander, Säure-Basen-Ausgleich (▶ 10.5), bei Anämie Bluttransfusion (▶ 2.6). Evtl. ZVK.
- OP-Vorbereitung ▶ 7.1.1.

 Sofort-OP
Bei mechanischem Ileus, Strangulationsileus, Inkarzeration bei innerer oder äußerer Hernie, Mesenterialinfarkt, Peritonitis mit paralytischem Ileus, Versagen der kons. Ther. **KI:** paralytisch reflektorischer Ileus z. B. bei Harnverhalt, Wirbelkörperfraktur, Beckenfraktur, Ketoazidose bei Diab. mell., Urämie.

Therapie Bei subtotalem Ileus, paralytischem Ileus ohne Peritonitis, postop. Darmatonie, ggf. inkomplette Stenosen nach Vorstellung beim Chirurgen.
- Mehrere Schwenkeinläufe/d, parenterale Ernährung (▶ 2.7.2), Peristaltika, z. B. Prostigmin 0,5 mg = 1 Amp. und Dexpanthenol 2 mg = 4 Amp. in 500 ml Ringer-Lsg. über 4 h, ggf. nach 6–8 h wiederholen.
- Alternativ Ceruletid, z. B. 2 Amp. à 40 µg (z. B. Takus®) in 500 ml NaCl 0,9 % über 4–6 h i. v., meist wirksam. **Cave:** Koliken. Stopp der Infusion bei Effekt. Bei totaler Paralyse (Auskultation: Totenstille) erst Sympathikotonus senken: HAES-Infusionen (verbessern Mikrozirkulation), Dihydroergotaminmesilat 1–2 mg i. m. (Dihydergot®), ggf. Periduralkatheter zur Sympathikolyse.

7.6.3 Ischämische Darmerkrankungen

Mesenterialinfarkt
Darmnekrose durch Verschluss der Mesenterialarterien oder -venen bei Arteriosklerose, Angitiden, Aneurysmen oder intrakardialen Thromben. Diagnosestellung meist zu spät (Letalität ~ 70 %).
- In 50–60 % embolischer Verschluss der A. mesenterica sup., hierbei häufig generalisierte Arteriosklerose.
- Arte. Thrombose oder Thrombose der Mesenterialvenen (20–40 %).
- Sehr selten „nichtokklusive" Erkr. im Sinne einer passageren Ischämie (z. B. Spasmen).

Leitbefunde
Angina visceralis, blutige Diarrhöen.

Klinik Meist vieldeutig. Häufig zusätzlich KHK oder pAVK. Verschlechterung des AZ, diffuse abdom. Beschwerden. Im weiteren Verlauf paralytischer Ileus und Peritonitis. Häufig schwerer Schock. Meist subakuter Verlauf mit Angina abdom.: intermittierende, p. p. auftretende abdom. Schmerzen.

Diagnostik
- Körperliche Untersuchung: Darmgeräusche, blutiger Stuhl oder Teerstuhl bei der rektalen Untersuchung.
- Rö-Abdomen-Übersicht: Ileus.
- Zöliako- oder Mesenterikografie bei geringstem Verdacht.
- Suche nach Emboliequellen. EKG: abs. Arrhythmie; Echo: Mitralvitium, intrakardiale Thromben.
- BGA: häufig hochgradige, schwer beherrschbare metabolische Azidose, Laktat ↑.
- Duplex-Sono der Mesenterialarterien zur Bestimmung der Flussgeschwindigkeit in den Mesenterialgefäßen nur durch geübten Untersucher.
- DD ▶ 7.1.1.

Therapie Möglichst Embolektomie, bei Infarzierung Resektion des betroffenen Segments: „Second-Look-OP" zur Überprüfung des Revaskularisierungsergebnisses. Folge bei ausgedehnter Resektion: Kurzdarmsy. (▶ 7.6.11). Postop. Intensivther.

Ischämische Kolitis
Ischämische Schädigung des Kolons mit sek. Entzündung; i.d.R. segmental begrenzt, meist im Bereich der li Kolonflexur: „Letzte Wiese" zwischen Aa. mesenterica sup. und inf.

> **Leitbefunde**
> Plötzlich einsetzende, kolikartige Schmerzen im li Unter- oder Mittelbauch, evtl. massiv blutige Diarrhöen.

Ätiologie Verschluss der Mesenterialgefäße meist bei Arteriosklerose (ältere Pat.). Nach Resektion eines BAA bei insuff. Riolan-Anastomose (Verbindung zwischen den beiden Mesenterialarterien → Kollateralkreislauf bei Verschluss einer der beiden Arterien), bei Aneurysma dissecans der Aorta, Schock (Perfusionsausfall). Seltener „nichtokklusive" ischämische Kolitis, z.B. bei Vaskulitiden, Amyloidose, Herzinsuff., Viskositätserhöhung.

Klinik Meist chron. Verlauf mit uncharakteristischen Beschwerden; evtl. „Angina abdom." (Mesenterialinfarkt); evtl. Stuhlunregelmäßigkeiten bei Stenosen. Im akuten Stadium li-seitige Bauchschmerzen, blutige Diarrhö, Übelkeit, Erbrechen, später evtl. Fieber.

Diagnostik
- Koloskopie: zunächst ödematöse Schleimhautareale mit Einblutungen, später dunkelrote bis schwarze Mukosa.
- Labor: evtl. Leukos ↑.
- Selektive Mesenterikografie, Duplex-Sono durch geübten Untersucher.
- DD ▶ 7.1.1.

Therapie
- Akuter, schwerer Verlauf: evtl. Darmresektion.
- Subakuter Verlauf: parenterale Ernährung (3–7 d), Kontrollendoskopie nach 3 und 7 d, bei Zeichen der Inf. (CRP, Leukos ↑) Antibiotikather. (▶ 18.1.1). Im Verlauf vorsichtiger Kostaufbau.

❗ Perforation 3–5 d nach akutem Ereignis möglich.

7.6.4 Divertikulose

Einteilung
- **Pseudodivertikel:** Ausstülpungen der Mukosa durch die Muskularis (falsche Divertikel) bei den meisten Menschen > 70. Lj. Hauptlokalisation Sigma (90 %).
- **Echte Divertikel:** Ausstülpung der gesamten Darmwand, z. B. Meckel-Divertikel als angeborenes Rudiment des Ductus omphaloentericus, etwa 90 cm prox. der Ileozökalklappe.

Klinik   Meist asympt. Manchmal Beschwerden wie Reizkolon (▶ 7.6.10).

Komplikationen   Divertikulitis (10–20 %); Blutung (~ 10 %, ▶ 7.1.6), Perforation (▶ 7.1.1).

Diagnostik   Meist Zufallsbefund bei Endoskopie oder Kolonkontrasteinlauf.

Therapie   Schlackenreiche Kost, evtl. Weizenkleie oder Leinsamen. Divertikulitis ▶ 7.6.5.

 Bei alten Menschen sind Divertikel häufig → vor der Diagnose einer Divertikulose Kolon-Ca ausschließen.

7.6.5 Divertikulitis

Bakt. Entzündung der Divertikelwand, fast immer im Sigma. Hohe Rezidivrate.

Leitbefunde
Schmerzen im li Unterbauch („Linksappendizitis"), Obstipation, Meteorismus.

Klinik   Variables Bild. Klassisch: „Linksappendizitis" (Schmerzen im li Unterbauch, oft kolikartig), Stuhlunregelmäßigkeiten (Obstipation, Diarrhö), Ileus, Fieber. Seltener Blut- und Schleimbeimengungen im Stuhl, Dysurie.

Komplikationen (30 %)
- Abszess: meist Folge einer gedeckten Perforation (parakolisch, mesokolisch, kleines Becken). Heftige Schmerzen, Stuhl- und Windverhalt, Dysurie, hohes Fieber, starke Leukozytose. Rektale Untersuchung → vorgewölbter Douglasraum.
- Stenosierungen, akute Blutungen (▶ 7.1.6), mechanischer Ileus (▶ 7.6.2), v. a. bei chron. Verlauf.
- Fisteln in Blase, Scheide, Dünndarm, Haut. Diagn.: KM-Einlauf, Zystoskopie, i. v. Py.
- Selten: freie Perforation in die Bauchhöhle mit diffuser Peritonitis (▶ 7.1.1).

Diagnostik
- Körperliche Untersuchung: Druckschmerz, lokalisierte Abwehrspannung, Loslassschmerz. Bei chron. Verlauf evtl. druckschmerzhafte Walze tastbar.
- Labor: CRP, Leukos ↑, bei Fieber Blutkultur.
- Rö-Abdomenübersicht: Ausschluss Perforation.
- Sono: verdickte Darmwand oder Pseudotumor, Abszess, freie Flüssigkeit; im Farbdoppler Hyperämie.
- CT: bestes Verfahren zum Ausschluss extraluminaler Abszesse.

7

> **!** Im akuten Schub strenge Ind. für Rö-Diagnostik mit enteraler KM-Gabe und Endoskopie wegen Perforationsgefahr! Nach Ende des akuten Schubs auf endoskopische Abklärung drängen (Ca, Ausdehnung, Stenose).

Differenzialdiagnosen Insb. Kolon-Ca → endoskopisch-bioptische Abklärung! Colitis ulcerosa, M. Crohn, ischämische Kolitis, gyn. Prozess, Abszess. Kolonstenose → starres Segment bei chron. Verlauf der Divertikulitis.

Therapie
- Bettruhe, Eisblase, Nahrungskarenz, parenterale Ernährung (▶ 2.7.2), alternativ in leichteren Fällen dünndarmresorbierbare Kost. Evtl. Magensonde.
- Antibiose ▶ 18.1.1. Evtl. Spasmolytika, z. B. Butylscopolamin 20 mg i. v. (z. B. Buscopan®), ggf. mehrmals tägl. wiederholen.
- Chir. Konsil bei V. a. Abszess, Perforation: Sigmaresektion. Elektiv-OP im freien Intervall bei Rezidiven abhängig von Alter und Konstitution des Pat.

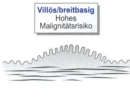
Villös/breitbasig
Hohes
Malignitätsrisiko

- Keine Laxanzien!
- Einläufe wegen Perforationsgefahr möglichst vermeiden.

Villös/zottig
Mittleres
Malignitätsrisiko

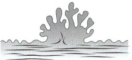

7.6.6 Dickdarmpolypen

Meist Adenome, selten entzündliche Genese und Hamartome (▶ Abb. 7.5). Bei 10 % der Erw., Lokalisation zur Hälfte im Rektum. Sonderformen erblich. Entartung möglich.

Gestielt
Niedriges
Malignitätsrisiko

Klinik Meist koloskopischer Zufallsbefund. Blut- und Schleimabgang, evtl. mit Durchfällen bei großen distalen villösen Adenomen, E'lyt-Verlust. Bei großen Polypen Passagestörungen, evtl. Invagination.

Abb. 7.5 Adenomtypen [L106]

Karzinomrisiko bei nichterblichen Polypen
Das Risiko beruht auf folgenden Faktoren:
- **Adenomhistologie:**
  – Tubulär: 70 %. Entartungsrisiko 3–5 %.
  – Villös: 10 %. Entartungsrisiko ~ 50 %!
  – Tubulovillös: 20 %. Entartungsrisiko ~ 20 %.

- **Polypengröße:** Wahrscheinlichkeit der Entartung nimmt mit der Größe zu: < 1 cm → < 1 %; 1–2 cm → < 10 %; > 2 cm → bis 50 %.
- **Dysplasiegrad:** Wahrscheinlichkeit der Entartung nimmt mit dem Grad der intraepithelialen Neoplasie zu. Leichte IEN < 5 %, hochgradige IEN > 50 %. Neue Form: serratierte Adenome v. a. im re Hemikolon mit höherer Ca-Rate vergesellschaftet.

Diagnostik und Therapie Primär Endoskopie mit Abtragung aller Polypen. < 5 mm Abtragung mit der Zange, größere mit der Schlinge. Immer histolog. Aufarbeitung anstreben. Bei histolog. inkompletter Resektion Reendoskopie.

„Polypenregeln"
- Polyposis (Adenomatose) erst ab 100 Polypen.
- Ein Polyp kommt selten allein!
- Jeder entdeckte Polyp muss histologisch untersucht werden.
- Biopsien geben keine definitive Auskunft über Malignität, deshalb jeden Polypen in toto entfernen (endoskopische Abtragung mit Schlinge). Weitere Adenome ausschließen. Regelmäßige Nachkontrollen (s. u.).
- Karzinomgefahr nur bei Adenomen (epithelialen Polypen).
- Muscularis mucosae durchbrochen: Adenom mit Ca, bei Infiltration der Submukosa invasives Ca.
- Bei Nachweis von Polypen in der Sigmoidoskopie vollständige Koloskopie anstreben.

Erbliche Sonderformen
- **Familiäre adenomatöse Polyposis (FAP):** autosomal dominant, selten auch sporadisch. Histologisch Adenome, > 100 Polypen. Häufig Beteiligung von Dünndarm, Duodenum und Papille; in 80 % assoziiert mit harmloser Retina-Hypertrophie.
  - Diagn. bereits präsympt. mittels Gentest möglich.
  - Ther.: wegen sicherer Karzinomerwartung (100 % bis 40. Lj.) Proktomukosektomie und Kolektomie nach Diagnosestellung; Übernahme in spezif. Nachsorgeprogramme. Evtl. Behandlung der Dünndarm- bzw. Duodenaladenome mit dem Antirheumatikum Sulindac 2 × 150 mg/d (Clinoril®) oder Celecoxib 1 × 200 mg/d (Celebrex®).
  - **Sonderformen:** Gardner-Sy.: autosomal dominant, Adenomatosis coli (hohe Entartungsrate), Magenpolypen, multiple Osteome, Fibrome, Lipome und Epidermoidzysten. Turcot-Sy.: autosomal dominant, Adenomatosis coli unklarer Dignität.
- **Peutz-Jeghers-Sy.:** autosomal dominant, histologisch Harmatome aus atypisch differenziertem Keimblattgewebe. Vereinzelt Malignomentwicklung, v. a. Magen und Dünndarm. Melaninflecken an Lippen und Mundschleimhaut.
- **Familiäre juvenile Polyposis:** autosomal dominant. Bei Hamartomen in Kolon und Rektum Karzinomrisiko < 10 %. Regelmäßige Koloskopie ab dem 20. Lj.

7

Nachsorge

- **Nichtneoplastische „Polypen"** (hyperplastisch, juvenil oder lymphatisch bzw. entzündlich bedingte Pseudopolypen, Hamartome, Lipome): keine routinemäßigen Kontrollen erforderlich.
- **Adenome:** bei histologisch vollständiger Resektion von 1–2 Adenomen, < 1 cm, geringgradige IEN = Kontrolle nach 5 J.; von 3–10 Adenomen < 1 cm oder 1 Adenom > 1 cm oder einem villösen Adenom = Kontrolle in 3 J.; von einem Adenom mit hochgradiger IEN = Kontrolle in 3 J.; bei > 10 Adenomen Kontrolle nach < 3 J.; individuelle Risikoabschätzung. Bei histologisch unvollständiger Resektion = Kontrolle in 2–6 Mon.; Adenome mit Ca (pT_1):
  - Low Risk ($pT_1G_1/_2L_0$): Endoskopie nach 6, 24 und 60 Mon.
  - High Risk ($pT_1G_3/_4$ +/− L_{0-1}): OP, Endoskopie nach 24 und 60 Mon.
  - Unvollständige Abtragung je nach Histologie auch OP.

7.6.7 Kolorektales Karzinom

Entstehung meist aus neoplastischen epithelialen Adenomen (▶ 7.6.6). Zweithäufigstes Malignom (5 % der Bevölkerung). Meist 50.–70. Lj. Relativ günstige Prognose, jedoch bei 25 % zum Zeitpunkt der Diagnose bereits Lebermetastasen. Lokalisation ▶ Abb. 7.6.

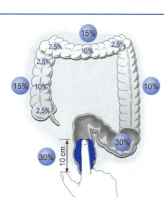

> **Leitbefunde**
> Blutbeimengungen im Stuhl und plötzliche Änderung der Stuhlgewohnheiten, oft Stuhlabgang mit Flatus. Leistungsabfall, Müdigkeit.

Risikofaktoren

- Normalbevölkerung > 40 J.: 5 % Karzinomrisiko.
- Adenome ▶ 7.6.6.
- Pos. Familienanamnese: 10 % Karzinomrisiko.

Abb. 7.6 Lokalisation des Kolonkarzinoms [L106]

- Colitis ulcerosa > 15 J.: 15 % Karzinomrisiko.
- Hereditäres nichtpolypöses Kolonkarzinom-Sy. (HNPCC): Bis 90 % Karzinomrisiko.
- Familiäre adenomatöse Polyposis: 100 % Karzinomrisiko.

Einteilung

Hereditäres nichtpolypöses Kolonkarzinomsyndrom (HNPCC/LYNCH-Sy.)
Autosomal dominant vererbt, Ca ≥ 45. Lj., bei Frauen Risiko bei Endometrium- oder Ovarial-Ca ↑ (LYNCH II).

- **Diagn.:** erweiterte Amsterdam-Kriterien (alle müssen erfüllt sein).
  - Mind. ein Verwandter 1. Grades mit Kolorektal-, Endometrium-, Dünndarm-, Ovarial-, Magen-, Gallengangs- oder Urothel-Ca.
  - Zwei aufeinanderfolgende Generationen genetisch betroffen.
  - Ein Betroffener < 50. Lj.

- **Vorsorge:** engmaschig ab ~ 25. Lj. 1 × jährl. Status, Sono, Koloskopie, gyn. Untersuchung, Urinzytologie, ggf. Gastroskopie. Molekulargenetische Diagn. und Beratung.

Histologie Mehr als 80 % Adeno-Ca, 10 % Siegelring- und Gallert-Ca, selten Adenoxanthome und Plattenepithel-Ca. TNM-Klassifikation (▶ 14.2).

Klinik

 Symptome treten erst spät auf!

- **Alarmsymptome:**
  - Blut und blutiger Schleim im Stuhl (▶ 7.1.6). Je häufiger, desto weiter distal das Ca.
  - Plötzliche Änderung der Stuhlgewohnheiten: Obstipation, Diarrhö, Meteorismus, Flatulenz, unwillkürlicher Stuhlabgang.
- **Weitere Sympt.:** reduzierter AZ, chron. Blutungsanämie, Schmerzen, evtl. tastbarer Tumor. Im Spätstadium Ileus, Fistelbildung (Scheide, Harnröhre) oder Perforation.
- **Ausbreitung und Metastasierung:**
  - **Kontinuierliches Wachstum:** Längenwachstum begrenzt, überwiegend in oraler Richtung, kontinuierliche Infiltration des Fett- und Bindegewebes bis in benachbarte Organe oder Strukturen.
  - **Lymphogene Metastasierung:** früh regionale und mesenteriale Lk entlang art. Gefäße; bei Rektum- und Anal-Ca höhenabhängig. Im oberen Rektumdrittel nach kranial (entlang A. rectalis sup. und A. mesenterica inf.), im mittleren Drittel nach kranial und lateral (Becken-Lk), im unteren Drittel nach kranial, lateral und inguinal.
  - **Hämatogene Metastasierung:** spät via Pfortader in die Leber (~ 75 %), von dort aus in Lungen und Skelett. Tiefe Rektum-Ca direkt über V. cava in Lunge.

Diagnostik
- Screening: 1 × jährl. ab 40. Lj. Stuhl auf okkultes Blut, z. B. Hämoccult® (**cave:** kein rohes Fleisch, Eisengabe oder Gemüse) und regelmäßige rektale Untersuchung. Vorsorgekoloskopie ab 55. Lj., dann alle 10 J., bei familiärer Belastung ab 45. Lj.
- Staginguntersuchungen ▶ Tab. 7.6.
- Körperliche Untersuchung: abdom. Resistenzen (v. a. re).
- Rektale Untersuchung: in 50 % d. F. tastbarer Tumor, evtl. Blut am Fingerling.
- Labor: BSG ↑, BB (Anämie?), CEA zur Verlaufskontrolle (▶ 20).
- Koloskopie mit Biopsie.
- Doppelkontrasteinlauf: selten notwendig, z. B. wenn Zökalpol nicht einsehbar oder bei Stenosen → Schleimhautrelief zerstört.

Tab. 7.6 Staging bei kolorektalen Karzinomen

Untersuchung	Fragestellung
Sono-Abdomen	Lebermetastasen, paraaortale Lk, Nierenstauung
Rö-Thorax	Lungenmetastasen

Tab. 7.6 Staging bei kolorektalen Karzinomen *(Forts.)*	
Untersuchung	**Fragestellung**
I. v. Pyelogramm	Bei V. a. Stenosierung, Verdrängung der Ureteren durch Tumor oder Metastasen
Endosono	Tiefenausdehnung rektaler Ca
CT-Thorax/Abdomen, ggf. MRT-Abdomen, ggf. CCT	Tiefenausdehnung rektaler Ca, Lebermetastasen, para-aortale Lk Bei V. a. Knochenfiliae Knochenszintigramm
Tumormarker	CEA, CA 19–9
Gyn. Untersuchung	Bei V. a. vaginale Infiltration bei Rektum- und Sigma-Ca
Zystoskopie	Bei V. a. Blaseninfiltration bei Rektum- und Sigma-Ca

Differenzialdiagnosen Chron. Divertikulitis, villöses Adenom (immer entfernen! ▶ 7.6.6), M. Crohn, Colitis ulcerosa (▶ 7.6.9), Leiomyosarkome, Lymphome, Hämorrhoiden.

Vorsicht bei der Diagnose „Hämorrhoiden": immer an blutendes Kolon-Ca denken!

Therapie
- **Resektion:** wenn möglich (AZ, Alter, OP-Risiko).
- **Bestrahlung:** postop. senkt Lokalrezidive; präop. nur bei fraglich operablen Befunden, da kein Einfluss auf ÜLR.
- **Chemother.:** individuelle, aber leitlinienbasierte Entscheidung einer interdisziplinären Tumorkonferenz.
- **Palliativverfahren:** z. B. Stentimplantation, Anus-praeter-Anlage, Umgehungsanastomosen, bei Rektum-Ca transanale Tumorverkleinerung z. B. durch Lasarther., Kryother., Elektrokoagulation.
- **Regionale Ther. isolierter Lebermetastasen:** Metastasierung ins Leberparenchym erfolgt relativ häufig isoliert, deshalb nach Ausschluss weiterer Metastasen (▶ Tab. 7.6) Therapie erwägen.
  - Leberteilresektion bei regional begrenztem Leberbefall.
  - Regionale Chemother. bei Inoperabilität und/oder adjuvant zur Metastasenchirurgie. Über die Arterie, welche die Metastasen versorgt, wesentlich höhere Dosen als i. v. möglich. Zytostatikagabe über s. c. implantiertes Anspritzteil („Port"), z. B. 5-FU und Folinsäure als Ki. Ansprechrate etwa 60 %, nachfolgend jedoch gehäuft extrahepatische Metastasen.
  - Thermoablation (LITT).

7.6.8 Analkarzinom

Leitbefunde
Anale Tenesmen, Blut- und Schleimabgang. Später Fremdkörpergefühl und Inkontinenz.

Klinik Blutung, Schmerzen, Fremdkörpergefühl, Pruritus, Stuhlunregelmäßigkeiten.

Diagnostik Rektale Untersuchung, Proktorektoskopie mit Biopsie, Leisten-Lk.

Differenzialdiagnosen Analfissur, ulzerierter Hämorrhoidalknoten, hypertrophe Analpapille, spitze Kondylome, Dermoidzysten, M. Bowen, M. Paget.

Therapie Bei kleinen, hochdifferenzierten PE-Ca lokale Exzision mit nachfolgender Bestrahlung, in frühen Stadien Radiochemother., bei ausgedehntem Tumor Vorbestrahlung, abdom.-perineale Rektumamputation (Kontinenzverlust) und Exstirpation befallener inguinaler und iliakaler Lk.

Prognose 5-JÜR 50 %. Bei 15 % Befall der Leisten-Lk, selten Leber- und Lungenmetastasen.

7.6.9 Morbus Crohn und Colitis ulcerosa

Entzündliche Darmerkr. unklarer Genese. Erstmanifestation meist 20.–30. Lj. Familiäre Häufung.

> **Leitbefunde**
> Rezid. blutig schleimige Durchfälle mit kolikartigen Bauchschmerzen.

> Bei bis zu 20 % aller Fälle kann keine eindeutige Differenzierung zu einem der Krankheitsbilder vorgenommen werden (Crohn-Sy.). Ther. wie M. Crohn.

Diagnostik DD ▶ Tab. 7.7. Die Definition des akuten Schubs und der Remission bei vorbekannter Erkr. erfolgt prim. durch die klin. Sympt. und die Laborwerte. Basisdiagn. ▶ Tab. 7.8. Nachgeordnet sind Endoskopie, Sono, Histologie, MRT-Dünndarm oder Rö-Dünndarm nach Sellink und CT-Untersuchung. Vor Therapiebeginn immer eine infektiöse Genese ausschließen.

Tab. 7.7 Differenzialdiagnose von Colitis ulcerosa und M. Crohn

	Colitis ulcerosa	M. Crohn
Epidemiologie		
Geschlechterverhältnis (m : w)	1 : 1	2 : 1
Nikotin	Kann Erkr. verhindern*	Löst Erkr. bzw. Schub aus
Genetische Komponente	Ja, aber weniger als bei M. Crohn	Ja
Klin. Symptome		
Hämatochezie	Häufig	Selten
Abgang von Blut und Schleim	Häufig	Selten
Dünndarmbefall	Nein (außer bei „back-wash ileitis")	Ja
Befall des oberen GIT	Nein	Ja

7

Tab. 7.7 Differenzialdiagnose von Colitis ulcerosa und M. Crohn *(Forts.)*

	Colitis ulcerosa	M. Crohn
Klin. Symptome		
Abdom. Raumforderung	Selten	Manchmal im re unteren Quadranten
Extraintestinale Manifestationen	Häufig	Häufig
Dünndarmileus	Selten	Häufig
Kolonobstruktion	Selten	Häufig
Perianale Fisteln	Nein	Häufig
Biochemisch		
ANCA-pos.	Häufig	Selten
ASCA-pos.	Selten	Häufig
Histopathologie		
Transmurale Entzündung der Mukosa	Nein	Ja
Gestörte Kryptenarchitektur	Ja	Ungewöhnlich
Kryptitis und Kryptenabszesse	Ja	Ja
Granulome	Nein	Ja, aber selten in mukosalen Biopsien vom Darm
Fissuren oder sog. „skip lesions"	Selten	Häufig

* Jedoch nicht im pharmakolog. Sinn; Therapiestudien neg.
ANCA = antineutrophile zytoplasmatische AK; ASCA = Anti-Saccharomyces-cerevisiae-AK
Aus: Daniel C. Baumgart: Diagnostik und Therapie von M. Crohn und Colitis ulcerosa. Dtsch Arztebl Int 2009; 106(8): 123–33. Mit frdl. Genehmigung.

7

Tab. 7.8 Basisdiagnostik bei Verdacht auf Colitis ulcerosa oder M. Crohn gemäß der eigenen Hochschulambulanzpraxis*

Fokussiertes diagn. Vorgehen	Colitis ulcerosa	Evidenz**	M. Crohn	Evidenz**
Anamnese				
Symptombeginn, Blut/Schleim im Stuhl, Tenesmen, Stuhlinkontinenz, nächtl. Diarrhö, Reise- und Ernährungsanamnese, Darminf., NSAID-Gebrauch, Tabakabusus, MC- oder CU-Familienanamnese, Appendektomiestatus	Ja	EL 5, RG D	Ja	EL 5, RG D

Tab. 7.8 Basisdiagnostik bei Verdacht auf Colitis ulcerosa oder M. Crohn gemäß der eigenen Hochschulambulanzpraxis* *(Forts.)*

Fokussiertes diagn. Vorgehen	Colitis ulcerosa	Evidenz**	M. Crohn	Evidenz**
Status praesens				
Puls, RR, Temperatur, Gewicht, Größe, BMI, Abdomen, Inspektion Perineum, rektal-digitale Untersuchung, Prüfung auf extraintestinale Manifestationen (Augen, Haut, Gelenke, Muskulatur)	Ja	EL 5, RG D	Ja	EL 5, RG D
Labordiagnostik				
E'lyte, Harnstoff, Krea, großes BB, BSG, Leberenzyme, Bili, alkalische Phosphatase, Transferrin, Ferritin, Vit. B_{12} und Folsäure, CRP, Urinstatus	Ja	EL 5, RG D außer CRP und BSG	Ja	EL 5, RG D außer CRP, EL 2, RG B
Stuhldiagnostik				
Stuhl auf E/R, C. diff., Lactoferrin oder Calprotectin	Ja	C. diff. EL 4, RG C Calprotectin EL 2b, RG B	Ja	EL 5, RG D außer C. diff., EL 2, RG B
Endoskopie				
ÖGD mit Biopsien	Nein		Ja, bei Symptomen	EL 5, RG A
Koloskopie mit Ileoskopie und Stufen-PE	Ja	EL 5, RG D	Ja	EL 1b, RG A
Bildgebende Diagnostik				
Sono-Abdomen und -Darm	Ja	EL 3, RG C	Ja	EL 1a, RG A
Erweiterte Dünndarmdiagn. (konventionell oder CT/MR-Sellink)	Nein		Ja	EL 1b, RG A
Suche nach extraintestinalen KO (US, CT, MRT)	Ja, wenn vermutet	EL 2b, RG B	Ja, wenn vermutet	EL 1c, RG A
Suche nach Fisteln oder Abszessen (US, CT, MRT)			Ja, wenn vermutet	EL 1c, RG A
Bildgebende Diagnostik				
Kapselendoskopie (WCE)	Nein		Ja, wenn term. Ileum normal oder nicht einsehbar oder andere bildgebende Verfahren neg.	EL 2, RG B

7

Tab. 7.8 Basisdiagnostik bei Verdacht auf Colitis ulcerosa oder M. Crohn gemäß der eigenen Hochschulambulanzpraxis* *(Forts.)*

Fokussiertes diagn. Vorgehen	Colitis ulcerosa	Evidenz**	M. Crohn	Evidenz**
Bildgebende Diagnostik				
Virtuelle Kolografie	Nein	EL 4, RG C	Nein	
MRCP	Bei Verdacht auf PSC		Bei Verdacht auf PSC	EL 2a, RG B
ERC(P) mit Ballondilatation	Bei PSC mit dominanten Strikturen		Bei PSC mit dominanten Strikturen	
Konsiliarische Vorstellung/Mitbetreuung				
Chirurgie, Rheumatologie, Dermatologie, Ophthalmologie, Gynäkologie, Urologie	Wenn indiziert		Wenn indiziert	

* Für die Diagn. existiert kein Goldstandard (ECCO, EL 5, RG D). Diese Liste soll eine Orientierung geben und erhebt keinen Anspruch auf Vollständigkeit. Bei entsprechendem Befallsmuster, bei KO oder vor bestimmten Ther. können und müssen weitere diagn. Verfahren eingesetzt werden.
** Der Evidenzgrad (EL, Evidence Level) basiert auf dem ECCO-Konsensus; RG = Empfehlungsgrad (Recommendation Grade).
ECCO = European Crohn's and Colitis Organization; MC = M. Crohn; CU = Colitis ulcerosa; C. diff. = Clostridium difficile; ÖGD = Ösophagogastroduodenoskopie; Stufen-PE = Probenentnahme; WCE = wireless capsule endoscopy = Kapselendoskopie; MRCP = magnetresonanztomografische Cholangiopankreatikografie; PSC = primär sklerosierende Cholangitis
Aus: Daniel C. Baumgart: Diagnostik und Therapie von M. Crohn und Colitis ulcerosa. Dtsch Arztebl Int 2009; 106(8): 123–33. Mit frdl. Genehmigung.

Hilfreich zur klin. Einschätzung sind Aktivitätsindizes (▶ Tab. 7.9, ▶ Tab. 7.10), die anhand von Formblättern erstellt werden können (Dr. Falk Pharma GmbH, Leinenweberstr. 5, 79108 Freiburg, Tel.: 0761–13 0 34–0, Fax: 0761–13 0 34–21, E-Mail-Adresse: Dr. Falk@t-online.de).

Tab. 7.9 Bestimmung des Aktivitätsindex des M. Crohn (CDAI nach Best)

Multiplikationsfaktor	Parameter
2	Stuhlfrequenz der letzten Wo.
5	Grad der Bauchschmerzen (Wochenbericht; Summe der 7 Tageswerte: 0 = keine, 1 = leicht, 2 = mäßig, 3 = stark)
7	Allgemeinbefinden der letzten Wo., Summe der Tageswerte (0 = gut, 1 = mäßig, 2 = schlecht, 3 = sehr schlecht, 4 = unerträglich)
20 (je Symptom)	Begleitsympt.: Iridozyklitis, Uveitis, Erythema nodosum, Pyoderma gangraenosum, Stomatitis aphthosa, Arthralgien, Analfissuren, -fisteln, -abszesse, Temp. > 37,5 °C in der letzten Wo.

Tab. 7.9 Bestimmung des Aktivitätsindex des M. Crohn (CDAI nach Best) *(Forts.)*

Multiplika-tionsfaktor	Parameter
30	Sympt. Durchfallbehandlung: 0 = nein, 1 = ja
10	Resistenz im Abdomen: 0 = nein, 2 = fraglich, 5 = sicher
6	Hkt: Subtraktion bei Frauen von 42, bei Männern von 47
1	KG: [1 – (Gewicht/Standardgewicht)] × 100

Aktivitätsindex = Summe (Parameterwerte × Multiplikationsfaktor)

Tab. 7.10 Schweregradbestimmung der Colitis ulcerosa (nach Rachmilewitz)

	Leicht	Mittel	Schwer
Tägl. Stuhlfrequenz	< 4	4–6	> 6 (blutig)
Pulsfrequenz	< 90	90–100	> 100
Hämatokrit	Normal	30–40 %	< 30 %
Gewichtsabnahme	Keine	1–10 %	> 10 %
Temperatur	Keine	< 38 °C	> 38 °C
BSG	< 20 mm/h	20–30 mm/h	> 30 mm/h
Serumalbumin	Normal	3,0–3,5 g/dl	< 3 g/dl

Therapie des Morbus Crohn
▶ Tab. 7.11.

Therapie der Colitis ulcerosa
▶ Tab. 7.12.

7

Tab. 7.11 Evidenzbasierte Therapie des M. Crohn

Medikament	Dosierung	Leichter bis mittelschwerer M. Crohn		Schwerer M. Crohn		Perianales Fistelleiden		Postop. Remissionserhaltung
		Induktion	Erhaltung	Induktion	Erhaltung	Induktion	Erhaltung	
Sulfasalazin (oral)	Induktion 3–6 g/d	Ja	Nein					Nein
Mesalazin (oral)		Nein[1]	Nein[1]					Nein[1]
Prednisolon (oral)	Induktion 0,25 mg/kg KG bis 0,75 mg/kg KG	Ja	Nein	Ja	Nein			Nein
Methylprednisolon (oral)	Induktion 48 mg/d	Ja	Nein	Ja	Nein			
Prednisolon (i. v.)	Induktion 60 mg/d			Ja				
Budesonid (oral)	Induktion 9 mg/d Erhaltung 6 mg/d[2]	Ja	Nein[2]		Ja[2]			Nein
Metronidazol (oral)	Induktion 10–20 mg/kg KG/d	Nein[1]				Ja[3]		Nein[4]
Azathioprin (oral)	2–3 mg/kg KG/d	Nein[5]	Nein[6]	Nein[5]	Ja	Nein[5]	Ja	Ja
6-Mercaptopurin (oral)	Erhaltung 1,5 mg/kg KG/d	Nein[5]	Nein[6]	Nein[5]	Ja	Nein[5]	Ja	Ja
Methotrexat (i. m.)	Induktion 25 mg/Wo. Erhaltung 15–25 mg/Wo.			Ja[5]	Ja			
Infliximab (i. v.)	Induktion 5 oder 10 mg/kg KG in Wo. 0, 2 und 6 Erhaltung 5 oder 10 mg/kg KG alle 8 Wo.			Ja	Ja	Ja	Ja	

7

Tab. 7.11 Evidenzbasierte Therapie des M. Crohn (Forts.)

Medikament	Dosierung	Leichter bis mittelschwerer M. Crohn		Schwerer M. Crohn		Perianales Fistelleiden		Postop. Remissionserhaltung
		Induktion	Erhaltung	Induktion	Erhaltung	Induktion	Erhaltung	
Adalimumab (s.c.)	Induktion 80 bzw. 160 mg in Wo. 0 und 40 bzw. 80 mg in Wo. 2 Erhaltung 40 mg alle 2 Wo. oder wöchentl.			Ja	Ja	Ja, in einer Subgrup-penanalyse	Ja, in einer Subgrup-penanalyse	

Ein leerer Bereich weist darauf hin, dass es keine hinreichende Evidenz für eine Aussage gibt.
Für rechtsverbindl. Aussagen zu Ind. und Dos. sind die Rote Liste und die entsprechenden Fachinformationen zu konsultieren.
1 Empfohlen in einigen aktuellen Leitlinien; Evidenzlage ist inkonsistent, zeigt keine eindeutige Wirksamkeit
2 Budesonid in einer Dos. von 6 mg/d verlängert das Intervall bis zu einem Rückfall, aber genügt standardisierten Remissionserhaltungskriterien nicht.
   Es kann als „steroidsparendes" Medikament bei prednisolonabhängigen Pat. betrachtet werden.
3 Empfohlen in einigen aktuellen Leitlinien; evidenzbasiert in unkontrollierten Studien; bisher keine kontrollierten Studien durchgeführt.
4 Studien haben eine kurzzeitige Reduktion des Auftretens von ausgedehnten endoskopischen Läsionen, aber keinen Unterschied in klin. Remissionsraten nach 1 J. gezeigt.
5 Langsamer Wirkeintritt begrenzt Eignung zur Remissionsinduktion.
6 Toxizitätsprofil des Wirkstoffs schließt Eignung für diese Ind. Aus.
Aus: Daniel C. Baumgart: Diagnostik und Therapie von M. Crohn und Colitis ulcerosa. Dtsch Arztebl Int 2009; 106(8): 123–33. Mit frdl. Genehmigung.

7

Tab. 7.12 Evidenzbasierte Therapie der Colitis ulcerosa

Medikament	Dosierung	Leichte bis mittelschwere Colitis ulcerosa		Refraktäre Colitis ulcerosa	Schwere Colitis ulcerosa	Remissionserhaltung	
		Distal	Extensiv			Distal	Extensiv
Sulfasalazin (oral)	Induktion 2–6 g/d Erhaltung 2–4 g/d	Ja	Ja	Ja[1]	Nein[2]	Ja	Ja
Mesalazin (Suppositorien)	Induktion 0,5–1,5 g/d Erhaltung 0,5–1 g/d	Ja	Nein	Ja[1]	Nein[2]	Ja	Nein
Mesalazin (Einläufe)	Induktion 1–4 g/d Erhaltung 1–4 g/d (Ther.)	Ja	Ja (ergänzende Ther.)	Ja[1]	Nein[2]	Ja	Nein
Mesalazin (oral)	Induktion 1,6–4,8 g/d Erhaltung 0,75–4 g/d	Ja	Ja	Ja[1]	Nein[2]	Ja	Ja
Olsalazin	Erhaltung 1–2 g/d	Nein[3]	Nein[3]	Nein[3]	Nein[3]	Ja	Ja
Balsalazid	Induktion 6,75 g/d (äquivalent zu Mesalazin 2,4 g/d) Erhaltung 4 g/d (äquivalent zu Mesalazin 1,4 g/d)	Ja	Ja	Ja[1]	Nein[2]	Ja	Ja
Hydrocortison (Einläufe)	Induktion 100 mg/d	Ja	Nein	Ja[1]	Ja[4]	Nein	Nein
Budesonid (Einläufe)	Induktion 2–8 mg/d	Ja	Nein	Ja[1]	Ja[4]	Nein	Nein
Kortikosteroide (Cortison oral)	Induktion 100 mg/d	Ja	Ja	Ja[1]	Nein	Nein	Nein
Kortikosteroide (Prednisolon oral)	Induktion 40–60 mg/d	Ja	Ja	Ja[1]	Nein	Nein	Nein

7

Tab. 7.12 Evidenzbasierte Therapie der Colitis ulcerosa *(Forts.)*

Medikament	Dosierung	Leichte bis mittelschwere Colitis ulcerosa		Refraktäre Colitis ulcerosa	Schwere Colitis ulcerosa	Remissionserhaltung	
		Distal	Extensiv			Distal	Extensiv
Kortikosteroide (Prednisolon i. v.)	Induktion 60 mg/d	Nein	Nein	Ja[5]	Ja	Nein	Nein
Azathioprin (oral)	Erhaltung 2–2,5 mg/kg KG/d	Nein	Nein	Ja	Nein	Ja	Ja
Ciclosporin (i. v.)	Induktion 2–4 mg/kg KG/d	Nein	Nein	Nein	Ja	Nein	Nein
Tacrolimus (oral)	Induktion Serumtalspiegel 5–15 ng/ml[6]	Nein	Nein	Nein	Ja	Nein	Nein
Infliximab (i. v.)	Induktion 5 oder 10 mg/kg KG in Wo. 0, 2 und 6 Erhaltung 5 oder 10 mg/kg KG alle 8 Wo.	Ja	Ja	Ja	Ja	Ja	Ja

Für rechtsverbindl. Aussagen zu Ind. und Dos. sind die Rote Liste und die entsprechenden Fachinformationen zu konsultieren.
[1] Meistens weitergegeben bei leichter und mittelschwerer Kolitis, während andere Wirkstoffe dazu eingeschlichen werden.
[2] Meistens beendet wegen der Möglichkeit einer Intoleranz für Sulfasalazin, Mesalazin oder Balsalazid.
[3] Diarrhö tritt häufig in höheren Dosierungen bei Colitis-ulcerosa-Pat. auf.
[4] Ergänzende Ther. zu i. v. Glukokortikoiden.
[5] Einige Pat., die auf orale Glukokortikoide nicht angesprochen haben, sprechen auf i. v. Glukokortikoide nach stationärer Aufnahme an.
[6] Retrospektive und unkontrollierte Studien zeigen, dass auch Talspiegel von 4–8 ng/dl effektiv und mit weniger NW assoziiert sind.
Aus: Daniel C. Baumgart: Diagnostik und Therapie von M. Crohn und Colitis ulcerosa. Dtsch Arztebl Int 2009; 106(8): 123–33. Mit frdl. Genehmigung.

7

7.6.10 Reizkolon (Colon irritabile, irritables oder spastisches Kolon)

Häufige funktionelle Darmstörung ohne fassbare organische Ursache. Meist 30.–40. Lj., F > M.

> **Leitbefunde**
> Obstipation, oft im Wechsel mit Diarrhö, abdom. Schmerzen (krampfartig, brennend, stechend), Druckgefühl im Unterbauch. Schmerzerleichterung nach Stuhlentleerung.

Klinik Intermittierender, meist spastischer Bauchschmerz (> 3 Mon.) wechselnder Stärke und Lokalisation mit Verstopfung, Diarrhö oder beidem im Wechsel. Oft Meteorismus, „dyspeptische" Beschwerden (▶ 7.1.8), selten Schleimbeimengungen im Stuhl (Colica mucosa). Bei der mit Obstipation einhergehenden Form („spastisches Kolon") oft Laxanzienabusus (Obstipation ▶ 7.1.5).

Anamnese
- Chron., oft über Jahre bestehende Beschwerden; hierzu diskrepant guter AZ!
- Schmerzen nie nachts, aber oft morgens beim Aufstehen.
- Zunahme der Stuhlfrequenz und Abnahme der -konsistenz bei Auftreten der Beschwerden.
- Wechselndes Beschwerdebild: oft Nachlassen der Schmerzen nach Darmentleerung.

Diagnostik
- Anamnese ist richtungweisend.
- Körperlicher Befund unergiebig, evtl. druckdolentes oder als Strang tastbares Sigmoid, Plätschergeräusch.
- Ausschluss anderer Krankheiten.
- **DD:** chron. Bauchschmerz v. a. Karzinom und entzündliche Dickdarmerkr.

- Je kürzer die Vorgeschichte und je älter der Pat., desto unwahrscheinlicher ist ein Reizkolon.
- Fieber, nächtliche Schmerzen, Gewichtsverlust, Blut im Stuhl und Leukozytose schließen die Diagnose aus.

Therapie Schwierige Aufgabe. Im Gespräch Pat. ernst nehmen, beruhigen und aufklären, evtl. Konflikte aufdecken (ggf. Psychother.). Empfehlung: Ernährungsumstellung mit kleinen, ballaststoffreichen Mahlzeiten; evtl. zusätzlich Weizenkleie. Bei Frauen mit obstipationsdominanter Sympt. Prucaloprid (Resolor). Depressive Begleitsympt.: z. B. Amitriptylin 25 mg z. N. bis 3 × 25 mg/d p. o. steigern (z. B. Saroten®). NW ▶ 19.7.3. Obstipation ▶ 7.1.5, Diarrhö ▶ 7.1.4, Dyspepsi ▶ 7.1.9.

7.6.11 Malassimilationssyndrom (MAS)

Komplex von Sympt. verschiedenster Genese als Folge einer Malabsorption, einer Maldigestion oder der Komb. beider.
- **Maldigestion:** Störung der (intraluminalen) Verdauung der Nahrung.

- **Malabsorption:** gestörte Resorption und gestörter Abtransport der (verdauten) Nahrungsbestandteile.

Leitbefunde
Chron. Diarrhö mit oft voluminösen Stühlen (> 300 g/d). Gewichtsverlust und Mangelsymptome.

Ätiologie Maldigestion
- Exokrine Pankreasinsuff.: meist chron. Pankreatitis, aber auch Substanzverlust durch OP, Tumor.
- Magenresektion.
- Mangel an konjugierten Gallensäuren: Cholestase (meist Verschlussikterus und intrahepatische Cholestase, selten PBC), Gallensäureverlust-Sy. (meist Z. n. OP, Ileumresektion, Fisteln, M. Crohn, selten Blindsack-Sy. mit bakt. Fehlbesiedlung).

Ätiologie Malabsorption
- Laktasemangel (▶ 7.6.11): häufig (10 %), Beschwerden nach Milchgenuss.
- Verkleinerte Resorptionsfläche: Resektion (Kurzdarmsy.), Blindsäcke, Fisteln.
- Dünndarmerkr.: glutensensitive Enteropathie, M. Crohn (▶ 7.6.9).
- Infektiös: z. B. Yersiniose, Amöben, Lamblien, Tbc.
- Allergisch: z. B. Nahrungsmittelallergie (DD Diarrhö ▶ 7.1.4).
- Amyloidose des Dünndarms.
- Tumoren: maligne Lymphome, Karzinome des Dünndarms, Lk-Metastasen.
- M. Whipple: sehr seltene Inf. mit Tropheryma whippelii, M > 50 J., chron. Durchfälle, Lk-Schwellung, Polyarthritis, Fieber, zerebrale Beteiligung möglich. Diagn.: tiefe Duodenal- bzw. Jejunal-PE, ggf. Liquordiagn. Ther.: prim. Co-trimoxazol oder Cephalosporin III für 1 J.
- Durchblutungsstörungen: Angina visceralis (▶ 7.6.3); chron. Rechtsherzinsuff. bei Cor pulmonale (▶ 6.3.2).
- Hormonelle Störungen: VIPom (▶ 12.5.2). Diab. Enteropathie (seltene Diab.-KO mit Durchfällen, oft zusammen mit peripherer PNP). SD-Überfunktion (▶ 12.1.6), Karzinoid (▶ 12.5.4).

Klinik
- Voluminöse Durchfälle, evtl. Fettstühle. Steatorrhö: lehmartig, klebrig, glänzend, scharf riechend, Fettaugen in der Toilette.
- Gewichtsverlust.
- Gärungsstühle, Flatulenz: bei Laktasemangel einziges Symptom.
- Mangel an fettlöslichen Vit.: Nachtblindheit, Tränensekretion ↓, trockene Haut (Vit. A); Rachitis bei Kleinkindern, Osteomalazie bei Erw. (Vit. D ▶ 11.10.2); Gerinnungsstörungen (Vit. K).
- Anämie: Eisenmangel → hypochrom; Vit.-B_{12}-Mangel → megaloblastisch.
- Osteoporose, Osteomalazie, Tetanie: Ca^{2+}-Mangel.
- Selten Hypoproteinämie, Ödeme bei Serumalbumin < 25 g/l.

Basisdiagnostik
- Anamnese: Nahrungsunverträglichkeiten, OP, Tumoren.
- Labor: BSG, CRP, Diff-BB, E'lyte, Leberwerte, AP, Harnstoff, Krea, BGA, Albumin, BZ-Profil, Ca^{2+}, Gerinnung, Fe, Ferritin, Triglyzeride, ggf. Folsäure, Vit. B_{12}, E'phorese, Chol., Vit.-Spiegel, Zink, Mg^{2+}, Gastrinspiegel.
- Stuhlvisite, Stuhlmengen und -fettbestimmung (▶ 7.2.3).

Erweiterte Diagnostik

- Differenzierung zwischen Maldigestion und Malabsorption durch Xylosetest (▶ 7.2.3) und Schilling-Test (▶ 13.2.2).
- Ätiol. Klärung: Pankreasfunktionsdiagn. (▶ 7.5.2), Endoskopie mit tiefer Duodenalbiopsie (bei V. a. Lambliasis ▶ 17.7.3), Sono-Abdomen, Rö nach Sellink, CT, bakteriolog. und parasitolog. Stuhluntersuchungen (▶ 2.3.5).
- V. a. Laktasemangel: Laktosebelastungstest (▶ 7.2.3), H_2-Exhalationstest mit Laktose (▶ 7.2.3).
- V. a. bakt. Überwucherung: H_2-Atemtest mit Glukose oder Laktulose (▶ 7.2.3).
- V. a. Sprue: Endomysium- und Gliadin-AK.
- V. a. Gallensäureverlust-Sy.: Glykocholat-Atemtest. Therapieversuch mit Colestyramin.

Therapie

- Primär Grunderkr. therapieren, z. B. Verzicht auf Laktose bei Intoleranz.
- Bei schlechtem AZ Regulierung des Wasser- und E'lythaushalts (Ca^{2+} 1–3 g/d, Mg^{2+} 300–700 mg/d), evtl. parenterale Ernährung (▶ 2.7).
- Parenterale Substitution fettlöslicher Vit., z. B. Adek® 1 × 1 Amp./Wo. i. m.
- Vit. B_{12} anfangs 1.000 µg/d s. c. oder i. m., Erhaltungsdosis 1.000 µg alle 1–3 Mon. (▶ 11.10.2).
- Folsäuresubstitution 15 mg/d s. c. oder i. m. (z. B. Folsan® oder Cytofol®).
- Eisensubstitution (▶ 13.2.1), Zinksubstitution 30–60 mg/d.
- Steatorrhö: Fettzufuhr (< 40 g/d) in Form von mittelkettigen Triglyzeriden (MCT-Fette, z. B. Ceres®-Öl/-Margarine).
- Chologene Diarrhö (Gallensäuremalabsorption im Ileum → Reizung des Kolons): Colestyramin 1–3 × 4 g/d (z. B. Quantalan®). **Cave:** bei verminderter Dünndarmresorption (Resektion) Diarrhö (Colestyramin bindet Gallensäuren → enteraler Gallensäureverlust → mangelnde Fettresorption im Dünndarm → Diarrhö).
- Enzymsubstitution bei exokriner Pankreasinsuff. (▶ 7.5.2).

7

8 Leber und Gallenwege

Jens Niehaus

8.1 Leitsymptome und ihre Differenzialdiagnose

8.1.1 Ikterus

Gelbfärbung von Haut, Schleimhäuten und Skleren bei einem Ges.-Bili ≥ 43 µmol/l (≥ 2,5 mg/dl).

Pathophysiologie
Häm → Abbau im RES: wasserunlösliches, indir. Bili (im Blut an Albumin gebunden) → Konjugation in den Hepatozyten: wasserlösliches, dir. Bili → via Gallenwege in den Darm → Umwandlung in Urobilinogen durch Bakterien → ca. 80 % Ausscheidung im Stuhl, ca. 1 % über die Nieren, ca. 20 % Rezirkulation im enterohepatischen Kreislauf.

Differenzialdiagnosen   Ursache meist Gallengangsverschluss bei Choledocholithiasis oder obstruierenden Tumoren, akute virale Hep. (▶ 8.2) oder Medikamente. Prognose ist abhängig von der Grunderkr.

- **Prähepatischer Ikterus:**
  - Störung der Konjugation: häufig Icterus neonatorum, erworben (medikamentös, hepatozellulär), selten M. Wilson, Gilbert-Meulengracht-Sy., Crigler-Najjar-Sy.
  - Verminderte hepatische Bili-Aufnahme: häufig Rechtsherzinsuff., medikamentös, selten längeres Fasten, septisch toxisch.
  - Erhöhter Anfall von Bili: häufig Hämolyse (nach Bluttransfusion, toxisch, Hämatomresorption, Herzklappen-OP), selten ineffektive Erythropoese (Thalassämie, Porphyrie, megaloblastäre Anämie), portosystemischer Shunt, Zieve-Sy.

- **Hepatischer Ikterus (intrahepatische Cholestase):**
  - Hep., Leberzirrhose: häufig Virushep. (A, B, C, D, E, CMV, EBV), toxisch allergisch (Alkohol, Medikamente); selten bakt. (M. Weil), Autoimmunhep. (AIH), metabolisch (M. Wilson, Hämochromatose, Sexualhormone).
  - Fortschreitende Destruktion oder Hypoplasie der Gallengänge (selten): prim. biliäre Zirrhose (PBC, ▶ 8.10.4), prim. sklerosierende Cholangitis (PSC, ▶ 8.10.5), Vanishing-Bile-Duct-Sy., idiopathische Duktopenie.
  - Vaskulär (selten): Ischämie, Budd-Chiari-Sy.
  - Funktionelle, idiopathische Cholestase (selten): idiopathische Schwangerschaftscholestase (▶ 8.9), benigne intrahepatische Cholestase (Summerskill-Tygstrup-Sy.).
  - Sekretionsstörung durch Mangel an Exportpumpen (selten): Dubin-Johnson-Sy., Rotor-Sy., Bylers-Sy. mit hoher γ-GT, Cholestase bei Mukoviszidose

- **Posthepatischer Ikterus (extrahepatische Cholestase):**
  - Häufig: Choledocholithiasis (▶ 8.10.3), chron. Pankreatitis (▶ 7.5.2), Pankreas-Ca (▶ 7.5.3), Cholangio-Ca, Papillen-Ca (▶ 8.10.6).
  - Selten: Striktur, Duodenaldivertikel, Mirizzi-Sy. (▶ 8.10.2), Leberzysten, Caroli-Sy., Parasiten.

8

> **Gilbert-Meulengracht-Syndrom**
> Meist autosomal dominant vererbte Aktivitätsminderung der Glukuronyltransferase mit/ohne Lebervergrößerung. Manifestationsalter etwa 20. Lj. Uncharakteristische Sympt. Fasten und Nikotinsäure provozieren Bili-Anstieg. Unauffällige Histologie. Gute Progn., keine Ther.

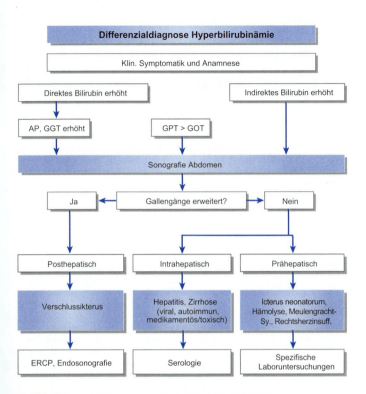

Abb. 8.1 Differenzialdiagnose der Hyperbilirubinämie [L157]

Klinische Untersuchung

- **Prähepatischer Ikterus:** häufig symptomlos, Anamnese richtungweisend. Ggf. Juckreiz, unspezif. Oberbauchschmerzen, Leberhautzeichen (▶ 8.5), Rechtsherzinsuff.
- **Hepatischer Ikterus:**
  - Grippales Gefühl, Übelkeit, Abgeschlagenheit, Fieber. Anamnese: Sexualanamnese, Bluttransfusionen, Drogenabhängigkeit, Zugehörigkeit zu medizinischen Berufen, vorbestehende Hep., Auslandsreisen, Kontakt mit potenziell Infektiösen → virale Hep.
  - Leberhautzeichen, Aszites, Caput medusae, Lackzunge, Palmarerythem → dekompensierte Leberzirrhose.
  - Oberbauchbeschwerden, Übelkeit, vergrößerte Leber, Alkoholabusus → Fettleberhep., Zieve-Sy. (▶ 8.4.1).
- **Posthepatischer Ikterus:**
  - Juckreiz, dunkler Urin, heller Stuhl, kolikartige Schmerzen im re Oberbauch evtl. mit Ausstrahlung in re Schulter → Verschlussikterus bei Choledocholithiasis.
  - Schüttelfrost, Fieber → Cholangitis, Leberabszess.

- – Zusätzlich gürtelförmig in den Rücken ausstrahlende Schmerzen → biliäre Pankreatitis.
- – Schmerzloser Ikterus, Gewichtsverlust → Pankreas-, Cholangio-Ca, Lebermetastasen.

 Pseudoikterus ohne Beteiligung von Skleren und Schleimhäuten bei exzessivem Genuss von Karotten.

Apparative Diagnostik
- **Sono:** immer durchführen, richtungweisend für weitere DD. Erweiterte intra- oder extrahepatische Gallengänge, Choledocholithiasis, Cholezystolithiasis, Tumoren, Lk, Leberparenchym, Metastasen. Ergänzend KM-Sono.
- **ERCP:** Sondierung des Ductus choledochus und pancreaticus, radiolog. Darstellung durch KM-Gabe.
  - – Diagnost. Ind.: Anomalien, PSC.
  - – Ther. Ind.: Choledocholithiasis mit/ohne Pankreatitis, Pankreatikolithiasis, maligne Gallengangsstenosen, Strikturen (postop., PSC).
  - – Ther. Interventionsmöglichkeiten: Papillotomie, Gallengangssteinextraktion (in ca. 80 % möglich), Stent-Einlage (z. B. zur Galleableitung bei maligner Stenose), nasobiliäre Sonde, Dilatationen, Lithotripsie.
- **PTC/PTCD:** transhepatische Punktion der erweiterten Gallengänge zur Darstellung der intra- oder extrahepatischen Gallengänge (wenn ERC nicht möglich, z. B. nach B-II-OP), zur Anlage einer externen oder internen Gallengangsdrainage.
- **MRC/MRCP:** Darstellung des Gallengangsystems und Pankreasgangs. Diagnost. Ind. mit ERCP vergleichbar, keine ther. Intervention möglich.
- **Endosonografie:** zur Klärung der extrahepatischen Cholestase, chron. Pankreatitis (z. B. Tumor, Choledocholithiasis), insb. zum Ausschluss kleiner Gallengangssteine (Mikrolithiasis) bei deutl. geringeren NW als bei ERCP.
- **Leberfunktionsszintigrafie (hepatobiliäre Sequenzszintigrafie):** selten indiziert. Beurteilung der Durchblutung, Leberfunktion und Ausscheidung über intrahepatische Gallengänge, Gallenblase und DC. Zur DD fokal noduläre Hyperplasie (FNH); Kontrolle nach LTx (Leckage?).

8.1.2 Aszites

Sammlung von Flüssigkeit in der freien Bauchhöhle, in ca. 80 % auf dem Boden einer fortgeschrittenen parenchymatösen Lebererkr. (Leberzirrhose).

Differenzialdiagnosen
- **Portal** (~ 80 %): Leberzirrhose, Fettleberhep., akute Hep., Pfortaderthrombose, Budd-Chiari-Sy., Veno-Occlusive Disease, Zystenleber.
- **Maligne** (~ 10 %): z. B. Peritonealkarzinose, intraabdom. Tumoren, hepatozelluläres Ca (HCC), Metastasenleber, Mesotheliom, lymphatische Systemerkr., Meigs-Sy. (Ovarial-Ca mit Aszites und Hydrothorax).
- **Kardial** (~ 3 %): Rechtsherzinsuff., Trikuspidalinsuff., CM, Pericarditis constrictiva.
- **Entzündlich** (~ 2 %): akute Pankreatitis, spontan bakt. Peritonitis, bakt. Peritonitis, Tbc, Vaskulitis, Enteritis.
- **Selten** (~ 5 %): Kavathrombose, Mesenterialvenenthrombose, Hypalbuminämie (nephrotisches Sy.; intestinaler Eiweißverlust z. B. bei M. Ménétrier, ein

heimischer und tropischer Sprue, M. Whipple, Amyloidose; idiopathisch), Hypothyreose, Stärkeperitonitis, chylöser Aszites bei Abflussstörung des Ductus thoracicus.

Basisdiagnostik

- **Anamnese:** bekannte Lebererkr., Tumoren, Herzerkr.?
- **Körperliche Untersuchung:**
  - Perkussion des Abdomens → verschiebliche Flankendämpfung (ab etwa 1 l Aszites nachweisbar).
  - Verstrichener Bauchnabel. Oft starker Meteorismus (kann Erstsymptom sein).
  - Splenomegalie → z. B. Leberzirrhose, Pfortaderthrombose, lymphatische Systemerkr.
  - Pleuraerguss → kardiale Stauung, Leberzirrhose, Metastasierung, Kollagenosen, Meigs-Sy.
  - Periphere Ödeme → kardiale Stauung, untere Einflussstauung, renaler oder enteraler Eiweißverlust (▶ 9.5.6).
- **Sono:** Ergussnachweis bereits ab 50 ml. Hinweise auf Leberzirrhose (knotige Oberfläche, inhomogenes Parenchym, vergrößerter Lobus caudatus, Splenomegalie), Metastasen, Solitärherde, peritoneale Herde?

Weiterführende Diagnostik

- **Farbduplex-Sono:** Semiquantitative Beurteilung von Größe und Richtung des Blutflusses. Ind.: Diagnostik von vaskulären Erkr., außerdem Kontrolle bei portosystemischem Shunt, postop. Überprüfung bei LTx. Bewertung: Portale Kollateralkreisläufe, retrograder Fluss in der V. portae, ggf. auch V. lienalis und V. mesenterica sup.; evtl. erhöhter Blutfluss in der A. hepatica (Kongestionsindex) → portale Hypertonie, Leberzirrhose. Fehlender Fluss, Thrombusnachweis → Pfortaderthrombose. Verschluss, Stase oder retrograder Fluss in den Lebervenen → Budd-Chiari-Sy.
- **Rö-Thorax:** Pleuraerguss, Tumor oder Metastasen, kardiale Dekompensation, Zwerchfellhochstand.
- **Diagn. Punktion:** Grundsätzlich bei unklarer Ursache. Technik ▶ 2.2.6. Bestimmung von Protein, Differenz aus Albumin$_{Serum}$ und Albumin$_{Aszites}$, Zellzahl und Differenzierung, zytolog. Untersuchung, ggf. CEA, mikrobiolog. Kultur (in anaeroben und aeroben Blutkulturflaschen); ▶ Abb. 8.2. **Cave:** Das Fehlen maligner Zellen schließt maligne Genese nicht aus.

Infektiöser oder tumoröser Aszites   Ther. der Grunderkr. Bei malignem Aszites wiederholte Punktionen, evtl. intraperitoneale Instillation eines AK (Einzelfälle).

Stufentherapie des portalen Aszites   Gewichtsreduktion von 500 g/d ohne Beinödeme, mit Beinödemen 1.000 g/d. Steigerung der Ther. je nach Erfolg der jeweiligen Stufe. 90 % der Pat. lassen sich diätetisch und medikamentös führen. Die früher empfohlene Bettruhe sollte nur bei ausgedehnten Beinödemen erfolgen (Thromboseprophylaxe ▶ 19.8.1).

- **Stufe 1 – Basistherapie:**
  - Na$^+$-Restriktion: 2–3 g/d. Ziel: tägl. Na$^+$-Ausscheidung > Na$^+$-Einfuhr. Ggf. K$^+$-Zufuhr (60–100 mval/d).
  - Flüssigkeitsrestriktion: 1.500 ml/d (Serum-Na > 130 mmol/l); 750–1.000 ml/d (Serum-Na < 130 mmol/l).
- **Stufe 2 – zusätzlich Diuretika:** Spironolacton 50–100 mg/d (z. B. Aldactone®), Steigerung um 50 mg/d bis max. 400 mg (Wirkung erst nach 3 d), ggf. zusätzlich Furosemid 20–40 mg max. 160 mg/d (z. B. Lasix®, nie als Mono-

8

ther.) oder Xipamid 10–20 mg max. 80 mg/d (Aquaphor®) oder Torasemid 5–10 mg max. 40 mg/d (z. B. Torem®).

- Kontrollen: KG, Serum-E'lyte, Krea. Na$^+$-Ausscheidung i. U. bei Verdopplung des initialen Krea-Werts (bei Na$^+$-Ausscheidung < 10 mmol/d) Diuretika absetzen.
- Unzureichender Erfolg → Ursachen prüfen: Compliance, zu hohe Na$^+$-Zufuhr, Krea, nephrotoxische Medikamente (NSAID, Antibiotika), spontan bakt. Peritonitis, GIT-Blutung, Pfortader-, Mesenterialvenenthrombose?
- **Stufe 3 – diuretikarefraktärer, Spannungs- oder rezid. Aszites:** Parazentese: Bei Spannungsaszites mit Luftnot, Nabel- und Inguinalhernien, Ösophagusvarizenblutung zur Senkung des abdom. Drucks. Diuretikaresistenz, Na$^+$-Ausscheidung < 10 mmol/d unter diuretischer Ther. Tägl. etwa 4–6 l langsam ablassen. Substitution mit 6–10 g Albumin pro entnommenem Liter Aszites. KI: Quick < 40 %, Thrombozyten < 40.000/µl, Krea > 3 mg/dl, HE Grad III, Bili > 10 mg/dl.

  Transjugulärer intrahepatischer portosystemischer Shunt (TIPS) v. a. bei gleichzeitig erwünschter Senkung des portalen Hypertonus (rezid. Ösophagusvarizenblutung). **Cave:** Verschlechterung des hepatischen Enzephalopathiegrads (▶ 8.5.4). LTx ▶ 8.8.

> **D** Bei Abfall der Na$^+$-Ausscheidung (hepatorenales Sy.! ▶ 8.5.3) während der Diuretikather. des Aszites Diuretikadosis reduzieren. Keine NSAID, da Gefahr der Natriumretention.

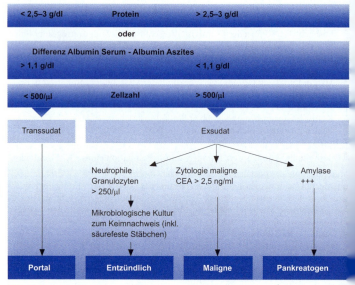

Abb. 8.2 Aszitesdiagnostik [L157]

8.2 Akute Virushepatitis

8.2.1 Grundlagen

Namentliche Meldung bei dir. oder indir. Keimnachweis und akuter Inf. bei Hep. A, B, D und E. Bei Hep. C namentliche Meldung aller Nachweise, sofern keine chron. Inf. bekannt ist.

Klinik
- Die Formen der Virushep. lassen sich klin. nur schwer unterscheiden!
- Meist subklin. Verlauf, bei Hep. C in 90–95 %!
- **Prodromalphase** (Tage bis 3 Wo.): subfebrile Temperaturen, Abgeschlagenheit, Appetitlosigkeit, Übelkeit, leichte Diarrhö oder Obstipation, Juckreiz, Druckschmerz im re Oberbauch, Arthralgien.
- **Fakultativ ikterische Phase** (4–8 Wo.): Haut- und Sklerenikterus, Dunkelfärbung des Urins und acholischer (entfärbter) Stuhl. Bei Hep. C anikterischer Verlauf häufig (75 %). Meist Hepatomegalie, Splenomegalie in 20–30 %. Mit Beginn des Ikterus geht es dem Pat. meist subjektiv besser.
- **Extrahepatische Manifestationen:** am häufigsten bei Hep. B mit Arthralgien, Exanthem, Urtikaria, Panarteriitis nodosa, GP (meist membranös oder membranoprolifertiv), Purpura Schoenlein-Henoch, Guillain-Barré-Sy., aplastische Anämie, ggf. Panzytopenie, Kryoglobulinämie, Myokarditis, Polymyalgia rheumatica.

Diagnostik
- **Anamnese:** Nahrungsmittel (Muscheln), Reisen in Endemiegebiete, Bluttransfusionen, Medikamentenanamnese, Sexualpraktiken, berufliche Risiken, Dialysepat., i. v. Drogenabusus, Zugehörigkeit zu Familien mit Kindern in Kindertagesstätten.
- **Labor:** Transaminasen ↑ (GPT > GOT), AP und γ-GT ↑ nur initial und bei cholestatischem Verlauf, Bili ↑, Fe ↑. Serum-E'phorese: γ-Globuline ↑. Bei fulminantem Verlauf Lebersyntheseparameter ↓ (ChE, Albumin, Quick).
- ! Zur Aktivitätsbeurteilung regelmäßige Kontrolle von Syntheseparametern, Transaminasen und Bili bis zu ihrer Normalisierung.

Differenzialdiagnosen
- Viral: Hep. A, B, C, D, E; EBV (Mononukleose ▶ 17.3.10), Coxsackie, CMV, HSV, VZV, Polio-, Gelb-, Lassafieber, Adeno-, Entero-, Ebolaviren, selten Hep. G, TTV, Parvovirus B19.
- Bakt.: Bruzellose, Leptospirose (M. Weil), Pneumokokken, Salm. u. a.
- Medikamentös toxisch: PCM, Halothan, INH, Methyldopa, Phenylbutazon, NSAID, β-Blocker, ACE-Hemmer, Penicillin, Phenytoin, Chlorpromazin, Fluconazol.
- Alkoholtoxisch: Fettleberhep.
- Autoimmun: Autoimmunhep. (▶ 8.3.3).
- Chemisch toxisch: chlorierte Kohlenwasserstoffe.
- Sehr selten: Tbc, Lues, Aktinomykose, Amöbiasis, Schistosomiasis, Leishmaniose, Toxoplasmose, Malaria.
- ! Anamnese und Häufigkeit der Erkr. berücksichtigen. Mit absteigender Häufigkeit: medikamentös, alkoholisch, Hep. B und C, NSAID, Hämochromatose.

8

Tab. 8.1 Übersicht über klassische Virushepatitiden

Art	Übertragung	Viren	Inkubationszeit	Verlauf	
				chronisch	fulminant
Hep. A	Fäkal oral, selten parenteral (i. v. Drogenabhängige)	RNA (Picorna)	2–6 Wo.	Nie	< 1 %
Hep. B	Parenteral, sexuell, perinatal	DNA (Hepadnaviridae)	1–6 Mon.	5–10 %, abhängig vom Immunstatus	1 %, Mutanten 30 %
Hep. C	Parenteral, perinatal, sporadisch, selten sexuell, unklarer Übertragungsweg bis zu 50 %	RNA (Flavivirus)	2 Wo. bis 6 Mon.	~ 85 %	< 1 %
Hep. D	Parenteral, benötigt HBV-Hüllproteine	Inkomplette RNA (viroid-like)	1–6 Mon.	Superinf. > 90 % Simultaninf. 5–10 %	2–10 %, in Endemiegebieten bis 30 %
Hep. E	Fäkal oral	RNA (Caliciviridae)	10–60 d	Selten	~ 10 %; bei Gravidität bis zu 20 %

8.2.2 Hepatitis A

Diagnostik
- Primärdiagn. der akuten Inf.: Anti-HAV-IgM.
- Abgelaufene Inf.: Anti-HAV-IgG. Kann lebenslang persistieren.
- ! Mehrphasiger Verlauf möglich (Titerabfall von IgM mit erneutem Anstieg).

Therapie
- Infektionswege unterbinden. Verhaltensmaßregeln mitteilen (Händedesinfektion, Toilettenbenutzung). Alkoholkarenz; hepatotoxische Medikamente abs. meiden.
- Stationäre Isolierung nur bei Pat. in Gemeinschaftsunterkünften. Strenge Bettruhe nur bei schwerem Verlauf.
- Keine weitere spezif. Ther. Symptomatisch z. B. bei Übelkeit und Erbrechen.
- Prophylaktische Impfung möglich.

Verlauf Lebenslange Immunität. 50–90 % verlaufen asympt. Infektiosität 2 Wo. vor bis etwa 2 Wo. nach Erkrankungsbeginn. Hep.-A-Viren können bis 3 Mon. p. i. im Stuhl nachgewiesen werden. Progn.: gut.

8.2.3 Hepatitis B

Diagnostik
- **Akute Inf.:** HBsAg, Anti-HBc-IgM, HBeAg, ggf. Anti-HBe.
- **Verlaufsbeurteilung:** HBsAg, HBeAg, Anti-HBe. HBV-DNA (PCR) nur vor und während Ther. oder bei unklarem/neg. HBsAg-Befund, aber hohem klin. Verdacht.
- **Infektiosität:** HBsAg, HBeAg, Anti-HBc-IgM. In Zweifelsfällen (HBsAg pos. HBeAg neg.) HBV-DNA → bei Nachweis ist Infektiosität anzunehmen.

- **Ausheilung:** Rückgang von HBsAg, HBeAg. Auftreten von Anti-HBe nach etwa 10 Wo. („Serokonversion") → Hinweis auf mögliche Ausheilung. Nach Verschwinden des HBsAg entsteht bis zum Auftreten von Anti-HBe ein „diagn. Fenster". Einziger Marker in dieser Zeit ist Anti-HBc-IgM (▶ Abb. 8.3). Endgültige Ausheilung nach 6–12 Mon., wenn HBsAg neg., Anti-HBs pos.; Anti-HBc-IgG pos., HBV-DNA neg.
! Asympt. HBs-Ag-Träger: HBs-Ag pos., Anti-HBc-IgG pos., Anti-HBe pos. Normale Transaminasen.

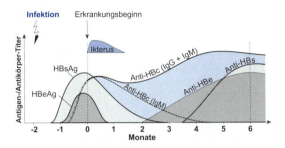

Abb. 8.3 Serologischer Verlauf bei Hepatitis B [L157]

Prognose Vier Genotypen (A–D) bekannt. Typ A und D am häufigsten, gut therapierbar. Chron. Verlauf in 5–10 %, bei Neugeborenen und Kindern in fast 100 % (vertikale Übertragung). Bei Pat. mit aktiver Virusreplikation (HBeAg pos.) hohes Maß an Entzündungsaktivität und hohes Risiko für Zirrhose, hohes Ansteckungspotenzial. Das Risiko, an einem HCC zu erkranken, ist im Vergleich zu Gesunden > 200-fach erhöht. Superinf. mit HDV verschlechtert die Progn. erheblich, obwohl Pat. meist HbeAg neg. mit niedrigem HBV-Titer.

- Atypische Verlaufsform: An Virusmutanten denken! E-minus-Variante (HBeAg neg., Anti-HBe pos., HBV-DNA pos.) mit stark fluktuierenden Transaminasen und rascher Progression bei niedriger Spontanremission.
- Bei vertikaler Übertragung (Mutter auf Kind) schlechte Progn., fast 100 % chron. Verlauf.

Therapie
- Keine spezif. Ther.; körperliche Schonung, ggf. sympt. Ther. Alkoholkarenz; hepatotoxische Medikamente abs. meiden, keine Isolierung notwendig. Ausnahme: fulminante Hep. (0,1–0,5 %) → Ther. Lamivudin + Kontaktaufnahme mit LTx-Zentrum.
- Bei Übergang in chron. Hep. B ▶ 8.3.2.
- Prophylaktische Impfung möglich.

Tab. 8.2 Antikörperprofile der Hepatitis B

Bewertung	HBsAg	Anti-HBs	Anti-HBc-IgM	Anti-HBc	HBeAg	Infektiös
Akute Inf. (früh)	+	–	+	+	+	Ja
Akute Inf. (spät)	+	–	+	+	–	Ja
Akute Inf. („diagnost. Fenster")	–	–	+	+	–	Ja
Trägerstatus	+	–	–	+	–	Ja
Chron. Hep.	+	–	–	+	+	Ja
Ausheilung	–	+	–	+	–	Nein
Spätrekonvaleszenz bzw. Impfung	–	+	–	–	–	Nein
Z. n. Hep. ohne Anti-HBs oder „Low-Level"-HbsAg-Träger	–	–	–	+	–	Nein

8.2.4 Hepatitis C

Zurzeit Differenzierung in sechs Genotypen sowie Subtypen mit unterschiedlicher Therapieansprechrate. Potenziell schwierig zu erkennende Infektionsquelle sind symptomfreie „Carrier" (HCV-RNA pos., keine Hep.).

Risikogruppen Pat., die vor 1991 Blutprodukte erhalten haben, Hämophile, Hämodialysepat., Kinder von Müttern mit Hep. C oder Anti-HCV-pos., i. v. Drogenabhängige.

Diagnostik
- **Anti-HCV (Assay EIA3):** frühestens 1–3 Wo. nach Erkrankungsbeginn pos. → diagnost. Lücke. **Cave:** Anti-HCV-Positivität bedeutet nicht Immunität!
- **HCV-RNA:** wenn Anti-HCV neg., da frühe Inf. möglich und bei immuninkompetenten Pat. (Dialyse, HIV), wenn Anti-HCV pos., um Infektiosität zu klären oder zur Therapieplanung. Im Verlauf zur Beurteilung des Therapieerfolgs. Bei Persistenz chron. Verlauf.
- **Transaminasen:** typisch starkes Schwanken mit hoher Chronifizierungsrate (50–80 %).

Therapie Körperliche Schonung. Alkoholkarenz; hepatotoxische Medikamente abs. meiden. Frühzeitige Ther., Pat. in Studien einschließen; IFN-α-2b 4–5 Mio. IE/Wo. für 24 Wo. s. c. erfolgreich, insb. um chron. Verlauf zu verhindern (▶ 8.3.2).

Prognose Bei etwa 85 % Übergang in eine chron. Inf., hiervon bei 40 % weiterhin deutliche Entzündungsaktivität.

8

8.2.5 Hepatitis D

Inf. nur bei gleichzeitiger (Simultaninf., häufiger) oder vorbestehender (Superinf., seltener) Hep. B. Vorkommen der Hep. D in Endemiegebieten (v. a. Mittelmeerraum, Balkan, vorderer Orient, Amazonas) bei 20–30 % der HBsAg pos., aber auch bei 10–75 % der HBsAg pos. i. v. Drogenabhängigen und Hämophiliepat.

Diagnostik
- **Primärdiagn.:** Anti-HDV-IgM bei HBsAg-Positivität, plötzlicher Verschlechterung einer bekannten Hep. B und/oder Pat. aus Endemiegebieten und Risikogruppen.
- **Bewertung:**
  - Superinf.: HBsAg, Anti-HBc-IgM neg. oder niedrigtitrig, Anti-HDV-IgM.
  - Simultaninf.: HBsAg, Anti-HBc-IgM, Anti-HDV-IgM (5–12 Wo. pos.); später Anti-HDV-IgG.

Therapie Alkoholkarenz; hepatotoxische Medikamente abs. meiden. Alpha-Interferon (IFN-α) nur von passagerer Wirksamkeit, deshalb kritische Abwägung. Bei fulminantem Verlauf intensivmedizinische Ther. Kontakt mit LTx-Zentrum aufnehmen.

8.2.6 Hepatitis E

In Europa und USA selten und sporadisch (Zoonose: Konsum von rohem Schweinefleisch?) (Genotyp 3 und 4), v. a. in Asien, Indien, Südamerika und Afrika epidemisch (Genotyp 1 und 2). Gutartiger Verlauf. Ausnahme: Bei Schwangeren im 3. Trimenon Letalität bis zu 20 % durch fulminanten Verlauf. Inkubationszeit 3–8 Wo. Selten chron. Verläufe bekannt (immunsupprimierte Pat: HIV, nach Tx, unter Chemother. Sehr selten aber auch ohne Immundefizienz). HEV-RNA Detektion im Serum und Stuhl mit Persistenz über Jahre.

Diagnostik Anti-HEV. Bei unklarer Hep. und entsprechender Exposition (Zoonose!) aber unzuverlässig. Bei frischer Inf. Anti-HEV(IgM) beweisend, bei abgelaufener Inf. Anti-HEV (IgG). Ggf. HEV RNA Nachweis im Serum.

Therapie Bei schwerem akutem Verlauf Ribavirin (experimentell), sonst ▶ 8.2.2.

8.3 Chronische Hepatitis

8.3.1 Grundlagen

Definition Chron. entzündliche Lebererkr. unterschiedlicher Ätiologie, kann zu Zirrhose und Leberversagen (LV) führen.

> **Leitbefunde**
> Häufig Beschwerdefreiheit. Bei Aktivität der Erkr. Müdigkeit, Abgeschlagenheit, Leistungsknick, Appetitlosigkeit, ggf. Ikterus sowie extrahepatische Manifestationen (gemischte Kryoglobulinämie, Panarteriitis nodosa, Arthralgien, Glomerulopathie, Urtikaria, PNP, Vaskulitis).

Ätiologie
- Viral: Hep. B, C, D und selten auch E (▶ 8.2, ▶ Tab. 8.1).
- Autoimmun: Autoimmunhep. Typ 1–3 (▶ 8.3.3).

8

- **Genetisch:** Hämochromatose (▶ 8.3.4), M. Wilson (▶ 8.3.5), α_1-Antitrypsin-Mangel, Glykogenspeicherkrankheiten, Mukoviszidose.
- Toxisch: Fettleberhep., NASH, medikamentös (▶ 8.4).
- Kryptogene chron. Hep.: Ausschlussdiagnose.

Differenzialdiagnosen
- **Cholestatische Lebererkr.:** PBC, PSC, „Overlap-Sy." mit Autoimmunhep., sek. sklerosierende Cholangitis.
- **Vaskulär:** Budd-Chiari-Sy., Portalvenenthrombose, a. v. Malformation, Stau-ungszirrhose, Veno-Occlusive Disease.
- **Sonstige:** granulomatöse Hep. (Tbc, Sarkoidose), Abstoßung nach LTx, Graft-versus-Host-Reaktion nach KMT.

Therapie   Unter Berücksichtigung der entsprechenden Ätiologie (▶ 8.3.2). Fer-ner Ther. der KO wie Enzephalopathie (▶ 8.5.4), Aszites (▶ 8.1.2), Blutungen aus Kollateralkreisläufen.

Tab. 8.3 Serologische Differenzialdiagnostik

	HBsAg	HBV-DNA	Anti-HDV HDV-RNA	Anti-HCV HCV-RNA	Autoantikörper
Hepatitis B	+	+/–	–	–	–
Hepatitis C	–	–	–	+	Anti-LKM-1 (2 %)
Hepatitis D	+	–	+		Anti-LKM-3 (10 %)

8.3.2 Chronische Virushepatitis

Basisdiagnostik und Therapieziel bei chron. Virushepatitis B–E
- **Diagnostik vor Therapieentscheidung**
  - Virusmarker (s. o.).
  - Ausschluss von: HIV-Inf., hepatozellulärem Ca (HCC), Autoimmunerkr. wie AIH (ANA, ASMA, LKM), PBC (AMA), PSC (p-ANCA), Kollagenose (ANA, Anti-DNS), Autoimmunthyreopathie (TG-AK, TPO-AK, Anti-TSH-Rezeptor-AK).
  - Basislabor vor Ther. und im Verlauf (▶ Tab. 8.4): Leuko, Hb, Thrombo, GPT, GGT, Ges.-Bili, TSH, BZ sowie PCR quantitativ. Ggf. therapiespezif. NW berücksichtigen.
  - Leberbiopsie: histolog. Differenzierung nach Entzündungsaktivität (Gra-ding) und nach dem Ausmaß der Fibrose bzw. Zirrhose (Staging). Beur-teilung der Komorbidität.
  - Nichtinvasive Verfahren (Elastografie) zur Beurteilung der Leberfibrose, bei hohen Transaminasen aber erschwerte Beurteilung (Flare).
- **Therapieziele**
  - Biochemisch: Normalisierung der GPT.
  - Virolog.: Virusverlust.
  - Histolog.: Verbesserung der entzündlichen Aktivität und des Fibrose-Scores.
  - LZ-Effekt: Verhinderung der Zirrhose und deren KO inkl. HCC.

Dieses „ideale Therapieziel" wird häufig nicht erreicht, weshalb eine Serokonver-sion (Hep. B) oder ein Abfall der Viruslast (Hep. B und C) bereits als partieller Therapieerfolg gewertet werden.

8

Tab. 8.4 Verlaufsparameter in der Therapie	
Hb, Leukos, Thrombos	Nach 2, 4, 6, 8 Wo., dann monatl.
GPT, GGT, Ges.-/indir. Bili, ggf. Krea	Nach 2, 4, 6, 8 Wo., dann monatl.
BZ, TSH, MAK, TAK	Alle 3 Mon.
PCR	Nach 3 oder 6 Mon. (je nach Ind.) und nach Therapieende

- Die Ther. der chron. Virushepatitiden B–E unterliegt einem raschen Wandel. Deshalb insb. bei Problemfällen spezialisierte Zentren in differenzialther. Erwägungen einbeziehen und aktuelle Studien beachten.
- Keine Ther. bei gleichzeitigem massivem Alkoholmissbrauch, persistierender Drogenabhängigkeit, fehlender Compliance oder nicht kurativ behandelter Tumorerkr.!
- Evtl. notwendige Impfung gegen Hep. A und/oder B beachten, da bei Superinf. prognost. ungünstigere Verläufe.

Hepatitis B

Chronizität (5–10 %) bei Persistenz von HBsAg (> 6 Mon.), HBeAg (> 11 Wo.) und HBV-DNA (> 8 Wo.).

Diagnostik HbsAg pos., Anti-HBc-IgG pos.; HBeAg pos. oder neg. (PreCore-Mutante), Anti-HbeAg neg. oder pos. (PreCore-Mutante), HBV-DNA pos. Koinf. mit HDV in 5–12 %.

Therapie
- **Indikationen:**
  - HBsAg pos.; HBV-DNA $\geq 10^4$ Kopien/ml (Virusreplikation $> 2 \times 10^3$ IU/ml) und GPT $\geq$ Doppelte der Norm oder histolog. signifikante entzündliche oder fibrotische Aktivität.
  - Kompensierte oder dekompensierte Zirrhose.
  - Pat. vor/nach LTx.
- **Therapie bei histolog. Progress oder nach Ausschluss anderer Ursachen der Hepatitisaktivität:** z. B. HBeAg neg. und Episoden von entzündlichen und replikativen Schüben oder HBV-DNA < 1.000 Kopien/ml, GPT deutlich ↑, histolog. schwere Entzündung und Fibrose und ausgeprägte Beschwerden sowie bei Inf. im Kindesalter, keine akute Hep. in der Anamnese, niedrige GPT, histolog. geringe entzündliche Aktivität oder Fibrose, HBV-DNA $> 10^4$ Kopien/ml.
- **I. d. R. nicht behandlungsbedürftig:** HBsAg-Träger, aber wiederholt HBV-DNA neg. oder < 1.000 Kopien/ml, GPT wiederholt normal oder nur gering erhöht und nur minimale Entzündung/Fibrose in der Biopsie.
- **Therapieziele:**
  - Serokonversion: HBeAg-Verlust und Anti-HBe-Auftreten, HBsAg-Verlust und Auftreten von Anti-HBs.
  - Abfall bzw. Verlust der HBV-DNA mind. $< 10^4$ Kopien/ml, ideal 300 Kopien/ml.

8

- Normalisierung der Transaminasen, histolog. Aktivitätsabnahme.
- Potenziell: Verhinderung der Progression zur Leberzirrhose und des HCC.

Therapieversager
- Wichtig ist die Verlaufskontrolle zur Erkennung von Therapieversagern und Resistenzen, deshalb Bestimmung von HBV-DNA und Transaminasen alle 3 Mon. Als prim. Therapieversager gelten: Abfall der Viruslast nach 3 Mon. < 1 Log-Stufe, nach 6 Mon. noch > 10^4 bzw. > 300 Kopien/ml.
- Bei Resistenzen sog. Add-on-Therapie z. B. bei Lamivudin-Resistenz Zugabe von Adefovir; bei Adefovir-Resistenz bei lamivudinnaiven Pat. Zugabe von Entecavor oder Telbivudin oder Lamivudin etc.
- Bei Problemfällen, Therapieversagern und Transplantierten immer Kontaktaufnahme mit spezialisiertem Zentrum unter Berücksichtigung laufender Studien.

- **Vorgehen:**
  - Bei 90 % der therapiebedürftigen Pat. Ther. mit Nukleosiden/Nukleotiden; nur ein kleiner Teil der Pat. ist für die früher übliche IFN-Ther. geeignet.
  - Bei > 1 Mio. Kopien/ml Nukleoside/Nukleotide mit starker Wirksamkeit, z. B. Entecavir; alternativ Kombinationsther.
  - Bei HBV-DNA < 1 Mio. Kopien/ml alle zugelassenen Nukleoside/Nukleotide.
  - Grundsätzlich gilt: nach erfolgreicher Serokonversion weitere Therapiedauer von 12 Mon.; oft Dauerther. erforderlich.
  - ! Ther. bei Mehrfachinf. (HBV/HCV, HBV/HDV/HCV oder HIV/HBV) nur an spezialisierten Zentren.

Nukleoside/Nukleotide
Neben den spezif. KI ist allen Nukleosiden/Nukleotiden gemein, dass sie bei Jugendlichen/Kindern < 18 J. kontraindiziert sind und in Schwangerschaft und Stillzeit unter Abwägen von Nutzen und Risiken eingesetzt werden. NW und Risiken sind den Fachinformationen zu entnehmen.
- **Lamivudin** (Zeffix®): 100 mg/d p. o. (bei HBeAg pos.). Nukleosidanalogon von Cytidin, das über den kompetitiven Einbau während der reversen Transkription zum Kettenabbruch führt. **KI:** HbeAg neg. Pat., Autoimmunhepatitiden, Hep.-C-Koinf., gleichzeitige immunsuppressive Ther. Kann bei dekomp. Lebererkr. eingesetzt werden. **Cave:** hohe Relapserate durch rasch wieder einsetzende HBV-Replikation bei Auftreten lamivudinresistenter Mutanten (ca. 20 %/Therapiejahr). Kombination mit Peg-IFN-α in Studien.
- **Entecavir** (Baraclude®): 0,5 mg/d; 1,0 mg/d p. o. bei Lamivudin-Resistenz. Nukleosidanalogon von Guanosin, das die Virusreplikation stärker hemmt als Lamivudin. Sehr selten Resistenzen (< 1 % nach 3 J.). **KI:** Koinf. mit Hep. B/C oder HIV.
- **Telbivudin** (Sebivo®): 600 mg/d p. o. Nukleosidanalogon mit stärkerer Hemmung der Virusreplikation als Lamivudin, aber hohe Resistenzrate mit Kreuzresistenz zu Lamivudin. **KI:** dekomp. Leberzirrhose. Erhöhte Vorsicht bei Niereninsuff. oder > 65 J.
- **Adefovir** (Hepsera®): 10 mg/d p. o. Nukleotidanalogon von Adenosinmonophosphat. Resistenzen im Vergleich zu Lamivudin geringer (8 % nach 2 J., ca. 40 % nach 3 J.). Bisher keine Kreuzresistenz beschrieben. **KI:** Einnahme von die Nierenfunktion beeinträchtigenden Medikamenten oder > 65 J.
- **Tenovovir** (Viread®): 245 mg/d p. o. Nukleotidanalogon **KI:** > 65 J., dekomp. Lebererkr., lebertransplantierte Pat.

8

Interferon
- **Ind.:** nur bei HBeAg pos. Pat. mit kompensierter Lebererkr. (Child-Pugh A).
- **Dosierung:**

Peg-IFN-α-2a (pegyliertes IF; Pegasys®)	180 µg/Wo.	über 48 Wo.
IFN-α-2a (Roferon® A)	3 × 2,5–5 Mio. IE/m² KOF/Wo.	für 4–6 Mon.
IFN-α-2b (Intron® A)	3 × 5–10 Mio. IE/Wo.	für 4–6 Mon.

Hepatitis C

Klinik Trotz häufig nur gering erhöhter Transaminasen histolog. oft erhebliche entzündliche Aktivität. Risiko für Zirrhose bei chron. aktiver Hep. etwa 2–35 % nach 25 J., kumulatives 5-J.-HCC-Risiko bei ca. 17 % der Zirrhosepat. Schnelle Fibrosierung und Progression, wenn Infektionszeitpunkt ≥ 40. Lj., Alkoholkonsum ≥ 50 g/d, männlich, bei gemischter Kryoglobulinämie, membranoproliferativer GN, HIV- und/oder Hep.-B-Koinf.

Diagnostik
- Anti-HCV pos. (EIA3), HCV-RNA pos. (> 6 Mon.); GPT ↑; Genotypbestimmung bei geplanter Ther.
- Histolog. chron. nekroinflammatorische Entzündung.

Therapie
- **Ind.:** Aufgrund der erhöhten Morbidität und Mortalität ist der Nachweis der chron. Hep. C für sich eine Ind. zur Ther. Sympt. Pat. mit erhöhten Transaminasen, aktiver Virusreplikation (HCV-RNA pos.), entzündlicher Aktivität und Fibrose (Leberbiopsie) sowie extrahepatischen Manifestationen (u. a. Kryoglobulinämie, GN) stellen zusätzliche Kriterien dar.
- **Ind. zur Retherapie:** bei Pat. mit Relapse (virolog. Rückfall auf eine Vorther.: bei asympt. Pat. mit Genotyp-1-Inf. ist ein abwartendes Verhalten gerechtfertigt) und bei Nonrespondern (Pat. mit fehlendem Ansprechen auf eine Vorther.: bei adäquater Vorther. nur in Ausnahmefällen indiziert).
- **Therapieerfolg:** HCV-RNA neg. 24 Wo. nach Therapieende = Sustained Virological Response (SVR).
- **Therapiedauer:** überwiegend vom Genotyp abhängig, wobei Genotyp 2 und 3, niedrige Virämie (< 600.000–800.000 IU/ml), niedriges Staging (geringe Fibrose nach Scheuer) und kurze Krankheitsdauer deutlich bessere Therapieergebnisse haben. In Deutschland ist jedoch der Genotyp 1 mit schlechter Progn. verbreitet.
- Günstige Prädiktoren für eine Viruselimination: Alter < 40 J., BMI < 30 kg/m², fehlendes Vorliegen einer fortgeschrittenen Leberfibrose, Steatose oder Insulinresistenz, kaukasischer oder asiatischer Hintergrund, Polymorphismen in der Nähe des IL28B-Gens.

8

- Bei schwierigen Therapieentscheidungen grundsätzlich Kontaktaufnahme mit Zentrum.
- Spezif. NW und Therapieempfehlungen müssen den Fachinformationen entnommen werden.

Medikamente zur Kombinationstherapie

- **Pegyliertes IFN:** Peg-IFN-α-2b (z. B. PegIntron®) und Peg-IFN-α-2a (z. B. Pegasys®).
  - **Abs. KI:** dekomp. Leberzirrhose (Child B und C), akute Psychose, Depression, aktueller i. v. Drogenkonsum, Alkoholabusus, Leukopenie < 1.500/µl, Thrombopenie < 50.000/µl, Organtransplantat (außer Leber), präterminale Niereninsuff., sympt. Herzerkr., Autoimmunerkr., Gravidität, HCC.
  - **Relative KI:** Schilddrüsen-AK, Epilepsie anamnestisch, Diab. mell., Dialysepat.
  - **NW:** Lokalreaktionen, Haarausfall, Depression bis Suizid, Aggressivität, Schlafstörungen, Schilddrüsenfunktionsstörungen, Leuko-, Thrombopenie. Zur Verringerung der grippeähnlichen Sympt. (Fieber, Myalgien, Arthralgien, Kopfschmerzen, Abgeschlagenheit) 1 h vor abendlicher IFN-α-Gabe Paracetamol 500 mg p. o. (z. B. ben-u-ron®).
- **Guanosinanalogon Ribavirin** (z. B. Rebetol®, Copegus®):
  - **KI:** terminale Niereninsuff. (Krea-Clearance < 50 ml/min), hämolytische Anämie, schwere kardiopulmonale Erkr., Gravidität, fehlende Kontrazeption.
  - **NW:** Fieber, Kopfschmerzen, Depression, Hb-Abfall, reversible Hämolysen.
- HCV-Proteaseinhibitoren: Bocepevir (800 mg 3× tägl.), Telapevir (750 mg 3× tägl.)
  - In Kombination mit INF und Ribavirin als Dreifachkombination bei unbehandelten und vorbehandelten HCV-Genotyp-1-Pat.
  - NW: Anämie, ekzematöser Hautausschlag, anorektale Sympt.
  - Stoppregeln: Beendigung der Behandlung, wenn nach 12 Wo. die HCV-RNA > 100 IE/ml für Bocepevir und > 1.000 IE/ml für Telapevir beträgt.

Problemfälle

- Pat. mit Rückfall oder Nichtansprechen nach INF-Monother.: Kombinationsther. mit PEG-IFN-α und Ribavirin (s. o.).
- Pat. mit Rückfall oder Nichtansprechen nach Kombinationsther.: Dreifachkombination mit Proteaseinhibitoren (Bocepevir, Telapevir).
- Ther. bei Mehrfachinf. (HBV/HCV, HBV/HDV/HCV oder HIV/HCV) nur an Zentren.

Tab. 8.5 Dosierung und Therapieüberwachung bei nicht vorbehandelten Patienten

	HCV-Genotyp 1 und 4	HCV-Genotyp 2 und 3
Arzneimittel und Dosierung	Peg-IFN-α-2b 1,5 µg/kg KG oder Peg-IFN-α-2a 180 µg/kg KG 1 ×/Wo. s. c. und Ribavirin 800 mg/d bei < 65 kg, 1.000 mg/d bei 65–85 kg, 1.200 mg/d bei > 85 kg für 24–72 Wo. oder Dreifachkombination mit Bocepevir/Telapevir	Peg-IFN-α-2b 1,5 µg/kg KG oder Peg-IFN-α-2a 180 µg/kg KG 1 ×/Wo. s. c. und Ribavirin 800 mg/d für 16–48 Wo.

8

Tab. 8.5 Dosierung und Therapieüberwachung bei nicht vorbehandelten Patienten *(Forts.)*

	HCV-Genotyp 1 und 4	HCV-Genotyp 2 und 3
Therapie-über-wachung	4. Wo.: bei HCV-RNA < 12–15 IU/ml und Viruslast vor Ther. < 6–8 × 105 IU/ml Ther. nur für 24 Wo. (Rapid Responder)	4. Wo.: bei HCV-RNA < 12–15 IU/ml und Viruslast vor Ther. < 8 × 105 IU/ml Ther. nur für 16 Wo.
	12. Wo.: bei HCV-RNA < 12–15 IU/ml Ther. für 48 Wo. (Standard Responder); bei HCV-RNA > 12–15 IU/ml Kontrolle der HCV-RNA in 24. Wo., bei HCV-RNA < 12–15 IU/ml Ther. für 72 Wo. (Slow Responder), bei HCV-RNA > 12–15 IU/ml Therapieabbruch Bei Abfall ggü. Werten vor Ther. um < 2 Log-Stufen bzw. < 30.000 IU/ml Therapieabbruch	12. Wo.: bei HCV-RNA < 12–15 IU/ml Ther. für 24 Wo. Bei Abfall ggü. Werten vor Ther. um > 2 Log-Stufen Ther. vermutlich über 48 Wo. Bei Abfall ggü. Werten vor Ther. um < 2 Log-Stufen Therapieabbruch

Hepatitis D

Diagnostik Serol.: HBsAg pos., HDV-RNA pos., gleichzeitig Anti-HDV-IgM und -IgG sowie Anti-HBe pos.

Klinik Letalität 10-fach ggü. der alleinigen HBV-Inf. erhöht. Chron. Verlauf bei Superinf. in 90 %. Häufiger fulminante Verläufe (ca. 2 %). Zwei Formen der Inf.: simultan mit HBV oder HDV-Superinf. von HBV-Trägern. Natürliches Satellitenvirus des HBV, welches das Hüllprotein für HDV liefert.

Therapie 3 × 9–10 Mio. IFN-α-2a über 12 Wo. oder nur in Studien. Therapieerfolg nur bei gleichzeitiger Ausheilung der Hep. B (HBsAg neg.). Ggf. LTx.

Hepatitis E

Reduktion der Immunsuppression führt zu einer Viruselimination bei ⅓ der Pat. Antivirale Ther. ist experimentell und lediglich in einzelnen Fällen oder kleinen Gruppen erprobt: Ribavirin 600–800 mg/d für 12 Wo. führte in ⅔ d. F. zur Viruselimination (Peg-IFN allein oder in Komb. mit Ribavirin ebenfalls erprobt).

8.3.3 Autoimmunhepatitis (AIH)

Syn.: autoimmune chron. aktive Hep.
Chron. Entzündungsprozess unklarer Ätiologie. Als Auslöser werden hepatotrope Viren (Hep. A, B, C, D, HSV), Arzneimittel und Umweltgifte diskutiert. Genetische Prädisposition. 80 % Frauen, 50 % < 30 J. Häufig zweigipflig. Assoziation mit anderen Autoimmunerkr. (Thyreoiditis, Sjögren-Sy., RA, Vaskulitis, renotubuläre Azidose, Alveolitis, Akne).

> **Leitbefunde**
> Trias: periportale Hep., γ-Globuline ↑, Antikörper.

Klinik Müdigkeit, Übelkeit, Gewichtsverlust, abdom. Schmerzen, Exantheme, Fieber, Gelenkbeschwerden und rezid. Augenentzündungen, Juckreiz. 10 % asympt., 10 % als akute Hep.

8

Diagnostik Sicherung und Einteilung der AIH anhand Klinik, AK-Profil, Histologie und neg. Virusserologie.

- Labor: γ-Globuline ↑↑ (IgG typisch). BSG ↑, GPT ↑, Bili ↔↑, Albumin ↓, Quick ↓, AP-/GPT-Quotient.
- AK (▶ Tab. 8.6): ANA, SMA (gegen glatte Muskulatur), LKM (gegen mikrosomales Ag aus Leber und Niere), SLA (gegen lösliche Leberantigene), LP (Leber-Pankreas-Ag).
- ! Bei Hep. C in 2–10 % pos. LKM-1-AK, bei Hep. D in 10–20 % Anti-LKM-3.
- Genetische Marker: HLA-DR-3, HLA-DR-4, HLA-B8.
- Histologie: nicht charakteristisch, jedoch richtungweisend (lymphoplasmazelluläre Infiltration, Mottenfraßnekrosen, Grenzphasenhep.). Hauptbedeutung liegt im Ausschluss anderer histolog. sicher zu differenzierender Erkr.

Tab. 8.6 Antikörperkonstellationen bei der Autoimmunhepatitis

	ANA	LKM-1	SLA/LP	SMA
Autoimmunhepatitis **Typ 1** (80 %)	+	–	–	±
Autoimmunhepatitis **Typ 2** (20 %)	–	++	–	–
Autoimmunhepatitis **Typ 3** (selten)	±	–	+	±

Tab. 8.7 Wahrscheinlichkeit einer AIH

Starker Hinweis auf AIH

Bei 4 pos. Punkten 1–4 AIH sicher
Bei 3 pos. Punkten 1–4 AIH wahrscheinlich

1.	γ-Globulinvermehrung (IgG!)
2.	Pos. AK: ANA, LKM, SLA/LP oder SMA
3.	Pos. Leberhistologie
4.	Ausschluss virale Hepatitis
Möglicher Hinweis auf AIH	
5.	Andere Autoimmunerkr.
6.	Pos. Familienanamnese
7.	Weibliches Geschlecht
8.	Genetische Marker (HLA-B8, DR3 oder 4)
9.	Normale ERC

Therapie ▶ Tab. 8.8.
- **Indikationen:**
  - Symptomatisch.
  - GPT > 1,5-Fache und/oder γ-Globuline > 1,5-Fache der Norm.
  - Histolog. gesicherte, floride chron. Hep.
  - Bei LKM-1 pos. AIH immunsuppressive Ther. nur bei Anti-HCV oder HCV-RNA neg. Sonst wie Hep. C.
- **Vorgehen:** Immunsuppression als Monother. mit Prednisolon (z. B. Solu-Decortin® H), z. B. bei Frauen im gebärfähigen Alter wegen der teratogenen NW

von Azathioprin oder als Kombinationsther. mit Azathioprin (z. B. Imurek®), wenn eine Reduktion der Steroid-NW (Cushing, Osteoporose in der Postmenopause, Diab. mell.) erreicht werden soll.

Tab. 8.8 Therapie der Autoimmunhepatitis

Therapiephase		Dosierung pro Tag	
		Mono (P): Prednisolon (P)	Kombination (P + A): Prednisolon + Azathioprin (A)
Induktion	1. Wo.	60 mg/d oder 1 mg/kg KG	60 mg/d (P) + 50 mg (A)
	2. Wo.	Reduktion um 10 mg	50 mg/d (P) + 50 mg (A)
	3. Wo	Reduktion um 10 mg	40 mg/d (P) + 50 mg (A)
	4. Wo.	Reduktion um 10 mg	20 mg/d (P) + 50 mg (A)
Erhaltung	Mind. 2 J.	Schrittweise Reduktion auf 5–20 mg/d	Reduktion auf 10 mg/d (P) + 1 mg/kg KG (A) oder max. 2 mg/kg KG/d (A) als Monother.

Bei Mangel an Thiopurin-5-Methyltransferase (TPMT) Gefahr schwerwiegender hämatolog. NW. Bei fehlendem Ansprechen auf Standardther. Diagnose überprüfen. Bei AZA-Unverträglichkeit (3–4 %) Ther. mit Mycophenolsäure (Cellcept®), Cyclophosphamid, MTX oder Tacrolimus.

Prognose
- Unbehandelt schlecht, unter Ther. Ca. 14 % prim. Therapieversager, Remission in ca. 85 %. Relapse ca. 65 % (erneuter Therapieversuch mit höherer und längerer Glukokortikoiddosis). 5-JÜR 87 % nach erfolgreicher Ther.
- **Ind. für LTx:** zunehmende Leberinsuff., multilobuläre Nekrose, Bili ↑↑, fehlende Remission innerhalb von 4 J.

8.3.4 Hereditäre Hämochromatose (HH)

Erkr. mit vermehrter intrazellulärer Eisenakkumulation (paradoxe Regulation des Peptidhormons Hepcidin) aufgrund einer genetischen Störung. Zielorgane: Leber, 30–50 % Pankreas, 5–15 % Herz, Gelenke. Prävalenz 1 : 4.000 (heterozygot ca. 9 %, homozygot 0,45 % in der Normalbevölkerung), überwiegend Männer.

Leitbefunde
A = Arthralgien, A = Asthenie, A = erhöhte Aminotransferase.

Ätiologie Der HH liegen verschiedene genetische Defekte zugrunde, anhand derer die Klassifikation (I–V) erfolgt. Am häufigsten ist die HFE-assoziierte Hämochromatose Typ 1 (C282Y-, H63D-Mutation).

Klinik
- Müdigkeit, Gelenkbeschwerden, unspezif. Oberbauchbeschwerden, gehäufte Infekte, Symptome eines Diab. und Dunkelpigmentierung der Haut („Bronzediabetes"), Libidoverlust, Potenzstörung, Verwirrtheit, HRS bei kardialer Beteiligung.

8

- Labor: leichtgradige Erhöhung von GOT, GPT; Fe im Serum > 200 µg/dl, Transferrinsättigung > 60 % nach 12 h Fasten, Ferritin > 1.000 ng/ml.

> Jede noch so geringfügige Transaminasenerhöhung erfordert den Ausschluss einer HH, häufigster Fehler ist die verzögerte Diagnostik.

Diagnostik   Empfohlene Diagn. bei V. a. HH:
- Bestimmung der Transferrinsättigung →
- Bei > 45 %: 2 × Bestimmung von Ferritin und HFE-Genanalyse (C282Y homozygot/C282Y+H63D heterozygot) →
- Bei homozygoter HH und Ferritinerhöhung (M: > 300 mg/ml; F: 200 mg/ml): Leber-PE (außer Alter < 35 J., normale Transaminasen und Ferritin < 750 ng/ml) →
- Bei erhöhtem Lebereisengehalt (bei HH > 1 mg/g Trockengewicht, Leber-Eisen-Index > 1,9), sofortige Ther.
- Bei normalem Ferritin Kontrolle 1 ×/J. →; bei ansteigendem Ferritin Ther.
- Bei heterozygoter Form je nach Transferrinsättigung, Transaminasen und Serum-Ferritin entweder Ther. oder Beratung.
- Bei jeder Form der HH Familienscreening mit Gentest!

Therapie   Initial 500 ml Aderlass/Wo. (nur bei HB > 12 g/dl) bis Normalisierung des Serum-Ferritins (< 50 ng/ml), dann 4–8 Aderlässe/J. Wenn Aderlässe nicht möglich (z. B. wegen Anämie) Desferoxamin 25–50 mg/kg KG s. c. (Exjade®) über 5–7 d. LTx.

8.3.5 Morbus Wilson

Autosomal rezessiv vererbte Cu-Stoffwechselerkr. mit Cu-Anreicherung in den Organen (Leber, ZNS) aufgrund einer gestörten Cu-Ausscheidung in die Galle mit Akkumulation von Cu in den Hepatozyten (Hep., Fibrose, Zirrhose). Inzidenz: heterozygot 1 : 90, homozygot 1 : 30.000.

Leitbefunde
Junger Pat. (< 40 J.) mit Hepatopathie und neurolog. Sympt.

Ätiologie   Genetischer Defekt des Wilson-Gens auf Chromosom 13 (ATP7B).
Klinik

Unterschiede
Neurologische (N) und hepatische (H) Manifestationen:
- **H1:** akuter M. Wilson.
- **H2:** chron. M. Wilson.
- **N1:** neurolog. und hepatische Manifestationen.
- **N2:** nur neurolog. Manifestationen.

- Verhaltensauffälligkeiten und neurolog. Sympt. mit Dysarthrie, Tremor, Ataxie, Konzentrationsstörungen.
- Labor: GOT- und GPT ↑, Bili ↑, Bili/AP < 2 (**cave:** fulminanter Verlauf); Zeichen der Hämolyse mit K-, LDH-Erhöhung und Haptoglobin-Erniedrigung.

Diagnostik
- Kayser-Fleischer-Kornealring (Spaltlampe).
- Cu-Ausscheidung im 24-h-Urin: > 100 µg.
- Freies Cu im Serum > 3,9 µmol/l.
- Coeruloplasmin im Serum < 20 mg/dl.
- Leber-PE („diagnost. Goldstandard") mit quantitativer Cu-Bestimmung (250–300 µg/g Trockengewicht) und mikro-, makrovesikuläre Verfettung.

Therapie
! Ein Unterlassen oder eine Unterbrechung der Ther. gilt als Kunstfehler und führt zu fulminanten Verläufen bis zur orthotopen LTx, deshalb sofortige Einleitung der Ther., H1 oft hochdringliche LTx.
- D-Penicillamin 20 mg/kg KG/d (z. B. Metalcaptase®) vor den Mahlzeiten in drei Einzeldosen (max. 2 g/d).
- Pyridoxin 25 mg/d, da DPA = Pyridoxin-Antagonist.
- Meiden von Cu-haltigen Nahrungsmitteln (z. B. Leber, Bohnen, Nüsse, Chips, Schokolade).
- Therapiekontrolle mithilfe der 25-h-Cu-Ausscheidung im Urin nach 2-tägiger Medikamentenpause.

8.4 Toxische Leberschädigung

8.4.1 Fettleberhepatitis

Oft auf dem Boden einer subklin. Leberzellverfettung (< 50 % der Hepatozyten) oder Fettleber (> 50 % der Hepatozyten), meist als „Alkoholhepatitis". Bei fortgeschrittener alkoholischer Leberschädigung wird die Erkr. trotz Alkoholkarenz vermutlich durch einen immunolog. Mechanismus aufrechterhalten. Dauer und tägl. Alkoholmenge bestimmen das Risiko der Zirrhoseentstehung (M: > 60 g/d; F: > 20 g/d).

> **Leitbefunde**
> Müdigkeit, Abgeschlagenheit, Appetitlosigkeit und Gewichtsverlust. Rechtsseitige Oberbauchbeschwerden durch Hepatomegalie, Ikterus und Fieber.

Ätiologie
- **Häufig:** Alkohol, Diab. mell. (v. a. Typ 2), Überernährung, Hyperlipoproteinämie.
- **Selten:** Unterernährung (Proteinmangelernährung), medikamentös toxisch (z. B. Tetrazykline, Glukokortikoide, hoch dosierte Östrogene, Valproinsäure, Methotrexat, Bleomycin, Amiodaron), Schwangerschaft, jejunojejunaler Bypass, Z. n. Leberteilresektion, angeborene Stoffwechselerkr., Zieve-Sy., Reye-Sy.

Klinik Fieber, Schmerzen im re Oberbauch, Übelkeit, Erbrechen, Leistungsknick, Gewichtsverlust. Meist Ikterus, Zeichen der chron. Leberschädigung mit ließenden Übergängen in Leberzirrhose. 30 % asympt. und anikterisch.

Diagnostik
- **Labor:** γ-GT ↑↑, GLDH ↑↑, Transaminasen ↑ (GOT > GPT), Bili ↑, Quick ↔ ↓, Chol./Triglyzeride ↑; Leukos ↑, evtl. Linksverschiebung, Makrozytose

8

ohne Folsäure- oder Vit.-B$_{12}$-Mangel. Carbohydrate-Deficient-Transferrin (CDT) ↑ bei alkoholischer Genese.

- **Sono:** meist erheblich vergrößerte, „schillernde" Leber, evtl. Zeichen der Leberzirrhose.
- **Laparoskopie, Leberpunktion:** bei unklarer Ätiologie und zur Stadieneinteilung (Fettleber, Fettleberhep., Fibrose, Zirrhose).

Therapie
- Abs. Alkoholkarenz, Beseitigen anderer Ursachen, Gewichtsreduktion.
- Bei Katabolie ausreichende Zufuhr von Kalorien und Kohlenhydraten; an Vit.-Mangel denken (Folsäure, Vit.-B-Komplex, Vit. D, Vit. K); Flüssigkeitszufuhr, E'lytgabe.
- Bei schwerem klin. Verlauf (Bili ↑, Quick ↓, hepatische Enzephalopathie): Glukokortikoide wie Prednisolon 40–60 mg/d (z. B. Decortin H®) für 1–2 Mon. → Senkung der Frühletalität, aber kein Einfluss auf Langzeitverlauf.

Prognose Das Fortbestehen eines Alkoholabusus entscheidet über die Prognose. 60 % chron. persistierende Hep. mit niedriger Entzündungsaktivität, etwa 40 % entwickeln eine Zirrhose. In 10 % fulminant mit hoher (80–90 %) Letalität; 20 % bereits bei Diagnosestellung Leberzirrhose. Prognost. ungünstige Kriterien bei Diagnosestellung: hepatische Enzephalopathie, Bili 15–20 mg/dl, Albumin < 2 g/dl, Quick < 30 %.

Zieve-Syndrom

Trias aus Alkoholhep. bzw. -fettleber mit Ikterus, Hypertriglyzeridämie und hämolytischer Anämie.

Klinik Akute Oberbauchschmerzen, Übelkeit, Erbrechen, evtl. Diarrhöen. Häufig Begleitpankreatitis.

Diagnostik Leukozyten ↑, Triglyzeride ↑, Transaminasen ↑, AP ↑, indir. Bili ↑, LDH ↑, Retikulozyten ↑, Haptoglobin ↓.

Differenzialdiagnosen Cholangitis, Hämolyse anderer Ursache, Drogenikterus.

Therapie Alkoholhep.

8.4.2 Nichtalkoholische Leberverfettung/Steatohepatitis (NASH)

Leberverfettung bzw. herdförmige, gemischtzellige, meist periportale entzündliche Infiltration mit leichter/mittelgradiger Fibrose bis zur Zirrhose ohne Alkoholanamnese. Entwicklung auf dem Boden einer genetischen Disposition bei Adipositas, Diab. mell. Typ 2, Hypertriglyzeridämie, metabolischem Sy., Medikamenten (z. B. Amiodaron, Tamoxifen, Methotrexat, Östrogene).

Ätiologie Unklar. Diskutiert werden inflammatorische Reaktion/Fibrose durch Lipotoxizität bei gestörter Fettsäureoxidation, oxidativem Stress sowie proinflammatorische Zytokine/Adipokine.

Klinik 50–100 % asympt., uncharakteristische Oberbauchbeschwerden, Müdigkeit, Abgeschlagenheit.

Diagnostik
- Leberhistologie und Anamnese entscheidend: 9–90 % Mallory-Körper, 76–100 % leichte Fibrose, 15–50 % schwere Fibrose, 7–17 % Zirrhose (Stadien I–IV; bei Stadium III und IV Risiko der fortschreitenden Fibrose/Zirrhose).

8

- Labor: GPT >> GOT (2- bis 3-fache Norm), AP ↑ (in 50 %) bei normalem Bili, leichte Erhöhung von Ferritin und Transferrinsättigung (DD Hämochromatose).
- Sono: Bild der Fettleber.

Differenzialdiagnosen Virushep., ASH, Hämochromatose, M. Wilson, α_1-Antitrypsinmangel, Autoimmunhep., medikamentös toxisch.

Therapie
- 500–1.000 kcal/d, körperliche Bewegung, Nahrungsmittel mit niedrigem glykämischem Index, hoher Gehalt an ungesättigten Fettsäuren, keine Fruktose.
- Verschiedene pharmakolog. Ansätze (Orlistat, GLP-1-Rezeptoragonisten, Insulinsensitizer, Antioxidanzien, zytoprotektive Ther.).
- Adipositaschirurgie.

Prognose Fettleber gut, NASH in 50 % d. F. Progression über Fibrose zu Zirrhose.

8.4.3 Leberschädigung durch Arzneimittel

> **Leitbefunde**
> Ikterus, Hepatomegalie, Cholestase. Ein einer Virushep. ähnlicher polymorpher Verlauf.

Klinik und Ätiologie
- **Toxisch:** zweiphasiger Verlauf. Zunächst uncharakteristische Sympt. wie Übelkeit, Erbrechen, Appetitlosigkeit, meist gefolgt von einer Phase kurzfristiger spontaner Besserung. Nach etwa 48 h Verschlechterung mit Ikterus, evtl. rascher Übergang in Leberkoma. Bsp.: Ecstasy, Isoniazid (INH), Knollenblätterpilz, Paracetamol, Phenylbutazon, Phosphor, Tetrachlorkohlenstoff.
- **Idiosynkratisch** (allergisch immunologisch bzw. metabolisch): meist 1–5 Wo. nach Beginn der Medikamenteneinnahme. Häufig asympt. oder uncharakteristisches Beschwerdebild mit Müdigkeit, Leistungsknick, Abgeschlagenheit, selten Übergang in LV. Ggf. assoziiert mit Fieber, Exanthem, Arthralgien, hämolytischer Anämie. Prim.
- Bsp.: Amitriptylin, Amoxicillin-Clavulansäure, Chlorzoxazon, Clozapin, Diclofenac, Doxepin, Etoposid, Etretinat, Floxacillin, Fluconazol, Flutamid, Glyburid, Halothan, Heparin, INH, Ketoconazol, Labetalol, Lisinopril, Lovastatin, Methotrexat, Norfloxacin, Ofloxacin, Para-Aminosalicylsäure (PAS), Pentamidin, Phenprocoumon, Piroxicam, Proteaseinhibitoren, Rifampicin, Terbutalin, Troglitazon, Ticlopidin, Trazodon, Valproat, Vit. A.

Auch Heilkräuter können Leberschäden verursachen, z. B. Chaparral Leaf, Ephedra, Enzian, Germander, Senna, Kava-Kava, Skull Cap und Haifischknorpel.

8

Komplikationen ALV (▶ 8.6), granulomatöse Hep., Cholestase (▶ 8.1.1), Tumoren, Zirrhose (▶ 8.5), Veno-Occlusive Disease, Budd-Chiari-Sy.

Diagnostik
- Anamnese meist wegweisend. Bestimmung des zeitlichen Zusammenhangs zwischen Auftreten der Lebererkr. und Beginn der Medikamenteneinnahme!
- Höhe der Transaminasen (GPT, GOT) bzw. der eine Cholestase anzeigenden Laborparameter (AP, Bili) entscheidet über das Schädigungsmuster.
- In unklaren Fällen Leberbiopsie.

- Bei jeder unklaren Lebererkr. auch an medikamentöse Ursache denken! Bei toxischer Ursache Dosisanpassung, bei idiosynkratischer Ursache Absetzen des Medikaments!
- Bis zu 25 % der fulminanten Hepatitiden sind medikamentös induziert.

8.5 Leberzirrhose

8.5.1 Grundlagen

Irreversible Zerstörung der Läppchenstruktur mit knotigem Umbau. M : F = 7 : 3.

Leitbefunde
Bei dekompensierter Zirrhose: Lebersynthesestörungen, Dekompensation der metabolischen Leberfunktion, Aszites, Ödeme, hepatische Enzephalopathie, Blutungsneigung durch portale Hypertonie.

Ätiologie
- **Häufig:** Alkohol ca. 50 %, Hep. B, C und D ca. 40 %.
- **Selten:**
  - Autoimmunhep. (AIH), nichtalkoholische Steatohep. (NASH).
  - Stoffwechselkrankheiten: Hämochromatose (▶ 8.3.4), M. Wilson (▶ 8.3.5), Galaktosämie, Glykogenose IV, Tyrosinose, Abetalipoproteinämie, erythropoetische Porphyrie, Mukoviszidose, α_1-Antitrypsin-Mangel.
  - Biliär: PBC (▶ 8.10.4), PSC (▶ 8.10.5), sek. biliäre Zirrhose (▶ 8.1.1).
  - Kardiovaskulär: Rechtsherzinsuff., Pericarditis constrictiva, Budd-Chiari-Sy., M. Osler.
  - Medikamentös-toxisch ▶ 8.4.3.
  - Idiopathisch: Jugendliche, Frauen in der Menopause.
  - Postop.: nach intestinalem Bypass.
  - Parasitär: Schistosomiasis.
  - ! In bis zu 30 % ist keine Ursache zu finden („kryptogene Zirrhose").

Klinik
- Abgeschlagenheit, Leistungsknick, Schwitzen, vermehrte Reizbarkeit, Fieber. Libido- und Potenzverlust. Erhöhte Blutungsneigung.
- Leberhautzeichen: Spider naevi, Palmarerythem, „Lackzunge" (glatte, rote Zunge), Mundwinkelrhagaden, Weißnägel, Gynäkomastie, Bauchglatze, Dupuytren-Kontraktur, Atrophie des Kleinfingerballens, Caput medusae (wiedereröffnete V. umbilicalis im Sinne eines portokavalen Shunts), Ödeme, Hämatome, Ikterus.
- Splenomegalie ggf. auch Hepatomegalie von derber Konsistenz (Leber kann normal groß, vergrößert oder verkleinert sein!); PNP (Vit.-B-Mangel).
- Selten Erstmanifestation mit Ösophagusvarizenblutung, Aszites, hepatischer Enzephalopathie.
- ! Bei Verschlechterung des AZ von Leberzirrhotikern spontan bakt. Peritonitis (▶ 8.1.2) ausschließen!

Komplikationen
- Häufig und schwerwiegend: Blutungen aus gastroösophagealen Varizen und/oder portal hypertensiver Gastropathie mit/ohne hämorrhagischer Diathese

(▶ 13.1.2); Aszites (▶ 8.1.2); spontan bakt. Peritonitis, hepatorenales Sy.
(▶ 8.5.3), Enzephalopathie (▶ 8.5.4).
- Hypersplenismus (Splenomegalie, Panzytopenie, hyperplastisches KM), HCC
  (▶ 8.7), hepatopulmonales Sy.
! Die KO bestimmen die Prognose!

Diagnostik
- **Labor:** Quick ↓, ChE ↓, Albumin ↓, ggf. BZ ↓ (verminderte Syntheseleistung), GOT ↑, GPT ↑, LDH ↑ (entzündliche Aktivität). γ-GT ↑, AP ↑, Bili ↑ (cholestatischer Verlauf), Na^+ ↓, K^+ ↓ (sek. Hyperaldosteronismus), NH_3 ↑ (gestörte Entgiftung), Krea ↑ (hepatorenales Sy.), megaloblastäre Anämie, Thrombopenie (toxische KM-Schädigung), AFP. Zur ätiolog. Klärung: HbsAg, ggf. Anti-HDV, Anti-HCV, AK (Autoimmunhep.); Fe, Ferritin, Transferrinsättigung; Cu^{2+} i. S. und i. U., Coeruloplasmin i. S.
- **Sono:** inhomogenes Parenchym, evtl. fokale Veränderungen, knotige Oberfläche, Lobus caudatus vergrößert, Aszites, Splenomegalie. Farbdoppler: portaler Hypertonus, Kollateralen.
- **Gastroskopie:** Varizen, hypertensive Gastropathie.
- **Leberpunktion:** ggf. als Laparoskopie (**cave:** Quick, Thrombos) zur histolog. Diagnosesicherung.

Therapie
- Therapie der Grunderkr.
- Abs. Alkoholkarenz. Vorgehen bei Entzugssympt. bzw. Delir ▶ 15.4.1.
- Meiden hepatotoxischer Medikamente (▶ 8.4.3; ▶ 19.11).
- Ausreichende Kalorienzufuhr. Eiweißreduktion nur bei portokavaler Enzephalopathie (▶ 8.5.4). Bei Aszites (▶ 8.1.2) NaCl-Zufuhr und Flüssigkeitsaufnahme einschränken.
- Bei nachgewiesenem Mangel Substitution fettlöslicher Vit., Vit. B_{12}, Folsäure, Vit. B_1 und Vit. B_6, Fe (▶ 13.2.2).
- LTx (▶ 8.8).

Prognose ▶ Tab. 8.9. Abhängig von Grundkrankheit und KO: meist Varizenblutung (bis zu 35 %), hepatozelluläres Ca (HCC), LV. Transplantationsergebnisse (▶ 8.8).

Tab. 8.9 Child-Pugh-Score zur Prognoseabschätzung bei Leberzirrhose

	1 Punkt	2 Punkte	3 Punkte
Albumin	> 3,5 g/dl	3,5–2,8 g/dl	< 2,8 g/dl
Aszites	Fehlend	Gering	Ausgeprägt
Ges.-Bili	≤ 2 mg/dl ≤ 35 µmol/l	2–3 mg/dl 35–50 µmol/l	≥ 3 mg/dl ≥ 50 µmol/l
Quick	> 70 %	70–40 %	< 40 %
Enzephalopathie	Keine	Leicht (Grad I–II)	Präkoma, Koma (Grad III–IV)
	Child A	**Child B**	**Child C**
Punkte	5–6	7–9	10–15
1-JÜR (konsequente Ther.)	> 95 %	70 %	50 %

8

Spontan bakterielle Peritonitis (SBP)

Inf. eines Aszites bei Leberzirrhose ohne intestinale Läsion als schwere KO. Vermutlich durch bakt. Fehlbesiedlung des oberen Dünndarms.

Einteilung Drei Formen mit unterschiedlicher Letalität:
- Mit kulturellem Nachweis von Keimen und Neutrophilen > 250 mm³ → 40–50 %.
- Mit kulturellem Nachweis von Keimen und Neutrophilen < 250 mm³ → 10–40 %.
- Ohne kulturellen Nachweis von Keimen und Neutrophilen > 250 mm³ → 10–40 %.

! Sehr hohe Rezidivrate von ca. 70 % nach 12 Mon.

Klinik ⅔ der Pat. haben Schmerzen, Fieber, Ikterus, Varizen und Aszites. Nur sehr geringer Anteil Sepsis! SBP auch ohne Sympt. möglich.

Diagnostik Bei Pat. mit neu aufgetretenem Aszites, Leberzirrhotikern mit klin. Verschlechterung oder therapieresistentem Aszites immer diagnost. Aszitespunktion. Sofortige Abimpfung in Blutkulturflaschen und Bestimmung der Neutrophilenzahl.

Therapie
- Ciprofloxacin 2 × 500 mg/d p. o. (z. B. Ciprobay®), Cefotaxim 2–3 × 2 g/d (z. B. Claforan®) oder Ceftriaxon 1 × 2 g/d (Rocephin®) oder Amoxicillin/Clavulansäure 3 × 1,2 mg/d (Augmentan®), bei Anaerobiern ggf. zusätzlich Metronidazol 3 × 500 mg/d (z. B. Clont®). Therapieziel: Granulozytenabfall innerhalb von 48 h (wenn ja: Therapiedauer 5 d; wenn nein: 5–10 d). Ggf. zusätzlich Humanalbumin 1,5 g/kg KG am 1. Tag; am 3. Tag 1 g/kg KG bei Bili > 4 mg/dl und Krea > 1,5 mg/dl.
- **Rezidivprophylaxe:** wegen hoher Mortalität v. a. bei Pat., die auf LTx warten, oder bei akuter GIT-Blutung Norfloxacin 400 mg/d (Barazan®), Levofloxacin 1 × 250 mg/d (z. B. Tavanic®) oder Ciprofloxacin 1 × 500 mg/d (z. B. Ciprobay®).

8.5.2 Pfortaderhochdruck

50 % der Pat. haben bei Diagnosestellung der Zirrhose bereits einen portalen Hypertonus. Ursache in 90 % posthepatische, alkoholische oder kryptogene Leberzirrhose! Risiko der Erstblutung aus Varizen bei diesen Pat. 20–40 % mit 30–40 % Letalität.

8

> **Leitbefunde**
> Aszites mit/ohne spontan bakt. Peritonitis (SBP), Splenomegalie, Ösophagus- oder Fundusvarizen, hypertensive Gastropathie.

Ätiologie
- **Prähepatisch:** Thrombose, kavernöse Transformation der Pfortader, Milzvenenthrombose.
- **Intrahepatisch:**
  - Präsinusoidal: Schistosomiasis, Sarkoidose, myeloproliferative Erkr., Myelofibrose, kongenitale hepatische Fibrose, idiopathische portale Hypertonie, chron. Arsen-, Azathioprin-, Vinylchlorid-Leberschaden, frühes Stadium der PBC und PSC.

- Sinusoidal: posthepatische Zirrhose, alkoholische Hep. und Zirrhose, kryptogene Zirrhose, Methotrexat, Hypervitaminose A, inkomplette septale Fibrose.
- Postsinusoidal: Veno-Occlusive Disease, Budd-Chiari-Sy.
- **Posthepatisch:** konstriktive Perikarditis, Trikuspidalinsuff., schwere Rechtsherzinsuff.

Klinik
- Ösophagus-, Fundusvarizen, Caput medusae, anorektale Varizen, bei ca. 44 % der Pat. mit portaler Hypertonie. Letalität der akuten Varizenblutung bei ca. 30–40 %! Erhöhtes Risiko der Entwicklung einer hepatischen Enzephalopathie.
- Hypertensive Gastro- und Kolopathie: In bis zu 25 % Blutungsursache.
- Aszites: portale Hypertonie selten alleinige Ursache der Aszitesentstehung (▶ 8.1.2).
- Splenomegalie mit/ohne Hypersplenismus: korreliert nicht mit portalem Druck. Ausdruck einer Hyperplasie des RES. Deshalb häufig durch Senkung des portal-venösen Drucks nicht beeinflussbar.

Diagnostik

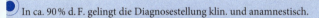

In ca. 90 % d. F. gelingt die Diagnosestellung klin. und anamnestisch.

- **Pfortaderdruck:** Normalwert 3–6 mmHg. Entscheidend ist der portalvenöse Druckgradient (HVPG): normal 3–5 mmHg, Varizenentstehung bei 10 mmHg, Varizenblutung oder Blutung aus hypertensiver Gastropathie und Aszitesentstehung bei 12 mmHg. Messung entweder transhepatisch oder transjugulär-transvenös.
- **Sono mit Duplex-Sono:** Verlangsamung bzw. Flussumkehr des Pfortaderflusses, Kollateralen, Cruveilhier-von-Baumgarten-Sy. (rekanalisierte V. umbilicalis), Splenomegalie, Aszites.
- **Gastroskopie:** Varizen, hypertensive Gastropathie.
- **Prokto-, Koloskopie** (nicht als Screening): Varizen in Kolon und/oder Rektum, Hämorrhoiden.

Therapie
- Aszites ▶ 8.1.2
- **Prophylaxe der Ösophagus- und Fundusvarizenblutung** (Akuttherapie ▶ 7.1.7):
  - Primärprophylaxe: β-Blocker (Propranolol, Nadolol). Dosisfindung: Senkung der Herzfrequenz um 25 %, z. B. Propranolol 2 × 20–180 mg (z. B. Dociton®). Ggf. Nitrate, Molsidomin. Bei Varizen > 5 mm und Blutungsstigmata Gummibandligatur.
  - Rezidivprophylaxe: Rezidivrisiko ca. 70 %. Gummibandligatur und medikamentöse Senkung des portalen Hypertonus (Primärprophylaxe).
- **TIPS oder LTx:** bei Versagen der endoskopischen Ther.
  - Transjugulärer portosystemischer Shunt (TIPS): Über die V. jugularis wird mittels eines Stents ein portokavaler Shunt hergestellt. Ind.: frühe Child-Stadien (A und B), rezid. oder nicht stillbare Ösophagus- oder Fundusvarizenblutung; therapierefraktärer Aszites; als Überbrückung bis zur LTx.
  - LTx (▶ 8.8): einzige kurative Ther., sofern Ein- und Ausschlusskriterien berücksichtigt werden.

8

8.5.3 Hepatorenales Syndrom (HRS)

Funktionelles, progressives, oligurisches Nierenversagen (< 500 ml/d) bei schwerem Leberzellschaden. Verminderung der GFR durch Vasokonstriktion mit Minderperfusion der Nierenrinde bei ausgeprägter Wasser- und Na^+-Retention ohne Verbesserung bei Volumengabe.

> **Leitbefunde**
> Oligurie, therapierefraktärer Aszites, ZNS-Beteiligung, Zeichen des LV.

Ätiologie Volumenmangel durch drastische Diuretika-Ther. oder Diuretika-Überdosierung (▶ 8.1.2), großzügige Parazentese ohne Substitutionsbehandlung, schwere Diarrhö (z. B. durch Laktulose), GIT-Blutung; zunehmender schwerer Ikterus.

Klinik Oligurie, therapierefraktärer Aszites, Übelkeit, Erbrechen, Durstgefühl und zentralnervöse Sympt. Klinik der fortgeschrittenen Lebererkr. dominiert ggü. der Niereninsuff.

Diagnostik
- Nierenfunktion:
  - HRS Typ I: rasch fortschreitendes Nierenversagen innerhalb < 14 d mit Krea-Anstieg auf > 2,5 mg/dl oder mind. 50 % Reduktion der Krea-Clearance auf < 20 ml/Min.
  - HRS Typ II: Krea > 1,5 mg/dl oder Krea-Clearance < 40 ml/Min. mit langsamer Verschlechterung.
- Ausschluss Schock, nephrotoxische Substanzen und Volumenmangel.
- Keine Besserung nach Absetzen der Diuretika oder nach Infusion von 1 g/ kg KG Humanalbumin.
- Proteinurie < 0,5 g/d und unauffällige Nierensono.

Therapie
- Abs. Verzicht auf nephrotoxische Medikamente (z. B. Aminoglykoside, NSAID). Diuretika absetzen, ggf. Frischplasma geben.
- LTx als kausale Ther., da die Genese in der Lebererkr. zu suchen ist.
- Child-Pugh A/B, Ges.-Bili < 10 mg/dl: TIPS.
- Child-Pugh C und schlechter AZ:
  - Terlipressin (Hämopressin®) 0,5–1,0 mg alle 4–6 h; bei Krea-Abfall > 25 % nach 2 d Dosisverdopplung alle 2 d (max. 12 mg/d bzw. 2 mg/4 h, max. Therapiedauer 14 d) und Albumin 20–40 g/d.
  - Alternativ Midodrin (Gutron®) 3 × 7,5–12,5 µg/d oder Octreotid 3 × 100– 200 µg/d s. c. und Albumin.
- Bei Inf. Antibiotika.

Prognose Ohne LTx schlecht: Letalität 90–100 %.

8.5.4 Hepatische Enzephalopathie (HE) und Leberkoma

Metabolisch induzierte, potenziell reversible Funktionsstörung des ZNS bei Leberzirrhose und LV anderer Ursache. Klin. Bild abhängig von Ausmaß und Geschwindigkeit des Leberzellzerfalls, wobei die Ausprägung des hepatischen Umgehungskreislaufs und das Vorhandensein weiterer Noxen wie Alkohol den Grad der Enzephalopathie prägen. Durch eine Hydratationsstörung Veränderung der Astrozytenmorphologie und Entwicklung einer HE.

Ätiologie ▶ Tab. 8.10. 25–30 % Azotämie, hoher Flüssigkeitsverlust (Diuretika, Diarrhö, Erbrechen); 18–20 % GIT-Blutung, 14–24 % Sedativa, 5–11 % Inf., 7–10 % zu hohe Proteinzufuhr.

Tab. 8.10 Ätiologie und Klinik der hepatischen Enzephalopathie (HE)

	Akute/subakute HE	Chronische HE
Entwicklung der Symptomatik	Innerhalb von h bis d	Mon. bis J., Verschlechterung wird durch unterschiedliche Ursachen ausgelöst
Hirnödem	Häufig	Selten
Neurologie	Schneller Übergang ins Koma, Flapping-Tremor, schlaffe Tetraplegie, Beuge- und Streckspasmen, extrapyramidale Sympt., Krampfanfälle	Initial: Merkfähigkeits- und Konzentrationsstörungen, Verwirrtheit Später: Herdsympt. mit Halbseitenlähmungen, Flapping-Tremor, MER ↑, Pyramidenbahnzeichen (+)
Ursachen	Fulminante Virushep., Intox. (z. B. Pilze, CCl$_4$, Paracetamol), akute Schwangerschaftsfettleber, Alkoholhep., Reye-Sy.	Leberzirrhose, Enzephalomyeloneuropathie
Prognose	Schlecht	Gut

Diagnostik

- Erfassung des Enzephalopathiegrads (▶ Tab. 8.11) durch psychometrische Tests (z. B. Zahlenverbindungstest), EEG, visuell evozierte Potenziale und das Ausmaß des Flapping-Tremors (Asterixis).
- **Labor:**
  - ! Keine spezif. Laborparameter!
  - Na$^+$ ↓ durch Vasodilatation und gesteigerte Produktion von ADH.
  - K$^+$ ↓ durch sek. Hyperaldosteronismus, rezid. Erbrechen und Durchfälle, metabolische Alkalose und Diuretika.
  - NH$_3$ ↑, Bili ↑ als Ausdruck der Leberzellschädigung, korrelieren nicht mit dem Schweregrad der Enzephalopathie.
  - Albumin ↓, Quick ↓, ChE ↓, AT III ↓ als Ausdruck fehlender Syntheseleistung.
  - Massiver Abfall der Transaminasen bei ausgeprägter Leberzellnekrose.
  - Weitere wichtige Laborparameter: BZ, E'lyte, Krea, BGA (respir. Alkalose durch Versagen der Harnstoffsynthese in der Leber mit Akkumulation der Vorläufersubstrate Ammonium und Bikarbonat).

8

Tab. 8.11 Klinische Stadien der hepatischen Enzephalopathie (HE)

Latente HE	Normale Bewusstseinslage, nur in psychometrischen Tests zu erfassen
Stadium I	Verlangsamung, rasche Ermüdbarkeit, Sprachstörungen, Merkstörungen, Apathie, Fingertremor
Stadium II	Persönlichkeitsveränderungen, Verwirrtheit, Müdigkeit, Konzentrationsstörungen. Flapping-Tremor: Wird der Pat. aufgefordert, die Hand bei gestreckten Fingern gerade zu halten, treten 1–3 Flexionen/Sek. im Handgelenk auf

Tab. 8.11 Klinische Stadien der hepatischen Enzephalopathie(HE) *(Forts.)*	
Stadium III	Verwirrtheit, Somnolenz, Hyperreflexie, Rigidität, Foetor hepaticus
Stadium IV	Koma, erloschene Reflexe, starker Foetor hepaticus

Differenzialdiagnosen   Chron. subdurales Hämatom, M. Wilson, Wernicke-Enzephalopathie, Entzug, Hypoxie, andere metabolische Enzephalopathien (z. B. bei Hyponatriämie, Urämie, Hypoglykämie).

Therapie

* **Allgemeine Maßnahmen:**
  – Bei komatösen Pat. Intensivüberwachung.
  – Flüssigkeitsrestriktion zur Vermeidung von Hirnödem, Aszitesbildung und -zunahme.
  – Bei Hirnödem (75–80 % im Stadium IV; Letalität ca. 50 %) Beatmung und Hyperventilation, Oberkörperhochlagerung um 45°, osmotische Ther., z. B. mit Mannit 0,3–0,4 g/kg KG als wiederholte Bolusinfusionen, ggf. nach Platzierung einer periduralen Hirndrucksonde.
  – DIC: Quick ↓, Thrombos ↓.
  – Kontrollen: tägl. BB, BZ, Krea, E'lyte, aPTT, Quick, Bili, ggf. BGA.
* **Diätetische Maßnahmen:**
  – Ausreichende Kalorienzufuhr (Glukose) von ca. 2.000 kcal/d. **Cave:** Laktatazidose.
  – HE-Stadium I und II: Eiweißreduktion auf 1 g/kg KG/d. Wenn vom Pat. nicht toleriert, Zusatznahrung mit verzweigtkettigen AS.
  – Nach GIT-Blutung und HE-Stadium IV: völlige Eiweißkarenz (max. 3 d), bei Besserung mit 20–30 g/d beginnen und schrittweise auf 1 g/kg KG/d steigern. Bei Proteinrestriktion auf < 50 g/d Aminosäurelsg. mit erhöhtem Anteil an verzweigtkettigen AS 1–1,5 ml/kg KG/h (z. B. Aminofusin® 5 %) für max. 3 d (parenterale Ernährung ▶ 2.7).
* **Behandlung auslösender Ursachen:** Alkoholkarenz; hepatotoxische Medikamente meiden (▶ 19.11), Diuretikather. überdenken, keine Sedativa; Entgiftungsmaßnahmen bei Intox. Ther. bei GIT-Blutung (▶ 7.1.7), spontan bakt. Peritonitis (▶ 8.5).
* **Medikamentöse Ther.:** zur Verminderung der intestinalen Ammoniakbildung und Darmsterilisation.
  – Laktulose 3 × 20–50 ml/d p. o. (z. B. Bifiteral®). Dosissteigerung, bis 2–3 weiche Stühle tägl. Bei komatösen Pat. (nach Intubation) über Magensonde oder 300 ml Laktulose + 700 ml Wasser als Einlauf.
  – Salinische Abführmittel, z. B. Mg-Sulfat 10–20 g/d oral und hohe Einläufe
  – Intestinal schwer resorbierbare Antibiotika, z. B. Rifaximin 1.200 mg/d (Xifaxan®) p. o. bzw. Vancomycin 4 × 125 mg/d p. o. oder über Magensonde. NW: Oto- und Nephrotoxizität (1–3 % werden resorbiert). Anwendungsdauer auf die Akutphase der Enzephalopathie beschränken.
  – Ornithin-Aspartat: bei akuter HE 20 g/d i. v., bei chron. HE 3 × 9 g/d (Hepa-Merz®), metabolisiert Ammoniak zu Harnstoff.
  – Korrektur des E'lyt- und Säure-Basen-Haushalts, Korrektur einer Azotämie (▶ 10.5).
  – Antibiotische Ther. (▶ 18.1.1) z. B. bei SBP.
  – Knollenblätterpilzvergiftung (▶ 8.6).

- Hyponatriämie i. d. R. durch Überschuss an freiem Wasser (Verdünnungs-Hyponatriämie): Na⁺-Gabe kontraindiziert!
- ALV mit progredienter HE: Ind. zur LTx prüfen!

8.6 Akutes Leberversagen (ALV)

Ausfall der Leberfunktion ohne vorausgegangene chron. Lebererkr. Einteilung anhand des zeitlichen Abstands zwischen Ausfall der Leberfunktion und Auftreten der HE:
- < 7 d: hyperakutes oder fulminantes LV.
- 8–28 d: akutes LV.
- > 28 d: subakutes LV.

Leitbefunde
Trias aus Ikterus, Gerinnungsstörung als Zeichen der Leberinsuff., Bewusstseinsstörung bei hepatischer Enzephalopathie.

Ätiologie
- **Viral:** akute Hep. A (15–31 %), akute Hep. B ± Hep. D (13–50 %), akute Hep. C (selten), akute Hep. E (Männer 3 %, Schwangere 10–20 % in Endemiegebieten), Non-A-non-B-non-C-Hep. In ca. 10 % HSV Typ 1 und 2, HSV Typ 6, CMV, EBV, VZV, Parainfluenza.
- **Sonstige:** akute Schwangerschaftsfettleber, Reye-Sy., Autoimmunhep. (selten), M. Wilson, Budd-Chiari-Sy., Hyperthermie, Hitzschlag, Sepsis.
- Toxisch, idiosynkratisch (▶ 8.4.3).
  - **Paracetamolintox.** (PCM): meist in suizidaler Absicht, Toxizität dosisabhängig und vorhersagbar. Kritische Grenze 10–12 g bzw. auch in ther. Dosen bei gleichzeitigem Alkoholmissbrauch oder Einnahme von Medikamenten, die zu einer Enzyminduktion des Cytochrom P₄₅₀ führen. **Cave:** Vollbild des LV bildet sich verzögert aus, etwa 3–4 d nach Einnahme. **Diagnosesicherung:** Anamnese und Blutspiegel 4–16 h nach Einnahme. **Ther.:** N-Acetylcystein frühzeitig und initial 140 mg/kg KG (z. B. Fluimucil® Antidot), danach 70 mg/kg KG alle 4 h in den ersten 8–12 h, bis PCM i. S. nicht mehr nachweisbar.
  - **Knollenblätterpilzvergiftung** (Amanita): im Spätsommer, Herbst. **Typischer Verlauf:** 6–12 h nach Nahrungsaufnahme abdom. Schmerzen, Übelkeit und blutiges Erbrechen. Langsame Erholung. Symptomarme Phase von 1–3 d, dramatische Verschlechterung der Leberwerte. Rascher Abfall der Gerinnungsparameter, steiler Anstieg der Transaminasen. Am 3.–5. Tag Vollbild des ALV mit Multiorganversagen. Nachweis des Amanitatoxins in spezialisierten toxikolog. Instituten möglich. **Ther.:** kontinuierliche Aspiration des Duodenalsafts, Aktivkohle 60–110 g alle 4 h über 72 h, forcierte Diurese, Hämoperfusion, Penicillin G 0,5–1 Mega/kg KG/24 h für 24–36 h. Silybinin („Mariendistel") 20–50 mg/kg KG/d für 4–5 d (Legalon®).

Diagnostik
- **Labor:** Hb, Thrombos, Diff-BB; E'lyte; Blutgruppe; BZ; GOT, GPT, AP, Bili, Albumin; Quick, aPTT, AT III, Fibrinogen; Amylase; CRP; ggf. Toxikologie (Mageninhalt, Serum, Urin); Krea, Ein- und Ausfuhrkontrolle; BGA.

8

- **Sono, ggf. mit Duplex-Sono:** Beurteilung der Lebergröße (auch im Verlauf: Rasch kleiner werdende Leber schlecht), fokale oder vaskuläre Veränderungen (Pfortader, Lebervenen, art. Durchblutung), Aszites, Splenomegalie, Begleitpankreatitis.

Komplikationen

! Hepatische Enzephalopathie (▶ 8.5.4) und Hirnödem häufigste Todesursache → bei HE Grad III–IV Messung des intrakraniellen Drucks.
- Sepsis: Atemwegsinf., Harnwegsinf., pos. Blutkultur 20 %. Am häufigsten Staph., Strept., koliforme Bakterien. 32 % Pilze, v. a. Candida-Spezies.
- Gerinnungsstörung ▶ 13.7.
- Nierenversagen ▶ 9.7.1.
- Pulmonale KO: Hypoxämie, bronchopulmonale Inf., Kapillarleck und ARDS-ähnliches Bild (▶ 4.5.2). Funktioneller Re-Li-Shunt im Sinne eines hepatopulmonalen Sy.
- Metabolische Störungen: Hypoglykämie (▶ 16.1.6) wegen gestörter Glukoneogenese, alimentärer Mangel und Hyperinsulinämie durch reduzierte hepatische Elimination. **Cave:** Sympt. der Hypoglykämie werden durch HE maskiert.
- Azidose (▶ 10.5.2): bei PCM-Intoxikation in bis zu 30 % (prognost. Faktor und Indikator zur LTx). Bei 5 % der ALV anderer Genese Laktatazidosen durch Mikrozirkulationsstörungen, Mikrothromben bei DIC, Gewebeödem bei erhöhter Kapillarpermeabilität.
- Alkalose (▶ 10.5.3): wesentlich häufiger als Azidose. Durch Versagen der Harnstoffsynthese in der Leber mit Akkumulation der Vorläufer Bikarbonat und Ammonium. Assoziierte Hypokaliämie (▶ 10.2.1).

Therapie

- **LTx:**
  - **Ind. („Kings-College-Kriterien"):** Pat. werden mit an Sicherheit grenzender Wahrscheinlichkeit eine Tx benötigen, wenn die Prothrombinzeit > 100 Sek. (Quick < 7 % bzw. INR > 6,7) oder wenn mind. drei der folgenden Befunde erhoben werden:
    - Kryptogene Hep., Halothanhep., Medikamententoxizität.
    - Ikterus > 7 d vor HE.
    - Alter < 10 und > 40 J.
    - Prothrombinzeit > 50 Sek. (Quick < 15 % bzw. INR > 4).
    - Serum-Bili > 300 mmol/l.
  - **Spezialind. bei Paracetamolintox.:**
    - Art. pH < 7,3 oder
    - Alle drei folgenden: Prothrombinzeit > 100 Sek. (Quick < 7 % bzw. INR > 6,7), Krea > 300 mmol/l, HE Grad 3 oder 4.
  - **Auxilläre partielle orthotope LTx** (APOLT): bei potenziell reversiblem ALV. Resektion des li Leberlappens der erkrankten Leber und Ersatz durch Teiltransplantat. Dieses übernimmt die Funktion so lange, bis die eigene Leber sich erholt hat. Gute Variante zur Vermeidung einer lebenslangen Immunsuppression.
- **Leberersatzverfahren**
  - Filtrationsverfahren: Komb. aus Plasmapherese und Spezialabsorbern zur Entgiftung. Erfolge enttäuschend.
  - „Bioreaktoren": Zellkultursysteme zur zeitweisen Übernahme der Leberfunktion bis Restitutio der Leber oder vorhandenem Transplantat.

8

Prognose Überlebensraten ohne LTx bei fulminantem hyperakutem LV 36 %, bei akutem LV 7 %, bei subakutem 14 %. Prognose wird schlechter, wenn zusätzlich HE.

8.7 Lebertumoren

> Die meisten prim. Lebertumoren sind gutartig. Am häufigsten sind Hämangiome, seltener Hamartome, Fibrome, Teratome.

8.7.1 Fokal noduläre Hyperplasie (FNH)

Gutartige Neoplasie, vermutlich infolge einer Hyperperfusion. Überwiegend F 20.–50. Lj. Assoziation mit Einnahme oraler Kontrazeptiva, bei M. Osler-Weber-Rendu und gehäuft mit hepatischen Hämangiomen.

Diagnostik
- **Labor:** meist keine path. Leberwerte.
- **Sono:** häufig im Vergleich zum umgebenden Lebergewebe echogleich; typisches Kontrastverhalten mit Narbe und Radspeichenmuster nach Gabe von Ultraschall-Kontrastverstärkern (z. B. SonoVue®).
- **Hepatobiliäre Funktionsszintigrafie:** typische Tracerbelegung. Schlecht sensitiv in Gallenblasennähe und wenn TU zu klein.
- **MRT:** nur als dynamisches MRT mit leberspezif. KM; ähnliches Bild wie kontrastverstärkte Sono.

Therapie Keine, nur bei Beschwerden chir. Intervention. Absetzen oraler Kontrazeptiva.

8.7.2 Adenom

Überwiegend Frauen 15.–45. Lj. Gehäuft nach Einnahme oraler Antikonzeptiva. Risiko der malignen Entartung.

Klinik Nur bei großen Tumoren oder Einblutungen Oberbauchschmerz, Übelkeit und Erbrechen. Gefahr der Ruptur mit lebensbedrohlichen Blutungen in ca. 20 %. **Cave:** bei Gravidität Größenzunahme.

Diagnostik Sono (meist echokomplexer bis echoarmer Tumor). Abgrenzung ggü. FNH mit hepatobiliärer Sequenzszintigrafie und MRT. Bei fehlender OP-Ind. sonografisch gesteuerte Punktion.

Therapie Operative Entfernung wegen Rupturgefahr, Malignomentstehung und vor Gravidität. Orale Kontrazeptiva kontraindiziert.

8

8.7.3 Hepatozelluläres Karzinom (HCC)

Ätiologie 80 % der HCC entstehen in zirrhotisch umgebauter Leber:
- Häufig bei chron. viraler Hep. (B, C, D), Alkohol, α_1-Antitrypsinmangel, Tyrosinämie, PBC oder Hämochromatose.
- Seltener bei Glykogenspeicherkrankheiten, Porphyrie, NASH, Aflatoxin B_1, Mtx, Androgenen oder Antikonzeptiva.

Klinik Rechtsseitige Oberbauchschmerzen, Völlegefühl, Gewichtsverlust, Appetitlosigkeit, Müdigkeit. Körperlicher Untersuchungsbefund: Fieber, Hepatomegalie, Ikterus, Aszites (hämorrhagisch?), Splenomegalie.

Diagnostik
- Labor: BSG ↑; Transaminasen ↑, AP ↑, Bili ↑, LDH ↑, HBsAg, Anti-HBc, Anti-HCV ggf. Anti-HDV, AFP ↑ (> 400 ng/ml). **Cave:** AFP neg. HCC!
- Sono, ggf. kontrastverstärkte Sono als Screening (DD der Sono-Befunde ▶ 2.1). Bei Herden < 1 cm Verlaufskontrolle alle 3 Mon., bei > 1 cm CT/MRT.
- CT, MRT.
- Punktion: Nur bei unklaren Fällen oder wenn keine kurative Ther. möglich ist.
- Staging: Nach Okuda Tumorgröße (> 50 % Lebermasse), Aszites, Albumin > 3 g/dl, Ges.-Bili > 3 mg/dl (Stadium I: 0 Zeichen pos.; Stadium II: 1–2 Zeichen pos.; Stadium III: 3–4 Zeichen pos.). Rö-Thorax, Knochenszinti.

Differenzialdiagnosen Fibrolamelläres HCC (selten), Variante des HCC mit besserer Prognose. Nicht auf dem Boden einer Zirrhose, bei jungen (5.–35. Lj.) Pat., Vit. B_{12} ↑, Ca^{2+} ↑. Atypisches Hämangiom, Metastasen, Adenom, FNH.

Therapie ▶ Tab. 8.12

Tab. 8.12 Therapeutisches Vorgehen beim hepatozellulären Karzinom

Tumorgröße/-anzahl	Stadium	Vorgehen
1 Tumor < 5 cm oder 3 Tumoren < 3 cm	**Child A**	Resektion, LTx
	Child B	PEI (perkutane Ethanolinjektion), RFTA (Radiofrequenzablation), HiTT (hochfrequenzinduzierte Thermotherapie), LiTT (laserinduzierte Thermotherapie)
1 Tumor > 5 cm oder > 1 Tumor > 3 cm oder > 3 Tumoren	**Child A und B**	PEI bei < 3 TU; TAE, TACE (transart. Chemoembolisation), ggf. RFTA
Metastasiert	**Child C**	Sorafenib (Nexavar®); Antitumorangiogenese-Ther. (in Studien)

Prognose Schlecht; bei Resektabilität und LTx 1-JÜR 40 %.

8.7.4 Lebermetastasen

Häufigste Primärtumorlokalisation im Einzugsgebiet der V. portae ist das Kolonbzw. Rektum-Ca; weniger häufig Bronchial-, Mamma-, Uterus-, Pankreas-Ca. Selten Leukämien, Lymphome, endokrine Tumoren (z. B. Karzinoid-Tumor).

Klinik Zeichen der Tumorerkr. (▶ 14.1), höckrige Leber.

Diagnostik ▶ 14.1.1.

Therapie ▶ 14.3.

8.8 Lebertransplantation (LTx)

Bei diagn. Unsicherheit und Schwierigkeiten der prognostischen Abschätzung frühzeitige Verlegung in LTx-Zentrum. 5-JÜR bei ALV 60 %. Häufigste postop. KO sind Inf. Ergebnisse der OLT abhängig vom präop. Zustand des Pat. Prognos ungünstig: Blutungen, Nierenversagen, exzessive Bili-Erhöhung, länger bestehender HE-Grad 4.

Indikationen

- Progressive, irreversible, benigne Lebererkr. jeder Genese nach Ausschöpfung aller kons. Maßnahmen.
- In Ausnahmefällen Anfangsstadien lokal irresektabler Neoplasien, Korrektur genetischer Defekte, z. B. familiäre Hypercholesterinämie, M. Wilson, Oxalose, Hämophilie.
- ! Die Prognose wird von jeder KO der Grundkrankheit beeinträchtigt. Ind. daher rechtzeitig prüfen und Kontakt mit dem transplantierenden Zentrum aufnehmen!
- Indikationsstellung zur OLT unter Berücksichtigung von Ätiologie und Verlauf (Kings-College-Kriterien ▶ 8.6).

Kontraindikationen

- **Absolut:** extrahepatische Malignome der Gallengänge, Metastasen, maligne Zweiterkr., schwere kardiopulmonale Erkr., ausgedehnte Thrombosen der Portalvene und der V. mesenterica sup.; schwerer, irreversibler Hirnschaden.
- **Relativ:** Alter 60–65 J., Sepsis, AIDS, vorausgegangene, komplexe hepatobiliäre OP, Thrombosen der Portalvene und V. mesenterica sup., aktiver Alkohol-/oder Drogenkonsum, instabiles soziales Umfeld.

Präoperative Diagnostik und postoperative Nachsorge nach Rücksprache mit OLT-Zentrum.

8.9 Leberfunktionsstörungen in der Schwangerschaft

8.9.1 Intrahepatische Schwangerschaftscholestase

Intrahepatische Cholestase bei familiärer Disposition. Benigne Störung für Mutter, erhöhte perinatale Letalität (ca. 10 %), Frühgeburtsrate 20 %. Bei erneuter Gravidität 30–60 % Rezidive.

Klinik Meist letztes Trimenon. Initial als Leitsymptom heftiger Pruritus, 1–2 Wo. später in 75 % Ikterus, 25 % ohne Ikterus („Pruritus gravidarum"), 20–30 % GIT-Sympt., leichte Steatorrhö.

Diagnostik Sensitivster Parameter ist Gallensäure im Serum > 10 µmol/l, insb. bei fehlendem Ikterus. Anstieg von konjugiertem Bili bis 5 mg/dl, AP 5- bis 10-fache Norm, Transaminasen und γ-GT mäßig erhöht. Bei länger bestehender Cholestase Quick ↓.

Therapie Ursodesoxycholsäure 10–15 mg/kg KG/d, Vit.-K-Substitution zur Blutungsprophylaxe, ggf. Sedativum zur Nacht und Einleitung der Geburt ab SSW 37.

8.9.2 EPH-Gestose, Eklampsie, HELLP-Syndrom

Ätiologie unbekannt. 5–10 % aller Schwangeren ab SSW 20. bis 1 Wo. post partum. Leberbeteiligung bei EPH-Gestose in 20 %, bei Eklampsie in 80 %, bei HELLP-Sy. 100 %.

8

Leitbefunde (Präeklampsie)
E = generalisierte Ödeme, **P** = Proteinurie (> 0,3 g/l im 24-h-Urin), **H** = Hypertonie (> 140/90 mmHg).

Klinik
- **Präeklampsie:** EPH-Gestose, Oligurie (< 400 ml/24 h) und ZNS-Sympt. wie Kopfschmerzen, Augenflimmern, Übelkeit, Erbrechen, Somnolenz.
- **Eklampsie:** Steigerung der Präeklampsie-Sympt. bis zu tonisch klonischen Anfällen, Koma.
- **HELLP-Sy.:** Sonderform der EPH-Gestose mit „hemolysis, elevated liver enzymes, low platelets". Schmerzen, Druck im re Oberbauch, Übelkeit, Ikterus. Entwicklung ohne Prodromi möglich.

Diagnostik Transaminasen ↑, AP ↑, ind. Bili ↑, LDH ↑, Retikulozyten ↑, freies Hb ↑, Haptoglobin ↓, Thrombozyten ↓, Proteinurie.

Therapie Rasche Entbindung bzw. Beendigung der Schwangerschaft ggf. Sektio bei HELLP. Bettruhe, ggf. Sedierung z.B. mit Diazepam. Blutdrucksenkung mit β-Blocker oder Dihydralazin (▶ 5.3.1), Magnesium oral, bei Krampfanfällen i.v. Bei KO Intensivther. und -überwachung.

8.9.3 Akute Schwangerschaftsfettleber

Seltenes, fulminantes LV ab SSW 30.

Ätiologie Hormonell bedingte Erhöhung von Triglyzeriden und freien Fettsäuren. Defekt der mitochondrialen Betaoxidation und in 10–20 % Enzymdefekt der 3-Hydroxyacyl-CoA-Dehydrogenase.

Klinik Rasch übergehend in Multiorganversagen mit progredientem Ikterus, Übelkeit, Erbrechen, hepatische Enzephalopathie. Letalität für die Mutter 10–30 %, für das Kind 25–65 %.

Diagnostik Transaminasen ↑, Leukos ↑, AT III ↓. Zeichen der Präeklampsie bei > 50 %, Hypoglykämie, Gerinnungsstörung.

Therapie Sofortige Entbindung!

8.10 Erkrankungen der Gallenblase und der Gallengänge

8.10.1 Cholelithiasis

Konkremente in der Gallenblase (Cholezystolithiasis, ▶ 8.10.2) und/oder in den extra- bzw. intrahepatischen Gallengängen (Choledocho-/Hepatikolithiasis ▶ 8.10.3). Meist cholesterinhaltige Mischsteine (90 %) mit Bili und Kalziumsalzen, ca. 10 % reine Cholesterinsteine, < 10 % Pigmentsteine. F : M = 3 : 1.

Risikofaktoren
- Cholesterinhaltige Mischsteine:
  - „5-F-Regel": female, fat, forty, fair, fertile.
  - Diab. mell. Typ 2b, hereditäre Faktoren (Auftreten vor dem 40. Lj. und intrahepatische Steine bei ABC-B4-Gen-Defekt), Gallensäureresorpti-

onsstörungen (Ileumresektion, M. Crohn), rasche Gewichtsabnahme, total parenterale Langzeiternährung, Clofibrat, orale Antikonzeptiva, Östrogene.
- Pigmentsteine: vermehrter Anfall von Bili z. B. bei rezid. oder chron. Hämolysen, bakt. Dekonjugation bei rezid. Cholangitiden; Gallensäureverlust-Sy.

8.10.2 Gallenblasensteine

Leitbefunde
Krampfartige Schmerzen (Gallenkolik) epigastrisch oder re Oberbauch, häufig mit Übelkeit, ggf. mit Erbrechen. **Cave:** Die Kolik kann durch einen passageren Verschluss des Ductus cysticus und/oder Gallengangs entstehen!

Klinik In 80 % lebenslang asympt.; bei sympt. Pat. in 75 % Erstmanifestation als Kolik nach fettreicher Mahlzeit in Form von epigastrischem oder re Oberbauchschmerz (> 15 Min./< 5 h) ggf. mit Ausstrahlung in Rücken und re Schulter sowie Übelkeit und Erbrechen. Ansonsten unspezif. Oberbauchbeschwerden, teilweise nahrungsabhängig, z. B. nach Hülsenfrüchten, Fett, Kaffee, Räucherwaren etc.

Komplikationen Bei 1–3 % der Pat. akute oder chron. Cholezystitis, Gallenblasenhydrops, Gallenblasenempyem, -gangrän, Mirizzi-Sy. (Trias aus Cholezystolithiasis, Cholezystitis und biliärer Obstruktion durch Kompression, entzündliche Stenose oder Fistelung). Gallenblasenperforation mit Gallenstein-Ileus, Peritonitis, Fistel.

Diagnostik
- **Labor:** bei unkomplizierter Cholezystolithiasis normale Laborwerte möglich! Erst bei entzündlichen KO (akute/chron. rezid. Cholezystitis) Leukos ↑, Linksverschiebung, CRP ↑; bei entzündlicher Infiltration der Leber ggf. auch GOT und GPT ↑. Bei Hämolyse: LDH, K, Bili mit hohem indir. Anteil, Haptoglobin ↓., Retikulozyten ↑.
- **Sono** (Primärdiagn.): Steinnachweis in der Gallenblase, bei KO Gallenblasenhydrops, Cholezystitiszeichen oder Begleit-KO (Choledocholithiasis, Pankreatitis, Abszess).

Cholezystitis
Akute oder chron. rezid. Entzündung der Gallenblase.

Ätiologie In 95 % durch Verlegung des Ductus cysticus oder des Infundibulums. Selten auch ohne Steine (akalkulöse Cholezystitis) nach Trauma, Verbrennungen, total parenteraler Ernährung, Salm.-Inf.

Klinik Meist kolikartige Schmerzen und Druckschmerzen im re Oberbauch (> 6 h). Fieber, Schüttelfrost, Übelkeit, Erbrechen. Kein Ikterus. Murphy-Zeichen: bei Druck auf das Gallenblasenbett unter Inspiration schmerzhafter Stopp (palpatorisch/sonografisch). Bei chron. Cholezystitis meist asympt. – kann aber jederzeit in akute Cholezystitis übergehen.

Diagnostik
- Labor: bei akuter Cholezystitis Leuko, Linksverschiebung, CRP; bei chron. Cholezystitis häufig normal.
- Sono (▶ 2.1): Gallensteine, bei akuter Cholezystitis: Gallenblasenwandverdickung mit typischer Mehrfachschichtung und echoarmen Flüssigkeitssaum,

8

Abszess; bei chron. Cholezystitis echoreiche Wandverdickung bei ge-
schrumpfter Gallenblase.
- CT nur bei schlechten Schallbedingungen und zur Erfassung von KO ggf.
vor OP.

Differenzialdiagnosen Myokardinfarkt, disseziiertes Aortenaneurysma, Nierenkolik re, Pyelonephritis, Ulcus ventriculi/duodeni, Mesenterialinfarkt, Wirbelkörperfraktur.

Therapie
- **Medikamentöse Ther. der Gallenkolik:** nüchtern lassen, periphervenöser
Zugang, Infusion zur Flüssigkeitssubstitution bzw. parenteralen Ernährung.
Spasmolyse und Analgesie bis zur definitiven Ther.:
  – N-Butylscopolamin initial 20 mg langsam i. v. (z. B. Buscopan®), weiter
mit 60 mg in 500 ml Ringer über 24 h.
  – Analgetikum: oft zusätzlich notwendig, z. B. Diclofenac 75 mg i. m. (z. B.
Voltaren®), Indometacin 50 mg i. v. oder 2 × 75 mg Supp. (z. B. Indo-
CT®), Metamizol, PCM oder bei schweren Sympt. Pentazocin 15–30 mg
langsam i. v. (Fortral®), ggf. alle 4–6 h wiederholen, alternativ Pethidin
25–50 mg (Dolantin®) oder Buprenorphin. Keine anderen Morphinderi-
vate, da spasmogen!
- **Medikamentöse Ther. der Entzündung:** Primärther. mit Mezlozillin 3 ×
2–3 g/d i. v. (z. B. Baypen®) oder Piperacillin 3 × 2–4 g/d. i. v. (z. B. Pipril®), alternativ Ciprofloxacin 2 × 200 mg/d i. v. (z. B. Ciprobay®). Bei KO Ceftriaxon
2 g/d (Rocephin®) ± Metronidazol 3 × 500 mg/d i. v. (z. B. Clont®).
- **Ther. des Steinleidens:**
  – Laparoskopische Cholezystektomie bei sympt. Cholezystolithiasis/chron.
Cholezystitis elektiv, bei akuter Cholezystitis innerhalb 72 h. KI: Tumoren
der Gallenblase/Gallengänge, Perforation, Peritonitis, biliodigestive Fisteln, Mirizzi-Sy., 3. Trimenon. Offene Cholezystektomie (4–7 %) bei KI
für lap. Cholezystektomie sowie KO während der Laparoskopie; bei zusätzlichen Polypen > 18–20 mm.
  – Orale Chemolitholyse nur in Einzelfällen mit 10 mg/kg KG Ursodesoxycholsäure (z. B. Ursofalk) abendlich bei nicht/gering röntgendichten Steinen (CT-Diagn.), leichten Sympt. ohne KO, funktionstüchtiger Gallenblase, Steinen < 5 mm, Ges.-Volumen < ⅓ des Gallenblasenvolumens, bei
Pat. mit erhöhtem OP-Risiko; rascher Gewichtsabnahme nach
Magenbypass/-banding. Abbruch der Chemolitholyse, wenn Steinvolu-
men nach 6 Mon. nicht um mind. 30 % reduziert, da Erfolgsrate bei ca.
60 % in 6 Mon. und 50 % Rezidive in 5 J.
- **Asympt. Cholezystolithiasis:** keine Ther./OP, außer bei:
  – Porzellangallenblase (erhöhtes Ca-Risiko).
  – Männlichem Geschlecht, Stein > 3 cm und Gallenblasenpolypen ≥ 1 cm.
  – Großen abdom. Eingriffen anderer Ind.

8.10.3 Gallengangssteine

Verschluss des Ductus choledochus oder des Ductus hepaticocholedochus durch
Stein. Unterscheide: Hepaticolithiasis – Stein in den intrahepatischen Gallengängen.

Klinik Kolikartige Schmerzen im re Ober- oder Mittelbauch mit Ausstrahlung
in re Schulter, Übelkeit, Erbrechen; bei gleichzeitiger biliärer Pankreatitis gürtel

förmig; mit 4–6 h Latenz Ikterus, entfärbter Stuhl, dunkler Urin. Bei Cholangitis klassisch als Charcot-Trias mit Fieber, Ikterus und Koliken.

Diagnostik ▶ Tab. 8.13.
- **Labor:** kleines BB, GGT, AP, Bili mit hohem dir. Anteil; Leukos mit Linksverschiebung, CRP, GOT (Hinweis auf Cholangitis), Lipase bei biliärer Pankreatitis. INR bei länger bestehendem Verschluss (auch PTT bestimmen vor evtl. endoskopischer/chir. Ther.). Blutkultur oder ggf. Gallegewinnung im Rahmen der ERC bei Cholangitis: Erreger meist E. coli, Pseudomonas, Enterokokken, Klebs., Proteus, Anaerobier.
- **Sono** (▶ 2.1): Steinnachweis im Gallengang und/oder Erweiterung (> 7–10 mm) der intra- und extrahepatischen Gallengänge. Ggf. Gallenblasensteine, GB-Hydrops, Cholezystitis, Pankreatitis.
- **CT** nur bei schlechten Schallbedingungen und zur Erfassung von KO ggf. vor OP.
- **Endosonografie/MRC:** bei unklaren Fällen oder wenn ERC technisch nicht möglich (Z. n. B II, Gastrektomie etc.), insb. zum Ausschluss der Choledocholithiasis. Endosonografie der MRC bei kleinen und distal gelegenen Steinen und in der DD Polyp vs. Stein überlegen.

Komplikationen Cholangitis (Entzündung der Gallengänge), biliäre Pankreatitis, extra- und intrahepatische cholangiogene Abszesse, Gallengangsperforation, sek. biliäre Zirrhose durch chron. Cholangitis mit Pericholangitis bei Keimaszension. Gallengangsfisteln.

Tab. 8.13 Wahrscheinlichkeit der Choledocholithiasis und entsprechende Diagnostik

Wahrscheinlichkeit	Befunde	Nächster Schritt
Hoch	• DHC > 7–10 mm (Sono); Bili; GGT und AP • DHC > 10 mm (Sono) + Gallenblasensteine und Koliken • Dir. Steinnachweis im DHC (Sono)	ERC
Mäßig	• Koliken, aber fehlende laborchemische/sonografische Zeichen • Atypische Beschwerden, aber sonografische/laborchemische Zeichen der Cholestase	EUS/MRC
Gering	DHC normal, laborchemisch normal, atypische Klinik	Keine, DD klären
DHC = Ductus hepaticus communis		

Therapie
- Medikamentöse Ther. der Gallenkolik ▶ 8.10.2.
- Medikamentöse Ther. der Cholangitis ▶ 8.10.2.
- Ther. der Choledocholithiasis: ERC mit Papillotomie und Steinextraktion, bei sehr großen Konkrementen mit gleichzeitiger mechanischer Lithotripsie. Wenn Steinextraktion nicht möglich, dann Stenteinlage bis OP oder extrakorporale Stoßwellenlithotripsie (ESWL) oder elektrohydraulische Lithotripsie, alternativ transkutan-transhepatische Ther., insb. bei fehlender endoskopischer Möglichkeit (z. B. Z. n. B II, Gastrektomie). Bei gleichzeitigem Gallenblasenstein OP vorziehen! Nach gelungener ERC mit Steinextraktion und Cholezystolithiasis elektive Cholezystektomie innerhalb von 6 Wo.
- Bei zusätzlicher biliärer Pankreatitis ▶ 7.5.

8

8.10.4 Primär biliäre Zirrhose (PBC)

Autoimmunerkr. unklarer Ätiologie. 90 % F, Erstmanifestation im 40.–60. Lj. Nichteitrige chron. Cholangitis mit fortschreitender Destruktion der kleinen Gallengänge, Gallengangsproliferation, biliärer Fibrose und Zirrhose im Endstadium. Gehäuft Assoziation mit Autoimmunerkr. wie Sicca-Sy. (50 %, ▶ 11.6.3), Hashimoto-Thyreoiditis (▶ 12.1.9), Arthritis. „Overlap" mit chron. Hep. in ca. 10 %, Kollagenosen in 2 %.

> **Leitbefunde**
> Müdigkeit, Abgeschlagenheit, oft therapierefraktärer Juckreiz bereits vor Auftreten des Ikterus.

Klinik
- Generalisierter, quälender Juckreiz, oft vor Auftreten des Ikterus.
- Müdigkeit, Abgeschlagenheit, uncharakteristische Oberbauchbeschwerden, Hepatomegalie, Hyperpigmentation, Arthralgien.
- Maldigestion mit Steatorrhö (▶ 7.6.11) durch reduzierte Gallensäureexkretion.
- Osteomalazie durch Vit.-D-Resorptionsstörung.
- Selten Xanthelasmen und Xanthome.

Diagnostik
- **Labor:** BSG ↑, AP ↑, γ-GT ↑↑, Bili ges. ↑ und dir. ↑, Transaminasen ↑. Serum-E'phorese (α_2/β-Globuline ↑). Quantitative Ig (IgM ↑). Lipide (v. a. Cholesterin) ↑, Quick ↓ (durch Vit.-K-Mangel), Assoziation mit HLA-DR8.
- **Antikörper:** antimitochondriale AK (AMA) werden zu 95 % im Immunfluoreszenztest nachgewiesen (Titer > 1 : 100). Subtypisierung mit Nachweis einer Subgruppe E2 der Pyruvatdehydrogenase (PDH-E2), gegen die in 95 % der PBC-Fälle AK vorhanden sind (AMA-M2), um PBC zu beweisen. Weiteres Zielantigen ist die Verzweigtketten-Dehydrogenase-E2-Untereinheit.
- **Sono, CT:** keine spezif. Bildmorphologie. Ausschluss z. B. von intra- und extrahepatischen Gallengangssteinen, Tumoren von Leber, Pankreas und ableitenden Gallengängen.
- **ERCP:** Kaliberunregelmäßigkeiten, unregelmäßige Verläufe und Rarefizierung der intrahepatischen Gallengänge als unspezif. Zeichen; zum Ausschluss der DD, v. a. in Abgrenzung zur PSC.
- **Leberpunktion:** zur Beurteilung des Stadiums (▶ Tab. 8.14), auch als Entscheidungshilfe für LTx.

Tab. 8.14 Histologische Stadieneinteilung

Stadium I	Lokale, entzündliche Reaktion im Bereich der kleinen Gallengänge
Stadium II	Gallengangsproliferation
Stadium III	Fibrose, Rarefizierung der kleinen Gallengänge, Mottenfraßnekrosen
Stadium IV	Mikronoduläre Zirrhose

Differenzialdiagnosen
- Autoimmuncholangitis (AIC): AMA neg.; ANA, SMA 17–71 % + AP, γ-GT, IgM ↑.
- Overlap-Sy.: AIH/PBC; AIH/AIC; AIH/PSC; AIH/Hep. C.

- Prim. sklerosierende Cholangitis (PSC) ▶ 8.10.5.
- Vanishing-Bile-Duct-Sy.: Destruktion der Gallengänge nach LTx mit akuter Abstoßung (reversibel) oder chron. Rejektion (irreversibel).
- Idiopathische Duktopenie des Erw.: Verminderung interlobulärer Gallengänge und Cholestase unklarer Ursache. Keine histolog. oder immunolog. pathognomonischen Marker!

Therapie

! Eine kausale Ther. ist nicht bekannt.

- **Asympt., anikterischer Pat. > 60 J.:** fettarme, eiweißreiche Kost.
- **Sympt. Pat. und asympt. Pat. < 60 J.:** individuell abzuwägen. Ursodesoxycholsäure 13–15 mg/kg KG (z. B. Ursofalk®). Bei Juckreiz Antihistaminika, Gallensäurebinder wie Colestyramin 8–24 g/d (z. B. Quantalan®) oder Colestipol 5–30 g/d (z. B. Cholestabyl®). Wirkbeginn nach 10 d. Nicht zusammen mit anderen Medikamenten nehmen (WW ▶ 19.3), vor und nach dem Frühstück. Therapieversuch des Juckreizes bei Fehlschlagen zuvor genannter Ther.: Rifampicin 2 × 300 mg/d (z.B. Rifa®); bei Bili > 3 mg/dl 2 × 150 mg/d; Ondansetron 3 × 4–8 mg/d (Zofran®).
- **Malabsorptionssy.:** bei Mangel fettlöslicher Vit. Substitution, Fettbeschränkung auf 40–50 g/d + mittelkettige Triglyzeride (Ceres®). Bei Osteomalazie Kalzium 2 × 500 mg/d, Östrogene bei postmenopausalen Frauen, Vit. D 1.000 mg/d (Vigantoletten® 1.000 ▶ 7.6.11).
- **Leberzirrhose (▶ 8.5):** LTx (▶ 8.8) im fortgeschrittenen Stadium, bei Bili > 6 mg/dl (> 100 μmol/l) und/oder Aszites, stark reduzierter Leistungsfähigkeit, therapierefraktärem Juckreiz.

Prognose Im asympt. Stadium (AMA pos., normale Leberwerte) gut (mittl. ÜLZ 12 J.), schlechte Progn. bei Bili > 6 mg/dl, Ikterus, Aszites, Splenomegalie (portaler Hypertonus), verminderter Syntheseleistung. Nach LTx 5-JÜR 70–80 %; Rezidiv möglich.

8.10.5 Primär sklerosierende Cholangitis (PSC)

Chron. Entzündung mit Fibrosierung und Obliteration der extra- und intrahepatischen Gallengänge unklarer Ätiologie. In etwa 75 % Komb. mit Colitis ulcerosa, seltener M. Crohn. Meist M, 25.–50. Lj.

> **Leitbefunde**
> Ikterus, Splenomegalie, Müdigkeit, Gewichtsverlust, Fieber und Juckreiz mit gehäuftem Auftreten bei Colitis ulcerosa.

Klinik Sehr variabel! Müdigkeit, Gewichtsverlust, Fieber, Juckreiz. In ca. 50–70 % Ikterus, Hepatomegalie, in ca. 25 % Splenomegalie. Selten Xanthome oder Xanthelasmen. **Cave:** Plötzliche Verschlechterung des AZ mit Ikterus nach jahrelangem Verlauf einer Colitis ulcerosa ist immer verdächtig auf PSC!

Komplikationen Rezid. bakt. Cholangitis, biliäre Zirrhose, cholangiozelluläres Ca (~ 10 %; ▶ 8.10.7), Kolon-Ca (▶ 7.6.7).

Diagnostik

- Labor: AP ↑↑, γ-GT ↑, Bili ↑, Transaminasen n- ↑. In 70–84 % pANCA, keine AMA.

8

- MRC: typischer perlschnurartiger Wechsel zwischen Striktur bzw. Stenose und Dilatation.; ERC zur Frühdiagn., da sensitiver.
- Leber-PE: in 40 % richtungweisend.
- Kontrolle auf Cholangio-Ca mit CA 19–9, CEA bei persistierendem Bili.
- **DD:** PBC ▶ 8.10.4.

Therapie
- Ursodesoxycholsäure 13–15 mg/kg KG (z. B. Ursofalk®). Immunsuppressiva (nur in Studien).
- Juckreiz ▶ 8.10.4.
- Cholangitis ▶ 8.10.2.
- Endoskopische Dilatation der Strikturen, ggf. passagere Kunststoffstenteinlage für 10–14 d bei hochgradigen Stenosen unter Antibiotikaschutz: Single-Shot-Prophylaxe z. B. mit Ceftriaxon 1 × 1 g i. v. (z. B. Rocephin®) 30 Min. vor Intervention.
- LTx ist Ther. der Wahl.

Prognose Bei sympt. Pat. nach Diagnosestellung mittl. ÜLZ 12 J.

8.10.6 Cholangiozelluläres Karzinom

Maligner Tumor der Gallengänge mit schlechter Progn., in 95 % Adeno-Ca. M > F, 5.–6. Lebensjahrzehnt. Gehäuftes Auftreten bei chron. Cholangitis, PSC, kongenitalen Gallengangsanomalien, Leberegelbefall.

> **Leitbefunde**
> Erstmanifestation häufig als schmerzloser Ikterus. Gewichtsverlust und Juckreiz.

Klinik Häufig schmerzloser Ikterus. Evtl. Courvoisier-Zeichen (schmerzlos vergrößerte Gallenblase mit/ohne Ikterus). Juckreiz, Gewichtsverlust. Je nach Sitz des Tumors (intrahepatisch peripher, hilär oder extrahepatisch) unterschiedliche Klinik:
- „Gabeltumor" (Klatskin-Tumor) am Zusammenfluss von re und li Ductus hepaticus: Ausgeprägter Ikterus.
- Periphere Verlaufsform mit multiplen kleinen Tumoren: Schmerzen, Gewichtsverlust, Fieber (Cholangitis). Ikterus schwächer ausgeprägt.

Diagnostik
- **Labor:** AP ↑ ↑, γ-GT ↑ ↑, Bili ↑. Ggf. GOT ↑, GPT ↑, CA 19–9 ↑. Nicht spezif. BSG ↑ ↑, Anämie.
- **Sono:** als indir. Zeichen einer Gallengangsobstruktion meist gestaute Gallengänge, je nach Sitz des Tumors in unterschiedlichem Ausmaß. Distale Primärtumoren häufig schlecht zu erkennen.
- **Spiral-CT, MRT/MRCP:** nahezu gleichwertige Methoden, allerdings bei MRCP Vorteil der dir. Darstellung der Gallenwege. CT bei der Beurteilung der Gefäßinfiltration leicht überlegen.
- **ERCP, PTC:** Darstellung der Obstruktion, gezielte Entnahme von Gewebeproben oder Bürstenzytologie, palliative Einlage einer Gallengangsdrainage (Stent) oder z. B. fotodynamische Ther.
- **Endosonografie:** zum Tumorstaging. Sensitivität bei distalen Ca mit erkennbarem Primärtumor etwa 70–80 %. Schlecht bei proximalem Tumorsitz. Bessere Ergebnisse durch Komb. mit Feinnadelpunktion (EUS-FNA).

8

Differenzialdiagnosen Papillentumoren (prognost. günstiger, 75 % resektabel!), periampulläres Pankreas-Ca.

Therapie
- **OP:** einzige potenziell kurative Ther.!
  - Intrahepatischer Sitz: Leberteilresektion; bei Klatskin-TU (je nach Bismuth-Klassifikation) entweder als Resektion mit Lymphadenektomie und Y-Roux-Hepatikojejunostomie oder als Hemihepatektomie (5-JÜR 10–45 %).
  - Distales extrahepatisches Ca: wie Pankreaskopf-Ca als Whipple-OP mit schlechter Progn. (5-JÜR 15–25 %).
- Keine standardisierte Chemother. oder adjuvante/neoadjuvante Verfahren. Einzelne pos. Daten nicht kontrollierter Studien zur Strahlenther. und fotodynamischen Ther. Palliativ: ERCP/PTCD mit Drainageeinlage (Stent) oder biliodigestiver Anastomose. Ther. der Cholangitis ▶ 8.10.2.

8.10.7 Gallenblasenkarzinom

Selten. F > M. In 70 % mit Gallensteinen vergesellschaftet. 1–2 % aller Gallensteinträger entwickeln ein Gallenblasen-Ca. Meist Adeno-Ca, selten maligne entartetes Papillom. Frühe hämatogene und lymphogene Metastasierung.

Klinik Uncharakteristisch, wie bei chron. Cholezystitis (▶ 8.10.2). Evtl. Ikterus mit/ohne Bauchschmerzen, Gewichtsverlust und tastbare Resistenz im re Oberbauch.

Diagnostik Sono/CT zeigen irreguläre Raumforderung, oft vergesellschaftet mit Gallensteinen, ggf. Porzellangallenblase. Diagnosesicherung meist durch explorative Laparotomie.

Therapie Cholezystektomie mit Lymphdissektion als einzige kurative Ther. (in < 10 % d. F. möglich) ggf. mit Leberteilresektion.

Prognose 5-JÜR T1/T2 ca. 50 % (selten so früh erfasst), T3/T4 ≤ 20 %.

8

9 Niere

Burkhard Kreft und Anja Siemers

9.1 Leitsymptome und ihre Differenzialdiagnose

9.1.1 Oligurie und Anurie

Harnausscheidung < 500 ml/d (Oligurie) bzw. < 100 ml/d (Anurie).

Differenzialdiagnosen
- **Exsikkose:** (Exsikkosezeichen ▶ 10.1.3) funktionelle Oligurie. Urin meist dunkel und konzentriert (spezif. Gewicht > 1.025 mg/l, Osmolalität > 1.000 mosmol/l). Flüssigkeitszufuhr und E'lytsubstitution führen zu Diureseanstieg.
- **Prärenales ANV (80 %):**
  - Volumenmangel: z. B. bei hämorrhagischem Schock, durch RR-Abfall, postop., Diuretikather.
  - Kreislaufversagen mit renaler Hypoperfusion, z. B. kardiogener Schock.
  - Selten: bds. Nierenarterienverschluss, z. B. bei disseziierendem Aortenaneurysma.
- **Intrarenales ANV:**
  - Akute GN (▶ 9.5.1), rapid progressive GN (▶ 9.5.5, wenn unbehandelt, ANV häufig): art. Hypertonus, Proteinurie, Erythrozyturie, Ery-Zylinder i. U.
  - Akute tubuläre Nekrose: postischämisch, Hämolyse (z. B. Transfusionsreaktion), Rhabdomyolyse (Trauma, Verbrennung, Myositis, Alkohol), Schwangerschaft (septischer Abort, Eklampsie, Blutung), Medikamente (▶ 9.6.2).
  - Interstitielle Nephritis (▶ 9.6.1): medikamentös toxisch oder allergisch, Antibiotika, Sulfonylharnstoffe, NSAID, Schwermetalle, Inf. (z. B. Hanta-Nephritis), idiopathisch.
  - Systemerkr. (▶ 11.6): z. B. SLE, Wegener-Granulomatose, mikroskopische Polyangiitis, Sklerodermie, Panarteriitis nodosa, Goodpasture-Sy.
  - Rö-KM (▶ 1.12.2): Risiko v. a. bei Diabetikern mit Krea i. S. > 150 µmol/l, Dehydratation; bei Plasmozytom (▶ 9.6.4, ▶ 13.5.3).
- **Postrenales ANV:** mechanische Obstruktion im Bereich von Blase und Urethra (z. B. Prostataadenom, Blasen-Ca), Medikamente (Opiate, Psychopharmaka, Parasympatholytika). Obstruktion der Ureteren durch Steine, Fehlbildungen, retroperitoneale Fibrose (Blase leer). Infravesikale Hindernisse (Harnverhalt, Blase voll).
- **Chron. Niereninsuff.** (▶ 9.7.4): DD zum ANV: urämisches Hautkolorit (Café-au-Lait-Farbe), renale Anämie, PO_4^{3-} ↑, Ca_2^+ ↓, Parathormon ↑. Sono: kleine oder Zystennieren.

Basisdiagnostik
- **Anamnese:** Trinkmenge (funktionelle Oligurie), Schwitzen, Fieber, Durchfälle, Erbrechen (E'lytstörungen), Harnträufeln (Harnverhalt), Koliken, vorbestehende Nierenerkr. (aufgepfropftes ANV), Diab. mell., Infekte Wo. und Mon. vor Klinikeinweisung (akute GN, z. B. Poststrept.-GN ▶ 9.5.2), Hypertonie, Medikamente (toxisch allergische Nephritis, ACE-Hemmer), Rö-KM-Untersuchungen.
- **Körperliche Untersuchung:** Perkussion der Blase (prall volle Blase → Harnverhalt), Nierenlager schmerzhaft? Rektale und vaginale Untersuchung (Tu-

9

mor?), Ödeme (nephrotisches Sy.); Hautfalten, Halsvenen, weiche Bulbi (Dehydratation).

- **Ein- und Ausfuhrbilanzierung:** komplette Anurie → oft postrenales ANV.
- **Blut-Labor:** BB, Krea und E'lyte, Phosphat, Harnstoff, Serumosmolalität (Exsikkose?). BGA (Azidose?). Krea steigt im ANV oft um etwa 100 μmol/l tägl. an, Harnstoff um etwa 5–10 μmol/d, E'phorese, qualitative und quantitative Immun-E'phorese zur Plasmozytomdiagn. (▶ 13.5.3), Auto-AK-Diagn. (▶ 11.2.3) zur DD von GN und Systemerkr.
- **Urinlabor:** Urinteststreifen und Harnsediment. Erythrozyturie und Proteinurie → V. a. GN; Leukozyturie und pos. Nitritnachweis → V. a. HWI; Osmolalität ≥ 500 mosmol/l und spezif. Gewicht > 1.030 bei prärenalem ANV, bei renalem ANV ↓.

Weiterführende Diagnostik

- **Sediment und quantitative Eiweißausscheidung (24-h-Urin):** bei renalem ANV Erythrozyturie, Proteinurie, granulierte Zylinder. Harnzytologie zum Nachweis glomerulärer dysmorpher Erys (▶ 9.1.6). Disk-E'phorese zur Proteindifferenzierung (▶ 9.1.8). Bei prä- und postrenalem ANV oft unauffällig oder nur leichte Veränderungen.
- **Urinkultur und Blutkultur** bei V. a. Pyelonephritis, Urosepsis.
- **Sono:** Harnaufstau, Nierengröße, Seitendifferenz, Breite des Parenchymsaums, Nephrolithiasis?
- **Rö:** Thorax (Überwässerung?), Abdomenübersichtsaufnahme (Steine?). Evtl. Infusionsurogramm (▶ 9.2.3). Bei Krea > 3 mg/dl bzw. 250 μmol/l strenge Indikationsstellung. Duplex-Sono (Perfusionsausfall?).
- **Nierenbiopsie:** bei V. a. rapid progressive GN oder GN bei Systemerkr.; bei nephrotischem Sy.; Histologie ist häufig Voraussetzung für eine differenzierte Ther. (▶ 9.5.1). KI: (funktionelle) Einnierigkeit, hämorrhagische Diathese.

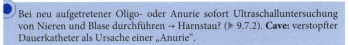

Bei neu aufgetretener Oligo- oder Anurie sofort Ultraschalluntersuchung von Nieren und Blase durchführen → Harnstau? (▶ 9.7.2). **Cave:** verstopfter Dauerkatheter als Ursache einer „Anurie".

9.1.2 Polyurie

Urinausscheidung > 3 l/d.

Differenzialdiagnosen

- **Prim. (psychogene) Polyurie:** bei psychiatrischen Erkr. (DD oft schwierig). Durstauslösende Medikamente: Clonidin, Phenothiazin.
- **Zentraler Diab. insipidus:** ADH-Mangel nach Zerstörung des Hypophysenhinterlappens (durch Trauma, Blutung, Ischämie, Hypophysenresektion, Meningoenzephalitis, idiopathisch). Meist abrupter Beginn. Ther. Ansprechen auf Vasopressin.
- **Renaler Diab. insipidus:** Resistenz der Sammelrohrzellen ggü. ADH → Rückgang der Harnkonzentrierung. X-chromosomal vererbt, durch Lithiumther. oder Hyperkalzämie. Kein ther. Ansprechen auf Vasopressin.
- **Osmotische Diurese:** Glukosurie bei Diab. mell., Mannitolinfusion, Rö-KM.
- **Außerdem:** polyurische Phase des ANV, Alkohol (hemmt ADH-Sekretion), Hypokaliämie, Bartter-Sy. (kongenitale Resistenz der Gefäße gegen Angiotensin II, Hyperaldosteronismus, hypokaliämische Alkalose, Hypotonie).

9

Basisdiagnostik

- **Anamnese:** Medikamente, psychiatrische Vorgeschichte, Meningoenzephalitis, pos. Familienanamnese, Alkoholabusus.
- **Klin. Untersuchung:** Überwässerungszeichen (Ödeme, Lungenstauung) oder Exsikkose (▶ 10.1.3).
- **Labor:** BB, Krea, E'lyte. Serum-Na ↓ bei Polydipsie. Serumosmolalität zur Unterscheidung hypotone, hypertone Dehydratation (▶ 10.1.3).

Weiterführende Diagnostik

- **Glukose:** Nüchtern-BZ, BZ-Tagesprofil, Glukose i. U.
- **24-h-Urin:** Osmolalität und spezif. Gewicht (Isosthenurie?). Diab. insipidus bei Osmolalität > 800 mosmol/kg KG im Morgenurin ausgeschlossen. E'lyte (Natriurie?).
- **Durstversuch:** zur DD Diab. insipidus vs. Polydipsie.
  - **Durchführung:** Testbeginn morgens um 8 Uhr, Trinkverbot während des Testablaufs. Stündlich Miktionsmenge, Urinosmolalität und spezif. Gewicht, Serumosmolalität und Serumnatrium bestimmen. Testdauer bis Abbruchkriterien erreicht: Abnahme des KG > 3–5 %, beim Erw., Anstieg des Serum-Na ≥ 165 mmol/l, spontane Abnahme der Miktionsvolumina und Anstieg der Urinosmolalität.
  - **Bewertung:** Diab. insipidus bei geringer Abnahme oder Konstanz der Urinvolumina, Konstanz der Urinosmolalität (< 300 mosmol/kg KG) und des spezif. Gewichts (< 1.008). Prim. (psychogene) Polyurie: Urinosmolalität steigt auf 500–600 mosmol/kg KG.
- **Weitere Diagn. bei Diab. insipidus:**
  - Zentraler Diab. insipidus: ADH-Gabe (Minirin®) führt zum Anstieg der Urinosmolalität und Rückgang der Diurese.
  - Renaler Diab. insipidus: subnormaler Anstieg der Urinosmolalität nach exogenem ADH.

9.1.3 Pollakisurie und Dysurie

Pollakisurie

Häufiger Harndrang mit Entleerung kleiner Mengen.

Differenzialdiagnosen

- Zystitis (Dysurie; Urinkultur, Sediment), Prostatitis.
- Urethritis (▶ 9.3.2).
- Prostatahypertrophie oder -Ca (rektale Untersuchung, Sono, Restharnbestimmung).
- Verminderte Blasenkapazität durch Schrumpfung z. B. infolge Dauerkatheterisierung mit kontinuierlicher Harnableitung, rezid. Zystitiden.
- Neoplasien der Harnblase (Sono bei max. gefüllter Blase).
- Überlaufblase: Harntröpfeln bei überfüllter Blase. Prostatahypertrophie, Urethrastrikturen, Detrusorlähmung (Inkontinenz, ▶ 9.1.4).
- Funktionelle Pollakisurie: meist Frauen mittleren Alters. Typischerweise keine Nykturie, unauffälliges Urinsediment, Urinkultur. DD: Zystozele!

Dysurie

Schmerzen oder Brennen beim Wasserlassen. DD: HWI, Tumoren in Blase und Urethra.

9

Nykturie

Nächtliches Wasserlassen. DD: Herzinsuff. (▶ 4.5.1), Niereninsuff., Diuretikather., selten Diab. insipidus (DD Polyurie ▶ 9.1.2), Prostataleiden mit Restharnbildung.

9.1.4 Harninkontinenz

Ungewollter Urinabgang bei Störung der Funktioneinheit Harnblase und Schließmuskulatur (▶ Tab. 9.1).

Basisdiagnostik

- **Anamnese:** Geburten, OP, Medikamente.
- **Klin. Untersuchung:** vaginal und rektal (Deszensus, Rektozele).
- **Labor:** Urinsediment, Urinkultur. BB (Leukozytose? Linksverschiebung?), BSG, CRP, Krea, Krea-Clearance (▶ 9.2.2).

Weiterführende Diagnostik

- Bei druckschmerzhafter Prostata Prostataexprimat, Ejakulat zur mikrobiolog. Diagn.
- Rö-Thorax (Herzvergrößerung bei Herzinsuff., Tumor?), Sono-Abdomen.
- Wenn Ursache der Inkontinenz weiter unklar, i. v. Urogramm, Miktionsurethrografie, Zystometrie, Uroflowmetrie und Zystoskopie.

Tab. 9.1 Synopsis der Harninkontinenz

Stress-inkontinenz	Unfreiwilliger Urinabgang bei intraabdom. Drucksteigerung (z. B. Husten, Niesen, bei schweren Formen durch Lageveränderungen). Überwiegend F. Ätiol.: Descensus uteri, Zystozele, Rektozele, Östrogenmangel (z. B. in der Postmenopause), Überdehnung (postpartal). Ther.: Beckenbodentraining, Östrogene, OP
Urge-Inkontinenz	Strahlweiser Urinabgang, der bemerkt, aber nicht verhindert werden kann. Ätiol.: Entzündung oder Tumor in Blase, Urethra, kleinem Becken, postop., meist idiopathisch. Ther.: Anticholinergika, evtl. mit β- und α-Rezeptorstimulatoren kombiniert
Neurogene Inkontinenz	Unbemerkter Urinabgang, ggf. kombiniert mit Restharn und Harnverhalt. Ätiol.: Erkr. des ZNS (z. B. Trauma, Entzündung), Pharmaka (z. B. Neuroleptika, Tranquilizer, Antiepileptika, Antiparkinsonmittel, α- und β-Blocker oder Stimulantien). Ther.: Absetzen auslösender Medikamente, fachurolog. Behandlung
Überlauf-inkontinenz	Harnträufeln bei Restharn. Ätiol.: Blasenausgangsstenose, neurogen bedingt (z. B. Querschnittssy.). **Cave:** Dauerkatheter, Urinale und Windeln können zu HWI, Urethrastrikturen, Hautekzemen führen. Deshalb kausale Ther. versuchen!

9.1.5 Schmerzen im Nierenlager

- **Klopfschmerz:** ein- oder beidseitige Pyelonephritis (▶ 9.3.3).
- **Dumpfer Dauerschmerz:** akute GN (▶ 9.5.1), Harnaufstau, z. B. bei Prostatahypertrophie, Medikamenten (Opiate, Psychopharmaka, Parasympatholytika). Nierenzell-Ca (meist erst bei fortgeschrittenem Ca), Urothel-Ca (Diagn.: Ureteroskopie, Harnzytologie).
- **Nierenkolik:** meist Nierensteine (▶ 9.7.3), Blutkoagel. Heftige Schmerzattacke, oft mit Brechreiz und Subileus. Ausstrahlung in Rücken oder Hoden bzw. Schamlippen. Dauer 1–2 h.

9

Häufige Fehldiagnose ist Lumbago!

9.1.6 Hämaturie

Differenzialdiagnosen
- **Makrohämaturie:** sichtbare Urinverfärbung; bereits bei 1 ml Blut/Liter Urin.
  DD: häufig Nierensteine (▶ 9.7.3), Tumoren der Nieren oder Harnwege, Urogenital-Tbc, Trauma (z. B. nach Katheterisierung!), Zystennieren (▶ 9.6.3),
  hämorrhagische Diathese (Antikoagulanzien), hämorrhagische Zystitis
  (▶ 9.3.1), Endometriose der Harnwege, Glomerulonephritis.
- **Mikrohämaturie:** > 5 Erys/Gesichtsfeld (Vergrößerung 400-fach). **DD:** oft
  renal, Ureterstein (Kolik), Pyelonephritis (▶ 9.3.3), interstitielle Nephritis
  (▶ 9.6.1), Vaskulitis, GN. IgA-Nephropathie (▶ 9.5.3, oft Makrohämaturie),
  hereditäre Nephritis (pos. Familienanamnese bzgl. chron. Niereninsuff.), Sy.
  der dünnen Basalmembran (pos. Familienanamnese bzgl. Hämaturie, jedoch
  keine chron. Niereninsuff.).

- Vorübergehende Hämaturie bei Nierentrauma, Fieber, Inf., Prostatahy-
  pertrophie, Prostatitis und körperlicher Anstrengung möglich.
- Tumor der Harnwege und Nieren ausschließen.
- Auch bei antikoagulierten Pat. kann Hämaturie Symptom eines Tumors
  sein → Diagnostik!
- Häufig bleibt die Ursache unklar; 10 % „essenzielle“ Mikrohämaturie.

Basisdiagnostik
- **Teststreifen:** wenn roter Urin auf Blut neg., V. a. Porphyrie (▶ 16.4). Rotfär-
  bung z. B. durch rote Bete bzw. Pharmaka (z. B. Sulfonamide, Rifampicin)
  ausschließen.
  - Leukozyturie bei sterilem, saurem Harn → Urogenital-Tbc.
  - Leukozyturie, Bakteriurie → Pyelonephritis, HWI.
- **Sediment:**
  - Keine Erys: Hämoglobinurie (Hämolyse ▶ 13.2.3), selten Myoglobinurie
    nach schweren Traumen mit Muskelnekrosen; Gefahr des ANV.
  - Blutkoagel: meist postrenale Ursache, fast nie bei glomerulärer Blutung.
  - Zeichen glomerulärer Schädigung: Proteinurie > 500 mg/d (DD Protein-
    urie ▶ 9.1.8); Ery-Zylinder pathognomonisch, oft keine Makrohämaturie.
    Bei > 80 % dysmorphen („glomerulären“) Erys Glomerulonephritis sicher.
    Akanthozyten im Urin.

Weiterführende Diagnostik
- **Harnzytologie:**
  - Durchführung: 1. Morgenurin verwerfen. Danach „sammelt“ Pat. über
    30 Min. Diesen Urin frisch verarbeiten. Beurteilung ungefärbt im Phasen-
    kontrastmikroskop.
  - Beurteilung: Dysmorphe Erys sind renalen (glomerulären) Ursprungs.
- **Zystoskopie:** bei Makrohämaturie möglichst noch in der Blutungsphase (Sei-
  tenbestimmung bei renaler Blutung), evtl. i. v. Urogramm.
- **Sono:** Zystennieren, Nierentumoren, Nierensteine.

9

9.1.7 Leukozyturie

> 5 Leukos/Gesichtsfeld bzw. > 10.000/ml. Eitriger Urin: Pyurie.

Differenzialdiagosen
- HWI (▶ 9.3): F > M, begünstigt durch Urolithiasis, Diab. mell., Restharn, Schwangerschaft (DD: Gonokokken, Trichomonaden, Candida, Tbc, Mykoplasmen).
- Prostata-, Blasen-Ca.
- Trauma der Urethra, z. B. nach Katheterisierung, Zystoskopie.
- Urolithiasis, vesikoureteraler Reflux.
- Glomerulonephritis (▶ 9.5), interstitielle Nephritis (z. B. Analgetikanephropathie ▶ 9.6.2), bei Vaskulitiden.

Basisdiagnostik
- **Klin. Untersuchung:** druckschmerzhafte Harnblase (Zystitis), klopfschmerzhaftes Nierenlager (Pyelonephritis).
- **Teststreifen:** bei pos. Nitrittest und Leukozyturie HWI wahrscheinlich. Leukozyturie bei sterilem Urin → anbehandelter HWI. DD: Urogenital-Tbc.

Weiterführende Diagnostik
- **Urinkultur:** im Mittelstrahlurin (MSU) > 10^5 Keime/ml signifikant, bei Immunsuppression, Schwangerschaft oder Sympt. können schon 10^4–10^5 Keime/ml krankheitsrelevant sein. Im Punktionsurin ist jeder Keimnachweis path. V. a. Gonorrhö: Kultur von frischem Urethralabstrich, spezielles Transportmedium.
- **Sono-Abdomen:** Harnaufstau, Nierensteine.

9.1.8 Proteinurie

Path. Proteinurie: Ausscheidung von > 150 mg/d Eiweiß oder Abweichung vom physiolog. Proteinuriemuster. Mikroalbuminurie bis 30 mg/24 h physiologisch. Angabe möglichst als mg/g Kreatinin, wenn kein 24-h-Sammelurin.

Differenzialdiagnosen
- Physiolog. Proteinurie: < 150 mg/d.
- Systemerkr.: z. B. SLE, Goodpasture-Sy. (▶ 11.6), Kryoglobulinämie, prim. und sek. Amyloidose (▶ 9.5.5).
- Metabolische Störungen: z. B. Diab. mell. (▶ 16.1), familiäres Mittelmeerfieber, Hypothyreose (▶ 12.1.6), Hyperthyreose (▶ 12.1.6).
- Infektionen: Post-Streptokokken-GN (▶ 9.5.2), chron. Pyelonephritis (▶ 9.3.3), Hepatitis B und C (▶ 8.2.2, ▶ 8.2.3), CMV (▶ 17.3.16), Hanta-Nephritis.
- Paraneoplastisch: z. B. bei Bronchial-, Kolon-, Mamma-Ca, Leukämie (▶ 13.3), Hodgkin-Lymphom (▶ 13.5.1) über Entwicklung einer paraneoplastischen GN, Plasmozytom.
- Präklampsie, chron. Nierentransplantatversagen, Medikamente, z. B. Interferon-α, Rifampicin, Gold.
- Glomerulonephritis (▶ 9.5).

Basisdiagnostik Quantifizierung der Proteinmenge.
- Teststreifen: Nachweisgrenze 15 mg/100 ml.
- Quantitative Proteinbestimmung: Protein-Krea-Quotient im Spontanurin, gute Korrelation mit 24-h-Proteinausscheidung; 24-h-Sammelurin.

9

> Der Teststreifen erfasst v. a. Albumin, daher kein Nachweis einer path. Ausscheidung von Immunglobulinen oder Leichtketten bei Plasmozytom (→ Immun-E'phorese im Urin). Falsch pos. Resultat nach Rö-KM möglich!

Weiterführende Diagnostik Differenzialdiagn. Zuordnung in Abhängigkeit von der erhöhten Proteinfraktion.

- E'phorese und Immun-E'phorese zeigen (Bence-Jones-)Paraproteine: evtl. M-Gradient in der E'phorese durch monoklonale Gammopathie bei Plasmozytom (▶ 13.5.4).
- Disk-E'phorese zur Differenzierung der Proteine: hohes Molekulargewicht glomerulärer Defekt; niedriges Molekulargewicht (< 25.000 Da): tubulärer Defekt (▶ Tab. 9.2).

Tab. 9.2 Bewertung der Urinproteindifferenzierung

Schädigung	Urinproteine	Ursachen
Prärenale Proteinurie		
	Hämoglobin	Intravasale Hämolyse
	Myoglobin	Rhabdomyolyse
	Ig-Leichtketten	Plasmozytom
Renale Proteinurie		
Glomerulär, selektiv	Albumin (IgG < 10 %)	Frühstadium der Nephropathie bei Diab. mell. und Hypertonie; Minimal-Change-GN
Glomerulär, unselektiv	IgG + Albumin (Verhältnis > 1 : 10)	Diab. mell., GN (parainfektiös, systemische Kollagenosen, Vaskulitiden, Amyloidose); körperliche Belastung, Fieber, orthostatische Proteinurie
Tubulär	α_1-Mikroglobulin	Bakt. Pyelonephritis, interstitielle Nephritis, toxische Nephropathie, Fanconi-Sy., körperliche Belastung
Postrenale Proteinurie		
	α_2-Makroglobulin/Albumin, IgG/Albumin (Erys)	Postrenale Hämaturie, z. B. hämorrhagische Zystitis, Nierensteine, Tumoren

9.2 Diagnostische Methoden

9.2.1 Urinuntersuchungen

Wichtige nichtinvasive nephrolog. Untersuchungsmethoden. Gute Aussage für Verlaufskontrollen und Abschätzung des Schweregrads einer glomerulären Erkrankung. Normalisierung einer path. Urinanalyse, aber auch bei Parenchymverlust infolge Fibrosierung der Niere, z. B. bei GN möglich.

Urinfarbe
- Hell bei starker Diurese. Meist niedriges spezif. Gewicht < 1.020 (Ausnahme: osmotische Diurese, z. B. bei Hyperglykämie, Mannitol).

- Dunkel bei sehr stark konzentriertem Urin, Hämaturie, Myoglobinurie, Bilirubinurie, Porphyrie (Nachdunkeln bei Lichtexposition, Urin kühl lagern).
- Trübung meist unspezif.; bei Inf.

Teststreifen

Indikationen Inf. und Blutungen im Urogenitalbereich, Mikro- und Makrohämaturie, Hämoglobinurie, Myoglobinurie, Überwachung von Diabetikern, Azidose, Alkalose, Harnsteindiagn.

Durchführung Frischen Urin (möglichst 2. Morgenurin) innerhalb von 2 h untersuchen. Teststreifenhandhabung s. Herstellerangaben.

Bewertung
- Protein: Empfindlichkeit 150 mg/l. Fast ausschl. Nachweis von Albumin. **Cave:** andere Proteine (z. B. Leichtketten bei Plasmozytom) werden nicht erfasst!
- Leukozyten: pos. ab 20 Granulozyten/µl.
- Erythrozyten: (Nachweisgrenze 10 Erys/µl) pos. bei Erythrozyturie, Hämoglobinurie, Myoglobinurie, falsch neg. bei Zufuhr hoher Mengen Ascorbinsäure.

Urinsediment

Indikationen Differenzierung renale und postrenale Hämaturie (Ery-Zylinder, Ery-Morphologie), Identifizierung von Lymphozyten und eosinophilen Granulozyten, speziellen Bakterien und Parasiten (z. B. Trichomonaden, Schistosomen, Spirochäten, Tbc).

Durchführung Nach Zentrifugation von 10 ml Urin (nicht älter als 2 h) Auszählung der ungefärbten Zellen bei 400-facher Vergrößerung in Hellfeldmikroskopie.

Bewertung
- Erys: normal 0–5/µl, DD Hämaturie ▶ 9.1.6.
- Leukos: normal 0–10/µl, DD Leukozyturie ▶ 9.1.7.
- Bakterien: Form und Färbeverhalten geben vor der Kultur Hinweise auf den Erreger.
- Epithelien: Runde und polygonale Zellen stammen v. a. aus der Niere.
- Zylinder: Vereinzelte hyaline Zylinder sind normal, in großer Menge Zeichen einer glomerulären Proteinurie. Leuko-Zylinder bei Pyelonephritis, interstitieller Nephritis, SLE-Nephritis. Ery- bzw. Hb-Zylinder pathognomonisch für GN, Ery-Zylinder immer path. Epithelzylinder, granulierte Zylinder bei ANV, interstitieller Nephritis, rapid progressiver GN, gelegentlich beim Gesunden.
- Kristalle: nur selten von klin. Bedeutung.

Urinkultur

Indikationen V. a. HWI, Dysurie, Leukozyturie, Keimnachweis im Sediment.

Durchführung Aus Mittelstrahlurin (▶ 2.▶ 3.2) nach vorheriger gründlicher Reinigung der Genitalien. Bei unklarem Ergebnis (wechselnde Mischbesiedelung, steriler Urin trotz Sympt.) Einmalkatheter (▶ 2.5.4) oder Blasenpunktion. Neben der üblichen Diagn. ggf. Tbc-Kulturen anlegen und im Sediment nach seltenen Erregern suchen (Pilze, Parasiten).

Bewertung Keimzahl bei eindeutiger Sympt. und Leukozyturie ab 10^4/ml signifikant.

Möglichst keine Antibiotikagabe vor Abnahme der Urinkultur. Urin kühl lagern, da Keimzahl/ml relevant.

9

9.2.2 Blutuntersuchungen

Kreatinin

Kreatinin ist Abbauprodukt des Kreatins (Muskulatur), wird glomerulär frei filtriert und zudem tubulär sezerniert (10–20 %). Ausscheidung etwa 1–1,5 g/d.

Indikationen V. a. akute oder chron. Nierenerkr., Stoffwechselstörungen (z. B. Diab. mell., Hyperurikämie), Systemerkr. (z. B. Kollagenosen), Hypertonie, Kreislaufversagen, Volumenmangel, Ther. mit nephrotoxischen oder nierengängigen Medikamenten, V. a. toxische Nierenschädigung; Überprüfung der Funktionstüchtigkeit eines Nierentransplantats, Effektivität der Dialysether.

Bewertung
- Normalwert: 0,6–1,0 mg/dl (53–88 μmol/l).
- Steigt erst bei GFR-Einschränkung von > 50 %, dann gute Korrelation zur GFR bzw. Krea-Clearance.
- Fehlerquellen: bei hohem BZ, Ketoazidose, hoher Muskelmasse und Muskelläsionen (Rhabdomyolyse) zu hohe, bei kleiner Muskelmasse und Hyperbilirubinämie zu niedrige Werte. Bei stark eingeschränkter GFR zunehmend tubuläre Krea-Sekretion → GFR zu hoch eingeschätzt (→ Krea-Clearance).

Harnstoff

Entsteht in der Leber als Endprodukt des Aminosäureabbaus aus Ammoniak und CO_2 und wird überwiegend renal ausgeschieden. Harnstoffbildung ist von Eiweißzufuhr abhängig.

Indikationen S. Kreatinin.

Bewertung
- Normalwerte: M 10–40 mg/dl, F 23–44 mg/dl (× 0,17 = mmol/l). Harnstoff × 0,46 = Harnstoff-N (mg/dl).
- Bei normaler Proteinzufuhr und normaler Diurese steigt die Harnstoffkonz. ab einer GFR < 30 ml/Min. an.
- Erhöhte Werte bei kataboler Stoffwechsellage, hoher Proteinzufuhr, Dehydratation, schwerer Niereninsuff.

Endogene Kreatinin-Clearance

Indikationen Z. B. normales oder grenzwertiges Serum-Krea, nephrotoxische Medikamente, Diab. mell., Hypertonie, Kollagenosen, Hyperurikämie.

Durchführung Urin über 24 h sammeln, Bestimmung von Urinvolumen (V; in ml), Urin-Krea (mg/dl) und Serum-Krea (Mittelwert aus Probe zu Beginn und Ende der Sammelzeit), Sammelzeit in Min. (t; 24 h = 1.440 Min.). Wichtig: komplette Urinsammlung.

Bewertung Erniedrigte Werte bei eingeschränkter Nierenfunktion, erhöhte Werte bei glomerulärer Hyperperfusion (z. B. Diab. mell., Schwangerschaft).

9

Endogene Krea-Clearance mit Urinsammlung

$$C_{Krea} \text{ (ml/Min.)} = \frac{U_{(Krea)} \times V}{S_{(Krea)} \times t}$$

- Krea-Angaben in mg/dl oder μmol/l.
- t = Zeit (Min., 24 h = 1.440 Min.).

- V in ml.
- Einheiten des Krea beachten.
Norm: M = 97–140 ml/Min., F = 75–125 ml/Min. Ab 40 Lj. Reduktion um ca. 1 ml/J.

Vereinfachte MDRD-Formel (Modification of Diet in Renal Disease) zur Schätzung der GFR:

$$\text{GFR(ml/Min.)} = 170 \times (\text{Serum-Krea})^{-0,999} \times (\text{Alter})^{-0,176}$$
$$\times (\text{Harnstoff/Serum})^{-0,176} \times (\text{Albumin})^{0,318} \times (0,762 \text{ bei Frauen})$$
$$\times (\text{Faktor } 1,180 \text{ bei Schwarzen})$$

Bei „Nierengesunden" wird die GFR eher unterschätzt, Anwendung bei GFR < 60 ml/Min.

- **GFR aus Cystatin:** Konz. von Cystatin i. S. korreliert mit der GFR; ↑ bei Rauchern, Hyperthyreose, Steroidther., ↓ bei Hypothyreose.

9.2.3 Bildgebende Verfahren

Sono, Duplex-Sono der Nierengefäße ▶ 9.2.3.

Rö-Abdomen-Übersicht („Leeraufnahme")

Zeigt kalkhaltige Steine, Nephrokalzinose, Lage der Nieren, Psoasrandschatten (unscharf bei perirenalem Abszess), Aortenaneurysma.

Intravenöses Ausscheidungsurogramm

Indikationen V. a. Nierentumor, Nephrolithiasis, anatomische Varianten.

Kontraindikationen Hyperthyreose (ohne Thyreostatika), Krea > 3 mg/dl (250 μmol/l), Paraproteinämie. KM-Allergie (▶ 1.12.2).

Durchführung Zur Vorbereitung gut abführen, Darmgasentblähung. Zu Beginn Übersichtsaufnahme. Infusion von KM (bei V. a. SD-Funktionsstörung vorab SD-Hormone bestimmen, ▶ 12.1.1). Aufnahmen nach 10 und 20 Min. sowie nach Miktion (vesikoureteraler Reflux?); bei verzögertem Abfluss → Spätaufnahme. Bei eingeschränkter Nierenfunktion Hydratation vor KM-Gabe.

Bewertung Aussage über Lage, Form, Kontur, Durchblutung und Ausscheidungsfähigkeit der Nieren; Steine, Kelchruptur, Ureterstenose, Harnaufstau. Aufnahme im Stehen zeigt „Wanderniere".

Miktionszystourethrogramm (MCU)

Indikationen Stressinkontinenz, Obstruktion, v. a. Reflux, Rezidiv-HWI.

Durchführung Blase mittels Katheter mit KM füllen. Aufnahmen während der Miktion.

Nierensequenzszintigrafie (Isotopennephrogramm)

Indikationen Seitengetrennte Clearance-Bestimmung, z. B. vor geplanter Nephrektomie, V. a. NAST.

Durchführung I. v. Gabe von ^{123}J-Hippuran. Durch zusätzliche Gabe von Captopril Nachweis der funktionellen Relevanz einer einseitigen Nierenarterienstenose

9

(Sensitivität: 80–95 %; Spezifität: 70–95 %), durch zusätzliche Gabe von Furosemid Nachweis einer funktionell relevanten Abflussstörung möglich.

Magnetresonanztomografie (-angiografie)
MRT hat wegen der koronaren Schnittführung eine höhere Aussagekraft bei unklarem CT-Befund. Primär insb. bei Tumoren der Nierenpole (DD: Nebennierentumor). Ferner keine Belastung mit Rö-KM.

Abdomen-Computertomografie (mit KM)
Nachweis von retroperitonealen Tumoren und Metastasen, zum Staging von Nieren-, Blasen- und Prostatatumoren. CT-A (Rekonstruktionen).

Digitale Subtraktionsangiografie (DSA)
(▶ 9.2.3). Bei V. a. Nierenarterienstenose oder Ca (Darstellung der Tumorgefäße).

9.3 Harnwegsinfektion

Bei Frauen die häufigste Infektionskrankheit. Bei Männern seltener, aber komplizierter: Gehäuft ab 50. Lj. (→ Prostatavergrößerung). Erreger nicht nosokomialer Inf. sind in 90 % Enterobacteriaceae (davon 80 % E. coli, seltener Proteus und Klebs.). Nosokomial erworbene HWI sind häufig durch „Problemkeime" wie multiresistente E. coli verursacht → Antibiogramm.

9.3.1 Zystitis

Entzündung der Harnblase meist durch E. coli (80 %), Staph. saprophyticus 5–15 %, Klebs., Proteus oder Enterokokken.

Leitbefunde
Dysurie, Pollakisurie, Leukozyturie, pos. Urinkultur.

Klinik Pollakisurie, Dysurie, meist kein Fieber. Risikofaktoren: F > M (verzögerte postkoitale Miktion, Verwendung von Diaphragma und spermizidem Gel). Asympt. Bakteriurie bei etwa 5 % der Frauen im Erwachsenenalter.

Diagnostik
- Sediment, Teststreifen: Leukozyturie, Bakteriurie; Nitrit meist pos., (Nitrit entsteht aus Nitrat durch Nitratreduktase v. a. der Enterobakterien) evtl. Mikrohämaturie.
- Urinkultur mit Antibiogramm (▶ 2.3.2): > 10^5 cfu/ml (cfu = colony forming units) sind signifikant. Bei Sympt., Immunsuppression oder (jüngere Frauen) Leukozyturie auch schon 10^4 cfu/ml. Urinkultur bei unkomplizierten HWI junger Frauen nicht zwingend indiziert.
- Bei Männern rektale Untersuchung (Prostatavergrößerung?), evtl. Prostatasekretgewinnung (chron. Prostatitis).

Differenzialdiagnosen Akute Urethritis (Erreger meist C. trachom., Neisseria gonorrhoeae, Herpes simplex), akute Vaginitis (Erreger meist Candida spp. oder Trichomonaden). Bei beiden Erkr. in der Urinkultur < 10^2 cfu/ml.

Therapie
- **Asympt. Bakteriurie:** Ther. nur bei Gravidität, Diab. mell., Kindern, Immunsuppression, da sich häufig sympt. HWI entwickeln. Bei Gravidität in 10 % Pyelonephritis.
- **Akute bakt. Zystitis:** ansonsten gesunde Frauen, Prämenopause: Fosfomycintrometamol 3.000 mg 1 × tägl. 1 d, Nitrofurantoin 100 mg 2 × tägl. über 5 d. Kontrolle des Therapieerfolgs bei Beschwerdefreiheit nicht erforderlich.
- **Rezid. bakt. Zystitis:** Anamnese, Untersuchung, Urinstatus einschl. Kultur. Ciprofloxacin 2 × tägl. 500 mg über 3 d oder Levofloxacin 1 × tägl. 250 mg über 3 d.
- **Zystitis bei Gravidität:** Fosfomycintrometamol (Einmalgabe), Pivmecillinam oder Oral-Cephalosporin der Gruppe 2 oder 3.
- **Zystitis bei Diab. mell.:** stabile Stoffwechsellage, keine diab. Nephropathie, Ther. wie HWI bei Pat. ohne Diab. mell.

9.3.2 Komplizierte Harnwegsinfektion

HWI bei Abflussstörung (Nierensteine, Harnröhrenstriktur, Prostatahypertrophie, Querschnittslähmung). Bei Blasendauerkatheter erleiden pro Tag Verweildauer etwa 5 % der Pat. einen HWI, deshalb strenge Indikationsstellung.

Klinik Sehr variabel (asympt. bis hin zu Urosepsis).

Diagnostik Urinkultur > 10^4 cfu/ml signifikant, oft Problemkeime. Mischinf. häufig.

Therapie
- Bei Abflussstörungen urolog. Ther., periop. Antibiose nach Antibiogramm.
- Kann keine op. Sanierung erfolgen und ist der Pat. sympt., hoch dosierte gezielte Behandlung über 10–14 d, z. B. mit Chinolon, Cephalosporin III, Ampicillin/Sulbactam oder Piperacillin/Tazobactam.
- Bei Dauerkatheter Ther. nur bei Sympt. und nach Antibiogramm. Katheterwechsel, keine Antibiotikaprophylaxe!

9.3.3 Pyelonephritis (PN)

Akut auftretende Entzündung der Niere, meist durch E. coli (~ 80 %), Proteus mirabilis, Klebs. pneum.

> **Leitbefunde**
> Klopfschmerzhafte Nierenlager, Dysurie, Fieber, Leukozyturie, pos. Urinkultur.

Klinik Akutes Krankheitsbild mit Fieber > 38 °C, Schüttelfrost, Flankenschmerz, klopfschmerzhaftes Nierenlager (meist einseitig), Übelkeit und Erbrechen. Pollakisurie und Dysurie können fehlen! Cave: potenziell lebensbedrohliche Erkr., da sich eine Pyonephrose oder eine Urosepsis entwickeln können.

Diagnostik
- Labor: Sediment, Urinkultur, Blutkultur (in etwa 20 % pos.). BB (Leukozytose?), BSG ↑, CRP ↑↑. Tägl. Serum-Krea, um Nierenfunktionsverschlechterung frühzeitig zu erfassen. Ein- und Ausfuhr.
- Sono (obligat): Niere vergrößert, Narben, Nierensteine, Harnaufstau, Abszess.
- Fakultativ i. v. Urogramm und gyn. Untersuchung bei Harnabflussstörung.

9

Therapie
- Temperatur tägl. messen, viel trinken (Ausfuhr > 1.500 ml/d).
- Ambulant erworbene PN: Ther. mit Ciprofloxazin 2 × tägl. 500–750 mg p. o. über 7–10 d, bei Niereninsuff. Dosis reduzieren. Bei Übelkeit/Erbrechen i. v. Gabe.
- Schwere PN: Cephalosporin III oder Chinolone für 10–14 d i. v., alternativ Piperacillin/Tazobactam.
! Nach Eintreffen des Antibiogramms Wahl des Antibiotikums überprüfen.
- Therapiekontrolle: Kontroll-Urinkultur 5 d und 6 Wo. nach Therapiebeginn.

9.3.4 Urosepsis

> **Leitbefunde**
> Fieber oder Hypothermie, Hypotonie, pos. Urinkultur und Urinstatus, pos. Blutkultur.

Ätiologie
- Ausgang oft akute, aszendierende, obere HWI, meist durch gramneg. Erreger (E. coli 70 %, bei älteren Pat. gehäuft Proteus spp., Pseud. aerug.). Keiminvasion in die Blutbahn führt zur Urosepsis, häufig kompliziert durch endotoxinbedingten septischen Schock.
- Prädisponierende Faktoren: Harnaufstau (Prostatahypertrophie, Nephrolithiasis, Ca, anatomische Anomalie), Zystennieren, Schwangerschaft, Diab. mell., Harnblasen-Dauerkatheter.

Klinik Meist einseitiger Flankenschmerz, Fieber, häufig mit Schüttelfrost, Dysurie und andere zystitische Beschwerden; v. a. bei älteren, dehydrierten Pat. rasche Entwicklung eines Kreislaufschocks. Hohe Letalität bei septischem Schock (▶ 17.1.2).

Diagnostik
- Urin: Urinstatus (Leukozyturie, pos. Nitrittest), Urinkultur (> 10^5 cfu/ml).
- Labor: Blutkultur, Krea meist mäßig erhöht, E'lyte, Leukozytose, BSG und CRP massiv erhöht. Gerinnung (Verbrauchskoagulopathie).
- Sono: Harnaufstau, Milzgröße, Abszess.

Differenzialdiagnosen Akutes Abdomen, Gallenkolik, Appendizitis, Extrauteringravidität. Andere Ursachen des Schocks.

Therapie Kalkulierte Chemother. (▶ 18.1.1), Beginn immer parenteral, z. B Aminopenicillin, Cephalosporin III, Carbapeneme. Ausreichende Flüssigkeitszufuhr, Schockther., Low-Dose-Heparinisierung (▶ 19.8.1).

- Bei Harnaufstau Wiederherstellung des Harnflusses wichtigste ther. Maßnahme: Urinkatheter, Ureterschiene, ggf. perkutane Nephrostomie.
- Bei Antibiotikagabe Dosisreduktion bei Niereninsuff. beachten (▶ 19.10).

9

9.4 Vaskuläre Nierenerkrankungen

9.4.1 Nierenarterienstenose (NAST)

Ein- oder doppelseitige Stenosierung der A. renalis mit Stimulation des Renin-Angiotensin-Aldosteron-Systems. Häufigste kausal therapierbare Hypertonieursache!

Ätiologie
- Meist Arteriosklerose (70 %) bevorzugt M im höheren Alter, meist proximales Arteriendrittel betroffen, schlechtere postinterventionelle Progn.
- Fibromuskuläre Dysplasie (ca. 20 %), bevorzugt F 30.–40. Lj. meist distale ⅔ A. renalis betroffen, sehr gute postinterventionelle Progn.
- Selten akuter (und schmerzhafter) Nierenarterienverschluss durch Embolie (kardial). ANV bei bds. Verschluss der A. renalis. Bei akutem Verschluss medikamentöse Thrombolyse möglich (bis 24 h nach Symptombeginn).

Klinik Kopfschmerzen, evtl. Angina pect. und Herzinsuff. durch medikamentös schwer beherrschbare, Hypertonie. Sek. Hyperaldosteronismus mit Hypokaliämie und metabolischer Alkalose. Hyperkaliurie, Retinopathie, Visusminderung.

Diagnostik
- **Auskultation:** in ca. 40 % paraumbilikales Stenosegeräusch.
- **Doppler-Sono, FKDS:** Vorteil → auch bilaterale Stenosen nichtinvasiv diagnostizierbar. Nachteil → stark untersucherabhängig, schwierig bei Adipositas, Darmgasüberlagerung.
- **Nierensequenzszinti mit seitengetrennter Clearance:** verminderte und verzögerte Aktivitätsanflutung der betroffenen Niere(n). Abfall der GFR nach Gabe eines ACE-Hemmers (z. B. Captopril 25 mg) auf der betroffenen Seite weist auf eine funktionelle Relevanz der Stenose hin. Bei Untersuchung ohne ACE-Hemmer 25 % falsch neg. Befunde.
- **DSA** (▶ 9.2.3): evtl. selektive Nierenarterien-Angio. Ind.: bei ther. Konsequenz. KI: Schrumpfniere!
- **MR-Angio:** nichtinvasive Darstellung der Aorta, Aa. renales und ihrer Aufzweigungen. Problem: Überschätzen eines Stenosegrads.

Therapie (Bei Stenose > 70 %).
- **Perkutane transluminale Ballondilatation (PTA):** Ther. der Wahl bei fibromuskulärer Dysplasie. Bei arteriosklerotischen Prozessen zunehmend zurückhaltende Indikationsstellung. Ind.: therapierefraktäre Hypertonie, wenn intrarenaler Widerstandsindex < 0,8, rasch progrediente Niereninsuff.
- Kompl. Intimadissektion, Cholesterinembolien, Restenose, Nierenfunktionsverschlechterung durch KM.

❗ ACE-Hemmer können bei renovaskulärer Hypertonie zum ANV führen.

9.4.2 Hämolytisch urämisches Syndrom (HUS)

Histologisch Verschluss von Arteriolen und glomerulären Kapillaren durch Fibrin- und Plättchenthromben.

9

> **Leitbefunde**
> Komb. aus mikroangiopathischer hämolytischer Anämie, Thrombozytopenie und ANV.

Ätiologie Multifaktoriell. Bei Kindern prim. endotheliale Schädigung durch bakt. Verotoxin (enterohämorrh. E. coli O 157: H7, typisches HUS); Störung des Komplementsystems (atyp. HUS) z. B. durch Medikamente wie Ciclosporin A, Cisplatin, Mitomycin C, orale Kontrazeptiva, Malignome oder postpartal.

Klinik Purpura, Oligurie, ANV, neurolog. Sympt., Hypertonie, hämolytische Anämie.

Diagnostik
- Urin: geringe Proteinurie, Ery-Zylinder möglich.
- Serum: Fibrinspaltprodukte; BB: Fragmentozyten. Haptoglobin ↓.
- Nierenbiopsie: intraglomeruläre Thromben, Fibrinablagerungen (**cave:** Thrombozytopenie). Keine Routinediagn., bleibt unklaren Fällen vorbehalten.

Therapie Schwierig! Gabe von FFP oder Plasmapherese. Absetzen aller potenziell ursächlichen Medikamente. Möglichst keine Thrombozytenkonzentrate! Bei Ciclosporin-A-induziertem HUS reicht oft das Absetzen des Medikaments aus. Supportive Maßnahmen. Hämodialyse bei Nierenversagen.

9.5 Glomerulonephritis (GN)

9.5.1 Grundlagen

Strukturelle Störung der glomerulären Zirkulation infolge inflammatorischer Prozesse.

> **Leitbefunde**
> Hämaturie, nephritisches Sediment, je nach Verlauf Erhöhung der Retentionsparameter bis zur Urämie, metabolische Azidose, Hyperkaliämie, Oligo-, Anurie, selten Flankenschmerz.

Ätiologie
- **Prim. Glomerulonephritis:** IgA-Nephropathie, mesangioproliferative GN, Anti-Basalmembran-GN, Minimal-Change-GN.
- **Sek. Glomerulonephritis:**
  - Infektionskrankheiten: z. B. Poststreptokokken-GN, infektiöse Endokarditis Shunt-Nephritis, Sepsis, Pneumok.-Pneumonie, Typhus, Meningok.-Sepsis.
  - Systemerkr.: SLE, Vaskulitis, Goodpasture-Sy., Purpura Schoenlein-Henoch, Wegener-Granulomatose, Malignome.

Klinik Nach dem klin. Verlauf unterscheidet man:
- **Mono- oder oligosympt. GN-Sy.:** Erythrozyturie mit geringer oder fehlender Proteinurie, oft Zufallsbefund. Übergang in akute oder chron. Form möglich (z. B. IgA-Nephritis ▶ 9.5.3).
- **Akutes GN-Sy.:** unkompliziert mit Hämaturie, nephritischem Sediment und leichter Proteinurie. Ödeme und Hypertonus fakultativ (z. B. Poststreptokokken-Nephritis ▶ 9.5.2).

9

- **Nephrotisches Sy.** (▶ 9.5.6): z. B. membranöse GN; membranoproliferative GN.
- **Rapid progressives GN-Sy.** (▶ 9.5.5): innerhalb von Wo. bis Mon. zum terminalen Nierenversagen führende Verlaufsform mit Ausbildung glomerulärer entzündlicher „Halbmonde" durch Entzündungszellen im Bowman-Raum (z. B. Anti-GBM-GN; GN bei Lupus erythematodes, Wegener-Granulomatose).
- **Chron. GN-Sy.:** geringe subjektive Beschwerden, Erythrozyturie, Proteinurie, Hypertonus mit langsam fortschreitender Niereninsuff. (im Prinzip alle nicht rapid progressiven Formen).

Basisdiagnostik

- Körperliche Untersuchung: Vaskulitis, Purpura, Arthralgien, pulmonale Stauung, Ödeme, Nierenlager klopfschmerzhaft, Anhalt für Tumor → paraneoplastische GN.
- Urinsediment (▶ 9.2.1): Hämaturie, Leukozyturie, Leuko-, Ery- oder granulierte Zylinder. Glomeruläre (dysmorphe) Erys.
- RR-Messung: Hypertonus typischerweise ohne Nachtabsenkung in LZ-RR („Non-Dipper").
- Labor: BB, Krea und E'lyte, BGA, CRP, Ges.-Eiweiß, Serum-E'phorese.

Weiterführende Diagnostik

- **Auto-AK-Screening** (▶ 11.2.3): v. a. ANA, ENA, Antibasalmembran-AK (Goodpasture-Sy.), Anti-ds-DNA (SLE), antizytoplasmatische AK (cANCA, bei M. Wegener, pANCA bei mikroskopischer Polyangiitis).
- **Serol.:** Komplement C3, C4 (erniedrigt bei Komplementverbrauch), zirkulierende Immunkomplexe, Hepatitisserologie (Assoziation mit Panarteriitis nodosa und Kryoglobulinämie). Immun-E'phorese i. S. und i. U. (Serum-IgA ↑ z. B. bei IgA-Nephritis, Paraproteine bei Plasmozytom). C3–Nephritis-Faktor bei membranoproliferativer GN Typ 2. HCV-AK → Kryoglobulinämie.
- **24-h-Urin:** für Krea-Clearance, Disk-E'phorese (▶ 9.1.8).
- **Sono-Abdomen:** evtl. Schrumpfnieren bei chron. GN, große Nieren bei akuter GN.
- **Rö-Thorax:** pulmonale Stauung, Pleuraergüsse, Infiltrate, Tumor, Perikarderguss.
- **Perkutane Nierenbiopsie:** Bei Proteinurie > 3,5 g/d, raschem Krea-Anstieg oder V. a. Systemerkr. KO: Hämaturie bis 10 %, Nephrektomie wegen Blutungen < 0,2 %.

Tab. 9.3 Histologische Differenzialdiagnose der Glomerulonephritis (Auswahl)

	Minimal-Change-GN	Mesangio-proliferative GN	Membranöse GN	Fokal segmentale GN
Lichtmikroskopie	Meist o. B.	Diffuse glomeruläre, keine extrakapilläre Proliferation	Verdickte Kapillarwand, keine Proliferation	Fokale und segmentale Sklerose
Immunfluoreszenz	Meist o. B.	Weniger intensiv, mesangial IgM, IgG, C3	IgG (granulär) an der glomerulären Kapillare	IgM, C3, granulär, nodulär
Elektronenmikroskopie	Fusion der Fußfortsätze	Mesangiale Ablagerung elektronendichten Materials	Subepitheliale Depots, „Spikes"	Fusion der Fußfortsätze

9

Therapie Immer Therapie des Hypertonus, Bilanzierung, frühzeitige Dialysetherapie. Kochsalzrestriktion, antibiotische Therapie bei Infektionen, Armvenenschonung, ggf. immunsuppressive Ther. (z. B. Glukokortikoide, Ciclosporin, Cyclophosphamid, Plasmapherese).

9.5.2 Akute Poststreptokokken-Glomerulonephritis (PSGN)

Nach pharyngealer oder kutaner Inf. mit β-hämolysierenden Strept. der Gruppe A mit einer Latenzzeit von 6–10(–14) d diffuse, endokapillär proliferierende GN, Immunkomplexnephritis.

Klinik Rasches Auftreten von Ödemen, Proteinurie, Hypertonie. Sehr selten gleichzeitig rheumatisches Fieber.

Diagnostik Abstriche bei Rachen- und Hautinf. BSG beschleunigt, CRP oft normal. Wiederholte Bestimmungen von Antistreptolysin-, Antihyaluronidase- und Antidesoxyribonuklease-Titern, ASL-Titer kann neg. sein. Meist Komplement-C3-Verbrauch. Im Urin nephritisches Sediment, unselektive Proteinurie (< 3 g/d). Hypertonie häufig.

Therapie Salz- und Wasserrestriktion, ggf. Saluretika. Keine kaliumsparenden Diuretika. Bei Strept.-Nachweis bis 10 d Penicillin G oder Erythromycin (z. B. Eryhexal®); i. d. R. keine Glukokortikoide.

Prognose Meist gut, path. Urinanalyse kann jedoch über Jahre bestehen bleiben. Passager dialysepflichtiges ANV möglich. Immunität nach Erkr.

9.5.3 IgA-Nephropathie

Häufige GN mit Hämaturie und glomerulärer IgA-Ablagerung. Immunkomplex-GN mit Komplementaktivierung.

Ätiologie Meist idiopathisch, sek. bei Leberfunktionsstörung, pulmonalen Inf. Arthritiden.

Klinik Oft wenige Tage nach bronchialem Infekt Makro- oder Mikrohämaturie (geringe Proteinurie). Selten rapider Verlauf mit GFR-Einschränkung, nephrotischem Sy., Hypertonie. Lumbale Schmerzen bei 50 %. Meist langsam progredient nach 10 J. 10 % dialysepflichtig.

Diagnostik Typisch immunfluoreszenzoptischer Nachweis von mesangialem IgA1 im Biopsat. Im Urinsediment Ery-Zylinder, dysmorphe Erys. Bei 50 % Serum-IgA ↑.

Therapie Keine spezif. Ther. Bei rasch fortschreitender Niereninsuff. ggf. immunsuppr. Ther., strikte RR-Kontrolle, ACE-Hemmer. Ggf. Ntx. Zu 50 % Rezidiv im Transplantat, das oft ohne klin. Relevanz ist.

> **Schoenlein-Henoch-Syndrom**
> - **Klinik:** mesangiale IgA-Ablagerung mit Zeichen der Systemerkr.: Hämaturie, Purpura, Arthritis, abdom. Sympt. (Blutung). Häufiger bei Kindern, v. a. nach bronchialen Inf. Oft selbstlimitierende Erkr., gelegentlich ANV.
> - **Therapie:** nicht gesichert, evtl. Glukokortikoide.

9

9.5.4 Mesangiokapilläre (membranoproliferative) Glomerulonephritis

Klinik Erkr. beginnt oft vor dem 30 Lj. Glomeruläre Proteinurie oder ausgeprägtes nephrotisches Sy. (50 %) mit Makro- oder Mikrohämaturie. Zu 20 % nephritisches Sy., Hypertonie in 30 %. GFR-Abfall in 50 %. Allg. langsamer Verlauf.

Diagnostik Anhaltende Erniedrigung von Komplement C3. C3-Nephritis-Faktor (Auto-AK gegen C3-Konvertase bei 20–60 %). BSG meist normal. Nierenbiopsie: subendothelial (Typ I) oder in der glomerulären Basalmembran (Lamina densa, Typ II) elektronendichte Ablagerungen.

Therapie Keine gesicherte Ther. Niedrig dosiertes Prednisolon oder Komb. Acetylsalicylsäure-Dipyridamol mit ACE-Hemmern. Hohe Rezidivrate nach Ntx.

Prognose Ungünstiger Verlauf, wenn bei Diagnosestellung bereits Hypertonus und Niereninsuff. bestehen.

9.5.5 Rapid progressive Glomerulonephritis (RPGN)

Rasch zur dialysepflichtigen Niereninsuff. führende Entzündung der Glomerula.

Typ I: Anti-GBM-Erkrankung
Zirkulierende AK gegen Antigene (Ag) der glomerulären Basalmembran (GBM).

Klinik ANV mit mäßiger oder fehlender Proteinurie, nephritisches Sediment. Bei pulmonaler Beteiligung (Goodpasture-Sy.) Hämoptysen, pulmonale Hämorrhagie. Schweres Krankheitsbild!

Diagnostik Nachweis von AK gegen glomeruläre Basalmembran (α3-Kette des Typ-IV-Kollagens) in der Niere oder i. S. In der Nierenbiopsie Halbmondbildung, lineare Ablagerung von IgG an der glomerulären Basalmembran.

Therapie Bei Kreatinin > 7 mg/dl geringe Aussicht auf Erhalt der Nierenfunktion, daher keine risikoreiche Immunsuppression. Elimination der Anti-GBM-AK mittels Plasmapherese, Immunsuppression (Glukokortikoide und Cyclophosphamid) zur Hemmung der AK-Neuproduktion. Therapie bei pulmonaler Hämorrhagie auch bei irreversibel gestörter Nierenfunktion. Rezidivrate der Erkr. im Nierentransplantat 10–30 %.

Typ II: Immunkomplex RPGN
Ätiologie IgA-Nephropathie, postinfektiöse GN, Lupus-Nephritis.

Diagnostik ANA, DS-DNS, C3, C4-Komplement, ASL. Histolog. granuläre Ablagerungen von Immunkomplexen an der glomerulären Basalmembran.

Therapie Prednisolon und Cyclophosphamid als Therapieoptionen.

Typ III: Pauci-Immun-RPGN
Immunfluoreszenz neg. GN. Meist ANCA-pos., klin. Zeichen der Vaskulitis.

Ätiologie und Diagnostik
- M. Wegener: nekrotisierende GN, cANCA pos., Ther.: Steroide und Cyclophosphamid (▶ 11.6.10) ggf. Plasmaseparation.
- Mikroskopische Polyangiitis: pANCA pos. (▶ 11.6.7).
- Churg-Strauss-Sy.: segmental nekrotisierende GN, eosinophile Infiltrate, Bluteosinophilie (▶ 11.6.11).

9

Klinik Oligurie, Hämaturie, Ödeme, Luftnot. Ery-Zylinder und dysmorphe Erys im Harnsediment. Proteinurie oft wenig ausgeprägt. Bluthusten.

Therapie Bei Typ II und III hoch dosierte Prednisolonstoßther. 1 g/d i. v. für 3 d, danach 1 mg/kg KG p. o. Cyclophosphamid (Fauci-Schema). Erhaltungsther. mit Prednisolon und Cyclophosphamid für insg. 6 Mon. **Cave:** Lymphopenie, Infektionsgefahr.

9.5.6 Nephrotisches Syndrom

Differenzialdiagnosen
- **Membranöse GN** (30–40 %): oft unselektive Proteinurie. Sek. Formen bei Hepatitis B, paraneoplastisch. Spontane Remission möglich. **Ther.:** Idiopathische Form Prednisolon und Ciclosporin A. Nierenfunktionsverlust v. a. bei fortbestehender großer Proteinurie. **Cave:** Nierenvenenthrombose, Antikoagulation.
- **Minimal-Change-GN** (~ 20 %): selektive Albuminurie, Krea-Clearance meist normal, häufig spontane Remission. Abs. häufigste Ursache der Nephrose im Kindesalter. Lymphom ausschließen. **Ther.:** evtl. Prednisolon z. B. 1 mg/kg KG/d über 4 Wo. (z. B. Decortin H®), dann Dosisreduktion. Rezidive nach Absetzen häufig.
- **Fokal segmentale Glomerulosklerose** (10–20 %): Unselektive Proteinurie, Hämaturie, Hypertonie häufig. Kontinuierlich fortschreitende Verschlechterung der Nierenfunktion. **Ther.:** Versuch mit Glukokortikoiden. Bei Resistenz evtl. Ciclosporin A (Sandimmun®). **Cave:** hohe Rezidivrate nach Ntx.
- **Mesangioproliferative GN** (10 %): unselektive Proteinurie, oft Hämaturie, Niereninsuff. möglich. Ther.: Immunsuppression.
- **Andere:** mesangiokapilläre GN (▶ 9.5.1), Amyloidose, diab. Nephropathie (▶ 16.1.4), Inf. (z. B. Malaria, Hepatitis B + C, Poststreptokokken-GN), Medikamente (z. B. Captopril, Gold, Probenicid), Malignome (z. B. Lymphome, Leukämien, Ca), Systemerkr. (z. B. SLE, Purpura Schoenlein-Henoch, Goodpasture-Sy.), EPH-Gestose, chron. Nierentransplantatabstoßung.

Klinik Zunächst Lid-, Gesichts- und Unterschenkelödeme mit Gewichtszunahme. Später generalisierte Ödeme mit Aszites, Pleuraergüssen, Lungenödem Durch Ig-Verlust Infektneigung, Thrombosen infolge AT-III-Verlust (▶ Tab. 9.4).

Tab. 9.4 Nephrotisches Syndrom

Renaler Verlust von	Klinische Konsequenz
Albumin	Ödeme, Salz- und Wasserretention
Thyroxin bindendes Globulin, T_4	T_4-Erniedrigung (oft subklin.)
Vit.-D-bindendes Globulin	Hypokalzämie, sek. Hyperparathyreoidismus
Transferrin	Mikrozytäre hypochrome Anämie
Antithrombin	Hyperkoagulabilität, (Nierenvenen-)Thrombose
IgG	Infektionsgefährdung
Komplementfaktoren	Infektionsgefährdung

Diagnostik Proteinurie > 3,5 g/d; Hypalbuminämie (Ödeme meist erst bei Albumin < 25 g/l); Hyperlipoproteinämie. E'phorese (Albumin und γ-Globuline ↓; α$_2$- und β-Globuline ↑). Gerinnung (inkl. AT III), Bestimmung der Selektivität der Proteinurie durch Disk-E'phorese (▶ 9.1.8; je selektiver, desto besser ist das Ansprechen auf Glukokortikoide). Evtl. Nierenbiospie (▶ 2.4.3).

Allgemeinmaßnahmen
- Körperliche Schonung, kochsalzarme Diät (3–5 g/d NaCl).
- Ther. der Ödeme durch Diuretika (▶ 10.1.2) z. B. mit Furosemid (z. B. Lasix®), K$^+$-Kontrolle (K$^+$-Verluste substituieren), Flüssigkeitsbilanz, Trinkmengenbeschränkung.
- Albuminsubstitution hat nur kurzzeitigen Effekt. Wenn nötig, möglichst langsam infundieren.
- Heparin s. c. zur Thromboseprophylaxe (▶ 19.8.1).
- Infekte rechtzeitig mit Antibiotika bekämpfen.

Spezielle Therapie Abhängig von der Grunderkr.:
- Bei sek. Formen der GN Ther. der Grunderkr.
- Immunsuppressive Ther. mit Glukokortikoiden, Ciclosporin A, Tacrolimus, Mycophenolat-Mofetil und Cyclophosphamid möglich.
- **!** Ultimatio Ratio: Nierenarterienembolisation (oder Nephrektomie) bds.

- Bei zu intensiver diuretischer Ther. Gefahr von Volumenmangelschock und ANV.
- Gabe von Humanalbumin nur bei schwerer Hypalbuminämie mit ausgeprägten Ödemen, da substituiertes Albumin sehr rasch renal ausgeschieden wird und die Ther. teuer ist.
- Nierenvenenthrombose: Flankenschmerz, Proteinurie ↑, Hämaturie, Nierenfunktionsverschlechterung.

Amyloidose

Extrazelluläre Ablagerung von Eiweißfibrillen in verschiedenen Organen. Symptome v. a. durch Befall von Nieren (Proteinurie, Nierenversagen), Herz (CM, Herzinsuff., Rhythmusstörungen), Nerven (autonome Neuropathie) und Magen-Darm-Trakt (Blutungen, Malabsorption, Diarrhö).

Einteilung
- **Prim. Amyloidose:** selten, u. a. Hautmanifestation, Makroglossie.
- **Sek. Amyloidose:** bei chron. Entzündungen wie RA, Colitis ulcerosa, Osteomyelitis, Tbc, Bronchiektasen, Sarkoidose, Kollagenosen (Amyloid A; AA), bei Plasmozytom, M. Waldenström (Amyloid L; AL).
- **Familiäre Amyloidose:** selten, z. B. familiäres Mittelmeerfieber (FMF) mit rezid. Fieberschüben (Amyloid AA, autosomal rezessiv).
- **Altersamyloidose:** bei 60 % der über 80-Jährigen, meist asympt.

Diagnostik Tiefe Rektumschleimhautbiopsie (bis zur Submukosa); Färbung mit Kongo-Rot → grüne Doppelbrechung unter Polarisationsmikroskop. Ggf. Nierenbiopsie.

9

Therapie Bei sek. Amyloidose sind Remissionen durch Behandlung der Grundkrkr. möglich. Colchicin bei FMF, Melphalan, Prednisolon, Thalidomid bei AL-Amyloidose, Ther. von Organ-KO.

9.6 Tubulointerstitielle Nierenerkrankungen

9.6.1 Interstitielle Nephritiden

Heterogene Gruppe von Erkr., die morpholog. und funktionell v. a. Interstitium und Tubulusapparat und weniger die Glomeruli und Nierengefäße betreffen. Übergang zur interstitiellen Fibrose. Tubulusfunktionsstörungen → Natriumverlust (→ Hypovolämie), Hyperkaliurie, gering ausgeprägte Proteinurie (niedriges Molekulargewicht), Bikarbonatverlust, Glukosurie, Phosphatverlust, ADH-Resistenz (→ Diab. insipidus renalis).

> **Leitbefunde**
> Polyurie, Nykturie, tubuläre Proteinurie. Im Sediment Epithelzylinder, keine Ery-Zylinder.

Klinik Langsam fortschreitende Niereninsuff., die lange Zeit asympt. bleibt. Poly- und Nykturie. Koliken durch abgehende Papillennekrosen, rezid. HWI. Anämie (durch Erythropoetinmangel), Hypertonie.

Diagnostik
- Labor: sterile Leukozyturie (Frühsymptom!), geringe tubuläre Proteinurie (Disk-E‘phorese), renaler Na⁺-Verlust, Urinkultur, pH-Wert (tubuläre Azidose), Urämie.
- Sono und Rö: verkalkte Papillen.

Tab. 9.5 Ursachen der interstitiellen Nephritiden (Auswahl)

Ursache		Klinik	Prophylaxe, Therapie
Toxine	Blei	Anämie, Neuropathie, Hyperurikämie, Hypertonie	Exposition vermeiden, EDTA-Chelatbildung
	Lithium	Polyurie, Polydipsie, Diab. insipidus renalis	Strenge Ind. für Lithiumgabe, insb. bei vorbestehender Nierenfunktionsstörung
Harnsäure		Akut: bei Chemother. lymphatische oder myeloische Neoplasien: Obstruktion der Sammelrohre → Oligo- bis Anurie	Allopurinol vor Chemother., Diuretika. Alkalisierung: Natriumbikarbonat 5–10 g/d
		Chron. (Gichtnephropathie): intrarenale Kristallisation von Harnsäure und lymphozytäre Inflammation. Häufig bakt. Pyelonephritis, Hypertonie, Harnsäuresteine	Allopurinol nur bei sympt. Hyperurikämie, keine Urikosurika bei erhöhter Harnsäureausscheidung
Hyperkalzämie		Tubuluszellnekrose, Fibrose, Nephrokalzinose, Nephrolithiasis, Polyurie	Ther. der Hyperkalzämie ▶ 10.3.3
Hypokaliämie		Polyurie, Polydipsie, geringe Proteinurie. Vakuolisierung der Tubulusepithelien	Ther. der Grunderkr., Kaliumsubstitution
Weitere Ursachen: medikamentös, parainfektiös und zahlreiche andere			

9

6.2 Analgetika-Nephropathie

hron. interstitielle Nephritis mit Ischämie und Nekrosen der Papillen (DD Papillennekrose: chron. Pyelonephritis, Diab. mell.). M : F = 1 : 3–5.

tiologie Chron. Einnahme von Mischanalgetika (v. a. Phenacetin).

linik Langsam fortschreitende Niereninsuff., die lange Zeit asympt. bleibt. Po- und Nykturie. Koliken durch abgehende Papillennekrosen, Hämaturie, Anämie, sterile Leukozyturie (Frühsymptom), geringe tubuläre Proteinurie, renaler Na^+-Verlust, tubuläre Azidose, gastroduodenale Ulzera, Hypertonie, Urämie. rothel-Ca.

herapie Absetzen der Medikamente, Ther. der Anämie (Erythropoetin), RR-nstellung, konsequente Behandlung von HWI.

rognose Geringgradige Nierenfunktionseinschränkungen sind reversibel, bei öhergradigem Funktionsverlust jedoch Progredienz. Etwa 10 % der Pat. entwickeln Karzinome der ableitenden Harnwege.

6.3 Zystenniere (ADPKD)

dult Polycystic Kidney Disease (ADPKD). Durch Mutationen im PKD 1 (85 %) der PKD 2-Gen (15 %), autosomal dominanter Erbgang. Veränderte epitheliale ifferenzierung mit Zystenbildung in Niere, Leber, seltener auch Pankreas, Milz. ystennieren sind Ursache der Niereninsuff. bei etwa 10 % der Dialysepat. In 10 % sätzlich Hirnarterienaneurysmata.

linik Familienanamnese (Nierenversagen in der Familie, „Nierenzysten"), ympt. beginnt im 30.–50. Lj. mit Hypertonie, abdom. Schmerzen.

iagnostik Evtl. große und palpable Nieren, Hämaturie, Hypertonie. Sonografi-her Nachweis von multiplen Zysten. Nieren sind meist vergrößert. Die Anzahl er Zysten nimmt mit dem Alter zu.

erlauf Langsam progredient. Im 50. Lj. 25 %, im 65. Lj. 75 % dialysepflichtig. chmerzen (Zystenruptur, Einblutung), HWI (Zysteninfektion).

herapie Keine spezif. Ther. möglich. M-Tor-Inhibitoren und Octreotid bislang ur im Rahmen von Studien. Ther. der chron. Niereninsuff. und des Hypertonus. ephrektomie bei besonderer Ind.

6.4 Nephropathie bei Plasmozytom

ab. 9.6 Nephropathie bei Plasmozytom

Ursache	Klinik	Diagnostik	Therapie
Myelom-niere	Tubuläre Toxizi-tät und Obst-ruktion	Nachweis freier Leicht-ketten durch Urin-Im-mun-E'phorese	Chemother. (▶ 13.5.3)
Amyloi-dose Typ AL	Nephrose	Sicherung z. B. durch Rektum-, Nierenbiopsie	Ther. der Grundkrankheit
Hyper-kalzämie	Polyurie, Poly-dipsie	Serum-Ca^{2+}, PTH, Ca^{2+} im 24-h-Urin	▶ 10.3.3

9

Tab. 9.6 Nephropathie bei Plasmozytom *(Forts.)*

Ursache	Klinik	Diagnostik	Therapie
Rö-KM	Prophylaktische Hydratation	ANV nach KM-Gabe	Strenge Indikationsstellung, gute Hydrierung, evtl. Dialyse unmittelbar nach der Untersuchung
Hyperviskosität	ZNS-Sympt., Herzinsuff.	Ges.-Eiweiß	Plasmaseparation, Chemother.

9.7 Niereninsuffizienz

9.7.1 Akutes Nierenversagen (ANV)

Rasch progrediente Einschränkung der Nierenfunktion durch kritische Minderperfusion („zirkulatorisches bzw. prärenales Nierenversagen") oder durch Schädigung der Tubuluszellen. Beide Faktoren stehen in enger Wechselwirkung: hypoxische Schädigung der Tubuluszellen bei prim. zirkulatorischer Noxe bzw. tubuloglomeruläres Feedback bei prim. toxischer Noxe. Sie führen zu einem akuten Funktionsverlust mit (oligo-, anurisches ANV) oder ohne (norm- oder polyurisches ANV) Beeinträchtigung der Diureseleistung.

Ätiologie
- **Prärenales ANV:** (zirkulatorisch) durch akute renale Hypoperfusion, z. B. bei kardiogenem Schock, hypovolämischem Schock, Sepsis, renaler Vasokonstriktion.
- **Intrarenales ANV:** glomeruläre Erkr. (z. B. RPGN ▶ 9.5.5), interstitielle Nephritis (▶ 9.6.1), Medikamente und Toxine, Hämolyse, z. B. HUS, Rhabdomyolyse („Crush-Niere", z. B. bei Verbrennung, Alkohol, Barbiturat-Intox.), Nierenarterienstenose (▶ 9.4.1), -thrombose oder -embolie, Nierenvenenthrombose.
- **Postrenales ANV** ▶ 9.7.2.

Klinik

Tab. 9.7 Phasen des akuten Nierenversagens

1. Schädigungsphase	Stunden bis Tage. Oligurie bis Normurie bei zunächst noch erhaltener Konzentrationsfähigkeit
2. Oligo- bis Anurie	7 d bis max. 10 Wo. Oligo- bis Anurie, Isosthenurie. KO: Überwässerung (Lungenödem), Hyperkaliämie (HRS), metabolische Azidose, Medikamentenüberdosierung durch Kumulation, Urämie. In 15% prim. normo- oder polyurischer Verlauf mit besserer Prognose
3. Polyurie	Tage bis Wo., Rückgang der Urämiesympt. KO: Dehydratation (Tachykardie, Hypotonie, Fieber, Apathie, Krämpfe), K^+-, Na^+-Verlust
4. Restitution	Bis zu 12 Mon., im Mittel 1–3 Mon.

Diagnostik
- **Körperliche Untersuchung:** Bewusstseinslage, Hautkolorit, Ödeme oder Exsikkose, Perikardreiben, Lungenstauung, Nierenklopfschmerz, Blasenfüllung, RR.

9

- **Labor:** BB, Krea und E'lyte, CK, Bili, LDH, Myoglobin, ggf. Haptoglobin, Coombs-Test, BZ, BGA, E'phorese, BSG, CRP, Hepatitisserologie, Auto-AK, Gerinnung. Im Verlauf Anstieg der harnpflichtigen Substanzen i. S.
- **Urin:** Osmolalität, Na^+-Exkretion, Proteinurie, Erythrozyturie, Leukozyturie, Hb und Myoglobin.
- **EKG:** Hyperkaliämiezeichen, HRS, Niedervoltage bei Perikarderguss.
- **Rö-Thorax:** Herzgröße, Lungenstauung, Pleuraergüsse, Perikarderguss.
- **Sono-Abdomen:** Nierengröße, Harnaufstau, ANV-typische Markpyramiden, Perikarderguss, Splenomegalie.
- **Nierenbiopsie:** bei V. a. rapid progressive GN oder Vaskulitis bei Systemerkr. (z. B. SLE, M. Wegener ▶ 11.6.1, ▶ 11.6.10).

Therapie

! Das oligurische (prä- und intrarenale) ANV hat eine schlechtere Progn. als das nichtoligurische ANV.
- Keine spezif. medikamentöse Ther. des ANV.
- Medikamentendosierung an eingeschränkte Nierenfunktion anpassen.
- Ausschalten der zugrunde liegenden Noxe: Ausgleich von Flüssigkeitsdefizit, E'lyt-Entgleisung, Azidose, Absetzen auslösender Medikamente, Schockther.
- Behandlung der Grunderkr.: z. B. Glukokortikoide, Cyclophosphamid, Plasmapherese bei GN (▶ 9.5).
- Sorgfältige RR-Kontrolle, Normotonie anstreben.
- Prophylaxe und Ther. der KO: z. B. Volumenüberladung → Salz- und Wasserrestriktion, Diuretika, Dialyse; Hyperkaliämie → Diät, K^+-Ionenaustauscher, Dialyse; Azidose → Bikarbonat, Dialyse; Infektionsprophylaxe.
- Prognost. Wert frühzeitiger Dialysether. nicht gesichert.

Röntgenkontrastmittelinduziertes ANV

Anstieg des Serum-Krea um > 25 % des Ausgangswerts. Risiko abhängig vom Alter des Pat., KM-Menge, -Art und Grunderkr.

Risikofaktoren Diab. mell., Exsikkose, vorbestehende Niereninsuff., Herzinsuff., Plasmozytom, hohe KM-Menge, NSAID, Verwendung ionischer KM (▶ 1.12.2).

Klinik Nach KM-Exposition rascher Abfall der GFR, Anstieg des Serum-Krea, Diureserückgang.

Prävention und Therapie ▶ 1.12.2.

9.7.2 Harnwegsobstruktion (postrenales ANV)

Akute oder chron., unilaterale oder bilaterale, partielle oder komplette Harnwegsobstruktion. Häufigste Ursache sind Steine und Tumoren.

> **Leitbefunde**
> Oft Schmerzen in der Flanke, Oligo- bis Anurie.

Ätiologie

- **Nierenbecken (NB):** Steine, abgestoßene Papille, NB-Abgangsstenose.
- **Ureter (HL):** Urolithiasis, HL-Tumoren und -Strikturen, Koagel, gyn. Tumor, Blasen-Ca, retroperitoneale Prozesse (z. B. Lymphome, Fibrose), Schwangerschaft, Aortenaneurysma.

9

- **Urethra:** Prostatahypertrophie, Prostata-Ca, Blasen-Ca, Urethraklappen, Urethrastrikturen, Meatusstenose, neurogene Blasenfunktionsstörungen.

> **Typische Altersverteilung**
> - Kinder und Jugendliche: Fehlbildungen, Strikturen, Harnröhrenklappen.
> - Junge Erw.: Harnsteine.
> - Ältere Erw.: Neoplasien (auch retroperitoneal und im kleinen Becken), Prostatahypertrophie, gyn. Tumoren.

Klinik Bei akuter und kompletter Obstruktion Flankenschmerzen bei Nierenbecken- oder oberen Harnleitersteinen, Schmerzen im äußeren Genitale bei unterem Harnleiterstein. Häufig Oligo- bis Anurie. Eine normale oder sogar vermehrte Urinausscheidung schließt eine partielle Harnwegsobstruktion nicht aus (Sono!). Pat. bei chron. Verlauf oft asympt.

Diagnostik des postrenalen ANV
- ! Schnelle Diagnose wichtig.
- Palpation der Blasenregion (Blase gefüllt?) und rektale Untersuchung (Prostatabefund).
- Sono: Blase, Harnleiter und Nieren zur Lokalisationsdiagn.
- ! Urinanalyse häufig unauffällig.
- Anstieg des Krea i. S. Bei ausschließlich unilateraler Obstruktion und normaler kontralateraler Nierenfunktion Krea i. S. oft normal oder gering erhöht.
- Rö: Abdomenübersichtsaufnahme, evtl. Schichtaufnahmen (Urolithiasis) und CT-Abdomen bei nicht eindeutigem sonografischem Befund.
- I. v. Urogramm: indiziert, wenn Lokalisation der Obstruktion mittels Sono und CT nicht gelingt, bei V. a. Urolithiasis ohne Obstruktion. KI: Krea i. S. > 250 μmol/l und/oder akute Stauung.

Therapie Rasche Entlastung der Harnwege, z. B. Blasenkatheter bei infravesikalem Geschehen, Nierenfistel einseitig oder bds. Innere Harnleiterschienen bei Obstruktion der Ureteren. Kausale Ther. oft urolog., chir., gyn.
Postobstruktive Diurese: Faktoren, die eine massive Diurese nach Behebung der Obstruktion bedingen, sind vorausgehende Volumenexpansion, Harnstoffausscheidung und ADH-Resistenz des Tubulusapparats. Die ausgeschiedene Flüssigkeitsmenge soll nicht substituiert werden, es sei denn, es kommt zu Volumenmangel und Hypotonie (selten).

9.7.3 Nephrolithiasis

> **Leitbefunde**
> Wellenförmig krampfartig wiederkehrende, stärkste Schmerzen im Rücken oder seitlichen Unterbauch, motorische Unruhe, Mikro- oder Makrohämaturie. Sonografisch ggf. Nachweis schalldichter Konkremente in den Harnwegen.

9

Risikofaktoren Eiweißreiche Kost, Hyperurikämie, prim. Hyperparathyreoidismus, obstruktive Uropathie, rezid. HWI (HWI und Nephrolithiasis begünstigen sich gegenseitig!), renale tubuläre Azidose, idiopathische Hyperkalziurie usw.

Klinik Solange Steine ortsständig, häufig symptomlos, gelegentlich unspezif. Rückenschmerzen. Bei Steinmobilisation Irritation des Harnleiters:

- **Nierenkolik:** wellenförmig krampfartig wiederkehrende stärkste Schmerzen im Rücken oder seitlichen Unterbauch, bei tief sitzendem Ureterstein Ausstrahlung in Hoden bzw. Schamlippen. Häufig Übelkeit, Erbrechen, reflektorischer Ileus. Pat. ist unruhig und geht umher.
- **Hämaturie:** In 70 % Mikrohämaturie, in 30 % Makrohämaturie. Keine Ery-Zylinder, keine Akanthozyten.

Differenzialdiagnosen der Nierenkolik Alle Ursachen eines akuten Abdomens (▶ 7.1.1), insb.:
- Gallenkolik: Schmerzausstrahlung in re Schulter, evtl. Bili, γ-GT, AP ↑.
- Appendizitis: schleichender Beginn, Druckpunkte, Loslassschmerz (▶ 7.6.1).
- Stielgedrehte Ovarialzyste, Extrauteringravidität, Adnexitis.
- Abgehende Papillennekrosen, Blutkoagel bei Analgetikanephrophatie, Diab. mell., Tumoren.
- Niereninfarkt: Proteinurie, Hämaturie, sehr hohe LDH, GOT nur leicht ↑. Oft abs. Arrhythmie oder thrombogener Aortenbogen.

Diagnostik
- **Urin:** Sediment (Hämaturie, Kristallanalyse), pH (↑ bei Phosphat- und Infektsteinen), Bakterien (ggf. Kultur). Bei Rezidivsteinen 24-h-Sammelurin bei normaler Kost- und Flüssigkeitszufuhr. Analyse der lithogenen Stoffe Ca^{2+}, Oxalat, Mg^{2+}, Harnsäure, Phosphat, Zystin.
- **Serum:** E'lyte, Phosphat (↓ bei prim. Hyperparathyreoidismus), Harnsäure, Krea, Bikarbonat (bei tubulärer Azidose ↓), Parathormon, alkalische Phosphatase.
- **Steinzusammensetzung:** chemische oder spektroskopische Analyse abgegangener Steine (Urin sieben) → Ca^{2+}-Oxalat (80 %), Urat (15 %), Zystin, Xanthin, Karbonatapatit u. a.; häufig Mischsteine.
- **Rö-Abdomen:** Übersichtsaufnahme (80 % aller Steine sind röntgendicht. Ausnahme Urat- und Xanthinsteine). DD der konkrementverdächtigen Schatten: Gallensteine, verkalkte Mesenterial-Lk, Phlebolithen, Kompaktainseln des Knochens.
- **Ausscheidungsurogramm:** Aufstau, KM-Aussparungen (DD: Blutkoagel, Tumor). KI: während einer Kolik, höhergradige Niereninsuff.
- **Sono:** Steinschatten auch bei nicht röntgendichten Steinen (mäßige Sensitivität und Spezifität!), Harnaufstau.

Therapie
- **Steinentfernung:** bei „schlingengerechtem" Stein (bis bohnengroßer Stein im distalen Ureterdrittel) transurethrale Katheterisation mit Einlage einer Zeiss-Schlinge. Op. offene Steinentfernung als Ultima Ratio.
- **Litholyse:**
  - Evtl. extrakorporale Lithotripsie (bei schattengebenden Steinen 80 % Erfolg).
  - Medikamentöse Litholyse bei V. a. Harnsäurestein: Uralyt U® + Allopurinol 300 mg/d.

⚡ Therapie der Nierenkolik
(Schmerzther. ▶ 19.6).
- Analgetika, z. B. Pethidin 30 mg langsam i. v. (z. B. Dolantin®). **Cave:** bei diagn. Unsicherheit Vorsicht mit Morphinderivaten!
- Spasmolytika, z. B. N-Butylscopolamin 20 mg langsam i. v. (z. B. Buscopan®) oder Metamizol 1–2 g i. v. (z. B. Novalgin®).

- Temperaturkontrolle; bei V. a. HWI Urinkultur und hoch dosierte Antibiotika wegen Urosepsisgefahr (▶ 9.3.4).
- Viel Bewegung, viel Flüssigkeit (KI: Harnverhalt). In etwa 80 % spontaner Steinabgang (bei Größe > 6 mm unwahrscheinlich!).

Prophylaxe Rezidivhäufigkeit 50–70 %! Je nach Steinzusammensetzung reichliche Flüssigkeitszufuhr, eiweißarme Diät, ggf. oxalat- bzw. purinarm (z. B. vegetarisch). Urin alkalisieren bei Harnsäure- und Zystinsteinen (Uralyt U® nach Urin-pH: Ziel 6,5–7,0). Thiaziddiuretika senken renale Kalziumausscheidung. Konsequente Infektbekämpfung, bei obstruktiver Uropathie op. Korrektur.

9.7.4 Chronische Niereninsuffizienz

Irreversible Funktionsminderung der Nieren durch progredienten Parenchymverlust. Gemeinsame Endstrecke der meisten Nephropathien.

> **Leitbefunde**
> Urämisches Hautkolorit, Foetor uraemicus, Oligo- bis Anurie, Ödeme, Hyperkaliämie, metabolische Azidose, Hypokalzämie, Anämie.

Ätiologie Z. B. diab. und vaskuläre Nierenerkr., chron. Pyelonephritis, GN, interstitielle Nephritis (v. a. Analgetikanephropathie), Zystennieren.

Klinik der Urämie und der chronischen Niereninsuffizienz
- **Azotämie:** Anstieg stickstoffhaltiger Endprodukte des Eiweiß- bzw. Muskelmetabolismus, v. a. Harnstoff und Krea, Erhöhung von Harnsäure, K^+, PO_4^{3-}, Verminderung von Ca^{2+}. Folgen: Schwäche, Gewichtsverlust, Foetor uraemicus (Pat. riecht nach Urin), erhöhte Infektanfälligkeit.
- **Herz und Kreislauf:** Hypertonie (Hypotonie kann Zeichen einer Perikardtamponade bei urämischer Perikarditis sein!), Perikarditis (Perikardreiben, manchmal ST-Erhöhung in allen Brustwandableitungen ohne R-Verlust), Perikarderguss (Echo, Sono), Überwässerung (Gewicht ↑) mit Dyspnoe und Ödemen.
- **GIT:** Übelkeit, Erbrechen, Durchfälle, urämische Gastritis.
- **Lunge:** Fluid Lung, Pleuraergüsse, Pneumonie, Pleuritis.
- **Neurologie:** Konzentrationsschwäche, Wesensveränderungen, Verwirrtheit, Krampfneigung, Bewusstlosigkeit, urämisches Koma, PNP.
- **Haut:** Café-au-Lait-Kolorit. Pruritus. Ther.: Dimetinden Trpf. 3 × 20/d (z. B. Fenistil®) oder Cetirizin p. o. (z. B. Zyrtec®).
- **BB:** Meist normo- bis hypochrome Anämie (▶ 13.2) durch Erythropoetinmangel und Eisendefizit, Thrombozytopenie und -pathie (▶ 13.6).
- Renale Osteopathie durch sek. Hyperparathyreoidismus und Mangel an Vit. $1,25(OH)_2$-D_3 (▶ 11.10.2).

9 **!** Vitale Bedrohung durch Hyperkaliämie, Azidose, Lungenödem, Perikarditis, Infektionen.

Tab. 9.8 Stadieneinteilung der chronischen Niereninsuffizienz anhand der GFR (ml/Min./1,73 m²)

1	≥ 90
2	60–89
3	30–59
4	15–29
5	< 15

GFR = 186 × (S'Krea in mg/dl)$^{-1,154}$ × (Alter in J.)$^{-0,203}$ × (Faktor 0,742 bei Frauen) × (Faktor 1,21 bei schwarzen Menschen)

Therapie

- Rechtzeitige Vorbereitung auf Nierenersatzther.: Anlage einer Cimino-Fistel oder eines Peritonealdialysekatheters einige Wo. vor absehbarem Dialysebeginn; Schonung der Gefäße: Blutentnahme nur aus Handvenen!
- Flüssigkeitseinlagerungen: Trinkmengenbeschränkung, Furosemid z. B. 125–500 mg/d p. o. (z. B. Lasix®). Regelmäßige E'lyt- und Gewichtskontrollen.
- E'lyte: bei Hyperkaliämie kaliumarme Diät (kein Obst), ggf. Ionenaustauscher oral (z. B. Resonium A®), keine kaliumsparenden Diuretika. Bei schwerer metabolischer Azidose Dialyse.
- Diät: Salzrestriktion bei Ödemen oder Hypertonus, phosphatarme Kost. Streng eiweißarme Diät (0,6 g/kg KG) von umstrittenem Wert, Malnutrition vermeiden. Bei nephrotischem Sy. Verluste ausgleichen, evtl. eiweißreiche Diät.
- Behandlung von Hypertonie (▶ 5.3.1, bessert sich meist durch Dialyse), Herzinsuff. (▶ 4.5.1), nephrotischem Sy. (▶ 9.5.6). Bei Anämie Erythropoetin etwa 3 × 40 IE/kg KG/Wo. s. c. (z. B. Erypo®), bei renaler Osteopathie ggf. Ca²⁺ oder 1,25(OH)₂-D₃ z. B. 0,25–0,5 μg/d Rocaltrol®; evtl. Phosphatbinder.
- Prophylaxe und Ther. von HWI (strenge Indikationsstellung für Urindauerkatheter).
- Dosisreduktion renal eliminierter Medikamente, keine nephrotoxischen Medikamente geben (▶ 21.10).

- Bei Anämie immer auch an zusätzliche GIT-Blutung denken.
- Vit.-D₃-Substitution erst nach Korrektur des PO₄³⁻-Spiegels: bei Hyperphosphatämie und Hyperkalzämie Gefahr der Ausfällung von Kalziumphosphatkristallen in Weichteilen.

9.7.5 Dialyse

Ersatz der exkretorischen Nierenfunktion bei akuter und chron. Nierenfunktionsstörung. Dient der Elimination von Flüssigkeit und harnpflichtigen Substanzen, Ausgleich einer metabolischen Azidose.

Indikationen Akutes und chron. Nierenversagen (▶ 9.7.1, ▶ 9.7.4), E'lytstörungen, v. a. Hyperkaliämie (▶ 10.2.2), Hyperkalzämie (▶ 10.3.3); Hyperhydratation (▶ 10.1.2), Lungenödem (▶ 4.5.2), metabolische Azidose (▶ 10.5.2), Intox.

9

Gefäßzugang

- **Akut:** über ZVK, z. B. Vv. jugularis interna, subclavia, femoralis: F7-, F8-Katheter.
- **Zeitlich begrenzte Dialysedauer** (Wo. bis Mon.): intravenöser ein- oder zweilumiger Katheter mit längerem subkutanem Verlauf (Demers-Katheter).
- **Dauerhaft:** End-zu-Seit- oder Seit-zu-Seit-Anastomose zwischen A. radialis und oberflächlichen Armvenen (Cimino-Fistel, Shunt) oder Goretex-Interponat (Schleifenshunt, „Loop").

> Bei sich kontinuierlich verschlechternder Nierenfunktion rechtzeitige Shuntanlage vor Einschleusung ins Dialyseprogramm, um ZVK-Anlage und deren KO bei Erstdialyse zu vermeiden.

Verfahren

- **Hämodialyse (HD):** Stoffaustausch durch Diffusion (Konzentrationsgradient) über semipermeable Membran (Permeabilität bei „High-Flux"-Membranen bis 66.000 Dalton). Gegenstrom von Blut und Dialysat.
- **Hämofiltration (HF):** durch Aufbau eines Druckgradienten über der Dialysemembran Elimination von Flüssigkeit und gelösten Substanzen (Konvektionsprinzip). Ersatz des abgepressten Volumens durch Infusion von E'lyt-Lsg. Weniger kreislaufbelastend als Hämodialyse, weniger effektiv bei Hyperkaliämie.
- **Hämodiafiltration:** Komb. von Diffusion und Konvektion, dadurch gute Elimination kleiner und großer Moleküle; technisch aufwendiger und kostenintensiver.
- **Peritonealdialyse:** Dialyse über das Peritoneum als Dialysemembran nach Anlage eines Peritonealdialysekatheters, osmotischer Gradient bewirkt Ultrafiltration.
  - Vorteile: größere Unabhängigkeit vom Dialysezentrum, kein Venen-Shunt.
  - Nachteile: Proteinverlust, verminderte Effektivität bei der Clearance kleinmolekularer Substanzen (z. B. Harnstoff, Krea).
  - KI: größere abdom. Vor-OP, entzündliche Darmerkr., große Zystennieren, unzuverlässige Pat., generalisierte Hauterkr.
  - ! Gefahr der Peritonitis: Dialysat mit Trübung und Leukozyten. Abdom. Schmerzen. Erreger meist Staph. Je nach Schwere intraperitoneale und/oder systemische Antibiotikather.

Komplikationen

- **Gefäßzugang:**
  - Infektion v. a. bei ZVK, Demers-Katheter, Goretex-Loop. Erreger oft Staph. aur. (▶ 17.2.23).
  - „Shuntverschluss" durch Thrombose: sofortige chir. (z. B. mittels Thrombektomie) oder radiolog. (z. B. mittels Dilatation, Lyse) Wiedereröffnung.
  - Hämatome nach Punktion, Aneurysmabildung, akute Blutung bei Shuntruptur.
  - Selten: High-Output-Herzinsuff. durch hohes Shuntvolumen, art. Steal-Sy. mit akralen Nekrosen distal der Shuntanastomose.
- **Während der Dialyse:**
  - Hypotonie durch Volumenentzug.
  - Dysäquilibriumsy.: durch Entzug osmotisch wirksamer Substanzen Flüssigkeitsverschiebung von extra- nach intrazellulär mit Übelkeit, Kopf-

schmerz, Verwirrtheit, Hirnödem, Muskelkrämpfen. Selten im Rahmen der ersten Behandlungen, daher initial kurze Dialyse, möglichst wenig Flüssigkeitsentzug, keine großen E'lytschwankungen.
– Hämolyse, Luftembolie, Hypokaliämie, Blutung.
• **Allgemein:** Überwässerung und Hyperkaliämie (durch Diätfehler), Hyperparathyreoidismus (▶ 12.3.1), extraossäre Verkalkungen, erhöhte Infektanfälligkeit, KHK (▶ 4.3, deutlich erhöhtes Risiko), art. Hypertonus (▶ 5.3.1), pAVK (▶ 5.4.1), Hyperphosphatämie, selten Aluminium-Intox. (chron., z. B. durch Al-haltige Phosphatbinder).

9.7.6 Nierentransplantation (Ntx)

In Deutschland wurden 2011 insg. 2.055 postmortale Ntx sowie 795 Lebendnierenspenden durchgeführt.

Indikation Absehbare Dialysepflichtigkeit, chron. dialysepflichtige Niereninsuff. (▶ 9.7.4).

Kontraindikationen
• Maligne Erkr., die nicht definitiv geheilt ist. Wartezeit nach Mamma-Ca und Melanom z. B. 5 J., sonst meist 2 J.
• Chron. Inf.: z. B. HIV-Inf., Tbc.
• Schwere akute Inf.: z. B. Pneumonie, Endokarditis, Peritonitis bei Peritonealdialyse.
• Alkohol- und Drogenabhängigkeit.
• Andere vital bedrohliche, nicht behandelbare Erkr. (z. B. schwere Herzinsuff., Leberinsuff.), fehlende Operabilität.

Voraussetzungen
• **Transplantationsvorbereitung des Pat. vor Aufnahme in die Warteliste:** Labor (mit Blutgruppe, HLA-Typisierung, HIV-Test, Hepatitisserologie, CMV-Serol.), Fokussuche (z. B. HNO, zahnmedizinische, urolog., gyn. Untersuchung), Rö-Thorax, Rö-NNH, Lungenfunktion, EKG, Ergometrie, Echokardiografie, ggf. Koronarangio, Sono. Ggf. CT-Thorax und -Abdomen. Fakultativ psycholog. Gutachten (Motivation zur Transplantation, Compliance, Sucht).
• **Organgewinnung:** Feststellung des Hirntods eines möglichen Leichennierenspenders (▶ 1.5.3). Hypovolämie und Schock vermeiden (reichlich Flüssigkeit). Keine Organgewinnung bei bekanntem Malignom, Sepsis, Tbc, HIV. Spenderuntersuchung: BB, Quick, aPTT, Krea, GOT, γ-GT, Stundendiurese, Urinsediment, Blutgruppe, HLA-Typisierung, Hepatitisserologie, HIV, CMV. Zusätzlich Sono-Abdomen (Nierengröße, Nierentumor), evtl. Echokardiografie (Endokarditis). Auch Lebendspende (Verwandte) möglich.
• **Crossmatch:** dient der Verträglichkeitsprüfung des Empfängerserums mit HLA-Ag des Spenders. Empfängerserum wird mit Lymphozyten des Spenders (aus Milz oder Lk) gemischt: Bei pos. Crossmatch (> 20 % der Lymphozyten zerstört) ist Transplantation nicht möglich. Langzeiterfolg ist abhängig von der Gewebeverträglichkeit im HLA-System und vom Prozentsatz präformierter AK.

Immunsuppression nach Ntx Unterschiedliche Protokolle je nach Transplantationszentrum.
• Standardprotokoll Calcineurin-Inhibitor (Tacrolimus/Ciclosporin A) + Mycophenolat + Steroide.

9

- **Prednisolon** (▶ 19.5): initial 100–500 mg/d (z. B. Decortin H®), Dosisreduktion auf 15–20 mg/d. Alle 2 Wo. Reduktion um 2,5 mg bis zur Erhaltungsdosis.
- Mycophenolat-Mofetil (CellCept®), ähnliche Wirkung, Dosis bis 2 × 1 g/d. **NW:** u. a. Diarrhö.
- **Tacrolimus** (Prograf®): in Komb. mit MMF 2 × 500–750 mg p. o., regelmäßige Spiegelbestimmung: ther. Talspiegel etwa 5–8 ng/ml.
- **Ciclosporin A** (Sandimmun®): 2 × 1–1,5 mg/kg KG p. o. in Komb. mit MMF. Wiederholte Spiegelbestimmung (▶ 19.2): ther. Talspiegel etwa 80–150 ng/ml. Viele Medikamenten-WW (Metabolisation P-450-abhängig, ▶ 19.2) z. B. Antiepileptika, Makrolidantibiotika, Diltiazem. **NW:** z. B. Nephrotoxizität (!), Hypertonie, Hyperkaliämie, Gingivahyperplasie, Hypertrichose, Hypercholesterinämie, HUS (selten).
- **Mycophenolat-Mofetil** (Cellcept®): Dosis bis 2 × 1 g/d. NW: gastrointestinal, Gastritis, Diarrhöen, Gewicht ↓.
- M-Tor-Inhibitoren: Sirolimus, Everolimus.
- **Antikörper:** z. B. Antithymozytenglobulin (ATG, polyklonal, Kaninchen). Basiliximab (chimärer monoklonaler AK gegen CD 25). Starke Immunsuppression, allergische Reaktionen.

Differenzialdiagnose der Transplantatdysfunktion
! Diureserückgang, Krea-Anstieg.
- Akute Tubulusnekrose (ATN): meist akut postop., abhängig von kalter Ischämiezeit (Zeit zwischen Organperfusion bei Explantation und Reperfusion nach Implantation).
- Akute Abstoßung (Rejektion): rascher Krea-Anstieg, selten Fieber, Schmerzen. Diagn.: Duplex-Sono, Nierenstanzbiopsie.
- CMV-Infektion: v. a. nach Transplantation eines Zytomegalie-pos. Organs auf einen CMV-neg. Empfänger. Diagn.: Klinik, pp-65-Ag (Early Antigen), PCR, Serol. CMV-Inf. kann mit Rejektion assoziiert sein. CMV-Retinitis beachten → Erblindung!
- Medikamentös-toxisch: v. a. bei Überdosierung von Calcineurin-Inhibitoren, Antibiotika.
- Chron. Abstoßung: langsamer Krea-Anstieg, Proteinurie. Diagn.: Nierenstanzbiopsie. Wenige ther. Optionen, evtl. Umsetzung der Immunsuppression, Hinweis für BK-Virusnephropathie?.
- Verschluss bzw. Stenose der art. Anastomose: art. Hypertonus. Diagn.: Auskultation der Transplantatregion, FKDS, Angio.
- Nierenvenenthrombose. Diagn.: Duplex-Sono, Angio.
- Urolog. KO: z. B. Ureterkompression, Urinom, Ureternekrose. Diagn.: Sono, anterograde Pyelografie, CT. Ther.: ggf. Re-OP.
- Infektionen bei Immunsuppression: bakt. (v. a. HWI, Urosepsis, Pneumonie), viral (v. a. CMV-Pneumonitis, CMV-Hepatitis, Ther.: z. B. Ganciclovir; ▶ 19.3).
- Art. Hypertonus: medikamentös, z. B. durch Ciclosporin A und Glukokortikoide, durch genuine Nieren, durch Nierenarterienstenose der Transplantatniere.
- Andere: z. B. wiederkehrende Grunderkr. (z. B. GN, diab. Nephropathie), Denovo-GN, prärenales Nierenversagen (z. B. bei Hypovolämie, Fieber).
- Nicht bekannte Nierenerkr. des Spenders.

9.8 Fehlbildungen und Tumoren

9.8.1 Fehlbildungen

- **Hufeisennieren:** beckenwärts verlagerte, U-förmige Verschmelzungsniere. Meist symptomlos; evtl. Harnabflussstörungen oder Einengung der großen Bauchgefäße.
- **Doppelnieren:** zweigeteilte Niere (Anlagestörung). Der Ureter des oberen Nierenpols mündet tiefer und medial des Ureters des unteren Nierenpols in die Blase. Meist asympt.

9.8.2 Nierenzellkarzinom

Klarzelliges Adeno-Ca. M : F = 2 : 1, Häufigkeitsgipfel nach dem 50. Lj. Heute 70 % sonografischer Zufallsbefund. Frühzeitige hämatogene Metastasierung in Lunge, Knochen, Leber, Hirn.

Klinik (Spätsymptome)   Flankenschmerz, Makrohämaturie, Gewichtsabnahme, tastbarer Tumor, unklares Fieber. Bei Einbruch in die li V. renalis Varikozele des li Hodens. In ca. 60 % paraneoplastisches Sy., z. B. Polyzythämie, Hyper-/Hypotonie, PNP, Hyperreninismus.

Diagnostik   Sono, Angio-CT. Metastasensuche (Rö-Thorax, Skelettszinti, Sono, CT Leber, MRT Schädel).

Differenzialdiagnosen   Alle Ursachen einer Makrohämaturie, v. a. Nephrolithiasis – auch beim Nierenzell-Ca Koliken durch abgehende Blutkoagel möglich (▶ 9.1.5).

Therapie   Nierenteilresektion/Nephrektomie. 5-JÜR: Stadium I und II bis 90 %.

Weitere Therapieoptionen:
- Antiangiogenese: z. B. TKJ (z. B. Sunitinib, Sorafenib), Bevacizumab.
- mTor-Inhibitoren (z. B. Temsirolimus, Everolimus).
- Chemother. (z. B. Gemcitabin + Capecitabin).

9

10.1 Leitsymptome und ihre Differenzialdiagnose

10.1.1 Grundlagen

Definitionen
- Bei einer Verkleinerung des EZR spricht man von **Dehydratation,** bei einer Vergrößerung von **Hyperhydratation.**
- Bei erniedrigter Osmolalität wird von **hypotoner,** bei erhöhter von **hypotoner Entgleisung** gesprochen. Wichtigster Parameter für die Osmolalität ist das Serum-Natrium (Na), Störungen des Serum-Na gehen daher meist mit gleichsinnigen Störungen der Serum-Osmolalität einher.
- Störungen des Wasserhaushalts sind wegen Flüssigkeitsverschiebungen zwischen IZR und EZR meist mit E'lytstörungen kombiniert.

Faustregeln zur Abschätzung der Serumosmolalität
- $2\times$ Na$^+$-Konz. in mmol/l + 10. **Cave:** Gilt nicht, wenn andere osmotisch wirksame Substanzen stark erhöht sind, z. B. Glukose im hyperosmolaren Koma!
- Genauere Schätzung: Osmolalität [mosmol/kg KG] $= 2 \times$ (Na$^+$ + K$^+$) [mmol/kg KG] + Glukose [mg/dl]/18 + Harnstoff [mg/dl]/6.

Tab. 10.1 Flüssigkeitsbilanz (Richtwerte, tägl. E'lyt-Bedarf ▸ 2.6)			
Tägliche Aufnahme (ml)		**Tägliche Ausscheidung (ml)**	
Flüssigkeit	1.500	Perspiratio*	800
Feste Nahrung	600	Stuhl	200
Endogenes Oxidationswasser	400	Harn	1.500
	2.500		2.500

* Perspiratio sensibilis = Schweiß; P. insensibilis = sonstige Verdunstung (z. B. über Lunge). Weitere Verluste z. B. bei Fieber (pro °C Temperaturerhöhung etwa 1 l), Diarrhö oder Erbrechen.

10.1.2 Ödeme und Überwässerung

Ausbildung generalisierter Ödeme bei Einlagerung von Wasser in den interstitiellen Raum. Leitsymptom: Schwellung, die sich wegdrücken lässt; bei pulmonaler Überwässerung Dyspnoe. Häufigste Ursache ist die Herzinsuff.

Klinik   Abgeschlagenheit, Gewichtszunahme. Beinödeme, Anasarka, Luftnot bei Pleuraergüssen oder Lungenödem, praller Hautturgor (glänzende Haut), Tachykardie, hoher Blutdruck (Ausnahme: dekompensierte Herzinsuff.), Halsvenenstauung.

Differenzialdiagnosen
- **Hypo- oder isotone Hyperhydratation:**
  - **Meistens bei Herzinsuff.** (▸ 4.5.1): bei Rechtsherzinsuff. typischerweise Unterschenkelödeme bzw. Anasarka (bei bettlägerigen Pat.) und Pleuraer-

guss, bei Linksherzinsuff. typischerweise pulmonale Überwässerung bis hin zum Lungenödem.

– **Akutes und chron. Nierenversagen:** Oligurie/Anurie, steigende Retentionswerte und Urämiezeichen, zunehmende Luftnot bei Lungenödem, Unterschenkelödeme, Aszites.

– **Nephrotisches Sy.** (▶ 9.5.6): Proteinmangel durch renalen Verlust mit vermindertem plasmatischem onkotischem Druck. Klin. massive generalisierte Ödeme mit Betonung des Gesichts, massive Gewichtszunahme, Hypertonus.

– **Leberzirrhose:** nichtosmotische Vasopressinausschüttung, sek. Hyperaldosteronismus, Hyponatriämie, (▶ 8.5). Klin. Aszites (▶ 8.1.2), Zeichen der portalen Stauung, Hyponatriämie, sek. Hyperaldosteronismus.

– **Eiweißverlust-Sy.** bei Verbrennungen, Darm- und Hauterkr. oder mangelnder Resorption (z. B. exsudative Gastroenteropathie), M. Crohn (▶ 7.6.9), Colitis ulcerosa (▶ 7.6.9), Zöliakie (▶ 7.6.11).

– **Sy. der inadäquaten ADH-Sekretion** (SIADH, Schwartz-Bartter-Sy.): typischerweise ausgeprägte Hyponatriämie ohne Ödeme.

– **Selten:** endokrin bei Mineralo- oder Glukokortikoidexzess (Cushing-Sy. ▶ 12.2.2, Conn-Sy. ▶ 12.2.4, Hyperaldosteronismus ▶ 12.2.4; iatrogen), Schwangerschaft, postop., paraneoplastisch (v. a. Bronchial-Ca), Medikamente (z. B. Phenothiazine, Antidepressiva, NSAID, Morphin, Furosemid, Vincristin, Cyclophosphamid, Sulfonylharnstoffe), prämenstruell, idiopathisch (Ausschlussdiagnose).

- **Hypertone Hyperhydratation:**
  – Sehr selten (meist iatrogen).
  – Na^+-Belastung, z. B. bei Gabe von hypertoner NaCl-Lsg.
  – Ertrinken in Salzwasser.

Basisdiagnostik

- **Anamnese:**
  – Allg.: Belastungsdyspnoe, Schlafen mit angehobenem Oberkörper, Nykturie, Infarkte oder Angina pect. in der Vorgeschichte? → Herzinsuff.
  – Oligurie, Appetitlosigkeit, Übelkeit und Durchfälle → Urämie bei Nierenversagen.
  – Ikterus, Alkoholabusus, chron. Virushep. → Hepatopathie.
  – Eiweißmangel-Sy. → z. B. Tumor.
  – Schwangerschaft → EPH-Gestose.
  – Medikamente: Kalziumantagonisten vom Nifedipintyp, α-Methyldopa, Minoxidil, Glukokortikoide, Carbenoxolon, Phenylbutazon.
  – Selten „Pseudo-Conn" bei Lakritzabusus (> 500 g/d).

- **Körperliche Untersuchung:**
  – Symmetrische Beinödeme oder bei bettlägerigen Pat. Ödeme z. B. an Rücken und Flanken (Anasarka), Aszites, Pleuraerguss (re > li), prominente Halsvenen bei 30°-Oberkörperhochlage → Rechtsherzinsuff.
  – Lungenstauung, Lungenödem → Linksherzinsuff. (▶ 4.5.2).
  – Bei akutem umschriebenem Beginn (meist im Gesicht), Juckreiz und ggf. Urtikaria → angioneurotisches Quincke-Ödem (▶ 6.1.2, allergisch meist nach Insektenstich, auch hereditär, evtl. Eosinophilie).
  – Palpation: wegdrückbar bei systemischer Genese, keine sichtbaren Dellen bei Lymphödem, Lipödem und Myxödem, schmerzhaft bei Thrombophlebitis (▶ 5.5.3) oder Phlegmasia coerulea dolens.

Weiterführende Diagnostik
- **Labor:**
  - Serum-Na und Osmolalität bestimmen: Unterscheidung in hypo-, iso- oder hypertone Störung. Zur weiteren Differenzierung Serum-E'lyte, Urinmenge, Urinosmolalität und Urin-E'lytkonz.
  - Ges.-Eiweiß, E'phorese → Hypoproteinämie (▶ 20).
  - Krea, Krea-Clearance, Urinstatus, quantitatives Eiweiß im 24-h-Urin (Biuret), Flüssigkeitsbilanz → Nierenfunktionsstörungen (▶ 9.1). Bei Proteinurie und begleitender Erythrozyturie an Glomerulonephritis denken.
  - ! Konzentrierter Urin (Na⁺ > 280 mmol/24 h bei normaler Diät) bei gleichzeitig niedriger Serum-Osmolalität (meist < 260 mosmol/l) → Schwartz-Bartter-Sy.
- **Rö-Thorax:** Lungenstauung, Pleuraerguss.
- **EKG:** KHK, Myokardinfarkt als Ursache einer Herzinsuff. (▶ 4.4).
- **Echo:** Ventrikelfunktion, Klappenvitium, Perikarderguss, Pleuraerguss.
- **Sono:** Aszites, keine Atemmodulation der V. cava, Lebervenenstauung.
- **Tumorsuche** bei lokalisierten Ödemen, z. B. Mammografie, CT Abdomen und Becken.

> Prim. Lymphödeme sind klin. Diagnose! Eine radiolog. Darstellung der Lymphgefäße (z. B. Lymphografie, Lymphsequenzszinti) wird nur noch selten durchgeführt.

Therapie
- Grunderkr. behandeln, z. B. Herzinsuff. ▶ 4.5.2.
- **Cave:** Die meisten Pat. sind zwar hyponatriäm, es handelt sich aber um eine Verdünnungshyponatriämie durch zu viel Wasser. Daher kochsalzarme Kost und Flüssigkeitsbeschränkung (z. B. nur 1,2 l Wasser tägl.). Ein- und Ausfuhrkontrolle, tägl. Gewichtskontrolle.
- Diuretikather. bei erhaltener Diurese ▶ 4.5.1.
- Bei mangelhafter Diurese trotz kons. Bemühungen: Hämofiltration oder Dialyse.
- **Ausschwemmung massiver Ödeme:**
  - Langsam ausschwemmen (Regel: 0,5–1 kg KG/d), neg. Flüssigkeitsbilanz.
  - Initial Schleifendiuretika, z. B. Furosemid 20–40 mg i. v. (z. B. Lasix®), möglichst morgens. Alternativ Piretanid initial 12 mg i. v. (z. B. Arelix®). **Cave:** Hyponatriämie und Hypokaliämie, besonders problematisch bei gleichzeitiger Herzerkr. oder Digitalisther.
  - Zusätzlich Spironolacton (v. a. bei sek. Hyperaldosteronismus); wirkt erst nach 2–3 d, daher initial über 3–6 d 100–200 mg/d i. v. oder p. o., Erhaltungsther. 25–200 mg/d p. o. **Cave:** Hyperkaliämie, insb. bei Niereninsuff. **KI:** Krea > 140 μmol/l.
  - Bei mangelhaftem Ansprechen sequenzielle Tubulusblockade = Komb. Schleifendiuretikum mit Thiaziddiuretikum, dabei Thiazid 1 h vor Schleifendiuretikum geben, z. B. Hydrochlorothiazid 25 mg (z. B. Esidrix®).
  - Low-Dose-Heparinisierung (▶ 19.8.1) wegen Thromboserisiko.
  - Gewicht und Serum-E'lyte, Krea, ggf. Albumin tägl. kontrollieren.

Hyponatriämie
Serum-Na < 135 mmol/l.

Klinik Sympt. oft nur nach raschem Natriumabfall (aggressive Diuretikather., Verdünnungshyponatriämie nach postop. Überwässerung), die chron. Hyponatriämie ist nur vermeintlich symptomlos, oft Grund für Stürze älterer Pat. im häuslichen Umfeld.
- Na^+ < 125 mmol/l: Übelkeit und Kopfschmerzen.
- Na^+ < 115 mmol/l: Lethargie, zerebrale Krampfanfälle, Verwirrtheit, Koma.

Therapie Grundsätzlich besteht bei Hyponatriämie ein Überschuss an Wasser, selten ein echter Mangel an Na^+
- **Symptomlose Hyponatriämie:** keine schnelle Korrektur anstreben, sondern Ursache beheben, z. B. Flüssigkeitsrestriktion bei Überwässerung, Absetzen der Diuretika oder langsame Infusion von NaCl 0,9 % bei hypotoner Dehydratation (1.000 ml heben Na^+ um 1–2 mmol/l).
- **Sympt. Hyponatriämie** (Krampfanfälle, deutliche Neurologie): Verlegung des Pat. auf die Intensivstation. Um Serum-Na um 10 mmol/l in 24 h zu heben: KG × 0,5 × 10 mmol/24 h, z. B. 60-kg-Pat. → 300 mmol/24 h = 300 ml NaCl 5,85 %; (1 ml = 1 mmol) über 24 h verdünnt oder über ZVK infundieren. Ziel: Anheben des Serum-Na in den ersten 4 h um 1–2 mmol/l/h. In 24 h nicht mehr als um 12 mmol/l anheben. **Cave:** zentrale pontine Myelinolyse.

- Natriumsubstitution bei Verschwinden der Sympt. vor Erreichen des Normalwerts beenden.
- Bei Pat. mit Leberinsuff. sind neurolog. Sympt. neben der Hyponatriämie evtl. auch auf die hepatische Enzephalopathie zurückzuführen. Hyponatriämie keinesfalls mit NaCl substituieren!

Syndrom der inadäquaten ADH-Sekretion (SIADH)

Bei jedem Pat. mit einem Serum-Na^+ zwischen 125 und 135 mmol/l und einer Urinosmolalität > 100 mosmol/kg KG bei normalem Säure-Basen-Status an das Vorliegen eines SIADH denken.

Ätiologie
- **Zentral:** durch Apoplex, intrazerebrale Blutung, SHT, Psychosen.
- **Medikamentös:** häufig durch Thiaziddiuretika, Carbamazepin, Serotonin-Wiederaufnahmehemmer oder High-Dose-Cyclophosphamid, seltener durch TCA, MAO-Hemmer, Neuroleptika und „Ecstasy", Desmopressin (Hämophilie) oder Oxytocin (Wehenstimulation).
- **Paraneoplastisch:** durch ektope ADH-Sekretion bei kleinzelligem Bronchial-Ca, Neuroblastom oder duodenalen Tumoren.
- **Parainfektiös:** bei Pneumonien, HIV.
- **Postop.:** bei bauch- oder thoraxchirurgischen Eingriffen.

Therapie
- Behandlung der zugrunde liegenden Erkr. (z. B. Pneumonie), Identifizierung medikamentöser Ursachen, Tumorsuche.
- Flüssigkeitsrestriktion auf 1–1,2 l/d ist meist ausreichend.
- Serum-Na nur langsam anheben (max. 0,5 mmol/l/h), bis die Natriumkonz. i. S. etwa 120–125 mmol/l erreicht. Ein rascheres Anheben der Natriumkonz. birgt die hohe Gefahr der zentralen pontinen Myelinolyse.

10

- Bei Therapieresistenz Einsatz eines Vasopressinantagonisten (Tolvaptan, Samsca®). Mit niedrigster möglicher Dosierung beginnen (maximal 15 mg/d). Dosisanpassung unter engmaschiger Serum-Na⁺-Kontrolle.

10.1.3 Exsikkose und Dehydratation

Verminderung des Körperwassers, häufig mit Hypernatriämie (Na⁺ > 150 mmol/l). Klin. relevant nur bei defektem Durstmechanismus, z. B. bewusstlose oder verwirrte Pat., postop. oder im Alter.

Ätiologie nach Klinik
- Medikamentös, z. B. Diuretika: hypotone Dehydratation bei älteren Pat. (sehr häufig).
- Erbrechen, Diarrhö und Fisteln: hypertone Dehydratation mit Alkalose und Hypokaliämie.
- Aszites, Pankreatitis, Peritonitis, Ileus: hypotone Dehydratation bei Flüssigkeitsverlust in körpereigene Hohlräume (= Third-Space-Phänomen).
- Somnolenz, Koma, hypothalamische Läsionen: hypertone Dehydratation bei gestörtem Durstempfinden („alte Leute trinken zu wenig").
- Schwitzen, Fieber, Verbrennungen, Beatmung (erhöhte Perspiratio insensibilis): hypertone Dehydratation.
- Gestörte renale Konzentrationsfähigkeit bei:
  - Polyurischer Phase des ANV; bestimmte Formen der chron. Niereninsuff.
  - Diab. mell. (osmotische Diurese), bei Diab. insipidus (ADH-Mangel).
  - E'lytstörungen (z. B. Hypokaliämie und Hyperkalzämie).
  - M. Addison (Hypotonie, Hyperkaliämie).

Klinik der Exsikkose
- Durst (fehlt häufig bei alten Pat., hypotoner oder isotoner Dehydratation, zerebralen Störungen oder Psychostimulanzien); Schwächegefühl, Urinausscheidung ↓.
- Trockene Schleimhäute (rissige Zunge, borkige Beläge), Hautturgor ↓ (stehende Hautfalten).
- Tachykardie, Hypotonie, fadenförmiger Puls, kollabierte Jugularvenen, Oligo- oder Anurie.
- Hirnorganisches Psychosy., schnell fortschreitende Lethargie, Somnolenz bis Koma (v. a. bei exzessiv erhöhtem Na⁺), Fieber, zerebrale Krampfanfälle (insb. bei Störungen der Osmolalität).
- Periphere Muskelkrämpfe bei Hyponatriämie.

Diagnostik
- Differenzierung anhand von Na⁺- und Serum-Osmolalität in hyper-, iso- oder hypoton.
- Urin-Osmolalität und spezif. Gewicht (z. B. Urinfarbe), Konzentrationsfähigkeit der Niere erhalten?
- Hkt meist erhöht. Krea-Erhöhung. ZVD niedrig.

Bei leichter Sympt. ohne Kreislaufreaktion Wasserdefizit etwa 2 l, bei beginnender Kreislaufsymptomatik ≥ 4 l (abhängig u. a. von Alter, Gewicht, Herzfunktion).

Therapie
- **Grunderkr. behandeln.** Sympt. Ther. je nach Ausprägung der Störung (hypo-, iso- oder hyperton). Flüssigkeitsdefizit nicht zu schnell korrigieren! Diuretika absetzen.
- **Isotone Dehydratation:** in leichten Fällen ca. 10 g NaCl in 2–3 l Flüssigkeit p. o. („Maggisuppe"). Bei schwerem Volumenmangel isotone Vollelektrolytlösung i. v., z. B. Ringer-Lsg., am besten unter ZVD-Kontrolle. Bei Oligo- oder Anurie oder Niereninsuff. NaCl 0,9 % (kaliumfrei!), Überwässerung vermeiden (Bilanz).
- **Hypotone Dehydratation:** in leichten Fällen wie bei isotoner Dehydratation. Bei ausgeprägtem Volumenmangel oder beginnender zerebraler Sympt. (z. B. Na⁺ < 125 mmol/l) halbes geschätztes Volumendefizit mit NaCl 0,9 % langsam ersetzen, Hyponatriämie korrigieren (▶ 10.1.2).
- **Hypertone Dehydratation:** bei leichten Störungen möglichst reichliche Flüssigkeitszufuhr (Wasser, Tee). Bei schwerer Störung Wasserbedarf abschätzen: Wasserbedarf (l) = (1–140/Na⁺) × 0,6 kg. Langsam ausgleichen unter ZVD-Kontrolle: Wegen Gefahr des Hirnödems zunächst hypotone, e'lythaltige Lsg. (z. B. NaCl 0,45 %), erst im weiteren Verlauf e'lytfreie Lsg. (z. B. Glukose 5 %). Je höher das Serum-Na, desto langsamer der Ausgleich (z. B. bei Na⁺ > 170 mmol/l 2–3 d!).

Hypernatriämie
Serum-Na > 150 mmol/l. Meist hypertone Dehydratation (Kleinkinder, alte Menschen), durch Verlust von Körperflüssigkeiten, selten hypertone Hyperhydratation (z. B. exzessive Kochsalzinfusionen).

Klinik
- Sympt. der Hypovolämie (bei hypertoner Dehydratation).
- Verwirrtheit, Krampfanfälle, Lethargie, Somnolenz, Koma (Letalität 50 %).

Therapie
- Bei gleichzeitiger Dehydratation: Flüssigkeitssubstitution mit isotoner NaCl-Lsg. **Cave:** Hirnödemrisiko! Wasserdefizit über 48–72 h ausgleichen.
- Bei gleichzeitiger Hyperhydratation: Salz- und Volumenrestriktion. Ggf. Diuretika (Furosemid) einsetzen.
- Bei gleichzeitiger Normovolämie: DD und Ther. zentraler oder nephrogener Diab. insipidus.

10.1.4 Tetanie
Gesteigerte neuromuskuläre Erregbarkeit bei erhöhtem Györgyi-Quotienten.

Györgyi-Quotient

$$K = \frac{([K^+][HPO_4^{2-}][HCO_3^-])}{([Ca^{2+}][Mg^{2+}][H^+])}$$

Ätiologie Meist Hyperventilation (▶ 10.5.5; respir. Alkalose → ionisiertes Ca²⁺ ↓); Hypokalzämie (▶ 10.3.2), Hyperkaliämie (▶ 10.2.3); Hypomagnesiämie (▶ 10.4.1); schwere Inf. (▶ 17.1); Hyperemesis, Intox. (z. B. CO), Schwangerschaft, Stillen, Hypertonie mit normokalzämischer Tetanie.

10

Klinik

- **Prodromi:** Parästhesien (meist perioral), Kribbeln in den Fingerspitzen, Gliederschmerzen, pelziges Gefühl der Haut.
- **Anfall:** Angst, Krampf der Arm- und Beinmuskulatur, Pfötchenstellung der Hände, Spitzfußstellung, „Fischmaulstellung" des Munds, Kopfschmerzen. Selten Laryngospasmus, vasospastische Angina pect. durch „viszerale Tetanie".

Diagnostik

- Trousseau-Test bei latenter Tetanie: zunächst 1 Min. hyperventilieren lassen, dann 3 Min. RR-Manschette auf art. Mitteldruck am Oberarm → Pfötchenstellung der Hand.
- Chvostek-Test: Muskelzucken nach Beklopfen des N. facialis.
- BGA: Hyperventilation.
- Serum-E'lyte: Normo- oder Hypokalzämie (▶ 10.3.2), Protein, ggf. ionisiertes Ca^{2+}.

Therapie   Hypokalzämische Krise (▶ 10.3.2); Hyperventilationstetanie (▶ 10.5.5).

10.2 Kaliumhaushalt

10.2.1 Grundlagen

- Sowohl K^+-Überschuss als auch K^+-Mangel blockieren die Erregungsleitung. Wie bei allen E'lytstörungen ist die Sympt. umso bedrohlicher, je schneller die Entgleisung eingetreten ist.
- Hypokaliämie bedeutet immer intrazellulären K^+-Mangel. Bei Hyperkaliämie auch normale oder verminderte intrazelluläre K^+-Konz. möglich.
- Tägl. Bedarf etwa 1 mmol/kg KG.
- Transmineralisation (= K^+-Verschiebung IZR ↔ EZR): Insulin (Hypokaliämiegefahr bei Insulininfusion), Adrenalin, inhalative β2-Mimetika, Theophyllin, Aldosteron und Alkalose fördern die Aufnahme von K^+ in die Zelle. Vermehrte Freisetzung von K^+ aus dem IZR bei Azidose → Hyperkaliämie.
- Intrazelluläre Störungen des K^+-Haushalts spiegeln sich im EKG wider!
- Oft parallele und gleichsinnige Veränderungen des Mg^{2+}-Spiegels (▶ 10.4.1).

- Bewertung der K^+-Konz. immer im Zusammenhang mit dem Blut-pH! **Faustregel:** Änderung des Blut-pH um 0,1 führt zu gegensinniger Veränderung des K^+ um 0,4–0,5 mmol/l.
- Normales Serum-K^+ bei Azidose bedeutet K^+-Mangel.
- Vorsicht bei der Blutentnahme: zu lange Stauung → lokale Hämolyse und falsch hohes Kalium, falsch niedriges Kalium bei gleichzeitig laufender kristalloider Infusion.

10.2.2 Hypokaliämie (K⁺ < 3,5 mmol/l)

Ätiologie

- **Iatrogen:** Diuretika (häufig), Amphotericin B, Aminoglykoside, Glukokortikoide und Platinderivate.

- **GIT:** Kaliumverlust bei Erbrechen, Diarrhö, Drainagen, Sonden, Fisteln und Stomata, villösen Adenomen, Laxanzien, Ileus, akuter Pankreatitis und bei Peritonitis. Gelegentlich bei parenteraler Ernährung ernährungsbedingter Mangel.
- **Renaler Verlust:** osmotische Diurese (Diab. mell.), ANV (polyurische Phase), Cushing-Sy., Hyperaldosteronismus (auch sek. z. B. bei Herzinsuff., Leberzirrhose), renal-tubuläre Azidose (bestimmte Formen); chron. interstitielle Nephritis.
- **Transmineralisation** von K$^+$ in die Zelle bei Alkalose bzw. eingeleitete Azidosether., β2-Sympathomimetika oder Insulinbehandlung.
- **Verdünnung** durch kaliumfreie Infusionen.

Klinik
- Brady- oder Tachykardie bis zum Kammerflimmern, oft Vorhofflimmern, Hypotonie (bei Hypokaliämie mit Hypertonie an Hyperaldosteronismus oder M. Cushing denken).
- Digitalis-Überempfindlichkeit trotz ther. Serumspiegel.
- Muskelschwäche (Schluckbeschwerden), Reflexe ↓, Parästhesien, Obstipation, paralytischer Ileus.
- Polyurie, Polydipsie.
- Apathie, Verwirrtheit, Koma.

Diagnostik
- **Labor:**
  - E'lyte (inkl. Mg^{2+}) i. S., Krea.
  - Urin-K$^+$: zur DD immer bestimmen, bei < 20 mmol/l vermutlich kein renaler K$^+$-Verlust.
  - BGA: fast immer metabolische Alkalose.
- **EKG** (▶ Abb. 10.1): PQ-Verkürzung; Verlängerung des QT-Intervalls; Abflachung oder Negativierung der T-Welle; U-Welle (U evtl. höher als T; evtl. TU-Verschmelzungswelle); supraventrikuläre und ventrikuläre Rhythmusstörungen.

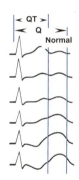

Abb. 10.1 EKG bei fortschreitender Hypokaliämie [A300]

Merksatz
No pot [assium]; no tea; but „U" [wave].

Therapie

Ist das Serum-Bikarbonat erhöht, liegt ein chron. K$^+$-Mangel vor. Substitution für mehrere Tage erforderlich.

- **Faustregel zum K$^+$-Substitutionsbedarf:** Zur Anhebung um 1 mmol/l werden bei normaler Nierenfunktion bei einem Ausgangswert von < 3 mmol/l mind. 200 mmol K$^+$, bei einem Ausgangswert von 3–4 mmol/l mind. 100 mmol benötigt.
- **Orale Kaliumsubstitution** oft ausreichend. Bananen, Orangensaft, Trockenobst oder KCl-Tbl. (z. B. Rekawan®, **cave** Dünndarmulzera: viel Flüssigkeit

zugeben) Kaliumbikarbonat/Kaliumzitrat (z. B. Kalinor® Brause 1 Tbl. = 40 mmol, hebt K⁺ um ca. 0,3 mmol/l. **NW:** magenreizend. Bei metabolischer Alkalose meist wirkungslos).

⚡ **I. v. Kaliumsubstitution**
- Hypovolämie beseitigen, Diurese sichern (> 50 ml/h).
- Infusionslsg.: 20–40 ml KCl 7,45 % (1 ml = 1 mmol) in 1.000 ml isotoner Lsg. Infusion möglichst über Infusionspumpe. Alternativ K⁺-Konzentrat über ZVK per Perfusor (▶ 19.9), z. B. 50 mmol KCl/50 ml mit 5–10 mmol/h. **Cave:** Hyperkaliämie mit Kammerflimmern.
- **Cave:** K⁺ schädigt die Venen: peripher max. 40 mmol/l, sonst ZVK.

10.2.3 Hyperkaliämie (K⁺ > 5,5 mmol/l)

Ätiologie
- **Niereninsuff.** mit Oligo- oder Anurie (mangelhafte Ausscheidung).
- **Iatrogen:** Medikamente, z. B. ACE-Hemmer, Aldosteronantagonisten, β-Blocker, NSAID. **Cave:** Komb. von ACE-Hemmer und Aldosteronantagonist bei Niereninsuff. Auch durch exzessive Kaliumzufuhr (z. B. alte Blutkonserven, K⁺-Penicillin, KCl).
- **K⁺-Freisetzung aus dem Gewebe:** Trauma, OP, Verbrennung, Hämatom, Hämolyse, Zytostatikather.
- **Transmineralisation** von K⁺ aus den Zellen bei Azidose und Hyperosmolalität. Bei Insulinmangel Einschleusung von K⁺ in die Zelle erschwert.
- **Nebennierenrindeninsuff.** (M. Addison, ▶ 12.2.3).
- **Pseudohyperkaliämie:** Vortäuschen eines hohen Kaliumspiegels durch zu langes Stauen, zu spätes Zentrifugieren, zu schnellen Zellzerfall in der Probe bei Thrombozytose oder Leukämie.

Klinik Lebensbedrohliche Herzrhythmusstörungen, Parästhesien, Hypo- und Areflexie, Muskelschwäche, Obstipation, Azidose. Verstärkung der Sympt. bei niedrigem Na⁺ oder Ca²⁺.

Diagnostik
- **Labor:** E'lyte i. S. (DD Pseudohyperkaliämie, s. o.); Krea (eingeschränkte Nierenfunktion?); LDH, CK (erhöhter Zellzerfall/Muskelzerfall?); E'lyte im Urin; BGA (Azidose?).
- **EKG** (▶ Abb. 10.2): flaches P; überhöhte T-Welle v. a. in Brustwandableitungen („Kirchturm-T"); AV-Blockierung; Schenkelblockbilder („Elefantenfüße" bei verbreiterten und deformierten Kammerkomplexen); ventrikuläre Rhythmusstörungen bis zu Kammerflattern oder -flimmern; Bradykardie; Asystolie.
- **Sono:** rascher Ausschluss eines postrenalen Nierenversagens.

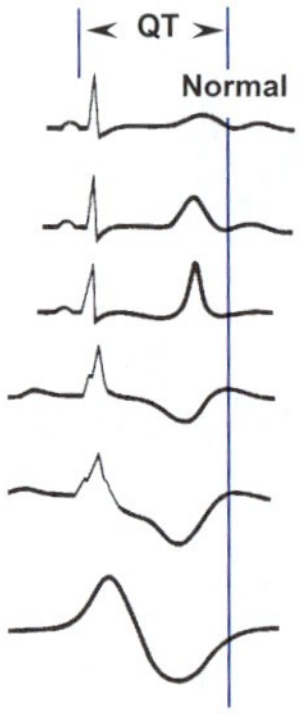

Abb. 10.2 EKG bei fortschreitender Hyperkaliämie [A300]

Therapie bei chronischer Hyperkaliämie
- Behandlung der Ursache, z. B. Medikamente absetzen (s. o.). Ursache einer Azidose behandeln.
- Schleifendiuretika, z. B. Furosemid.
- Diät: Obst, Gemüse, Säfte, Fleisch einschränken.
- Kationenaustauscher bis 4×15 g/d p. o. (z. B. Resonium®) in viel Flüssigkeit!

Notfalltherapie der Hyperkaliämie (Intensivüberwachung)
- Ind.: $K^+ > 6$ mmol/l oder Zeichen der Kardiotoxizität (EKG!).
- Bei ausreichender Ausscheidung forcierte Diurese, z. B. Furosemid 40–80 mg i. v. (z. B. Lasix®), Wirkdauer 1–4 h. Flüssigkeitsverlust ggf. durch NaCl 0,9 % ersetzen, möglichst unter ZVD-Kontrolle. E'lytkontrollen inkl. Mg^{2+}.
- Ind. zur Dialyse bei lebensbedrohlicher Hyperkaliämie und Nichtansprechen kons. Maßnahmen großzügig stellen.
- Bei lebensbedrohlicher Hyperkaliämie nur als Überbrückungsbehandlung bis zur Dialyse 200 ml Glukose 20 % + 20 IE Altinsulin über 20 Min. Ggf. nach BZ- und E'lytkontrollen wiederholen. **Cave:** bei Niereninsuff. Insulindosis reduzieren, Hypoglykämiegefahr!
- β2-Sympathomimetika, z. B. Terbutalin 0,5 mg s. c. (z. B. Bricanyl®) oder Salbutamol 0,5 mg über 15 Min. i. v. (z. B. Sultanol®). Auch inhalative β2-Mimetika sind gut wirksam. **NW:** Tachykardie.
- Natriumbikarbonat 8,4 % 25–100 ml über 20 Min. i. v. (Volumenbelastung!) **Cave:** Extravasat → Gewebsnekrose.
- Kalziumglukonat 10 % 20 ml langsam unter EKG-Kontrolle i. v., ggf. nach 5 Min. wiederholen. **KI:** Digitalisierung.
- Kationenaustauscher: z. B. Kalziumpolystyrensulfonat 30 g in Glukose 10 % 200 ml rektal alle 8 h (Calcium-Resonium®). Wegen Obstipation mit Sorbitol geben, z. B. 15 g Sorbitol/100 ml.

10.3 Kalzium- und Phosphathaushalt

10.3.1 Grundlagen

Wirksam ist der ionisierte Anteil (~ 50 %), im Labor gemessen wird meist das Ges.-Ca^{2+} (normal: 2,2–2,6 mmol/l). Eine Schwankung der Serum-Albuminkonz. um 10 g/l führt zu einer gleichsinnigen Änderung des gemessenen Ges.-Ca^{2+} um ca. 0,2 mmol/l bei unverändertem ionisiertem Ca^{2+}.
Durch pH-Verschiebungen wird der Anteil des ionisierten Ca^{2+} am Ges.-Ca^{2+} verändert. Azidose steigert, Alkalose senkt den Anteil des ionisierten Ca^{2+}.
- **Parathormon** (PTH): erhöht das Serum-Kalzium und senkt Serum-Phosphat (Stimulierung der renalen Kalzitriolsynthese, s. u.). Gleichsinnige Störungen von PTH und Ca^{2+} = prim. Störung der Nebenschilddrüse.
- **Kalzitonin** senkt den Serum-Kalziumspiegel.
- **Kalzitriol** [= 1,25-$(OH)_2$-D_3] entsteht in der Niere aus 25-OH-D_3 (Vit. D_3). Fördert die renale Ca^{2+}- und Phosphatrückresorption, die intestinale Ca^{2+}-Resorption und die Knochenmineralisation.

10.3.2 Hypokalzämie (Ca²⁺ < 2,2 mmol/l)

Ätiologie
- **Vit.-D-Stoffwechselstörung:** mit sek. Hyperparathyreoidismus (▶ 12.3.1) bei chron. Niereninsuff. (▶ 9.7.4), Malassimilationssy. (▶ 7.6.11), Cholestase, Sprue, unter antikonvulsiver Ther., bei Mangel an Sonnenlicht (gestörte Bildung von Vit. D₃) oder Mangelernährung (führt bei Kindern zu Rachitis), selten bei Leberzirrhose (gestörte Hydroxylierung von Vit. D₃).
- **Akute Pankreatitis** (▶ 7.5.1): Mechanismus ist möglicherweise eine Sequestration von Kalk ins Abdomen (umstritten).
- **Hypoparathyreoidismus** (▶ 12.3.2): nach Strumektomie bzw. Parathyreoidektomie, nach Radiojodther., durch Hämochromatose, Autoimmunprozesse, PO_4^{2-} gleichzeitig ↑.
- **Hypalbuminämie:** z. B. bei Leberzirrhose (▶ 8.5), nephrotischem Sy. (▶ 9.5.6), Malassimilationssy. (▶ 7.6.11).
- **Polyurische Phase des ANV** (▶ 9.7.1): renaler Ca²⁺-Verlust.
- **Hyperphosphatämie:** (Ausfällung von Kalziumphosphat) bei terminaler akuter oder chron. Niereninsuff., bei massivem Zellzerfall (z. B. Sepsis, schwere Verbrennung, Tumorzerfall, Leukämiether.).
- **Hypomagnesiämie** (▶ 10.4.1): PTH-Sekretion ist beeinträchtigt.
- **Massentransfusion:** hohe Zitratzufuhr → Zitrat bindet Ca²⁺.
- **Vermehrter Ca²⁺-Bedarf:** in Schwangerschaft, Stillzeit, Pubertät, aber auch bei Beginn der Ther. einer Osteomalazie mit Vit. D („Rekalzifizierungstetanie").

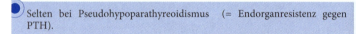

Selten bei Pseudohypoparathyreoidismus (= Endorganresistenz gegen PTH).

Klinik
- **Akut:** Tetanie (▶ 10.1.4), zerebraler Krampfanfall, Hyperreflexie, Synkope.
- **Chronisch:** ektodermale Sympt. wie trophische Hautstörungen (trocken, rissig), Alopezie, Nagelquerrillen, Katarakt. Außerdem Diarrhö, Herzinsuff., Osteomalazie (▶ 11.10.2); bei Niereninsuff. als renale Osteopathie.

Diagnostik
- **Labor:** Krea, E'lyte, AP, Phosphat, Albumin, BGA, ggf. PTH und Vit.-D-Metaboliten.
- **EKG:** QT-Verlängerung, HRS.

Therapie Grunderkr. therapieren. Bei chron. Verlauf:
- Ca²⁺-reiche Nahrung mit Milchprodukten. 1 l Milch enthält etwa 1 g Ca²⁺.
- Ca²⁺-Brausetabletten bis 2 g/d p. o. Bei Hypoparathyreoidismus (▶ 12.3.2) oft erheblicher Ca²⁺-Bedarf („hungry bone").
- Bei Rachitis bzw. V. a. Vit.-D-Mangel orale Substitution (z. B. Vigantoletten® 1.000, 2 × 1 Tbl. tägl. p. o.).
- Bei Niereninsuff. Kalzitriol 0,25 μg/d p. o. (z. B. Rocaltrol®). **Cave:** Ca²⁺-Kontrollen; Gefahr der Hyperkalzämie!

⚡ Hypokalzämische Krise
- Ca²⁺ < 1,3 mmol/l oder neurolog. Sympt.
- Langsame Infusion von 10 % Ca²⁺-Glukonat (z. B. in Glukose 5 %), bis Klinik rückläufig. Laborkontrolle! (**Cave:** bei digitalisierten Pat. nie Ca²⁺ i. v.!).
- Ggf. Mg²⁺ substituieren (▶ 10.4.1).

10.3.3 Hyperkalzämie (Ca^{2+} > 2,6 mmol/l)

Ätiologie
- **Maligne Erkr.:** osteolytische Metastasen (z. B. Mamma-Ca, Prostata-Ca); paraneoplastisch (z. B. Bronchial-Ca, Nierenzell-Ca); Knocheninfiltration durch hämatolog. Systemerkr. (v. a. Plasmozytom); prim. Knochentumoren.
- **Osteolyse:** Immobilisation; M. Paget (▶ 11.10.3).
- **Endokrin:** meist prim. Hyperparathyreoidismus (▶ 12.3.1), Hyperthyreose (▶ 12.1.6), M. Addison (▶ 12.2.3).
- **Granulomatöse Erkr.:** Sarkoidose, Tbc (vermutlich vermehrte Produktion von Kalzitriol in Granulomen).
- **Iatrogen:** Vit.-D-Vergiftung, Thiazide, Lithium, Kationenaustauscher (metabolische Alkalose), Milch-Alkali-Sy., Vit. A, Östrogene, Androgene, Tamoxifen in der Tumorther.
- **Pseudohyperkalzämie** durch zu langes Stauen!

Klinik
- ! Oft asympt. Zufallsbefund.
- Typische Trias: Schwäche, Exsikkose, Erbrechen.
- Neuromuskulär: Muskelschwäche, Hyporeflexie, HOPS, Depression, Somnolenz bis Koma.
- Herz: Arrhythmien (eher bradykard bis Herzstillstand), verstärkte Digitaliswirkung.
- GIT: Appetitlosigkeit, Übelkeit und Erbrechen, Verstopfung, Gewichtsverlust, Ulkuskrankheit (insb. bei Hyperparathyreoidismus), Pankreatitis.
- Niere: Nephrolithiasis und Nephrokalzinose, Diab. insipidus mit Polyurie und Polydipsie. Bei hyperkalzämischer Krise ANV.
- Verkalkungen von Weichteilen und periartikulär.

Diagnostik
- **Labor:** Krea, E'lyte, Phosphat, AP, E'phorese, BB, BSG, ggf. PTH, Vit.-D-Metaboliten (keine Routinediagnostik).
- **EKG:** QT-Verkürzung, bradykarde HRS, ggf. digitalistypische Veränderungen verstärkt.
- **Rö-Thorax:** Tbc, Sarkoidose, Bronchial-Ca.
- **Sono:** Leber-, Lk-Metastasen, Nierentumor. Nebenschilddrüsenadenom.
- Bei Frauen Mammografie und gyn. Untersuchung, bei Männern PSA, rektale Untersuchung (Prostata-Ca).

Therapie
- Grundkrankheit behandeln (z. B. Parathyreoidektomie bei pHPT).
- Chron. Verlauf bei Vit.-D-Intox., Sarkoidose, Tbc: kalziumarme Kost, v. a. Milchprodukte meiden, Glukokortikoide, z. B. Prednison 1–4 × 5–25 mg/d (z. B. Decortin®).
- Bisphosphonate, z. B. Etidronsäure, Risedronsäure, Alendronat.
- Ggf. Flüssigkeitsdefizit ausgleichen (NaCl-Lsg. 0,9 %).
- Ggf. forcierte Diurese (s. u.; aber abs. KI für Thiaziddiuretika!).

⚡ Hyperkalzämische Krise
Klinik
- Ca^{2+} > 3,5 mmol/l oder Sympt.: schnelle Entwicklung von Polyurie und Polydipsie, Exsikkose mit Fieber, Erbrechen, hämorrhagischer Pankreatitis (~ 20 %), Verwirrtheit, Somnolenz bis Koma, Herzstillstand.

10

Therapie
- Rehydrierung und forcierte Diurese: Furosemid 40–120 mg i. v. (z. B. Lasix®), Flüssigkeitsersatz z. B. mit NaCl 0,9 % und Kaliumzusatz (Serum-E'lyte inkl. Mg^{2+} kontrollieren, pos. Bilanz, ZVD).
- Bisphosphonate: z. B. Pamidronsäure (Aredia®). Dosierung abhängig vom Kalziumwert, z. B. Serum-Ca 3,0 mmol/l → 30 mg Aredia® in 250 ml NaCl 0,9 % über 2 h als einmalige Infusion. **KI:** Niereninsuff. mit Krea > 200 µmol/l; Schwangerschaft.
- Kalzitonin: 4 IU/kg KG s. c. alle 12 h. Variable Wirkung: Tachyphylaxie. **Cave:** anaphylaktische Reaktionen.
- Glukokortikoide: Prednisolon ~ 100 mg/d i. v. (z. B. Decortin H®). Bei Unwirksamkeit evtl. Mithramycin max. 2 × 25 µg/kg KG über 6 h i. v. **Cave:** Zytostatikum.
- Hämodialyse gegen kalziumarmes Dialysat. Schnell wirksam, aber auch schnelle Rückverteilung aus dem Gewebe.

10.3.4 Hyperphosphatämie (PO_4^{2+} > 1,45 mmol/l)

Ätiologie
- Chron. und akutes Nierenversagen (90 % d. F.).
- Massiver Zellzerfall (Tumorlyse, Leukämie unter Ther., Rhabdomyolyse u. a.).
- Vit.-D-Intox.
- Hypoparathyreoidismus, Akromegalie, Hyperthyreose.
- Pseudohyperphosphatämie (durch Paraproteine bedingte Falschmessung).

Klinik
- Gelenk- und Weichteilkalzifikationen durch Ausfällung von Kalziumphosphat.
- Zunehmende Gefäßverkalkung.

Diagnostik
- **Labor:** E'lyte, Ca^{2+}, PO_4^{2-}, Krea, PTH.
- **Röntgen:** bei überwärmten oder schmerzhaften Gelenken → Kalzifikationen?

Therapie
- Grunderkr. behandeln.
- Phosphatarme Kost: wenig Wurst und Fleisch, bestimmte Käsesorten meiden.
- Orale Phosphatbinder, z. B. Kalziumkarbonat (Calciumacetat nefro®) zu den Mahlzeiten.

10.3.5 Hypophosphatämie (PO_4^{2-} < 0,89 mmol/l)

Ätiologie
- **Transmineralisation:** häufigste Ursachen: respir. Alkalose und Refeeding-Sy. (Kaloriengabe nach Hungerperiode). Selten: Behandlung diab. Ketoazidose, Hungry-Bone-Sy. nach Parathyreoidektomie (gleichzeitiger Ca^{2+}-Abfall hypokalzämische Krise).
- **Erhöhte renale Ausscheidung:** prim. Hyperparathyreoidismus, Vit.-D-Mangel, Fanconi-Sy., Azetazolamid.

Klinik Neuromuskuläre Schwäche, Ateminsuff., Parästhesien, Tremor, Bewusstseinsveränderungen, Hämolyse, Infektanfälligkeit.

Diagnostik   E'lyte, Ca^{2+}, PO_4^{2-}, BGA, Krea, PTH (▶ Abb. 10.3), Kalzium und Phosphat i. U.

Therapie   Ab PO_4^{2-} < 0,3 mmol/l oder Sympt. der Hypophosphatämie orale Phosphatsubstitution 1.200–1.500 mg/d, falls nicht möglich, i. v. Gabe, z. B. K_2PO_4 0,1 ml/kg KG/h, Überprüfung der PO_4^{2-}-Serumkonz. alle 6 h. **Cave** bei Niereninsuff.!

10.4 Magnesiumhaushalt

10.4.1 Hypomagnesiämie (Mg^{2+} < 0,7 mmol/l)

Ätiologie
- GIT: verminderte Aufnahme bei Diarrhö, rezid. Erbrechen, Malabsorptionssy. (▶ 7.6.11), akuter Pankreatitis (▶ 7.5.1).
- Renal: vermehrte Ausscheidung bei polyurischer Phase des ANV (▶ 9.7.1), chron. Niereninsuff. (▶ 9.7.3) mit verminderter tubulärer Rückresorption, Diuretika, osmotischer Diurese (z. B. bei Diab. mell.), Hyperaldosteronismus (▶ 12.2.4), Hyperparathyreoidismus (▶ 12.3.1), Hyperthyreose, maligner osteolytischer Erkr., Phosphatmangel, einigen Zytostatika (z. B. Ifosfamid, Cisplatin).
- Mangelernährung: z. B. bei parenteraler Ernährung, Alkoholmissbrauch.
- Vermehrter Bedarf: z. B. Schwangerschaft.

Klinik
- **Kardial:** HRS, z. B. VES, supraventrikuläre und ventrikuläre Tachykardien (typisch: Torsade-de-Pointes-Tachykardie), Angina pect., Digitalisempfindlichkeit ↑.
- **Muskulär:** Tetanie, Darmspasmen als Ausdruck der erhöhten neuromuskulären Erregbarkeit.
- **Zerebral:** bei schwerem Mangel hirnorganisches Psychosy. (HOPS), Somnolenz bis Koma, zerebrale Krampfanfälle.
- **Symptome der Hypokalzämie** (▶ 10.3.2), da normale Nebenschilddrüsenfunktion gehemmt.

Diagnostik   Serumkonz. von Mg^{2+}, Ca^{2+} und K^+. Mg^{2+} im 24-h-Urin → bei > 1 mmol/d renaler Verlust wahrscheinlich.

Therapie
- ! Besonders wichtig bei kardialer Vorerkr., z. B. bei akutem Myokardinfarkt und bei digitalisierten Pat. Vorsicht bei fortgeschrittener Niereninsuff.!
- **Chron. Mangel:** magnesiumhaltige Nahrung (z. B. Obst, Nüsse, Gemüse), alternativ Magnesiumsalze (z. B. 10–25 mmol/d).
- **Akute sympt. Hypomagnesiämie:** Magnesiumsulfat 10 % 20 ml (8 mmol Mg^{2+}) in 100 ml Glukose 5 % über 10–20 Min. i. v., anschließend etwa 10 mmol Mg^{2+}/24 h als Dauerinfusion.

10.4.2 Hypermagnesiämie (Mg^{2+} > 1,1 mmol/l)

Häufig zusätzlich Hyperkaliämie (▶ 10.2.3).

Ätiologie Meist Folge einer (akuten oder chron.) Niereninsuff. V. a. iatrogene Magnesiumzufuhr bei Nierenfunktionseinschränkung z. B. in bestimmten Antazida, Laxanzien und Dialyseflüssigkeiten. Selten bei M. Addison, M. Cushing, Rhabdomyolyse, Eklampsie oder Hypothyreose; bei Ther. mit Lithium oder Zytostatika.

Klinik
- Geringe Hypermagnesiämie: Verstopfung, Übelkeit und Erbrechen sowie Muskelschwäche und Störung der kardialen Erregungsleitung v. a. im AV-Knoten.
- Ausgeprägte Hypermagnesiämie: paralytischer Ileus, RR-Abfall bis zum Schock, Herzstillstand, Atemlähmung, Koma.

Therapie Wie bei Hyperkaliämie (▶ 10.2.3): Glukose und Insulin (Verschiebung von Mg^{2+} nach intrazellulär), Kalziumglukonat i. v. (Antagonisierung der Magnesiumwirkung). Ggf. Dialyse.

10.5 Säure-Basen-Haushalt

10.5.1 Grundlagen

- Blut-pH relativ konstant zwischen 7,35 und 7,45.
- Säureüberschuss: Regulation durch Pufferung und Ausscheidung (s. u.).
- Bikarbonat wichtigstes Puffersystem im Blut (ca. 75 % der Ges.-Pufferkapazität).
- **Regulation:**
  - Lunge: Abatmen von CO_2 (Säureäquivalent).
  - Leber: Metabolisierung von Ammonium-Ionen und Bikarbonat zu renal ausscheidbaren Substanzen.
  - Niere: Bikarbonat wird meist rückresorbiert; Harnstoff und Ammonium-Ionen werden ausgeschieden.
  - ! Pulmonale Regulation greift schneller als hepatische und renale Regulation.
- **Transmineralisation:** durch Kopplung von H^+- und K^+-Ionentransport enger Zusammenhang mit Kaliumhaushalt.

Einteilung von Säure-Basen-Störungen
- **Dekompensierte S.:** pH-Wert hat den Normbereich (s. o.) verlassen.
- **Kompensierte S.:** pH liegt (noch) im Normbereich, die Störung ist an den kompensatorischen Abweichungen von Basenüberschuss und Standardbikarbonat (s. u.) zu erkennen.
- **Metabolische S.:** Es fallen vermehrt Säure- oder Basenäquivalente aus dem Stoffwechsel an, oder die Regulationsfähigkeit von Leber oder Niere ist gestört. Die Kompensation erfolgt über die Lunge.
- **Respiratorische S.:** Die prim. Störung liegt im Bereich der Lunge, Retention von CO_2 bei z. B. respir. Globalinsuff. führt zu respir. Azidose; Kompensation über „metabolische Organe" Leber und Niere.

Diagnostik
- Blutgasanalyse mit pO_2, pCO_2, pH, BE oder Standardbikarbonat aus arterialisiertem Kapillarblut (Fingerbeere, Ohrläppchen) oder aus art. Blut (▶ Tab. 10.2):
  - pH: kompensierte oder dekompensierte Störung (s. o.)?
  - Standardbikarbonat: wesentliches Maß des Bikarbonatpuffers.

- – Base Excess (BE): Abweichung der Ges.-Pufferbasen vom Normalwert.
- – pO_2 und pCO_2 sind die wichtigsten respir. Regelgrößen.
- • Serum-E'lyte: K^+ i. S. gegenläufig zu H^+-Konz. verändert.
- • Laktat im Plasma bei anaerobem Stoffwechsel (Schock, Myokardinfarkt) oder Lebererkr. ↑ (Laktatazidose ▶ 10.5.2).
- • pH im Urin: Bei normaler Nierenfunktion ist der Urin bei Azidose sauer; bei Alkalose alkalisch (Ausnahme z. B. renal-tubuläre Azidose).
- • Ketonkörper i. U.: bei Ketoazidose (▶ 10.5.2) ↑.
- • Anionenlücke: wesentlich zur Differenzierung metabolischer Azidosen (▶ 10.5.2).

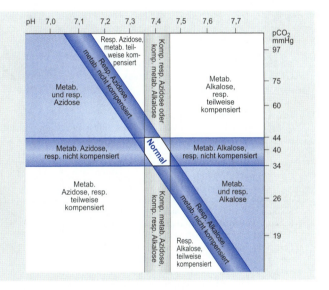

Abb. 10.3 Säure-Basen-Nomogramm (ABGA) [L106]

Tab. 10.2 Blutgasanalyse (BGA, auch ▶ 6.2.4)				
	pH	Pco_2 (mmHg)	Bikarbonat (mmol/l)	BE (mmol/l)
Normwerte	7,36–7,42	36–44	22–26	–2 bis +2
Metabolische Azidose	↓ oder ↔	↔ oder ↓	↓	Neg.
Metabolische Alkalose	↑ oder ↔	↔ oder ↑	↑	Pos.
Respiratorische Azidose	↓ oder ↔	↑	↔ oder ↑	Pos.
Respiratorische Alkalose	↑ oder ↔	↓	↔ oder ↓	Neg.

Faustregel: Metabolisch Miteinander. Bei metabolischen Störungen verändern sich pH, Bikarbonat/BE und pCO_2 stets gleichsinnig!

10

10.5.2 Metabolische Azidose

Ätiologie
- **Additionsazidose:** durch vermehrten Anfall von Säuren, z. B. als Laktat- oder Ketoazidose.
- **Retentionsazidose:** bei Niereninsuff. durch mangelnde Ausscheidung von Säuren, renal-tubuläre Azidose Typ I.
- **Subtraktionsazidose:** Bikarbonatverlust bei Diarrhöen und bestimmten Fisteln, aber auch bei einigen Nierenerkr., der zum Überwiegen von Säuren führt, renal-tubuläre Azidose Typ II.

Na$^+$ (HCO$_3^-$ + Cl$^-$) = Anionenlücke
Normalwert 8–16 mmol/l. Entspricht den normalerweise nicht gemessenen Anionen wie Albumin, Sulfaten und Phosphaten.
- Vergrößerung durch zusätzliche Säuren wie Laktat oder Ketonkörper (metabolische Azidose).
- ! Ausnahmen: normale Anionenlücke bei Zufuhr chloridhaltiger Säuren (z. B. HCl oder Ammoniumchlorid); bei Bikarbonatverlust (Subtraktionsazidose) steigt kompensatorisch das Chlorid an; die Anionenlücke bleibt normal.

- **Ursachen bei vergrößerter Anionenlücke:**
  - Laktatazidose: Gewebshypoxie durch Kreislaufversagen, respir. Insuff. (nicht verwechseln mit respir. Azidose bei Hyperkapnie, ▶ 10.5.4), schwere Anämie. Auch bei Leberzerfall, Leukämie, Pankreatitis, Sepsis.
  - Ketoazidose: diab. Koma (v. a. Typ I), Hunger, Alkoholismus.
  - Nierenversagen, Urämie.
  - Medikamentös: Biguanide, Thiazolidine, Zidovudin.
  - Intox. (ggf. mit Laktat- oder Ketoazidose): z. B. ASS, Natriumnitroprussid, Alkohole (Ethanol, Methanol, Ethylenglykol), Biguanide, Kohlenmonoxid.
- **Ursachen bei normaler Anionenlücke:**
  - Diarrhö, Fisteln (auch iatrogen, z. B. Ureterosigmoidostomie).
  - Transmineralisation bei Hyperkaliämie.
  - Azetazolamidther.
  - Renal-tubuläre Azidose (bestimmte Formen).
  - Hyperchlorämische Azidose durch zu rasche Infusion von 0,9 % NaCl-Lsg. (ab 2.000 ml).

LAKMUS: **L**aktat, **A**cetylenglykol, **K**etone, **M**ethanol, **U**rämie, **S**alizylate.

Klinik
- Tiefe, später auch beschleunigte Atmung (Kußmaul-Atmung).
- Vasodilatation mit warmer, geröteter Haut; Hypotonie bis hin zum Schock.
- Entwicklung einer Herzinsuff., Hypotonie.
- Verminderte Wirkung von Katecholaminen (endogen, ther.) auf Herz und Gefäße.
- HOPS, Somnolenz bis Koma.
- Hyperkaliämiezeichen, z. B. HRS.

Therapie Grundkrankheit behandeln. Sympt. Ther. bei chron. Azidose mit Zitrat 2–3 × 3 g/d in Wasser gelöst p. o. (z. B. Acetolyt®) oder Bikarbonat p. o. (z. B. Nefrotrans®) bei renaler Azidose.

⚡ Die Notfallther. bei akuter metabolischer Azidose ist die Notfallther. der zugrunde liegenden Ursache! Die Gabe von Bikarbonat 8,4 % i. v. gilt als Ultima Ratio.

10

10.5.3 Metabolische Alkalose

Ätiologie
- Meist mit Volumenmangel („salzsensitiv", d. h. durch Gabe von NaCl 0,9 % therapierbar, s. u.): Magensaftverlust (Säureverlust) durch Erbrechen, Absaugen, Diarrhö, durch Cl^--Verlust z. B. infolge Laxanziengabe, Mukoviszidose. Vermehrte renale H^+-Ionenausscheidung bei forcierter Diurese.
- Meist ohne Volumenmangel („salzinsensitiv"): bei Conn-Sy. und Cushing-Sy. (mineralokortikoide Wirkung!).
- Bikarbonatzufuhr, Posthyperkapnie, Zitratzufuhr (Blutkonserven), maligne Hypertonie und Nierenarterienstenose (Reninwirkung), Magnesiumverlust, Bartter-Sy. (Salzverlustniere). Hypokaliämie.

Klinik   Verwirrtheit, Somnolenz, Koma; Durst, Tetanie, Darmatonie; Hypoventilation, HRS. Die Sympt. überschneiden sich meist mit den Zeichen der begleitenden Hypokaliämie (▶ 10.2.2), des Volumenmangels sowie des verminderten ionisierten Kalziums (▶ 10.3.2).

Therapie
- Grundkrankheit behandeln, ggf. Diuretika absetzen.
- Volumenmangel bei salzsensitiven Formen mit NaCl-Lsg. 0,9 % ausgleichen, Kalium oral substituieren (▶ 10.2.2).
- Kaliumsubstitution i. v. bei schweren Formen.
- Spironolacton 2 × 100 mg/d i. v. (z. B. Aldactone®) bei Mineralokortikoidexzess. **Cave:** bei Niereninsuff. K^+-Kontrolle.
- Evtl. Azetazolamid (z. B. Diamox®) bei Posthyperkapnie, bei Bartter-Sy. evtl. ASS.
- Nur bei Versagen HCl oder L-Argininhydrochlorid über ZVK langsam i. v., z. B. 50 mmol HCl auf 500–1.000 ml NaCl 0,9 %. **Cave:** Hyperkaliämie.

10.5.4 Respiratorische Azidose

Ätiologie   Alveoläre Hypoventilation mit CO_2-Retention (immer Hyperkapnie!).
- Ventilationsstörung: obstruktiv (z. B. Asthma bronchiale, Trachealstenose) oder restriktiv (z. B. schwere Pneumonie, ARDS, schwere Kyphoskoliose).
- Bei Insuff. der Atemmuskulatur aufgrund Erkr. peripherer Nerven oder Muskeln (z. B. Myasthenia gravis, Guillain-Barré-Sy., Poliomyelitis, Muskelatrophien) oder reflektorisch bei Schmerzen.
- Zentralnervös: Störungen des Atemzentrums, z. B. ischämisch, durch Blutung oder Medikamente, z. B. Morphine, Barbiturate, Benzodiazepine, Antidepressiva.

Klinik
- Oft überlagert mit Zeichen der Hypoxie (Atemnot, Zyanose, evtl. HRS) und Hyperkaliämie (▶ 10.2.3).
- Ansonsten wie metabolische Azidose (▶ 10.5.2), die sich als Laktatazidose bei Hypoxie zusätzlich entwickeln kann.

10

- CO_2-Narkose mit Tremor, HOPS und Somnolenz bis Koma durch Hyperkapnie.
- Bei chron. Ventilationsstörung mit chron. Hypoxie auch z. B. Polyglobulie, Trommelschlägelfinger.

Therapie Behandlung der Atemstörung. Beatmung (▶ 3.3) bei pH < 7,2 oder Zeichen der CO_2-Narkose. Bei chron. respir. Azidose pCO_2 nicht zu schnell absenken, da sich sonst wegen der begonnenen metabolischen Kompensation eine metabolische Alkalose entwickelt. Bikarbonat ist bei isolierter respir. Azidose kontraindiziert.

10.5.5 Respiratorische Alkalose

Ätiologie
- Immer Hyperventilation, oft bei Angst- oder Erregungszustand („psychogene Hyperventilation") oder Schmerz. Gelegentlich in der Schwangerschaft.
- Häufig auch „Bedarfshyperventilation" bei respir. Partialinsuff. (Lungenödem, Lungenembolie, Fibrose).
- Seltener bei ZNS-Erkr., durch Toxine bei Leberzirrhose oder bei gramneg. Sepsis, bei leichter Intox. mit ASS (durch Stimulation des Atemzentrums; bei schwerer Intox. überwiegt die metabolische Azidose).

D Circulus vitiosus: respiratorische Alkalose → Bronchokonstriktion → gesteigerte Hyperventilation.

Klinik
- Angst, Atemnot **ohne** Zyanose (Ausnahme: respir. Insuff.).
- Zerebrale Minderperfusion mit HOPS durch pCO_2-Abfall.
- Tetanie (▶ 10.1.4) durch Senkung des ionisierten Serum-Kalziums.
- Zeichen des Kaliummangels (▶ 10.2.2) durch Transmineralisation.

Therapie Ther. der Grunderkr., z. B. Beseitigung der Atemstörung oder Schmerzther. Bei „psychogener" Störung Beruhigung, Plastikbeutelrückatmung. Evtl. Sedierung, z. B. Midazolam 2–5 mg i. v. (z. B. Dormicum®). Keine Kalziumgabe erforderlich.

Rheumatische Erkrankungen

Matthias Braun

11.1 Leitsymptome und ihre Differenzialdiagnosen

11.1.1 Gelenkschmerz

- **Arthralgie:** Gelenkschmerz. Schmerzhafter Reizzustand ohne Flüssigkeitsexsudation (z. B. durch mechanische Überlastung).
- **Arthritis:** entzündliche Gelenkschwellung durch flüssigkeitsproduzierende Gelenkinnenhautveränderung (Synovitis).

Anamnese

- **Wann tut es weh?** Ruhe- und Nachtschmerz (entzündlich), bei Bewegungsbeginn (Anlaufschmerz) und nach Belastung (degenerativ).
- **Wo ist der Schmerz genau lokalisiert?** Artikulär = im Gelenk; periartikulär = Weichteile in Gelenknähe.
- **Lindert Wärme oder Kälte den Schmerz?** Linderung durch Wärme bei degenerativer, durch Kälte bei entzündlicher Erkr.
- **Betroffene Gelenke?** Befallsmuster auch aus der Vorgeschichte erfragen:
  - Mittel- und Grundgelenke: meist rheumatoide Arthritis (RA).
  - Tief sitzender Kreuzschmerz (Sakroiliakalgelenk) bei Spondylarthritis (▸ 11.4).
  - Gelenke untere Extremität: bei Spondyloarthritis.
  - Schmerzhafte Daumensattel- und Fingerendgelenke: meist Arthrose.
  - Großzehengrundgelenk: typisch für Gicht.
- **Morgensteifigkeit** im betroffenen Gelenk? Wie lange dauert sie? Bei Arthritis > 1 h, bei Arthrose meist < 5 Min. („Anlaufschmerz").
- **Fieber bei Krankheitsbeginn?** → bakt. Arthritis (▸ 11.5).
- **Bauchschmerzen, akute oder chron. Durchfallerkr.?** V. a. reaktive Arthritis bei Darminf. durch Salm., Yersinien, Campylobacter, Shigellen; Begleitarthritis bei M. Crohn, Colitis ulcerosa (▸ 7.6.9).
- **Hautveränderungen:** z. B. Erytheme, Ulzerationen bei Vaskulitis (▸ 11.6), Psoriasis (▸ 11.1.2), Raynaud-Sy. bei Kollagenosen (▸ 11.6).
- **Augenentzündung:** Sicca-Sympt. bei Sjögren-Sy. (▸ 11.6.3); Skleritis und Episkleritis bei Kollagenosen und Vaskulitiden; Konjunktivitis bei Reiter-Sy. und Gonokokkenarthritis; Iritis und Iridozyklitis bei Spondyloarthritis, Still-Sy. und M. Behçet.
- **Akute Sehverschlechterung:** Arteriitis temporalis, Iridozyklitis bei Spondyloarthritis.
- **Harnröhrenentzündung:** posturethritische Arthritiden (Reiter-Sy. ▸ 11.4.3), bakt. Urethritis (Gonorrhö ▸ 17.2.10).
- **Akute Arthritis** bei Adipositas, nach Alkoholgenuss oder Fasten → Gichtanfall.
- **Medikamentenanamnese:** antirheumatische Medikation (z. B. „Basisther.").
- **Familiäre Belastung:** M. Bechterew (▸ 11.4.1), RA (▸ 11.3), Gicht, Psoriasis-Anamnese (Pat. selbst oder Verwandte 1. Grades).

Differenzialdiagnosen

Tab. 11.1 Differenzialdiagnostik des Gelenkschmerzes		
	Degenerativ	**Entzündlich**
Schmerzcharakter	Anlaufschmerz (< 5 Min.), zunehmender Belastungsschmerz	Ruhe-, Dauer-, Nachtschmerz
Gelenkschwellung	Selten, meist erst nach Belastung	Immer vorhanden, spontan auftretend
Verlauf	Langsam progredient	In Schüben
Labor	Normal	Meist BSG ↑, CRP ↑
Röntgen (▶ 11.2.4)	Mäßige Verschmälerung des Gelenkspalts, Osteophyten, subchondrale Knochensklerosierung, Geröllzysten	Gelenknahe Knochendemineralisation, starke Gelenkspaltverschmälerung subchondrale Zysten, Erosionen. Später Subluxationen, knöcherne Ankylose
Synovialflüssigkeit	Zellzahl ≤ 2.000/µl, Leukozyten 10–20 %, gelb und klar, zähflüssig, muzinreich, eiweißarm (< 35 g/l)	Zellzahl 5.000–50.000/µl, Leuko­zytenanteil 50–75 %, klar oder trüb, dünnflüssig (wenig Mu­zin), eiweißreich (> 35 g/l)

Degenerative Gelenkerkrankungen

- **Sehr häufig:**
  - **Arthrosis deformans:** Pat. > 50 J., Befall großer, tragender Gelenke, bei Frauen auch kleine Fingergelenke (▶ 11.7.1).
- **Selten:**
  - **Diab. Arthropathie** (▶ 16.1.2): Sehnenkontrakturen, Faszienverdickung insb. der Hände (Cheiropathie), schmerzarme Vorfußdeformität mit Subluxationen oder neuropathische Arthropathie.
  - **Hämochromatose** (▶ 13.2.6): Arthropathie in 50 %, typischerweise symmetrischer Befall der Fingergrundgelenke II und III, auch Handgelenk, Fingermittelgelenke, Knie, Rö: wie Arthrose.
  - **Arthropathie bei Hämophilie A und B** (▶ 13.7.1): durch intraartikuläre Spontanblutungen schwere Knorpeldestruktion und Bandinstabilität, insb. im Kniegelenk.
  - **Aseptische Knochennekrose:** Verlauf über mehrere Jahre, Schmerz durch statische Belastung und Muskelzug verstärkt, z. B. Lunatummalazie (z. B. Presslufthammerarbeiter!). Diagn.: Rö, Skelettszinti (Frühzeichen).

Chronisch verlaufende entzündliche Gelenkerkrankungen

- **Häufig:**
  - **Rheumatoide Arthritis** (RA, ▶ 11.3): Morgensteifigkeit, Finger- und Zehengrund- sowie Fingermittelgelenke meist zuerst befallen, Rheumaknoten, später ulnare Deviation, Gelenkdeformierungen.
  - **Spondyloarthritiden:** Psoriasisarthritis, enteropathische Arthritis (▶ 11.4.4), M. Bechterew (▶ 11.4.1), reaktive Arthritis (▶ 11.4.3). Beginn meist vor dem 30. Lj. Frühmorgendliche, tief sitzende Kreuzschmerzen (Sakroiliitis) und Arthritis meist der unteren Extremitäten.
- **Weniger häufig:**
  - **Löfgren-Sy.:** akute Sarkoidose (▶ 6.4.1) bei meist jüngeren Frauen mit Arthritis (oft Sprunggelenk), begleitend Erythema nodosum, Husten, Fieber.

- **Selten:**
  - **Systemischer Lupus erythematodes** (SLE, ▶ 11.6.1): oft F < 45 J. Arthritis bzw. Arthromyalgie in 90 %, dazu Haut- und Nierenbeteiligung, Pleura- und Perikardergüsse, Fieber.
  - **Sklerodermie** (▶ 11.6.2): Raynaud-Sy., Nekrosen an Fingern („Rattenbiss-nekrosen"), Schluckbeschwerden; später Sklerodaktylie, Lungenfibrose, renaler Hypertonus.
  - **Systemische Vaskulitiden:** z. B. Wegener-Granulomatose (▶ 11.6.10). Trias Lungen-, Nieren- und HNO-Beteiligung.

Infektbedingte Erkrankungen

- **Aseptisch:**
  - **Reaktive Arthritis** (▶ 11.4.3): häufig. Postinfektiöse Arthritis nach Inf. mit Yersinien (Y. enterocolitica und Y. pseudotuberculosa), Shigellen, Salm., C. trachom. und pneum. und Campylobacter jejuni. Zuerst Inf., nach einer Latenz von einigen Tagen bis Wo. Oligoarthritis, bevorzugt untere Extremität (z. B. Knie, Sprunggelenk); Sakroiliitis. Mit extraartikulärer Beteiligung → Reiter-Sy. (Trias: Konjunktivitis, Arthritis, Urethritis).
  - **Lyme-Arthritis** (▶ 11.5.2): selten. Mon. bis J. nach Borrelieninf. (▶ 17.2.3), durch Zeckenbiss Mono-/Oligoarthritis (häufig: Knie). Zusätzlich evtl. Myokarditis, Acrodermatitis chronica atrophicans und Polyneuromeningitis.
  - **Rheumatisches Fieber** (▶ 11.5.1): sehr selten. Kinder und Jugendliche, „wandernde" Polyarthritis und Endokarditis bis 4 Wo. nach Streptokokken-Angina.
- **Septisch:**
  - **Bakt. Arthritiden** (▶ 11.5.3): meist monoartikulär an großen Gelenken. Prädisponierende Faktoren sind Trauma, intraartikuläre Injektion, immunsuppressive Ther., miliare Tbc, Gelenkprothesen. Starke Schmerzen und Entzündungszeichen.
  - **Virale Arthritiden** (▶ 11.5.4): polyartikulär, häufig Exanthem, meist milder Verlauf, selbstlimitierend.

Stoffwechselbedingte Gelenkerkrankungen

- **Gichtanfall** (▶ 16.3.2): meist Männer > 40 J., akut schmerzhaftes, gerötetes und geschwollenes Großzehengrundgelenk.
- **Chondrokalzinose** (▶ 16.3): meist chron. Verlauf, aber auch akuter Schub möglich („Pseudogicht"). Exsudative Monarthritis (meist am Knie), selten polyartikulär.

Diagnostik

- **Basisdiagnostik:**
  - Anamnese (▶ 11.2.1), Schmerzanamnese (▶ 11.1.1).
  - Körperliche Untersuchung (▶ 11.2.2) Gelenke: derb/weich geschwollen, Bewegungseinschränkungen.
  - Labor (▶ 20, ▶ 11.2.3).
  - Röntgen: Rö-Thorax, Rö der betroffenen Gelenke, ggf. MRT (z. B. Sakroiliakalgelenk).
  - Gelenksono: Lokalisierung und Ausmaß der Entzündungsreaktion (Gelenk, Sehnenscheiden, Bursa, Synovialisverbreiterung, Baker-Zyste).
  - Skelettszinti: Mehrbelegung arthritischer Gelenke.

– Synoviaanalyse: entzündlicher oder nichtentzündlicher Erguss, diagnost. beweisend bei Kristallnachweis (z. B. Gicht, Chondrokalzinose), Keimnachweis (septische Arthritis).
- **Weiterführende Diagnostik:**
  – V. a. postinfektiöse Genese: Erregerdiagn., Serol. (▶ 11.2.3).
  – V. a. Kollagenosen, pos. ANA: erweiterte AK-Diagn. (▶ 11.2.3).
  – V. a. Vaskulitis: ANCA, ggf. Histologie.
  – V. a. eitrige Arthritis: Gelenkpunktion und Erregerdiagn. (Kulturen).

11

11.1.2 Hautveränderungen und Knoten

Hautveränderungen und Knoten können auf eine rheumatolog. Systemerkr. hinweisen.

Hautveränderungen
- Psoriasis an Haut und Nägeln: Tüpfelnägel, „Ölflecke" → Psoriasisarthritis
- (▶ 11.4.2).
- Schmetterlingserythem im Gesicht → SLE (▶ 11.6.1).
- Lilafarbenes Erythem im Gesicht → Dermatomyositis (▶ 11.6.4).
- Sklerodaktylie (atrophisch verhärtete Haut der Finger), zusätzlich Zungenbandverkürzung, Lippenverschmälerung → Sklerodermie (▶ 11.6.2).
- Tastbare Purpura: erhabene, punktförmige Hauteinblutungen → Hypersensitivitätsvaskulitis, z. B. Purpura Schoenlein-Henoch (▶ 11.6.9).
- Schleimhauttrockenheit: Xerostomie = Mundtrockenheit, Xerophthalmie = Augentrockenheit → Sjögren-Sy. (▶ 11.6.3).
- Pusteln in der Nähe des befallenen Gelenks → Gonokokkenarthritis.
- Balanitis, Urethritis → reaktive Arthritis (▶ 11.4.3), Gonokokkenarthritis.
- Erythema marginatum → rheumatisches Fieber (▶ 11.5.1).
- Exanthem → virale Arthritiden, z. B. Parvovirus B19 (Ringelröteln).
- Erythema chronicum migrans → Frühphase der Borreliose (▶ 17.2).
- Haut-, Schleimhautulzerationen: Mundschleimhaut → SLE, M. Behçet; Haut → prim. Vaskulitiden, sek. Vaskulitiden bei RA, SLE, Sklerodermie.
- Raynaud-Sy. (▶ 11.1.3).

Knoten
- **Heberden- und Bouchard-Knötchen** bei degenerativen Fingerveränderungen (▶ 11.7.1), **Rheumaknoten:** subkutan über Knochenvorsprüngen, Strecksehnen oder juxtaartikulär. Bis faustgroß, v. a. an Stellen mechanischer Beanspruchung, z. B. am Hand- und Ellenbogengelenk → RA (▶ 11.3).
- **Erythema nodosum:** subkutane druckschmerzhafte, weiche bis derbe Knoten mit rötlich livider Hautverfärbung, meist symmetrisch an Unterschenkelstreckseiten, seltener Oberschenkel, Unterarme → Löfgren-Sy. (▶ 6.4.1), akute Yersinien-Enteritis, Colitis ulcerosa, M. Crohn.
- **Gichttophus:** Harnsäurekristallablagerungen an den Ohrmuscheln, aber auch an den Händen, Füßen und Ellenbogen. Kleine, harte, manchmal gelblich durchschimmernde Knötchen in geröteter Haut → Gicht (▶ 16.3).
- **Ganglion:** zystische Neubildung, ausgehend von Gelenk, Sehne oder Sehnenscheide; bevorzugt an der Streckseite der Handgelenke, Fußrücken, Knie und Zehen. Praller, fluktuierender, erbsengroßer Knoten, über dem die Haut gut

verschieblich ist. Größe kann belastungsabhängig variieren. Ther.: Glukokortikoid-Injektion, op. Entfernung.

- **Kleine schmerzhafte subkutane Knoten** → Panarteriitis nodosa (▶ 11.6.7).

11.1.3 Raynaud-Syndrom

Durch Gefäßspasmen und/oder Arterienverschluss ausgelöste „triphasische Farbreaktion" der Finger (seltener der Zehen) mit Abblassung (Digitus mortuus, „Leichenfinger"), Zyanose und nachfolgender Rötung. Keine Vaskulitis!

Ätiologie

- **Prim.:** junge Frauen, Auslösung durch Kältereiz und Stress. Symmetrisch, Spasmus löst sich nach wenigen Min., keine Nekrosen. Keine zugrunde liegende rheumatische Erkr. Die prim. Form verliert sich mit zunehmendem Alter.
- **Sek.:**
  - Kollagenosen, Vaskulitiden: SLE (▶ 11.6.1); Sklerodermie, z. T. ischämische Nekrosen (▶ 11.6.2); MCTD (▶ 11.6.5); Dermatomyositis (▶ 11.6.4).
  - Gesteigerte Blutagglutination mit Immunkomplexbildung: Kälteagglutinine (bei Virusinf., hämolytischer Anämie, SLE), Kryoglobuline (prim. oder bei Plasmozytom, M. Waldenström ▶ 13.5.3, Hep. B, C, bakt. Endokarditis, paroxysmaler nächtlicher Hämoglobinurie).
  - Akraler Gefäßverschluss: Thrombangiitis obliterans, Arteriosklerose, Embolie, Thrombose.
  - Andere Ursachen (selten): Medikamente (z. B. Ergotamin-Präparate, β-Blocker), chron. Intox. (z. B. Blei, Arsen), Sudeck-Dystrophie, Vibrationstraumen (z. B. Pressluftarbeiter), paraneoplastisch.

Therapie Grunderkr. behandeln. Sympt. durch Vermeiden von Kältereizen (Handschuhe, Handwärmer), Nikotinverzicht, Nifedipin (z. B. 3 × 5 mg/d p.o.), Nitratsalbe lokal (z. B. Isoket®). In schweren Fällen: Prostaglandin-Infusionen (z. B. Prostavasin®).

11.1.4 Augenveränderungen

Es können (von außen nach innen) die Bindehaut (Konjunktiva), Lederhaut (Sklera) und Bestandteile der Uvea (Iris, Corpus ciliare, Choroidea) betroffen sein. Folgende Veränderungen deuten auf eine rheumatische Systemerkr. hin:

- Konjunktivitis → Reiter-Sy. (▶ 11.4.3).
- Keratokonjunktivitis sicca → Sjögren-Sy. (▶ 11.6.3).
- Skleritis/Episkleritis → Wegener-Granulomatose (▶ 11.6.10), Colitis ulcerosa (▶ 7.6.9), Vaskulitis bei RA (▶ 11.3).
- Uveitis → Sarkoidose (▶ 6.4.1), M. Behçet, Colitis ulcerosa.
- Iridozyklitis (Uveitis anterior) → juvenile chron. Arthritis (▶ 11.3), M. Bechterew (▶ 11.4.1), M. Crohn (▶ 7.6.9).

11.2 Diagnostische Methoden

11.2.1 Rheumatologische Anamnese

- Gelenkschmerzanamnese (▶ 11.1.1), ggf. Schmerzanamnese (▶ 19.6).
- Funktionsstörungen, Einschränkungen in den Aktivitäten des tägl. Lebens: z. B. Wasserhahn aufdrehen, kämmen, Schuhe zubinden, Gehstrecke, Treppen steigen, aufstehen, hinsetzen.

- Haut (▶ 11.1.2, ▶ 11.2.2): z. B. schuppende Haut, Krusten am Haaransatz, nässender Bauchnabel, Rötung und Schuppung an Gelenkstreckseiten (→ Psoriasis); Erythema nodosum, Raynaud-Sy., Fingerkuppenrhagaden, Haarausfall, Veränderungen des Gesichtsausdrucks (alte Fotos!), derbe Gesichtshaut, Fotosensibilität, Ulzerationen, Gesichtserythem (→ Vaskulitis, Kollagenosen).
- Schleimhaut: Bläschen, Beläge, Ulzera, Mundtrockenheit.
- Augen: Fremdkörpergefühl, Trockenheit, Sehstörungen, Rötungen.
- GIT: Globusgefühl, Schluckstörungen, Tenesmen, Durchfälle, Schleim- oder Blutbeimengungen.
- Nervensystem: sensible/motorische Neuropathie.
- Harntrakt: Urethritis, Balanitis, Geschlechtskrankheiten.
- Zeckenbiss (→ Borreliose ▶ 11.5.2).

11.2.2 Körperliche Untersuchung

Gelenke
Inspektion, Palpation
- Schwellung (Synovitis = Erguss), Schwellung der Sehnenscheiden, Rötung (insb. bei Gichtanfall oder bakt. Entzündung), Überwärmung, Deformierungen, Muskelatrophie.
- Gelenkknirschen bei degenerativen Erkr.
- Druckschmerzhafte Sehnenansätze, z. B. Achillessehne (Enthesiopathie = abakt. Entzündung der Sehnen in Ansatznähe); pos. bei Fibromyalgie-Sy. (▶ 11.8) sowie bei den Spondyloarthritiden (z. B. M. Bechterew, Reiter-Sy., Psoriasisarthritis).

Funktionsprüfung
- Ausmaß der funktionellen Behinderung abschätzen, z. B. durch Nackengriff, Schürzengriff, Spitzgriff, Faustschluss usw.
- Aktives und passives Bewegungsausmaß der Gelenke (immer im Seitenvergleich).
- Einschränkungen erfassen (z. B. Schulterabduktion nur bis 90°, Streckhemmung des Kniegelenks von 10°).

> Funktionell ungünstig sind eine Streckhemmung von Hüfte und Knie sowie eine Beugehemmung der Finger.

Wirbelsäule
Inspektion
- Aus der Entfernung (2–3 m) und aus der Nähe, Ruhe- und Sitzhaltung.
- Körperproportionen: z. B. vermehrte Fältelung bei Größenverlust durch Osteoporose.
- Asymmetrien? Etwa WS-Achsen, Glutealfalten, Beckenschiefstand, Beinachsen, Beinlängendifferenz.
- Formveränderungen an Beinen und Armen?

Palpation
- Stauchungsschmerz: Spondylitis, osteoporotische Fraktur.
- Klopfschmerz: degenerativ, Bandscheibenprotrusion, M. Bechterew, osteoporotische Frakturen, Spondylitis, Tumoren.

11

- Stufe in der Dornfortsatzreihe: Spondylolisthesis (▶ 11.7.1).
- Muskeltonus: Myogelosen, Tender Points (▶ 11.8).
- Thoraxkompressionsschmerz: Prellung, Rippenfraktur, Blockierungen.

Funktionsprüfung
- Finger-Boden-Abstand (FBA) als orientierendes Maß der WS-Flexion.
- Schober-Zeichen, LWS: am Dornfortsatz von L5 und 10 cm weiter oberhalb einen Punkt markieren; Distanzzunahme beim Vorneigen, normal ca. 4 cm (▶ Abb. 11.1).
- Ott-Zeichen, BWS: Dornfortsatz von C7 und 30 cm weiter unterhalb einen Punkt markieren; Distanzzunahme beim Vorbeugen etwa 4 cm (▶ Abb. 11.1).

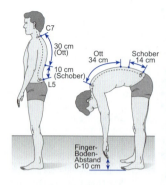

Abb. 11.1 Untersuchung der Wirbelsäulenbeweglichkeit [L106]

! Protokoll: z. B. Schober 10/14 cm bzw. Ott 30/34 cm.
- Seitneigung, Rotation, Kinn-Sternum-Abstand, Hinterhaupt-Wand-Abstand.
- Mennell: Pat. in Seitenlage, lokalisierter Schmerz im SI-Gelenk bei Überstrecken des Hüftgelenks der betroffenen Seite. Typisch für SI-Arthritis (z. B. Spondyloarthritis, ▶ 11.4).
- Lasègue-Zeichen: Hüftbeugung bei gestrecktem Knie führt zu Schmerzen im Verlauf des N. ischiadicus. Pos. bei Nervenwurzelreizung oder Meningismus. Kein entzündlich rheumatisches WS-Zeichen.

> Durch Untersuchung (lokalisierter Druckschmerz, Mennell) ist die Differenzierung zwischen SI-Arthritis und degenerativen LWS-Veränderungen möglich.

11.2.3 Labordiagnostik

Basisdiagnostik
- **Internistisches Routinelabor:** BB, Diff-BB, Harnsäure, AP, Kreatinkinase, Krea, γ-GT, GOT, GPT, Gesamteiweiß, Eiweiß-E'phorese, Gerinnung.
- **Entzündungsparameter:** BSG, CRP.
- **Rheumafaktor (RF):** relativ unspezif. Parameter; bei RA in 70 % pos. (▶ 11.3 und ▶ Tab. 11.3). **Latex-RF-Fixationstest:** Titer > 1 : 20 sicher pos.; **Waaler-Rose-Test:** besonders spezif. (normal < 16 IE/ml). RF im Gelenkpunkt gelegentlich früher nachweisbar als im Serum. **Cave:** RF ist im 1. J. der Erkr. oft neg.!
- **CCP-AK** (cyclisches citrulliniertes Peptid): hochspezif. für RA, zusätzlicher Prognosefaktor für erosiven Verlauf.
- **Antinukleäre AK (ANA):** unterschiedliche Fluoreszenzmuster (▶ Tab. 11.2).

Tab. 11.2 Antinukleäre Antikörper – charakteristische Befundkonstellationen

ANA-Fluoreszenz-muster	Weitere Differenzierung	Assoziierte Kollagenosen
Homogen oder ringförmig	Anti-ds-DNS	Spezif. für SLE
	Anti-Histon-AK	Medikamentös induzierter LE (70–90 %)
Zentromer	Keine	Spezif. für CREST-Sy.
Nukleolär	ScL 70	Sklerodermie u. a. Kollagenosen
Gesprenkelt/ fleckförmig	ENA: Anti-U1-RNP	Mixed Connective Tissue Disease
	Anti-Sm	Hochspezif. für SLE
	Anti-Ro (SSA)	Sjögren-Sy., SLE
	Anti-La (SSB)	Sjögren-Sy., SLE (geringes Nephritisrisiko)
	Anti-PM1 Anti-Jo1	Spezif. für Dermatomyositis-Polymyositis

11

Bei rheumatischen Erkr. häufig hypochrome Anämie vom Entzündungstyp (Fe ↓, Ferritin ↑).

Spezielles Labor

Falls ANA pos.: ENA-Differenzierung und ds-DNA (insb. bei Kollagenosen). Bei V. a. Vaskulitis ANCA; bei V. a. reaktive Arthritis bakt. AK (z. B. Chlamydien, Yersinien, Borrelien, ▶ Tab. 11.3).

Tab. 11.3 Autoantikörperdifferenzierung und -häufigkeit

Antikörper	Erkran-kung	+	+	+	+	+	+	+
	RA (%)	SS (%)	DM-PM (%)	CREST (%)	PSS (%)	MCTD (%)	SLE (%)
RF[1]	70	75	30	30	Selten	Selten	20
CCP-AK	70	–	–	–	–	–	–
ANA	30	75	20	30	99	99	99
Anti-ds-DNS	–	< 10	–	–	–	–	55
Anti-Histon	–	–	–	–	–	–	30[2]
Antizentro-mer	< 10	–	–	70	40	–	–
Anti-U1-RNP	< 10	< 10	15	10	> 20	> 90	35
Anti-Sm	–	–	–	–	< 10	< 10	15

11

Tab. 11.3 Autoantikörperdifferenzierung und -häufigkeit *(Forts.)*

Antikörper	Erkran-kung	+	+	+	+	+	+
	RA (%)	SS (%)	DM-PM (%)	CREST (%)	PSS (%)	MCTD (%)	SLE (%)
Anti-RO (SSA)	20	60	10	10	20	20	35
Anti-LA (SSB)	–	50	–	10 %	< 10	< 10	15
Anti-SCL-70	–	–	–	–	20	–	–

RA = rheumatoide Arthritis, CCP = cyclisches citrulliniertes Polypeptid, SS = Sjögren-Sy., DM-PM = Dermatomyositis-Polymyositis, PSS = progressive systemische Sklerose (Sklerodermie), MCTD = Mixed Connective Tissue Disease, SLE = systemischer Lupus erythematodes
1 Durchschnittsbevölkerung > 60 J.: bis zu 5 % pos. RF mit niedrigem Titer
2 Beim medikamentös induzierten LE 95 %

- **Antineutrophile zytoplasmatische AK (ANCA):** 2 Fluoreszenzmuster-pANCA (perinukleäres Fluoreszenzmuster), cANCA (zytoplasmatisches Fluoreszenzmuster).
  - cANCA v. a. bei Wegener-Granulomatose (▶ 11.6.10).
  - pANCA v. a. bei mikroskopischer Polyangiitis (▶ 11.6.7).
  - Weitere Differenzierung im ELISA → Proteinase-3 hochspezif. für Wegener-Granulomatose; Myeloperoxidase (MPO) häufig bei mikroskopischer Polyangiitis.
- **Doppelstrang-DNA-AK (ds-DNA):** pos. im aktiven Stadium eines SLE (Immunfluoreszenz, RIA-Nachweis spezifischer als ELISA).
- **Komplementsystem:** Erniedrigung durch erhöhten Verbrauch bei autoimmunbedingter Immunkomplexbildung (z. B. SLE): C_3 ↓, C_4 ↓, CH_{50} ↓, evtl. zur Kontrolle von Verlauf und Therapieerfolg.
- **HLA-Typisierung:** Eine genetische Disposition für einen bestimmten HLA-Typ besteht bei vielen rheumatischen Erkr. (▶ Tab. 11.4), am bedeutsamsten ist HLA-B27. **Cave:** Die HLA-Bestimmung führt nicht zur Diagn., sie stützt sie lediglich (z. B. HLA-B27 bei Spondyloarthritis).

Tab. 11.4 HLA-Assoziation und Geschlechtsprävalenz rheumatischer Erkrankungen

Erkrankung	HLA-Assoziation	Häufigkeit bei Erkrankten (%)	Häufigkeit Normal-bevölkerung (%)	F : M
Rheumatoide Arthritis	DR 4	70	30	3 : 1
Psoriasisarthritis	B 27	48	8	1 : 1
M. Bechterew	B 27	90	8	1 : 3
SLE	DR 2/DR 3	46/50	22/25	10 : 1
Sjögren-Sy.	DR 3	70	25	9 : 1
Polyarthrose	Keine	–	–	1 : 1

Tab. 11.5 Serologische Diagnostik bei V. a. postinfektiöse reaktive Arthritis

Erreger	Klinik	Nachweis
Yersinia enterocolitica (03/09)	Enteritis	Immunoblot IgA und IgG
C. trachom., C. pneum.	Urethritis, Adnexitis, Pneumonie	ELISA IgA und IgG
Campylobacter jejuni	Enteritis	ELISA IgA und IgG
Salmonellen, Shigellen	Enteritis	KBR
Mykoplasmen, Ureaplasmen	Urethritis	KBR
Borrelien	▶ 17.2.3	ELISA, Immunoblot IgM und IgG, PCR aus Synovia
β-hämolysierende Strept. A	Tonsillitis	AK Streptolysin 0, DNAse

11.2.4 Röntgenuntersuchung des Skeletts

Ausgangspunkt: Rö-Aufnahme in zwei Ebenen und im Seitenvergleich! Ggf. zusätzliche Aufnahmen unter Belastung (z. B. Knie, LWS im Stehen). Bei der Befundung des Skeletts achten auf:

- **Weichteilzeichen:** Weichteildicke um die Gelenke vermehrt, Weichteilverkalkungen/-verknöcherungen.
- **Gelenkspalt:** Verschmälerung konzentrisch (eher bei Arthritis) oder exzentrisch (meist degenerativ).
- **Subchondrale Grenzlamelle und Spongiosa:** Umbau der Grenzlamelle mit Sklerosierung der Spongiosa (eher degenerativ) oder Erosionen/Destruktionen der Grenzlamelle (Arthritis).
- **Gelenknaher Knochen:** Demineralisation (= gelenknahe Osteoporose bei Arthritis), Geröllzysten und marginale Osteophyten (Arthrose), ossäre Proliferation (z. B. Psoriasisarthritis), Destruktion mit Deformierungen (z. B. diab. Arthropathie), Akroosteolysen (z. B. Sklerodermie).

11.3 Rheumatoide Arthritis (RA)

Syn.: chron. Polyarthritis (cP). Häufigste chron. entzündliche rheumatische Erkr., 1 % der Bevölkerung, F : M = 3 : 1, Gipfel um 40. Lj., familiäre Häufung (Assoziation mit HLA DR 4). Schubartiger Verlauf ohne erkennbare Auslöser, selten kontinuierlich progredient. Aggressive Verläufe mit frühen radiolog. Destruktionen und extraartikulärer Beteiligung müssen frühzeitig erkannt werden.

Leitbefunde
Symmetrische Arthritis, an den kleinen Gelenken beginnend. Morgensteifigkeit, Bewegungsschmerz. Rheumaknoten. Typische Rö-Veränderungen. Nachweis von CCP-AK.

Klinik Beginnt oft mit unspezif. Zeichen wie vermehrter Schweißneigung, Appetit- und Gewichtsverlust, vegetativen Sympt. Nach Wo. bis Mon.:

11

- **Polyarthritis:** symmetrische Gelenkschwellung, Beginn an kleinen Gelenken, mit Bewegungsschmerz der Metakarpophalangealgelenke (MCP) und proximalen Interphalangealgelenke (PIP) → schmerzhafter Händedruck sowie der Metatarsophalangealgelenke (MTP, Zehengrundgelenke, ▶ Abb. 11.4). Zehen-, Fingerendgelenke meist nicht betroffen. Oft zusätzlich Handrückenschwellung (Tenosynovialitis der Streckersehnen). Häufig Arthritis der Hand- und Sprunggelenke. Im Verlauf können alle Gelenke einschl. der Kiefergelenke einbezogen werden. In akuten Stadien ausgeprägte Morgensteifigkeit (> 1 h). **Cave:** Bei 20 % akuter Beginn mit asymmetrischem Befall großer Gelenke; bei 5 % (v. a. Jugendliche und Alte) schleichender Beginn mit Monarthritis. Spätfolgen: schwere Gelenkdestruktionen, an den Fingergelenken typische ulnare Deviation, Schwanenhals- und Knopflochdeformitäten (▶ Abb. 11.2), Subluxationen (typisch: „Bajonettstellung" des Handgelenks), Muskelatrophie, Amyloidose.
- **Periartikuläre Manifestationen:** Tenosynovialitis, Sehnenabrisse, Bursitis, Synovialzysten (z. B. Bakerzyste in Kniekehle), Myalgien.
- **Rheumaknoten:** subkutane, derbe Knoten bei 25 %, oft an Hand- und Ellenbogengelenk (DD ▶ 11.1.2).
- **Wirbelsäulenbeteiligung** (C1/2): atlantoaxiale Dislokation mit Myelonkompression (Klinik: Nackenschmerzen, Parästhesien an den Händen, Muskelschwäche, schon bei Verdacht Rö-HWS mit Inklination, ggf. MRT; **cave** Intubation!); im fortgeschrittenen Stadium fast immer generalisierte Osteoporose.
- **Rheumatoide Vaskulitis:** selten progressive Verläufe mit schmerzlosen Hautulzerationen, PNP (Befall der Vasa nervorum). Lungenbeteiligung < 10 % (Pleuritis, intrapulmonale Rheumaknoten, Fibrose) und Herzbeteiligung, Episkleritis. RF meist hochtitrig pos.

Diagnostik
- **Labor:** BSG ↑, CRP ↑ normo- bis hypochrome Anämie; Fe ↓, Ferritin ↑ (Anämie bei chron. Systemerkr., ▶ 13.2.4), RF pos. in 70 %, spezif.: CCP-AK, unspezif.: ANA in 30 % niedrigtitrig pos. (▶ 11.2.3), Dysproteinämie (Albumin ↓, α_2- und γ-Globuline ↑). **Cave:** RF im 1. J. bei 70 % noch neg.!
- **Röntgen:**
  - Handskelett einschl. Handgelenk (a. p. möglichst in Mammografietechnik). Typischer arthritischer Befall (▶ Abb. 11.2). Frühzeichen am Proc. styloideus.
  - Immer Vorfußaufnahme, auch wenn Pat. dort keine Beschwerden hat. Frühveränderungen Kleinzehgrundgelenk, evtl. klin. stumm!
  - HWS in zwei Ebenen und Inklination (atlantoaxiale Subluxation?).
- Neue Diagnosekriterien ermöglichen frühzeitigere Diagnosestellung (▶ Tab. 11.6).

Tab. 11.6 EULAR/ACR-Klassifikationskriterien für die rheumatoide Arthritis 2010

Gelenkbeteiligung	Punkte
1 mittl./großes Gelenk Arthritis	0
2–10 mittl./große Gelenke Arthritis	1
1–3 kleine Gelenke Arthritis	2
4–10 kleine Gelenke Arthritis	3
> 10 kleine Gelenke Arthritis	5

Tab. 11.6 EULAR/ACR-Klassifikationskriterien für die rheumatoide Arthritis 2010 *(Forts.)*	
Gelenkbeteiligung	**Punkte**
Serologie	
Rheumafaktor und CCP neg.	0
Rheumafaktor und/oder CCP pos.	2
Rheumafaktor und/oder CCP hochtitrig pos.	3
Dauer der Arthritis	
< 6 Wo.	0
> 6 Wo.	1
Entzündungsparameter	
CRP und BSG normal	0
CRP und/oder BSG erhöht	1
Rheumatoide Arthritis, wenn ≥ 6 Punkte erreicht werden.	

11

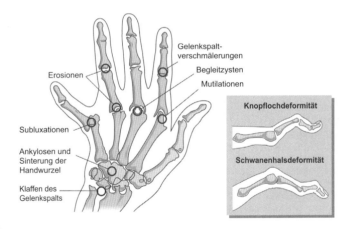

Abb. 11.2 Radiologische Veränderungen bei rheumatoider Arthritis [L157]

Typische Röntgenzeichen bei RA
(▶ Abb. 11.2)
- **Weichteilzeichen** (Folge der Gelenkschwellung) nach Tagen bis Wo. spindelförmige Weichteilauftreibungen, erweiterter Gelenkspalt.
- **Kollateralphänomene** nach Wo. bis Mon. sichtbar: Gelenknahe fleckige, bandförmige oder diffuse Osteoporose, Periostreaktionen; Fingerendgelenke sind meist nicht betroffen.

11

- **Direktzeichen** nach Mo. bis Jahren: Schwund der subchondralen Grenz-lamellen, Erosion an Knorpel-Knochen-Grenzen (= ausgestanzte Kno-chendefekte), Verschmälerung des Gelenkspalts, Destruktionen, Fehlstel-lungen, Ankylosen.

Therapie
- **Adjuvante Ther.:** „Keine Tablette ohne Krankengymnastik"! Bei akuter Ar-thritis Traktion, passives Durchbewegen, lokal Kälte (z. B. Eisbeutel). Bei chron. Arthritis Muskelkräftigung (Atrophie-, Kontrakturgefahr!), Fehlhal-tungsprophylaxe. Ergother.: Gelenkschutz, evtl. Schienenanpassung/Hilfs-mittel, Funktionstraining insb. der Hände. Rheumaliga: Selbsthilfegruppe, Gymnastik, Lebenshilfe (z. B. Rentenantrag).
- **Entzündungshemmung im akuten Schub:** „Glukokortikoidstoß", bei hoher Aktivität z. B. Prednisolon 50 mg/d frühmorgens, alle 3 d um 10 mg reduzie-ren bis 20 mg, dann um 5 mg nach Klinik. Bei therapierefraktärem Schub mit Organbeteiligung (rheumatoide Vaskulitis) „Pulstherapie" mit 500–1.000 mg/d an 3 d i. v. Im hohen Alter oder bei nicht ausreichender Basisther. niedrig dosierte Glukokortikoid-Dauerther. möglichst unter der „Cushing-Schwelle" von 7,5 mg Prednisolon-Äquivalent (NW ▶ 19.5).

> **!** Gleichzeitige Gabe von NSAID und Glukokortikoiden potenziert Ulkusge-fahr deutlich!

- **Immunmodulierende Ther.** („Basisther."): Jede klin. aktive RA sollte mit einer Basisther. behandelt werden. Glukokortikoide und NSAID sind keine Basisthera-peutika! Auswahl und Therapieführung durch den rheumatologisch Erfahrenen!
  - **Leichter Verlauf:** Chloroquin 250 mg/d p.o. (z. B. Resochin®) oder Hyd-rochloroquin 200–400 mg/d p o. (z. B. Quensyl®). Wirkbeginn nach 3–6 Mon. NW: irreversible Retinopathie (Rotsehen), reversible Kornea-trübung (→ ophthalmolog. Untersuchung vor Therapiebeginn, dann alle 3 Mon.); Exanthem, Pruritus.
  - **Mittelschwerer Verlauf:** Sulfasalazin zunächst 500 mg/d p. o., wöchentl. um 500 mg steigern bis max. 2–3 × 1.000 mg/d (z. B. Azulfidine® RA). Wirkbeginn nach 6–12 Wo. NW: Übelkeit, Schwindel, erhöhte Leberwer-te, BB-Störungen.
  - **Aggressiver Verlauf:**
    - Methotrexat (MTX) 1 × 7,5–25 mg/Wo. p. o., s. c. oder i. v. (z. B. Lanta-rel®). Wirkbeginn nach 3–6 Wo. Zunehmend auch frühzeitiger Einsatz. NW ▶ 11.6.12. BB-, Krea-, Leberwert- und Urinkontrollen.
    - Leflunomid 20 mg/d p. o. (z. B. Arava®). Wirkstärke wahrscheinlich mit MTX vergleichbar. NW: selten KM-Depression. BB-, Krea-, Urin- und Leberwertkontrollen.

Mittel der 2. Wahl
- **Azathioprin** v. a. bei Niereninsuff.; initial 2 mg/kg KG/d (z. B. Imurek®). NW ▶ 14.3.3. BB-, Krea- und Leberwertkontrollen.
- **Gold** (Tauredon®) mit 10 mg i. m. beginnen, Steigerung auf 50 mg alle 1–4 Wo. Wirkungseintritt nach 3–6 Mon. NW: Dermatitis, Nephropathie (Abbruchquote 50 % nach 2 J.).

– **Falls keine Remission eintritt:** Kombinationsther., z. B. MTX und Ciclosporin oder Leflunomid; alternativ MTX/Sulfasalazin/Chloroquin. Bei
unzureichendem Ansprechen „Biologicals" (▶ Tab. 11.7). NW Reaktivierung einer latenten Tbc, PML, erhöhtes Infektionsrisiko. **Cave:** Biologicals
sind extrem teuer (10.000–24.000 Euro/J.).

Tab. 11.7 „Biologicals" (monoklonale AK) in der Rheumatologie

Antikörper gegen	Substanz (Präparat)	Dosierung
TNF-α	Adalimumab (Humira®)	1 × 40 mg s. c. alle 2 Wo.
	Etanercept* (Enbrel®)	1 × 50 mg oder 2 × 25 mg s. c. 1 ×/Wo.
	Infliximab (Remicade®) Golimumab (Simponi®) Certolizumab (Cimzia®)	200–400 mg i. v. alle 6–8 Wo. 50 mg s. c. alle 4 Wo. 200 mg s. c. alle 2 Wo.
B-Zellen	Rituximab (Mabthera®)	2 × 1.000 mg i. v. im Abstand von 2 Wo. alle 6–12 Mon.
T-Zell-Aktivierungs-molekül (CTLA4)	Abatacept (Orencia®)	500–750 mg i. v. alle 4 Wo.
Interleukin 6	Tocilimumab (RoActemra®)	8 mg/kg KG i. v. alle 4 Wo.

* TNF-Rezeptormolekül, kein monoklonaler AK

- **Sympt. Ther. mit NSAID:** z. B. Ibuprofen max. 2.400 mg/d, Indometacin
max. 150 mg/d p. o. (z. B. Amuno®), Diclofenac max. 200 mg/d p. o. (z. B.
Voltaren®). Bei gastrointestinalen NW COX-2-selektive NSAID wie Celecoxib 1–2 × 200 mg/d p. o. (Celebrex®). **Cave:** kardiovaskuläres Risiko ↑ bei
Dauereinnahme.
- **Lokale medikamentöse Therapiemaßnahmen:**
  – **Intraartikuläre Glukokortikoide:** z. B. Triamcinolon-Hexacetonid 10–
  40 mg i. a. (Lederlon®) in große Gelenke (Knie, Schulter) unter aseptischen Bedingungen max. 1× alle 4 Wo.; entsprechend geringere Injekti-
  onsmenge für kleinere Gelenke (Hand- und Sprunggelenk 10–20 mg; Fin-
  ger- und Zehengelenke 3 mg). Seltene reaktive „Kristallsynovialitis" klingt
  nach 1 d wieder ab. Wirkdauer bis zu 1 J.! Ind.: Mon-, Oligoarthritis, einzelne im Vordergrund stehende Gelenke. KO: iatrogenes Gelenkempyem.
  KI: Hautinfektionen, Blutungsneigung, Marcumarisierung.
  – **Radio-Synoviorthese:** intraartikuläre Injektion eines kurzlebigen Radio-
  nuklids, dadurch Bestrahlung mit antiphlogistischem Effekt auf die Syno-
  vialis. Ind.: oligo- oder monoarthritische persistierende Synovialitis.
  – **Chemische Synoviorthese:** intraartikuläre Injektion einer verödenden
  Substanz (Natriummorrhuat). Ind.: wie bei Radio-Synoviorthese, keine
  Strahlenbelastung, jedoch initial heftige Entzündungsreaktion.
- **Operative Ther.:** bei rezid. Ergüssen Synovektomie; Sehnen- und Arthroplas-
tik. Evtl. Gelenkersatz bei Sekundärarthrosen.

Komplikationen Rheumatoide Vaskulitis (Episkleritis, Hautulzera), sek. Sjögren-Sy. in bis zu 30 % (▶ 11.6.3), bakt. Inf. (bei Glukokortikoidther. oft symptomarm; bei Verschlechterung des Allgemeinbefindens immer daran denken!),

Karpaltunnel-Sy. (25 %). Spätfolge: Osteoporose, Amyloidose in 2 % mit Nieren- und Herzbeteiligung.

Prognose Bei 15 % im 1. Erkrankungsjahr spontane Vollremission. I. d. R. progredienter Verlauf; nur 50 % sind nach 15 J. noch arbeitsfähig. Indikatoren für einen aggressiven Verlauf: prim. polyartikulärer Befall, hochpos. Rheumafaktor, CCP-AK pos., Rheumaknoten und frühzeitige Erosionen (Rö-Bild).

11

Idiopathische Sonderformen
- **Felty-Sy.:** seltene, schwere Verlaufsform der RA bei Erw. mit Splenomegalie, Leuko- bis Panzytopenie, Rheumaknoten, Vaskulitis, Sjögren-Sy. Labor: RF und ANA hoch pos. Ther.: wie bei RA, MTX ist Medikament der 1. Wahl (trotz Leukopenie!), evtl. Splenektomie.
- **Juvenile chron. Arthritis:** Befall ≤ 16 J. Überbegriff für Oligopolyarthritis, häufig asymmetrisch und Befall großer Gelenke. Häufig ANA pos., seltener RF. KO: Uveitis (augenärztliche Kontrolle auch bei fehlender Klinik!). Ther.: NSAID (z. B. Naproxen-Saft 10–15 mg/kg KG). Zurückhaltend systemische Glukokortikoide (Wachstumsstörung!), evtl. lokal. Evtl. MTX 1×10–15 mg/m²/Wo.
- **Still-Sy.:** systemische Verlaufsform mit Polyarthritis, Fieber, Exanthem, Perikarditis, Pleuritis, Splenomegalie, Lymphadenopathie, Leukozytose und Anämie, ANA, RF neg. Häufiger bei Kindern.

11.4 Spondyloarthritiden

Gruppe von entzündlich-rheumatischen Erkr. mit folgenden Gemeinsamkeiten: häufig Sakroiliitis und entzündliche WS-Veränderungen, asymmetrische Arthritis, v. a. der unteren Extremität, häufig HLA-B27-pos.; RF-, ANA-neg.; evtl. extraartikulärer Befall (je nach Subtyp).

11.4.1 Bechterew-Krankheit (Spondylitis ankylosans)

Chron. Entzündung von Iliosakralgelenken, Schambeinfuge, Intervertebral- und in 50 % Extremitätengelenken, die in Schüben v. a. zur Versteifung der WS führt. M : F = 3 : 1, Altersgipfel der Erstmanifestation 15–30 J., familiäre Häufung.

Leitbefunde
„Entzündlicher Rückenschmerz" (= nächtliches, frühmorgendliches Schmerzmaximum, Morgensteifigkeit, Besserung nach Bewegung), Schmerzen und Bewegungseinschränkung der WS und des Thorax. HLA-B27-Assoziation (90 %).

Klinik
- **Frühsymptome:** nächtliche und morgendliche Steifigkeit mit tief sitzendem Kreuzschmerz, in die Beine ausstrahlend. Befund: Stauchungs- und Torsionsschmerz der Iliosakralgelenke (Mennell pos., ▶ 11.2.2), Klopf- und Bewegungsschmerz der Wirbelsäule (WS), druckschmerzhafte Sternokostalgelenke, schmerzhafte Sehnenansätze (z. B. Achillodynie).

- **Spätzeichen:** bei bis 50 % Beteiligung der peripheren Gelenke (v. a. untere Extremität, große Gelenke), WS-Versteifung (Schober-, Ott-Zeichen ▶ 11.2.2) bis zur fixierten Kyphose; bei Befall der Kostovertebralgelenke Versteifung des Thorax mit Abnahme der Vitalkapazität. Extraartikuläre Manifestation: in 25 % Iritis.

Komplikationen Restriktive Ventilationsstörung bei pulmonaler Fibrose, Amyloidose, IgA-Nephritis, kardiale Beteiligungen (Aortitis mit Insuff., Reizleitungsstörung).

Diagnostik

11

Klassifikationskriterien Spondyloarthritis (ASAS 2009)
Sakroiliitis in der Bildgebung plus ≥ 1 weiteres Spondyloarthritis-Kriterium:
- entzündlicher Rückenschmerz
- Arthritis/Daktylitis
- Enthesitis (entzündlicher Sehnenansatzschmerz)
- Uveitis
- Psoriasis/entzündliche Darmerkr.
- Pos. Familienanamnese
- HLA B27+

oder

HLA B27+ plus ≥ 2 weitere Spondyloarthritis-Kriterien:
- Sakroiliitis in der Bildgebung
  - Entzündungszeichen MRT oder
  - radiologisch Sakroiliitis

- **Labor:** Oft anfänglich noch ohne Entzündungszeichen; dann BSG ↑, CRP ↑, RF neg., HLA-B27-pos. in 90 %.
- **MRT:** Am sensitivsten ist T2-Wichtung mit Fettsuppression (STIR) zum Nachweis entzündliches Knochenödem, z. B. Iliosakralfugen (Frühzeichen).
- **Rö der Iliosakralfugen:** Frühzeichen sind Pseudodilatation, verwaschene Gelenkstruktur; später „buntes Bild" mit Erosionen, Sklerosierung, Ankylose.
- **Rö-LWS, -BWS:** Charakteristisch sind Syndesmophyten am Übergang BWS/LWS, Kastenwirbel. Spätzeichen: Verknöcherung des vorderen und hinteren Längsbands, spangenförmige Syndesmophyten („Bambuswirbelsäule").
- **! DD:** andere Spondyloarthritisformen.

Therapie Wichtig sind Bewegungsther., krankengymnastische Dehnung der Wirbel- und Rippengelenke, Wärme. Im Schub NSAID (z. B. Indometacin, ▶ 19.6). Bei hochentzündlichen Verläufen TNF-α-Blockade (▶ Tab. 11.7). Bei Beteiligung peripherer Gelenke Basisther. mit Sulfasalazin 2–3 g (▶ 11.3). Glukokortikoide nur bei Augenbeteiligung und peripherem Gelenkbefall. Physikalische Ther. (z. B. Ultraschall), Ergother. Im Spätstadium evtl. Aufrichtungsoperationen an der WS, z. B. Keilosteotomie.

Prognose Variabler Verlauf, meist über Jahrzehnte. Erkr. kann in jedem Stadium zum Stillstand kommen. 10–20 % verlaufen progredient, v. a. bei Beginn vor 18. Lj. (Verlaufsverlangsamung bei frühzeitiger TNF-α-Blockade); 80 % bleiben bei eingeschränkter Beweglichkeit erwerbsfähig. Lebenserwartung kaum reduziert. Bessere Progn. bei weibl. Geschlecht und bei späterer Erstmanifestation.

11

- Für den Erhalt der WS-Beweglichkeit sind konsequente Krankengymnastik und Eigenübungen entscheidend.
- Der „entzündliche Rückenschmerz" ist morgens am ausgeprägtesten und bessert sich durch Bewegung; bei degenerativen WS-Veränderungen umgekehrt!
- Einzige hocheffektive Basisther. sind die TNF-α-Blocker.
- In Deutschland sind 8 % der Bevölkerung HLA-B27-pos., davon erkranken etwa 5 % an einem M. Bechterew; mehr als 95 % der HLA-B27-pos. Bevölkerung bleiben gesund!

11.4.2 Psoriasisarthritis

30 % aller Psoriatiker haben zusätzlich eine meist asymmetrische Arthritis.

Klinik   Arthritis der Gelenke entlang eines Strahls (Wurstfinger, -zehen) einschl. Endgelenke, Iliosakralgelenke, WS (Rö: Parasyndesmophyten; ▶ Abb. 11.4). Zum Teil akuter Beginn, tritt manchmal auch vor Haut- und Nagelveränderungen (subunguale Keratosen, Ölflecke und Tüpfelnägel) auf.

Diagnostik   Rö: Nebeneinander von Ab- und Aufbauprozessen (Erosionen und Proliferationen).

Therapie   NSAID (▶ 19.6). Basistherapie mit Sulfasalazin, MTX, bei schweren Verläufen TNF-α-Blocker (▶ Tab. 11.7).

Prognose   Tendenziell günstiger als RA.

11.4.3 Reaktive Arthritis, Reiter-Syndrom

Postinfektiöse sterile (!) Arthritis, bevorzugt Sakroiliakalgelenk und untere Extremität. Manifestationsalter 20–40 J.

Leitbefunde
- Infektassoziierte, aber sterile Arthritis, HLA-B27-assoziiert.
- Reaktive Arthritis: asymmetrische Mono-, Oligoarthritis mit Betonung der unteren Extremität.
- Reiter-Sy.: seltenes Vollbild mit der Trias Urethritis, Arthritis, Konjunktivitis.

Ätiologie   Etwa 80 % HLA-B27-pos. (Normalbevölkerung 8 %). Auslösende Erreger: C. trachom./pneum., Yersinia enterocolitica, Mykoplasmen, Salm., Shigellen, Campylobacter jejuni.

Klinik
- 2–4 Wo. zuvor GIT- oder urethraler Infekt.
- Meist asymmetrische Oligoarthritis (v. a. der großen Gelenke der unteren Extremität), akute Sakroiliitis.
- Extraartikuläre Manifestationen bei Reiter-Sy.: Urethritis, Balanitis circinata, Konjunktivitis, Haut- und Schleimhautläsionen (hyperkeratotische Verände-

rungen an Hand- und Fußflächen), Erythema nodosum. Häufig Insertionstendopathie im Bereich der Sehnenansätze, z. B. Achillessehne mit Fersenschmerz.

Diagnostik Kulturen (Stuhl, Urethraabstrich) sind meist neg. Serol. (▶ Tab. 11.5): IgA-AK sprechen für kürzlich durchgemachten Infekt (Titerverlauf!). Chlamydien-PCR aus Morgenurin. HLA-B27 tritt gehäuft auf, ist aber nicht beweisend.

Differenzialdiagnosen Andere Spondyloarthritiden (z. B. enteropathisch, Psoriasis-), M. Behçet (zusätzl. Schleimhautulzerationen an Mund und Genitale, Uveitis), Lyme-Arthritis, selten Gonokokkeninf. (septische Arthritis; Abstrich, ▶ 2.3.9).

Therapie
- KG, Ergoth., physikalische Ther. (Kryother., Ultraschall, Iontophorese).
- NSAID (▶ 19.6): sympt., ggf. bedarfsorientiert.
- Tetrazykline (▶ 18.2.4) bei kulturellem Erregernachweis von Chlamydien und Mykoplasmen. **Cave:** nur bei Chlamydien-PCR-Nachweis; falls nur Serol. pos., keine Antibiotika. Bei anderen Erregern keine Antibiotikather.
- Glukokortikoide nur kurzfristig bei schwerer systemischer Symptomatik, z. B. Prednisolon 20–50 mg/d (z. B. Decortin H®). Evtl. intraartikuläre Ther.

Prognose Gut 66 % nach 6 Mon. beschwerdefrei, jedoch erneute bakt. Triggerung eines Schubs möglich. In 10 % chron. Form mit Spondylitis (ähnlich M. Bechterew ▶ 11.4.1). Bei Reiter-Sy. häufiger Chronifizierung.

11.4.4 Enteropathische Arthritiden

Bei M. Crohn und Colitis ulcerosa (▶ 7.6.9) sind etwa 20 % betroffen. HLA-B27 pos.

Klinik Oligoarthritis von Knie-, Sprung-, Hand-, Finger- und Iliosakralgelenk. Periphere Arthritiden und Darmentzündung verlaufen parallel. Achsenskelettbefall ist von der Grunderkr. unabhängig.

Therapie NSAID sind relativ kontraindiziert, daher zurückhaltend. Bei Oligoarthritis intraartikuläre Glukokortikoide (▶ 19.5), Sulfasalazin (z. B. Azulfidine®) wirkt entzündungshemmend auf Darm und Gelenke (▶ 7.6.9). Grundkrankheit behandeln.

11.5 Infektbedingte Erkrankungen

11.5.1 Rheumatisches Fieber

Nach Racheninf. mit β-hämolysierenden Strept. der Gruppe A auftretende systemische Erkr. mit akuter Entzündung von Gelenken, Herz, ZNS und Haut, in Komb. oder isoliert. Meist Kinder und Jugendliche betroffen. Nach Einführung der Penicillinther. ist die Inzidenz drastisch gesunken.

Klinik Racheninf. (z. T. asympt.) 2–4 Wo. vorausgehend (Rachenabstrich z. T. pos.). Springende Polyarthritis v. a. der großen Gelenke, Fieber, Endokarditis, Perikarditis (Perikardreiben? Neu aufgetretenes Herzgeräusch?), subkutane Knötchen an Sehnen und Knochenvorsprüngen meist in Komb. mit Karditis.

Diagnostik ASL zu unspezif., spezifischer: Strept.-DNAse, Hyaluronidase. Titerbewegung ist entscheidend.

Therapie Nur bei nachgewiesener Streptokokken-Inf. Penicillin V für 10 d (▶ 17.2.24), alternativ bei Erw. Erythromycin (▶ 18.2.3). Bei Karditis Prednisolon 40–60 mg/d (z. B. Decortin® H), absteigend nach Fieberrückgang. Nach Ende der Akuterkr. Fokussanierung, z. B. Tonsillektomie. Penicillinprophylaxe für 5 J., z. B. Benzathinpenicillin i. m. 1 ×/Mon.

11.5.2 Lyme-Arthritis (Borreliose)

Spätstadium einer Borrelieninf. (▶ 17.2.3), durch Zecken übertragen. Sterile Arthritis, trotz PCR-Nachweis!

Klinik Mon. bis J. nach Zeckenbiss mit Erythema migrans Mono- oder Oligoarthritis der großen Gelenke, bei 50 % Gonitis, evtl. Myokarditis, Acrodermatitis chronica atrophicans und Polyneuromeningitis.

Diagnostik Borrelienserologie pos. (Suchtest: ELISA, Bestätigungstest: Western Blot). Beweisend ist Erregernachweis im Gelenkpunktat mittels PCR.

Therapie Bei Arthritis Doxycyclin 200 mg 3 Wo., bei neurolog. Sympt. Ceftriaxon 1 × 2 g i. v. für 2 Wo. (z. B. Rocephin®).

 Bei 10–20 % der Bevölkerung besteht eine pos. Borrelienserologie als „Seronarbe" → keine Behandlungsindikation!

11.5.3 Bakterielle Arthritiden

Meist monoartikulär. Septische Arthritiden der großen Gelenke.

Prädisponierende Faktoren Iatrogen nach unsteriler Gelenkpunktion, Trauma, RA, immunsuppressive Ther., höher dosierte Glukokortikoidther., Gelenkprothesen. Häufigste Erreger sind grampos. Kokken.

Klinik Akute starke Schmerzen und Entzündungszeichen, häufig eitriger Erguss.

Diagnostik Bei V. a. Gelenkempyem sofortige Gelenkpunktion! Erregernachweis im Direktpräparat mit Gramfärbung, Kultur. Leukozyten > 5.000/µl mit 90 % Granulozyten. Glukose ↓ (< 50 % der Serumkonz.), Laktat ↑.

Therapie Ruhigstellen, Saugspüldrainage, Antibiotika, optimale Physiother.

Prognose Potenziell in wenigen Tagen erhebliche Knorpeldestruktion (insb. Staph. aur.). Entscheidend für die Progn. ist die frühzeitige Antibiose und Saugspüldrainage.

 Frühzeitige Synovialanalyse bei V. a. bakt. Arthritis einschl. Direktpräparat und Kultur.

11.5.4 Virale Arthritiden

Ätiologie Bei Röteln (auch nach Impfung, Arthritis in Hand- und Fingergelenken), Hep., Mumps, Varizellen, Mononukleose, Masern, Arbo-, ECHO-, Coxsackie-, Influenza- und Parvovirus B19 (Ringelröteln).

Klinik Springend, polyartikulär. Häufig Exanthem.

Diagnostik Virale Arthritiden werden serologisch diagnostiziert.

Therapie Verlauf nicht erosiv, klingen spontan ab. NSAID sympt.

11.6 Kollagenosen, Vaskulitiden

11.6.1 Systemischer Lupus erythematodes (SLE)

Autoimmunkrankheit mit entzündlichen Reaktionen verschiedener Organsysteme. Meist bei jungen Frauen (M : F = 1 : 9).

> **Leitbefunde**
> „Buntes Bild" mit Arthritis, Hautsympt. (Erythem bis Ulzeration) und viszeraler Beteiligung (Niere, Lunge, Herz). Meist junge Frauen. ANA, dsDNA-AK pos.

Klinik

- Buntes Bild: Allgemeinsympt. (90 %) mit Abgeschlagenheit, gelegentlich Fieber.
- Gelenke (ca. 90 %): kein typischer Befall; symmetrische Polyarthritis (DD: RA) oder asymmetrische Oligoarthritis; gelegentlich nur Arthromyalgien.
- Haut (ca. 75 %): vielfältige Kombinationen aus Erythem, Teleangiektasien, Atrophie und Hyperkeratose, v. a. an lichtexponierten Partien. Schmetterlingserythem im Gesicht, Schleimhautulzera, Hautulzera (diskoide und vaskulitische Läsion), Raynaud-Sy. (▶ 11.1.3).
- Nieren (ca. 35 %): Glomerulonephritis (▶ 9.5.1) mit unterschiedlichem histolog. Befund. Erythrozyturie, Proteinurie, nephrotisches Sy., progressive Niereninsuff.
- Seröse Häute (Polyserositis ca. 35 %): Perikarditis, Pleuritis, Pneumonitis.
- GIT-Beteiligung: Übelkeit, Erbrechen, Anorexie, Diarrhö.
- Verruköse Endokarditis (Libman-Sacks, selten).
- ZNS (40 %): Kopfschmerz, Krampfanfälle, Depression, Psychose.

Diagnostik

Tab. 11.8 Diagnostische Kriterien* der American Rheumatism Association

Kriterium	Definition
Schmetterlingserythem	Fixiertes Erythem, flach oder erhaben über Wangen und Nasenrücken mit der Tendenz, die Nasolabialfalten auszusparen
Diskoider Lupus	Erhabene, gerötete, hyperkeratotische Effloreszenzen mit anhaftenden Schuppen; evtl. atrophische Narben bei älteren Herden
Fotosensibilität	Hauteffloreszenzen als ungewöhnliche Reaktion auf Sonnenlichtexposition
Orale Ulzera	Orale oder nasopharyngeale Ulzerationen
Arthritis	Nichterosive Arthritis von 2 oder mehr peripheren Gelenken mit Schmerz, Schwellung oder Erguss

11

Tab. 11.8 Diagnostische Kriterien* der American Rheumatism Association
(Forts.)

Kriterium	Definition
Serositis	Pleuritis (anamnestisch pleurale Schmerzen) oder Pleurareiben oder -erguss oder Perikarditis (dokumentiert im EKG) oder Perikardreiben oder -erguss
Nierenbeteiligung	Persistierende Proteinurie > 0,5 g/24 h oder Zylindrurie (Erythrozyten-, Hämoglobin-, granuläre oder gemischte Zylinder)
ZNS-Beteiligung	Krampfanfälle, Psychosen
Hämatolog. Beteiligung	Hämolytische Anämie (mit Retikulozytose) oder Leukopenie < 4/nl oder Thrombopenie < 100/nl ohne auslösende Medikamente
Immunolog. Befunde	Doppelstrang-DNA-AK (dsDNA), Sm-AK, LE-Zellnachweis, falsch pos. TPHA-Test (Kreuzreaktion mit Kardiolipin-AK)
Antinukleäre Antikörper	Erhöhter Titer in der Immunfluoreszenz oder einem äquivalenten Test ohne auslösende Medikamente

* Von 11 Diagnosekriterien müssen mind. 4 erfüllt sein.

> Doppelstrang-DNA und Sm-AK sind hochspezif. für einen SLE; Einzelstrang-DNA oder ANA nicht!

- **Labordiagnostik:**
  - Entzündungsparameter: BSG ↑↑; CRP n– ↑↑; C_3, C_4 ↓ in Akutphase; polyklonale γ-Globulin ↑.
  - Evtl. Leuko-, Thrombopenie.
  - Antikörperdiagn.: hochtitrig ANA (> 90 %), Anti-dsDNA-AK (bis 80 % in akuten Phasen), Sm-AK (15 %, aber spezif.), sonstige AK ▶ 11.2.3.
  - Kryoglobulinämie, mit zirkulierenden Immunkomplexen.
  - Nachweis von Lupusantikoagulans (aPTT verlängert) und Kardiolipin-AK (verursachen falsch pos. Luesreaktion; TPHA-Test). Paradoxe Folge: Thrombose- und Blutungsneigung ↑.
  - Bei Nierenbeteiligung: nephritischer Urinstatus mit Mikrohämaturie (Frischsediment: „dysmorphe" glomeruläre Erythrozyten), Proteinurie.
- **Röntgendiagnostik:**
  - Hände und Füße: nichtdestruierende Arthritis mit ulnarer Subluxation und Luxationen der Fingergrundgelenke (selten).
  - Thorax in zwei Ebenen: Lungeninfiltrate (Pneumonitis), Pleuraergüsse.
- **Sonografie:**
  - Abdomen: Hepatosplenomegalie, Lymphome, Nierenparenchymveränderungen, Pleuraerguss.
  - Echo (TEE): Perikarderguss, Endokarditiszeichen.
- **EKG:** Zeichen einer Myokarditis, Perikarditis, HRST.
- **MRT:** bei V. a. ZNS-Befall vaskulitische Läsionen (White Matter Lesions).

Differenzialdiagnosen Überlappungen mit anderen Kollagenosen möglich, maligne Lymphome, medikamentös induzierter SLE, systemische Inf., Sepsis.

Therapie ▶ 11.6.12.

Prognose   Hängt vom Nierenbefall ab, renovaskuläre KO sind häufigste Todes-ursache. 10-JÜR > 80 %. **Cave:** Inf. unter Immunsuppression ist zweithäufigste Todesursache!

Medikamenteninduzierter SLE
Ätiologie   Durch Hydralazin, Procainamid, α-Methyldopa, Diphenylhydantoin, Mesantoin, Isoniazid u. a.

Klinik   Mildere Verlaufsform, Hautbefall klin. im Vordergrund, meist Pleuritis/Perikarditis, aber keine Nieren- und ZNS-Beteiligung.

Diagnostik   ANA pos., Anti-Histon 95 %, Einzelstrang-DNA (ssDNA); Nicht-dsDNA- oder Sm-AK; Komplementfaktoren normal.

Therapie   Medikamentenpause. Gute Prognose.

Prognose   Nach Absetzen reversibel. Gute Prognose.

11.6.2 Progressive systemische Sklerose (PSS)
Progredient verlaufende Fibrosklerose von Haut, inneren Organen und Gefäßen. F : M = 4 : 1. Hauptmanifestationsalter 30.–50. Lj.

> **Leitbefunde**
> Geschwollene, verhärtete Haut (oft an den Fingern → Sklerodaktylie), Raynaud-Sy. Mikrostomie, mimische Starre.

Einteilung
- **Klassifikation der generalisierten Formen:**
  - Auf Haut limitierte Form (Beteiligung Hände, Gesicht, Raynaud-Sy.).
  - Diffuse Form (zusätzlich beteiligt innere Organe, z. B. Lungenfibrose).
  - **CREST-Sym.:** Sonderform mit besserer Prognose. Kalzinosis (Rö: subkutane Kalzifizierung), Raynaud-Sy., Ösophagusmotilitätsstörung, Sklerodaktylie, Teleangiektasien; Labor: charakteristische Antizentromer-AK pos.; Anti-SCL-70 neg.
- **Abzugrenzen ist die zirkumskripte Sklerodermie (Morphea):** münz- bis handtellergroße skleroderme lokalisierte Hautveränderung, keine weitere Organbeteiligung.

Klinik
- **Häufig:**
  - Hautveränderungen, Ablauf in 3 Stadien: Ödem – Induration – Atrophie. Beginn meist symmetrisch an den Händen (geschwollene, verhärtete, derbe Finger, gespannte Haut = Sklerodaktylie), Raynaud-Sy. (▶ 11.1.3) in 90 %. Befall des Gesichts führt zu mimischer Starre, Mikrostomie und Verkürzung des Zungenbändchens. Schmerzlose Beugekontrakturen infolge Hautschrumpfungen.
  - Ösophagus: Dysphagie.
  - Lungen: Dyspnoe durch Fibrose, später Cor pulmonale.
  - Gelenke: Arthritis, Akroosteolysen an Fingerendphalangen.
  - Herz: Myokardfibrose, CM.
- **Seltener** (< 10 %):
  - Nieren: Gefäßsklerose führt zu Urämie, sek. Hypertonus.
  - Augen: Sicca-Sympt. (▶ 11.6.3).

Diagnostik
- Labor: BSG ↑, Anämie in 25 %, γ-Globuline ↑, AK ▶ 11.2.3.
- Hautbiopsie vor Therapiebeginn.
- Rö: Hände und Füße (Akroosteolysen?), Thorax p. a. und seitlich (Lungenfibrose?).
- Ösophagusbreischluck: z. B. Motilitätsstörung, Reflux, Spasmus, Starre des Ös.
- Lungenfunktion: Diffusionskapazitätsminderung (= Frühzeichen der Fibrose), Vitalkapazität.
- ! **DD:** MCTD, andere Kollagenosen. DD Morphaea: Akrodermatitis chronica atrophicans (Spätmanifestation der Borreliose).

Therapie ▶ 11.6.12.

Prognose Schlecht, oft therapierefraktär. ÜLR durch Lungen- und Nierenbeteiligung determiniert. CREST-Sy. s. o.

11.6.3 Sjögren-Syndrom

Entzündungen der Tränen- und Speicheldrüsen mit Verminderung der Sekretion; meist Frauen.

> **Leitbefunde**
> „Dry eyes, dry mouth".

Ätiologie Man unterscheidet das prim. vom sek. Sjögren-Sy. bei RA (30 %), Sklerodermie (5–8 %), SLE und Dermatomyositis.

Klinik
- **„Dry eyes, dry mouth"** (Xerophthalmie, Xerostomie): Keratokonjunktivitis sicca mit Fremdkörpergefühl und Hornhautulzerationen, Parotisschwellung, Schluck- und Artikulationsstörungen, Heiserkeit, Schleimhautschäden; Tracheobronchitis, Gelenkschmerzen und -schwellung. Gelegentlich vaginaler Soor.
- **Organmanifestation:** seltener. Blande interstitielle Nephritis oder Pneumonitis, sensomotorische Neuropathie. Sehr selten ist die Entwicklung eines Pseudo- oder B-Zell-Lymphoms.

Diagnostik
- **Schirmer-Test:** zum Nachweis einer Funktionsstörung der Tränendrüsensekretion. Filterpapierstreifen in Unterlid einlegen. Pos. bei Durchfeuchtung < 5 mm/5 Min.
- **Labor:** ANA pos., SS-A/SS-B pos. (Differenzierung ▶ 11.2.3), RF pos., BSG ↑, γ-Globuline ↑, Leukopenie.
- ! **DD der Parotisschwellung:** Mikulicz-Sy. bei Tbc, SLE, Leukämie und Hodgkin-Lymphom; Heerfordt-Sy. bei Sarkoidose.

Therapie 5-prozentige Methylzellulose (künstliche Tränenflüssigkeit) intraokulär. Evtl. Bromhexin p. o. Basisther. und Glukokortikoide je nach Aktivität wie SLE (▶ 11.6.12).

11.6.4 Polymyositis und Dermatomyositis

Seltene Erkr. F : M = 2 : 1. Bei Dermatomyositis sind Pat. meist < 40 J., Verlauf akuter und schwerer als bei Polymyositis, häufig paraneoplastisch.

- **Polymyositis:** entzündliche chron. Autoimmunerkr. der quergestreiften Muskulatur.
- **Dermatomyositis:** seltener; zusätzlich Vaskulitis und Hautbefall, evtl. Hemmkörperhämophilie, oft paraneoplastisch.

Klinik Zunächst immer Schwäche der proximalen Bein- (Treppensteigen!) und der Schultermuskulatur (Kämmen!). Muskelschmerzen auf Druck und Bewegung (60 %), schmerzhafte Gelenkschwellung (30–50 %), Schluckstörungen (28 %), Augenmuskeln meist verschont, Myokarditis (30 %, CK-MB ↑), Raynaud-Sy. (20–30 %), Lungenbeteiligung (5 %), Fieber, Gewichtsverlust.
Bei Dermatomyositis zusätzlich Erythem und ödematöse Schwellungen an Extremitätenstreckseite, Gesicht (lila Lider sind pathognomonisch), Hals- und Brustbereich.

11

Diagnostik
- Typische Klinik.
- **Labor:** BSG ↑, CK-MM ↑, LDH, GOT und Aldolase ↑ in 90 %, α_2- und γ-Globuline ↑, ANA (80 %), RF (30 %). Spezifischere AK: Anti-Synthetase-AK wie Anti-Jo1 (30 %), Anti-PM1 (10 %) und Mi-2 (hochspezif. für Dermatomyositis).
- **EMG:** typische myositische Veränderungen.
- **Muskelbiopsie, Histologie:** lymphozytäre Infiltration, Faserdegeneration.
- **! DD:** Polymyalgia rheumatica, medikamentös toxische Myositis (z. B. CSE-Hemmer, Fibrate), RA im Alter.

Therapie ▶ 11.6.12.

- Diagn. Tumorausschluss vor Ther.!
- CK-Verlauf spiegelt Myositisaktivität wider (Therapiekontrolle).

11.6.5 Mixed Connective Tissue Disease (MCTD)

Syn.: Sharp-Sy.; relativ mild verlaufende Kollagenose; „Mischung" aus SLE, Sklerodermie, Polymyositis und RA. Meist Frauen.

Klinik Raynaud-Sy., Polyarthralgie, Finger- und Handödem („puffy hands"); Sklerodaktylie, Ösophagusmotilitätsstörungen, Myositis und interstitielle Lungenerkr. Nierenbeteiligung selten.

Diagnose Klinik und pos. ANA. Anti-U1-RNP ist pathognomonisch (▶ 11.2.3).

Therapie Die Ther. richtet sich nach dem Ausmaß der Organbeteiligung (▶ 11.6.12). Bei einem Teil entwickelt sich im Verlauf die Erkr. zu einem SLE oder einer Sklerodermie.

11.6.6 Polymyalgia rheumatica, Riesenzellarteriitis

- Aufgrund ihrer klin. Überlappung werden beide Krankheitsbilder zusammengefasst. F : M = 4 : 1; meist > 50. Lj. Krankheitsdauer 1–4 J.
- Charakteristisch: Sturzsenkung und promptes Ansprechen auf Glukokortikoide.

11

Klinik
- **Polymyalgia rheumatica** (PMR): proximale Muskelschmerzen (Oberschenkel, Schultern) mit ausgeprägtem Druckschmerz, Morgensteifigkeit. Starkes allg. Krankheitsgefühl, Gewichtsverlust, Fieber.
- **Riesenzellarteriitis** (Syn.: Arteriitis temporalis, Horton-Sy.): Kopfschmerzen frontal und/oder temporal; evtl. Sehstörung bis Erblindung (A.-ophthalmica-Befall → ischämische Optikusneuropathie!), starkes allg. Krankheitsgefühl, Fieber! A. temporalis verdickt, evtl. pulslos. Seltener Apoplex, Koronararteriitis mit Angina pect.

Diagnostik
- Typische Klinik und Alter des Pat.
- Labor: Sturzsenkung (BSG > 40 mm in der 1. Stunde). CRP ↑, hypochrome Anämie, keine Auto-AK! CK unauffällig.
- Augenkonsil: Ischämischer Fundus?
- Histolog. Diagnosesicherung: A.-temporalis-Biopsie mit Nachweis mononukleärer Infiltration aller Arterienwandschichten mit Riesenzellen. Alternativ Duplex-Sono A. temporalis.
- EMG und Muskelhistologie normal.
- ! **DD:** Paraneoplasie (Tumorsuche?), Kopfschmerzen anderer Genese (▶ 15.1.2). Bei Polymyalgia rheumatica RA im Alter mit myalgiformem Beginn, Myositis.

> Bei etwa 5 % besteht eine okkulte Neoplasie, daher immer Tumorausschluss.

Therapie
- **Medikamentöse Ther.:** Polymyalgia rheumatica: Glukokortikoidstoß, z. B. Prednisolon 40–60 mg/d (z. B. Decortin® H). Bei gesicherter Arteriitis temporalis oder Visusminderung Prednisolon 100–200 mg/d. Falls ineffektiv, „Pulstherapie" (3 d 500–1.000 mg!). Glukokortikoidreduktion bei Polymyalgia rheumatica nach Klinik; bei Riesenzellarteriitis nach BSG und Klinik. Osteoporoseprophylaxe mit Ca^{2+} und Vit. D. **Cave:** frühzeitiger Beginn der Steroidther. wegen Erblindungsgefahr!
- **Physikalische Ther.:** kühlende Maßnahmen (Kryother., Eisbeutel) für Muskulatur.

11.6.7 Panarteriitis nodosa, mikroskopische Polyangiitis

Seltene generalisierte Gefäßentzündung (v. a. der mittelgroßen und kleinen Arterien) unbekannter Ursache. Meist Männer mittl. Alters. Die klassische Panarteriitis (ohne Glomerulonephritis) wird von der mikroskopischen Polyangiitis (mit Glomerulonephritis) unterschieden. Ätiol. unklar. Pathogenetische Bedeutung einer chron. Hep. B wahrscheinlich für Panarteriitis.

Klinik
- Buntes Bild. Meist Fieber, Krankheitsgefühl, Gewichtsverlust.
- Nieren: Panarteriitis 60 %, Polyangiitis 100 % GN, z. T. rapid progressiv. Panarteriitis: Keine GN, aber Niereninfarkte. Beide: Niereninsuff., renaler Hypertonus.
- GIT (50 %): uncharakteristische Magen-, Darmbeschwerden, Koliken, Blutungen, Infarkte, Pankreatitis, Cholezystitis, Appendizitis.
- Haut (40 %): erbsenförmige Knoten in Subkutis und Muskel, Livedo racemosa, Hautulzerationen.

- Nerven (50 %): progrediente Schwäche bis zu Lähmung, Spontan- und Druckschmerz, Mononeuritis, Polyneuritis (sensibel, motorisch).
- Bewegungsapparat (65 %): Arthritis, Myositis.

Diagnostik
- **Labor:** BSG ↑; HBs-Ag bzw. HBs-AK in 30 % pos.; C_3, C_4 ↓. Anämie, Leukozytose, Thrombozytose.
  - PAN: selten pANCA.
  - Polyangiitis: pANCA in 70 % pos.; MPO-AK.
- Biopsie des betroffenen Nervs oder Muskels, bei V. a. Polyangiitis evtl. Nierenbiopsie.
- Arteriografie, bevorzugt Zöliakografie: Stenose, Mikroaneurysmen.
! Auf nephritisches Sediment achten: Erythrozyturie, evtl. Zylinder; Proteinurie.

Differenzialdiagnosen SLE, Wegener-Granulomatose. DD der Bauchschmerzen (akutes Abdomen, ▶ 7.1.1).

Therapie ▶ 11.6.12.

11.6.8 Takayasu-Arteriitis

Seltene Vaskulitis großer Gefäße, meist Aortitis mit Mediazerstörung, Intimaproliferation und sek. thrombotischen Gefäßverschlüssen der Aortenbogenabgänge. Betrifft v. a. junge Frauen. 5-JÜR 80 %.

Klinik Typisch sind Pulslosigkeit eines Arms und ischämische Augenhintergrundveränderungen, Fieber und Polyarthralgien, Schlaganfall. RR-Differenz Arme bzw. Arme/Beine.

Diagnostik Klinik, Entzündungsparameter ↑, keine Auto-AK. Echo, Angiografie (Stenose, Dilatationen, Aneurysma).

Therapie Glukokortikoide (▶ 19.5), evtl. operativ.

11.6.9 Purpura Schoenlein-Henoch

Klassische Form der Hypersensitivitätsvaskulitis.

Ätiologie Häufig bei Kindern nach Virusinf. der oberen Luftwege. Bei Erw. durch Viren/Bakterien, Medikamente; sek. bei vielen entzündlich-rheumatischen Erkr.

Klinik „Tastbare" Purpura an den Streckseiten der Extremitäten und am Gesäß. 70 % Nierenbeteiligung (Immunkomplexnephritis: fokale mesangioproliferative GN, ▶ 9.5.1) Mikrohämaturie, Ödeme an Hand- und Fußrücken, Gelenkschwellungen und schmerzen, blutig schleimige Stühle. Abheilung meist spontan in 4–6 Wo.

Diagnostik Klinik, BSG ↑, Thrombozytose. Bei diagnost. Unsicherheit Hautbiopsie → perivaskuläre nekrotische (= leukozytoklastische) Leukozyten.

Therapie Symptomatisch. Steroide bei ausgeprägtem extrakutanem Befall (▶ 19.5).

11.6.10 Wegener-Granulomatose

Syn.: granulomatöse Polyangiitis.

Granulomatöse, nekrotisierende Vaskulitis unbekannter Ursache mit bevorzugtem Befall des oberen und unteren Respirationstrakts und der Nieren. Ätiol. unbekannt. Gute Progn. bei frühzeitiger Ther. (Nierenschaden entscheidet), unbehandelt schlecht.

11

> **Leitbefunde**
> Klassische Trias aus vaskulitischem HNO-, Lungen- und Nierenbefall mit Granulombildung.

Klinik
- **Initialphase:** Sinusitis, Nasenbluten, Nasenulzeration, Otitis, Mastoiditis, Bronchitis mit Hämoptysen.
- **Generalisationsphase:** systemische nekrotisierende Vaskulitis mit GN (evtl. rapid progressiv), Arthritis, Myositis, Episkleritis, Neuritis, retrobulbärem Granulom (MRT), palpabler Purpura, Perikarditis. Schweres Krankheitsgefühl mit Fieber, Gewichtsverlust.

Diagnostik
- Labor: cANCA mit Proteinase-3-AK charakteristisch (Initialphase bei 60 % pos., Generalisationsphase 95 %).
- Histolog. Sicherung anstreben: Biopsie Nase, NNH, evtl. Haut. Niere nicht spezif.!
- Rö/MRT: NNH-Verschattung, Lungeninfiltrate, -granulome.
- ! **DD:** Goodpasture-Sy., mikroskopische Polyangiitis.

Therapie In der Initialphase Versuch mit Sulfonamiden (▶ 18.2.9, Wirkungsweise unklar). Bei Therapieversagen oder Generalisationsphase ▶ 11.6.12.

11.6.11 Churg-Strauss-Syndrom

Wahrscheinlich allergisch bedingte, systemische granulomatös-nekrotische Vaskulitis, die v. a. Lunge und Haut befällt.

Klinik Meist vorangehende allergische Diathese (Asthma bronchiale, Rhinitis). Vaskulitische Manifestation: Dyspnoe, Lungenbefall (Rö: Infiltrate), palpable Purpura, Poly-/Mononeuropathie. Allgemeinsympt. mit Fieber, Gewichtsverlust.

Diagnostik Etwa 50 % ANCA pos. (75 % pANCA), Eosinophile > 10 %, IgE ↑. Histologie (z. B. Suralis-PE): perivaskuläre eosinophile Infiltrate.

Therapie ▶ 11.6.12.

Prognose Wegen seltenem Nieren-, Herzbefall günstiger als Panarteriitis nodosa. 5-JÜR 90 %.

11.6.12 Therapie der Kollagenosen und Vaskulitiden

- ▶ Tab. 11.9, orientierendes Schema, letztlich entscheidet der individuelle Verlauf.
- Ther. in Zusammenarbeit mit Rheumatologen!

Tab. 11.9 Therapieschema Kollagenosen und Vaskulitiden

Krankheit		Antiphlo-gistika[1]	Glukokor-tikoide[2]	Basistherapie[3]	Bemerkungen
SLE	Arthromyalgi-en, Hautbefall	+	–	Evtl. Chloro-quin	
	Zusätzl. begin-nende viszera-le Beteiligung	+	+	Chloroquin, evtl. MTX	
	Systemischer Verlauf ± Nie-ren-, Herz- und Lungenbeteili-gung	–	+	Azathioprin/ Mycophenolat, Cyclophospha-mid, evtl. Plas-mapherese B-Zell-AK Beli-mumab	
Sklerodermie		(+)	(+)	MTX	Raynaud-Ther., Haut-pflege
Polymyositis, Dermato-myositis		+	+	Azathioprin, MTX Ciclospo-rin A	Tumorsuche
Mischkollagenose (MCTD)		(+)	+	Evtl. Chloro-quin	
Riesenzellarteriitis, Polymyalgia rheumatica		–	+	–	Tumorsuche
Panarte-riitis no-dosa, mi-kroskopi-sche Po-lyangiitis	Leichte Fälle	+	+	–	
	Schwere Fälle mit systemi-scher Beteili-gung	–	+	Cyclophospha-mid, Azathio-prin	Antihyperten-sive Ther., auf drohende RPGN achten!
Wegener-Granulo-matose	Initialstadium	+	+		Therapiever-such: Sulfona-mide
	Generalisati-onsstadium	–	+	MTX, Lefluno-mid, Cyclo-phosphamid, Azathioprin	Auf drohende RPGN achten!
Hyper-sensitivi-tätsvas-kulitis		+	(+)	–	Antigen-karenz

[1] z.B. Diclofenac (z.B. Voltaren®) 50–200 mg/d p.o.
[2] Initial Prednisolon bis zu 50–100 mg/d. Bei schwerem viszeralen Befall (z.B. GN, ZNS) Pulsther. (3 × 500–1.000 mg i.v.). Je nach Diagn. unterschiedl. schnelle Reduk-tion möglichst unter Cushing-Schwelle (▶ 19.5).
[3] Ther. Spezialisten vorbehalten.

11

Hinweise zur immunsuppressiven Therapie
- **NW:** Infektanfälligkeit. Selten: Knochenmarksuppression, Haarausfall. Auf Antikonzeption achten.
- **KI:** septische Erkr.
- **Laborkontrollen:** alle 14 d, später alle 4 Wo. Diff-BB, Thrombos, Krea, Urinstatus, GOT, GPT, γ-GT, AP.
- **Azathioprin** (z. B. Imurek®): Ind.: bei RA alternativ zu MTX, bei Niereninsuff., Kollagenosen mit Organbeteiligung. Dos.: einschleichend bis zu 3 mg/kg KG; nach Besserung auf niedrigstmögliche Erhaltungsdosis reduzieren. **Cave:** keine Komb. mit Allopurinol. Leukopenie. Spezif. NW: „Azathioprin-Fieber".
- **Cyclophosphamid** (z. B. Endoxan®, ▶ 14.3.3): Ind.: systemisch nekrotisierende Vaskulitis (z. B. Wegener-Granulomatose), aggressive Verlaufsformen von Kollagenosen, RA. Dos.: 2–4 mg/kg KG/d (Fauci-Schema) oder 1 × 10–20 mg/kg KG/Mon. i. v. (Bolustherapie, weniger toxisch). Spezif. NW: hämorrhagische Zystitis, Kanzerogenität. KM-Suppression.
- **Methotrexat** (▶ 14.3.3): Ind.: RA, Psoriasisarthritis, Kollagenosen. Dos.: 1 × 7,5–25 mg/Wo. p. o., s. c., i. v. **Cave:** nicht zusammen mit Sulfonamiden. Bei Niereninsuff. Kumulationsgefahr! NW: Schleimhautentzündungen, Leberschaden (GOT- und GPT-Erhöhung bis auf das 2- bis 3-Fache tolerabel). Selten: Pneumonitis, Leukopenie.
- **Ciclosporin:** (z. B. Immunosporin®) Ind.: Polymyositis, Dermatomyositis; evtl. Psoriasisarthritis, RA. Dos.: 2–3 mg/kg KG. NW: Kreatininanstieg, Hypertonus.

11.7 Degenerative Gelenk- und Wirbelsäulenerkrankungen

11.7.1 Arthrosis deformans

Mechanische Zerstörung der Gelenkknorpeloberfläche durch ein Missverhältnis zwischen Belastung und Belastbarkeit. Meist bei alten Pat. an den tragenden Gelenken der unteren Extremität. 80 % der Bevölkerung > 70 J. betroffen, jedoch nur ein Teil hiervon ist klin. relevant.

Leitbefunde
Anlaufschmerz („eingerostete Gelenke", Morgensteifigkeit < 10 Min.), Belastungsschmerz (im Tagesverlauf zunehmend). Knorpelreiben fühlbar, Funktionseinschränkung geringer als bei Arthritiden. Rö: asymmetrische Gelenkspaltverschmälerung, subchondrale Sklerosierung, Osteophyten, Geröllzysten.

Klinik

Arthrose vs. Arthritis
- **Arthrose:** nur wenige Min. Anlaufschmerz/Steifigkeit nach einer Ruhephase.
- **Arthritis:** > 60 Min. Morgensteifigkeit!

- **Gonarthrose:** häufigste Arthrose der Extremitätengelenke. Knieschmerzen v. a. beim Abwärtsgehen; im Spätstadium: Streck- und Beugehemmung, Atrophie der Oberschenkelmuskulatur. Bei Überreizung Erguss.
- **Koxarthrose:** Hüft- und Leistenschmerz, Schmerzprojektion in Oberschenkel und Knie. Frühzeitige Einschränkung v. a. von Innenrotation und Abduktion, später von Extension und Adduktion, zuletzt der Flexion. Im Spätstadium Psoas- und Adduktorenkontraktur mit Hohlkreuz und Beckenschiefstand.
- **Spondylarthrose:**
  - **HWS:** Nackenschmerzen, okzipitale, nach frontal ausziehende Kopfschmerzen, Schwindel, Ohrensausen. Schulter-Nacken-Myelosen, bei Irritation der Nervenwurzel (z. B. durch Osteophyten) Ausstrahlung ins entsprechende Dermatom ("Brachialgie").
  - **LWS:**
    - **Pseudoradikulärer Schmerz:** diffuser, dumpfer paravertebraler Schmerz, meist belastungs- und bewegungsabhängig. Bei Spondylose, Spondylarthrose; auch bei Osteoporose mit Wirbelkörperverformung.
    - **Radikulärer Schmerz:** von LWS ins Dermatom (z. B. L_4) eines Beins ausstrahlender Schmerz, Lasègue pos. bei Nervenwurzelirritation (z. B. Bandscheibenprolaps, ▶ 11.2.2). **Cave:** bei neurolog. Defizit (z. B. Reflexdifferenz, Blasenentleerungsstörungen, Paresen) Prolapsausschluss (MRT, CT).
- **Fingerpolyarthrosen:** Schmerzen beim Drehen von Griffen, Schlüsseldrehen, Auswringen und Greifen.
  - Heberden-Arthrose: derbe, knotige Verdickung (Heberden-Knötchen) bds. an der Streckseite der Fingerendgelenke als Folge von kartilaginärosteophytären Wucherungen, meist Frauen (10 : 1) postmenopausal.
  - Bouchard-Arthrose: diffuse, derbe, spindelförmige Auftreibung und Gelenkkapselschwellung der Fingermittelgelenke.
  - Rhizarthrose: Arthrose des Daumensattelgelenks, Schmerzen beim Greifen.

Differenzialdiagnosen
- **Gonarthrose:** entzündlich rheumatische Erkr., wie RA (▶ 11.3), reaktive Arthritis (▶ 11.4.3), Psoriasisarthritis (▶ 11.4.2), Kristallarthropathien (z. B. Chondrokalzinose, Gicht), Meniskusschäden, projizierter Schmerz bei Koxarthrose.
- **Koxarthrose:** Fraktur, Hüftkopfnekrose, Koxitis, Sakroiliitis, Spinalkanalstenose, Nervenkompressionssy., pAVK, Leistenhernie, Tumor (z. B. Sigma-Ca).
- **HWS:** zervikale Diskushernie (Sensibilitäts-, motorische Ausfälle, Reflexdifferenz ▶ 15.2.1).
- **LWS:** lumbale Diskushernie, schwere Osteochondrose oder Osteoporosefraktur mit (pseudo-)radikulärer Sympt., Spondylolisthesis.
- **Fingerpolyarthrose:** RA (sog. Pfropfarthritis), Psoriasisarthritis, Gicht, Chondrokalzinose.

Komplikationen Kontrakturen, Fehlstellungen (durch Einbrüche und Umformungen), Entzündung (aktivierte Arthrose mit Reizerguss).

Diagnostik
- **Labor:**
  - Unauffällig, bei aktivierter Arthrose leichte CRP/BSG-Erhöhung.
  - Ausschluss von systemisch entzündliche Erkr. (BSG, CRP, E'phorese, ANA), metabolischen (Harnsäure) und endokrinen Ursachen (TSH basal).
  - Synoviaanalyse: Viskosität ↑, Leukos < 2.000/mm³. Wichtig zur DD Arthritis.

- **Röntgen:**
  - **Typisch:** asymmetrische (exzentrische) Gelenkspaltverschmälerung (DD Arthritis: konzentrische Verschmälerung), subchondrale Sklerosierung, Osteophyten, Geröllzysten, Deformierung.
  - **Knie** (▶ Abb. 11.3): Standaufnahme! Rauber-Zeichen: Ausziehung der Tibiakonsolen.
  - **Hüfte:** Zusatzaufnahmen: axial, Funktionsaufnahmen für OP-Planung.
  - **Wirbelsäule:** zusätzlich HWS-, LWS-Schrägaufnahmen (Einengung der Neuroforamina bei Zervikal-, Lumbalsy.?)
    - **Spondylarthrose:** Gelenkspaltverschmälerung, Sklerosierung (Rö: HWS seitlich, LWS schräg) der kleinen Wirbelgelenke.
    - **Chondrose:** Zwischenwirbelräume höhenvermindert wegen Bandscheibendegeneration.
    - **Osteochondrose:** Chondrose und Sklerosierung der Wirbelgrund- und Deckplatten.
    - **Spondylose:** osteophytäre Ausziehungen der Wirbelkörperkanten, z. T. spangenförmig.
    - **Spondylolisthesis:** Verschiebung von Wirbelkörpern bei Segmentinstabilität. Rö: Seit- und Funktionsaufnahme (Inklination/Reklination).
  - **Finger:** typischer Befall (▶ Abb. 11.4). Bei Heberden- und Bouchard-Knoten oft erst nach Jahren röntgenpos. Osteophyt! Keine gelenknahe Osteoporose (DD Arthritis).
- **Fakultative Untersuchungen:**
  - Gelenksono: Ergüsse, Synovitis.
  - Szinti: 3-Phasen-Szinti zum Ausschluss entzündlicher Veränderungen.
  - MRT: Unterscheidung struktureller, entzündlicher und nekrotischer Veränderungen (z. B. Hüftkopfnekrose), Frühzeichen bei Sakroiliitis (Knochenödem, Erguss).
  - CT: z. B. Beurteilung knöcherner Veränderungen des iliosakralen Gelenkspalts; Nervenkompression durch Bandscheibe? Spinalstenose?
  - Sono-Abdomen, Koloskopie, Gyn.-Konsil zum Tumorausschluss.

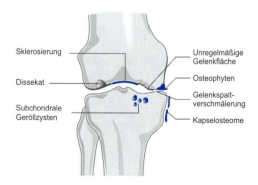

Sklerosierung

Dissekat

Subchondrale Geröllzysten

Unregelmäßige Gelenkfläche

Osteophyten

Gelenkspalt-verschmälerung

Kapselosteome

Abb. 11.3 Degenerative Gelenkveränderungen am Beispiel des Kniegelenks. **Cave:** Oft besteht ein Missverhältnis zwischen klinischem und röntgenologischem Befund. [L157]

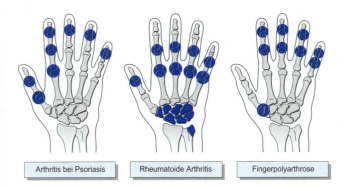

Arthritis bei Psoriasis   Rheumatoide Arthritis   Fingerpolyarthrose

Abb. 11.4 Typische Befallsmuster im Handbereich [L106]

Therapie

! Sympt. Ther. steht im Vordergrund.
● **Belastungsschmerz:**
  – Krankengymnastik: tägl. Durchbewegen der Gelenke ohne Belastung, Abbau von Übergewicht, KG (muskuläre Kräftigung).
  – Physikalische Ther.: Wärme, bei aktivierter Arthrose Kälte, Elektrother. und Ultraschall.
  – NSAID, z. B. Diclofenac 75–200 mg/d p. o. (z. B. Voltaren®, nur bedarfsorientiert!).
  – Evtl. zusätzlich Bandagen- und Schienenversorgung. Evtl. op. Korrektur von Achsenfehlstellungen (z. B. Genu valgum/varum).
● **Ruheschmerz:** falls OP noch nicht indiziert Glukokortikoide intraartikulär. NSAID bei Bedarf (z. B. Diclofenac 150–200 mg/d), Analgetika, wie Tramadol 2 × 50–200 mg/d (z. B. Tramal®). Röntgenreizbestrahlung für Fingerpolyarthrosen. Bei therapierefraktärem Verlauf Gelenkersatz (Knie, Hüfte).

Bei NSAID-Dauermedikation kann Präparatewechsel vorteilhaft sein (z. B. von Ibuprofen auf Diclofenac).

11.7.2 Periarthropathia humeroscapularis

Unpräziser Sammelbegriff für alle Schmerzzustände der Schulter mit degenerativer Ursache im Bereich der das Schultergelenk umgebenden Weichteile.

Klinik

● **Supraspinatussy.:** Schmerzen am Schulterdach bei Abduktion (60–80°), Innenrotation und Heben gegen Widerstand.
  Biceps-longus-Sy.: Tenosynovialitis der Bizepssehne mit Schmerzen bei kombinierter Abduktion, Streckung und Innenrotation (Schraubenzieherbewegung).

- **Frozen Shoulder:** starke Bewegungseinschränkung aller Achsen durch fibröse Verlötung von periartikulären Gewebsschichten.
- **Bursitis subacromialis:** Schmerzen bei Abduktion und Anteflexion.

Diagnostik
- MRT/Schultersono: z. B. Erguss, Bursitis, Rotatorenmanschettendefekt, Verkalkung, Bizepsstenosynovialitis.
- Rö: z. B. Arthritiszeichen oder Verkalkungen, Schulterkopfhochstand (bei Rotatorenatrophie, -ruptur). Evtl. HWS mit untersuchen (z. B. ausstrahlende Schmerzen).

Therapie Intensive KG, bei akuten Entzündungszeichen Kältether., Mobilisierung und Kapseldehnung unter Analgesie (z. B. mit NSAID, ▶ 19.6). Infiltration mit Lokalanästhetika oder intraartikuläre Glukokortikoid-Injektionen.

11.8 Fibromyalgie-Syndrom (FMS)

Syn.: Fibrositis, generalisierte Tendomyopathie.
Durch chron., generalisierte Schmerzen der Muskulatur, des Bindegewebes und der Sehnen gekennzeichnete Erkr. mit typischen extraartikulären Schmerzpunkten. Hoher Leidensdruck – schwierige Therapie.

> **Leitbefunde**
> Wechselnde Arthromyalgien, „Ganzkörperschmerz", Steifigkeit, Abgeschlagenheit. Pathognomonisch sind Tender Points (druckschmerzhafte Sehnenansatzpunkte).

Ätiologie
- **Prim. Fibromyalgie:** Ätiol. unbekannt, > 80 % Frauen, familiäre Häufung, Manifestationsalter perimenopausal.
- **Sek. Fibromyalgie:** begleitend bei Spondyloarthritiden (▶ 11.4), seltener bei SLE, RA; endokrinen (Hypothyreose), infektiösen und malignen Erkr.

Klinik Zu Beginn oft monolokulär, z. B. Zervikal- oder Lumbalmyogelosen Über Mon. und J. entwickelt sich ein „Ganzkörperschmerz". Aktiv/passiv sind die Gelenke frei beweglich, aber „alles tut weh", „chron. Muskelkater", Steifigkeit/Abgeschlagenheit, subjektives Schwellungsgefühl der Hände. Schmerzverstärkung durch Kälte, Stress, körperliche Belastung, Inaktivität. Vegetative Begleitsympt. mit Durchschlafstörung, wechselnden Parästhesien, Zephalgien Reizkolon.

Diagnostik
- Anamnese und körperliche Untersuchung sind wegweisend: Pathognomonisch sind druckschmerzhafte Sehnenansatzpunkte (Tender Points, ▶ Abb. 11.5).
- Labor und apparative Untersuchungen (z. B. Rö, Skelettszinti, Liquordiagn.): immer unauffällig, müssen jedoch gelegentlich zum Ausschluss anderer Erkr durchgeführt werden.
- **!** **DD:** Hypothyreose, M. Addison, Polymyalgia rheumatica, Polymyositis, myalgiformer Beginn einer RA, Chronic-Fatigue-Sy.

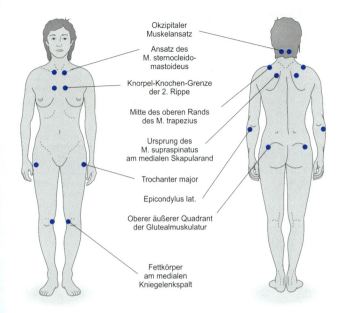

Okzipitaler Muskelansatz

Ansatz des M. sternocleido-mastoideus

Knorpel-Knochen-Grenze der 2. Rippe

Mitte des oberen Rands des M. trapezius

Ursprung des M. supraspinatus am medialen Skapularand

Trochanter major

Epicondylus lat.

Oberer äußerer Quadrant der Glutealmuskulatur

Fettkörper am medialen Kniegelenkspalt

Abb. 11.5 Fibromyalgie. Zur Diagnose eines FMS müssen mind. 11 der dargestellten 18 Punkte druckschmerzhaft sein (Tender Points) [L106]

Therapie
- Bei sek. Fibromyalgie Behandlung der Grunderkr.
- Regelmäßige Bewegung, Stressabbau, psychother. Maßnahmen (z. B. autogenes Training, progressive Muskelrelaxation nach Jacobson, Gesprächsther., Schmerzbewältigungsprogramm).
- Physiother. mit Dehnungsübungen und Wärmeanwendung.
- Amitriptylin 10–25 mg zur Nacht (z. B. Saroten®, schmerzdistanzierend, schlafanstoßend).
- Muskelrelaxanzien wie Tetrazepam (z. B. Musaril®) und NSAID nur zurückhaltend.
- Behandlungsversuch mit Gabapentin 300–1.800 mg/d p. o. (z. B. Neurontin®) oder Pregabalin 150–300 mg (Lyrica®).

Prognose Bei ⅔ der Pat. besteht die Sympt. noch nach 10–15 J.; etwa ⅓ weist das Vollbild nicht mehr auf, ist jedoch nicht schmerzfrei.

- Fließender Übergang zu „chron. Schmerzsy." mit generalisierten Dauerschmerzen.
- Wichtig, auch für Pat.: Gelenke, Sehnen, Muskeln werden nicht geschädigt.
- Bei sek. Fibromyalgie (z. B. bei RA) differenzieren, was schmerzverursachend ist (RA oder Fibromyalgie): Ther. komplett unterschiedlich.

11.9 Chronisches Müdigkeitssyndrom

Syn.: Chronic-Fatigue-Sy. (CFS), Neurasthenie. Mittl. Erkrankungsalter 35 J., F : M = 3 : 1. Mittl. Erkrankungsdauer etwa 4 J. Umstrittene Erkr., schwierig von psychosomatischen Erkr. abzugrenzen.

Ätiologie Ätiol. ungeklärt. Diskutiert werden chron. Virusinf., z. B. mit EBV, humanem Herpesvirus 6 (Lake-Tahoe-Epidemie), Enteroviren (z. B. Coxsackie B); Immundysregulation, z. B. durch Infekt, Toxine, psychische Einflüsse mit unspezif. polyklonaler B-Zell-Stimulation und psychischen Erkr.

Klinik

Tab. 11.10 CDC-Diagnosekriterien* des chronischen Müdigkeitssyndroms (1992)

Hauptkriterien	• Erstmaliges Auftreten dauernder oder rezid. paralysierender Müdigkeit oder leichte Ermüdbarkeit ohne ähnliche Sympt. in der Vorgeschichte ohne Verschwinden durch Bettruhe mit Verminderung der Tagesaktivität < 50 % für mind. 6 Mon. • Ausschluss anderer Erkr., die mit Müdigkeit einhergehen
Nebenkriterien	• Symptomkriterien: Fieber < 38,6 °C, Halsschmerzen, schmerzhafte Lk-Schwellung, generalisierte Muskelschwäche, Gelenk-, Muskelschmerzen, Kopfschmerzen, Schlafstörungen, neuropsycholog. Störungen. Entwicklung der Sympt. in wenigen Std. bis Tagen • Befundkriterien: Fieber ≤ 38,6 °C, nichteitrige Pharyngitis, zervikale oder axilläre Lk-Schwellung bis zu 3 cm
Ausschluss-diagnosen	• Psychiatrisch: Schizophrenie, bipolare Psychose, psychotische Depression, Toxikomanie • Inf.: chron. Hep. B oder C, HIV, unbehandelte Borreliose, Tbc

* Diagn. eines CFS bei Erfüllung beider Hauptkriterien und mind. 6 Symptom- und 2 Befundkriterien oder aller 8 Symptomkriterien

Diagnostik
- Anamnese, körperliche Untersuchung (auch neurologisch!), Einteilung nach CDC-Kriterien (▶ Tab. 11.10).
- Labor zum Ausschluss anderer Erkr.: BB, Entzündungsparameter, Krea, E'lyte, Transaminasen, TSH, evtl. Kortisol basal, ANA, Rheumafaktor, Immunglobuline, Borrelien- und Hepatitisserologie, evtl. HIV.
- ! Bei chron. Müdigkeitssy. sind alle o. g. Parameter normal.
- Konsil Psychiatrie und Neurologie: Ausschluss psychiatrischer/neurolog. Erkr.

Differenzialdiagnosen FMS (▶ 11.8), okkulte Neoplasie, endokrine Erkr., beginnender SLE, Hypothyreose, chron. Inf. (z. B. Hep., HIV), Anämie, Muskelerkr., Psychosen, Polytoxikomanie, nichtpsychotische Depression, Angstsy., chron. Schmerzsy.

Therapie Aufklärung des Pat. über gute Prognose und selbstlimitierenden Verlauf. Physiother., ggf. Psychother. Bisher enttäuschende Ergebnisse mit Aciclovir, Immunglobulinen, Mg^{2+}, Antidepressiva.

11.10 Osteopathien

11.10.1 Osteoporose

Minderung der Knochenmasse und Störung der Mikroarchitektur bei normalem Verhältnis von Kalksalzen zu Osteoid, dadurch erhöhte Frakturgefahr. Besonders betroffen sind Frauen nach der Menopause. Mischformen mit Osteomalazie häufig. Unterschieden wird eine präklin. Form ohne Frakturen von einer manifesten Osteoporose (mit Frakturen).

> **Leitbefunde**
> Verlust von Knochenmasse und Mikroarchitektur, die spontan oder nach inadäquaten Traumen zu Frakturen führt. Häufig betroffen: Schenkelhals, Wirbelkörper und Radius.

11

Ätiologie

- **Prim. Formen (häufig):**
  - Typ I: präsenile Osteoporose. Meist postmenopausal, Frauen im 50.–60. Lj.; relativer Östrogenmangel; insb. Wirbelkörper und distaler Radius betroffen.
  - Typ II: senile Osteoporose. Ältere Pat. beiderlei Geschlechts; Schenkelhalsfraktur (typisch).
- **Sek. generalisierte Formen:**
  - Endokrine Osteoporose: Cushing-Sy. (häufigste sek. Form ist iatrogener Cushing; bevorzugt Stammskelett, oft mit Knocheninfarkten), Hyperthyreose, Hypogonadismus (einschl. frühzeitiger Menopause), Hyperparathyreoidismus.
  - Chron. Niereninsuff. (sek. Hyperparathyreoidismus).
  - Mangelernährung, Malabsorption.
  - Leberzirrhose, Alkoholismus.
  - Langzeit-Heparingabe, Anthrachinon-Laxanzien.
  - Inaktivitätsosteoporose (Bettlägerigkeit).
- **Sek. lokalisierte Formen:**
  - Inaktivitätsosteoporose (z. B. länger eingegipste Extremität).
  - Plasmozytom, Leukämie, Knochenmetastasen.
  - Sympathische Reflexdystrophie (Sudeck-Sy.), gelenknah bei Arthritiden und Kollagenosen.

Klinik Als präklin. Osteoporose klin. stumm. Bei manifester Osteoporose: dumpfe, chron. Schmerzen v. a. im Rücken (Stauchungs- und Bewegungsschmerz), Myogelosen der Rückenmuskulatur (Fehlstatik!), BWS-Kyphosierung durch Fraktur („Witwenbuckel") oder Subluxation von Wirbelgelenken. Größenverlust, Hautfalten der Flanken („Tannenbaumphänomen"). Akute Schmerzen bei Spontanfrakturen (z.B. Wirbel, Schenkelhals, Radius), Wirbelfrakturen. Oft Rö-Zufallsbefund!

Diagnostik

Labor: bei prim. Osteoporose unauffällig. V. a. auf sek. Osteoporose (▶ Tab. 11.11) bei: Ca^{2+}, PO_4^{3-}, AP, BB, BSG, E'phorese, LDH. Ggf. ergänzend Immunelektrophorese (Gammopathie?), Ca^{2+} und PO_4^{3-} im Urin (neg. Kalziumbilanz?). TSH ↓ (Hyperthyreose?), PTH ↑ (Hyperparathyreoidismus?), Testosteron/Estradiol ↓ (Hypogonadismus?), Kortisol-Tagesprofil (Cushing?).

11

- **Röntgen:** BWS und LWS in zwei Ebenen:
  - Frühzeichen (= präklin.): Strahlentransparenz ↑ (erst bei ⅓ Knochenmassenverlust erkennbar), Rahmenkonturierung der Wirbelkörper, Vertikalisierung der Spongiosa.
  - Spätzeichen: Grund- und Deckplattenimpressionen, Keilwirbel, Fischwirbel (bikonkaver Wirbel).
- **Knochendichtemessung** (Densitometrie) mit quantitativem CT (LWS oder Radius) oder DEXA (Röntgenabsorption): Dichteminderung unterhalb 1,5–2,5 Standardabweichungen (SD) der Peak Bone Mass (= max. Knochendichte im jungen Erwachsenenalter) gilt als Osteopenie; unterhalb 2,5 SD. als Osteoporose.
- **Beckenkammbiopsie** insb. bei jungen Pat. oder unklarer Ätiol.

Tab. 11.11 Typische laborchemische Befundkonstellationen bei Osteoporose und anderen metabolisch endokrinen Osteopathien

	Differenzial-diagnosen	Primäre Osteo-porose	Osteo-malazie	Hyperparathyreoidismus		
				Prim.	Sek./intestinal	Sek./renal
Serum	Kalzium	n	↓, n	↑	↓	↓, n
	Phosphor	n	↓, n	↓, n	↓, n	↑
	AP	n (↑)	↑	↑, n	↑	↑
	Parathormon	n	↑, n	↑	↑	↑
Urin	Kalzium	n (↑)	↓, n	↑, n	↓	↓
	Phosphor	n	n	n	↓, n	↓, n
	Pyridinoline*	n	↑	↑	↑	↑

n = im Normbereich, ↑ = erhöht, ↓ = erniedrigt, * Knochenresorptionsmarker

Therapie
- Bisphosphonate: Alendronat 70 (Fosanex®), Risedronat 35 (Actonel®) 4 ×/Wo. oder Zolendronat (Aclasta®) 1 ×/J. i. v.
- Alternativ Raloxifen (Evista®) 1 ×/d, Strontiumranelat (Proteolos®) 1 ×/d.
- Denosumab (Prolia®) 1 × 60 mg s. c. alle 6 Mon., monoklonaler RANKL-Ligand-AK.
- Parathormon tägl. s. c. für 24 Mon. bei progredienten Verläufen (Kosten etwa 7.000 Euro/J.).
- Bei sek. Osteoporose Grundleiden behandeln (z. B. RA).
- Körperliche Aktivität, Physiother. zur Stimulierung des Knochenwachstums.
- Diätetisch oder medikamentös Ca²⁺ 1 g/d (z. B. Calcium-Sandoz® 500) und Vit. D 800–1.000 IE/d (z. B. Vigantoletten® 500). Auch prophylaktisch bei Risikopat. (z. B. Glukokortikoid-Langzeitther.).
- ! 1,5 g Ca²⁺ (Tagesbedarf) sind in 1,1 l Milch; kalziumreiche Kost: Grünkohl, Emmentaler, Parmesan, bestimmte Mineralwässer.
- Immobile Pat.: stoffwechselaktiver Vit.-D-Metabolit (z. B. α-Calcidol) 0,5–1 µg/d. Keine Sonnenexposition notwendig.
- Sympt. Schmerzther. (▶ 19.6): Analgetika, NSAID; evtl. Korsettversorgung.

11.10.2 Osteomalazie

Mineralisationsstörung der organischen Knochenmatrix beim Erw. mit Vermehrung des unverkalkten Osteoids. Beim Kind als Rachitis mit zusätzlichen Veränderungen der Epiphysen. Mischformen mit Osteoporose häufig.

> **Leitbefunde**
> Durch Vit.-D-Mangel induzierte Mineralisationsstörung, die zu Frakturen der peripheren Knochen und des Stammskeletts führt.

11

Ätiologie
- Ernährungsbedingter Vit.-D-Mangel, UV-Mangel.
- Malabsorption, Maldigestion: z. B. bei Sprue, M. Crohn, nach Magenresektion, bei chron. Cholestase.
- Mangel durch Störung des Vit.-D-Metabolismus: chron. Niereninsuff. mit Hemmung der renalen 1-α-Hydroxylase und Hyperphosphatämie, Leberparenchymstörungen, Antikonvulsiva wie Phenobarbital, Phenytoin, Carbamazepin (Metabolisierungsstörung von Vit. D).
- Seltene Ursachen: renal-tubuläre Funktionsstörungen mit Phosphatdiab. (→ verminderte Phosphatrückresorption → Hypophosphatämie; meist ohne HPT); hereditäre Hypophosphatasie (Mangel an allen Isoenzymen der alkalischen Phosphatase); tumorbedingte Hypophosphatämie = onkogene hypophosphatämische Osteomalazie (Prostata-Ca, Sarkome).

Klinik Diffuse, belastungsabhängige Skelettschmerzen; Deformitäten, z. B. des Thorax, Verlust an Körperhöhe; Muskelschwäche und Gangstörungen (Watschelgang), pos. Trendelenburg-Phänomen (Einbeinstand unmöglich); erhöhte Frakturneigung.

Diagnostik
- **Labor:** AP meist ↑ (außer bei Hypophosphatasie); Entgleisungen von Ca²⁺, PTH, Phosphat, ▶ Tab. 11.11.
- **Rö:** unscharf, verwaschene Spongiosastruktur, Looser-Umbauzonen (Ermüdungsmikrofrakturen der Kompakta).

Therapie
- Bei Ernährungs- oder UV-Mangel: Vit. D 800–4.000 IE/d p. o. über 6–12 Wo., dann 1.000 IE/d (z. B. Vigantoletten®).
- Bei Malabsorption, Cholestase, Steatorrhö: Vit. D 50.000–100.000 IE/d p. o. (z. B. Vigantol®) oder 100.000 IE/Wo i. m. (D-Vicotrat®) oder Kalzitriol 0,5–1 µg/d p. o. (Rocaltrol®).
- Auf ausreichende Ca²⁺-Zufuhr unter Ther. achten, z. B. zusätzlich Ca²⁺ bis 1,5–4 g/d p. o.
- Bei chron. Niereninsuff.: Kalzitriol 0,25 µg/d p. o. über 2–4 Wo., evtl. alle 2–4 Wo. um 0,25 µg steigern bis klin. und biochemische Reaktion (d. h. Ca²⁺ i. S. ↑, PTH i. S. ↓); meist 0,5–1 µg/d erforderlich.
- Bei renal-tubulärer Azidose evtl. zusätzlich Harnalkalisierung.
- Bei Antikonvulsiva-NW Vit. D 4.000–40.000 IE/d p. o.
- Bei Hypophosphatasie keine wirksame Ther.

- Ther. unter Kontrolle von Ca²⁺ in Serum und Urin, ggf. auch der Serumspiegel von PTH und Vit.-D-Metaboliten.

- Gefahr einer Hyperkalzämie, von Nierensteinen oder einer Rekalzifizierungstetanie!
- AP kann unter Ther. initial ansteigen.

11.10.3 Ostitis deformans Paget

Lokalisierte Knochenerkr. unbekannter Ursache, die mit erhöhtem Knochenumbau und mechanischer Minderwertigkeit des Knochens einhergeht. Durchschnittsalter 60 J., etwa 1 behandlungsbedürftiger Pat./30.000 Einwohner.

Leitbefunde
Umschriebene bzw. multifokale überschießende, aber instabile Knochenneubildung mit lokalisierten Schmerzen. Charakteristischer Rö- und Knochenszintigrafiebefund.

Klinik ⅓ asymptomatisch. Schmerzen in befallenen Skelettabschnitten, v. a. Becken, Kreuzbein, Femur, Tibia und LWS. Lokale Hyperthermie, Vermehrung der Knochenmasse (Hut passt nicht mehr) und Deformierung einer Extremität (Säbelscheidentibia).

Komplikationen Frakturen, Begleitarthrosen durch Fehlstellungen, neurolog. Engpass-Sy. (v. a. N. acusticus), sarkomatöse Entartung < 1 % (typischerweise Osteosarkom am Humerus, maligner Riesenzelltumor am Schädel).

Diagnostik
- Skelettszinti.
- Rö: gezielt Knochenareale mit Mehrbelegung im Szinti. Kortikalisverdickung, grobsträhniger Umbau der Spongiosa, zystische Aufhellungen, Mosaikstrukturen, Deformierungen, Abflachung und Verbreiterung der Wirbelkörper und Kartenherzform des Beckens.
- Labor: AP ↑ (Lebererkr. ausschließen, γ-GT normal), Ca^{2+} n–↑, Phosphat n, gelegentlich Hyperkalzurie (→ Urolithiasis).
! Der AP-Verlauf spiegelt die Krankheitsaktivität wider.

Differenzialdiagnosen Knochentumoren, Plasmozytom, osteoblastische Metastasen, chron. Osteomyelitis, prim. Hyperparathyreoidismus, Neurofibromatose Recklinghausen, fibröse Dysplasie.

Therapie
- **Ind.:**
  - Absolut: Knochenschmerzen, Deformität, Frakturrisiko, Nervenausfälle, Befall der Schädelbasis. Starke Umbauaktivität (AP > 600 IE/l).
  - Relativ: jugendliches Alter mit mittl. Krankheitsaktivität, Schädelkalottenbefall, lästiges Wärmegefühl (Femur, Tibia), radiolog. Progression, Vorbereitung auf op. Korrekturen, Herzinsuff. mit Volumenbelastung.
  - Zweifelhaft: asympt., geringe Umbauaktivität, Pat. > 75 J., Befall wenig gefährdeter Knochen.
- **Bisphosphonate:** potenteste Osteoklastenhemmer. Am effektivsten ist Zolendronat 1 × 5 mg/J. Dosierung oraler Bisphosphonate höher als bei Osteoporose, z. B. Risedronat 30 mg/d. über 2 Mon. (Actonel®), Alendronat 40 mg/d über 2 Mon. (Fosamax®).

11.10.4 Osteopetrose

Syn: Marmorknochenkrankheit. Sklerosierung des Knochens durch Inaktivität der Osteoklasten und überschießende Knochenneubildung durch Osteoblasten.

- **Osteopetrosis congenita:** autosomal rezessiv vererbt, multiple Frakturen nach Bagatelltraumen. Gleichzeitige Blutbildungsstörung (Anämie, Thrombopenie), die lebenslimitierend ist.
- **Osteopetrosis tarda:** autosomal dominant vererbt, oft radiolog. Zufallsbefund. Verstärkte Sklerosierungssäume, z. B. Wirbelkörper „Sandwich-Phänomen", aufgetriebene, verdickte Metaphysen. Keine signifikant erhöhte Knochenbrüchigkeit. Gute Prognose.

11

12 Endokrinologie

Wolfgang Ehses

12.1 Schilddrüse

12.1.1 Diagnostische Methoden

Schilddrüsenfunktionsparameter ▶ 12.1.6.

Sonografie

Indikationen   Obligat bei Struma, palpablen Knoten oder Hals-Lk. Bei subjektiven Missempfindungen: Globusgefühl, Schluckstörungen.

Durchführung   Volumenbestimmung: Länge [mm] × Breite × Tiefe × 0,5 für jeden Lappen. Normales Ges.-Volumen: M < 25 ml, F < 18 ml.

Interpretation
- Struma: SD-Volumen vergrößert, Schallmuster oft wie bei normaler SD oder Echovergröberung (kleinste echoarme und echoreiche Areale nebeneinander).
- Strumaknoten und autonome Adenome: unterschiedliche Echogenität, meist gut abgrenzbar.
- Zysten: echofrei, dorsale Schallverstärkung.
- SD-Ca: meist echoarme, unscharf und unregelmäßig begrenzte Knoten.
- M. Basedow: echoarme, oft vergrößerte SD. Häufig typisch betonte ap-Ausdehnung. Im Farbduplex bei floridem M. Basedow „vaskuläres Inferno" → vermehrte Perfusion (→ auskultatorisches Schwirren über der SD).
- Hashimoto-Thyreoiditis: echoarme, evtl. vergrößerte SD. Typisch: wabiges Binnenecho, teils mit Septen; ggf. mit echoreichen Adenomen → Pseudoknoten im Rahmen einer Immunthyreopathie. **Cave:** bei chron. Autoimmunthyreoiditis auch atrophische Verlaufsform mit kleiner SD.
- Thyreoiditis de Quervain: unscharf abgegrenzte, echoarme Areale, teils neben normalem Binnenecho. „Landkartenartiges Binnenmuster". Druckdolenz mit Schallkopf.

Feinnadelpunktion (Aspirationszytologie)

Indikationen   Sonografisch echokomplexe, echoarme bis echofreie Knoten, szintigrafisch kalte Knoten.

Technik   Punktion mit dünner Kanüle unter Sono-Kontrolle.

Schilddrüsenszintigrafie

Szintigrafisch wird sowohl die regionale ^{99m}Tc-Nuklidverteilung als auch die aufgenommene Gesamtmenge (Tc-Uptake) bestimmt.

Indikationen   Autonomie, Struma nodosa. Quantifizierung einer funktionellen Autonomie ist nur bei niedrigem TSH sinnvoll: Szinti unter „endogener TSH-Suppression", DD retrosternaler Prozesse, postop. Kontrolle bei SD-Ca mit ^{131}I.

Kontraindikation   Schwangerschaft.

Interpretation
- **Normalwert (Tc-Uptake):** je nach Jodversorgung regional unterschiedlich, 1,5–5 % bei normalem TSH, bei supprimiertem TSH < 1,5 %.
- **Hyperthyreose:** Diagn. einer fokalen, multifokalen oder disseminierten Autonomie; Abschätzung der funktionellen Relevanz anhand des Tc-Uptakes (zeitnah zur Szinti Serum-TSH bestimmen → zur Beurteilung entscheidend!).

- **Struma nodosa:** „kalte" Knoten (z. B. Zyste, Fibroadenom, Ca) nehmen kein ^{99m}Tc auf, „heiße" Knoten im Übermaß (meist autonomes Adenom). **Cave:** Jodexposition (z. B. Kontrastmittel) vermindert den Tc-Uptake, daher SD-Szinti erst 3 Mon. nach KM-Gabe.

Ein kalter Knoten ist in ca. 5 % d. F. ein Ca → Abklärung durch Sono, ggf. Aspirationszytologie, ggf. OP. Wenn in Sesta-MIBI-Szinti Nuklidspeicherung → Malignomwahrscheinlichkeit 20 %.

Suppressionsszintigrafie
Indikation V. a. funktionelle Autonomie, szintigrafisch „warmes Areal".

Vorgehen TSH-Suppression mit L-Thyroxin 50 µg 3 d, L-Thyroxin 100 µg 3 d, L-Thyroxin 150 µg 8 d, unmittelbar danach Szinti.

Interpretation Funktionelle Autonomie bei Tc-Uptake > 1,5 %. TSH zur Dokumentation der suffizienten medikamentösen Suppression mitbestimmen. Abhängig von der Nuklidbelegung → fokale, multifokale oder disseminierte Autonomie ▶ 12.1.8.

Radiologische Untersuchungen (additive Verfahren)
- Rö-Thorax: Ausdehnung einer retrosternalen Struma (Tracheaverlagerung und -kompression, Mediastinalverbreiterung).
- Trachea-Zielaufnahme, ggf. mit Saug- und Pressversuch: Trachealkompression, Tracheomalazie bei Struma, Ös.-Breischluck.
- Ggf. Lufu (▶ 6.2.3): Erniedrigung der FIV_1 bei Struma.
- MRT: retrosternale Strumaanteile, V. a. Infiltration durch SD-Ca.

Kein KM bei Malignomverdacht (z. B. KM-CT), da spätere Radiojodther. sonst unmöglich!

12.1.2 Therapieprinzipien bei Schilddrüsenerkrankungen

Medikamentöse Therapie
Thyreostatische Ther. ▶ 12.1.6, L-T_4-Substitution ▶ 12.1.7
Prophylaxe: vor Applikation jodhaltiger KM (▶ 1.12.2) bei schilddrüsenkranken Pat. oder bei V. a. Autonomie (TSH ↓) 3 d vor KM-Gabe bis 5 d danach je 3 × 15 Trpf./d Perchlorat (Irenat®), ggf. zusätzlich 20 mg/d Thiamazol (z. B. Favistan®).
Hyperthyreose in der Schwangerschaft: fast immer M. Basedow (häufigste Ursache für Hyperthyreose bei jungen Frauen). Niedrigstmögliche thyreostatische Dosis, die Euthyreose gewährleistet (→ TSH normal oder leicht suppr. bei peripherer Euthyreose). Sonst übliche Jodsupplementation absetzen. Radiojodther. abs. kontraindiziert. **Cave:** Kontrolle der SD-Funktion beim Neugeborenen → ggf. kurzfristig L-Thyroxin erforderlich.

Chirurgische Therapie
Indikationen Struma maligna, verdächtige Aspirationszytologie, wachsender szintigrafisch kalter Knoten, Struma III.° mit lokoregionärer Kompression (Tracheomalazie, Einflussstauung), Intoleranz gegen Thyreostatika, jodinduzierte hyperthyreote Krise, M. Basedow.

Vorbereitung HNO-Konsil zur Stimmbandbeurteilung und N.-recurrens-Funktion. Bei Hyperthyreose Vorbehandlung mit Thyreostatika bis zur Euthyreose (▶ 12.1.7) (bzw. TSH leicht suppr. bei peripherer Euthyreose).

Verfahren Bei Struma multinodosa/diss. Autonomie/M. Basedow meist subtotale Strumektomie, bei SD-Ca totale Thyreoidektomie mit Neck Dissection.

Komplikationen Rekurrensparese in ca. 1 % (→ Heiserkeit, Spontanremission in 30 %), Nachblutung mit lebensbedrohlicher Tracheakompression, Hypoparathyreoidismus (ca. 1 %, ▶ 12.3.2). Selten Tracheopathia fibroplastica (narbige Trachealstenose durch Adventitiaverletzung).

Laborkontrolle 2 Wo. nach SD-OP TSH basal, fT$_4$, PTH, Ca^{++} (Hypoparathyreoidismus ▶ 12.3.2). Wenn Histologie benigne, Aufnahme einer SD-Substitution.

> Komplikationsrate bei Zweit- oder Dritteingriffen stark erhöht → ausreichende Radikalität bei subtotaler Strumektomie. Postop. konsequente SD-Substitution.

Radiojodtherapie

Indikationen Funktionelle Autonomie, M. Basedow, Struma mit Lokalbeschwerden (bei inoperablen Pat.). Nachbehandlung differenzierter SD-Ca.

Kontraindikationen Abs. KI: Schwangerschaft.

Vorbereitung Keine Jodapplikation (z. B. KM)! L-Thyroxin ca. 4 Wo. vorher absetzen (Ausnahme: Ther. der funktionellen Autonomie). Nach Möglichkeit Thyreostatika reduzieren oder absetzen.

Verfahren Durchführung nur stationär in relativer Isolation (kein Besuch, Ausgang nur begrenzt innerhalb der Bestrahlungseinrichtung), Einrichtungen heutzutage aber sehr modern und komfortabel eingerichtet. Nüchterngabe von ^{131}I p. o. Entlassung erst nach Abklingen der Strahlung (je nach Ind. und SD-Volumen 3 d bis 4 Wo.).

> - Hypothyreoserate ca. 10 %, auch Jahre nach Ther. möglich (50 % nach 20 J.) → Laborkontrolle in jährl. Abständen.
> - Erreichen der Euthyreose oft erst Wo. oder Mon. nach der Behandlung, daher überlappend thyreostatische Ther. noch weiter.
> - Rezidivrate 15–20 %.

12.1.3 Struma

SD-Vergrößerung. Strumen sind diffus (Struma parenchymatosa) oder knotig, teils mit Zysten, multiple Knoten sind meist Adenome.

Ätiologie Jodmangel (~ 15 % der Bevölkerung), M. Basedow (▶ 12.1.7), Ca (▶ 12.1.5), Thyreoiditis (▶ 12.1.9), Medikamente (z. B. Hydantoin, Phenytoin, Lithium).

Klinik Meist asympt. Evtl. lokales Druck- oder Kloßgefühl, Dyspnoe, inspiratorischer Stridor, Schluckbeschwerden.

Diagnostik (▶ 12.1.1).

- Palpation: Knoten, Verhärtung (Ca, Thyreoiditis), Druckdolenz (subakute Thyreoiditis de Quervain), Temperatur (Überwärmung bei bakt. Thyreoiditis), Verschieblichkeit beim Schlucken (aufgehoben z. B. bei infiltrierendem Kehlkopf-Ca), tastbares Schwirren (selten, bei M. Basedow).
- Auskultation der SD: Strömungsgeräusch bei starker Vaskularisierung (Hyperthyreose).
- Halsumfang zur Verlaufsbeobachtung.
- Labor: TSH basal.
- Sono, ggf. Aspirationszytologie.
- Szinti bei niedrigem TSH oder sonografisch fokalen Läsionen.
- Trachea-Zielaufnahme, Lufu bei Stridor.

Tab. 12.1 Stadieneinteilung der Struma (nach WHO)

Stadium Ia	Solitärer Knoten in normaler SD
Stadium Ib	Struma nur bei rekliniertem Hals sichtbar
Stadium II	Struma sichtbar und tastbar
Stadium III	Erhebliche Struma mit Lokalsympt. (z. B. Trachea-Einengung), auf Distanz sichtbar

12

Therapie
- Medikamentöser Behandlungsversuch bei euthyreoter Struma:
  - Nach LISA-Studie größte Effektivität mit Kombinationspräparat L-Thyroxin/Jod (z. B. Thyronajod® Henning) 50 µg für 12 Mon. Ziel: TSH unterer NB (keine TSH-Suppr., da ansonsten höhere Inzidenz kardiovaskulärer Erkr. und Osteoporose); alternativ reines L-Thyroxin (z. B. Euthyrox®, L-Thyroxin Henning®), wenn SD-AK pos.
  - NW: Hyperthyreosis factitia bei Überdosierung. Vorsicht bei KHK, HRS und Herzinsuff. → einschleichend dosieren.
  - Kontrollen: TSH nach 1 Mon., dann ¼–½ jährl. SD-Palpation, Halsumfang, Gewicht und Allgemeinbefinden regelmäßig kontrollieren! Sono-Kontrolle nach 6–12 Mon.
  - SD-Verkleinerung meist innerhalb von 6–12 Mon., danach keine weitere Verkleinerung mehr zu erwarten → Bei guter Verträglichkeit L-Thyroxin/Jod fortführen, ansonsten Umstellung auf Rezidivprophylaxe (s. u.).
- **Subtotale Strumektomie** bei erheblichen Lokalsympt.
- **Radiojodther.** bei Rezidivstruma oder Inoperabilität.

Prophylaxe
- Rezidivprophylaxe: Jodid 100–200 µg/d, sonografische Kontrollen jährlich.
- Strumaprophylaxe: bei allen Schwangeren sowie bei familiärer Belastung Jodid 100–200 µg/d, wenn SD-AK neg.

- Je älter und knotiger die Struma, desto geringer der Therapieerfolg. Im höheren Alter ist die medikamentöse Strumather. wegen einer funktionellen Autonomie oft nicht möglich.
- Vor Diagn. „euthyreote Struma" Autonomie und Ca abklären!
- Thyroxineinnahme morgens nüchtern.

- Thyroxin verstärkt die Wirkung von Antikoagulanzien → Quick-Kontrolle.
- Nach Absetzen der antihyperplastischen Thyroxinther. hohe Rezidivneigung → Rezidivprophylaxe.

12.1.4 Schilddrüsenzysten

Ätiologie Solitäre Zysten entstehen meist spontan oder nach Trauma (Blutungszyste = „Schokoladenzyste"), Pat. meist < 40 J. Multiple Zysten bei Struma nodosa als Folge von Jodmangel.

Klinik Meist asympt. Blutungszysten äußern sich als plötzlich auftretende solitäre Knoten, evtl. mit Größenzunahme. **Befund:** gut abgegrenzte, prall elastische Knoten, bei Blutungszysten evtl. Druckschmerz.

Diagnostik (▶ 12.1.1) Sono, Zytologie von Zysteninhalt und aus dem Randsaum. Szinti meist nicht erforderlich.

Therapie Bei größeren Zysten Punktion mit vollständiger Aspiration des Inhalts, zytolog. Untersuchung. **Cave:** Rezidivneigung. Bei Therapieresistenz oder starken Lokalbeschwerden evtl. subtotale Strumektomie.

12.1.5 Schilddrüsenkarzinom

Malignomverdächtige Struma bei raschem Wachstum, Heiserkeit, Horner-Sy., fehlender Schluckverschieblichkeit; erhöhtem Kalzitonin (C-Zell-Ca)!

Diagnostik Sono, gezielte Punktion, Szinti. **Cave:** Eine unverdächtige Zytologie schließt ein Ca nicht aus → im Zweifelsfall OP.
Wegen familiärer Häufung beim C-Zell-Ca RET-Protoonkogen bestimmen; wenn pos. → Familienscreening (▶ 12.5).

Postoperative Verlaufskontrolle Halbjährl. Thyreoglobulin für differenziertes Ca (Nachweis SD-hormonproduzierenden Gewebes nach totaler Thyreoidektomie), Kalzitonin und CEA für C-Zell-Ca, CEA für anaplastisches Ca (▶ 14.5).

Tab. 12.2 Schilddrüsenkarzinom – histologische Einteilung		
Histologie	**Metastasierung/Bemerkungen**	**5-JÜR (%)**
Papillär (45 %)	Metastasierung überwiegend lymphogen (zervikale Lk)	90
Follikulär (15 %)	Meist hämatogene Metastasierung (Lunge, Knochen)	70
Undiff. (anaplastisch, 10–20 %)	Metastasierung hämato- und lymphogen, keine Jodspeicherung	< 10
Medullär (5 %)	Ca der kalzitoninbildenden C-Zellen, in 20 % familiär gehäuft (MEN ▶ 12.5); vorwiegend lymphogene Metastasierung	70
Sonstige	z. B. malignes Lymphom, Plattenepithel-Ca, Metastasen (10–20 %)	Je nach Grunderkr.

Therapie
- **OP:** I. d. R. totale Thyreoidektomie (▶ 12.1.2) mit Neck Dissection.
- **Radiojodther.:** 4 Wo. postop. zur Elimination von SD-Restgewebe oder Metastasen. Ausnahme papilläres Mikrokarzinom (< 1 cm, ohne Metastasen) sowie medulläres und undifferenziertes SD-Ca (keine Jodspeicherung).
- **Suppressionsther.:** nach Beendigung der Radiojodther. dauerhafte Suppression mit L-Thyroxin 100–200 μg (z. B. Euthyrox®, L-Thyroxin Henning®), sodass TSH supprimiert und fT₄ hochnormal (▶ 12.1.3).
- **Kontrollen:** für 10 J. halbjährl., dann jährl.: Palpation, Lk-Status, TSH basal (TRH-Test nur noch selten indiziert ▶ 12.1.6), Thyreoglobulin (Anstieg → Rezidiv), Sono.

! Keine Untersuchungen mit jodhaltigem KM → Radiojodther. sonst unmöglich.

12

12.1.6 Schilddrüsenfunktionsstörungen

Diagnostik
Anamnese Vorgeschichte, Medikamentenanamnese (Amiodaron, β-Blocker, Glukokortikoide, Carbamazepin, Salizylate, Furosemid), jodhaltige KM im letzten ½ J., Begleiterkr.

Schilddrüsenfunktionsparameter
- **Indikationen:**
  - TSH basal zum **Ausschluss** einer SD-Funktionsstörung.
  - fT₃, fT₄, TSH basal zum **Nachweis** einer Hyper- oder Hypothyreose.
  - TRH-Test aufgrund hochsensitiven TSH-Assays der III. Generation nur noch selten indiziert: zur Abklärung von sek. Hypothyreose bei Hypophysenprozess, im Einzelfall Dosisüberprüfung bei SD-Ca (▶ 12.1.5)
- **Normalwerte:** methodenabhängig, z. B. fT₄ 8–20 pg/ml (10–26 pmol/l), fT₃ 2,5–6 pg/ml (3,8–9,2 pmol/l), Ges.-T₃ 0,7–1,8 μg/l (1,1–2,8 nmol/l), Ges.-T₄ 4,5–11,7 μg/dl (58–151 nmol/l), TSH basal 0,3–4,1 μIE/ml (Graubereich 2,5–4,1, hier oft schon latente Hypothyreose).
- **Interpretation:**
  - fT₄ ↑ bzw. fT₃ ↑ **und** TSH ↓: Hyperthyreose.
  - fT₄ ↓ **und** TSH ↑: Hypothyreose.
  - fT₄ ↑ bzw. fT₃ ↑ **und** nicht supprimiertes TSH (inadäquate TSH-Sekretion): bei schneller Änderung in Krankheitsverlauf oder Ther. (Dosisänderung von Thyreostatika, L-Thyroxin), TSH-produzierender Hypophysentumor (sehr selten), hypophysäre SD-Hormonresistenz, Mangel an hypophysärer Typ-II-Dejodinase (sehr selten). Andere Gründe für euthyreote Hyperthyroxinämie (fT₄ ↑): schwere nichtthyreoidale Krankheit, L-T₄-Substitutionsther., hoch dosierte β-Blocker.
  - fT₃ ↓ (evtl. auch fT₄ ↓) **und** TSH normal: häufig auch bei schweren Allgemeinerkr. (Low-T₃-Sy.) → euthyreote Stoffwechsellage!
  - fT₄ ↓ **und** TSH normal oder ↓: hypophysäre, sek. Hypothyreose (selten).

Hyperthyreose

Leitbefunde
Ungewollter Gewichtsverlust, Hyperhidrosis, Palpitationen, Tachykardie, feinschlägiger Tremor, Hyperaktivität, innere Unruhe, Nervosität, Alopezie.

Ätiologie Meist immunogen (M. Basedow ~ 40 % ▶ 12.1.7), durch funktionelle Autonomie (30–50 %) oder jodinduziert (KM, Amiodaron). Selten iatrogen bzw. patienteninduziert (Hyperthyreosis factitia), Thyreoiditis (initial passagere Hyperthyreose möglich ▶ 12.1.9). Raritäten: Hyperthyreose bei differenziertem SD-Ca (▶ Tab. 12.2) oder durch inadäquate TSH-Sekretion (HVL-Adenom, paraneoplastisch).

Klinik Gewichtsverlust bei großem Appetit, Wärmeintoleranz und Schweißneigung, Muskelschwäche, Reizbarkeit und seelische Labilität, erhöhte Stuhlfrequenz, Oligo- oder Dysmenorrhö. Feinschlägiger Tremor, feuchte, warme Hände, Struma (nicht obligat), Sinustachykardie, Rhythmusstörungen, hohe RR-Amplitude, weiches, dünnes Haar.

Diagnostik Labor und bildgebende Verfahren (▶ 12.1.1). In 15 % isolierte T_3-Hyperthyreose.

Differenzialdiagnosen Diab. mell., vegetative Dystonie, Tumor (B-Sympt.), Phäochromozytom, Wechseljahre.

> Im Alter oft oligosympt.: nur Gewichtsverlust, „Depression", Herzinsuff. oder Rhythmusstörungen.

⚡ **Thyreotoxische Krise, thyreotoxisches Koma**
- **Ätiol.:** oft nach Jodgabe (KM) bei Autonomie, im Rahmen einer septischen Inf., OP bei florider Hyperthyreose.
- **Klinik:** hochgradige Tachykardie, evtl. Tachyarrhythmie, RR und RR-Amplitude hoch. Fieber bis 41 °C, Durchfall und Erbrechen mit Dehydratation, Muskelschwäche, hochgradige Erregung (Stadium I), später Desorientierung, Halluzinationen, Somnolenz (II), Koma (III). Letalität 30–50 %.
- **DD:** Coma diabeticum, hypoglykämischer Schock, Myasthenie, Lungenembolie, Alkoholdelir, Phäochromozytom, Addison-Krise (RR niedrig), Intox., Psychosen.
- **Therapie** (Intensivstation):
  - Thyreostatika: Thiamazol 4 × 40 mg/d i. v. (z. B. Favistan®).
  - Prednisolon 100–200 mg/d i. v. (z. B. Decortin H®) → Beseitigung einer NNR-Insuff.; zur Konversionshemmung von T_4 in T_3, umstritten.
  - Bei Tachykardie und Hypertonie β-Blocker: z. B. Propranolol 1–5 mg i. v. (z. B. Dociton®) unter Monitorkontrolle, danach 4 × 1 mg/d i. v. Alternativ z. B. Metoprolol initial 5 mg i. v. (z. B. Beloc®).
  - Reichlich Flüssigkeit (4–6 l/d) und Kalorien (4.000–6.000 kJ/d), E'lyt-Ersatz, Infektprophylaxe, Wadenwickel zur Fiebersenkung, Thromboseprophylaxe, Sedierung.
  - Bei Tachyarrhythmie Digitalisierung (▶ 4.6.2).

Hypothyreose

> **Leitbefunde**
> Häufig als Altersdepression verkannt. Typischerweise Verlangsamung, Gewichtszunahme, Obstipation und Kälteintoleranz.

Ätiologie Hashimoto-Thyreoiditis (▶ 12.1.9), häufig iatrogen (Thyreostatika, Jodexzess, Lithium, OP oder Radiojodther.). Kongenital (insb. Jodmangel). Selten: sek. Hypothyreose durch TSH-Mangel bei Hypophysenprozess.

Klinik
- ! Betrifft 1–2 % aller alten Pat. Im Alter häufig oligosympt.
- Schleichender Beginn, Depression, geistiger Abbau, Ödeme.
- Haut blass, rau, trocken, teigig infiltriert (*Myxödem*), struppige Haare. Raue, heisere Stimme. Bradykardie, evtl. Herzinsuff. mit Ödemen und Ergüssen (Perikarderguss). Reflexe (insb. Achillessehnenreflex) verlangsamt.
- Spätsymptome: Gewichtszunahme (Flüssigkeitseinlagerung), Obstipation, Kälteintoleranz, Müdigkeit, Menstruationsstörungen, unerfüllter Kinderwunsch.

Diagnostik
- Labor: fT_4 ↓, TSH ↑, AK-Titer (bei Hashimoto-Thyreoiditis Anti-TPO ↑). BB (Anämie?), Hypercholesterinämie, bei sek. Hypothyreose (TSH nicht erhöht) Hypophysendiagn. (▶ 12.4.1).
- SD-Sono, EKG.
- ! Low-T_3-Sy.: fT_3 ↓, fT_4 und TSH normal; oft bei Schwerkranken. Keine SD-Hormonsubstitution.

Therapie Substitution mit L-Thyroxin (z. B. Euthyrox®, L-Thyroxin Henning®; Einnahme nüchtern!). Bei herzgesunden Pat. < 50 J. L-Thyroxin ca. 1 μg/kg/d (einschleichend dosiert), bei Herzkranken Beginn mit 25 μg/d, Steigerung um 25 μg (max. 50 μg) alle 2–3 Wo., bis zur Erhaltungsdosis. Dosisanpassung nach Klinik: keine Palpitationen, keine Temperaturmissempfindungen, keine besondere Müdigkeit, TSH nach 3 Mon.: unterer NB. Später jährl. Kontrolle. **Cave:** Bei M. Addison mit Hypothyreose unbedingt zuvor mit Glukokortikoidsubstitution beginnen.

> - Bei Thyroxinsubstitution gesteigerter Insulinbedarf.
> - Erhöhter Substitutionsbedarf in Schwangerschaft und Stillzeit. Faustregel: 2. Trimenon + 25 %, 3. Trimenon + 50 %, Stillen + 25 %, daher in der Schwangerschaft alle 4 Wo. Kontrolle der SD-Werte.

> **⚡ Myxödemkoma**
> Seltene, schwere Hypothyreose durch Stress, Infekt, Kälte, Sedativa.
> - **Klinik:** Somnolenz bis Koma, verstärkte Sympt. der Hypothyreose, ferner Hypothermie, Hyponatriämie, Hypoglykämie, Hypoventilation, Krampfanfälle.
> - **DD:** Koma bei zerebralen Erkr., Addison-Krise, Coma diab., hypoglykämischem Schock, Anorexie.

> - **Therapie:**
> - 1. Tag L-Thyroxin 500 µg (z. B. Euthyrox®), dann 100–200 µg/d i. v. (Vorsicht bei KHK und Herzinsuff.!).
>   - Hydrokortison 200 mg/d i. v. (z. B. Hydrocortison Hoechst®).
>   - Bei Hypothermie langsame Erwärmung um etwa 1 °C/h. **Cave:** Kreislaufkomplikationen!
>   - Allg. intensivmed. Ther., ggf. Digitalisierung, Herzschrittmacher.

12

12.1.7 Morbus Basedow

Familiär gehäuft, überwiegend F, v. a. 30.–50. Lj. Auto-AK (TRAK) gegen TSH-Rezeptor der Thyreozytenmembran.

> **Leitbefunde**
> Hyperthyreose mit diffuser Struma und häufig Exophthalmus.

Klinik Zeichen der Hyperthyreose, endokrine Orbitopathie. Leichte, meist weiche Struma, prätibiales Myxödem (blaurot, grobporig, nach Druck bleibt keine Delle ▶ 10.1.2). SD evtl. überwärmt, palpatorisch und auskultatorisch Schwirren.

Diagnostik
- Endokrine Orbitopathie nahezu pathognomonisch für M. Basedow.
- Sono, TSH, fT$_3$, fT$_4$, TRAK (üblicherweise pos.), evtl. TPO/Tg-AK, da Überschneidungen möglich, BB, Leberwerte.
- Selten TRAK neg. → Szinti zum Nachweis einer fokalen oder disseminierten Autonomie.

Therapie Aufklärung über Verlauf (Remissionsrate in Deutschland ca. 50 %), Notwendigkeit der Überwachung (Rezidiv, Hypothyreose nach ablativer Ther.) und Gefahr thyreotoxischer Krise nach Jodgabe (KM!).
- **Thyreostatika:**
  - Beginn mit Carbimazol 30 mg p. o. oder Thiamazol 20 mg p. o. über 3–4 Wo., dann Kontrolle von fT$_3$ und TSH mit Dosisanpassung, BB, Leberwerte. Euthyreose wird meist nach 2–8 Wo. erreicht.
  - Erhaltungsther.: Carbimazol 5–15 mg bzw. Thiamazol 5–10 mg. Dosierung nach Klinik und TSH (soll im NB liegen). Behandlung über 12 Mon., dann Auslassversuch mit TSH-Kontrolle nach 6 Wo.
  - Bei Tachykardie und Hypertonie zusätzlich Propranolol 4 × 10–40 mg/d p. o. (z. B. Dociton®).
  - Kontrolle von SD-Werten, BB (Agranulozytose?), Leberwerten initial alle 4 Wo., im Verlauf alle 8–12 Wo.
  - Hinweise auf Remission: niedrigere Thyreostatikadosis notwendig, Verkleinerung der SD. Nach Remission Kontrolle alle 6 Mon.
- **Subtotale Strumektomie** (▶ 12.1.2): bei Struma mit Lokalsympt. oder Rezidiv nach 1-jähriger thyreostatischer Ther.
- **Radiojodther.:** bei Rezidiv nach Thyreostatika, Inoperabilität, Rezidiv nach OP. Jährl. Kontrollen, ggf. L-Thyroxin-Substitution (▶ 12.1.6).

- 1 mg Thiamazol ist 1,6 mg Carbimazol äquivalent.
- NW-Rate der Thyreostatikather. ca. 15 %. Häufigste NW sind Hautsympt. → evtl. Umstellung auf Propylthiouracil (z. B. Propycil®). Seltene, aber schwere NW ist die Agranulozytose 3–8 Wo. nach Therapiebeginn, daher Pat. aufklären → sofortige Vorstellung zur BB-Kontrolle bei Angina tonsillaris. Cholestase → BB und Leberwerte nach 3 und 8 Wo. kontrollieren.
- NW sind dosisabhängig → möglichst niedrige Initialdosis (< 25 mg Thiamazol).
- Thyreostatika sind strumigen → möglichst niedrig dosieren.
- TRAK sinkt unter Ther. meist ab. Als prognost. Verlaufsparameter jedoch ungeeignet.
- In Schwangerschaft und Stillzeit thyreostatische Ther. mit Propylthiouracil, in möglichst niedriger Dosierung (TSH leicht suppr., fT_3 im oberen NB). Stillen unter thyreostatischer Ther. (Propylthiouracil) ist möglich.

Endokrine Orbitopathie (EO)

Autoimmunerkr. Begleitet 70 % aller immunogenen Hyperthyreosen. Kann auch bei Euthyreose und/oder Hashimoto-Thyreoiditis vorkommen oder der Hyperthyreose vorausgehen. Der Schweregrad der EO korreliert nicht mit der SD-Funktion!

Klinik

Tab. 12.3 Symptomatik-Klassifikation nach Werner	
Grad I	Oberlidretraktion (Dalrymple-Zeichen), Konvergenzschwäche (Möbius-Zeichen), Zurückbleiben des Oberlids bei Blick nach unten (Graefe-Zeichen), seltener Lidschlag (Stellwag-Zeichen)
Grad II	Weichteilinfiltration: Konjunktivitis, Chemosis (ödematöse konjunktivale Schwellung), periorbitale Schwellung (eingelagerte Mukopolysaccharide)
Grad III	Exophthalmus
Grad IV	Befall der extraokulären Muskeln (Doppelbilder, Ptose)
Grad V	Hornhautbeteiligung (Lagophthalmus → Kornea-Ulzerationen)
Grad VI	Visusverlust (Druckläsion des N. opticus)

Diagnostik   Ophthalmolog. Konsil, Orbita-Sono, MRT.

Therapie
- Euthyreote Stoffwechsellage anstreben (Thyreostatika), rechtzeitige L-T_4-Substitution nach Schilddrüsen-OP oder Radiojodther.
- Nikotinabusus einstellen.
- Mittelschwere EO: externe Retrobulbärbestrahlung.
- Schwere EO: hoch dosierte Glukokortikoide.
- Bei persistierenden Doppelbildern Korrektur-OP. Chir. Druckentlastung der Orbita nur bei Orbitakompression Grad V oder VI nach Werner.

Prognose   In 10 % Verschlechterung, in 30 % Besserung der Sympt.

- Ein Exophthalmus ohne Weichteilbeteiligung ist meist keine endokrine Orbitopathie.
- Augenbefund meist doppelseitig, nicht zwingend symmetrisch. Bei Einseitigkeit retrobulbären Tumor ausschließen.
- Ältere Passbilder zeigen lassen – Progredienz?
- Hypothyreose vermeiden.
- Bei persistierendem Nikotinabusus deutlich schlechtere Prognose.

12.1.8 Funktionelle Autonomie

Diagnostik Nachweis und Quantifizierung der Autonomie durch Szinti bzw. (bei normalem TSH) durch Suppressionsszinti (▶ 12.1.1).

Therapie
- **Manifeste Hyperthyreose:** zunächst Thyreostatika, z. B. Thiamazol 10–20 mg. Bei Jodkontamination sind höhere Dosen erforderlich. Zur definitiven Ther. subtotale Strumektomie (▶ 12.1.2) oder Radiojod.
- **Latente Hyperthyreose:** zunächst abwarten, Laborkontrollen (TSH basal, fT$_3$, fT$_4$), EKG-Kontrollen (Vorhofflimmern?) alle 3–6 Mon. **Cave:** Jodbelastung (KM).

- Jodbelastung v. a. durch KM, seltener durch zahlreiche andere Substanzen, z. B. Betaisodona®, Amiodaron, bestimmte Augentropfen oder Geriatrika, Multivitaminpräparate.
- KM-Applikation bei V. a. Hyperthyreose (▶ 1.12.2).

12.1.9 Thyreoiditis

Hashimoto-Thyreoiditis (chronische autoimmune Thyreoiditis)
Wird heute zu den chron. Autoimmun-Thyreoiditiden gezählt, ebenso wie die „Silent Thyreoiditis" und die „Post-partum-Thyreoiditis".

Klinik Hypothyreose und/oder meist diffuse Struma, bei älteren Pat. auch große, harte Struma möglich (DD Malignom). Sehr selten Kompression von Trachea bzw. Ösophagus. Häufig Engegefühl am Hals, selten schmerzhafte SD.

Diagnostik (▶ 12.1.1). Auto-AK-Titer (Anti-TPO), Sono, SD-Funktion.

Differenzialdiagnosen Schnell wachsende Struma *und* TPO-AK → hochverdächtig auf SD-Lymphom.

> **Tipp**
> Ein SD-Malignom bei Frauen vom 50.–80. Lj. mit Hashimoto-Thyreoiditis ist histologisch meist ein SD-Lymphom.

Therapie
- Bei Hypothyreose Thyroxinsubstitution; Dosisanpassung → TSH in unteren bis mittl. NB.

- Bei jungen, gesunden Pat. L-Thyroxin ca. 1 μg/kg/d (z. B. Euthyrox®); mit halber Dosis beginnen, nach 7–10 d ganze Dosis.
- Bei älteren Pat. (**cave:** kardiovaskuläre Erkr.!) Beginn mit 12,5–25 μg/d, Dosissteigerung alle 6 Wo.
- ! In der Schwangerschaft häufig sukzessive Dosissteigerung nötig.

Chron. Autoimmunthyreoiditis gelegentlich im Rahmen eines Autoimmundefizienz-Sy. (M. Addison ▶ 12.2.3), auch assoziiert mit Turner-Sy., Down-Sy. → jährliche TSH-Kontrollen!

Subakute Thyreoiditis (de Quervain)
Virusbedingt. Histologisch Riesenzellgranulome.

Klinik Schweres Krankheitsgefühl, meist einseitige SD-Schwellung mit heftigen Schmerzen. Initial Fieber. Vorübergehend Hyper- oder Hypothyreose.

Diagnostik BSG/CRP ↑. Sono auch zur Verlaufskontrolle (Befunde ▶ 12.1.1). Feinnadelpunktion (mehrkernige Riesenzellen). ^{99m}Tc-Aufnahme in Szinti vermindert. SD-Funktion prüfen (transitorische Hyperthyreose)!

Differenzialdiagnosen Akute eitrige Thyreoiditis (mit stärkerer Leukozytose, lokaler Lymphadenitis).

Therapie In 70 % Spontanheilung. Evtl. Antiphlogistika, in schweren Fällen Glukokortikoide (→ schnelle Besserung). **Cave:** Thyreostatika kontraindiziert.

Akute Thyreoiditis
- **Nichteitrige Form:** meist durch hoch dosierte Radiojodther. (Strumitis). Ther.: Glukokortikoide und NSAID.
- **Eitrige Form:** Fieber, Druckdolenz, Lk-Schwellungen. Labor: BSG ↑↑ Leukozytose. KO: Abszedierung. Ther.: Antibiose.

12.2 Nebenniere

12.2.1 Diagnostische Methoden

Serum, Plasma und Urin
! **Normwerte labor- und methodenspezif.!**
- **Kortisol (Serum):** Normalwert morgens 5–25 μg/dl, abends 2–12 μg/dl. Fehlerquellen: erhöhte Werte durch Anstieg der Bindungsproteine (z. B. bei Pille, HRT). Anstieg bei Stress (z. B. Blutentnahme, akute oder chron. Allgemeinerkr.!), Alkoholismus. Bester Abnahmezeitpunkt für Talwert: 24 Uhr, möglichst nach vorausgegangener Schlafphase, ggf. freies Kortisol im 24-h-Urin.
- **ACTH (Plasma):** Normalwerte morgens 9 Uhr < 45 ng/l. Erhöhte Werte durch ACTH-Fragmente, andere Proteine (paraneoplastisch) und ACTH-abhängiges Cushing-Sy.
- **Aldosteron (Serum):** bei normaler Natriumzufuhr im Liegen (mind. 30 Min.) 12–150 ng/l, im Stehen 70–350 ng/l. Anstieg durch Diuretika!
- **Plasmarenin-Konz.:** liegend (mind. 30 Min.) 2,4–21,9 ng/l, stehend 3,5–65,6 ng/l.

Dexamethason-Kurztest

Dexamethason 2 mg p. o. um 23 Uhr, Serum-Kortisol am nächsten Morgen um 8 Uhr abnehmen. Bei Serum-Kortisol < 3 µg/dl ist ein Cushing-Sy. ausgeschlossen.

Dexamethason-Langtest

Dexamethason 0,5 mg (2 mg) alle 6 h über 2 d, Serum-Kortisol am 3. Tag morgens um 8 Uhr abnehmen.

ACTH-Kurztest

Serum-Kortisol 0 und 60 Min. nach 250 µg ACTH i. v. (1 Amp. Synacthen®), normal Kortisolanstieg auf > 20 µg/dl oder auf das Doppelte des Ausgangswerts.

CRH-Test

CRH 1 µg/kg i. v.: Anstieg von ACTH > 50 %, Anstieg von Kortisol > 20 %. Fehlender Anstieg bei ektoper ACTH-Produktion. Sinnvoll in Ergänzung zum Dexamethason-Kurztest zur Differenzierung des M. Cushing von ektoper ACTH-Produktion.

12.2.2 Cushing-Syndrom (CS)

Ätiologie

- **Iatrogen:** am häufigsten bei Kortikoid-Langzeitther. (▶ 19.5).
- **Hypothalamisch hypophysär:** 70 % der nichtiatrogenen Formen, eigentlicher M. Cushing. Meist Hypophysenmikroadenome < 1 cm Durchmesser, Makroadenome selten. Durch Hypersekretion von ACTH bilaterale NNR-Hyperplasie und Kortisolexzess.
- **Prim. adrenal:** 20 % der nichtiatrogenen Formen, überwiegend Adenome → häufig Kortisolexzess führend, seltener bilaterale Hyperplasie. Sehr selten Ca → häufig Androgenexzess und Virilisierung führend. Daher bei rasch einsetzender Hyperandrogenämie/Virilisierung Hyperkortisolismus ausschließen.
- **Paraneoplastisch:** 10 % der nichtiatrogenen Formen. Ektope ACTH-Bildung, v. a. bei kleinzelligem Bronchial-Ca → Hypokaliämie, Ödeme, schnelle Entwicklung einer Hypertonie. Selten ACTH-sezernierendes Karzinoid oder Lymphom.

Anamnese und Klinik

- Gewichtszunahme: Stammfettsucht, Vollmondgesicht, Stiernacken. Typisch: Fettschwellung in Fossa supraclavicularis.
- Hautveränderungen: Plethora (Gesichtsrötung), Ekchymosen, breite Striae rubrae (dunkelrot). Seborrhö, Akne und Hirsutismus.
- Hypertonie und Ödeme.
- Muskelschwäche: v. a. proximale Extremitäten, durch Proteinkatabolismus oder Hypokaliämie.
- Osteoporose mit Keil- und Fischwirbelbildungen. Hüftkopfnekrosen.
- Psychische Veränderungen: meist Depression, aber auch manische Episoden.
- Hypogonadismus: Oligo- oder Amenorrhö, Potenzverlust.
- Gestörte Glukosetoleranz, Nephrolithiasis (meist Ca^{2+}-Oxalat), Infektanfälligkeit.
- Labor: Eosinopenie, Lymphopenie, Hypokaliämie (häufig bei ektoper ACTH-Produktion). Hyperlipoproteinämie. Diab. Stoffwechsellage.

Diagnostik

- Diagnosesicherung und -ausschluss:
- Mangelnde Suppression des Serum-Kortisols im Dexamethason-Hemmtest (**cave:** Pille, HRT), erhöhtes freies Kortisol im 24-h-Urin.
- Differenzierung ACTH-abhängiges oder unabhängiges CS:
  - Supprimiertes ACTH: adrenales CS, iatrogenes CS.
  - Normales oder erhöhtes ACTH: ACTH-abhängiges CS.
- Differenzierung eutopes/ektopes ACTH-abhängiges CS:
  - Verlängerter Dexamethason-Hemmtest: Abfall des Kortisols auf < 50 % des Ausgangswerts → M. Cushing; fehlende Suppression → ektope ACTH-Produktion.
  - CRH-Test: ACTH-Anstieg um mind. 40 % → M. Cushing; fehlender Anstieg → ektope ACTH-Produktion.
  - Bei diskrepanten Befunden Sinus-petrosus-inferior-Katheter mit CRH-Stimulation.

Therapie

- **Iatrogenes CS:** Reduktion der Glukokortikoiddosis.
- **M. Cushing:** transsphenoidale Hypophysenadenom-Exstirpation bei Mikroadenom. Postop. Abklärung HVL-Insuffizienz, ggf. Hormonsubstitution (▶ 12.4.2); ggf. Hypophysenbestrahlung in Komb. mit Adrenostatika (z. B. Ketoconazol).
- Ektope ACTH-Sekretion: Ther. der Grunderkr. Bei unklarer Lokalisation ggf. bilaterale Adrenalektomie mit nachfolgender NN-Substitution (▶ 12.2.3).
- **NNR-Adenom oder -Ca:** unilaterale Adrenalektomie unter Kortikoidschutz, sehr langsame Dosisreduktion bis zur Erholung der kontralateralen NN (▶ 19.5). Bei Inoperabilität oder inoperablen Metastasen Mitotan (Lysodren®, biochemische Adrenalektomie).
- Bilaterale adrenale Hyperplasie: bilaterale Adrenalektomie (▶ 12.2.3).

12.2.3 Hypokortisolismus, Nebennierenrindeninsuffizienz

Einteilung und Ätiologie

- **Prim. Hypokortisolismus (M. Addison):** üblicherweise alle NNR-Funktionen betroffen (Kortisol, Aldosteron, DHEA ↓), ACTH ↑. Häufig Autoimmunprozess: gelegentlich im Rahmen eines
  - Autoimmundefizienz-Sy. Typ I (autosomal rezessiv): mukokutane Candidiasis, Hypoparathyreoidismus, Hashimoto-Thyreoiditis, Autoimmunhepatitis, Malabsorptionssy., Alopezie, Vitiligo, Perniziosa, Hypogonadismus.
  - Autoimmundefizienz-Sy. Typ II : Immunthyreopathie, Diab. mell. Typ 1, Malabsorptionssy., Perniziosa, Alopezie, Vitiligo, Hypogonadismus, Hypophysitis.
  - Entzündungen (seltener): Tbc, Zytomegalie, z. B. bei HIV-Inf., Waterhouse-Friderichsen-Sy. bei Meningok.-Sepsis.
  - Ischämischer oder hämorrhagischer Infarkt (Antikoagulation).
  - Metastasen (kleinzelliges Bronchial-Ca, Mamma-Ca, Lymphome).
  - Adrenogenitales Sy.
  - Adrenomyeloneuropathie (Variante der Adrenoleukodystrophien), wird zunehmend als Ursache der NN-Insuff. bei jungen Männern erkannt (X-chromosomal rezessiv).
  - Medikamente: Ketoconazol, Rifampicin, Phenytoin.

12

- **Sek. Hypokortisolismus:** üblicherweise nur glukokortikoide NNR-Funktionen betroffen (Kortisol ↓, ACTH ↓).
  - HVL- oder Hypothalamusinsuff.
  - Nach Glukokortikoid-Langzeitther. → Glukokortikoide nach längerer Anwendung nie abrupt absetzen (▶ 19.5)!

Klinik

- **Allgemeinsympt.:** Adynamie, Gewichtsverlust, Hypotonie, Hypovolämie, selten auch GIT-Symptome. **Cave:** Fehldiagnosen Depression oder Anorexia nervosa.
- **Prim. Hypokortisolismus:** Hyperpigmentierung (Handfläche, Narben, Mundschleimhaut). Vitiligo (20 %).
- **Sek. Hypokortisolismus:** alabasterfarbenes Hautkolorit; Adynamie, Gewichtsverlust, Hypogonadismus und Amenorrhö, sek. Hypothyreose; Wachstumshormonmangel (erhöhtes Fett/Muskel-Verhältnis). **Cave:** häufig Gesichtsfeldausfälle.

> ⚡ **Addison-Krise**
> Häufigste Erstmanifestation einer NNR-Insuff. Exazerbation durch Infekte, Durchfall, Trauma, OP.
> - **Klinik:** Verdacht bei katecholaminresistenter Hypotonie unklarer Genese. Zeichen der NNR-Insuff. (s. o.), zusätzlich Exsikkose, Schock, Oligurie, Pseudoperitonitis, evtl. Durchfall, Erbrechen, Hypoglykämie. Anfangs Temperatur ↓. Delir, Koma.
> - **Therapie:**
>   - ! Therapiebeginn vor Diagnosesicherung der NNR-Insuff. ist lebensrettend.
>   - Blutabnahme zur Diagnosesicherung (Kortisol, ACTH).
>   - Initial 50 ml 40-prozentige Glukose + 500 ml 0,9 % NaCl, später 5-prozentige Glukose.
>   - ! K⁺ kontraindiziert!
>   - Hydrokortison 100 mg i. v. initial, dann Dauerinfusion mit 10 mg/h (z. B. Hydrocortison Hoechst®). Sobald orale Zufuhr möglich, Umstellung auf Hydrokortison 4 × 50 mg (z. B. Hydrocortison Jenapharm®), schrittweise auf Erhaltungsdosis reduzieren (in 4–5 d).
>   - Bei Schock Dopamin oder Dobutamin, bei Inf. Antibiotika.
>   - Thrombembolieprophylaxe: Vollheparinisierung (▶ 19.8.1).

Diagnostik

- **ACTH-Kurztest** (▶ 12.2.1): bei normalem Kortisolanstieg NNR-Insuff. ausgeschlossen. Wenn ACTH ↑ → prim. NNR-Insuff., sonst sek. (▶ 12.4.2). **Cave:** normales Plasmakortisol schließt NNR-Insuff. bei akut erkrankten Pat. nicht aus.
- **Weiteres Labor:** Aldosteron i. S., Plasmarenin. Hkt ↑, Harnstoff ↑, BZ ↓. K⁺ ↑, Na⁺ ↓, metabolische Azidose, Lymphozytose, Eosinophilie, in 30 % Ca²⁺ ↑.
- Ggf. weitergehende Abklärung Autoimmundefizienz-Sy. (s. o.)
- **Bildgebende Diagn.:** Sono-Abdomen, CT/MRT NN, bei sek. NN-Insuff. MRT-Hypophyse.

Therapie

- **Substitution:** Gluko- und Mineralokortikoide. Hydrokortison 20–25 mg/d (z. B. Hydrocortison Jenapharm®), Dosisaufteilung z. B. 10–10–5–0 mg

12

(7, zwischen 11 und 12, zwischen 14 und 15 Uhr), zirkadiane Rhythmik abbilden. Fludrokortison 0,1 mg ½–1 Tbl. morgens (z. B. Astonin® H). **Cave:** kein Fludrokortison bei sek. Hypokortisolismus.

! In Belastungssituationen (Infekt, Zahnarztbesuch) 2- bis 3-fache Dosis, bei hohem Fieber (> 39 °C) bis 5-fache Dosis zu den entsprechenden Tageszeiten. Bei Erbrechen Hydrokortison i. v. (stationäre Aufnahme).

! Bei OP/Trauma peri- und postop. i. v. Hydrokortisonsubstitution. Abhängig vom chir. Eingriff 200–300 mg Hydrokortison im Perfusor: 100 mg periop., je nach Schwere des Eingriffs 100–200 mg im Perf. für die nächsten 24 h; je nach Klinik im Verlauf Umstellung auf orale Ther. und Reduktion auf übliche Substitution; bei Intensivpat. 200 mg HC im Perf./24 h.

- **Therapiekontrollen:** KG, RR, E'lyte, ACTH und Plasmarenin. Bei Überdosierung Hypertonie, Ödeme; bei Unterdosierung Hypotonie, Na^+ ↓, K^+ ↑ und Plasmarenin ↑.

- Notfallausweis mit Hinweis auf Glukokortikoidsubstitution aushändigen.
- Patientenaufklärung: Hydrokortison zur Substitution bei M. Addison hat in der empfohlenen Dosierung im Gegensatz zur systemischen Glukokortikoidther. anderer Ind. sehr selten NW! Nicht aufgeklärte Pat. setzen das lebenswichtige Hydrokortison wegen der Angst vor NW der „Kortisonther." oft ab!

12.2.4 Hyperaldosteronismus, Conn-Syndrom

Einteilung und Ätiologie
- **Prim. Hyperaldosteronismus (PHA):** häufiger als angenommen, 2–15 % aller Hypertoniker! Klassisches Conn-Sy. mit Hypokaliämie: NNR-Adenom (80 %, selten maligne), bilaterale NNR-Hyperplasie (20 %). Häufiger ist die normokaliämische Form des PHA mit bilateraler NNR-Hyperplasie in 60–90 %. Selten: dexamethasonsupprimierbarer PHA.
- **Sek. Hyperaldosteronismus (SHA):** prim. Stimulation des Renin-Angiotensin-Systems (Diuretika, Nierenarterienstenose, Niereninsuff., maligne Hypertonie). „Lakritz-Conn" bei exzessivem Lakritzkonsum.

Klinik Keine Leitbefunde! Nicht obligat (s. o.) hypokaliämische therapierefraktäre/akzelerierte Hypertonie und metabolische Alkalose. Sympt. bei Hypokaliämie ▶ 10.2.2.

Diagnostik
- **Labor:**
  – PHA Aldosteron (i. S./i. U.) ↑, Renin ↓.
  – SHA Aldosteron ↑, Renin ↑.
  – Screeningtest für PHA: Bestimmung von Plasmarenin und Serumaldosteron mit Bildung des Aldosteron/Renin-Quotienten. Normwerte methodenabhängig; Aldosteron/Plasmarenin-Konzentration normal < 25, zwischen 25 und 50 Grauzone, > 50 path. Evtl. Bestimmung der Aldosteron-18-Glukuronid-Ausscheidung im 24-h-Urin. NaCl-Belastungstest, Fludrokortison-Suppressionstest (fehlender oder subnormaler Abfall des Aldosterons bei PHA).
- **Weiterführende Diagnostik zur DD Hyperplasie/Adenom und Lokalisationsdiagn.:** Orthostase-Test mit Aldosteron-Bestimmung i. S. um 8 Uhr lie-

gend und um 12 Uhr stehend. Interpretation: Abfall → Adenom, kein Abfall → Hyperplasie. MR, CT, Sono, selektive NN-Venenblutentnahme. Diagnost. Flussschema unter www.conn-register.de.

Therapie Bei solitärem Adenom minimalinvasive Adrenalektomie nach Vorbehandlung mit Spironolacton. Bei Hyperplasie Dauerbehandlung mit Spironolacton oder Triamteren.

12.2.5 Phäochromozytom

Meist gutartiger Tumor (95 %), 80 % einseitig im NN-Mark, 10 % doppelseitig, der Rest in sympathischen Ganglien des Brustraums. Bei 0,5 % aller Hypertoniker. Selten im Rahmen von MEN Typ II (medulläres SD-Karzinom, Hyperparathyreoidismus, Neurinome) und Von-Hippel-Lindau-Sy. (mit Retinaangiomen, Hämangioblastomen des ZNS, Nierenzell-Ca, Pankreaszysten und epidymalen Zystadenomen).

Anamnese und Klinik
- Anfallsweise Kopfschmerzen, Herzrasen, Schweißneigung, Blässe, Palpitationen, selten Tremor, Schwäche, Leibschmerzen, Nephrokalzinose, Müdigkeit, proximale Muskelschwäche.
- ! Blutdruckkrisen in 40 % eruierbar, in 60 % schwer einstellbare Dauerhypertonie.

Diagnostik Katecholamine (Adrenalin, Noradrenalin, Dopamin) und Metanephrine im angesäuerten 24-h-Urin ↑.
- Vorgehen: MAO-Hemmer, Reserpin, α-Methyl-Dopa und zentrale alpha-adrenerge Agonisten vorher absetzen. Ggf. unmittelbar nach Anfall sammeln. Sammlung an drei Tagen. Normalwerte labor- und methodenabhängig.
- Umstellung der Ernährung 3 d vor SU, da erhöhte Werte durch Bananen, Zitrusfrüchte, Nüsse, Schwarztee, Kaffee, Vanille.

Tumorsuche nach (!) biochemischem Nachweis eines Phäochromozytoms: Sono, CT oder MRT Abdomen + Thorax, MIBG-Szinti. Szinti auch bei bereits nachgewiesenem NNR-Tumor zum Ausschluss ektopes P. und Metastasen. Bei neg. Lokalisationsdiagn. Octreotid-Szinti. Kalzitonin (MEN II), Kalzium (MEN I, II).

Differenzialdiagnosen Sympathikovasale Anfälle *(Flush)*, Hyperthyreose (▶ 12.1.6), Karzinoid (▶ 12.5.4), Tabes dorsalis, Temporallappenepilepsie, Bleivergiftung. Menopause.

Therapie Vorgehen bei hypertensiver Krise ▶ 5.3.3.
- **OP-Vorbereitung:** präop. Alphablockade über mind. 10–14 d. Initial 10 mg/24 h Phenoxybenzamin p. o. (z. B. Dibenzyran®), in Schritten um je 10–20 mg steigern, bis Normotonie erreicht. Meist 40–80 mg/d notwendig, selten bis 200 mg/d. Cave: erst nach wirksamer Alphablockade bei Tachykardie zusätzliche β-Blockade.
- **OP:** minimalinvasive Tumorexstirpation. Intraop. adäquate Volumensubstitution wichtig.

12.2.6 Inzidentalom der Nebenniere

Zufällig im Sono/CT/MRT entdecktes NN-Adenom, wenn Ind. zur Bildgebung nicht der NN galt (ca. 8 % der Bevölkerung).

Diagnostik Abklärung endokrine Aktivität (▶ 12.2.1). Zur DD MRT-Abdomen

Vorgehen Wenn endokrin inaktiv und < 4,0 cm regelmäßige Verlaufskontrollen (Labor alle 6–12 Mon., MRT initial nach 6–12 Mon., später 1- bis 2-jährl.). Bei größerem Tumor, Größenprogredienz oder Entwicklung einer endokrinen Aktivität → minimalinvasive Adrenalektomie. Keine Biopsie.

12.3 Nebenschilddrüse

12.3.1 Hyperparathyreoidismus (HPT)

- **Prim.:** In 80 % solitäres Adenom (selten Ca), in 15 % Hyperplasie aller Epithelkörperchen, davon 50 % familiäre Sy., z. B. MEN I (HPT, HVL-Adenome, Inselzelladenome, Vipome, Gastrinome, Glukagonome) oder MEN II ▶ 12.2.5. Paraneoplastisch (PTHrp ↑, PTH ↓) bei DD Hyperkalzämie (▶ 10.3.3)
- **Sek.:** regulatorische PTH-Erhöhung. Ca^{2+} ↓ oder P ↑ bei chron. Niereninsuff. (▶ 9.7.4), Ca^{2+} ↓ Vit.-D_3-Mangel (z. B. Malabsorption).

> **Leitbefunde**
> Hyperkalzämie, Hypophosphatämie (nicht obligat), Nephrolithiasis oder Nephrokalzinose, Appetitlosigkeit, Übelkeit, Obstipation, evtl. Osteopenie/-porose („Stein-, Bein- und Magenpein").

Klinik Urolithiasis, GIT-Beschwerden und Polyurie. Klin. und DD der Hyperkalzämie ▶ 10.3.3.

Diagnostik
- **Labor:** meist Zufallsbefund einer Hyperkalzämie bei asympt. Pat.
  - Ca^{2+} ↑ (mild oder intermittierend): immer Serum-Albumin zur Korrektur mitbestimmen.; P ↓. Ca im 24-h-Urin (bei pHPT normal oder ↑).
  - PTH ↑: moderne immunometrische Assays messen „intaktes" PTH.
  - Osteodensitometrie (DXA).
  - **Cave:** Hypokalziurie → familiäre hypokalziurische Hyperkalzämie. Defekt im Sensing-Rezeptor der NSD, keine OP-Ind.
- **Lokalisationsdiagn.:** anzustreben, da operativ minimalinvasives Vorgehen möglich. Sono, Nebenschilddrüsen-Szinti (Sesta-MIBI, hohe Sensitivität). MRT.

Therapie
- **Kons. Ther.:** bei mildem pHPT (Ca^{2+} < 2,8), älterem Pat. und fehlender Osteoporose abwartendes Prozedere: kalziumnormale Ernährung, keine Vit.-D_3-Substitution. Ggf. Bisphosphonate. Ausreichende Flüssigkeitssubstitution. Bei ausgeprägter Hyperkalzämie und inoperablem Pat. Bisphosphonate.
- **Operative Ther.:**
  - Bei erfolgreicher Lokalisationsdiagn. minimalinvasiv, sonst Aufsuchen aller möglichen Lokalisationen. Intraop. PTH-Bestimmung.
  - Postop. Tetanieprophylaxe: v. a. bei Skelettbeteiligung (überstürzte Rekalzifizierung führt zu Hypokalzämie ▶ 10.3.2). Sofort am ersten Tag postop. mehrfache Kontrollen des Serum-Ca^{2+}. Ca^{2+}-Perfusor, Kalzitriol (z. B. Rocaltrol®, ▶ 12.3.2).

> **Cave:** Erhöhtes PTH postop. nicht Ausdruck einer erfolglosen Operation, da regulatorische PTH-Erhöhung i. S. eines „Hungry-Bone-Sy.".

12

12.3.2 Hypoparathyreoidismus (HypoPTH)

> **Leitbefunde**
> Hypokalzämische Tetanie, oft mit Parästhesien und Pfötchenstellung.

Ätiologie
- Meist nach SD-, Kehlkopf- oder Parathyreoidea-OP. Sehr selten idiopathisch, im Rahmen eines polyglandulären Autoimmunsy. (▶ 12.2.3) oder kongenital, z. B. bei Di-George-Sy. (Thymus und Parathyreoidea fehlentwickelt).
- **Pseudo-HypoPTH (Albright-Sy.):** Klinik und E'lyte wie bei HypoPTH, aber PTH ↑; Störung der PTH-Wirkung, u. U. mit typischem Körperbau (Rundgesicht, Kleinwuchs, subkutane Knötchen, Pubertas praecox), familiär gehäuft.

Klinik Parästhesien, trophische Hautstörungen, Hyperreflexie, pos. Chvostek- und Trousseau-Zeichen, Stammganglienverkalkung. Klin. und DD der Hypokalzämie ▶ 10.3.2.

Diagnostik PTH ↓, Ca^{2+} ↓, Mg^{2+} ↓, PO_4^{3-} ↑. Urin: Ca^{2+}, PO_4^{3-}, ggf. cAMP-Ausscheidung ↓. Andere Ca^{2+}-Einflussgrößen kontrollieren: Ges.-Eiweiß, Krea, AP, Vit. D.

Differenzialdiagnose Hypokalzämie ▶ 10.3.2.

Therapie Akute hypokalzämische Krise ▶ 10.3.2. Hypo-PTH (nach SD-OP oft passager): kalziumreiche Kost oder Kalzium oral, ggf. Kalziuminfusion. Bei gesichertem Hypo-PTH Dauerbehandlung mit 1 g Ca^{2+} und Dihydrotachysterol 0,5 mg (z. B. Tachystin®) oder Cholecalciferol 1 mg (z. B. Vigantol®) oder Kalzitriol 0,25–1 µg/d (Rocaltrol®), Letztere nach Serum-Ca^{2+}/PO_4 dosiert. Anfangs wöchentl. Kontrollen. Serum-Ca^{2+} in den unteren Normbereich einstellen, Normophosphatämie anstreben.
Cave: NW einer Kalzitriol-/Kalziumüberdosierung sind irreversible Organkalzinosen.

12.4 Hypophyse

12.4.1 Diagnostische Methoden

Testung der Hypophysenachsen durch Gonadotropin-Releasing-Hormon (GnRH), Thyreotropin-Releasing-Hormon (TRH), Corticotropin-Releasing-Hormon (CRH) und Growth-Hormone-Releasing-Hormon (GhRH); Clonidin-Test; Insulintoleranztest (ITT); Metoclopramid-Stimulation (funktionelle Hyperprolaktinämie); Durstversuch.
- **Wirkmechanismen:**
  - GnRH → LH ↑, FSH ↑.
  - TRH → TSH ↑, Prolaktin ↑.
  - GhRH → GH ↑.
  - Clonidin → GH ↑.
  - CRH → ACTH ↑, Kortisol ↑.
  - ITT → ACTH ↑, Kortisol ↑, GH ↑.
  - Metoclopramid → Prolaktin ↑.

- **Kombinierter Hypophysenstimulationstest:**
  - Nüchtern Abnahme von Kortisol, Wachstumshormon, TSH, LH, FSH, Prolaktin zu den Zeiten –15, 0, 15, 30, 45, 60, 90 Min.
  - Injektion zum Zeitpunkt 0: CRH 1 µg/kg (Corticobiss®), GhRH 1 µg/kg (Somatobiss®), GnRH 25 µg/kg bei Frauen, 100 µg/kg bei Männern (Relefact®) und TRH 200 µg/kg (Antepan®). Alternativ Altinsulin (0,1 IE/kg) + GnRH + TRH.
  - Bei isolierter Abklärung Wachstumshormonmangel bei Kleinwuchs Clonidin 75–150 µg/m² KOF p. o. (**cave:** bei 150 µg/m² KOF Hypotonie möglich).
  - Bewertung nur durch erfahrenen Endokrinologen.

12.4.2 Hypophyseninsuffizienz (Hypopituitarismus)

12

Ätiologie Hypophysentumoren, Verdrängung, Z. n. OP eines HVL-Adenoms, HVL-Nekrose durch Schock (postpartal: sehr selten Sheehan-Sy.), Verdrängung durch Tumoren, Traumen (Schädelbasisfraktur), Bestrahlung, Granulome (Tbc, Sarkoidose, Lues, Wegener-Granulomatose), autoimmun, Empty-Sella-Sy.

Klinik
- Hormonmangelsympt. wie Hypogonadismus, sek. Amenorrhö, Libidoverlust, Impotenz, SD-Unterfunktion (▶ 12.1.6) und NNR-Insuff. (▶ 12.2.3).
- Blasse Haut (Alabasterhaut), postpartal Versiegen der Laktation, Hypoglykämien, Brustatrophie, Verlust der Sekundärbehaarung, Ausdünnung laterale Augenbrauen, kleine Hoden.
- Bei lokaler Kompression durch Tumoren: bitemporale Hemianopsie, okulomotorische Paresen, Hypophysenapoplexie.
- Schleichender Verlauf, akute Exazerbation.
- Unter Belastung (OP, Trauma) hypophysäres Koma: Somnolenz, Hypothermie, respir. Azidose → **Myxödemkoma** (▶ 12.1.6) oder Erbrechen, Kreislaufkollaps, Hypotonie, Schock → **Addison-Krise** (▶ 12.2.3).

Diagnostik Kombinierter Stimulationstest ▶ 12.4.1.
- **Lokalisationsdiagn.:** Anamnese (OP, Unfall?), MRT der Hypophyse (CT lediglich bei KI für MRT), Gesichtsfeldmessung.
- **Labor:** BZ, Na⁺ ↓, K⁺ ↑, evtl. mäßige Anämie, Eosinophilie, Leukozytose. Evtl. Auto-AK. Bei suprasellären Tumoren Prolaktinanstieg durch Ausfall des Prolactin Inhibiting Factor (PIF) im Hypophysenstiel → Entzügelungshyperprolaktinämie.
- **MRT:** präop. der Hypothalamus-Hypophysen-Region (mit Gadolinium-KM), postop. erste Kontroll-MRT nach 3 Mon. (Resttumor).

Therapie
- Substitution mit Hydrokortison (▶ 12.2.3), L-Thyroxin (erst einige d später, ▶ 12.1.6), evtl. Sexualhormone (M: Depot-Testosteron 250 mg i. m. alle 3 Wo., F: konjugierte Östrogene, z. B. Presomen®), evtl. Wachstumshormon (HGH 0,002–0,005 mg/kg, je nach IGF-I auf 0,01 mg/kg steigerbar).
- Ggf. Tumorextirpation, -bestrahlung.
- Notfallausweis ausstellen, Pat. über Hypophyseninsuff. und Hormonsubstitution aufklären!

12.4.3 Prolaktinom

Häufigster hormonell aktiver Hypophysentumor (Adenom). Hyperprolaktinämie ursächlich bei 20 % aller Amenorrhöen.

Klinik Amenorrhö, Galaktorrhö, Libidostörungen, Hirsutismus, Akne.

Diagnostik
- Medikamentenanamnese: z. B. Östrogene, Neuroleptika, Metoclopramid, Methyldopa.
- Labor: Schwangerschaftstest, TSH, Krea, Prolaktin i. S., HVL-Test (▶ 12.4.1).
- MRT der Hypophyse bildgebendes Verfahren der Wahl; CT nur bei KI für MRT.
- Gesichtsfeldmessung.
- Ggf. Metoclopramid-Stimulationstest zur Abklärung funktioneller Hyperprolaktinämie bei Zyklusstörungen, leicht erhöhtem Prolaktin und neg. MRT.

Therapie Bromocriptin (**cave:** Kreislaufkollaps, daher einschleichend dosieren, auf nicht nüchternen Magen), bei Unverträglichkeit Umstellung auf Cabergolin. Häufig Tumorreduktion.
- **Ind.:**
  - Mikroprolaktinom (< 1,0 cm): Frauen mit Kinderwunsch, Libidoverlust, störende Galaktorrhö. Männer bei Libidoverlust, Infertilität.
  - Makroprolaktinom (> 1,0 cm): medikamentös, OP nur bei lokaler Kompression (Chiasma-Sy.).
  - Funktionelle Hyperprolaktinämie bei Kinderwunsch.

> Leicht erhöhte Prolaktinwerte nach Palpation der Mammae, Stress, Hypothyreose!

12.4.4 Akromegalie

Unproportioniertes Akrenwachstum, meist durch HVL-Adenom. Nach Abschluss des normalen Längenwachstums (im Gegensatz zu hypophysärem Riesenwuchs bei Wachstumshormonexzess vor dem Epiphysenschluss).

> **Leitbefunde**
> Vergrößerung von Augenbrauen, Ohren, Nase, Lippen, Fingern und Zehen, Parästhesien, häufig Hypertonus. Meist bei HVL-Adenom.

Klinik Parästhesien (Karpaltunnel-Sy.), Akrenwachstum (nach Schuhgröße, Handschuhen und Hut fragen!), vergröberte Gesichtszüge (Lippe, Zunge, Mandibula mit Überbiss, Brauen), klobige Finger, Schwitzen/Spannen der Hände, Splanchnomegalie (Vergrößerung innerer Organe), Hyperhidrosis, Kopfschmerzen, Gesichtsfeldausfälle, Müdigkeit, zentrale Schlafapnoe, Kolonpolypen, häufig Störung reproduktiver Funktionen (Zyklusstörungen, Amenorrhö, Galaktorrhö, verminderte Libido). Zusätzlich häufig art. Hypertonie oder Diab. mell. Typ 2. Verkürzte Lebenserwartung wegen respir., metabolischer, kardiovaskulärer und maligner KO.

Diagnostik
- IGF-I: guter Screening-Indikator für Wachstumshormonexzesse.
- Oraler Glukosetoleranztest: zur Bestätigung einer abnormalen Wachstumshormonsekretion. Morgens nüchtern Glukose 100 g oral, GH-Bestimmung bei 0, 30, 60, 90 und 120 Min.; GH < 1 mg/l → GH supprimierbar → Akromegalie ausgeschlossen.
- MRT-Schädel: zum Nachweis eines Hypophysentumors (Diagnosesicherung!).

- Gesichtsfeldprüfung (GF), kombinierter HVL-Test (▶ 12.4.1), Prolaktinbestimmung (Akromegalie häufig assoziiert mit Prolaktinom).
- Kardiolog. Abklärung, Koloskopie, Schlaflabor.

Therapie
- Transsphenoidale Resektion: Ther. der Wahl.
- Bestrahlung: bei Inoperabilität, fehlendem OP-Erfolg.
- Medikamentöse Ther.: bei KI oder ausbleibendem Erfolg von OP oder Bestrahlung oder bei notwendiger GH-Suppression (Schlafapnoe, entgleister Diab., schwere Kopfschmerzen) Bromocriptin, Octreoid. Octreoid als Zusatzbehandlung direkt nach Radiatio, in einigen Fällen auch präop.
- Therapiekontrolle: Erfolg bei normalem IGF-I, im oralen Glukosetoleranztest supprimiertem GH und Symptomremission.

12

12.4.5 Hormonell inaktive Tumoren

Im Bereich der Hypophyse: chromophobe Adenome (60 % aller Adenome), Zysten, Kraniopharyngeom (10.–25. Lj.), selten Metastasen (v. a. bei Mamma-, Bronchial-, Magen-Ca). Klinisch auffällig sind HVL-Insuff. (▶ 12.4.2) und Sehstörungen (Chiasma-Sy.).

Therapie
- Bei lokaler Raumforderung (Chiasma-Sy.) transsphenoidale Resektion.
- Ansonsten nach Ausschluss hormoneller Aktivität abwartendes Prozedere mit regelmäßiger Verlaufskontrolle (Labor/GF alle 3–6 Mon., MRT jährl.).

12.4.6 Diabetes insipidus (DI)

- **Zentraler DI:** ADH-Mangel idiopathisch (30 %) oder sek. bei Tumoren, Traumen, OP, Entzündungen, Granulomatosen, Hirntod.
- **Renaler DI:** fehlende Ansprechbarkeit des distalen Tubulus auf ADH, hereditär (X-chromosomal rezessiv) oder erworben bei interstitieller Nephritis, Medikamenten (z. B. Lithium).

Leitbefunde
Polyurie und Polydipsie, Hypernatriämie bei mangelnder Flüssigkeitsaufnahme.

Klinik   Polyurie (5–20 l/24 h) und Polydipsie, meist plötzlicher Beginn, nächtliches Wasserlassen. Durchschlafen ohne Aufwachen zum Wasserlassen und Trinken schließt DI aus. DD: psychogene Polydipsie, osmotische Diuresen (Diab. mell.), nach akutem oder postobstruktivem Nierenversagen.

Diagnostik   Durstversuch (▶ 9.1.2): mehrfach Probenpaare für Osmolalität und Na im Plasma und Urinosmolalität, Körpergewicht. In Phase I Nachweis eines kompletten zentralen DI durch fehlenden oder bei partiellem DI submaximalen Anstieg der Urinosmolalität. In Phase II DDAVP-Gabe: Anstieg der Urinosmolalität bei zentralem DI, bei fehlendem Anstieg in Phase II renaler DI. Bei Anstieg der Urinosmolalität auf > 750 mosmol/kg DI ausgeschlossen.
Abbruchkriterien: Exsikkose, Hypotonie, Entwicklung von Kopfschmerzen.

Therapie
- Ther. der Grunderkr. bei sek., zentralem DI oder renalem DI.
- Substitution von ADH: Desmopressin 2 × 0,05–0,2 ml/d. intranasal (z. B. Minirin®), beim Bewusstlosen (z. B. nach SHT) Vasopressin s. c. (z. B. Pitressin®). Dosierung nach E'lyten, KG und Wässerungszustand.

12.5 Neuroendokrine Tumoren des Gastrointestinaltrakts

12

Tumoren der APUD-Zellen („Apudome"). APUD-Gewebe (Amine-Precursor-Uptake and Descarboxylation) bilden biochemisch ähnliche Peptidhormone in HVL, C-Zellen der SD (Kalzitonin), Pankreasinseln (Insulin), G-Zellen des Magens und enterochromaffinen Darmzellen (gastrointestinale Hormone wie Gastrin, Insulin, Somatostatin, Glukagon, Motilin, VIP u. a.). Tumoren können funktionell aktiv oder inaktiv sein.

12.5.1 Insulinom

Häufigster endokriner Pankreastumor. 90 % solitär, 90 % gutartig, 5 % ektopisch (meist in Intestinum). Evtl. MEN I (▶ 12.3.1). In 50 % bilden Insulinome außer Insulin weitere gastrointestinale Hormone.

Leitbefunde
Nüchternhypoglykämien mit Sympt. der Unterzuckerung.

Klinik Nüchternhypoglykämien (> 5 h nach letzter Mahlzeit) mit neuroglukopenischen Sympt. (Verwirrtheit, Doppeltsehen, Koma, Krampfanfälle) und adrenerger Gegenregulation (Schwitzen, Heißhunger, Palpitationen). Gewichtszunahme (nicht obligat).

Diagnose
- **Whipple-Trias:** Hypoglykämische Sympt. (s. o.) treten gleichzeitig mit erniedrigter Plasmaglukose auf und lassen sich durch Gabe von Glukose beseitigen.
- **72-h-Fastentest (stationär):** 72 h fasten, reichlich Mineralwasser trinken, normale Bewegung. Bestimmung von BZ, Insulin, C-Peptid alle 4 h, bei BZ < 60 mg/dl stündl. BZ-Messung im Labor, Teststreifen zu ungenau. Abbruch: bei BZ ≤ 50 mg/dl *und* Hypoglykämie-Sympt. oder BZ < 40 mg/dl in zwei aufeinanderfolgenden Messungen *ohne* Sympt.
- **Insulinom:** Insulin/C-Peptid ↑ bei gleichzeitiger Hypoglykämie.
- **Lokalisationsdiagn. (nach biochemischem Nachweis):** Sono, Endosonografie, CT, MRT, Somatostatinrezeptor-Szinti, op. Exploration durch erfahrenen Chirurgen mit intraop. Sonografie des Pankreas.

Therapie
- Op. Entfernung, meist Enukleation ausreichend; bei großen Tumoren oder MEN I subtotale Pankreatektomie, Chemother.
- Periop.: ggf. Gabe von Octreotid oder Diazoxid.

Differenzialdiagnosen
- Postprandiale reaktive Hypoglykämie (Magen-OP, schnelle Magenentleerung, Diag: verlängerter OGTT).
- Hypoglycaemia factitia (Sulfonylharnstoff: Nachweis i. U.; Insulin: Insulin i. S. ↑, C-Peptid i. S. ↓).
- Paraneoplastisch (Sarkome, Lymphome).
- Auto-AK gegen Insulin.
- Prim./sek. NNR-Insuffizienz (▶ 12.2.3).

12.5.2 VIPom (Verner-Morrison-Syndrom)

Überschießende Bildung von vasoaktivem intestinalem Polypeptid (VIP). 50 % Nicht-B-Inselzell-Tumoren (25 % Adenome, 25 % Karzinome), 20 % Inselzellhyperplasie, 20 % kleinzelliges Bronchial-Ca. Mischformen mit Karzinoid und Phäochromozytom kommen vor.

12

> **Leitbefunde**
> Wässrige Durchfälle, Hypokaliämie, Achlorhydrie (WDHA-Sy.).

Klinik
- WDHA-Sy.: wässrige Durchfälle, Hypokaliämie, Achlorhydrie (fehlende Säureproduktion im Magen).
- Metabolische Azidose, Dehydratation, Azotämie, Schock, Hyperglykämie, Hyperkalzämie und Flush-Anfälle.

Diagnostik VIP-Nachweis im Plasma, Tumorsuche (Sono, CT, Angio).

Therapie Tumorexstirpation, Octreoid, ggf. Chemother.

12.5.3 Gastrinom (Zollinger-Ellison-Syndrom)

Lokalisation Pankreas (75 %), Duodenum (20 %). In > 50 % multipel. 60 % maligne.

Ätiologie Vorwiegend gastrinproduzierende Tumoren, in 20 % bei multipler endokriner Neoplasie (MEN I, ▶ 12.3.1).

Klinik Therapieresistente Ulzera in Magen, Duodenum, Jejunum. Hypersekretion und -azidität des Magensafts. Refluxösophagitis. In 50 % wässrige Durchfälle, selten Steatorrhö.

Diagnostik
- Gastrin i. S. ↑, beweisend > 480 pmol/l (1.000 ng/l) bei **gleichzeitiger** Hyperchlorhydrie des Magensafts (BAO →). Absetzen aller Magensäurehemmer > 1 Wo. In Zweifelsfällen Stimulation mit 75 KE Sekretin, Gastrin abnehmen nach 0, 5, 10, 15 Min. Bei Gesunden sinkt Gastrin, bei Gastrinom Anstieg auf Vielfaches.
- Lokalisationsdiagn. (nach biochemischem Nachweis): Oberbauchsono, Endoskopie mit Biopsien, Endosonografie, CT, MRT, Somatostatinrezeptor-Szinti, Kapselendoskopie.

Therapie Hochdosierte PPI. OP bei Nachweis eines Tumors. Eine Lokalisierung kann wegen möglichen extrapankreatischen Vorkommens schwierig sein.

12.5.4 Karzinoid

Tumor mit Produktion von Serotonin u. a. intestinalen Peptiden. Lokalisation: 80 % in Dünndarm und Appendix, sonst übriger GIT, Lunge, andere APUD-Zellgewebe (▶ 12.5), Gonadenteratome. Häufig metastasierend, Progn. abhängig von Primärlokalisation und Stadium.

Klinik Anfallsweise Durchfall, Koliken, Flush, Asthma bronchiale. Sympt. erst bei Leberfilialisierung. Bei ausschl. im Pfortaderbereich lokalisiertem Karzinoid werden die sezernierten Hormone in der Leber metabolisiert. Spätfolgen sind Endokardfibrose v. a. im re Ventrikel, evtl. mit Trikuspidalinsuff. (→ Echo); Zyanose und Teleangiektasien im Flush-Bereich.

Diagnostik
- Mehrmals 5-OH-Indolessigsäure im angesäuerten 24-h-Urin; 3 d vorher Phenothiazine absetzen, keine Bananen, Nüsse, Ananas. Nachweis Karzinoid: > 80 μmol (15 mg)/d, fraglich > 40 μmol (8 mg). Korrelation zu Anfällen wichtig. Chromogranin A ↑ (sensitiv, unspezif.).
- Tumorsuche mittels Endosonografie, Somatostatin-Rezeptorszinti, CT, MRT, ggf. Leberbiopsie, häufig Zufallsbefund (z. B. im Appendix).

Therapie
- Operativ: Entfernung des Primärtumors und der regionären Lk.
- Kons.: bei Inoperabilität (häufig) Octreotid (Sandostatin®) zur Hemmung der Serotoninsekretion, α-INF, Methysergid (Deseril®, Serotonin-Antagonist); ggf. palliative Chemother.
- Sympt.: bei Diarrhö Loperamid (z. B. Imodium®), bei Flush H_1- und H_2-Blocker, bei Asthma bronchiale Glukokortikoide.

12

Hämatologie

Jörg Braun und Reinhard Saß

Wichtige Links: www.dgho-onkopedia.de; www.nccn.org.

13.1 Leitsymptome und ihre Differenzialdiagnose

13.1.1 Anämie

Verminderung von Hb, Ery-Zahl und/oder Hkt bei normalem Blutvolumen. Häufigste Ursache ist die Eisenmangelanämie, gefolgt von Anämien bei Entzündungen, Inf. und Tumoren. Unterteilung nach Färbeindizes (▶ Tab. 13.1) und Retikulozytenzahl (↑ bei Umsatzstörung, ↓ bei Bildungsstörung).

13

Tab. 13.1 Einteilung der Anämien nach Färbeindizes

Bezeichnung, Befund	MCV	MCH	MCHC
Mikrozytär, hypochrom	↓	↓	N ↓
Normozytär, normochrom	n	n	n
Makrozytär, hyperchrom	↑	↑	n

Normwerte
- Männer: Hb 14–18 g/dl, Hkt 41–53 %.
- Frauen (prämenopausal): Hb 11–15 g/dl, Hkt 34–46 %.
- Frauen (postmenopausal): Hb 12–16 g/dl, Hkt 36–48 %.
- Frauen (Schwangerschaft): Hb 10–14 g/dl, Hkt 31–43 %.

Basisdiagnostik
- **Anamnese:**
  - Anämiesympt.: Schwäche, Müdigkeit, Leistungsknick, Kopfschmerzen, Schwindel, Belastungsdyspnoe, Tachykardie, Herzklopfen.
  - Anämieursachen: Blutungen (z. B. starke Menses), OP, Begleiterkr., Inf., Medikation, Essgewohnheiten (Eisenmangel bei Mangelernährung).
  - Farbveränderungen von Stuhl (Teerstuhl) und Urin (Hämaturie).
- **Klin. Differenzialdiagn.:**
  - **Befunde bei Anämie:** Blässe (Konjunktiven, Nagelbett, Hautfalten der Handflächen), Tachypnoe, Tachykardie, evtl. Angina pect. Bei ausgeprägter Anämie häufig Systolikum.
  - **Akute Blutung:** Blutungsquelle, Tachykardie, Hypotonie. Evtl. Bewusstseinsstörung, Schock.
  - **Eisenmangelanämie:** Hohlnägel (brüchige Nägel mit Rillen und zentraler Eindellung; Koilonychie), trockene, rissige Haut, Haarausfall, Mundwinkelrhagaden, selten Dysphagie (Plummer-Vinson-Sy; ▶ 7.1.2).
  - **Perniziöse Anämie:** Magenbeschwerden, Mundwinkelrhagaden, „Hunter-Glossitis", PNP (funikuläre Spinalerkr.), Mangelernährung.
  - **Hämolytische Anämie:** Ikterus (Café-au-Lait-Haut) und Splenomegalie. Bei akuter Hämolyse Rücken- und Flankenschmerzen, ANV, Fieber.

- **Anämie bei hämatolog. Systemerkr.:** Lk-Vergrößerung, Splenomegalie, Infektzeichen (durch begleitende Leukopenie) oder Blutungszeichen (durch begleitende Thrombopenie).

Weiterführende Diagnostik und Differenzialdiagnosen
- **Mikrozytäre hypochrome Anämie:**
  - **Eisenmangel:** (Ätiol. ▶ 13.2.1): Ferritin ↓, Serum-Eisen ↓, Transferrin ↑.
  - **Hämoglobinopathien:** z. B. Thalässämie (hämolytische Anämie, ▶ 13.2.3).
  - **Infekt- und Tumoranämie:** (oft auch normozytär, normochrom) bei Eisenverwertungsstörung Transferrin normal oder ↑ (Akute-Phase-Protein; Transferrinsättigung dagegen ↓), Ferritin normal oder ↑ (▶ 13.2.1).

Weitere Unterscheidung nach Parametern des Eisenstoffwechsels (▶ Tab. 13.2). Evtl. Gastroskopie und/oder Koloskopie sowie gyn. Konsil zum Nachweis einer okkulten Blutungsquelle.

Tab. 13.2 Differenzialdiagnose der hypochromen Anämien

	Eisen	Transferrin	Ferritin
Normwerte	M 10,6–28,3 µmol F 6,6–26,0 µmol/l	2,2–3,7 g 220–370 mg/dl	15–300 µg/l
Eisenmangel	↓	↑	↓
Gravidität, Östrogenther.	↔/↓	↑	↓
Chron. Entzündung, Tumor	↔ bzw. ↓	↓ oder ↑	↑
Renale Anämie	↓	↔	↔ bzw. ↑

13

- **Normochrome normozytäre Anämie:**
  - Chron. Systemerkr. ▶ 13.2.4.
  - **Akute Blutung:** Tachykardie, Hypotonie. Evtl. Bewusstseinsstörung, Schock. Oft Leuko- und/oder Thrombozytose, erst nach Tagen Eisenmangelanämie mit Retikulozytenanstieg.
  - **Hämolyse** (▶ 13.2.3): Bili ↑, LDH ↑.
  - **KM-Insuff.:** aplastische Anämie, Panmyelopathie (mit Leuko- und/oder Thrombopenie); Verdrängung des blutbildenden KMs bei malignen hämatolog. Systemerkr. oder KM-Metastasen solider Tumoren.
- **Makrozytäre hyperchrome Anämie:**
  - **Atrophische Gastritis:** Vit.-B_{12}- oder Folsäuremangel (▶ 13.2.2). Speziallabor: Vit. B_{12}, Folsäure, Nachweis von Auto-AK gegen Magenparietalzellen und Intrinsic Factor.
  - Makrozytäre Anämie ohne für megaloblastäre Anämie typische KM-Veränderungen bei chron. Erkr. von Leber oder Niere, Inf., nach ionisierenden Strahlen, Intox. mit Gold (Rheumather.).
- **Weitere Unterteilung nach Retikulozytenzahl:**
  - **Retikulozyten** ↑: Umsatzstörung → meist akute Blutung. Selten Hämolyse mit Bili ↑, LDH ↑, Haptoglobin (↓) (▶ 13.2.3). Differenzialausstrich zeigt evtl. Sphärozytose, Elliptozytose, Targetzellen (z. B. bei Thalässämie), Sichelzellen; dir., indir. Coombs-Test und Kälteagglutinin-Suchtest zeigen

AK-bedingte Hämolyse. Hb-E'phorese sichert die Diagn. Thalassämie (▶ 13.2.3) und Sichelzellanämie (▶ 13.2.3); Erythrozytenenzyme zum Nachweis von Enzymdefekten (z. B. G-6–PDH, Pyruvatkinase, Glukose-phosphat-Isomerase).

– **Retikulozyten** ↓: Bildungsstörung, z. B. durch Substratmangel (z. B. Vit. B₁₂, Folsäure, Eisen, Erythropoetin ↓), Eisenverwertungsstörung (Inf., Tumor), Verdrängung der Erythropoese oder Stammzellzerstörung → MDS (▶ 13.2.6), aplastische Anämie (▶ 13.2.5), Panmyelopathie mit Leuko- und/oder Thrombopenie. Selten Pure Red Cell Aplasia, z. B. durch Parvovirus B19, PNH.

> Bei unklarer Ätiol. KM-Punktion (▶ 2.4.1) vor Ery-, Vit.-B₁₂- und Eisengabe zur DD Bildungsstörung bzw. vermehrter Verbrauch.

13.1.2 Hämorrhagische Diathese (Blutungsneigung)

Path. Blutungsneigung mit zu langer, zu starker oder zu schnell auslösbarer Blutung. Häufig iatrogen (orale Antikoagulation) oder bei Leberzirrhose. Ätiol. liegt entweder eine Störung der Thrombozytenzahl (Thrombopenie) oder -funktion (Thrombopathie), der Gefäße (Vasopathie) oder der Plasmafaktoren (Koagulopathie) vor.

Basisdiagnostik ▶ Tab. 13.3.

Tab. 13.3 Differenzialdiagnose der hämorrhagischen Diathese

	Koagulopathie	Thrombopathie/Thrombopenie	Vasopathie
Klinik	Hämatome (Blutung in Subkutis und Muskulatur). Bei schweren Formen: Hämarthros (v. a. Pat. < 15 J.)	Stecknadelkopfgroße Blutungen (Petechien). Kleinflächige Kapillarblutungen v. a. der unteren Extremität (Purpura). Flächenhafte Blutungen (Ekchymosen = Sugillationen), Schleimhautblutung	Uncharakteristisch, meist petechial mit Hauteffloreszenzen und Purpura. Ekchymosen
Quick	Erniedrigt*	Normal	Normal
aPTT	Verlängert**	Normal	Normal
Blutungszeit	Normal	Verlängert	Verlängert
Rumpel-Leede-Test*	Normal	Normal oder path.	Path.

* Normal bei Mangel an Faktor VIII, IX, XI, XII.** Normal bei Faktor-VII-Mangel.
*** Rumpel-Leede-Test: Blutdruckmanschette 5 Min. lang über diastolischen RR aufpumpen. Bei Kapillarfragilität zahlreiche punktförmige Blutungen v. a. in der Ellenbeuge.

Differenzialdiagnosen der Thrombopenie Thrombos < 150/nl. Störung der Blutstillung meist erst bei Thrombos < 30/nl.
• Pseudothrombopenie ausschließen: EDTA-induzierte In-vitro-Agglutination Kontrolle mit Thrombozytenzählung in Zitratblut!

- **Produktionsstörung:** Panmyelopathie, amegakaryozytäres KM, KM-Infiltration und -Verdrängung durch Neoplasma, Lymphom, Plasmozytom, Leukämie. Toxisch (Alkohol, Urämie, Zytostatika, Radiatio, Medikamente ▶ 13.6.1), Mangelzustände (Vit. B$_{12}$, Folsäure ▶ 13.2.2, ▶ 13.2.1). Nach Virusinf. (z. B. Röteln, Hepatitis, Mononukleose) und bakteriellen Inf. (z. B. Typhus, Lues, M. Weil, Diphtherie).
- **Umsatzsteigerung** (MPV meist ↑): Leberzirrhose (z. B. Hypersplenismus bei Splenomegalie ▶ 13.1.6), idiopathische thrombozytopenische Purpura (ITP; ▶ 13.6.1), SLE (▶ 11.6.1), Inf., Verbrauchskoagulopathie, Posttransfusionspurpura, künstliche Herzklappen, nach extrakorporalem Kreislauf, medikamentös allergisch (▶ 13.6.1), Moschcowitz-Sy. (thrombotisch thrombozytopenische Purpura, sehr selten, mit mikroangiopathischer hämolytischer Anämie, dir. Coombs-Test neg.), Lungenembolie.
- Heparininduzierte Thrombopenie (▶ 19.8.1).

Differenzialdiagnosen der Thrombopathie Normale Thrombozytenzahl, gestörte Funktion.

- Meist medikamentös bedingt: ASS u. a. Prostaglandinsynthese-Hemmer, auch schon bei einmaliger Einnahme in üblicher Dosierung!
- Urämie, Leberzirrhose, hämatolog. Erkr. (z. B. Leukosen, myeloproliferatives Sy.).
- Selten angeboren, z. B. Thrombasthenie.
- **Diagnostik:** Blutungszeit, Thrombelastogramm, Thrombozytenfunktionstests.

Differenzialdiagnosen der Koagulopathie (▶ Abb. 13.1). Blutung bei Lysether. (▶ 19.8.4).

- **Mangel eines Gerinnungsfaktors:** Hämophilie A und B (▶ 13.7.1), Hemmkörperhämophilie (▶ 13.7.3), Von-Willebrand-Jürgens-Sy. (▶ 13.7.2), Faktor-XIII-Mangel (▶ 13.7.4), Anamnese!
- **Mangel mehrerer Gerinnungsfaktoren:** erworbene Gerinnungsstörungen (häufiger).
  - Lebererkr.: Abfall der Faktoren II, VII, IX, X; Quick ↓ und aPTT ↑.
  - Vit.-K-Mangel: meist durch orale Antikoagulanzien (z. B. Phenprocoumon), Antibiotika (z. B. Cephalosporine), Mangelernährung (Alkohol), bei parenteraler Ernährung, Neugeborenen; durch Störung der intestinalen Vit.-K-Resorption bei Malabsorption, Cholestase, Hemmung der intestinalen Flora durch Antibiotika, Colestyramin.
  - Ther. mit neuen oralen Antikoagulanzien (z. B. Faktor-Xa- und Prothrombinantagonisten).
  - Verbrauchskoagulopathie.

Differenzialdiagnosen der Vasopathie Gefäßläsion, Gerinnungssystem intakt; Petechien an Haut, Schleimhäuten, Purpura.

- **Purpura senilis:** spontan oder nach Bagatelltrauma entstandene, kleinflächige Hautblutungen v. a. an Handrücken und Unterschenkelstreckseiten älterer Menschen (dunkelviolett, scharf abgegrenzt).
- **M. Osler-Rendu-Weber** (hereditäre hämorrhagische Teleangiektasie): autosomal dominant erblich. Mit zunehmendem Alter immer häufiger Blutungen aus Gefäßanomalien.

Leitbefunde
Nasenbluten, aber auch GI-Blutungen, Hämoptyse.

13

- **Diagnostik:** durch Inspektion; ca. 3 mm große, flache, rotbraune Gefäßerweiterungen im Gesicht (auch Nasen- und Mundschleimhaut, s. l.). Im Gegensatz zu Petechien verschwindet die Farbe unter Druck mit dem Glasspatel.
- **Therapie:** lokale Blutstillung, orale Eisensubstitution, evtl. Bluttransfusion.

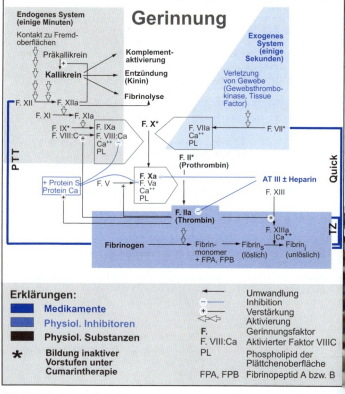

Abb. 13.1 Gerinnung [L190]

- **Purpura Schoenlein-Henoch:** bei Kindern und Jugendlichen 2–3 Wo. nach einem Infekt auftretende allergische Vaskulitis mit Fieber, Arthralgien, Abdominalschmerzen, evtl. GI-Blutungen und in 70 % GN (Makrohämaturie häufig ▶ 9.5.1). Andere Vaskulitiden ▶ 11.6.
- **Purpura simplex:** z. T. familiär, meist F. Prämenstruell können v. a. an Beinen und Rumpf schmerzhafte flächige Blutungen auftreten („Teufelsflecken"), gute Progn.

- Bei hämorrhagischer Diathese Volumenersatz durch EK und FFP.
- **Cave:** kein Heparin, keine Thrombozytenaggregationshemmer (v. a. ASS), Dextrane, HAES und i. m. Injektionen.

13.1.3 Leukozytose

Die Leukozytose (Leukos > 10/nl) ist wie die BSG ein unspezif. Parameter, der keine enge Korrelation zu Erkrankungsschwere und Heilungsverlauf zeigt. Häufigste Ursache ist ein akuter Infekt. **Cave:** Raucher haben häufig eine leichte Leukozytose (meist < 14/nl).

Differenzialdiagnosen
- Akute oder chron. Infektionskrankheiten (▶ 17).
- Neoplasien: CML (▶ 13.4.1), Osteomyelofibrose und -sklerose (▶ 13.4.2), Polycythaemia vera (▶ 13.4.3), andere Malignome und Metastasen.
- Kollagenosen (▶ 11.6), RA (▶ 11.3).
- Coma diabeticum (▶ 16.1.5), uraemicum, hepaticum (▶ 8.5.4).
- Glukokortikoide (meist < 14/nl), Cushing-Sy., Hyperthyreose (▶ 12.1.6).
- Stress (körperliche Anstrengung, Schwangerschaft, OP), Trauma, Infarkte, Verbrennung, Schock.

Basisdiagnostik
- **Diff-BB:** Identifizierung der vermehrten Leukozytenfraktion (DD von Lymphozytose, Neutrophilie, Eosinophilie, Basophilie, Monozytose ▶ 20).
- **Leukozytenmorphologie:**
  - Toxische Granulationen v. a. bei bakt. Inf.
  - Vakuolisierungen: bei Lebererkr. (Leberabszess, Coma hepaticum).
  - Linksverschiebung: bei vermehrter KM-Ausschwemmung (z. B. bakt. Inf., Intox., Leukämien, Hämolyse).
  - Unreife weiße Vorstufen: myeloproliferative Erkr. (▶ 13.4; „path. Linksverschiebung").

13.1.4 Neutropenie

Leitbefunde
Akuter Beginn mit Fieber, Schleimhaut-, Tonsillenulzeration, Sepsis, seltener rezid. Inf. Im BB Neutropenie: leicht 1–1,5/nl, mäßig 0,5–1,0/nl, schwer (Agranulozytose) < 0,5/nl.

Ätiologie Meist medikamententoxisch, z. B. im Rahmen einer Zytostatikather. (▶ 14.3.2), seltener allergisch.
- Pyrazolonderivate: z. B. Metamizol (etwa 1 : 150.000); Goldpräparate, Para-Aminosalizylsäure (gelegentlich); Penicillinderivate, Propranolol (selten).
- Phenothiazinderivate: Phenothiazin, Oxyphenbutazon, Phenylbutazon (etwa 1 : 100.000).
- Schwefelhaltige Thyreostatika, Sulfonamide, Sulfonylharnstoffe, Thiaziddiuretika (gelegentlich).

13

Klinik Akuter Beginn mit Fieber, Schleimhaut-, Tonsillenulzeration, Sepsis. Lokale Lk-Vergrößerung.

Therapie
- Alle als Auslöser infrage kommenden Medikamente absetzen, lebenslange strenge Allergenkarenz.
- Supportive Ther. (▶ 14.3.3): bei Neutrophilen < 0,5/nl. ggf. Stimulation mit Granulozytenwachstumsfaktoren (z. B. Filgrastim®).

Prognose Wird akute Phase überlebt, Erholung der Granulopoese innerhalb von 1 Wo.

13.1.5 Lymphknotenvergrößerung

Inguinal und axillär können Lk physiologisch auf Erbsengröße vergrößert sein, während jeder tastbare supraklavikuläre Lk path. ist und abgeklärt werden sollte. Die Palpation ist meist sensitiver als die Sonografie!

Differenzialdiagnosen
- Infektionskrankheiten (▶ 17), v. a. EBV (Mononukleose) und HIV.
- Kollagenosen (▶ 11.6), RA (▶ 11.3).
- Medikamente: z. B. Phenytoin, Hydralazin.
- Malignes Lymphom (▶ 13.5), Leukämie (▶ 13.3), maligne Histiozytose, Metastasen.
- Hyperthyreose (▶ 12.1.6), Sarkoidose (▶ 6.4.1), Amyloidose, Lipidspeicherkrankheiten.

Basisdiagnostik
- Entwicklung der Lk-Schwellung: akut → Infekt, Leukämie; langsam → Metastase, Lymphom, Tbc, HIV-Inf.
- B-Sympt.: Fieber, Nachtschweiß, Gewichtsverlust → Lymphom, Leukämie, Tumor, Tbc.
- Anamnese: Auslandsaufenthalt, Tierkontakt, Sexualgewohnheiten, Medikamente, z. B. Penicillin, Phenytoin, Hydralazin, Allopurinol, Gold, Impfungen.

Klinische Differenzialdiagnostik
- Untersuchung der Lk:
  - Weiche, druckschmerzhafte Lk → meist akut entzündlich.
  - Lk hart, indolent und evtl. mit der Unterlage verbacken → meist maligne.
  - Lokalisierte Lk-Schwellung → meist lokale Inf. (z. B. Tonsillitis) oder maligne.
  - Generalisierte Lk-Schwellungen → meist Virusinf. (z. B. HIV) oder malignes Lymphom.
- Infektionsfokus suchen → z. B. Zähne, Tonsillen, NNH, Abszess.
- Wird ein vergrößerter Lk getastet, nochmals alle Lk-Stationen sorgfältig untersuchen.
- Immer Splenomegalie ausschließen (Palpation, Sono).

Weiterführende Diagnostik
- BB: Leukämie, Anämie (z. B. bei chron. Entzündung), Thrombopenie (z. B. bei SLE, akuter Leukämie), Lymphopenie, Linksverschiebung (z. B. bei Abszess).
- BSG, CRP: ↑ bei bakt. Inf., Kollagenosen.

- Keimnachweis:
  - Serol.: z. B. Mononukleose-Schnelltest, EBV, CMV, Hep. A, B und C, HIV, Röteln, Masern, Herpes zoster.
  - Bakt. Inf.: z. B. Strept. (ASL-Titer, Tonsillenabstrich), Staph. (Abstrich), Salm. (Stuhl- und Blutkultur), Bruzellen (KBR), Listerien (KBR), Chlamydien (PCR), Lepra, Syphilis.
  - (TPHA), Toxoplasma (KBR), Quantiferon-Test, ggf. Sputum zur Tbc-Diagn.
  - Pilzerkr., Parasitosen: Trypanosomen, Toxoplasmose, Filarien.
- Auto-AK-Diagn.: z. B. ANA als Suchtest, Rheumafaktoren.
- Rö-Thorax: bihiläre Lymphadenopathie (z. B. bei Sarkoidose), Metastase, Pleuraerguss.
- CT-Thorax, CT-Abdomen: Nachweis von Lymphomen.
- KM-Biopsie: malignes Lymphom (▶ 13.5), Leukämie, maligne Histiozytose, Metastasen.
- Histologie: bei unklarer Ätiol., Exstirpation des am besten zugänglichen Lk. **Cave:** keine inguinalen Lk exstirpieren, da oft unspezif. Veränderungen.

13.1.6 Splenomegalie

Normal $4 \times 7 \times 11$ cm („4711"-Regel). Tastbar vergrößert ab etwa 20 cm Länge. Sono bestes Verfahren zur Milzgrößenbestimmung. Häufigste Ursachen einer Splenomegalie sind die portale Hypertonie, z. B. bei Leberzirrhose und Inf. Oft begleitende Lymphadenopathie (▶ 13.1.4) oder Lebervergrößerung (▶ 8.5.2).

Basisdiagnostik – Anamnese
- Auslandsaufenthalt → z. B. Malaria.
- Chron. Entzündung → z. B. RA, Osteomyelitis.
- Hämolytische Anämie → z. B. Sichelzellanämie.
- Alkohol → z. B. Leberzirrhose.
- B-Sympt. (▶ 13.5.1) → Lymphom, Leukämie, Tumor, Tbc.

Klinische Differenzialdiagnostik   Lk-Untersuchung (▶ 13.1.4)
Milzpalpation:
- **Konsistenz:** Milz ist weich bei akuten Entzündungen (z. B. Sepsis), mittelhart bei portaler Stauung und Hämolyse, hart bei malignen Erkr.
- **Mäßige Vergrößerung** (bis 20 cm) bei Inf. (Mononukleose, Sepsis, Endokarditis, Tbc, Malaria, Schistosomiasis, Trypanosomen, virale Hep., HIV-Inf., Typhus, Fleckfieber, M. Bang, Leptospirose), portaler Stauung, akuter Leukämie, Hodgkin-Lymphom, einigen Formen des Non-Hodgkin-Lymphoms, hämolytischer Anämie, Kollagenosen, Sarkoidose, Hyperthyreose, Hämosiderose, Hämochromatose.
- **Starke Vergrößerung** (> 20 cm): CML, Osteomyelosklerose, Polycythaemia vera, Haarzell-Leukämie und andere Non-Hodgkin-Lymphome. Kala-Azar (Leishmaniose). Speicherkrankheiten (z. B. M. Krankheit), Amyloidose, Sarkoidose (selten).

Weiterführende Diagnostik
- Labor: Krea, E'lyte, GOT, GPT, γ-GT, LDH, Lipase, Blutausstriche und Malaria-Ag-Test zur Malariadiagn. (bei klin. Verdacht).
- BB: Polyglobulie (z. B. Polycythaemia vera ▶ 13.4.3), Thrombopenie (▶ 13.6.1), Leukämie.
- Hämolyseparameter: LDH, Bili, Haptoglobin, evtl. dir. Coombs-Test.

- Sono: zur Beurteilung der Milz- und Lebergröße.
- Knochenmarkhistologie: malignes Lymphom (▶ 13.5.2), Leukämie (▶ 13.3.1, ▶ 13.3.2), maligne Histiozytose, Metastasen.
- Lk-Exstirpation: bei V. a. Lymphom.

13.2 Erkrankungen der roten Blutzellen

13.2.1 Eisenmangelanämie

Häufigste Anämieform und häufigstes Mangelsy. überhaupt! Entsteht durch Missverhältnis zwischen Eisenzufuhr und -bedarf. Häufigste Ursachen sind erhöhter Bedarf (z. B. bei Schwangerschaft), verminderte Zufuhr (z. B. Vegetarier) und erhöhter Verlust (v. a. GI-Blutung).
- **Tägl. Bedarf:** 1 mg (M), 2 mg (F), 3 mg (Schwangere).
- **Körpervorrat:** 50 mg/kg KG (M, bei 70 kg etwa 3,5 g) bzw. 35 mg/kg KG (F, bei 70 kg ca. 2,5 g).
- **Tägl. Eisenverlust:** 1 mg (M) bzw. 2 mg (F). Verlust durch Menstruation 15–45 mg, durch Blutung 500 mg/l Blut. Bei 50 % aller menstruierenden Frauen prälatenter oder latenter Eisenmangel. Bei Schwangeren im letzten Trimenon ohne Eisenprophylaxe etwa 90 % Eisenmangel; davon zeigen 30 % eine Eisenmangelanämie!

> **Leitbefunde**
> Blässe der Schleimhäute und Müdigkeit. Im Blutbild mikrozytäre hypochrome Anämie mit ↓ Ferritin und ↑ Transferrin.

Physiologie Das im Körper enthaltene Eisen ist gebunden an:
- **Hämoglobin** (65 %): 1 g Hb enthält 3,4 mg Eisen; 100 ml Blut enthalten 50 mg Eisen.
- **Myoglobin** (10 %).
- **Ferritin** (20 %): Serum-Ferritinwert entspricht der Menge des Depoteisens. Bei Inf., Tumoren und Leberzirrhose ist Ferritin jedoch ohne Korrelation zum Depoteisen ↑ (DD ▶ 20). Ferritin ↓ ist beweisend für Eisenmangel.
- **Hämosiderin:** lichtmikroskopisch gelbbraune Granula. Bei Eisenüberangebot vermehrt in Makrophagen und Parenchymzellen (Leber, Herz).
- **Transferrin** (nur 0,1 %): Eisentransport im Blut. Normalerweise ist die Eisenbindungskapazität (EBK) des Transferrins nur zu 30 % ausgenutzt (DD ▶ 20).

Ätiologie
- **Zu geringe Zufuhr:** eisenarme Diät, Hemmung der Aufnahme durch vegetarische Kost, Vit.-C- und kalziumarme Ernährung.
- **Zu geringe Resorption:** bei Anazidität, 50 % der Pat. nach totaler Gastrektomie bzw. B-II-Magen, Malabsorption bei Sprue, Lamblienbefall des Duodenums; bakt. Überwucherung (Sy. der blinden Schlinge, ▶ 7.4.4), bei Ausfall der peptischen Magenverdauung.
- **Erhöhter Eisenbedarf:** Wachstum, Menstruation, Schwangerschaft, Laktation

13

- **Eisenverlust:** meist durch chron. Blutungen.
  - GIT (> 50 %): Ulkus, Hiatushernie, erosive Gastritis, Ösophagusvarizen-blutung, Hämorrhoiden, Ca, Polypen. Selten Parasiten (z. B. Haken-wurm), Angiodysplasien, M. Osler-Rendu-Weber (Teleangiektasien an Haut und Schleimhäuten), hämorrhagische Diathese (v. a. bei Thrombo-penie, -pathie, Von-Willebrand-Jürgens-Sy. ▶ 13.7.2), M. Ménétrier (dif-fuse Mukosahypertrophie der Magenschleimhaut).
  - Genitale Blutung bei der Frau (10 %): Menorrhagie (Blutverlust ca. 40 ml/ Zyklus, bei 10 % > 80 ml/Zyklus); Myome, Uterus-Ca.
  - Selten durch Makrohämaturie oder Hämoptysen, Blutverlust durch wie-derholte Blutentnahmen (z. B. iatrogen, Blutspender).

Klinik Symptome der Anämie (▶ 13.1.1), Hohlnägel (brüchige Nägel mit Rillen und zentraler Eindellung Koilonychie), trockene, rissige Haut, Haarausfall, Mundwinkelrhagaden (DD: Candida-Inf., v. a. bei Diab. mell., Inhalation von Glukokortikoiden, Vit.-B_{12}-Mangel), selten Dysphagie (Plummer-Vinson-Sy; ▶ 7.1.2).

Diagnostik ▶ Tab. 13.4.
- **Prälatenter Eisenmangel:** erschöpfte Eisenreserven, Eisenresorption ↑, Fer-ritin ↓, kein Eisen im KM. Potenziell sympt. (Müdigkeit, Erschöpfung, evtl. Mundwinkelrhagaden).
- **Latenter Eisenmangel:** zusätzlich Eisen i. S. ↓, Transferrin und totale Eisen-bindungskapazität ↑, Transferrinsättigung ↓.
- **Manifester Eisenmangel:** zusätzlich Hb ↓ mit hypochromer mikrozytärer Anämie.
- **Fokussuche:** bei jedem Pat. mit Eisenmangelanämie Blut GI-Tumor ausschlie-ßen (▶ 7.1.6), Blutung im Bereich der Urogenitalorgane ausschließen (Harn-status, ggf. gyn. Konsil), wenn keine Eisenmangelernährung gesichert ist.

13

Tab. 13.4 Eisenmangel

	Eisen i. S.	Ferritin	Transferrin	Totale Eisen-bindungskapazität	Hb	BB
Prälatent	↔	↓	↔	↔	↔	
Latent	↓	↓	↑	↑	↔	Mikrozy-tose
Manifest	↓	↓	↑	↑	↓	Mikrozy-täre, hy-pochrome Anämie

Therapie

- Fe-Bedarf: Hb-Defizit in g/dl/4 = Ges.-Bedarf in g.
- Beispiel: Hb-Defizit 4 g/dl = Bedarf 1 g ≅ 10 g orales Eisen.

- **Orale Substitution:** Zweiwertige Eisensulfatverbindungen zeigen die beste Bioverfügbarkeit. Trotzdem nur 10–20 % Resorption!
  - **Ind.:** jede Form des Eisenmangels.
  - **Dos.:** zunächst 2–3 × 50 mg/d (z. B. Eryfer®), später 2–3 × 100 mg möglichst auf leeren Magen (½ h vor oder > 2 h nach dem Essen). Bei Therapieerfolg zunächst Retikulozytenanstieg (nach 1–2 Wo.), erst später Hb-Anstieg um 0,1–0,2 g/dl/d. Zum Auffüllen der Eisenspeicher noch mind. 3 Mon. nach Normalisierung des Blutbilds 100 mg/d.
  - **NW:** Übelkeit, Durchfall, Verstopfung. Maskierung von Blutstuhl durch dunkel verfärbten Stuhl.
- **Parenterale Substitution:** mit dreiwertigem Eisen. Evtl. bei schwerer enteraler Unverträglichkeit, akut entzündlichen GI-Erkr., Malabsorption. Durch besser verträgliche Präparate (z. B. Ferinject®) bei schwerem Eisenmangel jetzt häufiger indiziert.

- Keine Eisensubstitution bei Infekt- und Tumoranämien ohne Eisenmangel (Ferritin normal oder ↑).
- Gleichzeitige Gabe von Antazida, Tetrazyklinen, Penicillamin, Cimetidin oder Colestyramin führt zu wechselseitiger Resorptionsstörung.
- Bei flüssigen Fe-Präparaten Gefahr der irreversiblen Schwarzfärbung der Zähne, insb. bei Kleinkindern. Depotpräparate können zu Ulzera, Perforation und Pylorusstenose führen.
- Eisentabletten sind im Rö-Bild schattengebend und verleiten zur Fehldiagnose Gallen- oder Nierenstein.

13.2.2 Perniziöse Anämie

Makrozytäre, hyperchrome Anämie (MCV ↑ , MCH ↑) durch Mangel an Vit. B_{12} und/oder Folsäure.

Leitbefunde
Trias hämatolog. (Müdigkeit, strohgelbe Hautfarbe), neurolog. (funikuläre Spinalerkr., Verlust des Vibrationsempfindens) und GI-Sympt. (atrophische Gastritis, Hunter-Glossitis). Im BB makrozytäre hyperchrome Anämie und oft Leukopenie, Thrombopenie.

Ätiologie
- Gesteigerter Bedarf: Gravidität, Kinder, Neoplasmen, gesteigerte Hämatopoese (z. B. hämolytische Anämie), Hämodialyse.
- Mangelnde Zufuhr: Fehlernährung (z. B. Alkoholiker, Kinder).
- Malabsorption: Erkr. des terminalen Ileums (z. B. M. Crohn), Vit.-B_{12}-Resorptionsstörung durch verminderte Synthese von Intrinsic Factor in der Magenschleimhaut bei atrophischer Gastritis oder nach Magenresektion 3–10 J. postop., Fischbandwurm, bakt. Überwucherung beim Blind-Loop-Sy. (▶ 7.1.4).
- Medikamente: z. B. Trimethoprim, Zytostatika (z. B. Methotrexat, Azathioprin, 5-FU), orale Kontrazeptiva, Triamteren, Aciclovir.
- Makrozytäre Anämie ohne für megaloblastäre Anämie typische KM-Veränderungen bei chron. Erkr. der Leber oder Niere, Inf., nach ionisierenden Strahlen, nach Intox. mit Gold (Basisther. der RA).

13

Klinik

- Pat. meist > 40 J.
- Müdigkeit, Schwäche (90 %), Gewichtsabnahme (90 %), Dyspnoe (70 %), Diarrhö, Fieber. Mischung von Blässe und Subikterus (Café-au-Lait-Hautfarbe).
- PNP (funikuläre Myelose 75 %): schmerzhafte Parästhesien (40 %) an Händen und Füßen (Kribbeln, pelziges Gefühl), Störung der Tiefensensibilität (Stimmgabelversuch), evtl. fehlende Eigenreflexe, pos. Babinski, Retrobulbärneuritis, Augenmuskellähmungen. Selten Verwirrtheit und Halluzinationen.
- Atrophische Hunter-Glossitis (65 %): glatte, rote, brennende Zunge.
! Glossitis und neurolog. Sympt. können auch ohne Anämie auftreten.

Diagnostik

- Vit.-B_{12}-Plasmaspiegel ↓ (normal 200–900 pg/ml), Folsäurebestimmung.
- Diff-BB: makrozytäre Anämie (▶ 13.1.1), häufig mit Thrombo- und Leukopenie (übersegmentierte Granulozyten) und Splenomegalie, Retikulozyten ↓, bei extremer Anämie Normoblasten im peripheren Blut.
- Zeichen der intramedullären Hämolyse: LDH, indir. Bili, Haptoglobin.
- Nachweis von Auto-AK gegen Parietalzellen (90 %), Intrinsic Factor und SD (50 %), Gastrinspiegel ↑.

Therapie

- Bei Folsäuremangel 5 mg/d Folsäure p. o.
- Bei Vit.-B_{12}-Mangel:
  - **Isolierte Perniziosa:** Hydroxycobalamin 1 × 1 mg/Wo. i. m. oder s. c., nach 3 Mon. 1 × alle 3 Mon. lebenslang!
  - **Neurolog. Störungen:** Hydroxycobalamin 1 mg/d über 2 Wo., dann bis zur Normalisierung des Hkt 2 × 1 mg/Wo. Dauersubstitution mit 1 mg alle 2–3 Mon. Bei schweren neurolog. Sympt. nicht die Einzeldosis erhöhen (vermehrte renale Elimination), sondern die Häufigkeit der Injektionen.
- **NW:** Eisenmangel durch starke Stimulation der Erythropoese möglich (bis 40 % Retikulozyten am 4.–5. Tag). Ggf. prophylaktische orale Substitution (▶ 13.2.1).

Multivitaminpräparate bei normaler Ernährung und bei Vit.-B_{12}-Resorptionsstörung nutzlos!

13.2.3 Hämolytische Anämie

Hämolyse ist der Abbau von Erythrozyten vor Erreichen ihres physiolog. Alters (ca. 120 d), meist extravasal (Milz, Leber), selten intravasal. Ursache ist entweder ein korpuskulärer (fast immer angeborener) oder ein (meist erworbener) extrakorpuskulärer Defekt der Erythrozyten.

Leitbefunde

Chron. Hämolyse ist meist symptomarm. Bei hämolytischer Krise akutes Krankheitsgefühl mit Schüttelfrost und Hämoglobinurie.

Ätiologie der extrakorpuskulären hämolytischen Anämie

- **Mechanisch:** Herzklappenersatz, Herz-Lungen-Maschine, „Marschhämoglobinurie".

13

- **Toxisch:** Urämie, Hämodialyse, Insekten- und Schlangengift; chemische Substanzen (Phenole, Benzin, Sulfonamide, Pilzgifte, verschiedene Tiergifte, Seifen, Seifenabort).
- **Infektiös:** Malaria, Toxoplasmose, Clostridien, Cholera, Sepsis.
- **Immunhämolyse durch Alloantikörper:**
  - Isoimmunhämolytische Anämie durch ABO-inkompatible Transfusion (→ schwerste intravasale Hämolyse) oder bei irregulären AK in Rhesus- oder anderen Blutgruppensystemen (Sensibilisierung durch Schwangerschaften, frühere Transfusionen).
  - Medikamentös induzierte Auto-AK: hohe Penicillindosen, Isoniacid, Sulfonamide; α-Methyldopa, Chinidin; Phenacetin, Pyramidon; Chlorpromazin.
- **Autoimmunhämolytische Anämien:**
  - 80 % Wärme-Autoantikörper (meist IgG), seltener Kälte-AK (Kälteagglutinine, meist IgM), sehr selten biphasische AK (meist Kinder, intravasale Hämolyse).
  - 50 % idiopathisch, sek. bei Inf. (z. B. Mykoplasmenpneumonie), malignen Lymphomen (v. a. CLL), Autoimmunerkr. (z. B. SLE), Colitis ulcerosa.

Ätiologie der korpuskulären hämolytischen Anämie

- **Sphärozytose (Kugelzellanämie):** häufigste angeborene hämolytische Anämie in Mitteleuropa. Meist autosomal dominant durch Membrandefekt verminderte, osmotische und mechanische Resistenz der Erys.
  - Klinik: Splenomegalie, Turmschädel, hämolytische Krise mit Ikterus und Fieber, bei 50 % Gallensteine (Bilirubin).
  - Ther.: Splenektomie, möglichst nach dem 4. Lj. **Cave:** Pneumokokkensepsis (Prophylaxe: 2 Wo. vor Splenektomie z. B. mit Pneumovax® impfen), Folsäure-Supplementierung.
- **Thalassämie:** v. a. Mittelmeerländer! Gestörte Synthese von Hb-β-Ketten (β-Thalassämie) bzw. Hb-α-Ketten (seltene α-Thalassämie, v. a. in Asien).
  - Thalassaemia minor: hypochrome mikrozytäre Anämie mit normalem Serum-Eisen, Targetzellen und leichter Splenomegalie. Keine Eisensubstitution!
  - Thalassaemia major: Bluttransfusionen in Komb. mit Eisenelimination (Chelatther.), evtl. hämatopoetische STx. Erhöhtes Risiko für Yersiniensepsis (ggf. z. B. Co-trimoxazol). Evtl. Splenektomie.
- **Sichelzellanämie:** durch Punktmutation qualitativ verändertes Hb mit relativer Malariaresistenz.
  - **Klinik:** nur bei homozygoter Form Hepatosplenomegalie, durch Hypoxie ausgelöste hämolytische Krisen mit multiplen Thrombosen, ischämische Darmblutungen.
  - **Ther.:** Folsäuresupplementation, frühe antibiotische Ther. von Infekten, Hypoxie vermeiden. Opiate bei Krisen.
- **Paroxysmale nächtliche Hämoglobinurie** (PNH): einzige nicht erbliche korpuskuläre hämolytische Anämie. Sehr selten. Häufig mit Leukopenie und Thrombopenie.
  - **Diagn.:** Durchflusszytometrie des peripheren Bluts (EDTA) auf Nachweis der GPI-verankerten Proteine (z. B. CD59 und DAF) auf Erys und Granulozyten.
  - **Ther.:** Antikoagulation, Eculizumab (Soliris®), Meningok.-Impfung, ggf. allogene KMT.

Klinik

- **Akute Hämolyse:** Übelkeit, Erbrechen, Fieber, Schüttelfrost, Kopfschmerzen, Rückenschmerzen, akutes Abdomen, Ikterus, Hämoglobinurie (bierbrauner Urin), RR-Abfall, akutes Nierenversagen.

- **Chron. Hämolyse:** Anämie (▶ 13.1.1), leichter Ikterus, Splenomegalie, gehäuft Bilirubingallensteine.

Diagnostik Normochrome normozytäre Anämie. Retikulozyten ↑, LDH und HBDH ↑, Haptoglobin ↓ (kann bei gleichzeitiger Entzündung normal oder erhöht sein; Akute-Phase-Protein).

- Isoimmunhämolytische Anämie: Ausbleibender Hb-Anstieg nach Transfusion; Hämolysezeichen, AK-Suche und direkter Coombs-Test positiv (Akutreaktion ▶ 2.6.4).
- Medikamentös induzierte Auto-AK: Nachweis der AK im dir. Coombs-Test (an Erys haftende AK).
- Thalassämie: Hb-E'phorese, HbF, ggf. HbA_2 ↑.
- Mikroangiopathische hämolytische Anämie: BB (Fragmentozyten, Thrombopenie).
- Sichelzellanämie: mikroskopisch (nach Zugabe von Na_2SO_4 typische Sichelform) und durch Hb-E'phorese.

Therapie Möglichst erst nach hämatolog. Abklärung, keine EK vor AK-Suche. Im Notfall langsam transfundieren!

13.2.4 Anämie bei chronischen Systemerkrankungen

Nach Eisenmangelanämie zweithäufigste Anämieform. Multifaktoriell bedingt: z. B. zytokinvermittelt (z. B. TNF-α, IL-1, INF-γ), therapieassoziiert (z. B. Chemother.) oder Störung der Erythropoese im Rahmen der Grunderkr. Zugrunde liegt u. a. eine Eisenverwertungsstörung, bei der trotz Eisenüberladung im Knochenmark (KM) der Einbau des Eisens in das Hämmolekül nicht ausreichend gelingt.

Entzündung

Bei jeder ausgedehnten Entzündung, die > 1 Mon. anhält, normo- bis mikrozytäre, normo- bis hypochrome Anämie mit Hb-Werten > 9 g/dl. Niedrigere Werte deuten auf zusätzliche Faktoren wie Blutverlust, KM-Infiltration durch Tumorzellen, Mangelernährung (v. a. Folsäuremangel), traumatische Hämolyse oder KM-Depression durch Zytostatika oder Bestrahlung hin.

Ätiologie Häufig bei Endokarditis lenta, Osteomyelitis, Lungenabszess, Tbc, Pyelonephritis, Kollagenosen, Vaskulitiden, RA, Sarkoidose, M. Crohn.

Diagnostik (▶ Tab. 13.5); Serum-Eisen ↓, Ferritin ↑, Transferrin meist ↓.

Therapie Behandlung der Grunderkr., selten Bluttransfusionen und orale Eisensubstitution indiziert!

Urämie

Anämie durch Mangel an Erythropoetin, Retention harnpflichtiger Substanzen (toxische KM-Suppression), Hämolyse und Blutverluste (z. B. durch GI-Ulzera).

Diagnostik Café-au-Lait-Farbe der Haut durch Anämie und Ablagerung von Urochromen. Meist normochrome Anämie mit sehr niedriger Hb-Konz. (< 6 g/dl).

Therapie Erythropoetinsubstitution, initial z. B. 3 × 20 IE/kg KG/Wo. bis max. 720 IE/kg KG/Wo. (NW: Hypertonie, Thrombose), Hämodialyse, NTx. Bluttransfusionen möglichst vermeiden.

13

Chronische Lebererkrankungen

Meist makrozytär, hyperchrom, gelegentlich normochrom. I.d.R. mäßig ausgeprägt (Hb > 90 g/l). Anämie durch Mangelernährung (z. B. im Rahmen eines chron. Alkoholabusus), toxische KM-Suppression, GIT-Blutungen bei Thrombopenie oder gestörter Synthese von Gerinnungssubstanzen, Hämolyse. **Ther.:** 1) Vit. B_1, B_6, B_{12} plus Folat-Substitution. 2) ggf. Transfusion.

Endokrine Insuffizienz

Bei Hypothyreose, M. Addison, Hypogonadismus, Hypopituitarismus. Meist normo- oder makrozytär (bei Autoimmunthyreopathie erhöhte Inzidenz von perniziöser Anämie). Bei M. Addison ist das Plasmavolumen reduziert und normalisiert sich unter Substitution, Hb sinkt.

13.2.5 Aplastisches Syndrom

Meist erworbene, seltene Erkr. (Inzidenz etwa 0,3/100.000 Einwohner jährl.).

- **Schädigung pluripotenter Stammzellen:** Unterproduktion aller Zellreihen (Panzytopenie).
- **Schädigung determinierter Stammzellen:** isolierte Hypoplasie bestimmter Zelllinien:
  - Amegakaryozytische Thrombopenie: vorwiegend die Thrombozytenreihe betroffen.
  - Blackfan-Diamond-Anämie: ausschließlich rote Zellreihe betroffen, wird als „pure red cell aplasia" von der aplastischen Anämie abgegrenzt.

Ätiologie

! In etwa 50 % kann die Ursache nicht geklärt werden, selten auch angeboren. Sek. z. B. durch:
- Medikamente: z. B. Chloramphenicol, NSAID (z. B. Phenylbutazon), Gold, Zytostatika (z. B. Busulphan, Doxorubicin), Carbamazepin, Cephalosporine, INH, Rifa.
- Chemikalien (z. B. Benzol), Insektizide, ionisierende Strahlen.

Differenzialdiagnosen

- Auto-AK: z. B. bei SLE.
- Inf.: z. B. Virushep., Masern, Herpesviren, Parvovirus B19, Tbc.
- Thymom, KM-Infiltration, z. B. durch Hodgkin- oder Non-Hodgkin-Lymphom, akute Leukämie, Plasmozytom oder Ca.
- Paroxysmale nächtliche Hämoglobinurie (PNH), Osteomyelosklerose.
- Sehr selten Schwangerschaft (Autoimmunprozess?).

Diagnostik

- BB: meist Panzytopenie, Retikulozyten als Ausdruck der Bildungsstörung ↓.
- KM-Biopsie: zwingend erforderlich zum Ausschluss anderer Erkr. A- oder hypozelluläres KM („leeres" Mark), in dem nur Lymphozyten, Makrophagen und Plasmazellen nachweisbar sind; für alle anderen Zellreihen fehlen sowohl Vorstufen als auch ausgereifte Zellen.
- Weiterführende Diagn.: PNH-Ausschluss, Virusserologie (EBV, CMV, HBV, HCV, HIV, Parvovirus B19), Zytogenetik, HLA-Typisierung.

Therapie Therapieziele sind die Überbrückung der akuten Phase der Panzytopenie und die Restauration einer normalen KM-Funktion, z. B. durch ATG plus Ciclosporin, evtl. KMT.

13.2.6 Myelodysplastische Syndrome (MDS)

Erkr. der hämatopoetischen Stammzelle mit verminderter Produktion und eingeschränkter Funktion von Blutzellen, z. B. refraktäre Anämie, Thrombopenie und
Leukopenie (▶ Tab. 13.5). Leitbefund meist unklare Anämie, oft auch Bi- oder Panzytopenie. Erhöhtes Risiko für AML. Jahresinzidenz ca. 4–5/100.000 Einwohnern,
damit häufige maligne hämatolog. Erkr. Medianes Erkrankungsalter 75 J. **Thera-
pieassoziierte MDS** z. B. nach vorangegangener Chemo- und/oder Strahlenther.

Diagnostik   Basisdiagn. Retikulozyten, LDH, Ferritin, Folsäure, Vit.-B_{12}-Spiegel,
Erythropoetinspiegel. KM-Zytologie plus Chromosomenanalyse aus dem KM-
Blut. > 50 % chromosomale Aberrationen, die prognost. Bedeutung haben. Molekularbiolog. Untersuchungen zum Nachweis von PDGFR-α/β-, bcr-abl- und JAK-
2-Mutationen zur Abgrenzung von myeloproliferativen Sy. Blutausstrich.

Tab. 13.5 WHO-Klassifikation myelodysplastischer Syndrome

MDS-Subtyp	Blut	Knochenmark
Refraktäre Zytopenie mit unilineärer Dysplasie (RCUD) Refraktäre Anämie (RA) Refraktäre Neutropenie (RN) Refraktäre Thrombopenie (RT)	< 1 % Blasten Uni- oder Bizytopenie	< 5 % Blasten, Dysplasien in ≥ 10 % der Zellen einer Reihe
RA mit Ringsideroblasten (RARS)	Anämie, keine Blasten	< 5 % Blasten, ≥ 15 % Ringsideroblasten innerhalb der Erythropoese, ausschl. Dyserythropoese
Refraktäre Zytopenie mit multilineären Dysplasien (RCMD) mit oder ohne Ringsideroblasten	< 1 % Blasten Zytopenie(n) < 1.000/µl Mono	< 5 % Blasten, Dysplasiezeichen ≥ 10 % der Zellen von 2–3 Zellreihen
MDS mit isolierter del(5q)	< 1 % Blasten Anämie, Thrombozyten oft vermehrt	Meist typische mononukleäre Megakaryozyten, < 5 Blasten, isolierte del(5q)-Anomalie
Refraktäre Anämie mit Blastenvermehrung I (RAEB I)	Zytopenie(n), < 5 % Blasten, < 1.000/µl Mono	Uni- oder multilineäre Dysplasien, Blasten 5–9 %, keine Auerstäbchen
Refraktäre Anämie mit Blastenvermehrung II (RAEB II)	Zytopenie(n), < 20 % Blasten, < 1.000/µl Mono	Uni- oder multilineäre Dysplasien, Blasten 10–19 %, Auerstäbchen möglich

Unklassifizierte MDS
  a. RCUD mit Panzytopenie
  b. RCMD/RCUD mit 1 % Blasten im Blut
  c. MDS-typische chromosomale Aberration ohne klare Dysplasiezeichen
	< 1 % Blasten,
	< 1.000/µl Mono
		< 5 % Blasten

Aus: www.dgho-onkopedia.de/de/onkopedia/leitlinien/mds.

13

Prognoseparameter Blastenanteil im KM bzw. Blut, zytogenetische Befunde, Transfusionsbedarf, zur Abschätzung des individuellen Risikos des Pat. gibt es Prognose-Scores (IPSS).

Therapie

Erythrozytenkonzentrate in Abhängigkeit von klin. Bedarf und Komorbidität (z. B. Pat. mit schwerer KHK). Thrombopenische Blutungen meist erst bei Thrombos < 10/nl, Substitution bei klin. Blutungszeichen. Frühzeitige **Antibiotikatherapie** bei Neutropenie. **Cave:** sek. Hämochromatose, bei Serum-Ferritinspiegel > 1.000 ng/ml ggf. **Eisenchelatoren** (z. B. Desferasirox, Desferioxamin) erwogen werden (Evidenzstärke Ib, Empfehlungsgrad A, DGHO). Bei schwerer Thrombozytopenie bei Low-Risk-MDS-Pat. evtl. **Thrombopoetin-Rezeptoragonisten** (Romiplostim s. c., Eltrombopag p. o., Evidenzstärke IIa, Empfehlungsgrad B). Immunmodulierende Substanzen sind in der Prüfung (Lenalidomid, Valproinsäure, Temsirolimus, ATG, CyA).

High-Risk-MDS-Pat. haben unbehandelt eine ungünstige Progn. mit einem hohen Risiko des Übergangs in eine sek. akute Leukämie und einer medianen ÜLZ von nur 12 Mon. Ggf. je nach Komorbidität eine Chemother. im Rahmen von Studien an hämatolog. Zentren. Bei jüngeren Pat. mit High-Risk-MDS evtl. allogene STx.

13.2.7 Hämochromatose, Hämosiderose

Erhöhte Eisenresorption und -ablagerung in parenchymatösen Organen.
- **Hämochromatose:** selten, prim. genetisch determinierte Form (Familienuntersuchung). Meist Punktmutation (C282Y) mit Verlust des HFE. Bei fehlender Mutation Non-HFE-Hämochromatose (Typ 2–6), H63D-, S65C-, E168X-Mutation.
- **Hämosiderose:** häufiger, sek. erworben, z. B. bei chron. Niereninsuff., Anämie (durch wiederholte Bluttransfusionen), Alkoholismus. M : F = 6 : 1 (Eisenverlust durch Menstruation).

> **Leitbefunde**
> Typische Trias: Leberzirrhose, Diab. mell., dunkle Haut („Bronzediabetes").

Klinik Diab. mell., Herzinsuff. (durch CM), Hepatosplenomegalie bei Leberzirrhose, Arthralgien, Libidoverlust, Hypogonadismus.

Diagnostik

- **Hämosiderose und -chromatose:** Eisen ↑, Transferrin ↓, Ferritin ↑↑ (meist > 1.000 μmol/l). Hohe Eisensättigung von Transferrin (55–75 % bei heterozygoter, > 75 % bei homozygoter Form). **PCR** zum Nachweis der C282Y-Mutation; selten. Bestätigung durch Leberbiopsie mit Nachweis der vermehrten Eisenablagerung.
- **DD Porphyrie:** Eisen ↑, Transferrin ↔, Ferritin ↑.
- **Leberbiopsie:** Bestimmung des Lebereisengehalts. **Cave:** Biopsie nicht in Wasser geben, sondern trocken versenden! Leberzirrhose (DD: alkoholtoxische Zirrhose).
- **CT/MRT:** Leberdichte messen.
- **Desferrioxamin-Test:**
  - Durchführung: Eisenbestimmung im 6-h-Urin. Am nächsten Tag Desferrioxamin 500 mg i. m. oder s. c. (Desferal®), erneute Eisenbestimmung im 6-h-Urin.
  - Bewertung: path. bei > 5-fachem Anstieg.

Therapie
- Aderlässe von je 500 ml (entspricht 200–250 mg Eisen) alle 7–14 d: Ferritinspiegel bleibt erhöht, bis Eisenvorräte erschöpft sind (dauert meist 2–3 J.).
- Sind Aderlässe wegen Anämie nicht möglich: Desferrioxamin 14 g/d (z. B. Desferal®) kontinuierlich über 8–12 h i. v. oder s. c.; bindet tägl. 10–20 mg Eisen. Neu: orale Ther., z. B. mit Deferipron (Ferriprox®) und Deferasirox (Exjade®).
- Verlaufskontrolle: AFP jährl. (häufig hepatozelluläres Ca!).

Prognose Unbehandelt Tod durch Herzinsuff. (30 %), Leberinsuff. (25 %) oder hepatozelluläres Ca (30 %).

13.3 Erkrankungen der weißen Blutzellen

13.3.1 Akute Leukämie

Entartung eines Blutzellklons. Es kommt zu einer ungehemmten „malignen" Proliferation des Leukozytenklons im KM mit Streuung unreifer path. Zellen v. a. in Blut und blutbildenden Organen (Infiltration) und Verdrängung normaler Blutzellen der weißen oder anderen Blutreihen.

> **Leitbefunde**
> Anämie, Thrombopenie (Blutungen), Granulozytopenie (Infektanfälligkeit) und Organvergrößerungen durch Infiltration; unbehandelt rasch tödlich verlaufend.

Einteilung Klassifikation je nach mutierter Stammzelle in akute myeloische Leukämie (AML), akute lymphatische Leukämie (ALL) oder, wenn Zuordnung nicht möglich, akute undifferenzierte Leukämie (AUL; meist wie ALL zu behandeln). Weitere Differenzierung nach der FAB-Klassifikation (French-American-British-Cooperative-Group, ▶ Tab. 13.6).
- **Akute lymphatische Leukämie** (ALL): häufigste Leukämie des Kindesalters (80 %). FAB-Klassifikation nach morpholog. Kriterien in die Gruppen L1 = kindlicher Typ, L2 = Erw.-Typ, L3 = Burkitt-Typ. Zusätzlich Immuntypisierung (Common-ALL, T-ALL, Null-ALL, B-ALL) → ther. und prognost. Konsequenzen.
- **Akute myeloische Leukämie** (AML): Erkr. des Erwachsenenalters (80 %; 30 % > 60. Lj.). FAB-Klassifikation nach Differenzierungsrichtung und Reifungsgrad (▶ Tab. 13.6).

Tab. 13.6 FAB-Klassifikation der akuten myeloischen Leukämie	
M0	Morphologisch und zytochemisch nicht differenzierbar, nur einzelne myeloische Marker pos. (z. B. CD13, CD33)
M1	Myeloblastär ohne Ausreifung: einzelne Granula, mind. 3 % Myeloperoxidase-pos.
M2	Myeloblastär mit Ausreifung: viele azurophile Granula. Zytogenetik t(8;21)
M3	Promyelozytenleukämie: meist zahlreiche Auerstäbe. M3v: mikrogranuläre Form. Zytogenetik t(15;17)

13

Tab. 13.6 FAB-Klassifikation der akuten myeloischen Leukämie *(Forts.)*	
M4	Myelomonozytär: wie M2, jedoch > 20 % Promonozyten. M4Eo: Variante mit abnormer Eosinophilie. Zytogenetik inv(16)
M5	Monozytenleukämie M5a: unreife, gering differenzierte Form, überwiegend Monoblasten. M5b: reife Form, überwiegend Promonozyten, im BB Monozytenvermehrung
M6	Erythroleukämie: Erythroblasten > 50 % im KM
M7	Megakarioblastenleukämie

Klinik
- Meist plötzlicher Beginn mit Fieber, Schüttelfrost und schwerem Krankheitsgefühl. Initial auch Bauchschmerzen, Knochen- und Gelenkschmerzen.
- Müdigkeit und Schwäche durch therapierefraktäre Anämie.
- Gehäuft bakt. Inf. mit oft septischem Verlauf, opportunistische Inf. (z. B. Herpes zoster, Mykosen) durch Mangel an funktionstüchtigen Granulozyten.
- Hämorrhagische Diathese durch Thrombopenie, evtl. Verbrauchskoagulopathie.
- Lk-Vergrößerung in 30 % v. a. im Halsbereich.
- Im Spätstadium ZNS-Sympt. (Meningeosis leucaemica) und GIT-Beteiligung (unstillbarer Durchfall) möglich.

Diagnostik
- **BB:** mäßige normochrome Anämie, Retikulozyten ↓, Thrombopenie. Zahl leukämischer Zellen: 0/nl (aleukämisch), 4–10/nl (subleukämisch), > 10/nl (leukämisch).
- **Labor:** Harnsäure ↑, LDH ↑, BSG ↑, AP ↑. Evtl. Hyperkaliämie, Hyperphosphatämie, Immunglobuline (AK-Mangels.?), Gerinnungsstatus, HLA-Typisierung (A, B, C; DR). **Serol.:** Hep., Toxoplasmose, CMV, HIV.
- **Durchflusszytometrie.**
- **KM-Punktion:** (▶ 2.4.1): Hyperzellularität, > 20 % Blasten, Verdrängung der normalen Hämatopoese, zytochemische, zytogenetische (Nachweis von Chromosomenanomalien) und immunolog. Untersuchungen.

Therapie Immer im Zentrum. Standardther. sind Chemother. und KMT für ausgewählte Pat. Grundsätzlich optimale Supportivther.
Die Chemother. der akuten Leukämien folgt der Sequenz:
- Risikostratifizierung anhand von Durchflusszytometrie und Zytogenetik.
- Induktionsther.: zur raschen Reduktion der leukämischen Blastenpopulation. Ziel ist die **Vollremission** mit in Routineuntersuchungen nicht mehr nachweisbaren path. Zellen (Reduktion um ~ 99,9 % der Ausgangsparameter).
- Konsolidierungsther.: zur Stabilisierung der Vollremission (Vernichtung residualer Blasten). Meist Wdhlg. der Induktionsther. Therapieziel: Continuous Complete Remission (CCR).
- Erhaltungsther.: zur Proliferationshemmung residualer Blasten (Ther. mit relativ geringer Aggressivität über längeren Zeitraum).

13.3.2 Chronisch lymphatische Leukämie (CLL)

Niedrigmalignes Non-Hodgkin-Lymphom mit leukämischem Verlauf. Autonome Proliferation immuninkompetenter B-Lymphozyten in Blut, Lk, Milz, KM Häufigste Leukämie; Häufigkeit mit dem Lebensalter zunehmend.

Leitbefunde
Derbe, indolente Lymphknotenschwellung, v. a. bei älteren Pat. Pruritus.

Klinik Oft symptomarm. Evtl. Pruritus, Bauchschmerzen, Durchfall, opportunistische Inf., Hautinfiltrationen. Häufig symmetrische Lk-Vergrößerung (90 %), evtl. Hepatosplenomegalie (histologisch mit periportaler Lymphozyteninfiltration). Gelegentlich Parotisschwellung und Tränendrüsenbefall (Mikulicz-Sy.).

Klassifikation nach Binet (bevorzugt Europa)
1. Niedriges Risiko, < 3 befallene Lk-Stationen, MÜZ > 10 J.
2. Intermediäres Risiko, ≥ 3 befallene Lk-Stationen, MÜZ etwa 7 J.
3. Hohes Risiko, Hb < 10 g/dl ± Thrombopenie, MÜZ etwa 1,5 J.

Klassifikation nach RAI (bevorzugt USA)
- Stadium 0: Lymphozytose > 15/nl und KM-Infiltration > 40 % („smoldering CLL").
- Stadium I: zusätzlich Lk-Vergrößerung.
- Stadium II: zusätzlich Hepato- und/oder Splenomegalie.
- Stadium III: zusätzlich Anämie < 110 g/l.
- Stadium IV: zusätzlich Thrombopenie < 100/nl.

13

Diagnostik
- BB: Lymphozytose > 10/nl (70–95 %), Gumprecht-Kernschatten. KM-Ausstrich: > 30 % reife Lymphozyten.
- Lymphozytentypisierung mittels Durchflusszytometrie.
- Evtl. Lk-oder KM-Biopsie.
- Oft zusätzlich: AK-Mangelsy., Paraproteine, Kälteagglutinine, Wärme-Auto-AK (▶ 13.2.3).

Therapie (stadienabhängig)
- Beobachten und Zuwarten („watchful waiting").
- Beispielschema: Bendamustin plus Rituximab alle 4 Wo.
- CD-20-Positivität: Komb. der Chemother. mit Rituximab (375 mg/m^2 an Tag 0 oder 1 der Chemother.) sehr gut wirksam (**cave:** Tumorlysesy. bei sehr hohen Zellzahlen).
- Fludarabin: 25 mg/m^2/d i. v. Tag 1–5; bei älteren Pat. Tag 1–3, alle 4 Wo. Aktivste Substanz (**cave:** kann Hämolyse induzieren, Infektionsprophylaxe nötig), allein oder in Komb. mit Glukokortikoiden, Mitoxantron oder Cyclophosphamid und Rituximab.
- Chlorambucil-Monother., z. B. 0,4–0,8 mg/kg KG Tag 1 p. o. alle 2 Wo.
- Prednison bei Autoimmunhämolyse zusätzlich.
- Bei Rezidiv ggf. CHOP.
- KMT bei jungen Pat. mit hohem Risikoprofil erwägen, Auto-KMT ohne kuratives Potenzial, Allo-KMT mit kurativem Potenzial, aber hoher Morbidität und Mortalität.
- Hohes Risiko: Lymphozytenverdopplungszeit < 1 J., LDH ↑, chromosomale Aberrationen 11q oder 17q, CD23 i. S. ↑, CD38 auf Lymphozyten pos., fehlende Hypermutation der IgVH-Region (ZAP-70 neg.).
- Nur in Spezialklinik: Campath-1-H (AK gegen CD52) als Zweit- od. Drittlinienther. (**cave:** infektiöse KO wie bei T-Zell-Defekten).
- Strahlenther. bei mechanisch störenden Lk.

- Splenektomie: bei sympt. Splenomegalie oder Hypersplenie-Sy.
- Ig-Substitution: bei rezid. Inf. und sek. AK-Mangelsy.

Prognose Verlauf stadienabhängig und sehr variabel. Heilung nur bei KMT.

13.4 Chronisch myeloproliferative Erkrankungen

13.4.1 Chronische myeloische Leukämie (CML)

Exzessive Produktion funktionsuntüchtiger Granulozyten durch Erkr. der Stammzellen.

> **Leitbefunde**
> Schleichender Beginn mit Splenomegalie und Leukozytose. Höchste Leukozytenzahl unter den Leukämien.

Klinik
- **Chron. Phase:** langsam zunehmende Allgemeinsympt. wie Blässe, Müdigkeit, Nachtschweiß. **KO:** durch exzessive Leukozytose mit leukämischen Thromben: Milzinfarkt, -ruptur, Zentralvenenthrombose, „leukämischer Priapismus".
- **Akzelerierte Phase:** Fieber, Osteolysen, extramedulläre Infiltrationen.

Diagnostik
- Im Blut starke Vermehrung aller granulopoetischen Zellen (Leukozytose oft > 100/nl, path. Linksverschiebung bis zum Myeloblasten), Anämie, evtl. Thrombopenie, im KM nur quantitative Veränderung, daher wenig aussagekräftig.
  - Akzelerierte Phase: BB mit > 15 % Blasten, > 20 % basophile Granulozyten, Thrombozyten < 100/nl.
  - Nachweis der bcr/abl-Genfusion im peripheren Blut (Philadelphia-Chromosom): meist (90 %) nachweisbar, auch andere Chromosomenaberrationen möglich. Fehlt es → schlechte Progn.
- Labor: LDH, Harnsäure, Ca^{2+} kontrollieren.
- Sono (Hepatosplenomegalie?).

Differenzialdiagnosen Myelodysplastisches Sy.: chron. myelomonozytäre Leukämie, AML M2.

Therapie der chronischen Phase
- Tyrosinkinase (TKI): z. B. Nilotinib oder Imatinib; hämatolog. und zytogenetisches Monitoring.
- Nur noch selten: Allo-KMT bei Pat. < 55 J., v. a. bei fehlendem komplettem zytogenetischem Ansprechen auf TKI.
- Hydroxyurea: 500–3.000 mg/d, meist hohe Anfangsdosis, dann individuelle Reduktion.
- α-IFN 3 × 5 Mio. IE/Wo., dann Eskalation auf max. tolerable Dosis, z. B. 3 × 9 Mio. IE/Wo. (hohes NW-Profil, geringe Patientenakzeptanz der Dauerther.).

- Leukapherese bei Hyperleukozytose und drohenden Organinsuff. (ZNS, Lungen, Nieren).

Prognose Heilung durch KMT und bei kompletter zytogenetischer Remission durch TKI. Todesursache ist meist ein Myeloblastenschub mit Inf. oder Blutung.

13.4.2 Myelofibrose und Osteomyelosklerose

Fibrose des KM mit Verdrängung der Hämatopoese und nachfolgender extramedullärer Blutbildung (v. a. bei Erw.).

> **Leitbefunde**
> Regelmäßig extreme Splenomegalie mit Gewichtsabnahme und Leistungsminderung. Zunehmende Anämie, Thrombopenie und Leukopenie. In späteren Stadien rote und weiße Vorstufen im BB.

Klinik Initial asympt., schleichender Verlauf, häufig Zufallsbefund; meist extreme Splenomegalie, in 70 % Hepatomegalie.

Diagnostik
- BB: Anämie, Leukozytose, seltener Leukopenie, oft initial Thrombozytose. Im Diff-BB weiße und rote Vorstufen (Myeloblasten, Normoblasten) infolge extramedullärer Blutbildung.
- Janus-Kinase-2-Mutation (JAK2-) im EDTA-Blut.
- Beckenkammbiopsie (▶ 2.4.1): Fibrose oder Sklerose. Entscheidende Untersuchung.

Therapie
! Spät und schonend.
- Bei JAK2-Mutation: Ruxolitinib (Jakavi®) in der hyperzellulären Phase.
- Hydroxyurea (Litalir®) bei Thrombozytose.
- Evtl. KMT.

Prognose Tod im Myeloblastenschub oder durch Inf., Blutungen.

13.4.3 Polycythaemia vera

Myeloproliferative Erkr. mit Steigerung der Erythro-, Thrombo- und Granulopoese (Stammzellerkr.). Erkrankungsgipfel 60 J.

> **Leitbefunde**
> Rötung von Gesicht und Extremitäten, Zyanose, Leistungsknick und Hepatosplenomegalie. Mikrozirkulationsstörungen und Hypertonie.

Klinik Rötung von Gesicht und Extremitäten, Zyanose, „Kreislaufbeschwerden" (Schwindel, Ohrensausen, Kopfschmerzen, Müdigkeit, Sehstörungen, Atemnot), Angina pect., Nasenbluten, Thrombembolien, Pruritus und Hyperurikämie. Hepatosplenomegalie. Müdigkeit, Leistungsknick (50 %), B-Sympt. (30 %), Hypertonie.

Komplikationen Thrombose durch Thrombozytose (30 % der Todesfälle), andere Neoplasien (v. a. GIT, Haut 20 %), Blutung (5 % der Todesfälle), hämorrhagische Diathese durch funktionsuntüchtige Thrombozyten und Leberschaden. Selten Übergang in akute Leukämie (▶ 13.3.1).

Differenzialdiagnostik
- **Differenzialblutbild:**
  - Erys ↑ (7–9/fl), Hb ↑ (180–240 g/l) → **Polyglobulie.**
  - Zusätzlich Leukozytose (10–20/nl) mit relativer Lymphopenie, Thrombozytose bis > 1000/nl → **Polycythaemia vera.**
  - ! „Relative Polyglobulie": Ges.-Erythrozytenzahl normal, Hb und Hkt erhöht (Dehydratation bei chron. Diarrhö, forcierter Diurese).
- **Alkalische Leukozytenphosphatase** ↑ bei Polycythaemia vera.
- **Beckenkammbiopsie.**
- **Bestimmung der JAK2-Mutation** im EDTA-Blut.
- **Blutgasanalyse:**
  - Normale O_2-Sättigung: Polyglobulie bei Polycythaemia vera. **DD:** Polyglobulie bei Cushing-Sy. (▶ 12.2.2), Nierenerkr., z. B. Zystennieren, Nierenarterienstenose (▶ 9.4.1). Paraneoplastisch v. a. bei Hypernephrom, Ovarial-Ca, Hämangioblastom (Kleinhirntumor), hepatozellulärem Ca.
  - Erniedrigte O_2-Sättigung: sek. Polyglobulien durch O_2-Mangel v. a. bei COPD (▶ 6.3.2), Pickwick-Sy. (▶ 6.8), chron. Linksherzinsuff. (▶ 4.5.1), Rauchern, längerem Aufenthalt in großen Höhen.

Therapie
- Bei guter Prognose sympt. Ther. mit:
  - Aderlässen.
  - Allopurinol bei ausgeprägter Hyperurikämie.
  - Zytostatika wie Hydroxyurea Bei normaler Blutungszeit Thrombozytenaggregationshemmer (z. B. ASS).

Prognose Mittlere ÜLZ mit Aderlässen 11 J., ohne Ther. nur 2 J.

13.4.4 Essenzielle (primäre) Thrombozythämie (ET)

Ätiologie
- **Thrombozytose** (reaktiv, sek., flüchtig): nach Splenektomie, bei Infektionskrankheiten, chron. Entzündungen, Malignomen; Stressthrombozytose, z. B. nach Blutung, Schock oder OP; bei Eisenmangel, nach Ther. einer perniziösen Anämie oder einer akuten Leukämie; nach Entbindungen, paraneoplastisch.
- **Thrombozythämie** (Thrombos anhaltend ↑). Die ET zählt zum myeloproliferativen Sy. mit sowohl thrombembolischen als auch hämorrhagischen KO.

Klinik Thrombembolien (häufigste Todesursache), hämorrhagische Diathese durch Thrombozytenfunktionsstörungen. Evtl. Splenomegalie.

Diagnostik Thrombos > 500/nl. Oft Leukozytose, Hyperurikämie. JAK2-Mutation im EDTA-Blut. Im Serum können K^+ und saure Phosphatase durch In-vitro-Gerinnung erhöht sein (Pseudohyperkaliämie). Bei Thrombos > 1.000/nl Blutungszeit, Thrombozytenaggregation (Ausschluss Thrombozytenfunktionsstörung).

Therapie Grunderkr. behandeln. Bei Thrombozyten > 1.000/nl Thrombozytenaggregationshemmer, wie ASS 100 mg/d p. o. (▶ 19.8.3), nach Ausschluss einer Thrombozytenfunktionsstörung (▶ 13.6). Hydroxyurea oder Anagrelid (Xagrid®) selektiver Megakariozytenhemmer.

13.5 Erkrankungen des lymphoretikulären Systems

13.5.1 Hodgkin-Lymphom (Lymphogranulomatose)

Von Lk ausgehende maligne Erkrankung, die unbehandelt tödlich verläuft.

> **Leitbefunde**
> Lymphknotenvergrößerung mit B-Symptomatik.

Klinik
- Lk-Vergrößerung (90 %). Leistungsminderung, Müdigkeit, Juckreiz; selten (max. 20 %) typ. Alkoholschmerz im Bereich vergrößerter Lk.
- B-Sympt.: ungeklärter Gewichtsverlust > 10 % innerhalb von 6 Mon., ungeklärtes Fieber (> 38 °C), z. B. wellenförmiges Pel-Ebstein-Fieber, Nachtschweiß.

Diagnostik
- BSG ↑, BB kann normal sein, oft abs. Lymphopenie (< 0,1/nl), Eosinophilie in 30 %.
- **Histolog. Sicherung:** Sternberg-Reed-Zellen (CD30+) (beweisend), Hodgkin-Zellen. Ggf. wiederholte Lk-Exstirpation (besser als Biopsien). Inguinale Lk für Histologie ungeeignet.
- **Risikofaktoren der Deutschen Hodgkin Studiengruppe** (DSHG; www.ghsg.org):
  - Großer Mediastinaltumor (> ⅓ des Thoraxdurchmessers).
  - E-Stadium.
  - BSG > 50 mm/h im Stadium A, > 30 mm/h im Stadium B
  - Befall von ≥ 3 Lk-Arealen (Lk-Areale sind in der Studie speziell charakterisiert).
- **Weitere Risikofaktoren:**
  - Stadium der Erkr.
  - Höheres Alter.
  - Histolog. Subtyp.
  - B-Symptomatik.
  - Bulk-Tumor.
- **Staging-Untersuchungen:** klin. Untersuchung (Lk-Status), Rö-Thorax in 2 Ebenen, CT von Hals, Thorax und Abdomen, Beckenkammbiopsie (KM-Infiltration?); PET/CT.

Therapie Grundsätzlich kurativ. Erkr. ist chemotherapie- und strahlensensibel. Die Ther. richtet sich nach dem Stadium und dem Vorliegen von Risikofaktoren und sollte immer im Rahmen von klin. Studien erfolgen.

Außerhalb der Studie verwendete chemother. Schemata:
- Stadium I, IIA/B ohne Risikofaktoren: ABVD, IF-RT (IF = Involved Field, RT = Radiother.).
- Stadium III, IVA/B: BEACOPP und Radiother.
- Bei Rezidiven: z. B. Chemo + Brentuximab-Vedotin oder autologe KMT.

Prognose
Stadium I und II: ohne Risikofaktoren 10-JÜR > 90 %, mit Risikofaktoren 5-JÜR 80 %.
Stadium III und IV: 5-JÜR 50–75 % mit B-Sympt., > 75 % ohne B-Sympt.

13

13.5.2 Non-Hodgkin-Lymphome (NHL)

Maligne klonale lymphozytäre Neoplasie mit Ursprung im lymphatischen Gewebe (Ausnahme: Plasmozytom mit prim. medullärer Manifestation). Nach klin. Verlauf Unterscheidung in hochmaligne und niedrigmaligne NHL (▶ Tab. 13.7).

Tab. 13.7 WHO-Klassifikation der Non-Hodgkin-Lymphome

B-NHL	T-NHL
Precursor-B-Zell-Neoplasien • Prä-B-ALL • Reife B-Zell-Neoplasien • B-CLL/lc-NHL • Lp-NHL • Splenisches Marginalzonen-NHL • Haarzell-Leukämie • Plasmozytom • Extranodale Marginalzonen NHL (MALT) • Mantelzell-NHL • Follikuläres NHL • Nodales Marginalzonen-NHL • Diffuses großzelliges NHL • Burkitt-NHL	**Precursor-T-Zell-Neoplasien** • Prä-T-ALL • Reife T-Zell-Neoplasien • T-PLL • T-Zell granular lymphozytische Leukämie • Aggressive NK-Zell-Leukämie • ATLL (HIV-I-assoziiert) • Extranodales NK/T-NHL (nasaler Typ) • Enteropathie-Typ-T-NHL • Hepatosplenisches gamma-delta-T-NHL • Subkutanes pannikulitisartiges T-NHL • Mycosis fungoides/Sézary-Sy. • Großzellig anaplastisches T-NHL der Haut • Peripheres T-NHL, nicht anders spezifiziert (NOS) • Angioimmunoblastisches T-NHL (AILD) • Großzellig anaplastisches T-NHL, primär systemisch

Leitbefunde
Lymphadenopathie mit B-Symptomatik.

Klinik Lymphadenopathie, Splenomegalie, Hepatomegalie, Hauterscheinungen (Erythem, Infiltrate); B-Symptome (Fieber, Nachtschweiß, Gewichtsabnahme), Infekt- und Blutungsneigung, Zeichen der Organinfiltration.

Diagnose Lk-Exstirpation, histolog. Klassifizierung in niedrigmaligne (indolente), mit langsamer Progredienz, keine Heilung und hochmaligne, mit rascher Progredienz. Staging ▶ Tab. 13.8.

Tab. 13.8 Staging (Stadieneinteilung); Ann-Arbor-Konferenz 1971

I	Einzelne Lk-Region oder 1 extranodaler Herd (I E)
II	≥ 2 Lk-Regionen auf derselben Zwerchfellseite (II N) oder 2 extranodale Herde (II E)
III	Lk-Regionen auf beiden Seiten des Zwerchfells (E), (S)
IV	Diffuser Befall eines extralymphatischen Organs mit/ohne Lk-Befall
A	Ohne Gewichtsverlust, Fieber und Nachtschweiß (s. o.)
B	Mit Gewichtsverlust, Fieber und Nachtschweiß (s. o.)
(E)	Zusätzlicher Befall eines extralymphatischen Organs
(S)	Milzbefall. Bulky Disease: Lk oder Konglomerattumor > 5 cm Durchmesser

Therapie

! In onkolog. Zentren.

- **Niedrigmaligne (indolente) Non-Hodgkin-Lymphome:**
  - Seltene Stadien I und II: Strahlenther. mit kurativem Ziel.
  - Generalisierte Stadien oder B-Sympt.: Therapiekonzepte von Abwarten („watch and wait") bis Chemother. + Antikörper.
- **Hochmaligne (aggressive) Non-Hodgkin-Lymphome:** prinzipiell kurativer Ther.-Ansatz, systemische Polychemother. + AK mit oder ohne nachfolgende Radiatio (z. B. Involved Field). Standardther. z. B. R-CHOP.

Risikofaktoren: Alter > 60 J., Karnofsky-Index < 70 %, Stadium III–IV, erhöhte LDH, extranodaler Befall in zwei Regionen.

Extranodale Lymphome

MALT-Lymphome (Mukosa Associated Lymphoid Tissue), GIT-Lymphome. 30–40 % aller Lymphome, davon > 50 % Magen, häufig multilokaler Befall. In frühen Stadien des MALT-Lymphoms des Magens H.-pylori-Eradikation Ther. der Wahl (▶ 7.4.3). In fortgeschrittenen Fällen Radio- oder Chemother. + AK, nachfolgend Radiother.

Kutane NHL

- **Mycosis fungoides:** kutanes T-Zell-Lymphom. **Ther.:** Psoralen und UV-A-Licht (PUVA), evtl. Prednisolon, niedrig dosierte Chemother.
- **Sézary-Sy.:** kutanes T-Zell-Lymphom mit Lymphadenopathie.

13.5.3 Plasmozytom (Morbus Kahler, multiples Myelom)

Niedrigmalignes NHL mit neoplastischer Wucherung eines Plasmazellklons (B-Zellreihe), der monoklonale Immunglobuline („Paraproteine") bzw. Fragmente produziert.

> **Leitbefunde**
> Anämie, Niereninsuff. und erhöhte Infektanfälligkeit. In der E'phorese schmalbasiger γ-Peak, oft Osteolysen im knöchernen Schädel („Lochschädel" im Rö).

Klinik Asympt. Pat. oder B-Sympt., Knochenschmerzen (Osteolysen, Osteoporose), Sympt. der Hyperkalzämie (Osteolysen über Osteoklasten aktivierenden Faktor, OAF), Niereninsuff. (Hyperkalzämie, Plasmozytomniere – Leichtkettenproteinurie, Amyloid, Hyperurikämie, Pyelonephritis), Infektionsanfälligkeit (sek. AK-Mangelsy., Neutropenie), neurolog. Sympt. (Hyperviskosität, Amyloid, Hyperkalzämie, extramedulläres Plasmozytom), Blutungen (Thrombopenie oder -pathie, plasmatische Gerinnungsstörungen durch das Paraprotein), Plasmazelltumoren ossär oder extramedullär, Anämiesympt.

Komplikationen Spontanfrakturen, Niereninsuff. in 50 %, bestimmen Prognose. **Cave:** ANV bei Kontrastmittelgabe, hyperkalzämische Krisen, Amyloidose, Panzytopenie.

Diagnostik

- BSG meist extrem beschleunigt (z. B. > 100 mm in der 1. Stunde); nicht bei Bence-Jones-Plasmozytom!

13

- Paraproteine: in 80 % schmalbasiger γ-Peak in der E'phorese (▶ 20); Immunfixation zur Diagnosesicherung und Differenzierung.
- Bence-Jones-Proteine: freie (nierengängige) Leichtketten, die dem Nachweis in der Serum-E'phorese entgehen. β_2-Mikroglobulin + Albumin.
- Röntgen: Osteolysen (seltener Osteoporose) an Schädel („Lochschädel"), Rippen, Wirbel, Becken, Femur, Humerus.
- KM-Biopsie (▶ 2.4.1): vermehrt polymorphe Plasmazellen (> 10 % der weißen Vorstufen).
- Labor: Ca^{2+} ↑, Krea ↑, normozytäre normochrome Anämie.

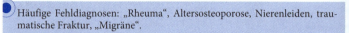

Häufige Fehldiagnosen: „Rheuma", Altersosteoporose, Nierenleiden, traumatische Fraktur, „Migräne".

Diagnosekriterien Plasmozytom
- **Majorkriterien:**
  - **I:** Plasmazelltumor.
  - **II:** KM-Plasmozytose > 30 %.
  - **III:** monoklonales IgG > 35 g/l oder monoklonales IgA > 20 g/l oder Bence-Jones-Proteinurie > 1 g/24 h.
- **Minorkriterien:**
  - **a:** KM-Plasmozytose 10–30 %.
  - **b:** Monoklonales IgG < 35 g/l oder monoklonales IgA < 20 g/l.
  - **c:** Osteolysen.
  - **d:** sek. AK-Mangelsy.

Die Diagnose ist zulässig, wenn mind. 1 Major- und 1 Minorkriterium (nicht mögl. I + a, II + a, III + b) oder 3 Minorkriterien präsent sind. Essenzielles Minorkriterium ist a oder b.

Differenzialdiagnosen Gammopathie ohne Osteolysen (MGUS: monoklonale Gammopathie unklarer Signifikanz), AK-Mangelsy., Plasmazellen im KM < 10 %, konstante Paraproteinkonz. > 2 J., Ther. nicht erforderlich. Viele Pat. entwickeln im Verlauf ein Plasmozytom → Beobachtung.

Therapie Ab ISS-Stadium II (▶ Tab. 13.9) oder bei progredientem Verlauf. Bei Leichtketten (Gefahr der Nierenschädigung) evtl. früher. Nutzen im Stadium II unsicher. Ziele sind Lebensverlängerung und Besserung der Lebensqualität; Heilung nicht möglich.
- Ist Pat. für HD-Ther. mit Auto-PBSC-support geeignet? **Cave:** Pat., die für eine HD-Ther. vorgesehen sind, dürfen nicht mit Melphalan vorbehalt werden.
- Standardther. Melphalan + Prednison + Thalidomid bis Erkrankungsplateau oder über 1 J. Früher Therapiebeginn verzögert Progression und Auftreten von Wirbelfrakturen, aber kein Vorteil bzgl. Remissionsraten und Gesamtüberleben.
- Alternativen: Vincristin/Adriamycin/Dexamethason (VAD), Bendamustin mit oder ohne Prednison, Dexa-Puls, Bortezomib (Velcade®), Thalidomid oder Revlimid.
- Hyperviskositätssy.: Plasmapherese (Notfallmaßnahme!).
- Supportivther.: Erythropoetin (Erythropoetin i. S. in Bezug auf das Ausmaß der Anämie), Bisphosphonate (Hyperkalzämie, Osteolysen, Osteoporose,

Knochenschmerzen, z. B. Pamidronat 90 mg alle 4 Wo. i. v.), evtl. Immunglobuline (rezid. Inf.).
* Extramedulläres oder solitäres ossäres Plasmozytom: OP und Strahlenther.
* Schmerzbehandlung (▶ 19.6), EK-Gabe bei Anämie (▶ 2.6.3), Immunglobuline bei AK-Mangelsy., Infektbehandlung, Korrektur von Hyperkalzämie (▶ 10.3.3), Hyperurikämie (▶ 16.3.1). Bei Hyperviskositätssy. Plasmaseparation.

Prognose 5-JÜR 25–30 %.

Tab. 13.9 International Staging System (ISS) 2005	
Stadium	**Kriterien**
ISS I	β_2-Mikroglobulin < 3,5 mg/l, Albumin ≥ 35 g/l
ISS II	β_2-Mikroglobulin < 3,5 mg/l und Albumin < 35 g/l oder β_2-Mikroglobulin 3,5–5,5 mg/l
ISS III	β_2-Mikroglobulin > 5,5 mg/l

13.6 Erkrankungen der Thrombozyten

13

13.6.1 Thrombopenie

Thrombos < 150/nl (manifeste Störung der Blutstillung meist erst bei Thrombos < 30/nl).

Leitbefunde
Typischerweise petechiale Hautblutungen.

Einteilung in Abhängigkeit vom Pathomechanismus:
* **Produktionsstörung:** bei Panmyelopathie, amegakaryozytärem KM, KM-Infiltration und -Verdrängung durch Lymphom, Plasmozytom, Leukämie. Toxisch (Alkohol, Urämie, Zytostatika, Radiatio, Medikamente), Mangelzustände (Vit. B₁₂, Folsäure ▶ 13.2.2, Eisen ▶ 13.2.1), nach Virusinf. (z. B. Röteln, Hep., Mononukleose) und bakt. Inf. (z. B. Typhus, Lues, M. Weil, Diphtherie).
* **Umsatzsteigerung:** bei Leberzirrhose (z. B. Hypersplenismus bei Splenomegalie ▶ 13.1.6), heparininduzierter Thrombopenie (HIT ▶ 19.8.1), idiopathischer thrombozytopenischer Purpura (ITP), Lungenembolie, Verbrauchskoagulopathie, SLE (▶ 11.6.1), Transfusionen (Posttransfusionspurpura), künstlichen Herzklappen, nach extrakorporalem Kreislauf, HUS, Moschcowitz-Sy., Inf.

Diagnostik bei thrombozytär bedingter hämorrhagischer Diathese
* **Anamnese:** vorausgegangener Infekt, Medikamentenanamnese, Vorerkr.
Labordiagnostik:
  – Thrombozytenzählung in EDTA- und ggf. in Zitratblut (zum Ausschluss einer EDTA-induzierten Pseudothrombopenie), LDH, ANA, Vit. B₁₂, Folsäure, HIV, EBV, CMV.
  – Blutausstrich: bei Nachweis von path. Zellen KM-Biopsie.
  – KM-Biopsie: bei gesteigertem Thrombozytenabbau erhöhter Anteil von Megakariozyten. Knochenmarkinfiltration durch Karzinom.

- Thrombozyten-AK: bei V. a. Autoimmunthrombozytopenie.
- Thrombozytenfunktionstest: bei hämorrhagischer Diathese und normaler Thrombozytenzahl (spontane und induzierte Thrombozytenaggregation, Thrombelastogramm).

! Eine Immunthrombopenie kann auch im Rahmen einer HIV-Inf. auftreten.

Medikamentös induzierte Thrombopenie

Ätiologie **Allergisch oder knochenmarktoxisch:** Im KM keine oder zu wenige Megakaryozyten nachweisbar (DD ▶ 13.1.2):

- Häufig (etwa 1 : 10.000): Chinin, Chinidin, Sulfonamide, Sulfonylharnstoffe, Thiaziddiuretika (bei längerer Anwendung), Goldsalze, heparininduzierte Thrombopenie (▶ 19.8.1).
- Gelegentlich: Acetazolamid, ASS, Barbiturate, Carbamazepin, Cephalosporine, Indometacin, Para-Aminosalizylsäure, Phenytoin, Pyrazolonderivate, Penicilline.
- Selten: α-Methyldopa, Chinolone, Chloroquin, Desipramin, Glutethimid, Novobiocin, Phenothiazine, Rifampicin (bei intermittierender Ther.).
- **Selten:** posttransfusionelle Purpura durch Thrombozyten-Alloantikörper gegen das PI^{1A}-Ag auf Thrombozyten. Thrombozytensturz meist 5–10 d nach Transfusion plättchenhaltiger Blutkonserven.

Therapie Noxe ausschalten! Prednisolon 1–2 mg/kg KG/d (▶ 19.5), Immunglobuline 2–3 × 10–40 g/d, Thrombozytentransfusionen nur bei drohender Blutung (▶ 2.6.2).

Idiopathische thrombozytopenische Purpura (ITP, Morbus Werlhof)

Thrombopenie durch Auto-AK. Im Kindesalter meist akut auftretend (postinfektiöse Purpura), oft mit Vollremission. Bei Erw. (F : M = 3 : 1) zunächst akut, dann bei einem Teil chron. Verlauf (M. Werlhof).

- Akute ITP: meist 1–2 Wo. nach viralem Infekt.
- Chron. ITP: auslösende Ursache meist unklar. Sek. bei SLE, malignen Lymphomen, Tuberkulose und Hashimoto-Thyreoiditis (▶ 12.1.9).

Klinik Blutungen (meist Petechien) bei funktionstüchtigen Thrombozyten erst bei Werten < 30/nl.

Diagnostik
- Rumpel-Leede-Test (▶ 13.1.2) oft pos.
- Thrombos meist 10–80/nl. Quick und aPTT im Normbereich. KM: hypermegakaryozytär. Thrombozyten-Autoantikörper sind in > 80 % nachweisbar, jedoch nicht für die ITP spezif. Ausschlussdiagnose.

! Lk-Schwellung und Splenomegalie sprechen gegen die Diagnose.

Therapie Zunächst abwarten, bis Thrombozyten < 50/nl oder manifeste hämorrhagische Diathese. Spontanremissionen häufig innerhalb der ersten 6 Mon.
- Prednison: bis 2 mg/kg KG/d p. o. für 2–4 Wo. Anschließend ausschleichen.
- Hoch dosiertes Immunglobulin: vor OP, Zahnextraktion, bei schwerer akuter ITP, Hämorrhagie oder bei KI gegen Glukokortikoide und Splenektomie, z. B. 1 g/kg KG hoch dosiertes Ig über 3 d verteilt.
- Splenektomie: bei rezid. Verlauf oder fehlendem Therapieerfolg → 6 Mon. bei < 50. Lj. **NW:** postop. Thrombozytose, Pneumokokkensepsis → präop. Impfung. Etwa 30 % Therapieversager nach Prednison und Splenektomie.

13

- Evtl. Azathioprin 100–150 mg/d p. o. für 4–8 Wo. (Imurek®) p. o. Alternativen: Rituximab, Romiplostim (Nplate®).

❗ Thrombozytentransfusionen nur bei bedrohlichen, manifesten Hämorrhagien!

13.6.2 Thrombopathie

Gestörte Thrombozytenfunktion, die z. B. postop. oder nach Trauma durch erschwerte Blutstillung auffällt.

Ätiologie Bildungsstörungen (z. B. durch KM-Schädigung) und Umsatzstörungen (z. B. ET). Darüber hinaus Unterscheidung in erworbene und angeborene Störungen (sehr selten). Häufig treten Thrombopathie und -penie gemeinsam auf.

Differenzialdiagnosen
- **Erworbene Thrombopathien** (häufig):
  - Medikamente (häufigste Ursache): z. B. durch Hemmung der Zyklooxygenase (ASS), Veränderung der Plättchenoberfläche durch Dextran.
  - Niereninsuff.: durch Urämiegifte.
  - Chron. Lebererkr.: multifaktoriell, z. B. vermehrter Abbau bei portalem Hypertonus (Hypersplenismus), Bildungsstörung aufgrund toxischer KM-Schädigung.
  - Hämatolog. Erkr.: Veränderung der Plättchenoberfläche, z. B. beim myeloproliferativen Sy.
- **Angeborene Thrombopathien** (extrem selten):
  - Störung der Plättchenadhäsion an der Gefäßwand (Bernard-Soulier-Sy.): Aufgrund eines Defekts des Plättchenglykoproteins Ib/IX ist die Bindung an den endothelständigen Von-Willebrand-Faktor gestört. **Klinik:** petechiale Blutungen. **Diagn.:** deutlich verlängerte Blutungszeit, meist auch Thrombopenie. Die Ristocetin-induzierte Plättchenaggregation ist stark vermindert.
  - Störung der Plättchenaggregation (Thrombasthenie Glanzmann-Naegeli): Defekt des Glykoprotein-IIb/IIIa-Komplexes (Bindungsstelle für Fibrinogen). Dadurch ist die Aggregation der Plättchen untereinander gestört. **Klinik:** petechiale Blutungen. **Labor:** normale Thrombozytenzahlen, Blutungszeit verlängert. Keine Plättchenaggregation durch ADP, Adrenalin, Kollagen, Thrombin und Thromboxan.
  - Störungen der Plättchensekretion (α- und δ-Storage Pool Disease): gestörte Freisetzung der Granulainhaltsstoffe durch ATP-/ADP-Mangel.
  - Aspirin-like Defect: Zyklooxygenasemangel.

Medikamente, die eine Plättchenfunktionsstörung (Thrombopathie) induzieren können:
- ASS und andere NSAID (z. B. Indometacin, Phenylbutazon, Ibuprofen, Fenprofen), Dipyridamol, Ticlopidin, Glukokortikoide.
- Theophyllin, Aminophyllin.
- Antibiotika: Penicilline (insb. Carbenicillin, Ticarcillin) und Cephalosporine, Nitrofurantoine, Miconazol.
- Heparin, Fibrinolytika (Streptokinase, Urokinase, Gewebsplasminogenaktivator).

- Plasmaexpander: z. B. Dextran, HES.
- Antihypertensiva: Kalziumantagonisten, Propranolol, Nitroprussid, Nitroglyzerin.
- Trizyklische Antidepressiva: z. B. Imipramin, Nortriptylin.
- Zytostatika: z. B. Mithramycin, BCNU, Daunorubicin.
- Andere: Phenothiazine, Chinidin, Halothan, Antihistaminika, Rö-Kontrastmittel.
- Nahrungsmittelbestandteile: z. B. Fischöle, Zwiebelextrakte, Knoblauch.

13.7 Koagulopathien (plasmatische Gerinnungsstörungen)

13.7.1 Hämophilie A und B

X-chromosomal rezessiv vererbter Mangel an Faktor VIII:C (Hämophilie A 85 %) oder Faktor IX (Hämophilie B 15 %). Häufigkeit 1 : 4.000, fast ausschließlich Männer betroffen. In 30 % Spontanmutation mit unauffälliger Familienanamnese.

Leitbefunde
Großflächige Blutungen, Muskel- und Gelenkblutungen mit Arthropathie. aPTT und Gerinnungszeit verlängert.

Physiologie   Faktor VIII (antihämophiles Globulin) besteht aus:
- Transportprotein, an das die Funktion der Thrombozyteninteraktion gekoppelt ist (Ristocetin-Kofaktor und Von-Willebrand-Faktor = F VIII:RCoF oder WF:AG).
- Proteinanteil (F VIII:AG) mit der prokoagulatorischen Aktivität (F VIII:C).

Klinik   Bei 50 % schwere Form (F VIII:C oder FIX < 1 %; ▶ Tab. 13.10) mit hämorrhagischer Diathese (DD ▶ 13.1.2), Spontanblutungen in große Gelenke und Muskeln mit Entwicklung einer hämophilen Osteoarthropathie. Bei Psoasblutungen wird oft das Bein der betroffenen Seite angezogen (DD: Appendizitis). Bei starker Blutung Fieber, BSG ↑, Leukozytose.

Tab. 13.10 Schweregrade der Hämophilie	
F VIII:C-Restaktivität (%)	**Schweregrad**
< 1	Schwer, Blutungen (Gelenke, Muskeln) häufig spontan
2–5	Mittelschwer
6–15	Mild, Blutungen sind selten
15–50	Subhämophilie

Diagnostik   Familienanamnese. Prim. Blutstillung (Blutungszeit) normal; aPTT verlängert. F VIII:C ↓ (F VIII:AG ↓ oder normal) bzw. F IX ↓.

⚡ **Maßnahmen bei Blutung**
- Lokalmaßnahmen: Ruhigstellung, Druckverband, Hochlagerung, Kälte. Lokale Blutung z. B. der Mundhöhle: Spülung mit Antifibrinolytika, z. B. Trasylol®.
- Analgetika: milde Opiate, z. B. Dextropropoxyphen, Tilidin, Buprenorphin.
- ! ASS kontraindiziert.

Therapie
- Faktorensubstitution: Substitution der fehlenden Gerinnungsfaktoren (z. B. Beriate P® = F VIII, F IX Berinin HS®, Recombinate, Immunate STIM plus®).
  - **Dos.:** 1 IE/kg KG erhöht die Aktivität um 2 %. F VIII 2–3 ×/d, F IX 2 ×/d, nach Therapiekontrolle (Klinik, aPTT, Faktorenanalyse). **Faustregel:** 2. und folgende Dosis halb so groß wie 1. Dosis.
  - Bei kleineren Blutungen Substitutionsther. 2–3 d nach Blutstillung beenden. Nach größeren OP Substitution bis zur Wundheilung (über 1–3 Wo.) in ausschleichender Dosierung. Kontinuierliche Gabe ermöglicht Dosisreduktion.
  - **NW:** Anaphylaxie, Isoantikörperhämolyse, selten Verbrauchskoagulopathie, Hep., HIV-Inf. (90 % der Pat. mit schwerer Hämophilie, die vor 1985 in Westdeutschland therapiert wurden, sind HIV-pos.).
- **Desmopressin:** bei leichter Hämophilie A und Subhämophilie A Desmopressin 2 × 0,4 µg/kg KG/d i. v. (Minirin®). Erhöht den Faktor-VIII-Spiegel um das 2- bis 4-Fache. Effekt nach 3- bis 4-maliger Gabe erschöpft.

Hält die Blutung trotz Substitution an, kann ein Hemmkörper (ggf. rekomb. Faktor VII, NovoSeven®; ▶ 13.7.3), ein zusätzlicher Mangel eines anderen Faktors oder eine Thrombozytenfunktionsstörung vorliegen (Blutungszeit verlängert, ▶ 13.6).

13.7.2 Von-Willebrand-Jürgens-Syndrom

Autosomal dominanter Defekt des FVIII-Molekülkomplexes (▶ 13.7.1) mit variabler Penetranz und Expression. Störung der Thrombozytenaggregation bei normaler Thrombozytenzahl.

Leitbefunde
Petechiale Blutungen und Schleimhautblutungen.

Klinik Petechiale und flächenhafte Blutungen. Häufig postop. Blutung! Bei schwerer Form Klinik wie bei Hämophilie (▶ 13.7.1).

Diagnostik Blutungszeit verlängert. WF:RCo (Ristocetin-Kofaktor) < 40 %, F VIII:AG meist > 60 % (Speziallabor). Faktor VIII:C meist 15–50 %. Thrombozytenaggregationstest mit Ristocetin ↓. Typisierung im Speziallabor (Multimerenanalyse), Kollagenbindung.

Therapie Desmopressin 0,4 µg/kg KG i. v. (Minirin® ▶ 13.7.1). Kontrolle der Blutungszeit und des WF:RCo-Anstiegs (Ausnahme: Typ IIb → Desmopressin wirkungslos).

- Bei schwerem Von-Willebrand-Jürgens-Sy. WF:AG-haltiges Hochkonzentrat 20–40 IE/kg KG (z. B. Haemate HS®).

13.7.3 Immunkoagulopathie (Hemmkörperhämophilie)

Aktivitätsminderung von Gerinnungsfaktoren mit hämorrhagischer Diathese durch hemmende Auto-AK gegen Gerinnungsfaktoren (meist F VIII).

Ätiologie Bei 10–30 % der Pat. mit Hämophilie im Laufe der Substitutionsther. oder bei „erworbener Hämophilie", z. B. 3–12 Mon. nach Schwangerschaft, bei SLE, malignem Lymphom, Autoimmunerkr., nach Penicillinen und Sulfonamiden, nach großen OP, Polytrauma, Verbrennungen, idiopathisch.

Klinik Hämorrhagische Diathese, die nach Faktor-VIII-Substitution keine Besserung oder einen anaphylaktischen Schock mit verstärkter Blutungsneigung zeigt.

Diagnostik Anamnese (Hämophilie? Bluttransfusion?), Hemmkörpernachweis im Plasmatauschversuch, quantitative Bestimmung (in Bethesda-Einheiten/ml).

Therapie
- Faktor-VIII-Substitution: Dosiserhöhung nur bei geringen AK-Titern (**cave:** anaphylaktischer Schock).
- FEIBA® (Factor Eight Inhibitor Bypassing Activity), F-VIIa-Konzentrat (Novoseven®), Immunsuppression (Glukokortikoide), Plasmapherese, Therapiekontrolle durch Faktorenanalyse.

13.7.4 Gerinnungsfaktorenmangel

Ätiologie Ther. mit Cumarinen, Malabsorptionssy. (▶ 7.6.11), Verschlussikterus, akute Hep., Leberzirrhose, chron. Pankreatitis, Dünndarmresektion, Antibiotikather.
- **Primär** (selten): Autosomal rezessiv erblicher Mangel eines oder mehrerer Faktoren. **Cave:** bei Faktor-XIII-Mangel Globaltests der Gerinnung normal.
- **Sekundär** (häufiger): Vit.-K-Mangel (durch Resorptions- oder Verwertungsstörung, orale Antikoagulanzien) → Mangel an F II, VII, IX und X (▶ 13.1.2).

Diagnostik Anamnese (Cumarine, Alkohol, Pankreatitis, Steatorrhö, Antibiose), Gerinnung.

Therapie
- Phytomenadion 10 mg p. o. (Konakion MM®), bei Resorptionsstörung langsam i. v.
- Frischplasma: bei schwerer Blutung oder Verwertungsstörung.
- ! PPSB: Bei schwerer Blutung oder Verwertungsstörung. Vorher AT-III-Normalisierung, sonst Gefahr von Thrombembolien und DIC. **Dos.:** 1 IE/kg KG pro gewünschtes Prozent Quickanstieg.

14 Praktische Onkologie

Erdmute Knop-Braun

14.1 Der onkologische Patient

Tab. 14.1 Skalen zur Beurteilung des Allgemeinzustands (Karnofsky-Index/WHO-Einteilung)

	Karnofsky-Index	WHO-Einteilung	Grad
100	Normal; keine Beschwerden, kein Hinweis auf eine Erkr.	Uneingeschränkte normale Aktivität	0
90	Normale Aktivität möglich, geringe Krankheitssymptome		
80	Normale Aktivität nur mit Anstrengung, mäßige Krankheitssymptome	Tagsüber nicht bettlägerig, mit Beschwerden, kann sich selbst versorgen	1
70	Selbstversorgung, aber unfähig zu normaler Aktivität oder Arbeit		
60	Gelegentliche Hilfe, aber noch weitgehende Selbstversorgung	Versorgt sich selbst, arbeitsunfähig, tagsüber weniger als die Hälfte der Zeit im Bett	2
50	Häufige Unterstützung und medizinische Versorgung erforderlich		
40	Überwiegend bettlägerig, spezielle Hilfe und Pflege erforderlich	Tagsüber mehr als die Hälfte der Zeit im Bett; pflegebedürftig	3
30	Dauernd bettlägerig, evtl. Krankenhauseinweisung, jedoch keine akute Lebensgefahr		
20	Schwer krank, aktive unterstützende Ther., evtl. Krankenhauseinweisung	Völlig pflegebedürftig und bettlägerig	4
10	Moribund, rasches Fortschreiten der Erkrankung		
0	Tod		

14.1.1 Tumorsuche

Jeder ungewollte Gewichtsverlust von > 10 % des Ausgangsgewichts innerhalb von 3 Mon. ist abklärungsbedürftig, ebenso unklares Fieber > 38 °C und neu aufgetretener Nachtschweiß (B-Sympt.). Weitere Warnzeichen: Krankheitsgefühl, Leistungsknick, Appetitlosigkeit, Stuhlunregelmäßigkeiten, Schluckbeschwerden, vermehrte Infektneigung, Anämie, unklare BSG-Beschleunigung. **DD:** Hyperthyreose, Depression, chron. Inf. (z. B. Tbc, Endokarditis lenta, abszedierende Pneumonie, Zahnwurzelabszess).

Einer tiefen Beinvenenthrombose ohne adäquaten Auslöser liegt in ca. 50 % ein Malignom zugrunde!

Basisdiagnostik
- **Anamnese:** Zigaretten (z. B. Bronchial-Ca, Blasen-Ca), Alkoholabusus (z. B. Mundboden-Ca, Leberzell-Ca), Berufsanamnese (z. B. Asbestexposition), Familienanamnese (z. B. Mamma-Ca).

- **Körperliche Untersuchung:** Lk, Resistenzen, Mamma und Prostata, rektale Untersuchung, Hodenpalpation nicht vergessen!
- **„Kleines Tumorscreening":**
  - Labor: BSG, BB, Diff-BB, Bili, LDH, E'phorese. Urinstatus. Stuhl auf okkultes Blut. Bei Männern PSA. Darüber hinaus ist die Bestimmung von „Tumormarkern" nicht sinnvoll.
  - Sono: Abdomen, SD und ggf. Hoden.
  - Rö-Thorax in 2 Ebenen.

Weiterführende Diagnostik
- „Hohlraumdiagn.": Gastroskopie, Koloskopie, Bronchoskopie, Endosonografie (Pankreas, Prostata, Ovar). Bei Frauen Mammografie.
- Gyn., urolog. und HNO-Abklärung.
- CT-Thorax, CT-Abdomen.
- KM-Punktion, Immun-E'phorese in Serum und Urin (multiples Myelom), Biopsien verdächtiger Strukturen.
- ! Bei neg. Diagn. und weiter bestehendem Tumorverdacht Wiederholung z. B. nach 3 Mon.

14.1.2 Metastasierung

Metastasen weisen häufig auf einen nicht kurabel therapierbaren Tumor hin. Daher richtet sich das diagn. Vorgehen nicht nur nach den häufigen Metastasenlokalisationen, sondern immer auch nach der ther. Konsequenz der Befunde.

14

Vorgehen zur Metastasensuche (Staging)
- ! Staginguntersuchungen abhängig von den häufigsten Metastasierungswegen (▶ Tab. 14.2).
- ! Gründlichere Metastasensuche bei kurativer (z. B. geplante OP) als bei palliativer Zielsetzung.
- Obligate Untersuchungen: Sono-Abdomen, Rö-Thorax in zwei Ebenen.
- Erweiterte Diagn.:
  - CT Abdomen (bei eingeschränkter Beurteilbarkeit der Sono), CT Thorax (bei V. a. Lungenmetastasen), Knochenszinti, CCT oder MRT des Kopfs.
  - Ggf. Positronenemissionstomografie (PET): hoch sensitiv, unspezif., teuer.
  - Punktion von Pleuraerguss, Aszites und Perikarderguss zur zytolog. Diagn.

Tab. 14.2 Häufige Metastasenlokalisation bei bekanntem Primärtumor

Primär-tumor	Leber	Lunge	Gehirn	Knochen	Maligner Pleura-erguss	Häufigste Lokalisation von Lk-Metastasen, Bemerkungen
Schilddrüse	+(C-Zell)	+*	(+)	++		Hals, Mediastinum; C-Zell-Ca: Hals, supraklavikulär, Leber
Lunge	+	+	+++**	+	++	Peribronchial, Lungenhilus, Mediastinum

Primär-tumor	Leber	Lunge	Gehirn	Knochen	Maligner Pleura-erguss	Häufigste Lokalisation von Lk-Metastasen, Bemerkungen
Mamma	+++	+++	+	+++	+++	Axillär, (sub-)sternal
Ösophagus	+	(+)				Paratracheal, bronchial, ösophageal, mediastinal, zervikal, zöliakal
Magen	+++	+	+	(+)	(+)	Perigastrisch (Netz), Aa. gastrica sin., hepatica com., lienalis, T. coeliacus; Peritonealkarzinose Sonderform: Krukenberg-Tumor (= Ovarialmetastasierung). Supraklavikuläre Lk-Metastasen li (Virchow-Drüse)
Kolon	+++	+		(+)	(+)	Perikolisch, perirektal, entlang versorgender Gefäße
Pankreas	+	+	(+)		++	Netz, entlang versorgender Gefäße
Gallenwege	+++	+				Leberhilus (Lig. hepatoduodenale), entlang der Gallenwege und großen Bauchgefäße, Pankreaskopf, periduodenal
Niere	+	++	(+)	++		Nierenhilus, paraaortal
Prostata	+	+		+++		
Hoden***	+	++	(+)			Retroperitoneal, iliakal, paraaortal, A. lienalis sin., mediastinal, supraklavikulär
Ovar***	+	+			+	Paraaortal, iliakal, retroperitoneal, mediastinal, Netz, Peritonealkarzinose
Uterus, Zervix	+	+	(+)	+		Parazervikal, parametrial, Becken, inguinal, präsakral, paraaortal, iliakal (Peritonealkarzinose)
Melanom	++	++	++	+	+	Je nach Lokalisation
HNO-Tumor			+			Zervikal, supraklavikulär

Tab. 14.2 Häufige Metastasenlokalisation bei bekanntem Primärtumor *(Forts.)*

Tab. 14.2 Häufige Metastasenlokalisation bei bekanntem Primärtumor *(Forts.)*

Primär-tumor	Leber	Lunge	Gehirn	Knochen	Maligner Pleura-erguss	Häufigste Lokalisation von Lk-Metastasen, Bemerkungen

+ gelegentlich; ++ häufig; +++ sehr häufig; (+) selten* v. a. follikuläres Ca; ** v. a. kleinzelliges Bronchial-Ca; *** abhängig vom histolog. Typ

Metastasen bei unbekanntem Primärtumor (CUP-Syndrom: Carcinoma of Unknown Primary)

Fehlender Nachweis eines Primärtumors durch Routineuntersuchungen, atypisches Wachstumsverhalten von Metastasen. Primärtumoren in Abhängigkeit von Histologie der Metastasen:

- **Adenokarzinom** (~ 40 %): GIT, Pankreas, Gallenwege, -blase, Leber, Mamma, Lunge, Niere, Prostata, Ovar, Uterus (Endometrium), SD. Bei Nachweis von Siegelringzellen v. a. GIT, Ovar, selten Mamma; bei Nachweis von Psammomkörpern v. a. Ovar, SD; bei papillärer Struktur v. a. SD, Ovar, Lunge.
- **Plattenepithelkarzinom** (~ 15 %): Lunge, Pharynx, Hypopharynx, Ösophagus, Zervix, Penis, Anus, Blase.
- **Kleinzellig** (~ 5 %): Lunge (kleinzelliges Bronchial-Ca), Lymphome, Hoden, SD, neuroendokrine Tumoren (z. B. Karzinoid), Prostata, Ösophagus, Haut, Uterus, Ovar.
- **Undifferenziertes Karzinom** (~ 30 %): Lunge, Lymphome, amelanotisches Melanom, SD, Mamma, Keimzelltumoren, Plasmozytom, neuroendokrine Tumoren.

14

14.2 Das TNM-System

Tab. 14.3 TNM-System*

T (Ausdehnung des Primärtumors)	
Tis	Nichtinvasives Karzinom (Tumor in situ; auch: Carcinoma in situ = Cis)
T0	Keine Anhaltspunkte für Primärtumor
T1, T2, T3, T4	Zunehmende Größe und Ausdehnung des Primärtumors
Tx	Mindesterfordernisse zur Erfassung des Primärtumors nicht erfüllt
N (regionale Lymphknoten)	
N0	Keine Anhaltspunkte für regionale Lk-Beteiligung
N1, N2, N3	Anhaltspunkte für regionalen Lk-Befall (Unterteilung in N1, N2, N3 je nach Zahl und Lokalisation der betroffenen Lk)
N4	Anhaltspunkte für Befall nichtregionaler Lymphknoten
Nx	Mindesterfordernisse zur Erfassung von Lk-Beteiligung nicht erfüllt
M (Metastasen)	
M0	Keine Anhaltspunkte für Fernmetastasen
M1	Anhaltspunkte für Fernmetastasen

Tab. 14.3 TNM-System* *(Forts.)*

M (Metastasen)	
Mx	Mindesterfordernisse zur Erfassung von Fernmetastasen nicht erfüllt

L (Lymphgefäßinvasion) und V (Veneninvasion)	
L/V0	Keine Lymphgefäß- bzw. Veneninvasion
L/V1	Mit Lymphgefäß- bzw. mikroskopischer Veneninvasion
V2	Makroskopische Veneninvasion
L/Vx	Mindesterfordernisse zur Beurteilung einer Lymphgefäß- bzw. Veneninvasion nicht erfüllt

G (histopath. Grading)	
G1, G2, G3, G4	Gut, mäßig, schlecht differenziert, undifferenziert
Gx	Differenzierungsgrad kann nicht bestimmt werden

R (Resektionsart)	
R0	Im Gesunden
R1	Mikroskopische Tumorreste
R2	Makroskopische Tumorreste

C (Certainty Factor) bezeichnet die Sicherheit der Einteilung	
C1	Klin. Untersuchung, Standard-Rö-Aufnahme, Endoskopie
C2	Spezielle apparative Untersuchungen (CT, Us, MRT, Endoskopie mit Biopsie)
C3	Chirurgische Exploration mit Biopsie/Zytologie
C4	Vollständige path. Aufarbeitung
C5	Autopsie

Das Präfix vor dem TNM-System bedeutet:	
p	Path. Stadium
c	Klin. Stadium
r	Rezidiv
u	Ultraschalldiagnostik
y	Z. n. Therapie
a	Autopsie

Gekürzt nach Sobin LH, Gospodarowicz MK, Wittekind Ch (eds.). TNM Classification of Malignant Tumors. 7th ed. Oxford: Wiley-Blackwell, 2009
* Für einzelne Tumorarten existieren andere Einteilungen, z. B. FIGO-Einteilung bei Ovarial-Ca

14

14.3 Onkologische Therapie

14.3.1 Grundregeln

- Vor Therapiebeginn Tumorstadium festlegen: Staging (TNM-Klassifikation), Untersuchung der typischen Metastasenlokalisationen (▶ 14.1.2) und Abklärung aller klin. auffälligen Befunde.
- Aufklärung des Pat. und seiner Angehörigen über Ther. und Nebenwirkungen.
- Interdisziplinäre Behandlungsstrategie in Tumorboard festlegen (schriftlicher Behandlungsplan). Ggf. Aufnahme in eine Studie.
- Therapiefolgen bei akuter, verzögerter und später Toxizität bedenken.
- Parameter für Verlaufskontrolle im Therapieplan festlegen und regelmäßig dokumentieren (z. B. Tumorgröße, bei Leukämien Zellzahl; evtl. Tumormarker; ▶ 14.5).

> KI und Interaktionen berücksichtigen: allgemeininternistische Erkr., Medikation, Schwangerschaft, Kinderwunsch, onkolog. Vorbehandlung.

Therapieziele
- **Kurativ:** Heilung wird angestrebt; bei potenziell kurablen Tumoren (z. B. Hodentumoren, ALL, Hodgkin-Lymphom, AML; bestimmte solide Tumoren im Frühstadium, z. B. Mamma-Ca).
- **Adjuvant:** Chemo- oder Strahlenther. **nach** potenziell kurativer OP.
- **Neoadjuvant:** Chemo- oder Strahlenther. **vor** potenziell kurativem Eingriff. Auch zur Tumorreduktion vor OP mit kurativem Ziel oder um Operabilität zu erreichen („Downstaging").
- **Palliativ:** Milderung von Krankheitssympt. (ohne Aussicht auf Heilung); Verbesserung von Lebensqualität, evtl. auch Lebenserwartung.
- **Supportiv:** unterstützende Ther., z. B. bei NW, Infektionen.

Beurteilung des Therapieerfolgs
- **Komplette Remission (CR):** vollständige Rückbildung sämtlicher nachweisbarer Tumormanifestationen für mind. 1 Mon.
- **Kontinuierliche komplette Remission (CCR):** mehr als 10 J. anhaltende Remission (entspricht „Heilung").
- **Partielle Remission (= PR):** Rückgang aller Tumorparameter, z. B. bei soliden Tumoren um ≥ 50 % der initialen Größe (Flächenmaß: zwei möglichst senkrecht aufeinanderstehende Messungen); durch 2 > 1 Mon. auseinanderliegende Beobachtungen bestätigt.
- **Kein Ansprechen („No change"; NC):** < 50-prozentige Rückbildung messbarer Tumorparameter, ≤ 25 % Vergrößerung der Tumordimensionen.
- **Progression (PD):** > 25-prozentige Zunahme der Tumorparameter, Zunahme oder Neumanifestation von sicher tumorbedingten Sympt.
- **Rezidiv:** erneute Tumormanifestation nach Erreichen einer CR.

14.3.2 Regeln zur Durchführung der Zytostatikatherapie

Vor Therapiebeginn
- Infektionsherde sanieren (z. B. im Bereich der Zähne), evtl. voll implantierbaren Venenkatheter legen (z. B. „Port" ▶ 2.2.7).

- Aktuelles Gewicht und Körpergröße des Pat. bestimmen. Körperoberfläche berechnen (Nomogramm ▶ 19.1.2), ggf. Krea-Clearance.
- HLA-Typisierung falls Thrombozytensubstitution nötig wird.

Prophylaxe der Nebenwirkungen
- Antiemetische Prophylaxe (▶ 14.3.3).
- Alopezieprophylaxe: evtl. Skalp-Hypothermie (langfristige totale Alopezie insb. bei Adriamycin, VP 16, hoch dosiertem Cyclophosphamid), Perücken- anpassung (Krankenkasse zahlt Zuschuss).
- Stomatitisprophylaxe (▶ 14.3.3).

Durchführung
- **Dosierungs- und Kombinationsregeln beachten:**
  - Zytostatika wirken z. T. synergistisch, z. T. additiv → tumorspezif. Kombi- nationsther.
  - Dosisreduktion bei KM-Depression, Leber- bzw. Niereninsuff.
- **Zubereitung:** nur durch geschultes Personal, möglichst an speziell eingerich- tetem Arbeitsplatz (Laminar-Airflow-Gehäuse), grundsätzlich nur mit zyto- statikadichten Einmalhandschuhen, Mundschutz und langärmeligem Schutz- kittel. Zytostatika erst unmittelbar vor der Applikation lösen. Lösungsvor- schriften sorgfältig beachten. Evtl. Lichtempfindlichkeit berücksichtigen.
- **Verabreichung:**
  - Vor Verabreichung stets Gegenkontrolle (richtiges Medikament in ge- wünschter Konz.) durch den verantwortlichen Arzt.
  - Bei Kombinationsther. Zytostatika getrennt und nacheinander verabreichen.
  - Durchgängigkeit und sichere intravasale Lage des Zugangs (zentral, peri- pher) prüfen. Venenverweilkanülen gut fixieren.
  - Intraarterielle Injektionen unbedingt vermeiden (→ Gefahr der Nekrose der Extremität).
  - Vorgegebene Infusionszeit einhalten.

> ⚡ **Vorgehen bei Paravasaten**
> - Zytostatikagabe sofort unterbrechen und Zugang unter Aspiration ent- fernen.
> - Extremität hoch lagern, trockene Eiswickel, Eiswasserumschläge.
> - Bei Vinca-Alkaloiden sofortige Auflage von warmen trockenen Um- schlägen.
> - Rücksprache mit Spezialisten (Vorgehen hängt u. a. von Lokalisation und Art des Zytostatikums ab). Bei Nekrosen evtl. chir. Intervention.
> - Besonders gefährlich: Vincristin, Vinblastin, Adriamycin, Etoposid, Mi- tomycin-C.
> ! Paravasate von Cyclophosphamid und Ifosfamid sind relativ harmlos.

14.3.3 Nebenwirkungen der Zytostatikatherapie

Allgemeine Toxizität
In unterschiedlichem Ausmaß KM-Depression (v. a. Leukopenie und Thrombo- penie), Immunsuppression, Appetitverlust, Übelkeit und Erbrechen, Schleim hautstörungen (Folgen sind v. a. Durchfall, Ulzera, Stomatitis), Amenorrhö bzw Azoospermie, Alopezie, allergische Reaktionen (akut, verzögert) und Hautaus schläge. Außerdem karzinogene und teratogene Wirkung. ▶ Tab. 14.4.

Tab. 14.4 Toxizitätsbewertung bei Chemotherapie [WHO]

	Grad 0	Grad 1	Grad 2	Grad 3	Grad 4
Blut					
Hb [g/l]	> 110	95–109	80–94	65–79	< 65
Leukos/nl	> 4,0	3,0–3,9	2,0–2,9	1,0–1,9	< 1,0
Granulos/nl	> 2,0	1,5–1,9	1,0–1,4	0,5–0,9	< 0,5
Thrombos/nl	> 100	75–99	50–74	25–49	< 25
Gastrointestinaltrakt					
Übelkeit und Erbrechen	–	Übelkeit	Gelegentlich Erbrechen	Therapie-bedürftig	Therapie-refraktär
Diarrhö	–	Kurz: < 2 d	Erträglich: > 2 d	Therapie-bedürftig	Dehydrata-tion
Mundhöhle	–	Missgefühl, Rötung	Ulzera, feste Nahrung möglich	Ulzera, nur flüssige Kost möglich	Keine orale Ernährung möglich
Bilirubin GOT/GPT/AP	< 1,25 × ONW*	1,26–2,5 × ONW*	2,6–5 × ONW*	5,1–10 × ONW*	> 10 × ONW*
Niere					
Hämaturie	–	Mikrosko-pisch	Schwer	Schwer und Gerinnsel	Obstruktive Uropathie
Harnstoff Kreatinin	< 1,25 × ONW*	1,26–2,5 × ONW*	2,6–5 × ONW*	5,1–10 × ONW*	> 10 × ONW*
Proteinurie	–	< 3 g/l	< 3–10 g/l	> 10 g/l	Nephroti-sches Sy.
Nervensystem					
Bewusst-seinszustand	Wach	Vorüberge-hende Le-thargie	Somnolenz, > 50 % Wachphase	Somnolenz, < 50 % Wach-phase	Koma
Peripher	–	Parästhesi-en und/oder ver-minderte Sehnenre-flexe	Schwere Par-ästhesien und/oder leichte allge-meine Schwäche	Unerträgliche Parästhesie und/oder deutliche allg. Schwä-che, Antriebs-losigkeit	Lähmung
Schmerz	–	Wenig	Mäßig	Schwer	Sehr schwer
Weitere Manifestationen					
Lunge	o. B.	Leichte Symptome	Dyspnoe bei Belastung	Dyspnoe in Ruhe	Bettruhe erforderlich
Fieber nach Medikament	–	< 38 °C	38–40 °C	> 40 °C	Fieber mit Hypotonie

14

Tab. 14.4 Toxizitätsbewertung bei Chemotherapie [WHO] *(Forts.)*

	Grad 0	Grad 1	Grad 2	Grad 3	Grad 4
Weitere Manifestationen					
Allergie	–	Ödeme	Broncho-spasmus	Bronchospas-mus	Anaphylaxie
Haut	o. B.	Erytheme	Trockene Schuppung, Bläschen, Juckreiz	Nässende Schuppung, Ulzerationen	Exfoliative Dermatitis, Nekrosen
Haare	o. B.	Leichter Haarausfall	Mäßige, fle-ckige Alope-zie	Vollständige Alopezie, re-versibel	Irreversible Alopezie
Infektion (Herd)	–	Leichte Infektion	Mittelschwe-re Infektion	Schwere Infektion	Sepsis

* ONW: oberer Normalwert des Patientenkollektivs vor Therapiebeginn

Tumorlyse-Syndrom

Hyperkaliämie, Hyperurikämie, Hyperkalzämie, evtl. Niereninsuff. Prophylaxe: gute Hydratation, evtl. forcierte Diurese, Alkalisierung des Urins bzw. Allopurinol z. B. 300 mg/d p. o. (z. B. Zyloric®), einschleichend dosieren.

Stomatitis

Therapie und Prophylaxe

! Eine Stomatitis kann Eintrittspforte für Erreger sein. Häufig durch Pilzbefall kompliziert.

• **Intensive Zahn- und Mundhygiene:** Zähne mit weicher Bürste nach jeder Mahlzeit und vor dem Schlafengehen putzen, solange keine schwere Leuko-/Thrombopenie vorliegt. Gurgeln mit desinfizierenden Lsg., z. B. Betaisodona® Mundspülung und Chlorhexidin-Lsg., zusätzlich evtl. Kamille oder Bepanthen®.

• **Alkohol, Nikotin:** während Chemother. oder Bestrahlung meiden.

• **Regelmäßige Inspektion der Mundhöhle:** bei Belägen antimykotische Ther. mit Amphotericin-B-Lsg. 4 × 5 ml (z. B. Ampho-Moronal® Suspension) oder Fluconazol 1 × 100–400 mg p. o.

• **Ernährung:** säurearm, weich, püriert, „Astronautenkost", ggf. vor Einleiten Anlage einer PEG.

• **Herpesinf.:** Aciclovir 5 × 200–800 mg/d p. o., evtl. auch lokal (z. B. Zovirax®).

• **Schmerzstillung:** flüssige Oberflächenanästhetika wie Oxetacain, Benzocain (z. B. Tepilta®, Subcutin®), auch bei Schluckbeschwerden.

Bei massiver Stomatitis oder Ösophagitis vorübergehende parenterale Er-nährung.

Übelkeit und Erbrechen

Therapie und Prophylaxe Etwa 1–10 h nach Applikation, durch psychische Be-lastung (v. a. Erwartungsangst) jedoch häufig schon vorher. Seltener verzögertes Auftreten bis Tage nach der Applikation (z. B. bei Cisplatin daran denken!). Eme-togene Potenz der häufigsten Zytostatika ▶ Tab. 14.5. **Cave:** antiemetische Pro-phylaxe, um „Konditionierung" zu vermeiden.

Prinzip
- Antiemese schon beim ersten Therapiezyklus beginnen, erhöhtes Risiko bei Frauen < 35 J., bekannte Reisekrankheit.
- Antiemetika 15–30 Min. vor Zytostatikagabe.
- Bei Übelkeit und Erbrechen trotz Medikation → Stufenplan.

Stufenplan
- Bei zu erwartender leichter zytostatikaassoziierter Übelkeit: Metoclopramid 3 × 10 mg/d p.o. vor den Mahlzeiten (MCP, z.B. Paspertin®). Evtl. Anxiolyse z.B. Diazepam 5–10 mg p.o. (z.B. Valium®) oder Dimenhydrinat (Vomex®).
- Bei unzureichender Wirkung oder mittl. emetogener Potenz: MCP 20 mg i.v. (z.B. Paspertin®) als Bolus 30 Min. vor Zytostase, Wiederholung nach 6, 12, 18 und 24 h. Ggf. zusätzlich Levomepromazin 3 × 3 mg/d (z.B. Neurocil®). NW: extrapyramidal-motorische Bewegungsstörungen, v.a. bei jungen Pat. (▶ 19.7.1). Antidot: Biperiden 5 mg i.v. (z.B. Akineton®).
- Bei unzureichender Wirkung oder zu erwartender starker Übelkeit: 5HT-3-Antagonisten, wie Granisetron 1–3 mg i.v. (Kevatril®) oder Ondansetron 2 × 8 mg p.o. (Zofran®) 30 Min. vor Beginn der Chemother. NW: Sedierung, Kopfschmerzen, „Flush", geringer Transaminasenanstieg, Ileus (→ klin. Kontrollen!). Bei Ther. mit Cisplatin zusätzlich Dexamethason 12–20 mg (z.B. Fortecortin®) direkt vor der Zytostatikagabe, Wiederholung mit 8 mg nach 8, 16 und 24 h. Zur Prophylaxe der verzögerten Emesis z.B. Aprepitant (Emend®) 1. Tag 125 mg, 2. und 3. Tag 80 mg p.o. zusammen mit Dexamethason.

Tab. 14.5 Elimination und Nebenwirkungen von Zytostatika

Freiname, Abkürzung	Elimination[1]	Haarausfall	Schleimhäute	EP[3]	Sonstige NW
Actinomycin D, ACT-D	L/N	+	+	+++	Hepatotoxisch
Aminoglutethimid, AGL	N		+	+	Müdigkeit, Depressionen
Bleomycin, BLM	N	+	+	+	Lungenfibrose, Fieber
Busulfan, BSF/BUS	L			+	Lungenfibrose
Carboplatin, CBCDA		+		+	
Carmustin, BCNU	L	(+)		+++	Lungenfibrose
Chlorambucil, CLB		+		+	
Cisplatin, CDDP	L/N	+		+++[5]	Nephro- und ototoxisch
Cyclophosphamid, CPM/CTX	N	+++		+–++[4]	Hämorrhagische Zystitis[2]
Cytarabin, ARA-C	L	(+)	+	+	Hepatotoxisch, Fieber
Dacarbazin, DTIC/DIC	L	(+)		+++	„Pseudogrippe"
Daunorubicin, DNR	L	+++	+	+	Kardiotoxisch
Doxorubicin/Adriamycin, ADM	L	+++	+	+	Kardiotoxisch

14

Tab. 14.5 Elimination und Nebenwirkungen von Zytostatika *(Forts.)*

Freiname, Abkürzung	Elimina-tion[1]	Haar-ausfall	Schleim-häute	EP[3]	Sonstige NW
Etoposid, VP 16	L/N	+	+	(+)	Neurotoxisch
5-Fluoruracil, 5-FU	L	+	+	(+)	Diarrhö, in hoher Dosis Hand-Fuß-Sy.
Gemcitabin (dFdC)	N		(+)	(+)	Flu-like-Sy.: Müdigkeit, Kopfschmerzen, Myalgien, Ödeme
Hydroxyurea, HUR			+	+	
Ifosfamid, IFO	N	+	+	+	Hämorrhagische Zystitis[2]
Irinotecan (CPT11)	N	+	+	+	In höheren Dosen Diarrhö, cholinerges Sy.
Melphalan, MEL	L			+	Verzögerte KM-Suppression
6-Mercaptopurin, 6-MP	L/N	(+)		+	Hepato- und nephrotoxisch
Methotrexat, MTX	N	+	+	(+)	Neuro-, hepato- und nephrotoxisch, Fieber
Mitomycin C, MMC	L		+	+	Nephrotoxisch Lungenfibrose
Mitoxantron, MIT	L	+	+	+	Kardiotoxisch
Procarbazin, PCZ	N			+	Neurotoxisch
Taxane	L	+	(+)	(+)	Neurotoxisch
6-Thioguanin, TG	L			+	
Topotecan	N	+	+	++	
Vinblastin, VBL	L	+		(+)	Neurotoxisch, Fieber
Vincristin, VCR	L	+		(+)	Neurotoxisch, paralytischer Ileus, Fieber
Vindesin, VDS	L	+		(+)	Fieber, neurotoxisch

[1] L = Leber, N = Niere
[2] Prophylaxe: Mesna (Uromitexan®)
[3] EP = emetogene Potenz: + = gering; ++ = mäßig; +++ = stark
[4] Dosisabhängig, bei hohen Dosen oft erst stark verspätet (15–18 h)
[5] Prolongierte Nausea und Erbrechen (3–5 d anhaltend)

- Insb. bei hoch dosierter Zytostase Komb. mit einem Tranquilizer nötig, z. B. am Abend vorher Oxazepam 10 mg p. o. oder als Supp. (Adumbran® ▶ 19.7.2).
- Möglichst keine antiemetische Ther. „nach Bedarf". Der Emesis stets „einen Schritt voraus" sein.
- Ggf. Stufenplan frühzeitig eskalieren, Beginn der antiemetischen Ther. stets vor Beginn der Chemother.

14.3.4 Agranulozytose nach Chemotherapie

Granulo- und Thrombozyten erreichen ihre Tiefstwerte meist 10–14 d nach Beginn der zytostatischen Ther. („Nadir").

Risikostratifizierung
- Neutrophile 0,5–1/nl über 2–7 d: geringes Risiko, Letalität bei Sepsis ca. 15 %.
- Neutrophile < 0,1 über > 7 d: hohes Risiko, Letalität bei Sepsis ca. 50 %.

Prophylaxe
- Bei soliden Tumoren mit palliativem Therapieziel Dosisreduktion des nächsten Behandlungszyklus, evtl. Therapieintervall verlängern, nach febriler Neutropenie und Notwendigkeit, die volle Dosis zu applizieren, G-CSF-Gabe (Leukozytenstimulation) erwägen.
- Bei Thrombos < 10/nl Gabe von Thrombozytenkonzentraten, bei Sepsis oder hämorrhagischer Diathese früher.

Fieber > 38,5 °C bei Agranulozytose ist ein Notfall, der eine sofortige Antibiotikagabe (s. u.) erfordert!

Management der Agranulozytose
(www.dgho-onkopedia.de).

Allgemeine Maßnahmen (Expositionsprophylaxe)
- „Schleusenpflege": Einzelzimmer mit eigener Sanitäreinheit, keine Blumen!
- Saubere Kittel, Händedesinfektion und Mundschutz für Pflegepersonal, Ärzte und Angehörige obligatorisch!
- „Schleusenkost": keine Salate wegen Pseudomonas-Infektionsgefahr, kein Obst, keine Rohkost, kein Schimmelkäse.
- Kein Zähneputzen wegen Gefahr thrombozytopenischer Blutungen und Bakterieneinschleusung durch Mikroverletzungen.
- Keine parenteralen Zugänge: Wenn Zugänge unbedingt erforderlich, Bakterienfilter verwenden.
- Schleusenpat. neigen zu Deprivations- und Trauerreaktionen („Schleusensy.") → psychische Betreuung (auch der Angehörigen)!

Medikamentöse Infektionsprophylaxe Bei zu erwartender Agranulozytose > 7 d. Dient der Dekontamination; Reduktion der körpereigenen Bakterienflora, Immunstimulation.

- **Mund:** Stomatitisprophylaxe bzw. -Ther. durch Mundspülung 4 × tägl. nach den Mahlzeiten mit Polyvidon-Jod (z. B. Betaisodona® Mundspülung) und Chlorhexidin (z. B. Chlorhexamed®).
- **Nase:** antibakterielle Nasensalbe (insb. gegen Staph.), z. B. Mupirocin-Kalzium (Turixin®).
- **Darm:** selektive Darmdekontamination mit Co-trimoxazol 2 × 960 mg/d p. o. (**cave:** Niereninsuff.) oder Ciprofloxacin 2 × 250 mg/d p. o.
- **Hautfalten** (Axilla, Anal- und Genitalregion) mit Polyvidon-Jod farblos.
- **Pilzprophylaxe:** vor den Mahlzeiten Amphotericin-B-Suspension, z. B. 400 mg p. o. (z. B. Ampho-Moronal® Suspension), alternativ Fluconazol initial 1 × 400 mg/d i. v. oder p. o. (z. B. Diflucan®), evtl. Dosisreduktion in den folgenden 3–5 d auf 1 × 200 mg/d.
  - Ampho-Moronal® ovula und Betaisodona® ovula in Rektum und Vagina, z. B. 1 ×/d.
  - Abends Amphotericin-B-Inhalation, z. B. 2 × 5 mg in 1 ml per inhalationem.

Antibiotikatherapie   Bei Fieber > 38,5 °C („febrile Neutropenie").

- **Suche nach Infektionsherden und Eintrittspforten** (Mund, urogenital, Zugänge): Urin- und Sputumkulturen, Abstriche, ggf. Pleura-, Aszites- und Lumbalpunktion. Bei pulmonalem Infiltrat Bronchoskopie mit BAL und ggf. transbronchialer Biopsie erwägen. Bei Durchfall Stuhlkulturen und C.-diff.-Toxin. **Cave:** Mind. drei aerobe und eine anaerobe Blutkultur sowohl peripher als auch aus ZVK oder Port abnehmen. Bei V. a. Kathetersepsis BK aus jedem Schenkel des Zugangs, Zugang entfernen und Spitze einschicken.

14 ❗ Gefahr der zusätzlichen Inf. bei radiolog. und v. a. invasiver Diagn. → strenge Indikationsstellung.

- **Stufe I (kalkulierte Antibiose):**
  - Initial Monother., z. B. mit Imipenem 3 × 1.000 mg/d i. v. als Ki (Zienam®) oder Piperacillin/Tazobactam 3 × 4,5 g/d (Tazobac®) oder Ceftazidim 3 × 2 g/d (Fortum®). Auswahl abhängig von antibiotischer Vorther., individuellem Risiko, nephro- und ototoxischem Risiko, Pseudomonasrisiko.
  - Bei V. a. Katheterinf. möglichst Katheterwechsel, wenn nicht möglich: Vancomycin 2 × 1 g/d als Ki über 30 Min. (Gabe über den Katheter!).
  - Therapiedauer meist 14 d, mind. jedoch über 4–8 d nach Entfieberung fortsetzen.
- **Stufe II (bei anhaltendem Fieber ≥ 48 h):** Anhaltendes Fieber ist ein Hinweis auf resistenten Keim (z. B. Staph. aur. oder Problemkeime), eine systemische Pilzinf. (z. B. Aspergillus fumigatus), eine Inf. mit Pneumocystis jiroveci oder Zytomegalie.
  - Erneute Diagn.: klin. Untersuchung, Kulturen, BGA (bei schwerer Hypoxämie und erhöhtem LDH z. B. P. jiroveci), induziertes Sputum (P. jiroveci Tbc).
  - Antibiotische Ther. erweitern: z. B. zusätzlich Vancomycin 2 × 1.000 mg/d i. v. als KI und/oder Aminoglykosid (**cave:** Niereninsuff.). Bei nachgewiesener P.-jiroveci-Pneumonie hoch dosiert Co-trimoxazol (▶ 19.2).
  - Bei V. a. Pseudomonas-Inf.: Cephalosporin IIIb (z. B. Ceftazidim 2–3 × 2 g/d [Fortum®]) + Aminoglykosid oder Chinolon und Gentamicin 1 × 3–5 mg/kg KG/d i. v. als Ki (z. B. Refobacin®) oder Ciprofloxacin 2 × 750 mg/d p.o.

- **Stufe III (bei anhaltendem Fieber > 6 d):**
  - Erneute Diagn.: (s. o.), zusätzlich evtl. HR-CT (typische Befunde bei P.-ji-roveci- und Aspergilluspneumonie), Bronchoskopie mit BAL und ggf. transbronchialer Biopsie.
  - Zusätzl. antimykotische Ther.: bei V. a. Candida-Inf. (z. B. Soorösophagi-tis) Fluconazol initial 1×400–800 mg/d i. v. (z. B. Diflucan®). **Cave:** keine Wirkung gegen C. krusei und A. fumigatus. Alternativ Caspofungin (Can-cidas®) oder Voriconazol (Vfend®).
  - Bei V. a. Aspergillose Voriconazol 2×6 mg/kg KG (als Loading-Dose) i. v., dann 2×4 mg/kg KG/d i. v. (Vfend®). Nach Besserung Oralisierung (z. B. 2×200 mg/d p. o.). Alternativ Caspofungin 70 mg i. v. (als Loading-Dose), dann 50 mg/d i. v.
  - Bei V. a. Varicella-Zoster-Inf. Aciclovir $1,5 \text{ g/m}^2$ in 3 Dosen i. v., bei V. a. HSV-Inf. Aciclovir 3×5–10 mg/kg KG als KI i. v. (z. B. Zovirax®).

Leukozytenstimulation
- **Ind.:** Hochdosisprotokolle mit hoher Wahrscheinlichkeit für lang dauernde Neutropenie, z. B. bei Ther. von Hodgkin- oder hochmalignen Non-Hodgkin-Lymphomen.
- **G-CSF:** Verkürzung der Zytostase-induzierten Leukopenie. **Cave:** Thrombope-nie kann verstärkt werden! 24 h nach Chemother. bis zur Normalisierung der Leukos nach dem Nadir (s. o.), dabei verzögerte Wirkung von 2–3 d beachten. **Übliche Dosis:** bei Pat. ≤ 60 kg 300 µg/d s. c. (z. B. Neupogen® 30); bei Pat. > 60 kg z. B. 480 µg/d s. c. (z. B. Neupogen® 48). **KI:** Leukos > 40/nl. **NW:** Muskel- und Knochenschmerzen (v. a. Sternum, Rippen, Kreuz- und Darmbein), RR-Abfall.

14

14.3.5 Strahlentherapie

- **Perkutane Ther.:** Strahlenquelle außerhalb des Körpers, meist Bestrahlung in Mehrfeldertechnik; Strahlen summieren sich im Herd mit verbesserter Haut-schonung.
- **Brachyther.:** Strahlenquelle im oder am Tumor lokalisiert. Die vom Gewebe absorbierte Dosis wird in Gray (Gy; 1 Gy = 100 rad, ältere Einheit) angegeben.
- **Intrakavitäre Ther. („Afterloading"):** Radionuklide werden über flexible Führungskanüle, die z. B. über ein Endoskop platziert werden kann, an den Tumor herangefahren, einige Min. belassen und dann in einen strahlensiche-ren Behälter zurückgezogen.

Indikationen
- **Kurativ:** maligne Lymphome (z. T. mit Zytostatikather.), Larynx-Ca, Zervix-Ca, Bronchial-Ca. Kombiniert mit OP z. B. bei Mamma-, Blasen- oder Rek-tum-Ca.
- **Palliativ:** drohende path. Frakturen, Beeinträchtigung der Vitalfunktionen (z. B. Atelektasenbildung oder obere Einflussstauung bei Bronchial-Ca), bei lokalisierten Schmerzzuständen.

Nebenwirkungen Abhängig von Gesamtdosis und Dosisverteilung.
- **„Strahlenkater":** Stunden bis Tage nach Radiatio Anorexie, Müdigkeit, Er-brechen, Kopfschmerzen.
- **Strahlenreaktion:** bis 3 Mon. nach Ther. reversible Haut- und Schleimhaut-veränderungen, z. B. Rö-Erythem, -Dermatitis, -Mukositis. Langzeitschäden mit z. T. erheblicher Latenz, z. B. Strahlenulkus, -pneumonitis, -enteritis, -en-zephalitis und -katarakt, sek. Neoplasien.

Mit Beginn der Strahlenther. werden neu auftretende Sympt. vom Pat. oft als Folge der Ther. gewertet, sind jedoch häufig Ausdruck der Grunderkrankung.

14.3.6 Schmerztherapie bei Tumorpatienten

60–90 % der Krebspat. leiden im Verlauf der Erkr. unter chron. Schmerzen. Deswegen ist Behandlung der „Schmerzkrankheit" eine der führenden Aufgaben des Onkologen. In 40 % sind die Schmerzen durch Knochenmetastasen bedingt. Stufenpläne zur medikamentösen Schmerzther. ▶ 19.6.1.

Grundregeln
- Orale Applikation bevorzugen. Ausnahme Dysphagie, Stomatitis, Bewusstseinstrübung, Erbrechen, Schmerzattacken.
- Regelmäßige Analgetikagabe nach 24-h-Zeitschema; analgetische Zusatzmedikation beim Auftreten von Schmerzspitzen.
- Lang wirkende Präparate bevorzugen.
- Individuelle Dosierung, keine Angst vor hohen Dosen.
- Bei besonderen Schmerztypen modifizierte Schmerzther.

Weitere Möglichkeiten zur Linderung von Tumorschmerzen
- Strahlenther.: „Schmerzbestrahlung", externe Bestrahlung mit 10–20 Gy.
- Osteosynthetische Maßnahmen: z. B. bei Wirbelkörpereinbrüchen.
- Palliative Zytostatikather.
- Hormonther.: v. a. bei Knochenschmerzen, z. B. bei Metastasen eines Mamma-Ca: Bisphosphonate in Komb. z. B. mit Antiöstrogenen wie Tamoxifen 20 mg (z. B. Nolvadex®; Aromatasehemmer).
- Glukokortikoide: bei Dehnungs- und Kapselschmerzen parenchymatöser Organe oder bei perifokalem Ödem (z. B. Nerven- oder Rückenmarkkompression), z. B. Prednisolon 20 mg/d (z. B. Decortin®) oder Dexamethason 8–24 mg/d (z. B. Fortecortin®) jeweils morgens.
- Neuralgien: Ther. „einschießender" Schmerzen z. B. mit Carbamazepin (z. B. Tegretal®) oder Gabapentin (Neurontin®) oder Pregabalin (Lyrica®). **Cave:** einschleichend dosieren.

14.4 Paraneoplastische Syndrome

- **Tumorinduzierte Funktionsstörungen,** die sich tumorfern manifestieren. Meist hormonvermittelt. Häufigkeit < 5 % aller Tumoren, bei einzelnen Tumorformen > 20 % (v. a. kleinzelliges Bronchial-Ca, APUDome, z. B. Karzinoid, seltener GIT- und Genitaltumoren).
- **Endokrine Dysfunktionen:** z. B. Cushing-Sy. bei kleinzelligem Bronchial-Ca, SIADH (▶ 10.1.2), Gynäkomastie bei Hodentumoren, Polyglobulie durch Erythropoietin bei Nierentumoren, Osteolysen z. B. durch PTH bei Mamma-Ca.
- **Hautveränderungen** (selten): bullöses Pemphigoid z. B. bei Nierenzell-Ca; Acanthosis nigricans z. B. bei kleinzelligem Bronchial-Ca; Thrombophlebitis migrans/saltans: Schubweise auftretende, schmerzhafte, strangförmige Thrombophlebitis wechselnder Lokalisation, z. B. bei Pankreas-Ca.

- **Immunolog. Sy.:** z. B. Vaskulitis, Polyarthritis, Sjögren-Sy.
- **Hämatolog. Veränderungen:** z. B. autoimmunhämolytische Anämie, Thrombozytosen, Mikroangiopathien, Polyglobulie, Thromboseneigung beim Pankreas-Ca.
- **Neuro- und Myopathien:**
  - PNP, Myasthenia gravis, Myelo- und Enzephalopathien.
  - Paraneoplastische Kleinhirndegeneration: akut bis subakut auftretende Stand- und Gangunsicherheit, Extremitätenataxie, Dysarthrie, Down-Beat-Nystagmus → bei Lymphom, Karzinomen der Lunge, Brust, Ovarien und des GIT.
  - Lambert-Eaton-Sy.: proximale Muskelschwäche, Ptose, Doppelbilder, Hypotonie, trockener Mund. Beim kleinzelligen Bronchial-Ca.
  - Polymyositis und Dermatomyositis: proximale Muskelschwäche, Dysarthrie, Schluckstörungen, CK ↑, Hautveränderungen. Bei Karzinomen der Lunge, Brust, Ovarien und des GIT.

Paraneoplastische Sy. können der Diagnose der malignen Krankheit um Mon. vorangehen → bei unklaren Endokrinopathien, Neuro- und Myopathien sowie Dermatosen immer an paraneoplastische Sy. denken.

14.5 Tumormarker

(auch ▶ 20).

Von Neoplasmen gebildete oder induzierte Stoffe, die in normal ausdifferenziertem Gewebe nicht oder nur in geringem Ausmaß vorkommen, z. B. onkofetale Antigene, tumorassoziierte Antigene, Hormone, Enzyme, Serumproteine (▶ Tab. 14.6).

Tab. 14.6 Klinisch relevante Tumormarker

Tumor	CEA	CA 15–3	CA 19–9	CA 125	SCC	AFP	HCG	Andere
HNO (Plattenepithel-Ca, auch Ösophagus!)					++			
SD anaplastisch	+							
SD diffus								TG***
SD C-Zell/MEN	+							HCT*
Lunge: Adeno-Ca	++							
Lunge: kleinzellig	+							NSE**
Lunge: Plattenepithel	+							CYFRA 21–1
Mamma	+	++						MCA
Pankreas	+		++					
Leber: hepatozelluläres Ca						++		

Tab. 14.6 Klinisch relevante Tumormarker *(Forts.)*

Tumor	CEA	CA 15–3	CA 19–9	CA 125	SCC	AFP	HCG	Andere
Lebermetastasen, Metastasen anderer Tumoren	+							
Gallenwege	+		++					
Magen	+		+					CA 72–4
Kolorektales Ca	++							
Uterus: Platten-epithel-Ca (Zervix, Vulva)					++			
Uterus: Adeno-Ca (Endometrium-Ca)	+			+				
Uterus: Chorion-Ca				+				
Trophoblasttumoren							++	
Ovar: epitheliale Tumoren		+	+	++				CA 72–4
Ovar: Keimzelltumor						++	++	
Hoden: Nonseminom						++	++	
Hoden: Seminom							++	
Prostata							+	PAP, PSA
Blase	+							

+ Markereinsatz möglich; ++ Marker der 1. Wahl. Ausführliche DD ▶ 20
* Kalzitonin (▶ 12.5); ** neuronenspezif. Enolase (▶ 20); *** Thyreoglobulin

Indikationen
- Kontrolle der Wirksamkeit einer Ther. (wichtigste Ind.).
- Nur bei ther. Konsequenz vor Ther. (OP, Chemo-, Hormon-, Radiother.) einen geeigneten, deutlich erhöhten Marker auswählen (ein Marker ist zur Verlaufskontrolle meist ausreichend). Weitere Bestimmungen dann z. B.:
  - Postop. bzw. nach Therapiebeginn (Verlaufskontrolle/Nachsorge): 10–20 d nach Therapiebeginn (je nach HWZ des Markers), alle 3 Mon. während der ersten 2 J., alle 6 Mon. im 3., 4. und 5. J. nach der 1. Ther., vor jedem Therapiewechsel.
  - Bei V. a. Rezidiv oder Metastasierung.
  - Bei erneutem Staging.
  - 2–4 Wo. nach Konzentrationsanstieg des Markers.

Bewertung
- Tumormarker können früher als andere diagnost. Verfahren auf Rezidive hinweisen.
- Bei radikaler OP Markerabfall innerhalb von 4–8 Wo. Ein Wiederanstieg spricht für ein Rezidiv oder Metastasen.

- Zur Primärdiagn. und zum Screening unbrauchbar. Ausnahmen: z. B. Verwandte von Pat. mit C-Zell-Ca bzw. multipler endokriner Neoplasie (MEN), Pat. mit Z. n. Blasenmole, V. a. Keimzelltumoren (β-HCG), Prostata-Ca (PSA).
- Zur Prognoseeinschätzung selten geeignet. Ausnahmen: CEA beim kolorektalen Karzinom, AFP und β-HCG bei Keimzelltumoren, evtl. β$_2$-Mikroglobulin beim multiplen Myelom, Desoxythymidinkinase (TK) beim Non-Hodgkin-Lymphom.

- Markerwerte werden durch Rauchen (CEA, TPA), Schwangerschaft (AP, HCG), Katabolismus, entzündliche oder toxische Erkr. beeinflusst. Marker-Normwerte differieren je nach Labormethode → möglichst stets im gleichen Labor bestimmen lassen!
- Kein Marker ist tumorspezif., erhöhte Konz. bisweilen auch beim Gesunden messbar.

14

15 Neurologie und Psychiatrie

Christian Arning

15.1 Leitsymptome und ihre Differenzialdiagnosen

15.1.1 Schwindel

> Vielgestaltiges Symptom, Klinik erlaubt in ca. 70 % die Diagnose des Schwindelsy., technische Untersuchungen sollen zur ätiolog. Klärung ergänzend und gezielt eingesetzt werden.

Klinische Kriterien für die Differenzialdiagnose

- Systematischer (= vestibulärer) vs. unsystematischer Schwindel (s. u.).
- Attacken- vs. Dauerschwindel, Dauer der Attacken.
- Begleitsympt. (kochleär: Hörminderung oder Tinnitus; neurolog.: Diplopie oder andere Hirnnervenstörung, Lähmung, Bewusstseinsstörung).
- Auslösung oder Verstärkung, z. B. durch Körperhaltung, Kopfbewegung.
- Vorerkr. (z. B. Hyper- oder Hypotonie, Migräne, KHK), Medikamentenanamnese (z. B. Sedierung, β-Blocker).

Systematischer Schwindel (Vertigo)

Gerichteter Schwindel, meist Drehschwindel (Umgebung dreht sich), kann mit einseitiger Fallneigung sowie Übelkeit und Erbrechen verbunden sein.

Ätiologie

- Peripher vestibuläre Störung: Läsion im Vestibularorgan oder im N. vestibularis.
- Zentral vestibuläre Störung: Läsion in den vestibulären Bahnen oder im vestibulären Kortex.

Bei Vorhandensein weiterer neurolog. Sympt. liegt immer eine zentral vestibuläre Störung vor, ohne neurolog. Sympt. kann die Störung zentral oder peripher vestibulär sein, Differenzierung dann durch Vestibularisprüfung (HNO-Arzt) oder Kopfdrehtest.

Differenzialdiagnosen

- **Peripher vestibulärer Schwindel** (keine weiteren neurolog. Sympt.):
  - **Benigner paroxysmaler Lagerungsschwindel** („Otolithen-Schwindel"): durch Partikel in einem Bogengang, die bei Kopfreklination oder Kopfseitenlagerung Drehschwindelattacken von 10–30 Sek. Dauer auslösen. Keine Hörstörungen. Häufigste vestibuläre Schwindelform, v. a. bei älteren Menschen. Diagn.: Klinik, Bestätigung durch Lagerungsprobe. Ther.: Lagerungstraining nach Brandt, keine Antivertiginosa (hemmen zentrale Kompensation).
  - **Neuronitis vestibularis:** akut einsetzender, mehrere Tage anhaltender Dauerschwindel, initial meist Übelkeit, Erbrechen und Fallneigung, keine Hörstörungen. Klin. Spontannystagmus (Frenzel-Brille), bei kalorischer Prüfung (HNO) Nachweis des Vestibularisausfalls. Wahrscheinlich entzündlich (parainfektiös?) verursacht. Ther.: Prednison 100–80–60–40–20–10 mg für jeweils 3 d, dann weiter ausschleichen. Sympt. Antiemetikum, z. B. Dimenhydrinat 1–3 × 100 mg/d (Vomex A®).
  - **Menière-Krankheit:** Attackenschwindel, mehrere Min. bis einige h andauernd, meist mit Tinnitus und/oder Hörminderung sowie Druckgefüh

im Ohr. Evtl. zunächst monosympt. ohne Hörstörungen. Ther.: Betahistin 3×8–16 mg/d (z. B. Vasomotal®), bei Therapieresistenz otochir. Behandlung.
- **Seltenere Ursachen:** Labyrinthitis bei Otitis media, Zoster oticus; Vestibularisparoxysmie („Neuralgie" des N. vestibularis); Akustikusneurinom.
- **Zentral vestibulärer Schwindel:**
  - **Vertebrobasiläre Perfusionsstörung:** Attackenschwindel bei TIA, Dauerschwindel bei Hirninfarkt, je nach Lokalisation mit oder ohne weitere Symptome. Die Hirnstamm-TIA kann Vorbote eines Schlaganfalls oder einer Basilaristhrombose sein.
  - **Seltenere Ursachen:** Raumforderung (meist progrediente Sympt.), Blutung, MS (Liquor!), Basilarismigräne (meist Kopfschmerz; Migräne in der Eigen- oder Familienanamnese), paraneoplastische Kleinhirndegeneration (MRT im Frühstadium unauffällig!), fokale Epilepsie im vestibulären Kortex (häufigste Ursache für Drehschwindelattacken bei Kindern).

> **!** Bei V. a. zentral vestibulären Schwindel mit akutem Beginn ist immer an einen Schlaganfall/eine TIA zu denken und notfallmäßige Diagn./Behandlung einzuleiten (▶ 15.3.2).

Unsystematischer Schwindel (Dizziness)
Ungerichteter Schwindel mit zahlreichen möglichen Ursachen, klin. Sympt. unspezif. wie bei Orthostasereaktion.

Differenzialdiagnosen
- **Zentral vaskulärer/präsynkopaler Schwindel.**
  - Störung der Hirnstammperfusion durch verschiedene Ursachen (Gefäßstenosen vertebrobasilär, Steal-Effekte wie z. B. Subclavian-Steal-Sy., Herzinsuff., Überdosierung von Antihypertensiva).
  - Typisch: Provokation durch Orthostase, bei funkt. Kreislaufstörung vorübergehend, in den übrigen Fällen anhaltend (rasche Rückbildung im Sitzen/Liegen).

> Bei (Dauer-)Schwindel in Orthostase ist neurovaskuläre Klärung (Gefäßsono extra- und intrakraniell) und ggf. kardiolog. Diagn. erforderlich.

- **Arzneimittel-NW:** v. a. Antikonvulsiva (bei schneller Aufdosierung oder Überdosierung) und alle Gruppen von Psychopharmaka.
- **Phobischer Schwankschwindel:** Attacken ungerichteten Schwindels, die durch visuelle Reize (Treppen, Brücken, leere Räume) oder bestimmte soziale Situationen (Kaufhaus, Theater, Restaurant) ausgelöst werden und mit heftiger Angstsympt. verbunden sind. Behandlung: gezielte Verhaltensther.
- **Andere psychogene Schwindelformen:** chronifizierte Fälle von Dauerschwindel, die zunächst körperlich ausgelöst wurden, dann psychogen unterhalten werden. Bei chron. Schwindel in mehr als 50 % psychogene Ursache bzw. Mitverursachung: psychosomatische Ther.
- **Seltenere Ursachen:** visueller Schwindel, z. B. bei Diplopie. Somatosensorischer Schwindel mit Störung sensibler Afferenzen, z. B. bei Hinterstrangataxie (Zunahme der Sympt. in Dunkelheit bei Ausfall der visuellen Kontrolle). Umstritten: zervikogener Schwindel durch Irritation oder Ausfall zervikaler Afferenzen.

15

15.1.2 Akuter Kopfschmerz

- **„Prim."** **Kopfschmerzen** als Manifestation einer Kopfschmerzkrankheit (z. B. Migräne, Spannungskopfschmerz, Cluster-Kopfschmerz).
- **Sympt. („sek.")** **Kopfschmerzen** bei verschiedenen zerebralen Erkr.

> ❗ Der akute Kopfschmerz kann Symptom einer potenziell letalen Erkr. sein und erfordert sofortige Abklärung. Bei Erstmanifestation akuter Kopfschmerzen ist immer zuerst an sek. Kopfschmerzen zu denken, die Diagn. einer Kopfschmerzkrankheit kann erst im Verlauf gestellt werden. Die SAB darf nicht übersehen werden (→ CT, MRT).

Warnsymptome bei sekundären Kopfschmerzen
- Plötzlicher Beginn („Donnerschlag").
- Bisher unbekannter Kopfschmerzcharakter.
- Erstmanifestation nach dem 50. Lj.
- Neurolog. Befund: Bewusstseinsstörung, fokale Ausfälle, Meningismus.
- Psychische oder kognitive Veränderungen.
- Infektzeichen.
- Morgendliches Erbrechen.
- Schädeltrauma in der jüngeren Vorgeschichte.
- Erstmaliger epileptischer Anfall.
- Laufende Antikoagulation oder laufende Immunsuppression.

Differenzialdiagnosen
- **Subarachnoidalblutung** (SAB ▶ 15.3.2): akut einsetzender Kopfschmerz von bisher unbekanntem Charakter (nur in einem Teil der Fälle typischer Vernichtungskopfschmerz), Meningismus (kann fehlen), in einem Teil der Fälle initial Bewusstlosigkeit; neurolog. Herdsympt. möglich. Diagn.: CCT; bei unauffälligem CT kann dennoch eine SAB vorliegen: Lumbalpunktion.
- **Eitrige Meningitis** (▶ 15.3.4): Fieber, Meningismus, evtl. Bewusstseinsstörung, Leukozytose, CRP ↑. Diagn.: CCT mit Knochenfenster, Lumbalpunktion.
- **Intrakranielle Drucksteigerung** (Hirntumor ▶ 15.3.3, Sinusvenenthrombose ▶ 15.3.2, Hirnabszess ▶ 15.3.4, ICB ▶ 15.3.2, Hydrozephalus, Subduralhämatom). Notfalldiagn.: CCT, ggf. ergänzende Diagn.: MRT.
- **Riesenzellarteriitis:** Erkr. älterer Menschen (selten vor dem 60. Lj., nie vor dem 50. Lj.). Schläfenkopfschmerz, meist bilateral; teilweise Stirn- oder Hinterkopfschmerz. Evtl. Druckschmerzhaftigkeit der A. temporalis und/oder A. occipitalis; Arterien können prominent und geschwollen, aber auch klin. nicht auffindbar und pulslos (= verschlossen) sein. Allgemeinsympt.: Krankheitsgefühl, Gewichtsverlust, evtl. Fieber. BSG oft ↑↑; CRP ↑; α₂-Globulin ↑ **Diagn.:** Farbduplex-Sono („Halo-Zeichen"). A.-temporalis-Biopsie. **Ther.:** Prednison 1–1,5 mg/kg KG/d, langsame Dosisreduktion unter BSG-Kontrolle, Ther. über mind. 1–2 J. Bei typischer Klinik Beginn der Ther. noch vor (oder gleichzeitig mit) Biopsie wegen Gefahr der Amaurose.
- **Dissektion** der A. carotis interna oder A. vertebralis (▶ 15.3.2): Kopfschmerz als Leitsymptom der Dissektion: bei Dissektion der A. carotis interna Schmerzen in Schläfe, Kiefer, auch periorbital, periaurikulär, parietal; bei Dissektion der A. vertebralis Nacken- und Hinterkopfschmerzen unilateral auf der Seite der Dissektion (**cave:** Dissektion in bis zu 25 % bilateral, dann bilaterale Schmerzen!).

- **Hirninfarkt:** in einigen Fällen lokaler Kopfschmerz (Arteriitis? Venöser Infarkt bei Sinusthrombose?). **Diagn.:** CCT, evtl. ergänzend MRT.
- Phäochromozytom (▸ 12.2.5) und maligne Hypertonie (▸ 5.3.1).
- **Glaukomanfall:** Orbitaschmerz, Bulbus fühlt sich hart an. **Diagn.:** Augenarzt!
- **Sinusitis:** Gesichtsschmerz, bei Manifestation an Ethmoidalzellen oder Keilbeinhöhle auch diffuser Kopfschmerz möglich. **Diagn.:** CCT mit Knochenfenster.

Indikation zu weiterführender Diagnostik
- V. a. SAB: CCT; bei unauffälligem CT Lumbalpunktion.
- V. a. eitrige Meningitis: CCT, dann Lumbalpunktion.
- Hirndruckzeichen (Bewusstseinsstörung) oder neurolog. Herdsympt.: CCT.
- V. a. Befund in der hinteren Schädelgrube: MRT.
- V. a. Sinusthrombose: MRT oder CT-A.
- V. a. Dissektion der A. carotis interna oder A. vertebralis: Farbduplex-Sono und MRT.

15.1.3 Chronische Kopfschmerzsyndrome

Migräne
6–8 % aller Männer und 12–14 % aller Frauen. Höchste Inzidenz zwischen dem 35. und 45. Lj.

> **Diagnostische Kriterien für Migräne ohne Aura (International Headache Society IHS)**
> - Wenigstens 5 Attacken, welche die hier aufgeführten Kriterien erfüllen.
> - Kopfschmerzattacken von 4–72 h Dauer.
> - Wenigstens 2 der folgenden Charakteristika:
>   – Lokalisation unilateral.
>   – Pulsierende Qualität.
>   – Schmerzintensität mäßig bis stark.
>   – Verstärkung oder Auslösung durch normale körperliche Aktivität (wie Gehen, Treppensteigen).
> - Während der Kopfschmerzattacke wenigstens 1 der folgenden:
>   – Übelkeit und/oder Erbrechen.
>   – Phonophobie und Fotophobie.
> - Nicht auf andere Erkr. zurückzuführen.

Klinik
- **Migräne-Aura:** kann den Kopfschmerzen vorausgehen mit Seh-, Sensibilitäts- und/oder Sprachstörungen. Sympt. entwickeln sich allmählich (DD Embolie: schlagartig), dauern nicht länger als 1 h, sind voll reversibel. Typisch ist ein Mix aus Reiz- und Ausfallssympt. Migränekopfschmerz beginnt in der Aura oder innerhalb von 60 Min. nach der Aura.
- **Sonderform Basilarismigräne:** Aura mit vertebrobasilären Sympt. (2 der folgenden): Dysarthrie, Schwindel, Tinnitus, Hypakusis, Diplopie, bilat. Sehstörung, Ataxie, Bewusstseinsstörung, bilat. Sensibilitätsstörung. Keine motorischen Störungen.
- **Triggerfaktoren:** psychosozialer Stress und Änderung des Schlaf-Wach-Rhythmus; hormonelle Einflüsse: Menstruation, Ovulationshemmer; Nahrungs- und Suchtmittel: Schokolade, Käse, Wein, Nikotin, Kaffee, Zitrusfrüchte.
- **KO:** migränöser Infarkt. Diagnost. Kriterien: anamnestisch Migräne mit Aura; aktuelle Attacke weist die bekannten Aurasympt. auf, die aber > 60 Min.

15

persistieren. Zerebrale Bildgebung zeigt ischämischen Infarkt, der nicht auf eine andere Erkr. zurückzuführen ist.

Akuttherapie
- **Allg. Maßnahmen:** Reizabschirmung (abgedunkelter, ruhiger Raum).
- **Antiemetika** (▶ Tab. 15.1): bessern nicht nur die vegetativen Begleitsympt., sondern führen über eine Anregung der Magenperistaltik zu einer besseren Resorption und Wirkung von Analgetika.
- **Analgetika und vasoaktive Substanzen** (▶ Tab. 15.2): Bei leichten bis mittelschweren Attacken Analgetika oder NSAID; bei schwerer Attacke Triptane (▶ Tab. 15.3); bei sehr langen Migräneattacken Ergotamine (▶ Tab. 15.4). Bei Triptanen Wirkdauer evtl. kürzer als Dauer der Migräneattacke: Komb. mit NSAID vorteilhaft, bei Schmerzrezidiv in derselben Migräneattacke Applikation einer zweiten Dosis des Triptanpräparats möglich.

Tab. 15.1 Antiemetika bei Migräne

Substanz (Handelspräparat)	Dosis	NW	KI
Metoclopramid (z. B. Paspertin®)	10–20 mg p. o. 20 mg rektal 10 mg i. m., i. v., s. c.	Frühdyskinesie, Unruhezustände	Kinder < 14 J., Hyperkinesen, Epilepsie, Schwangerschaft, Prolaktinom
Domperidon (z. B. Motilium®)	20–30 mg p. o.	Seltener als bei Metoclopramid	Kinder < 10 J., sonst wie bei Metoclopramid

Tab. 15.2 Analgetika bei Migräne

Substanz (Handelspräparat)	Dosis	NW	KI
ASS (z. B. Aspirin®)	1.000 mg p. o. 1.000 mg i. v.	Magenschmerz, Gerinnungsstörung	GI-Ulkus, ASS-sensitives Asthma, Blutungsneigung, Schwangerschaft (1.–3. Mon.)
Ibuprofen (z. B. Dolgit®)	400–600 mg p. o.	Wie ASS	Wie ASS (Blutungsneigung geringer)
Paracetamol (z. B. ben-u-ron®)	1.000 mg p. o. 1.000 mg rektal	Leberschäden	Leberschäden, Niereninsuff.

Tab. 15.3 Triptane (Bsp.: Sumatriptan)

Substanz (Handelspräparat)	Dosis	NW	KI
Sumatriptan (Imigran®)	50–100 mg p. o. 25 mg rektal 10–20 mg Nasenspray 6 mg s. c.	u. a. Blutdruckanstieg oder -abfall, Tachykardie, Arrhythmie, Koronarspasmen, Benommenheit, Müdigkeit	Hypertonie, AVK, TIA, Schlaganfall, KHK, Raynaud-Sy., multiple vaskuläre Risikofaktoren, Leber- oder Niereninsuff., Schwangerschaft, Stillzeit, Kinder < 18 J.

Tab. 15.4 Ergotamine

Substanz (Handelspräparat)	Dosis	NW	KI
Ergotamintartrat (z. B. Ergo-Kranit® Tbl. oder Migrätan® S Supp)	1–2 mg p.o. 2 mg rektal	Übelkeit, Erbrechen, Kältegefühl, Muskelkrämpfe, Ergotismus, Dauerkopfschmerz	Hypertonie, AVK, KHK, Raynaud-Sy., multiple vaskuläre Risikofaktoren, Schwangerschaft, Stillzeit, Kinder < 12 J.

Bei Einsatz von Triptan- und Ergotaminpräparat beachten:
- Applikation erst nach Abklingen der Aura (bei Migräne mit Aura).
- Kombinationsther. von Ergotamin und Triptan kontraindiziert.
- Anwendung nicht häufiger als an 10–12 d/Mon. (**cave:** medikamenteninduzierter Kopfschmerz, bei Ergotamin zusätzlich: Ergotismus).

Migräneprophylaxe ▶ Tab. 15.5.
- Reduziert Häufigkeit, Schwere und Dauer der Attacken und vermeidet den medikamenteninduzierten Dauerkopfschmerz. Medikamentöse Ther. sollte durch nichtmedikamentöse Verfahren wie Verhaltensther. sowie durch Ausdauersport ergänzt werden.
- **Indikationen zur medikamentösen Prophylaxe**
  - ≥ 3 Attacken/Mon., die auf eine Akutther. (s.o.) nicht ansprechen, schwere NW der Akutther.
  - Hohe Attackenfrequenz mit Einnahme von Schmerz- oder Migränemitteln an > 10 d/Mon.
  - Komplizierte Migräneattacken (neurolog. Ausfälle über mehr als 7 d).

Tab. 15.5 Substanzen zur Migräneprophylaxe (Auswahl)

Substanz (Handelspräparat)	Dosis (mg)	NW	KI
Metoprolol	50–200	• Müdigkeit, art. Hypotonie • Seltener: Schwindel, Schlafstörungen • Selten: Bradykardie, Hypoglykämie, Bronchospasmus, GIT-Beschwerden, Impotenz	• AV-Block, Sick-Sinus-Sy., Bradykardie, Herzinsuff., Asthma bronchiale • Rel.: Diab. mell., orthostat. Dysregulation, Depression
Flunarizin (z.B. Sibelium®)	5–10	• Müdigkeit, Gewichtszunahme • Seltener: GIT-Beschwerden, Depression • Selten: Parkinsonoid, Hyperkinesen, Tremor	• Fokale Dystonie, Schwangerschaft, Stillzeit, Depression • Rel.: Parkinson-Sy. in der Familie
Topiramat (z.B. Topamax Migräne®)	25–100	• Müdigkeit, kognitive Störungen, Gewichtsabnahme, Parästhesien • Seltener: Geschmacksveränderungen, Psychosen • Selten: Engwinkelglaukom	• Niereninsuff., Nierensteine, Engwinkelglaukom

15

Spannungskopfschmerz

Lebenszeitprävalenz von > 90 %, unter chron. Spannungskopfschmerz mit tägl. Schmerzen leiden 2–3 % der Bevölkerung.

Diagnostische Kriterien für episodischen Spannungskopfschmerz (eSK nach IHS)

Wenigstens 10 Episoden/J. (an < 12 d), welche die nachfolgenden Kriterien erfüllen:
- Dauer zwischen 30 Min. und 7 d.
- Wenigstens 2 der folgenden Charakteristika:
  – Lokalisation bilateral.
  – Schmerzcharakter drückend, ziehend, nicht pulsierend.
  – Schmerzintensität gering bis mäßig.
  – Keine Verstärkung durch normale körperliche Aktivität (wie Gehen, Treppensteigen).
- Beide folgenden Kriterien:
  – Keine Übelkeit, kein Erbrechen (allenfalls Appetitlosigkeit).
  – Keine Licht- und Geräuschempfindlichkeit (allenfalls eins von beiden).
- Nicht auf andere Erkr. zurückzuführen.

Diagnostische Kriterien für chronischen Spannungskopfschmerz (cSK nach IHS)

Wie oben außer:
- Kopfschmerz an mind. 15 d/Mon. über > 3 Mon.
- Über Stunden anhaltende oder kontinuierliche Kopfschmerzen.

Diagnostik (chronischer Spannungskopfschmerz)
- CT oder MRT: zum Ausschluss intrakranieller Raumforderungen.
- Venöse MRA: evtl. ergänzend zur Frage einer Sinusthrombose.
- Liquoruntersuchung: zum Ausschluss einer chron. Meningitis.
- Liquordruckmessung: evtl. zur Frage eines Pseudotumor cerebri.
- Ausschluss einer Hypertonie oder entzündlichen Systemerkr. (Labor), Analyse des Schlafprofils (Schlafapnoe-Screening), psychiatrische Untersuchung (Depression?).
- Ausschluss von Arzneimittel-NW (z. B. Analgetika, Kalziumantagonisten, Nitropräparate, Koffein, Hormone, L-Dopa).

Therapie
- **Episodischer Spannungskopfschmerz:** sympt. ASS (1.000 mg), Paracetamol (1.000 mg) oder Ibuprofen (400–800 mg). Lokale großflächige Applikation von Pfefferminzöl.
- **Chron. Spannungskopfschmerz:** allg. regelmäßiger Schlaf-Wach-Rhythmus Entspannungsübungen nach Jacobson, 2–3 ×/Wo, Ausdauertraining (z. B. Joggen, Schwimmen, Radfahren), Stressbewältigung. Sympt. lokale Pfefferminzölapplikation. Keine regelmäßige Analgetikaeinnahme.

Prophylaxe Am besten untersucht: trizyklische Antidepressiva wie Amitriptyli (z. B. Saroten ret. ®) 25–75 mg/d z. N.

Clusterkopfschmerz (Bing-Horton-Kopfschmerz)

Klinik Episodisch oder chron., meist 2–3 h nach dem Einschlafen zur selbe „Nacht"-Zeit auftretend. 1–8 Attacken/d über Wo., danach unterschiedlich lang kopfschmerzfreie Intervalle. Streng einseitige, unerträgliche, orbitale oder retroorbitale Schmerzattacken von 30–120 Min. Dauer, begleitet von Tränenfluss, konjunktivalen Injektionen, Rhinorrhö, Horner-Sy. (▶ 15.2.1), periorbitalem Ödem. Pat. laufen zur Schmerzlinderung umher.

Akuttherapie 71 O_2/Min. über Maske, falls unwirksam Sumatriptan 6 mg s. c. (Imigran®) oder 1 ml Lidocain-Lsg. in das ipsilaterale Nasenloch sprühen, weitere Betreuung durch Neurologen.

Prophylaxe Prednison 100 mg/d p. o. (z. B. Decortin®), gleichzeitig Beginn mit Verapamil, auf 3 × 120 mg/d p. o. aufdosieren (z. B. Isoptin®) und nach 5 d mit dem Ausschleichen der Steroide beginnen.

Analgetikakopfschmerz

Klinik Diffuser, drückender Kopfschmerz ohne freie Intervalle nach mehrmonatiger Einnahme von Analgetika. Häufig graue Hautfarbe und struppiges Haar, auf Abhängigkeit von Tranquilizern achten.

Therapie Stationärer Analgetikaentzug, Zunahme der Kopfschmerzen in den ersten Tagen, Besserung meist nach 1–2 Wo. Kopfschmerzther. mit Eisbeutel und bei Übelkeit mit Metoclopramid (z. B. Paspertin®).

15.1.4 Gesichtsschmerz

Sensibilitätsstörungen im Gesicht sprechen für eine sympt. Ursache (ca. 10 % der Fälle). Meist besteht dann neben den lanzinierenden Attackenschmerzen auch ein Dauerschmerz.

Trigeminusneuralgie

Klinik Einseitige, blitzartig einschießende, schwerste Schmerzattacken, die Sek. bis max. 2 Min. andauern. Schmerzfreiheit zwischen den Attacken. Meist II. oder III. Ast, Auslösung durch Berühren von Triggerzonen, beim Essen oder Sprechen. Reflektorische Zuckungen der Gesichtsmuskulatur (Tic douloureux), periodisches Auftreten mit häufigen Attacken pro Tag und längeren Remissionen.

Diagnostik MRT und Liquoranalyse zum Nachweis einer postherpetischen Neuralgie (meist I. Ast), von Makroläsionen des Nervs (z. B. Tumor) sowie von chron. Gesichtsschmerzen zentraler Genese bei Hirnstamm- oder Thalamusläsion (Infarkt ▶ 15.3.2, MS ▶ 15.3.7).

Therapie
- Carbamazepin (Retardform) ist Mittel der 1. Wahl, Beginn mit 200–400 mg/d, langsam aufdosieren bis 600–1.200 (1.600) mg/d (z. B. Tegretal®). Alternativ Gabapentin, Beginn mit 3 × 100–300 mg/d, langsam aufdosieren bis 3 × 600–800 mg/d (z. B. Neurontin®). Zur Akutther. heftiger Schmerzen 250 mg Phenytoin langsam i. v.
- Bei Erfolglosigkeit operatives Vorgehen: perkutane Thermokoagulation des Ganglion Gasseri, mikrovaskuläre Dekompression oder Gamma-Knife-Bestrahlung der Trigeminuswurzel.

15

Myofasziales Schmerzsyndrom des Kiefergelenks

Klinik Episodischer oder chron. Gesichtsschmerz im Bereich des Kiefergelenks oder der Kaumuskulatur. Häufig psychosomatischer Hintergrund. Muskelkaterartiger Schmerz, bei Kaubewegungen auch einschießend.

Therapie Vorstellung beim Zahnarzt; Aufbissschiene, NSAID, Selbstmassage, Wärme, Antidepressiva wie Amitriptylin 25–100 mg/d z. N. (z. B. Saroten® ret).

Anhaltender idiopathischer Gesichtsschmerz (früher: atypischer Gesichtsschmerz)

Klinik Gesichtsschmerz, anfangs auf umschriebene Region einer Gesichtshälfte beschränkt, tief sitzend und schlecht lokalisierbar, nicht begleitet von sensiblem Defizit oder anderen körperlichen Befunden. Bildgebende Diagn. (Gesicht und Kiefer) ist unauffällig.

Diagnostik Ausschluss sympt. Gesichtsschmerz (Erkr. im Bereich von Hals, Nase, Ohren, Augen, Nebenhöhlen, Zähnen, Mund sowie anderen Gesichts- oder Kopfstrukturen) durch Konsiliaruntersuchungen, MRT und ggf. Liquorpunktion.

Therapie Antidepressiva, z. B. Amitriptylin 25–100 mg/d z. N. (z. B. Saroten® ret).

15.1.5 Akuter Kreuzschmerz

Breites Spektrum möglicher Ursachen von funktionellen Überlastungsbeschwerden bis zu schweren strukturellen Veränderungen wie Wirbelfraktur, Massenprolaps oder Spondylitis, die sofortige Behandlung erfordern. Differenzierung nach Klinik, technische Untersuchungen ergänzend und gezielt einsetzen.

15

Klin. Kriterien für die Differenzialdiagnose
- Vorgeschichte: bei rezid. ähnlichen Sympt. degenerative Erkr. (z. B. Bandscheiben) oder funktionelle Beschwerde wahrscheinlich. Bei erstmaliger Sympt. insb. bei älteren Pat. z. B. Osteolyse, Wirbelfraktur.
- Vorerkr. wie Mamma-Ca, Prostata-Ca, Erythem migrans.
- Bandscheibenerkr.: Verstärkung durch Husten, Niesen, Pressen.
- Vertebragene Ursache bei lumbalem Sy. mit Lendensteife und Muskelhartspann.
- Neurolog. Befund: Sympt. einer Wurzelschädigung (→ CT/MRT). Funktionell beeinträchtigende Paresen (bald CT/MRT). Kauda-Sy. (notfallmäßig CT/MRT).
- Allgemeinbefund: periphere Pulse (Leriche-Sy.?); Hautveränderungen (Zoster?); Entzündungszeichen (Spondylitis?).

Differenzialdiagnosen
- **Lumbago:** akutes vertebrales Sy. mit muskulär fixierter Fehlhaltung der Wirbelsäule. Ursache z. B. Protrusion oder funktionelles Derangement der Bandscheibe. Diagn.: (wenn Schmerzen über mehrere Tage anhalten) Röntgen LWS. **Ther.:** NSAID, z. B. Diclofenac 3 × 50 mg/d (z. B. Voltaren®) oder Ibuprofen 3 × 400 mg/d (z. B. Dolgit®) unter Magenschutz (z. B. Pantoprazol 40 mg/d, Pantozol®), Muskelrelaxans wie Tetrazepam 25–0–50 mg (z. B. Tetra-Saar®), Pat. soll unter Tetrazepam nicht Auto fahren, ggf. zusätzlich Analgetikum, z. B. Paracetamol 3–4 × 500–1.000 mg/d (z. B. ben-u-ron®), bei an

haltenden, sehr starken Schmerzen alternativ Metamizol 3–4 × 500–1.000 mg (z. B. Novalgin®). Wenn nicht ausreichend, zusätzlich Tramadol bis 4 × 50 mg (z. B. Tramal®), Pat. soll unter Tramadol nicht Auto fahren, Wärmeanwendungen, Massagen, KG.

- **Lumboischialgie:** Beinschmerz zusätzlich zu vertebralem Sy. Bei radikulärem Schmerz häufig sensible Reiz- und Ausfallssymptome, evtl. auch motorische Ausfälle. Ursache meist lateraler Bandscheibenvorfall. Bei pseudoradikulärem Schmerz keine Parästhesien oder Ausfallsympt., Ursache meist Reizzustand der kleinen Wirbelgelenke (Facettensy.). Diagn.: CT oder MRT der LWS. **Ther.:** zunächst kons. Behandlungsversuch (wie bei Lumbago), bei Therapieresistenz über etwa 4 Wo. Bandscheiben-OP (wenn Prolaps nachgewiesen), bei funktionell beeinträchtigenden Paresen frühzeitig OP, bei Kauda-Sy. (Blasen-Mastdarm-Störungen, Reithosenanalgesie, ggf. bilaterale Paresen) notfallmäßig OP.
- **Wirbelfraktur:** immer auszuschließen bei Kreuzschmerz nach Sturz oder Krampfanfall, seltener spontan oder bei Bagatellverletzung (Osteoporose). Pat. klagen meist über sehr heftige Rückenschmerzen ohne Ausstrahlung, verstärkt beim Stehen und Gehen. **Diagn.:** Nativ-Rö oft nicht ausreichend, MRT oder CT zum sicheren Ausschluss notwendig. **Ther.:** abhängig von Stabilität des frakturierten Wirbels, Einzelfallentscheidung über Immobilisation und ggf. op. Behandlung.
- **Spondylitis:** zunehmende Schmerzen und Entzündungszeichen, Diagnose mit MRT, Antibiotika erst nach Punktion/Biopsie und Anlage von Kulturen.
- **Osteolyse:** erstmalige Rückenschmerzen bei älteren Pat. → frühzeitig CT!
- **Retroperitoneale Erkr. und Raumforderungen:** z. B. Aortenaneurysma, Malignom.
- **Leriche-Sy.:** akuter Verschluss der Aortenbifurkation, klin. pseudoradikuläre Schmerzen (manchmal unilateral!) und Rückenschmerzen, aber keine Lendensteife; z. T. neurolog. Ausfälle durch Beteiligung spinaler Segmentarterien. Fehlende Fußpulse! Diagnose mit Sono oder CT-A.

15

ndikationen zu weiterführender Diagnostik
- Rö LWS: grundsätzlich notwendig, außer bei rascher Rückbildung der Sympt.
- CT oder MRT: bei radikulärem Sy. außer bei rascher Rückbildung, Dringlichkeit hängt vom Grad der Ausfälle ab (s. o.); bei Rückenschmerz ohne radikuläres Sy. immer erforderlich bei V. a. nichtdegenerative Ursache.
- EMG: zur Diagnose (und Höhenlokalisation) einer vermuteten Wurzelschädigung; zur Differenzierung radikuläres/pseudoradikuläres Schmerzsy.; zur Differenzierung zwischen Parese und schmerzbedingter Minderinnervation; zur Altersbestimmung einer motorischen Störung.
- Liquoruntersuchung: bei V. a. Radikulitis (Borreliose, Herpes zoster) oder V. a. Meningeosis carcinomatosa.

Der Bandscheibenvorfall ist die häufigste Ursache akuter Kreuzschmerzen, aber auch die häufigste Fehldiagnose bei Kreuzschmerz aus anderer Ursache!

15.2 Diagnostische Methoden

15.2.1 Neurologische Untersuchung

Psychopathologischer Befund

- Bewusstseinslage (▶ Tab. 15.6) und Orientierung ZOPS (= Zeit, Ort, Person, Situation).
- Konzentration: Monate rückwärts aufzählen.
- Merkfähigkeit (z. B. Telefonnummer, 6 Gegenstände); Neu-/Altgedächtnis (Ereignisse des heutigen Tages, biografische Daten).
- Gedankengang: gehemmt, verlangsamt, eingeengt, perseverierend, ideen-flüchtig, vorbeireden, gesperrt, inkohärent.
- Inhaltliche Denkstörungen: Halluzinationen, Wahnideen, Zwänge, Phobien.
- Ich-Störungen: Depersonalisation und Derealisation, Gedankenausbreitung oder -entzug, Fremdbeeinflussung.
- Grundstimmung, Affekt: affektlabil, affektinkontinent, inadäquat, deprimiert, innerlich unruhig, gefühlsverarmt, euphorisch, klagsam, ängstlich.
- Antriebsstörungen: antriebsarm, antriebsgesteigert.

Tab. 15.6 Bewusstseinslage	
Wach	–
Somnolent (schläfrig)	Pat. ist durch leichte Stimuli erweckbar, schläft aber im Verlauf der Untersuchung immer wieder ein
Soporös	Durch Schmerzreize erweckbar, Aktivierung nur kurzfristig
Komatös	Nicht erweckbar, verschiedene Schweregrade, definiert durch Abwehr auf Schmerzreize und erhaltene Hirnstamm-reflexe

15

Neuropsychologische Störungen

- **Sprachstörung (Aphasie):**
  - Motorisch: reduzierte Spontansprache, phonematische Paraphasien (Ver-wechslung von Silben).
  - Sensorisch: gestörtes Sprachverständnis, erhaltene Sprachproduktion mit semantischen Paraphasien (Verwechslung von Wörtern).
  - Global: motorisch und sensorisch.
- **Sprechstörung (Dysarthrie):** Störung der Artikulation, verwaschenes Spre-chen, Testsatz „schleimige, schuppige Schellfischflosse".
- **Neglect:** Vernachlässigung von Körperteilen oder Außenraum trotz erhalte-ner Wahrnehmung. Sensibler Neglect: Test durch gleichzeitiges bds. Berüh-ren. Visueller Neglect: Auf ein Blatt Papier gemalte Linien können vom Pat. nicht halbiert werden.
- **Räumliche Orientierungsstörung:** Uhrzeit auf Zifferblatt eintragen oder dreidimensionale Figur (Haus) abmalen lassen.

Geschriebene Sprache ist sensitiver im Aufdecken geringer Defizite, deshalb in Verdachtsfällen immer testen (Lesen, Schreiben).

Meningeale Zeichen und Nervendehnungszeichen

- **Meningismuszeichen:** passives Beugen des Kopfs reflektorisch gehemmt.
- **Lasègue:** Schmerzen im Bein, im Gebiet der betroffenen Nervenwurzel (L5, S1) bei Elevation des gestreckten Beins.
- **Lhermitte-Nackenbeugezeichen:** ruckartiges Beugen des Kopfs führt zu Dysästhesien in Armen und Rücken. Bei MS, HWS-Trauma und Halsmarktumor.

Überprüfung der Hirnnerven

Visuelles System und Pupillomotorik

- **Visusbestimmung, fingerperimetrische Gesichtsfeldprüfung:** Abstand zum Pat. etwa 0,5–1 m, Pat. hält sich ein Auge zu und fixiert das Gesicht des Arztes. Der Arzt führt seinen Finger langsam von allen Richtungen her in das Gesichtsfeld des Pat., wobei die Grenze des eigenen Gesichtsfelds als Kontrolle dient. Häufig werden Gesichtsfelddefekte vom Pat. nicht bemerkt!
- **Direkte Spiegelung des Augenhintergrunds:** bei alten Menschen viel seltener Stauungspapille als bei jungen → bei klin. Hirndruckzeichen unbedingt CCT oder MRT!
- **Pupillenweite:** bei unterschiedlicher Weite besonders auf begleitende Lidspaltendifferenz (Ptose) achten (Horner-Sy.: Ptose, Miose, Anhidrose; Okulomotoriusparese: Ptose und Mydriasis); entrundete Pupille häufig bedingt durch Katarakt-OP.
- **Lichtreaktion:** bei einseitiger Lichteinstrahlung verengt sich sowohl die Pupille des angestrahlten Auges (direkte Reaktion) als auch die des Gegenauges (konsensuelle Reaktion) → Differenzierung afferente und efferente Pupillenstarre. Konvergenzreaktion nur bei path. Lichtreaktion testen.

Okulomotorisches und vestibulokochleäres System

- **Neutralstellung der Augen:** Spontannystagmus (Bezeichnung nach der Richtung der schnellen Komponente), Schielstellung (angeboren oder erworben).
- **Folgebewegungen:** sakkadierte („ruckartige") Blickfolge (z. B. Kleinhirnerkr.) oder Blickrichtungsnystagmus (z. B. Intox. mit Carbamazepin, Kleinhirnerkr.). Änderung einer Schielstellung (Schielwinkel wird größer bei Blick in die Zugrichtung des paretischen Augenmuskels).
- **Vestibulookulärer Reflex:** bei schnellen Kopfdrehungen path. Auslenkung der Bulbi mit Rückstellsakkaden → z. B. nach Vestibularisausfall (▶ 15.1.1).
- **Orientierender Hörtest:** bei einseitiger Hypakusis → V. a. Akustikusneurinom.

Übrige Hirnnervenfunktionen

- **Kornealreflex:** einseitiger Ausfall → kontralaterale Pyramidenbahnschädigung oder Läsion des ipsilateralen 1. Trigeminusasts und der entsprechenden Hirnstammverbindungen einschl. des ipsilateralen N. facialis; bds. Ausfall → bereits im flachen Koma oder bei bilateraler Läsion.
- **Mimische Muskulatur:** Beteiligung der Stirn und unvollständiger Lidschluss → Läsion des N. facialis oder selten seines Kerngebiets im Hirnstamm. Mundastschwäche → kontralaterale Pyramidenbahnschädigung.
- **Zunge:** Abweichung zur paretischen Seite beim Herausstrecken. Zungenatrophie → Läsion im Kerngebiet oder im Verlauf des N. hypoglossus.
- **Rachenring** → Herüberziehen zur gesunden Seite (Parese der Nn. glossopharyngeus und vagus).

15

Untersuchung des motorischen Systems

- **Kraftprüfung** (▶ Tab. 15.7): orientierend: Oberarmabduktion, Fingersprei-zung, Zehenspitzen- und Hackengang, Erheben aus der Hocke, beim liegen-den Pat. Anheben des gestreckten Beins. Testen im Seitenvergleich. Quantifi-zierung in Kraftgrade (0–5). Beschreibung der noch möglichen Funktion.
- **Feinmotorik:** z. B. Handschrift oder mit jedem Finger einer Hand den Dau-men berühren, gestört bei diskreter zentraler Parese, Parkinson-Sy. und Kleinhirnerkr.
- **Armhalteversuch:** mit nach oben weisenden Handtellern bei vorgehaltenen Armen. Einseitiges Absinken mit Pronation und Anbeugen im Ellenbogenge-lenk → zentrale Parese.
- **Beinhalteversuch im Liegen:** Die im Knie gestreckten Beine werden angeho-ben. Einseitiges Absinken → zentrale Parese.
- **Muskeltonus:** Spastik, Rigor, schlaffer Tonus.
- **Muskeleigenreflexe** (▶ Tab. 15.8): Path. sind Seitendifferenz oder einseitig fehlende Reflexe, verbreiterte Reflexzonen, unerschöpfliche Kloni.
- **Path. Reflexe:** Babinski-Zeichen (tonische Dorsalflexion der Großzehe durch Bestreichen der lateralen Fußsohle von der Ferse zum Großzehenballen).

Tab. 15.7 Kraftprüfung – Kraftgrade

5	Normale Kraft
4	Bewegung gegen Widerstand möglich; Abstufung 4+ für geringe Kraftein-schränkung; 4– für nur gegen leichten Widerstand mögliche Bewegung
3	Anheben des Gliedmaßenabschnitts gegen die Schwerkraft; 3+ Bewegung nur kurz gegen leichten Widerstand und Schwerkraft möglich
2	Bewegung nur bei Aufhebung der Schwerkraft
1	Muskelkontraktionen sichtbar, jedoch keine Bewegung
0	Keine Muskelaktivität

Tab. 15.8 Physiologische Muskelreflexe

Reflex	Wurzel
Eigenreflexe	
Bizepsreflex (BR)	C5/6
Brachioradialisreflex (BRR)	C5/6
Trizepsreflex (TR)	C7
Quadrizepsreflex (QR) = Patellarsehnenreflex	L3/4
Triceps-surae-Reflex (TSR) = Achillessehnenreflex	S1/2
Fremdreflexe	
Bauchhautreflex (BHR)	Th 6–12
Analreflex	S3–S5

15

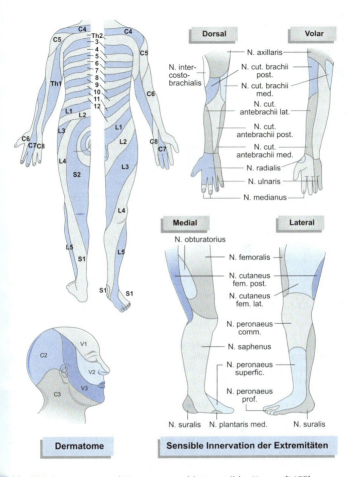

Abb. 15.1 Dermatome und Versorgungsgebiete sensibler Nerven [L157]

Sensibilitätstestung

- **Schmerzempfinden:** an allen Extremitäten testen, z. B. mit Nadelspitze. Bei ungestörtem Berührungsempfinden (dissoziierte Sensibilitätsstörung) → Schädigung meist im Tractus spinothalamicus kaudal der Pons.
- **Temperaturempfinden:** häufig bessere Aussage als bei Testung des Schmerzempfindens. Zwei Reagenzgläser, eines gefüllt mit warmem Wasser (oder Kaffee), eines aus dem Eisfach. Oder orientierend mit Metallstab.
- **Lagesinn:** passive Bewegungen der Finger und Zehen → gestört bei Hinterstrang- oder Thalamusläsion sowie bei schwerer PNP.

15

- **Vibrationsempfinden:** Prüfung der Tiefensensibilität mit Stimmgabel, Quantifizierung von 0/8 bis 8/8.
- **Stereognosie:** Erkennen auf die Haut geschriebener Zahlen. Simultanes Berühren beider Körperseiten → Neglect.

> Isolierte Störung von Schmerz und Temperatur (dissoziierte Sensibilitätsstörung) wird meist vom Pat. nicht bemerkt, deshalb immer prüfen!

Koordinationsprüfung

- **Finger-Nase-Versuch (FNV) und Hacke-Knie-Versuch (HKV):** Tremor, Ataxie, Dysmetrie → Kleinhirnerkr., Tiefensensibilitätsstörung, zentrale Parese.
- **Diadochokinese:** Dysdiadochokinese bei Kleinhirnläsion, Tiefensensibilitätsstörung, extrapyramidal-motorischer Störung und zentraler Parese.
- **Romberg-Test:** Fallneigung im Stehen mit geschlossenen Augen → sensible Ataxie (z. B. PNP), bei offenen Augen → Kleinhirnschädigung, Fallrichtung zur gleichen Seite → Kleinhirn- oder Labyrinthläsion.
- **Gangversuche:** Normalgang, Blindgang, Strichgang → Steppergang (periphere Parese der Fußheber), Wernicke-Mann-Gangbild: Zirkumduktion bei spastischem Spitzfuß, breitbasig-ataktisches Gangbild (typisch bei toxischer Kleinhirnschädigung), kleinschrittig-hypokinetischer Gang → Parkinson-Sy.

Neurologische Untersuchung komatöser Patienten

> Vor der Untersuchung immer BZ-Kontrolle. Falls dies nicht unverzüglich möglich, Glukose-Lsg. (z. B. 20 ml Glukose 40 %) verabreichen.

15

- **Atmung:** periodische Zu- und Abnahme der Atemtiefe (Cheyne-Stokes) → supratentorielle oder Thalamusläsion. Schnell und flach (Maschinenatmung) → Mittelhirnschädigung. Schnappatmung → untere Hirnstammläsion.
- **Meningismus:** im tiefen Koma nicht mehr nachweisbar.
- **Pupillen:** Isokorie und Weite.
  - Eng → Opiatintox., Ponsblutung; einseitig eng → Horner-Sy.
  - Weit → Intox. mit Anticholinergika, Hypoxie; einseitig eng → transtentorielle Herniation (Okulomotoriusparese).
  - Entrundet → Katarakt-OP, transtentorielle Herniation.
  - Fehlende Reagibilität auf Licht: Mittelhirn- oder Okulomotoriusläsion.
- **Kornealreflex:** bds. Ausfall bereits im flachen Koma, einseitig bei Hirnstamm- oder supratentorieller Läsion.
- **Stellung der Bulbi und Augenbewegungen:** horizontale Divergenzstellung, schwimmende Bulbi (spontane horizontale Augenbewegungen) → Koma. Herdzeichen sind konjugierte Blickdeviation (fixierter Seitblick), vertikale Fehlstellung oder spontane vertikale Augenbewegung.
- **Vestibulookulärer Reflex** (Puppenkopfphänomen): Bewegen des Kopfs in horizontaler oder vertikaler Richtung führt im pos. Fall zur Bewegung der Augen in der Orbita, sodass diese ohne Fixierung auf ein Ziel ausgerichtet bleiben. Einseitige Störung bei Augenmuskelparesen oder Hirnstammläsion, kompletter Ausfall bereits im flachen Koma oder bei bilateraler Läsion.
- **Würgreflex, Hustenreflex:** Auslösung durch Bestreichen der Tonsillenregion und Absaugen (nasotracheal), fehlt erst im tiefen Koma.

- **Motorik:**
  - Spontanbewegungen: Gähnen, Schlucken im flachen Koma, Streck- (meist mit Innenrotation und Beugung im Handgelenk) oder Beuge-Streck-Synergismen, Myoklonien (einschießende kurze Bewegungen), Kloni (relativ rhythmisch, grobschlägig) bei Krampfanfällen (▶ 15.3.1).
  - Motorische Reaktion auf Schmerzreize: gezielte Abwehr (Wegziehen), ungezielte Abwehr (Grimassieren, Wälzbewegungen), Strecksynergismen oder keine Reaktion. Asymmetrien/Seitendifferenzen der Motorik wie Muskeltonusdifferenzen. Asymmetrische Muskeleigenreflexe oder pos. Babinski. Im tiefen Koma sind diese Reflexe erloschen, und der Muskeltonus ist schlaff.

15.2.2 Liquoruntersuchung

Indikationen Bei V. a. entzündliche Erkr. von ZNS und Nervenwurzeln, zum Nachweis einer Subarachnoidalblutung bei normalem CCT, bei manchen Tumoren, insb. bei V. a. Meningeosis carcinomatosa und leucaemica.

Kontraindikationen Hirndruck (bei Verdacht immer erst CCT), Thrombos ≤ 50.000/µl, Quick ≤ 50 %, aPTT ≥ 40 Sek., lumbaler epiduraler Abszess.

Befund
- **Aussehen:** klar (normal), trübe (Pleozytose ≥ 800/µl), eitrig (Pleozytose ≥ 3.000/µl), blutig (Subarachnoidalblutung, bei Blutschlieren artifizielle Blutung durch Punktion), Zentrifugieren, Überstand ab etwa 6 h nach Blutung xanthochrom; prim. xanthochrom bei stark erhöhtem Eiweiß, Ikterus und Verabreichung von Rifampicin.
- **Druck:** 5–20 cm H_2O (Steigrohr, Infusionsbesteck), Druckanstieg bei Kompression der V. jugularis (Queckenstedt-Test). Fehlender Anstieg als Hinweis auf spinale Raumforderung.
- **Zellzahl:** normal ≤ 4 Leukos/µl bei Erw., darüber Pleozytose. Differenzierung nach Granulozyten, Lymphozyten und Monozyten. Überwiegen von Granulozyten bei eitriger Meningitis, von Lymphozyten bei viraler Meningitis und Borreliose.
- **Laktat:** normal ≤ 2,1 mmol/l, passiert die Blut-Liquor-Schranke nicht.
- **Glukose:** ~70 % des BZ, verhält sich reziprok zum Laktat.
- **Liquorzytologie:** bei Tumoren, insb. bei V. a. Meningeosis carcinomatosa und leucaemica.
- **Immunglobuline:** Delpech-Lichtblau-Quotient = (IgG Liquor/Serum)/(Albumin Liquor/Serum) ≥ 0,8 bei intrathekaler IgG-Synthese. Zuverlässiger ist das Reiber-Diagramm. Bestimmung der lokalen IgM- und IgA-Synthese in gleicher Weise möglich.
- **Oligoklonale Banden** mittels isoelektrischer Fokussierung. Sensitive Methode zum Nachweis einer intrathekalen IgG-Synthese.
- **Erregerspezif. Antikörper** (AK-Index): 8–10 d nach Inf. pos. **Cave:** Der Nachweis eines AK heißt nicht zwangsläufig, dass auch eine ZNS-Inf. mit diesem Agens vorliegt. Bei MS findet man oft eine polyklonale Immunstimulation mit AK-Bildung gegen Röteln, Masern und VZV.
- PCR zum Nachweis viraler DNA: z. B. HSV, VZV, CMV.

15

Tab. 15.9 Liquoreiweiß

Liquoreiweiß	Normal	Grenzbereich	Pathologisch
Ges.-Protein (mg/l)	≤ 450	≤ 450–600	≥ 600
Albumin-Quotient (x10^{-3})	≤ 8	≤ 8–10	≥ 10

Tab. 15.10 Liquorbefundkonstellation

	Zellzahl pro μl	Zelldifferenzierung	Ges.-Eiweiß (mg/l)	Immunglobulinsynthese	Bemerkungen (Laktat in mmol/l)
Virale Meningitis	≤ 1.000	Mononukleär, aktivierte B-Lymphozyten	≤ 1.500	Keine	Laktat ≤ 2,5, meist kein Erregernachweis
Eitrige Meningitis	≥ 1.000	Neutrophilie	≥ 1.500	Keine	Laktat ≥ 4, Grampräparat, Kultur
Tuberkulöse Meningitis	≤ 300	Buntes Zellbild	≥ 1.500	IgA, IgG, nach Wo.	PCR, Ziehl-Neelsen-Färbung, Laktat ≥ 4, Kultur
Pilzmeningitis	≤ 300	Buntes Zellbild	≥ 1.500	IgG, IgA	Grampräparat, Kryptokokkenantigen, Tuschepräparat, Kultur
Neuroborreliose	≤ 500	Mononukleär, aktivierte B-Lymphozyten	500–4.500	IgM, IgG	Laktat ≤ 3,5, pos. AK-Index
Neurosyphilis	Normal –300	Mononukleär, aktivierte B-Lymphozyten	500–1.500	IgG	Pos. AK-Index (TPHA), VDRL
HSV-Enzephalitis	30–300	Mononukleär, aktivierte B-Lymphozyten, Erythrophagen	≤ 1.500, im Verlauf auch höher	IgG	PCR, Laktat ≤ 3,0 im Verlauf bis 5, AK gegen HSV
HIV-Enzephalitis	Normal –30	Mononukleär, aktivierte B-Lymphozyten	≥ 800	Polyklonal alle IgG-Klassen	Pos. AK-Index, PCR
Akute disseminierte Enzephalomyelitis	Normal –300	Mononukleär, aktivierte B-Lymphozyten	≤ 1.000	Evtl. IgG im Verlauf	Laktat ≤ 2,5

15

Tab. 15.10	Liquorbefundkonstellation *(Forts.)*				
	Zellzahl pro µl	**Zelldifferenzierung**	**Ges.-Eiweiß (mg/l)**	**Immunglobulinsynthese**	**Bemerkungen (Laktat in mmol/l)**
Multiple Sklerose	Normal –30	Mononukleär, aktivierte B-Lymphozyten, Plasmazellen	≤ 800	IgG	Oligoklonale Banden
Meningeosis	15–800	Tumorzellen	≥ 1.000		Zytologie erforderlich

15.2.3 Ultraschall-Gefäßdiagnostik

Die Farbduplex-Sonografie ist Standardverfahren für differenzierte Hirngefäßdiagn. Sie erlaubt den Nachweis und die genaue Quantifizierung von Gefäßstenosen und ermöglicht durch Darstellung der Gefäßwand Aussagen über die Morphologie. Ergänzt wird die Duplex-Sono durch die cw-Doppler-Sono zur Beurteilung der Periorbitalarterien (A. supratrochlearis, wichtig für Quantifizierung von A.-carotis-interna-Stenosen) und der A. subclavia. Ambulant wird cw-Doppler-Sono auch allein eingesetzt, Normalbefunde haben bei erfahrenem Untersucher hohe Validität, Normvarianten und path. Befunde können aber mit dieser Methode meist nicht sicher unterschieden werden.
An intrakraniellen Gefäßen evtl. transkranielle Doppler-Sono (ohne Bildgebung). Besser intrakranielle Farbduplex-Sono, da path. Befunde (z. B. akuter Gefäßverschluss) sicher festgestellt werden.

Indikationen extrakranielle Farbduplex-Sonografie
- Akutdiagn. bei V. a. Gefäßverschluss, Gefäßstenose, Suche nach Emboliequelle bei Schlaganfall, TIA oder unilateraler Sehstörung.
- Ausschluss eines Gefäßverschlusses oder einer Gefäßstenose bei Schwindel, Bewusstseinsstörung oder Kopfschmerz.
- Frage nach AV-Malformation oder AV-Fistel bei pulssynchronem Tinnitus oder atypischer Hirnblutung.
- Ausschluss von AV-Fistel oder Aneurysma bei pulsierender Halsschwellung.
- Ausschluss einer Gefäßstenose bei Gefäßgeräusch oder Blutdruckdifferenz.
- Nachweis von Takayasu-Arteriitis, Riesenzellarteriitis oder Dissektion.
- Verlaufsuntersuchung bei bekannter Gefäßstenose.
- Diagnostik zur Primärprävention bei vaskulären Risikofaktoren oder pAVK.
- Diagnostik zur Risikoabschätzung vor großen Operationen bei vaskulären Risikofaktoren.
- Funktionsuntersuchung: Ausschluss von Knickstenosen bei kopfhaltungsabhängigen Sympt.

Indikationen intrakranielle Doppler-/Farbduplex-Sonografie
- Akutdiagn. Schlaganfall oder TIA (Gefäßverschluss oder Gefäßstenose).
- Ausschluss Gefäßverschluss oder Gefäßstenose bei Schwindel, Bewusstseinsstörung oder Kopfschmerz.

15

- Darstellung der intrakraniellen Kollateralversorgung bei extrakraniellen Stenosen und Verschlüssen (auch als ergänzendes Kriterium für die Quantifizierung extrakranieller Stenosen).
- Nachweis und Verlaufsbeobachtung von Vasospasmen bei Subarachnoidalblutung.
- Frage nach AV-Malformation bei pulssynchronem Tinnitus oder atypischer Hirnblutung.
- Nachweis des zerebralen Kreislaufstillstands für die Hirntoddiagn.
- Nachweis eines kardialen Re-li-Shunts, z. B. offenes Foramen ovale.
- Spezielle Anwendungen: Emboliedetektion, Feststellung der zerebralen Reservekapazität, intraop. Monitoring.

15.3 Wichtige neurologische Krankheitsbilder

15.3.1 Epileptische Anfälle

- **Epilepsie:** spontanes wiederholtes Auftreten von epileptischen Anfällen.
- **Gelegenheitsanfall** durch Schlafentzug, Fieber, Medikamente und Alkoholentzug provoziert, tonisch klonischer Anfall.

Ätiologie symptomatischer Anfälle
- Alkohol- oder Medikamentenentzug: meist nach 1–2 d, bei Alkoholikern immer an das Vorliegen eines subduralen Hämatoms denken!
- Stoffwechselstörungen: Hypoglykämie, E'lytentgleisungen (Na$^+$, Ca^{2+}, Mg^{2+}), Urämie ▶ 9.7.4, hepatische Enzephalopathie.
- ZNS-Erkr.: SHT, Tumoren, Meningitis (▶ 15.3.4), Enzephalitis (▶ 15.3.5), Hirnabszess (▶ 15.3.4), zerebrovaskuläre Erkr. (z. B. embolische Hirninfarkte, Sinusthrombose, SAB ▶ 15.3.2), demyelinisierende Erkr. (MS ▶ 15.3.7), degenerative ZNS-Erkr.
- Medikamente: Penicillin, Antituberkulotika, Theophyllin, Lokalanästhetika, Antihistaminika, Antidepressiva, Neuroleptika.
- Andere: Fieber (bei Kindern), unregelmäßige Einnahme der Antiepileptika.

Anamnese
- Anfallsbeschreibung: Augenzeugen, Erinnerung des Pat. an die Auraphase oder den fokalen Anfall. Topologisch entscheidend ist der Anfallsbeginn. Dauer des Anfalls, Vorliegen einer postiktalen Umdämmerung oder Defizits, Einnässen, Einkoten, Verletzung im Anfall, lateraler Zungenbiss zur Abgrenzung ggü. einer Synkope.
- Familienanamnese.
- Provozierende Faktoren: Schlafentzug, Alkohol, Flackerlicht, Hypoglykämie, Medikamente, Drogen (Gelegenheitsanfälle).
- Vorerkr.: zerebrovaskuläre Erkr., SHT, Meningitiden, Tumoren (symptomatische Epilepsie). Frühere Anfälle, Fieberkrämpfe, kindliche Entwicklung (frühkindliche Hirnschädigung).

> Im Erwachsenenalter erstmalig auftretende epileptische Anfälle, die nicht durch Alkoholentzug erklärt sind, erfordern Ausschluss eines Hirntumors (MRT) und ggf. einer Enzephalitis (Liquor) oder anderer neurolog. Erkr.

Anfallsklassifikation

Fokale (partielle) Anfälle

- **Einfach fokale (partielle) Anfälle** (ohne Bewusstseinsstörung): mit motorischen, sensorischen, vegetativen oder psychischen Sympt.
  - Jackson-Anfall: Ausbreitung („March") der epileptischen Aktivität.
- **Komplex fokale (partielle) Anfälle** (mit Bewusstseinsstörung): Beginn oft mit Aura (z. B. unbestimmtes Gefühl, vom Bauch aufsteigendes Wärmegefühl), dann Verharren, fehlende Kontaktfähigkeit, oft Automatismen (Schmatzen, Nesteln an der Kleidung). Dauer meist 1–3 Min. Daneben können auch psychische Störungen im Vordergrund stehen (affektive Störungen, Halluzinationen und Illusionen). Selten vegetative Sympt., z. B. Brady- oder Tachykardien. Iktale oder postiktale Sprachstörungen weisen auf einen Anfallsursprung in der dominanten Hemisphäre.

Generalisierte Anfälle

- **Absencen:** plötzlich beginnende und endende Bewusstseinsstörung (seelische Pause) von 7–10 Sek. Dauer, keine Aura, häufig Myoklonien und Automatismen. Beginn im 6.–14. Lj., zahlreiche Anfälle pro Tag. EEG: 3–4/Sek. Spike-Wave-Komplexe.
- **Tonisch klonische Anfälle (Grand Mal):** Beginn der tonischen Phase (Dauer ~20 Sek.) mit Verkrampfung der Gesichts- (geöffnete Augen, Blick nach oben) und Extremitätenmuskulatur, Initialschrei, Bewusstseinsstörung, Apnoe, Übergang in die klonische Phase (Dauer ca. 40 Sek.). Nach dieser Phase können für mehrere Min. erneut tonische Kontraktionen auftreten. Es folgt die postiktale Phase mit Desorientiertheit oder ein Terminalschlaf.
- **Myoklonische Anfälle:** kurze Muskelkontraktionen einzelner oder mehrerer Muskelgruppen (Dauer 15–60 ms), bei Auftreten in Serie sind diese nicht rhythmisch im Gegensatz zum Klonus, keine Bewusstseinsstörung → Auftreten bei zahlreichen Erkr. auch nichtepileptischer Genese.
- **Status epilepticus:**
  - Epileptischer Anfall von > 5 Min. Dauer bei generalisierten tonisch klonischen Anfällen > 20–30 Min. bei fokalen Anfällen und Absencen.
  - Sequenz von einzelnen epileptischen Anfällen in kurzen Abständen, zwischen denen das Bewusstsein nicht wiedererlangt wird. Jeglicher Typ fokaler und generalisierter Anfälle kann einen Status epilepticus ausbilden.

Differenzialdiagnosen

- Synkopen ▶ 4.1.5.
- **Psychogene Anfälle:** bizarre, unkoordinierte Bewegungen (Arc de Cercle) ohne die typische Stereotypie epileptischer Anfälle und Dauer über viele Min. Zukneifen der Augen (Lidtest: Öffnen der Augenlider).
- **Strecksynergismen:** meist tonisches Strecken und Innenrotieren, selten klonisch (geringere Amplitude als bei epileptischen Anfällen) → bei akuter Dezerebration (z. B. Basilarisverschluss ▶ 15.3.2, Hypoxie) oder akuter Hirndrucksteigerung.

15

Lateraler Zungenbiss, Kopfprellmarken und postiktale Verwirrtheit deuten mit hoher Wahrscheinlichkeit auf einen epileptischen Anfall hin. Einnässen ist ein wenig verlässlicher Hinweis, kommt auch häufig bei Synkopen vor.

Weiterführende Diagnostik

- Labor: BZ, CK (v. a. bei Alkoholentzugsanfällen auch im Verlauf alle 12 h, da Gefahr der Rhabdomyolyse), BB, Leberenzyme, E'lyte, Krea, Gerinnung.
- EEG: bei unklarer Anfallsart ggf. einschl. Provokationsmethoden (Hyperventilation und Schlafentzug). **Cave:** Ein normales EEG schließt eine Epilepsie nicht aus.
- Zerebrale Bildgebung: bei erstem Anfall (außer Alkokolentzugsanfall) MRT zur Frage Raumforderung. In anderen Fällen mit Sturz und Schädeltrauma CCT zur Frage intrakranielle Blutung.
- Liquoruntersuchung: bei 1. Anfall zur Frage Enzephalitis.

Therapie

> ⚡ **Therapie des Status epilepticus**
> Über 15–30 Min. andauernde epileptische Zustände werden als Status bezeichnet. Liegt auch vor, wenn zwischen 2 tonisch klonischen Anfällen das Bewusstsein nicht wiedererlangt wird. Grundsätzlich können alle Anfallstypen als Status auftreten. Letalität 5–10 %, deshalb Ther. auf Intensivstation. Atemwege freihalten: Gummikeil zwischen die seitlichen Zahnreihen, Wendel- oder Guedel-Tubus, ggf. Intubation.

- **Anfallstherapie:** Pat. aus Gefahrenzone bringen und Kopf mit weicher Unterlage vor Verletzungen schützen, bis die Zuckungen abklingen. Nach dem Anfall stabile Seitenlage und Freihalten der Atemwege bis zum Wiedererlangen des Bewusstseins. **Cave:** keine medikamentöse Ther. (▶ Tab. 15.11) eines einzelnen Anfalls wegen erschwerter Beurteilbarkeit der Reorientierung und damit über den Umfang der notfallmäßigen apparativen Zusatzdiagn.
    - Initial Lorazepam (z. B. Tavor®) 4 mg i. v. (2 mg/Min.), ggf. wiederholen, max. 10 mg (Lorazepam muss bis zur Verwendung gekühlt aufbewahrt und zur Injektion verdünnt werden) oder Diazepam (z. B. Valium®) 10–20 mg i. v. (5 mg/Min.), ggf. wiederholen, max. 30 mg, oder Clonazepam (Rivotril®) 1–2 mg i. v. (0,5 mg/Min.), ggf. wiederholen, max. etwa 6 mg.
    - Danach, ggf. parallel über separaten i. v. Zugang Phenytoin (z. B. Zentropil®) 250–500 mg langsam i. v. (50 mg/Min), ggf. nach 20–30 Min. wiederholen.
    - Alternativ bei initialer Nichtverfügbarkeit eines i. v. Zugangs: Diazepam 10–20 mg als Rektiole (auch durch erstbehandelnde Laien), ggf. wiederholen bei Fortdauer des Status.
    - Bei Therapieversagen nach Benzodiazepin- und Phenytoingabe: Phenobarbital 20 mg/kg KG i. v. (100 mg/Min.) oder Valproat 10–20 mg/kg KG/d als Bolus, ggf. wiederholen, dann max. 6 mg/kg KG/h.
    - Bei Therapieversagen von Phenobarbital/Valproat: Intubation und Barbituratnarkose mit Thiopental (alternativ Propofol oder Midazolam), EEG-gesteuert.
- **Antiepileptische Dauertherapie:** immer erst Monother.; meist nach 2. Anfall oder bei sympt. Epilepsie auch nach einem Anfall indiziert. Spiegelkontrollen bei erneuten Anfällen oder Intox. Möglichst nur 1–2 Tagesdosen (Retardpräparate). Bei Versagen einer zweiten Monother. Kombinationsther. unter Beachtung der WW, Spiegelkontrollen, hier Ind. neuerer Substanzen.
    - Fokale Epilepsie, auch bei sek. generalisierten Anfällen: Levetiracetam (z. B. Keppra®) oder Lamotrigin (z. B. Lamictal®, langsam aufdosieren),

15

für ältere Pat. Gabapentin (z. B. Neurontin®). Gut wirksam, aber vom NW-Profil ungünstiger sind Carbamazepin (z. B. Timonil oder Tegretal®), Valproat (z. B. Ergenyl® oder Orfiril®), Oxcarbazepin (z. B. Trileptal®) oder Topiramat (z. B. Topamax®).

– Absencenepilepsie: Ethosuximid (z. B. Petnidan®) oder Valproat.
– Prim. generalisierte Epilepsien mit generalisierten tonisch klonischen Anfällen: Valproat oder Lamotrigin (Lamictal®).
– Myoklonien: Valproat, Benzodiazepine.

Pat., die an einer Epilepsie leiden, müssen i. d. R. 1 J. anfallsfrei sein, bevor sie wieder ein Fahrzeug führen dürfen. Bei Gelegenheitsanfällen ist das individuelle Wiederholungsrisiko abzuschätzen. Meist 3–6 Mon. Fahrverbot. Einzelheiten unter: www.bast.de/cln_030/nn_42254/SharedDocs/Publikationen/Begutachtungsleitlinien,templateId=raw,property=publicationFile.pdf/Begutachtungsleitlinien.pdf.
Das Pat.-Gespräch ist in der Akte zu dokumentieren.

Tab. 15.11 Antiepileptika: Dosierung, therapeutische Serumkonzentrationen, Nebenwirkungen

Medikament	Tagesdosis Erw.	HWZ (h)	Serumspiegel (µg/ml)	Nebenwirkungen	Arzneimittelwechselwirkungen
Carbamazepin (z. B. Timonil®, Sirtal®, Tegretal®), mögl. Retardpräparat	600–1.600 mg in 2–3 Gaben Initial 400 mg/d, Dosiserhöhung alle 3 d um 200 mg, bei alten Menschen langsamer	12	4–12	Allergie, Leukopenie, Thrombozytopenie, Hyponatriämie, Osteopathie, Müdigkeit, Schwindel, Nystagmus, Doppelbilder, Ataxie, Hyperkinesen, HRS, Lupus erythematodes	Erniedrigt Serumkonz. anderer Antiepileptika sowie u. a. von Phenprocoumon, Digitalis, Kontrazeptiva, Theophyllin
Ethosuximid (z. B. Suxinutin®, Petnidan®)	500–1.500 mg in 2 Gaben Initial 250 mg/d, Dosiserhöhung alle 5 d um 250 mg	48	40–100	Magenbeschwerden (→ Tbl. zu den Mahlzeiten einnehmen). Selten Depression	Erhöht den Phenytoinspiegel
Gabapentin (z. B. Neurontin®)	900–2.400 mg in 3 Gaben Initial 300 mg/d, Dosiserhöhung alle 3 d um 300 mg	6	5–20	Müdigkeit, Übelkeit, Schwindel, Ataxie, Nystagmus	Keine

15

Tab. 15.11 Antiepileptika: Dosierung, therapeutische Serumkonzentrationen, Nebenwirkungen *(Forts.)*

Medikament	Tagesdosis Erw.	HWZ (h)	Serum-spiegel (µg/ml)	Neben-wirkungen	Arzneimit-telwechsel-wirkungen
Lamotrigin (z.B. Lamictal®)	100–600 mg, zusammen mit Valproat 100–200 mg in 2 Gaben Initial 25 mg/d, Dosiserhöhung alle 2 Wo. um 25 mg (bei Komedikation von Valproat Hälfte der Dosis)	30	2–8	Exanthem, selten Stevens-Johnson-Sy.; bei Exanthem für 2 Wo. absetzen, dann sehr langsam einschleichen, Kopfschmerzen, Erbrechen, Doppelbilder, Depression, Schlafstörung	Valproat hemmt den Abbau
Levetiracetam (z.B. Keppra®)	1.000–3.000 mg in 2 Gaben Initial 500–1.000 mg/d, Dosiserhöhung jede Wo. um 500 mg	6–8	Keine Spiegelbestimmung	Schwindel, Benommenheit, Irritabilität	Keine; renale Ausscheidung
Oxcarbazepin (z.B. Trileptal®, Timox®)	600–2.400 mg/d in 2 Gaben Initial 300–600 mg, Dosiserhöhung alle 3–4 d um 300 mg	10	10–20	Wie Carbamazepin, aber weniger Allergien, etwa 30 % Kreuzreaktionen, häufiger Hyponatriämie	Deutlich geringere Enzyminduktion als Carbamazepin. **Cave:** Kontrazeptiva! Nicht mit MAO-Hemmern kombinieren
Topiramat (z.B. Topamax®)	100 mg (Monother.), 200–400 mg (Zusatzther.) in 2 Gaben Initial 25 mg, Dosiserhöhung alle 1–2 Wo. um 25–50 mg	20–30	4–12	Müdigkeit, Tremor, Schwindel, Übelkeit, Anorexie, Parästhesien, selten kognitive Störung und Nierensteine	Carbamazepin und Phenytoin senken Plasmaspiegel, selten Erhöhung des Phenytoinspiegels

15

Tab. 15.11 Antiepileptika: Dosierung, therapeutische Serumkonzentrationen, Nebenwirkungen *(Forts.)*

Medikament	Tagesdosis Erw.	HWZ (h)	Serum-spiegel (µg/ml)	Neben-wirkungen	Arzneimit-telwechsel-wirkungen
Valproat (z. B. Orfiril®, Convulex®, Ergenyl®), mögl. Retardpräparat	900–2.400 mg in 2 Gaben. Initial 500 mg, Dosiserhöhung alle 3 d um 500 mg. Bei Kombinationsther. geringere Dosis (Facharzt!)	12	50–120	Gewichtszunahme, Haarausfall, Tremor (mit β-Blocker zu behandeln), Schwindel, Erbrechen, Hep. (v. a. Kinder und Jugendliche gefährdet), Enzephalopathie, Gerinnungsstörung	Erhöht die Plasmakonz. von Phenytoin, Phenobarbital und Lamotrigin, kein Einfluss auf Kontrazeptiva, Phenprocoumon, Digitalis

15.3.2 Schlaganfall („Stroke")

Diagnostik Bei akutem Schlaganfall sind 5 Fragen zu klären:
1. Liegt überhaupt ein vaskuläres Ereignis vor? In ca. 10 % andere Diagn.: Todd-Parese (funktionelle Lähmung) nach Krampfanfall, Enzephalitis, Migräne mit Aura, Hirntumor mit Einblutung, Contusio cerebri, akuter MS-Schub, periphere Nervenläsion, psychogene Lähmung.
2. Differenzierung Ischämie (85–90 %)/Blutung (10 %)/besondere Pathologie (3 %): sofort CCT. Bei Ischämie im Frühstadium unauffälliges CT, intrazerebrale Blutung ist sofort erkennbar, Sinusthrombose oder Subduralhämatom nur z. T. nachweisbar.
3. Ind. zu spezif. Akutther.: bei Ischämie z. B. Fibrinolyse. Bei Blutung Frage der OP-Ind.
4. Ind. zu spezif. Sekundärprävention: bei Ischämie z. B. Beseitigung einer Gefäßstenose oder Behandlung einer Emboliequelle mit Antikoagulanzien, bei Blutung Ausschaltung der Blutungsquelle (z. B. Aneurysma, AV-Fistel).
5. Ausschluss von gleichzeitigem Herzinfarkt, Blutdruckentgleisung, Störung von Stoffwechsel (BZ)/E'lyten: immer EKG, Basislabor (BB, Gerinnung, BZ, Elektrolyte, Nierenwerte, CRP, Troponin, CK), internistischer Befund, ggf. Rö-Thorax.

Zerebrale Ischämie

Ätiologische Diagnostik ▶ Tab. 15.12. Da das Hirninfarktmuster im frühen CT nicht erkennbar ist, muss bei anhaltendem Defizit eine zweite Bildgebung mit MRT oder CT (dann nach mehr als 24 h) erfolgen. Für die Erkennung der Ischämie-Pathogenese sind aber auch klin. und Gefäß-Ultraschallkriterien hilfreich ▶ Tab. 15.13).

15

Tab. 15.12 Ätiologische Klärung der zerebralen Ischämie (häufigste Ursachen)

	Ursache	Diagnostik
Mikroangiopathie	Art. Hypertonie	RR, evtl. Langzeit-RR
	Diab. mell.	BZ, evtl. BZ-Profil, HbA$_{1c}$
	Vaskulitis	Labor, evtl. Liquor
	Genetisch (CADASIL)	Familienanamnese, evtl. Haut-Muskel-Biopsie, genetische Untersuchung
Low-Flow-Ischämie	Gefäßstenose/Verschluss und unzureichende Kollateralversorgung	Doppler-/Farbduplex-Sono extra- und intrakraniell, evtl. ergänzend MR-Angio
Embolie	Emboliequelle an den hirnversorgenden Arterien	Farbduplex-Sono
	Dissektion	Einseitiger Kopfschmerz; Farbduplex-Sono, MRT
	Vorhofflimmern, evtl. intermittierend	EKG, Langzeit-EKG
	Endokarditis, Herzklappenerkr. mit Vegetationen, Z. n. Herzinfarkt mit Hypokinesien, CMP	Herzecho transthorakal, bei unauffälligem Befund auch transösophageal (TEE)
	Emboliequelle am Aortenbogen	TEE
	Kardialer Re-li-Shunt	TEE oder TCD mit KM

15

Tab. 15.13 Kriterien für die Erkennung der Ischämie-Pathogenese

	Mikroangiopathie	Embolie (kardiogen oder arterioart.)	Low-Flow-Ischämie (hämodynamisch)
Hirninfarktmuster in CT/MRT	Lakunär (Marklager, meist unter Balkenniveau)	Territorial (Kortex häufig einbezogen) oder Linsenkern	Grenzzonen- oder Endstrominfarkt
Klin. Sy.	Lakunäres Sy. (z. B. Pure Motor Stroke)	Kortikale Sympt. (z. B. Aphasie, Apraxie, Alexie, Neglect)	Fluktuierende gleichartige Sympt.
Gefäß-Ultraschall ▸ 15.2.3	Dilatative Arteriopathie oder unauffällig	Stenosenachweis (bei arterioart. Embolie) oder unauffällig (bei kardiogener Embolie)	Sehr hochgradige Stenose/Verschluss, unzureichende Kollateralversorgung, aufgehobene Vasomotorenreaktivität

Unabhängig von der Ischämie-Pathogenese und -Ätiologie ggf. ergänzende Labordiagn. zur Frage einer besonderen Schlaganfallursache wie Vaskulitis, Thrombophilie.

Akutbehandlung: Fibrinolyse

D Akutther. (z. B. Fibrinolyse): muss sofort eingeleitet werden: „Time is brain"!

- **Ind.:**
  - Akuter Hemisphäreninfarkt mit Beginn der Sympt. < 4,5 h vor Lysebeginn.
  - Ausfälle mittelschwer bis schwer = NIHSS > 3 Punkte, aber < 16 Punkte (re Hemisphäre) bzw. < 20 Punkte (li Hemisphäre).
  - Keine Rückbildungstendenz der Sympt.
- **KI:**
  - Alter > 80 J.
  - Koma, initialer Krampfanfall, RR > 230/130 mmHg.
  - Hirninfarkt in den letzten 4 Wo.
  - Laufende Antikoagulation (z. B. Heparin/Marcumar® mit INR > 1,5), große OP/schweres Trauma in den letzten 2 Wo., Hirnblutung/SHT/ZNS-OP in den letzten 3 Mon., art. Punktion oder Lumbalpunktion in den letzten 3 d.
  - Florides Ulcus ventriculi/duodeni, GI-Blutung/Harnwegsblutung in den letzten 3 Wo., Kolitis/Ösophagusvarizen/Aortenaneurysma, konsumierende Erkr., schwere diab. Retinopathie, Schwangerschaft, klin. Zeichen der Endokarditis.
  - Thrombozyten < 100.000/µl, Quick < 50 %.
  - CT: intrakranielle Blutung oder Hirntumor, frisches, aber bereits hypodens demarkiertes Infarktareal > ⅓ des Mediaterritoriums, verstrichene Rindenzeichnung > ⅓ des Mediaterritoriums, ausgeprägte Mikroangiopathie.

Sonderfälle
- **Low-Flow-Ischämie:** hämodynamisch bedingte Perfusionsstörung durch Druckabfall hinter Stenose bei unzureichender Kollateralversorgung. Klin. fluktuierende, immer gleichartige Fokalsympt. Diagn.: Gefäßsono extra- und intrakraniell, CT/MRT zeigt evtl. Low-Flow-Infarkte. Ther.: konsequente Blutdruckanhebung bzw. -stabilisierung, ggf. mit Katecholaminen; in Einzelfällen evtl. Ind. zur frühen Revaskularisation (OP/PTA).
- **Basilaristhrombose:** progrediente, oft fluktuierende Hirnstammsympt. mit Hirnnervensympt. (z. B. Doppelbildern), Dysarthrie, Schwindel und Ataxie, Schluckstörung, schließlich Tetraparese und Bewusstseinsstörung. Diagn.: Gefäßsono extra- und intrakraniell, CT-A. Ther.: bei stabiler Sympt. Antikoagulation (initial Heparinperfusor) oder komb. Plättchenhemmung mit ASS und Clopidogrel, „Off-Label-Ind.", zeitl. begrenzt auf 2–4 Mon., bei Progredienz ggf. lokale Fibrinolyse.
- **Raumfordernder Kleinhirninfarkt:** kann durch Kompression des Aquädukts einen akuten Verschlusshydrozephalus verursachen. Pat. mit Kleinhirninfarkt sollten sorgfältig überwacht werden: Bei Verschlechterung der Bewusstseinslage CCT und ggf. op. Dekompression.

15

Management Akute neurolog. Sympt. stehen zwar im Vordergrund, die Progn. hängt aber auch wesentlich von den Begleiterkr. ab.
- Respir. Funktion: Schutz der Atemwege und Aufrechterhaltung einer adäquaten Ventilation, Oxygenierung via Nasensonde mit 2–4 l O_2/Min., frühe mechanische Ventilation bei abfallender Sauerstoffsättigung.

- Herz-Kreislauf-Funktion: Blutdruck nur vorsichtig senken, Werte von 180/100 mmHg sind im Frühstadium zu tolerieren.
- Stoffwechsel: Hyperglykämie prognost. ungünstig, Ziel-BZ < 200 mg/dl durch Insulingabe.
- Körpertemperatur: erhöhte Körpertemperatur prognost. ungünstig; bei > 37,5 °C Antipyretika wie Paracetamol.
- Flüssigkeits- und Elektrolythaushalt kontrollieren und ggf. ausgleichen.
- Prophylaxe von Lungenembolien und tiefen Beinvenenthrombosen: niedermolekulares Heparin (▶ 19.8) bei bettlägerigen Schlaganfallpat. oder solchen mit relevanten Beinparesen.

Sekundärprävention Pat. profitieren umso mehr, je geringer die Ausfälle durch das erste Ereignis sind. Größter Vorteil bei rascher und vollständiger Rückbildung der Defizite (TIA). Kurzes Zeitfenster: Unbehandelt erleiden 12 % der TIA-Pat. innerhalb von 30 d einen Schlaganfall, in der Hälfte dieser Fälle Insult bereits innerhalb von 2 d → frühzeitig beginnen.

- Abhängig von Ischämie-Ursache (mikroangiopathisch, embolisch, hämodynamisch) ▶ Tab. 15.14.
- Unabhängig von der Ischämie-Ursache: Behandlung/Ausschaltung vaskulärer Risikofaktoren (▶ 4.3). Wenn keine Ind. zur Antikoagulation Thrombozytenfunktionshemmer: ASS 100 mg/d oder Aggrenox® (ASS 25 mg + Dipyridamol ret. 200 mg) 2 × 1 Kps./d, bei Unverträglichkeit Clopidogrel 75 mg/d (z. B. Iscover®).

Tab. 15.14 Maßnahmen zur Sekundärprävention in Abhängigkeit von der Ischämie-Ursache

	Ursache	Therapie
Mikroangiopathie	Art. Hypertonie, Diab. mell., CADASIL, unbekannte Ursache	Thrombozytenfunktionshemmer
	Vaskulitis	Immunsuppression
Low-Flow-Ischämie	Gefäßstenose und unzureichende Kollateralversorgung	Evtl. frühzeitig Revaskularisation durch OP oder PTA mit Stent
Embolie	Stenose an den hirnversorgenden Arterien	Bei TIA und „minor stroke": OP bei Stenosegrad ≥ 80 %
	Dissektion	Frühe Antikoagulation (Heparinperfusor), dann Marcumar® für 3–6 Mon. (INR 2–3)
	Vorhofflimmern, evtl. intermittierend	Marcumar® (INR 2–3), alternativ bei Problem der Marcumar-Einstellung: Dabigatran (Pradaxa®) oder Rivaroxaban (Xarelto®)
	Endokarditis, Herzklappenerkr. mit Vegetationen, Z.n. Herzinfarkt mit Hypokinesien, CM	Einzelfallentscheidung: Antikoagulation, ggf. OP
	Kardialer Re-li-Shunt	Thrombozytenfunktionshemmer, bei Rezidiv oder Vorhofseptumaneurysma Marcumar®

Intrazerebrale Blutung (ICB)
Ursachen
- **Prim. ICB:** Hypertonie, Lokalisation meist in Stammganglien oder Pons; Auslösung z. T. in physischen oder psychischen Akutsituationen mit Blutdrucksteigerung.
- **Sek. ICB:** vaskuläre Malformation (AV-Angiom, AV-Fistel, Aneurysma, Kavernom), Gerinnungsther. (Marcumar®), Blutungsleiden und Gerinnungsstörung (z. B. Von-Willebrand-Jürgens-Erkr., Leberzirrhose), Tumoreinblutung (Glioblastom, Metastase), Sinusvenenthrombose, Vaskulitis, Amyloidangiopathie.

Diagnostik
- **Obligat:** kurzfristige Verlaufskontrollen des neurolog. Status (Bewusstseinslage), CT-Kontrolle bei klin. Verschlechterung, Basislabor mit Gerinnung, immunolog. Status.
- **Im Einzelfall:** bei Blutung in atypischer Lokalisation (außerhalb Stammganglien und Pons), insb. wenn keine Hypertonie vorliegt MRT und MR-Angio, Doppler- und Duplex-Sono extra- und intrakraniell, ggf. CT-A, ggf. Katheter-Angio; Vaskulitisdiagn.; Abklärung von Gerinnungsstörungen.

Akutbehandlung
- **Spezif. Maßnahmen:**
  - Op. Hämatomausräumung: immer indiziert bei raumfordernder Kleinhirnblutung mit Hirnstammkompression; keine Ind. bei kleinen Hämatomen, großen linkshirnigen Blutungen sowie prim. komatösen Pat. Bei mittelgroßen Hämatomen und mittelschwerer klin. Sympt. OP evtl. bei progredienter Bewusstseinsstörung (Einzelfallentscheidung).
  - Operative Ventrikeldrainage: bei Hydrozephalus und Ventrikeleinblutung.
  - Gerinnungsther.: schnellstmögliche Korrektur einer Gerinnungsstörung (PPSB, FFP).
- **Allg. Maßnahmen:**
  - Hirndruckther.: keine Steroide; bei Hirndruckkrisen Mannitol (bis 6 × 125 ml); frühzeitige Intubation und kontrollierte Beatmung.
  - Herz-Kreislauf-Funktion: sorgfältiges Blutdruckmonitoring: Blutdruckwerte sollen nicht zu hoch sein, aber auch nicht zu stark gesenkt werden, Werte von 170/90 mmHg sind zu tolerieren.
  - Prophylaxe von Lungenembolien und tiefen Beinvenenthrombosen: Kompressionsstrümpfe, evtl. Thromboseprophylaxe mit „Low-Dose"-Heparin.

Sekundärprävention
- Hypertonie: konsequente Behandlung, ggf. Hypertonusabklärung.
- Blutung aus vaskulärer Malformation: Beseitigung der Blutungsquelle (durch OP oder ggf. endovaskuläre Intervention).

Subarachnoidalblutung (SAB)

Leitsymptome
Akut einsetzende, bisher unbekannte Kopf- und Nackenschmerzen (keineswegs immer stärkste „Vernichtungskopfschmerzen") oft verbunden mit akuter Bewusstseinsstörung. In der Hälfte der Fälle kein abrupter Beginn, sondern über Min. zunehmende Kopfschmerzen.

15

Ursachen In 80 % Blutung aus einem Aneurysma der basalen Hirnarterien, in 5 % Blutung aus a. v. Fehlbildung. Andere Ursachen: Dissektionen intrakranieller Arterien, Vaskulitis, Gerinnungsstörung, Sinusvenenthrombose. In 10–15 % keine Blutungsquelle nachweisbar.

Klinik (▶ Tab. 15.15). Weitere häufige Sympt., z. T. verzögert auftretend: Nackensteife, Übelkeit, Erbrechen. Krampfanfälle oder fokale neurolog. Defizite in der Initialphase sprechen für zusätzliches intrazerebrales Hämatom.

Tab. 15.15 Klassifikation der SAB nach Hunt und Hess

Grad	Kriterien
I	Asymptomatisch oder leichte Kopfschmerzen, geringer Meningismus
II	Starke Kopfschmerzen, Meningismus, keine Fokalneurologie außer Hirnnervenstörungen
III	Somnolenz, Verwirrtheit, leichte Fokalneurologie
IV	Sopor, mäßige bis schwere Hemiparese, vegetative Störungen
V	Koma, Einklemmungszeichen

Komplikationen Rezidivblutung, vasospasmusbedingte Hirninfarkte, Hydrozephalus.

Diagnostik
- CT: Sensitivität von 98 % in den ersten 12 h, von 75 % an Tag 3 und von 50 % an Tag 7.
- Lumbalpunktion: bei unauffälligem CT und klin. Verdacht. Unauffälliger Liquor schließt eine SAB innerhalb der letzten 2–3 Wo. aus. Bei blutigem Liquor artifizielle Blutbeimengung möglich, Xanthochromie nach Zentrifugation (entsteht innerhalb weniger h) beweist prim. Blutung. Ferritin und Siderophagen können eine SAB noch nach 3–4 Wo. nachweisen.
- Transkranielle Doppler-Sono: zum Nachweis und Verlauf von Vasospasmen, soll in den ersten 10 d tägl. erfolgen.

Bei SAB-Nachweis Verlegung in neurochir./-radiolog. Zentrum und DSA zur Suche der Blutungsquelle.

Therapie
- Aneurysmanachweis: Ausschaltung durch OP (Clipping) oder endovaskulär (Coiling).
- Hydrozephalus: Liquordrainage.
- Blutdruck: Zielwert systolisch bei Normotonikern 140 mmHg, bei Hypertonikern 170 mmHg.
- Analgesie: Paracetamol (z. B. ben-u-ron® Supp), ggf. Metamizol und Opioide, kein ASS!
- Vasopasmus-Prophylaxe: Nimodipin 60 mg p. o. (Nimotop®) alle 4 h über 21 d, ggf. i. v. über Perfusor mit 1 mg/h.
- Vasospasmusther.: hypertensive hypervolämische Hämodilution (Triple-H), z. B. 10 % HAES 130, 500–1.000 ml/d i. v.

15

Sinusvenenthrombose (SVT)

Ätiologie

- Vom Lebensalter abhängige Ursachen (Bsp.):
  - Kinder: gehäuft septische ST (durch Übergreifen einer subakut bis chron. verlaufenden Mastoiditis auf die anatomisch eng benachbarten Sinus sigmoideus bzw. transversus).
  - Junge Erw.: gehäuft blande ST bei jungen Frauen, die orale Kontrazeptiva einnehmen, sowie im Wochenbett; insb. bei Protein-C- und -S-Mangel sowie Antithrombin-III-Mangel. Als KO bei zahlreichen Erkr. wie Vaskulitiden (M. Behçet!), Leukämien, Chemo- und Kortisonther., Malignomen.
  - Erw. im höheren Lebensalter: blande ST bei Dehydratation sowie Herz- und Kreislauferkr.
- **Septische SVT:**
  - Lokal: Inf. im Mittelgesichtsbereich, Otitis media, Tonsillitis, Sinusitis, Stomatitis, Zahnabszesse, Hirnabszess, Meningoenzephalitis.
  - Generalisiert: bakt. (Septikämie, Endokarditis, Tuberkulose), viral (Masern, Hep., Zytomegalie), parasitär (Malaria, Trichinose), Pilzinf. (Aspergillose).
- **Blande SVT:**
  - Orale Kontrazeptiva: bei 10 % der Fälle alleiniger ätiolog. Faktor.
  - Gerinnungsstörungen: Faktor-V-Leiden-Mutation mit APC-Resistenz (10–25 % der Fälle), Prothrombinmutation G 20210 A, Antithrombin-III-, Protein-C- und -S-Mangel, zirkulierende Immunkomplexe, HIT II, DIC, Plasminogenmangel, Homozysteinurie, Dysfibrinogenämien.
  - Störungen mit venöser Stase: zentralvenöse Katheter, Strangulation.
  - Postpartal: seltener auch während der Schwangerschaft.
  - Hämatolog. Erkr.: Polyzythämie, Sichelzellanämie, parox. nächtliche Hämoglobinurie, hypochrome bzw. immunhämolytische Anämie, Thrombozythämie.
  - Medikamentös-toxische Ursachen: Chemother., Glukokortikoide, Malignom (Ca, Lymphom, Leukämie).
  - Schwere Dehydratation, Herz- und Kreislauferkr.
  - Lokal: SHT, neurochir. OP, mechanische Abflussbehinderung durch Tumoren.

Klinik Häufig Kopfschmerz (oft fluktuierend); bei Stauungsödem oder Blutung häufig Krampfanfall und fokalneurolog. (z. B. sensomotorisches) Defizit; bei globalem Hirnödem Bewusstseinsstörung und Hirndruckzeichen (Stauungspapille).

Diagnostik

- **CT (nativ und nach KM):**
  - Direkte Zeichen: Cord Sign (Hyperdensität eines duralen Sinus oder einer Oberflächenvene im Nativ-CT), „Empty-Delta-Zeichen" (Aussparung im KM-CT).
  - Indirekte Zeichen: fokales, regionales oder globales Ödem durch stauungsbedingte Ischämie; intrazerebrale Stauungsblutungen.
  - Bei V. a. septische Thrombose (Sinus cavernosus oder Sinus transversus) Analyse der angrenzenden Strukturen (Keil- bzw. Schläfenbein) im Knochenfenster.
- **MRT:**
  - Direkte Zeichen: Thrombus in einem duralen Sinus oder einer Oberflächenvene.

15

– Indirekte Zeichen: fokales, regionales oder globales Ödem durch stau-
ungsbedingte Ischämie; intrazerebrale Stauungsblutungen.
- **Venöse MR-Angio:** Nachweis segmentaler Verschlüsse; Nachweis von Kolla-
teralen.
- **Spezifische Labordiagnostik:**
  – Thrombophiliediagn.: Gerinnungsstatus (PTT, Quick, Thrombinzeit, Fib-
rinogen, Thrombozyten), Faktor-V-Leiden-Mutation, Antiphospholipid-
AK, Prothrombinmutation G 20210A, Antithrombin 3, Protein C und S,
Homozystein, Faktor VIII.
  – Vaskulitisdiagn.: CRP, ANA, ds-DNA, Lupus-Antikoagulans, zirkulieren-
de Immunkomplexe, p- und c-ANCA, Kryoglobuline, Komplement C3
und 4, SSA, SSB.

Therapie
- Akutbehandlung (10–14 d): Heparinperfusor mit Ziel-PTT bei 80–90 Sek.,
auch bei Nachweis einer intrazerebralen Stauungsblutung.
- Anschließend (für 6 Mon.): orale Antikoagulation.
- Dauerhafte orale Antikoagulation nach Rezidiv sowie bei Gerinnungsstörun-
gen und Thrombophilie.

15.3.3 Tumorerkrankungen des ZNS

Tab. 15.16 Übersicht häufiger Hirntumoren

	Charakteristika	CCT-Befund
Metastasen	Bronchial-Ca 50 %, Mamma-Ca 20 %, GIT-Tumoren 8 %, Melanom 6 %, uro-genitale Tumoren 6 %, bei ~ 15 % wird kein Primärtumor gefunden	Hypo- oder hyperin-tens, ringförmige KM-Aufnahme, Lokalisati-on: Rinden-Markgren-ze. In 50 % singulär
Malignes Gliom (Glioblastom) 40 %	Schnell wachsend, multizentrisch vor-kommend, mittl. Überlebenszeit 8–12 Mon.	Häufig hyper- und hy-podense Struktur, ringförmiges KM-En-hancement
Niedriggradiges Gliom (Astrozy-tom) 16 %	50 % manifestieren sich über epileptische Anfälle, langsames Wachstum	Hypo- oder isodens, keine oder geringe KM-Aufnahme
Meningeom 18 %	Langsames Wachstum ausgehend von der Arachnoidea, häufig Verkalkun-gen	Hypo- und hyperdense Areale, meist homoge-ne KM-Aufnahme
Hypophysen-adenome 12 %	z. T. hormonaktiv (Amenorrhö, Galak-torrhö, Potenzverlust; Akromegalie, Cushing-Sy.), Gesichtsfelddefekte	KM-Aufnahme
Akustikus-neurinom < 2 %	Meist Hypakusis über viele Jahre zu-nehmend, langsam wachsender Tu-mor; nach 65. Lj. und bei isolierter Hörstörung Verlaufskontrolle, sonst Resektion und Radiother.	Aufweitung des Porus acusticus, KM-Aufnah-me

Klinik Kopfschmerz, Verlangsamung, Apathie, Konzentrations- und Gedächtnisstörungen, Wesensänderung, unsicherer Gang, epileptische Anfälle (▶ 15.3.1), neurolog. Herdsympt.

Diagnostik
- MRT mit KM (Kalkeinlagerungen nur im CT darstellbar).
- Hirnbiopsie: stereotaktisch oder offen.
- Suche nach Primärtumor, falls V. a. Metastase aufgrund der Bildgebung: Thorax-CT, Untersuchung der Brust- und Lk-Regionen, rektale Untersuchung, Haemoccult®, U-Status, Inspektion der Haut, Sono-Abdomen, Skelettszinti.

Therapie
- **Hirnödemther.:** Dexamethason initial 40 mg i. v. (z. B. Fortecortin®), Erhaltungsdosis 4 × 4–8 mg/d p. o. oder i. v. unter Magenschutz mit PPI, zusätzliche Osmother. möglich.
- **Antiepileptische Ther.:** bereits bei Auftreten eines Anfalls; gezielt nach Anfallssympt. fragen (▶ 15.3.1).
- **OP:** Resektion des Tumors oder Reduktion des Tumorvolumens.
- **Radiother.:** konventionelle externe Herd- oder Ganzschädelbestrahlung. **Akute NW:** Kopfschmerzen, Müdigkeit, Übelkeit, Alopezie, Epithelschäden, akutes Hirnödem (deshalb begleitende Glukokortikoidther.). **Späte NW:** u. a. lokale Strahlennekrose, Leukenzephalopathie, Katarakt.
- **Radiochirurgie:** implantierte permanente oder temporäre Strahler (Seeds) oder externe fokussierte Radiochirurgie (Linearbeschleuniger oder „Gamma-Knife") bei kleinen Tumoren.
- **Chemother.:** bei hirneigenen malignen Tumoren z. B. Temozolamid (Temodal®) oder Nitrosoharnstoffe nach OP und Radiother.

15.3.4 Meningitis

15

Inf. der Hirnhäute über den Blutweg (Meningok., Listerien, Tbc) oder per continuitatem (Strept. pneum.; Durchwanderungsmeningitis). Eitrige Meningitiden führen unbehandelt meist innerhalb weniger Tage zum Tod; eine möglichst frühe antibiotische Behandlung ist lebensrettend. Die virale lymphozytäre Meningitis ist die häufigste Infektionskrankheit des ZNS.

> **Leitbefunde**
> Nackensteifigkeit, Kopfschmerzen, Fieber, oft auch Verwirrtheit, Bewusstseinsminderung oder akute Psychose.

Ätiologie
- Bakterien: im Erwachsenenalter v. a. Pneumok. und Meningok. (Neisseria), selten Strept., Listerien, E. coli, daneben Spirochäten (Syphilis, Borreliose), Tbc.
- Viren: Erreger meist nicht nachweisbar (fast sämtliche Viren kommen in Betracht).
- Pilze (bei Immunsuppression): Kryptok., Aspergillen, Candida.
- Parasiten: Toxoplasma gondii, Taenia solium (Zystizerkose).
- Tumorerkr.; systemische Erkr.: Sarkoidose, systemischer Lupus erythematodes.

Eitrige Meningitis
Ätiologie Häufigste Erreger sind Pneumok., Meningok. (Neisseria), Strept., Listerien, bei Kindern auch H. infl., E. coli, Shuntinf. durch Staph. Prädisponierende

Faktoren: Schädelfraktur, Splenektomie, ventrikulärer Shunt, Immunsuppression, Komplementmangel.

Klinik Krankheitsgefühl, langsam zunehmende starke Kopf- und Nackenschmerzen, Fieber, Lichtscheu, Bewusstseinstrübung, epileptische Anfälle. Bei Meningok. typisches hämorrhagisches Exanthem.

Diagnostik

> Bei wachen Pat. ohne Hirndruckzeichen CT und Lumbalpunktion, bei Sopor oder Koma und hochgradigem V. a. bakt. Meningitis sofortiger Therapiebeginn nach Abnahme von Blutkulturen, erst dann CCT und Lumbalpunktion.

- Sofort Blutkulturen, CRP, Blutbild.
- Lumbalpunktion (▶ 15.2.2): makroskopisch, Zellzahl, Zelldifferenzierung, Bakteriologie (Ausstrich, Kultur), wenn neg. Latex-Agglutinationstest (Meningok., Pneumok., H. infl.). Bei Immunschwäche Kryptokokkenantigen. Eiweiß, Glukose, Laktat.
- Im Verlauf Suche nach Eintrittspforte, HNO-Konsil (Sinusitis? Otitis media?), CT der Schädelbasis.

Therapie (Erw.)
- Dexamethason 10 mg sofort i. v., unmittelbar vor Gabe des Antibiotikums (dadurch günstigerer Verlauf der Meningitis, geringere Letalität). Ther. über 4 d mit 4 × 10 mg/d i. v.
- Bei unbekanntem Erreger: Ceftriaxon 1 × 4 g (z. B. Rocephin®), ab 2. Tag 1 × 2 g/d i. v. plus Ampicillin 3 × 4 g/d i. v. (z. B. Binotal®) über 2 Wo.
- Bei Shuntinf., nach neurochir. OP oder SHT: Vancomycin 2 × 1 g/d i. v. plus Meropenem 3 × 2 g/d i. v. (z. B. Meronem®) oder Vancomycin plus Ceftazidim 3 × 2 g/d i. v. (Fortum®).

15

> **Isolierung, Umgebungsprophylaxe, Meldepflicht**
> Bei Meningok.-Meningoenzephalitis (petechiales Exanthem, gramneg. Diplokokken):
> - Isolierung bis 24 h nach Therapiebeginn.
> - Umgebungsprophylaxe mit Rifampicin 2 × 600 mg p. o. (z. B. Rifa®) über 2 d (Erw.) oder Ciprofloxacin 500 mg p. o. (z. B. Ciprobay®) als Einzeldosis (nicht bei Personen < 18 J. sowie in Schwangerschaft oder Stillzeit).
> - Meldung schon bei Krankheitsverdacht innerhalb von 24 h an das (für den Aufenthalt des Betroffenen zuständige) Gesundheitsamt.

Meningokokkenimpfung
Hauptsächlich als Reiseimpfung; gegen Erreger der Serogruppe B, die in Deutschland die Mehrzahl der Meningok.-Erkr. verursachen, steht derzeit noch kein Impfstoff zur Verfügung. Empfehlung der ständigen Impfkommission für die Meningok.-Impfung
- Für Personen, die sich in Regionen aufhalten, in denen Meningok.-Epidemien vorkommen.
- Für Reisende in epidemische/hyperendemische Länder.
- In Deutschland im Rahmen von lokalen Krankheitsausbrüchen durch Meningok. der Serogruppe C.
- Bei gesundheitlich Gefährdeten: Personen mit Immundefekt, Hypogammaglobulinämie, Asplenie.

Tuberkulöse Meningitis

Ätiologie
- Vorausgegangen ist eine Organ- oder Miliartuberkulose (▶ 6.5.3).
- Prädisponierende Faktoren: Immunsuppression, konsumierende Erkr., Alkoholismus, Diab. mell.

Klinik Subakut über Wo. zunehmende Sympt. Hydrozephalus. Kopfschmerzen, Meningismus, Verwirrtheit, Vigilanzstörung, Hirnnervenausfälle (Doppelbilder, Hypakusis), epileptische Anfälle.

Diagnostik MRT mit KM, LP mit „buntem Zellbild" und stark erhöhtem Liquoreiweiß, erniedrigte Liquorglukose, Tbc-PCR und -Kultur beweisen die Erkr., schließen sie aber nicht aus!

Therapie
- Isoniazid 10 mg/kg KG/d p. o. (z. B. Isozid®) in Komb. mit Vit. B_6 1 × 100 mg/d (z. B. Benadon®), Rifampicin 1 × 600 mg/d i. v. (z. B. Rifa®), Pyrazinamid 1 × 35 mg/kg KG/d p. o. (z. B. Pyrafat®), Ethambutol 1 × 20 mg/kg KG/d p. o. (z. B. Myambutol®), Streptomycin 1 × 750 mg/d i. m. (bei Resistenzen).
- I. d. R. Dreier- oder Viererkomb. in den ersten 3 Mon., dann über 9 Mon. Zweierkomb. aus Isoniazid und Rifampicin.
- Dexamethason 4 × 4 mg (z. B. Fortecortin®) in den ersten Wo. bei Vigilanzstörung und Hirnnervenausfällen.
- Im Verlauf Leberwerte überwachen (Lebertoxizität von Isoniazid, Rifampicin, Pyrazinamid, Streptomycin), Visuskontrollen bei Ethambutol, Hörtest bei Streptomycin.

Meldepflicht besteht namentlich für den direkten Erregernachweis sowie nachfolgend für das Ergebnis der Resistenzbestimmung.

15.3.5 Enzephalitis

Prim. Entzündung des Hirnparenchyms, meist durch Viren. Am häufigsten ist die sporadisch auftretende Enzephalitis durch HSV Typ I, die therapierbar ist. Eine frühe Diagn. entscheidet über die Prognose. Daneben kommen Bakterien (z. B. Treponema pallidum, Borrelien, Listerien), Prionen (Creutzfeldt-Jakob-Erkr.), das Varicella-Zoster-Virus und Parasiten (z. B. Zystizerkose) in Betracht.

Leitbefunde
Akut auftretende psychische Veränderungen, epileptische Anfälle, neurolog. Herdsympt., im akuten Stadium oft verändertes EEG.

Herpes-simplex-Enzephalitis

Akute hämorrhagisch nekrotisierende Entzündung bevorzugt der Temporallappen.

Klinik Prodromalstadium mit Fieber, Abgeschlagenheit, Kopfschmerzen. Nach wenigen Tagen Aphasie, Hemiparese, Psychose, epileptische Anfälle. Zunehmende Vigilanzminderung.

Diagnostik MRT, Liquor (HSV-PCR, AK erst nach 8–10 d nachweisbar), EEG.

Therapie Schon bei Verdacht Aciclovir 3 × 10 mg/kg KG/d i. v. für 14 d (z. B. Zovirax®); ggf. antiepileptische Ther. (▶ 15.3.1). Möglichst Verlegung in eine Schwerpunktklinik.

Prognose Letalität 20 % (unbehandelt 70 %). Bei optimaler, d. h. frühzeitiger, Ther. in 50 % Ausheilung ohne gravierende neurolog. Defekte.

15.3.6 Hirnabszess

Ätiologie Meist Mischinf. (Aerobier, Anaerobier), Erregeraussaat hämatogen oder per continuitatem.

Klinik Subakut Kopfschmerzen, Übelkeit, epileptische Anfälle, Herdsympt.

Diagnostik CCT oder MRT mit KM, Liquoranalyse (bei Hirndruck kontraindiziert), stereotaktische Punktion. Labor: CRP, Fibrinogen, Eiweiß-E'phorese, Blutbild. Fokussuche: Zahnstatus, HNO-Untersuchung, CT Schädelbasis und Nasennebenhöhlen.

Therapie Chirurgisch. Antibiotika (▶ 18, ▶ 19), Fokussanierung, Hirnödemther ▶ 15.3.3.

15.3.7 Multiple Sklerose (MS)

Entzündliche demyelinisierende ZNS-Erkr. mit disseminierten Herden, die initia schubweise und im Verlauf oft chron. progredient verläuft. Die Ursache ist unbe kannt. Erkrankungsbeginn meist 20.–40. Lj.

> **Leitbefunde**
> Schubweiser Verlauf mit multilokulären neurolog. Sympt. Oft im Frühstadium Optikusneuritis. Im Liquor lokale IgG-Synthese.

15

Klinik
- **Frühsympt.:** Sensibilitätsstörungen oder Retrobulbärneuritis (monokuläre Sehstörung mit progredientem Visusverlust über mehrere Tage, anfangs häufig als grauer Schleier vor dem Auge beschrieben, retroorbitale Schmerzen).
- **Sympt. im Krankheitsverlauf:** spastische Paresen, Ataxie, Dysarthrie, Doppelbilder, Nystagmus, Blasenstörungen (imperativer Harndrang, Harnverhalt, Inkontinenz), schnelle Erschöpfbarkeit, Depression, kognitive Störung.

Diagnostik
- MRT: signalintense Herde in der T2-Wichtung im periventrikulären Marklager und an der Balkenunterseite (kein Beweis einer MS).
- Liquor (▶ 15.2.2): Typisch ist eine autochthone IgG-Synthese (oligoklonale Banden).
- Evozierte Potenziale: Latenzverlängerung, beonders sensitiv sind die visuell evozierten Potenziale.
- Labor: ANA, dsDNA, ACE, Borrelien und Lues zum Ausschluss anderer Erkr.
- Restharn und Urinstatus, urolog. Diagn. (Zystomanometrie, Uroflowmetrie)

Diagnosekriterien der MS
- „Räumliche Dissemination": Läsion an verschiedenen Orten im ZNS.
- „Zeitliche Dissemination": schubförmiger Verlauf (Kriterium ist bei 2. Schub erfüllt).
- Lokale IgG-Synthese im ZNS: Nachweis oligoklonaler Banden im Liquor. Außerdem notwendig: Ausschluss erregerbedingte Entzündung und immunolog. Erkr., die über das ZNS hinausgeht (z. B. Kollagenose, Vaskulitis).
- Wenn 3 Kriterien erfüllt sind: MS klin. gesichert.
- Bei 2 Kriterien: MS wahrscheinlich.
- Bei 1 Kriterium: MS möglich.
- **Poser-Kriterien:** Räumliche sowie zeitliche Dissemination werden klin. (evtl. elektrophysiolog.) diagnostiziert.
- **McDonald-Kriterien:** Räumliche sowie zeitliche Dissemination werden mit MRT diagnostiziert (www.dgn.org/neurologische-leitlinien-online. html).

Therapie
- **Akuter Schub:** Glukokortikoide wie Methylprednisolon 1.000 mg für 3–5 d i. v. (z. B. Urbason®), evtl. orales Ausschleichschema. **KI:** aktive Tbc, schwer einstellbarer Diab. mell., Magengeschwür, Psychose.
- **Schubprophylaxe** (Ind. durch Facharzt Neurologie): z. B. β-Interferon oder Glatirameracetat, ggf. Eskalation mit Fingolimod, Natalizumab, Mitoxantron.
- **Spastik:** Baclofen initial 3 × 5 mg/d, dann 30–60 mg/d (z. B. Lioresal®).
- **Blasenstörung:** urolog. Konsil; Einmalkatheterisierung bei Restharn ≥ 100 ml, bei imperativem Harndrang und Pollakisurie Oxybutynin 3 × 5 mg/d p. o. (z. B. Dridase®). Blasentraining, Biofeedback, Training der Beckenbodenmuskulatur.
- **Fatigue:** v. a. nichtmedikamentöse Maßnahmen, z. B. aerobes Ausdauertraining auf Ergometer oder Laufband.
  Adjuvante Ther.: KG, Meiden von Hitze (Symptomverschlechterung).

- Schwangerschaft ohne Einfluss auf den Langzeitverlauf (verminderte Schubrate in der Schwangerschaft, erhöhte Rate danach).
- Impfungen können durchgeführt werden, jedoch nicht im Schub oder bei immunsuppressiver Ther.

Prognose 30 % der Pat. sind nicht oder kaum behindert, weitere 30 % bleiben arbeitsfähig.

15.3.8 Parkinson-Syndrom

Leitbefunde
Akinetische Bewegungsstörung und eines der Kardinalsympt. Rigor, Ruhetremor, posturale Instabilität.

Einteilung
- Idiopathisches Parkinson-Sy. (IPS, häufigste Form).
- Medikamentös induziertes Parkinson-Sy.: durch Neuroleptika, Antiemetika (Metoclopramid), Tetrabenazin (in Deutschland nicht erhältlich; Nitoman®), Kalziumantagonisten (nur Flunarizin, Cinnarizin), Reserpin, α-Methyldopa.
- Symptomatische Formen: vaskulär, Normaldruckhydrozephalus, entzündlich, toxisch, metabolisch (z. B. M. Wilson bei ≤ 50. Lj.).
- Idiopathische Multisystemerkr. (z. B. Lewy-Körperchen-Demenz, Multisystematrophie).

Klinik Im Frühstadium meist unspezif. mit Muskelschmerzen, -verspannungen, Missempfindungen, depressiver Verstimmung. Bei idiopathischem Parkinson-Sy. typischerweise einseitig Akinese, Rigor oder Tremor (z. B. fehlendes Mitschwingen eines Arms beim Gehen). Langsame Progredienz und Generalisation.
- **Akinese:** Hypomimie, leises Sprechen mit Stottern zu Beginn und Beschleunigung zum Satzende, Schluckstörung, Mikrografie, kleinschrittiges, trippelndes Gangbild.
- **Rigor:** subjektiv Steifigkeitsgefühl, bei passiven Bewegungen wächserner Widerstand oder Zahnradphänomen. Bei Entfernen des Kopfkissens bleibt Kopf in der Luft.
- **Tremor:** Typisch ist ein Ruhetremor von 4–5 Hz (Pillendrehen), Zunahme bei Anspannung. Daneben kann ein höherfrequenter Halte- und Aktionstremor bestehen.
- **Gestörte Stellreflexe:** Test durch leichtes Anstoßen → um das Gleichgewicht zu halten, müssen Ausgleichsschritte gemacht werden.
- **Weitere Sympt.:**
- Sensorik: Dysästhesien und Schmerzen.
- Vegetativum: Störungen von Blutdruck, Temperaturregulation, Harnblasenfunktion und sexuellen Funktionen.
- Psyche: Depression.
- Kognition: frontale Störungen, Demenz.

15

⚡ Akinetische Krise
Im fortgeschrittenen Erkrankungsstadium durch Inf., Unterbrechung der Medikamenteneinnahme oder Gabe hochpotenter Neuroleptika.
- **Klinik:** nahezu vollständige Bewegungsunfähigkeit, ausgeprägter Rigor, Aphonie, Schluckstörung und vegetative Sympt. (Blutdruckanstieg, Tachykardie, Schwitzen).
- **Ther.:** Amantadin 200 mg in 500 ml NaCl 0,9 % über 3–4 h, 1–3 ×/d bis zum Therapieerfolg (z. B. PK-Merz®). KI: Niereninsuff. NW: Delir, Hypotonie.

Diagnostik
- L-Dopa-Test: Vorbehandlung für 1 d mit Domperidon 3 × 20 mg (z. B. Motilium®), danach nüchterne Einnahme von L-Dopa 200 mg (z. B. Nacom®). Nach 30–60 Min. Latenz deutlich Besserung der Beweglichkeit.
- CCT oder MRT. Ausschluss Pseudo-Parkinson-Sy., z. B. Normaldruckhydrozephalus.
- Kupfer i. S. und 24-h-Urin, Coeruloplasmin, augenärztliche Untersuchung (Kayser-Fleischer-Ring) bei unter 50-Jährigen.

Differenzialdiagnosen Pseudoparkinson bei subkortikaler arteriosklerotischer Enzephalopathie, Normaldruckhydrozephalus, frontale Hirnschädigungen, z. B. durch Tumoren. Vom tremordominanten Parkinson-Sy. ist ein essenzieller Tremor zu differenzieren.

Therapie: KG und Medikation.

! **Medikamentöses Behandlungsprinzip:** So wenig wie möglich und so viel wie nötig. Initiale Ther. und Aufdosierung durch Facharzt Neurologie.

● **Akinese:** bei jungen und leicht betroffenen Pat. Dopaminagonisten, möglichst als Monother. z. B. retard. Ropinirol (Requip Modutab®), bei älteren Pat. (> 70 J.) und ausgeprägteren Sympt. wegen der besseren Verträglichkeit und zuverlässigeren Wirkung L-Dopa initial z. B. 3 × 62,5 mg/d (z. B. Madopar®). Komb. mit einem Dopaminagonisten. Bei alten Pat. oder beginnenden NW (delirante Sympt.) Monother. mit L-Dopa.

● **Tremor:** Anticholinergika wie Metixen (z. B. Tremarit®) und L-Dopa, bei zusätzlichem Halte- und Aktionstremor β-Blocker wie Propranolol bis 240 mg/d (z. B. Dociton®) oder Primidon bis 500 mg/d (z. B. Mylepsinum®). **Cave:** langsames Eindosieren. Kognitive Störungen als mögliche NW von Anticholinergika!

● **Neuroprotektion:** Rasagilin 1 × 1 mg/d (Azilect®).

● **Operative Verfahren:** Ind. für die Behandlung mit der tiefen Hirnstimulation bei Pat. mit idiopathischem Parkinson-Sy. und:
  – Anders nicht behandelbaren hypokinetischen oder hyperkinetischen Fluktuationen.
  – Medikamentös nicht einstellbarem Tremor.

Komplikationen der Langzeittherapie und deren Management

● **Wirkungsfluktuationen unabhängig vom Einnahmezeitpunkt (On-Off):** Retardpräparat, Eiweißrestriktion, viele Tagesdosen, Dopaminagonisten mit langer HWZ, COMT-Hemmer, Entacapon 4–8 × 200 mg/d p. o. (z. B. Comtess®).

● **L-Dopa-induzierte („Peak-Dose") Dyskinesien (Bewegungssturm):** L-Dopa reduzieren, Dopaminagonisten steigern.

● **Off-Dystonie:** schmerzhaft, morgens vor erster Medikamenteneinnahme. Retardpräparat oder Dopaminagonisten mit langer HWZ spät abends.

● **Pharmakogene Psychose:**
  – Anticholinergika, Amantadin und Dopaminagonist absetzen, L-Dopa-Monother. in möglichst niedriger Dosierung.
  – Atypische Neuroleptika wie Clozapin 12,5–25(50) mg/d (z. B. Leponex®), wegen des Agranulozytoserisikos wöchentl. BB-Kontrolle über 18 Wo., danach monatl.
  – Alternativ Quetiapin 25–50(100) mg/d (Seroquel®).

15

15.4 Wichtige psychiatrische Krankheitsbilder

15.4.1 Delir

Akuter Verwirrtheitszustand, metabolische Enzephalopathie.

Leitbefunde
Akuter Beginn mit Störung der selektiven Aufmerksamkeit und Wachheit, Zerfahrenheit des Denkens, globale kognitive Beeinträchtigung mit Halluzinationen

und Verkennungen, Beeinträchtigung des Gedächtnisses und der Orientiertheit, emotionaler Störung (Angst, Apathie, Euphorie), verändertem Schlaf-Wach-Rhythmus, tageszeitlichen Schwankungen der Sympt. und anterograder Amnesie.

Ätiologie

- **Entzug:** Medikamente (Benzodiazepine, Barbiturate) oder Drogen (Alkohol, Opiate, Halluzinogene).
- **Medikamentenintox.:** z. B. Amantadin, Anästhesiegase, Anticholinergika, Antidepressiva, Appetitzügler, ASS, Benzodiazepine, Chloroquin, Cimetidin, Digitalis, Glukokortikoide, INH, L-Dopa, Lidocain, Lithium, Metronidazol, Phenytoin, Propranolol, Rifampicin, Theophyllin, Valproat.
- **Vergiftungen:** Bilsenkraut, organische Lösungsmittel, Organophosphate, Pilze, Schwermetalle, Tollkirsche.
- **Physikalisch:** Hitze.
- **Metabolisch:** Dehydratation, E'lytstörung (K, Na, Ca, Mg), endokrin (u. a. Hyper- und Hypothyreose, SIDAH), Hyper- und Hypoglykämie, Karzinoid, Organversagen (Leber, Niere, Herz, Lunge, Pankreas), Porphyrie, Vit.-Mangel (B_1, B_{12}, Thiamin, Nikotinsäure), Wasserintox.
- **Hypoxisch ischämisch:** Anämie, Herzinsuff., Hypoventilation mit CO_2-Narkose, Schock.
- **Infektion:** HWI und Pneumonien (septische Enzephalopathie), v. a. bei zerebraler Vorschädigung.
- **Prim. neurolog. Ursachen:**
  - Vaskulär: v. a. Schädigung re inferiorer Parietallappen oder li temporookzipitale Region sowie anteromedialer Thalamus, Migräne, hypertensive Enzephalopathie.
  - Trauma: Kontusion, diffuse axonale Schädigung, subdurales Hämatom.
  - Epileptische Anfälle: meist postiktal, selten komplex partieller Status.
  - Degenerative Erkr.: M. Alzheimer, M. Pick, Chorea Huntington.
  - Entzündliche Erkr.: HSV- oder HIV-Enzephalitis, bakt. Meningitis, akute demyelinisierende Leukenzephalitis, MS, Creutzfeldt-Jakob-Erkr.
  - Neoplasmen: durch zytotoxisches Ödem, Hydrozephalus, selten limbische Enzephalitis (paraneoplastisch bei Bronchial-Ca).

Anamnese

- **Medikamentenanamnese:** anticholinerge NW (z. B. Digitalis, Antidepressiva), Antiparkinsonmittel, Glukokortikoide, Antiepileptika, langjährige Einnahme von Schlafmitteln, Medikamentenumstellung.
- **Alkohol, Drogen, Toxinexposition:** Menge/Wo., Einnahmezeitraum, vorangegangenes Entzugsdelir.
- **Prädisponierende Faktoren:** Demenz (Gedächtnisstörung, Einschränkung der Urteilskraft, räumliche Orientierung), zerebrale Vorschädigung (Schlaganfälle, Enzephalitiden), Diab. mell., Lebererkr., hohes Lebensalter, Hör- oder Sehbehinderung, psychosoziale Stressoren.
- **Tumorerkr.:** zerebrale Metastasen, Meningeosis carcinomatosa, paraneoplastisch.

Klinik

- Prellmarken bei Kontusion, subduralem Hämatom.
- Fieber bei Endokarditis mit septisch embolischer Herdenzephalitis, Hirnabszess, Meningitis, HSV-Enzephalitis.
- Prodromi: Gereiztheit, Ruhelosigkeit, Schlafstörung, Dysphorie.

- Aufmerksamkeitsstörung: leichte Ablenkbarkeit, Fragen müssen wiederholt werden, Unfähigkeit zum schnellen Themenwechsel mit Perseverationen.
- Wachheit: gemindert oder erhöht (Agitiertheit, verstärkte Schreckhaftigkeit).
- Denken: weitschweifig, unzusammenhängend.
- Halluzinationen: szenenhaft visuell („kleine Tiere"), Verkennung, erhaltene autopsychische Orientiertheit.
- Kognition: Gedächtnisstörung, zeitliche und örtliche Desorientierung, anterograde Amnesie, Sprachstörung (Benennen, Paraphasien), Alexie, Agrafie (Schriftprobe besonders sensitiv), gestörtes Kopfrechnen.
- Gestörter Schlaf-Wach-Rhythmus.
- Affektstörung: Mischung von Angst und Euphorie.
! Plötzlicher kardiovaskulärer Kollaps beim hyperkinetischen Delir, Übergang in Koma je nach Delirursache.

Diagnostik
- **Labor:** E'lyte, Krea, BZ, BB, Hb, Leberenzyme, Gerinnung, CK, Amylase, BSG, CRP, NH_3, Urinstatus, TSH, Vit. B_1 und B_{12}, Medikamentenspiegel, Drogenscreening i. S. und i. U., art. BGA.
- CCT oder MRT bei Sturz, Tumoranamnese, Hirndruckzeichen, fokalneurolog. Path.
- Liquoruntersuchung bei Fieber, Meningismus, V. a. Meningeosis.
- EEG bei epileptischen Anfällen, Intox., Enzephalopathien.

Akuttherapie Möglichst auslösende Ursache beseitigen, z. B. Medikamente absetzen, Inf. behandeln, E'lytstörung ausgleichen, Sauerstoffgabe, beruhigende Atmosphäre schaffen (Angehörige einbinden, auf Fixation verzichten).
- Hochpotente Neuroleptika wie Haloperidol 2–15 mg/d (z. B. Haldol®; **cave:** Anfallsprovokation), bei ausgeprägter Unruhe mit Benzodiazepinen kombinieren, etwa Diazepam 3–6 × 5–10 mg/d (z. B. Valium®). **Cave:** Atemdepression, Kumulation, Pat. muss erweckbar bleiben.
- Atypische Neuroleptika bei Parkinson-Sy. (▶ 15.3.8).

15.4.2 Alkoholkrankheit, Alkoholismus

Schädlicher Gebrauch besteht bei körperlichen oder psychischen Problemen, die im Zusammenhang mit dem Alkoholkonsum stehen (Männer 30–40 g/d, Frauen 20 g/d).

Alkoholabhängigkeit ist zu diagnostizieren, wenn mind. 3 der unten genannten Kriterien für mind. 1 Mon. vorgelegen haben:
- Starker Wunsch oder zwanghafter Konsum.
- Verminderte Kontrollfähigkeit.
- Körperliches Entzugssy.
- Nachweis einer Toleranz.
- Fortschreitende Vernachlässigung.
- Fortgesetzter Konsum trotz eingetretener schädlicher Folgen.

Ätiologie
- Disponierende biolog. Faktoren: Kinder von Alkoholikern haben ein 5-fach erhöhtes Risiko, selbst Alkoholiker zu werden, hohe Konkordanzrate eineiiger Zwillinge.
- Eigenwirkung des Alkohols: Gefährdet sind Personen, bei denen sich Alkohol entspannend auswirkt und die eine hohe Alkoholtoleranz besitzen.

15

- Intervenierende Variable: Persönlichkeit (Affektlabilität, dysphorische Stimmung, Selbstunsicherheit), psychische Erkr. (Depression, Angststörung, hyperkinetisches Sy., Essstörung), Arbeitslosigkeit, gestörte Familienverhältnisse.

Anamnese
- Pat. klagen häufig über unspezif. Beschwerden: Nervosität, Reizbarkeit, Schlafstörung, Belastungsintoleranz, Müdigkeit, Energielosigkeit oder Magenschmerzen, Übelkeit, Schweißausbrüche, Schwindel und Kopfschmerz.
- Kausaler Zusammenhang mit Alkoholkonsum wird nicht erkannt, Trinkmenge/-stil wird bagatellisiert, Rekonstruktion eines typischen Trinktages hilfreich.

Klinik
- **Inspektion:** Prellmarken, Facies alcoholica (Rötung und Seborrhö), Palmarerythem, Weißverfärbung der Nägel (mit rosafarbenem Halbmond), Spider naevi, stammbetonte Fettverteilung, Verlust der Körperbehaarung, Gynäkomastie und Hodenatrophie, Hämorrhagien, papierdünne Haut, pellagroide Hautverfärbung und Ichthyosis, Dupuytren-Kontrakturen, eruptive Xanthome, Verschlechterung einer Psoriasis und Rosacea mit Rhinophym, Porphyria cutanea tarda (Blasenbildung an lichtexponierten Hautbezirken), vermehrte Neigung zu Hautinf. (z. B. Impetigo und Follikulitis).
- **Alkoholtoxische Neuropathie:** TSR-Verlust, Druckschmerzhaftigkeit der Muskulatur, Hyperhidrose, distal symmetrische Sensibilitätsstörung.
- **Chron. alkoholische Myopathie:** nicht schmerzhafte Muskelatrophie der Becken- und Oberschenkelmuskulatur sowie CM, CK meist nicht erhöht.
- **Alkoholtoxische Kleinhirnatrophie:** breitbasiger, ataktischer Gang, Standataxie mit Vorwärts- und Rückwartsschwingen des Beckens, ataktischer Knie-Hacke-Versuch, seltener sakkadierte Blickfolge, hypermetrische Blicksakkaden.
- **Wernicke-Enzephalopathie:** akut auftretende Augenmuskel- oder Blickparese, Hypothermie, Hypotonie, Bewusstseinsstörung und Delir, Gang- und Standataxie.
- **Akute Alkoholintoxikation:** Enthemmung, Streitbarkeit, aggressives Verhalten, Affektlabilität, Aufmerksamkeitsstörung, Einschränkung der Urteilsfähigkeit, Gangunsicherheit, Dysarthrie, Bewusstseinsstörung, Gesichtsrötung, konjunktivale Injektionen.
- **Alkoholentzugssy.:** Haltetremor der Hände, Zunge und Augenlider, Schwitzen, Übelkeit, Tachykardie oder Hypertonie, psychomotorische Unruhe, Kopfschmerzen, Insomnie, Krankheitsgefühl, optische, taktile oder akustische Halluzinationen oder Illusionen, generalisierte tonisch klonische Anfälle (Grand Mal).

Diagnostik
- Labor: Leberenzyme (GOT > GPT, γ-GT), MCV und CDT.
- Apparativ: Sono-Abdomen.

Therapie des Alkoholentzugs
- **Ausreichende Flüssigkeitszufuhr, Elektrolytausgleich** (Na⁺ wegen Gefahr der zentralen pontinen Myelinolyse nur langsam, 0,5 mmol/l/h).
- **Clomethiazol** (z. B. Distraneurin®): Beginn mit 4–6 × 1–2 Kps. bzw. 4–6 × 5–10 ml/d. Pat. sollte immer erweckbar sein. Gute antikonvulsive Wirkung, mäßig antipsychotische Wirkung. NW: Atemdepression, gesteigerte Bronchialsekretion, gute Überwachung des Pat. nötig. **Cave:** geringe ther. Breite.

15

- **Diazepam** alternativ zu Vorgenannten 4 × 5–15 mg/d (z. B. Valium®), gute antikonvulsive Wirkung. NW: Atemdepression, Bronchialsekretion nur gering erhöht.
- **Haloperidol** bei psychotischen Sympt. 10–15 mg/d (z. B. Haldol®), bei bekannten Entzugsanfällen immer mit Benzodiazepinen oder Clomethiazol kombinieren. NW: Dyskinesien, Parkinson-Sy., Hyperthermie.
- **Thiamin (Vit. B₁)** 100 mg/d i. v. zur Vorbeugung einer Wernicke-Enzephalopathie bis zum Abklingen des Delirs.

> Bei Entzugsanfällen, zunehmender Bewusstseinsstörung, Hyperthermie, ausgeprägter psychotischer Sympt. sorgfältige Überwachung.

Nachbehandlung Abstinenz ist ein wesentliches Ziel. Anbindung an Gruppen oder Langzeitrehabilitation, soziale und berufliche Integration, ggf. Unterstützung durch Medikamente wie Campral® oder Antabus®.

15.4.3 Depressive Erkrankungen und Suizidalität

> Medikamente und viele Erkr. können zu einer Depression führen. Viele psychische Erkr. sind von depressiven Sympt. begleitet. Viele Depressive sind suizidgefährdet. Ein erhöhtes Suizidrisiko besteht auch bei Alkohol- und anderen Drogenabhängigen, hohem Alter, Vereinsamung, chron. Krankheiten, Schizophrenie und Pat. mit organischen Psychosen.

Anamnese
- Medikamente: Reserpin, β-Blocker, Methyldopa, Barbiturate, Digitalis, Glukokortikoide, Kontrazeptiva.
- Drogen: Alkoholismus, Amphetamine, Ecstasy, Kokain, Cannabinoide, Opiate.
- Begleiterkr.: u. a. SHT, chron. Erkr. wie RA, Diab. mell., M. Menière, MS, Karzinome.
- Auslösende Faktoren: Trennung, Verlust, Konflikte, fehlende Bestätigung.

Klinik
- Stimmung: gedrückt, schwermütig, freudlos, ängstlich, gereizt, Gefühl der Gefühllosigkeit.
- Antrieb: reduziert oder aufgehoben (Stupor), „kann sich zu nichts aufraffen", Erschöpftheit. Seltener gesteigerter Antrieb (agitiert, innere Unruhe).
- Vegetative Funktionsstörung: Schlafstörung (Ein- und/oder Durchschlafstörung; Früherwachen), Appetit- und Libidoverlust, Gewichtsverlust, Obstipation.
- Suizidgedanken, pessimistische Zukunftsperspektive, Schuldgefühle, vermindertes Selbstwertgefühl, Konzentrationsstörungen, Angst.
- Vitalstörung: Druck und Schweregefühl in Brust und Kopf, Kloßgefühl.
- Inhaltliche Denkstörungen: Wahnideen (passend zur Stimmung) wie Versündigung, Verarmung oder bevorstehende Katastrophen, nihilistischer Wahn (keine Familie mehr, keine Organe).
- Larvierte Depression: vielfältige funktionelle Organbeschwerden, leibliche Missempfindungen und vegetative Störungen, depressive Verstimmung und Antriebshemmung sind weniger auffällig.

15

Suizidalität
Schwerpunkt für das Erkennen von vermuteter, aber nicht geäußerter Suizidalität liegt auf der Beurteilung der Depressivität des Pat. Fragen nach Schlafstörungen, Abendhoch, Morgentief, Konzentrationsverlust, Libidoverlust, Appetit- und Gewichtsverlust sowie Anhedonie („Das Leben macht keinen Spaß mehr"). Im Zweifelsfall Psychiater hinzuziehen.

Therapieansätze
! Suizidalität ansprechen!
- Nie den Pat. nach einem ersten Gespräch „ins Leere" entlassen, sondern weitere Termine fest vereinbaren und für den Pat. erreichbar bleiben.
- Bezugspersonen in die Betreuung einbinden, suizidale Pat. nie allein lassen.
- Medikamentöse Akutther., initial z. B. mit Tranquilizern wie Lorazepam (z. B. Tavor®); darf wegen des hohen Suchtpotenzials nur kurzzeitig eingesetzt werden. Weitere Ther. gehört in die Hand des Psychiaters.
- Nach Möglichkeit statt Rezepten Tbl. in kleinen Mengen mitgeben.
- Stationäre psychiatrische Behandlung bei akuter Selbstgefährdung, unbedingt bei gleichzeitiger Psychose.

Aus rechtlichen Gründen empfiehlt sich eine sorgfältige Dokumentation der durchgeführten diagnost. und ther. Maßnahmen.

15.4.4 Panikstörung (Panikattacke)

Eine der häufigsten psychiatrischen Erkr.

Leitbefunde
Wiederkehrende schwere Angstattacken, die nicht an bestimmte Situationen gebunden sein müssen und meist nicht vorhersehbar sind.

Klinik Plötzlich und unerwartet überwältigende Angst. Begleitet von Sympt. wie Palpitationen, Brustschmerz, Erstickungsgefühl, Schwitzen, Frieren, Kopfschmerz, unsystematischem Schwindel, Zittern, Parästhesien, Entfremdungsgefühl, Furcht zu sterben oder verrückt zu werden, danach ständige Furcht vor erneuter Attacke.
Nächtliche Attacken führen zu plötzlichem Erwachen. Schlafentzug fördert nächtliche Panikattacken. Weitere Auslösesituationen sind z. B. Autofahren v. a. im Regen oder über Brücken, Warten in überfüllten Räumen.

Therapie
- Akut: Benzodiazepine, z. B. Diazepam (z. B. Valium®) 5 mg i. v.
- Antidepressiva, z. B. Imipramin initial 10 mg/d (z. B. Tofranil®), alle 3 d um 10–25 mg steigern, Zieldosis 150–200 mg/d. KI: Glaukom, Urinretention bei Prostatahypertrophie, Citalopram initial 10 mg/d (z. B. Cipramil®), nach einigen Tagen auf 20–40 mg/d steigern.
- Psychother., Sport.

15.4.5 Demenz

Fortschreitende kognitive Störungen, verbunden mit Störungen der emotionalen Kontrolle, ohne Störungen der Vigilanz. In 50–60 % prim. degenerative Demenz (z. B. M. Alzheimer), in 15–20 % vaskuläre Demenz, in 15 % Mischformen beider Krankheitsbilder und in 15 % Folge einer anderen, potenziell behandelbaren internistischen oder neurolog. Erkr., sog. Pseudodemenz bei Depression oder Aphasie bei Hirntumor oder -infarkt.

Diagnostik
- **Stellung der Syndromdiagnose Demenz** nach Ausschluss von DD wie Pseudodemenz (bei Depression) oder Aphasie (z. B. bei Schlaganfall oder Hirntumor).

Diagnostische Kriterien der Demenz
(▶ Tab. 15.17). Die ersten beiden aufgeführten Störungen müssen schwer genug sein, um zu einer Beeinträchtigung des tägl. Lebens zu führen und > 6 Mon. andauern:
- Störungen des Gedächtnisses: Aufnahme und Wiedergabe neuerer Informationen, Verlust früher erlernter und vertrauter Inhalte (in späteren Stadien).
- Störungen des Denkvermögens: Störung der Fähigkeit zum vernünftigen Urteilen, Verminderung des Ideenflusses, Beeinträchtigung der Informationsverarbeitung.
- Störungen der emotionalen Kontrolle: Störung des Sozialverhaltens und der Motivation.

- **Messung des Schweregrads des Demenzsy.:** Einsatz des Mini-Mental-Status-Test oder anderer psychometrischer Tests.
- **Klärung der Demenzursache:**
  - Internistische und neurolog. Untersuchung (einschl. Familien- und Fremdanamnese, Ausschluss exogener Noxen).
  - Apparative Diagn.: EKG, CT (ggf. MRT), EEG.
  - Labor: BB, BSG und CRP, E'lyte, Leber- und Nierenwerte, Glukose, Schilddrüsenparameter, Vit. B_{12}, Folsäure, HIV-Test, Urinstatus.
  - Liquor zum Ausschluss chron. entzündlicher Erkr.

15

Tab. 15.17 Diagnostische Kriterien der Demenzformen	
	Diagnostische Kriterien
Alzheimer-Demenz	• Vorliegen einer Demenz • Schleichender Beginn, langsame Verschlechterung • Keine Hinweise auf System- oder andere Hirnerkr. oder internistische Ursache • Keine neurolog. Herdzeichen
Vaskuläre Demenz	• Vorliegen einer Demenz • Nachweis einer zerebrovaskulären Erkr. • Zeitlicher Zusammenhang dieser beiden Befunde

Demenzielle Syndrome

- Endokrinopathien: Hypo- oder Hyperthyreose, Hypo- oder Hyperpara-thyreoidismus.
- Vitaminmangelkrankheiten: B_{12}, Folsäure, B_1, B_6.
- Metabolische Enzephalopathien: chron. Hypoxie; chron. Lebererkr. wie Leberzirrhose, Hämochromatose, M. Wilson; chron. Nierenerkr. wie Dialyse-Enzephalopathie.
- Intox.: CO, Quecksilber, Blei; Arzneimittel, z. B. Psychopharmaka; Ethanol.
- E'lytstörungen: Hyponatriämie oder Hypernatriämie.
- Rheologisch bedingte Störungen: Polyzythämie, multiples Myelom.
- Entzündliche Erkr.: M. Whipple, Lues, Borreliose; Zytomegalie, HIV-Enzephalopathie; progressive multifokale Leukenzephalopathie.
- Spätformen der Leukodystrophien.

Therapie

- **Alzheimer-Demenz:** Antidementiva bei leichter oder mittelgradiger Ausprägung der Störung. Besteht keine Beeinträchtigung der Aktivitäten des tägl. Lebens oder schwere Demenz keine Ind. für Antidementiva wie Donepezil 5–10 mg/d (z. B. Aricept®), Rivastigmin 3–12 mg/d (Exelon®) und Galantamin 8–24 mg/d (Reminyl®). **KI:** Übelkeit, Erbrechen, Diarrhö, Bradykardie, kardiale Erregungsleitungsstörungen, Blasenentleerungsstörung, neuropsychiatrische Sympt. wie Schlaflosigkeit, selten Erregungszustände, aggressives Verhalten, Halluzinationen und Krampfanfälle. **Cave:** bei Prädisposition zu GI-Ulzera, obstruktiven Lungenerkr. oder bradykarden Rhythmusstörungen.
- **Vaskuläre Demenz:** zweifelhafte Wirkung von Antidementiva, evtl. Ginkgobiloba-Extrakt, Memantin, Nimodipin, Dihydroergotoxin oder Piracetam. Wichtiger ist die Behandlung der zerebrovaskulären Grunderkr., der vaskulären Risikofaktoren und ggf. die Sekundärprävention zerebraler Ischämien (▶ 15.3.2).
- **Sympt. und nichtmedikamentöse Ther.:** Unabhängig von der Demenzursache erfolgt ggf. die Behandlung nichtkognitiver Störungen wie Unruhe oder Verstimmung mit Neuroleptika oder Antidepressiva (NW häufiger als bei nicht dementen Pat.), ausreichender Flüssigkeitsaufnahme. Weitere Maßnahmen: Einbeziehung und Aufklärung von Angehörigen, Trainingsprogramme auf der Basis von Mnemotechniken, geregelter Tagesablauf.

15

16 Stoffwechsel

Hans-Joachim Frercks

16.1 Diabetes mellitus

16.1.1 Einteilung und Ätiologie

- **Diabetes mellitus Typ 1:** Etwa 6 % der Diabetiker. Hauptmanifestationsalter 10.–25. Lj., LADA (Latent Autoimmune Diabetes in Adults) Manifestation im höheren Lebensalter, bei eineiigen Zwillingen 30–40 % der Geschwister betroffen. **Ätiologie:** Meist immunolog., seltener auch idiopathische β-Zell-Zerstörung mit nachfolgendem abs. Insulinmangel. Klin. Manifestation bei 80 % zerstörter β-Zellen, sofortige Insulinpflicht bei Jugendlichen. Nachweis verschiedene Auto-AK (Inselzell-AK, Insulin-AK, IA2-Auto-AK, GAD65 u. a.), Entstehung möglicherweise durch Virusinf. getriggert.
- **Diabetes mellitus Typ 2:** Etwa 8 % der Bevölkerung, > 90 % der Diabetiker, bei eineiigen Zwillingen > 90 % der Geschwister betroffen. **Ätiologie:** Klin. Manifestation nach Jahren von Ernährungsgewohnheiten und körperlicher Aktivität abhängig, Ausgangspunkt vermutlich genetisch bedingte Insulinresistenz, die v. a. Leber-, Muskel- und Fettzellen betrifft, mit relativem Insulinmangel und Insulinsekretionsstörung, häufig mit Dyslipoproteinämie und Hypertonie. Insulinsekretion kann sich im Laufe der Jahre erschöpfen (Sekundärversagen).
- **Andere Diabetesursachen:**
  - **A:** Genetische Defekte der β-Zell-Funktionen (z. B. MODY 1–13).
  - **B:** Genetische Defekte der Insulinwirkung.
  - **C:** Erkrankungen des exokrinen Pankreas.
  - **D:** Endokrine Erkrankungen.
  - **E:** Medikamentös oder chemisch bedingt.
  - **F:** Infektionen.
  - **G:** Seltene, immunologisch bedingte Diabetesformen.
  - **H:** Genetische Syndrome, manchmal mit Diab. assoziiert.
- **Gestationsdiabetes:** Bei 1–5 % aller Schwangeren (Tendenz steigend) erstmals gestörte Glukosetoleranz während Schwangerschaft.

Metabolisches Syndrom

Syn.: Raven-Sy., Sy. X. Entwicklungsphase auf dem Weg zum Typ-2-Diab., da durch Insulinresistenz eine Hyperinsulinämie vorliegt, die den BZ aber meist noch im fast normalen Bereich halten kann.

> **Leitbefunde**
> Gemeinsames Vorkommen von Adipositas, Hyper- und Dyslipoproteinämie, Hyperurikämie, Hypertonie und zunehmender Glukoseintoleranz.

Definition (IDF 2005) Bauchumfang M > 94 cm, F > 80 cm und mind. 2 weiter Befunde:
- Triglyzeride > 150 mg/dl (1,7 mmol/l).
- HDL-Chol.: M < 40 mg/dl (1,03 mmol/l), F < 50 mg/dl (1,29 mmol/l).
- Hypertonie: systolisch > 130 mmHg oder diastolisch > 85 mmHg.
- Nüchtern-BZ > 100 mg/dl (5,6 mmol/l).

Klinik Typischerweise androide (bauchbetonte) Fettverteilung, erhöhte Inzidenz von atherosklerotischen Gefäßerkr., Fettleber und Cholelithiasis.

Therapie

- Körperliches Training: Reduktion der Insulinresistenz, vermindert die Hyperinsulinämie und Hypertriglyzeridämie, steigert HDL.
- Gewichtsreduktion: senkt Hyperinsulinämie.
- Richtige Nahrungszusammensetzung: KH ≤ 60 %, Fett ≤ 30 %, Eiweiß ≤ 15 %, ballaststoffreich, salzarm.
- Meiden weiterer Risikofaktoren: Nikotinabstinenz, Alkoholkarenz.
- Antihypertensiva bei RR > 130/85 mmHg: ACE-Hemmer, Kalziumantagonisten, Alphablocker. **Cave:** β-Blocker, Thiaziddiuretika.
- Lipidsenker, wenn Lipide erhöht und diätetisch nicht zu bessern (▶ 16.2).
- ! Bei manifestem Diab. Verstärkung des Hyperinsulinismus durch Sulfonylharnstoffe und Insulin möglich → evtl. Resorptionshemmer, Biguanide, Glitazone.

16.1.2 Klinik und Diagnostik

Leitbefunde

- Bei Typ-1-Diab. Polydipsie und Polyurie, oft Gewichtsverlust.
- Bei Typ-2-Diab. häufig Übergewicht.

Klinik

- **Typ-1-Diab.:** Leitsympt. Polydipsie und Polyurie, die Tagesablauf und Nachtruhe stören, zusätzlich Allgemeinsympt., wie Mattigkeit, Abnahme von Leistungsfähigkeit und Gewicht; Appetit evtl. gesteigert oder zunehmende Inappetenz. Im weiteren Verlauf speziell durch Stresssituationen, wie Infekte oder Operationen, Übelkeit, Pseudoperitonitis und allgemeine Verlangsamung möglich (→ ketoazidotisches Koma).
- **Typ-2-Diab.:** Bei 30–50 % Zufallsbefund. Rezid. Harnwegs- und Hautinfektionen (Soor, Furunkulosen), speziell auch im Genitalbereich, indirekte Hinweise bei Pat. mit androider Fettverteilung und Hypertonus. Häufig Diagnose erst durch Symptome der Folgeerkr. (s. u.). Selten Manifestation durch Polyurie, Polydipsie, Inappetenz und Dekompensation (→ hyperosmolares Koma).

Diagnostik

Risikoscreening mittels Deutscher Diab.-Risiko Test® (DRT), FINDRISK-Test. Ein Diab. liegt vor bei:

- HbA_{1c} ≥ 48 mmol/mol Hb (≥ 6,5 %) oder
- Nüchtern-Plasmaglukose ≥ 126 mg/dl (7,0 mmol/l) → wenn 2 × bestimmt oder
- Gelegenheits-Plasmaglukose von ≥ 200 mg/dl (11,1 mmol/l) oder
- oGTT-2-h-Wert im venösen Plasma von ≥ 200 mg/dl (11,1 mmol/l).

Sympt. des Diab. (Gewichtsverlust, Polyurie, Polydipsie) und/oder **erhöhtes Diab.-Risiko:**

- HbA_{1c} 39–47 mmol/mol Hb (5,7–6,4 %) → gestörte Glukosehomöostase.
- Nüchtern-Plasmaglukose ≥ 100–125 mg/dl (5,6–6,9 mmol/l) → abnorme Nüchternglukose, IFG (Impaired Fasting Glucose)
- oGTT-2-h-Wert im venösen Plasma von 140–199 mg/dl (7,8–11,0 mmol/l) → gestörte Glukosetoleranz, IGT (Impaired Glucose Tolerance).

16

Kein Diab. liegt vor bei:
- HbA_{1c} < 39 mmol/mol Hb (< 5,7 %) oder
- Nüchtern-Plasmaglukose < 100 mg/dl (< 5,6 mmol/l) oder
- oGTT-2-h-Wert im venösen Plasma von < 140 mg/dl (< 7,8 mmol/l).

- Nüchtern-BZ: kapillärer Wert = Wert aus venösem Vollblut.
- Postprandialer BZ: kapillärer Wert = Wert aus venösem Plasma.
- Plasma-BZ ist 10–15 % höher als Vollblut-BZ, kapillärer BZ ist abhängig von der Glukosekonz. 5–20 % höher als Vollblut.

Oraler Glukosetoleranztest (oGTT)

Indikationen Asympt. Pat. mit familiärer Belastung; erhöhter Nüchtern-BZ. Abklärung einer Glukosurie. Bei Gestationsdiab. abweichende Durchführung und Zielwerte.

Vorgehen Über 3 d mind. 150 g Kohlenhydrate tägl., dann 12 h nüchtern, dann 75 g Glukose oder Oligosaccharide in 300 ml in 5 Min. trinken lassen. Nüchtern-Plasmaglukose und 2 h nach Einnahme messen, in der Zeit nicht rauchen, keine körperliche Tätigkeit.

- Falsch pos. bei Z. n. Magen-OP, Ulcus duodeni, M. Crohn, K^+ ↓, Mg^{2+} ↓, Leberfunktionsstörungen.
- Falsch neg. bei Malassimilationssy., M. Whipple, Colitis ulcerosa.
- Eingeschränkt verwertbar bei kohlenhydratarmer Kost, nicht mind. 3 d vorher abgesetzten Thiaziden, Glukokortikoiden, „Pille", Nikotinsäurederivaten.

16.1.3 Therapie

Grundsätze
- Je besser der Pat. geschult ist, desto geringer ist die Einschränkung seiner Lebensqualität.
- Festlegung eines individuellen Therapieziels: Je jünger der Pat., umso normoglykämischer sollen die BZ-Werte liegen.
- Gewichtsreduktion hat bei übergewichtigen Diabetikern erste Priorität.
- Pat. immer mit einem Diabetespass ausrüsten!

Therapiegrundlagen
- **Typ-1-Diab.:**
  - Ziel: vor der Mahlzeit 91–120 mg/dl (5,1–6,7 mmol/l), 2 h p. p. kapillär 100–200 mg/dl (5,6–11,1 mmol/l), HbA_{1c} < 53–59 mmol/mol Hb (< 7,0–7,5 %), keine Glukosurie.
  - Insulinregime: intensivierte Insulinther. (Basisbolus-Prinzip) oder je nach individuellem Tagesablauf (s. u.).

- **Typ-2-Diab.:**
  - Zielbereich: jüngere Pat. HbA$_{1c}$ < 48 mmol/mol Hb (< 6,5 %), geriatrische Pat. individuell bis < 66 mmol/mol Hb (< 8 %) und Vermeidung von Hypoglykämien.
  - Immer zunächst Ernährungsumstellung (hypokalorisch bei Übergewicht) und regelmäßige körperliche Bewegung, wenn Zielbereich nicht erreicht:
  - Metformin, wenn Zielbereich nicht erreicht:
  - Therapieversuch mit Resorptionshemmern oder Gliptinen, wenn Zielbereich nicht erreicht
  - und/oder statt Gliptinen bei Adipositas Inkretinmimetika, wenn Zielbereich nicht erreicht
  - zusätzlich Sulfonylharnstoffe/Glinide und/oder Glitazone, wenn Zielbereich nicht erreicht.
  - Zusätzlich und nicht zu spät Insulin, mit kleinen Dosen (4,6–8 IE Misch- oder NPH-Insulin) vor dem Frühstück und/oder Schlafengehen beginnen oder Normalinsulin zur Mahlzeit.
  - Bei abs. Insulinmangel (Sekundärversagen, Bedarf > 30 IE/d, Gewichtsverlust) je nach Alter und Lebensstil intensivierte oder konventionelle Insulinther. (morgens 0,14–0,24 IE/kg KG, abends 0,07–0,12 IE/kg KG).

Inhalte der Patientenschulung

- **Bei alleiniger Diätther.:** Erklären der Krankheit (was ist Diab.); Diätetik (Kohlenhydrat-, Fett- und Kaloriengehalt der Nahrung), Wirkung von Alkohol (Energieträger, Hypoglykämiegefahr), Körperpflege (Füße), Hypertonus.
- **Bei oralen Antidiabetika** zusätzlich informieren über:
  - Zusammenstellung der tägl. Nahrung unter bes. Berücksichtigung der KH, körperliche Bewegung und die Auswirkung auf den Zucker.
  - Zeichen der Hypoglykämie, bei Ther. mit Sulfonylharnstoffen, Gliniden.
- **Bei Insulinbehandlung** neben den o. g. Themen zusätzlich Schulung über:
  - BZ-Selbstkontrolle.
  - Umgang mit Insulin, Spritz-Ess-Abstand, Injektionsorte.
  - Verhalten in Ausnahmesituationen (Krankheit, Reisen, Medikamente).

Diättherapie

Glukosestoffwechselstörungen durch sinnvolle Ernährung beeinflussen, bei Übergewicht Schwerpunkt auf Kalorienreduktion, bei Sulfonylharnstoff- und/oder Insulinther. muss der Pat. den KH-Anteil seiner Nahrung kennen, der in Broteinheiten (BE) oder Kohlenhydrateinheiten (KE) ausgedrückt wird (▶ Tab. 16.1).

- **Berechnung des Kalorienbedarfs:**
  - Normalgewicht nach Broca = Körpergröße in cm – 100 (bei Frauen – 10 %).
  - Bei leichter Arbeit: Normalgewicht × 30 = kcal.
  - Bei schwerer Arbeit: Normalgewicht × 50 = kcal.
  - Zur Gewichtsreduktion 500–1.000 kcal abziehen (2,5–5,0 kg Gewichtsverlust/Mon.), 1.000 kcal/d sollten nicht unterschritten werden.
- **Berechnung der BE und KE:**
  - 12 g KH = 1 BE, 1 KE = 10 g KH.
  - Bei 50 % KH in der Nahrung gilt die Faustregel: Kalorienbedarf: 100 × BE/d.
- **Nährstoffzusammensetzung:**
  - 50–60 % Kohlenhydrate (möglichst Vollkornprodukte, Haushaltszucker bis 50 g/d).

16

– 10–15 % Eiweiß (je nach Nierenfunktion, bei kompensierter Niereninsuff. 0,5–0,8 g/kg KG/d).
– 25–30 % Fett (je nach Fettstoffwechselstörung).
! Bei Adipositas und bei konventioneller Insulinther. Aufteilung in 3 größere und 3 kleine Mahlzeiten.

Tab. 16.1 Orientierendes Schema für den Broteinheiten- und Kalorienbedarf bei Normalgewicht

Personengruppe	BE	kcal
Körperlich schwer arbeitende Personen (z. B. Straßenarbeiter, Bäcker), Pat. mit Untergewicht	25–30*	2.500–3.000
Pat. mit mittlerem Kalorienbedarf ohne Übergewicht, körperlich arbeitend (z. B. Krankenschwester, Verkäufer)	21*	2.100
Jüngere Pat., Berufstätige mit vorwiegend sitzender Tätigkeit (z. B. Lehrerin, Sekretär) ohne Übergewicht	17	1.700
„Normalpat." (> 50 J., körperlich wenig aktiv, Normal- bzw. mäßiges Übergewicht), körperlich arbeitender Pat. mit Übergewicht	14	1.400

* Diese Pat. müssen im Krankenhaus weiter körperlich aktiv bleiben, alternativ BE-Reduktion, allerdings hat dann die BZ-Einstellung im Krankenhaus nur eingeschränkten Wert.

Orale Antidiabetika

Kohlenhydratresorptionshemmer (α-Glukosidasehemmer)
Medikamentöse Erzeugung eines Malabsorptionssy. ohne Gefahr der Hypoglykämie.

Indikationen Reduktion postprandialer BZ-Spitzen bei stark schwankenden BZ-Tagesprofilen bei Typ-2-, evtl. auch Typ-1-Diab. Acarbose v. a. initial bei Typ-2-Diab., wenn Ernährungsumstellung nicht ausreicht.

Kontraindikationen Ös.-, Magen-, Darmerkr.

Präparate Acarbose 1 × 50 mg bis 3 × 100–200 mg/d (Glucobay®).

Nebenwirkungen Blähungen, Völlegefühl, Bauchschmerzen, Diarrhöen passager.

Biguanide
Hemmung hepatischer Glukoneogenese, gesteigerte Glukoseaufnahme in Muskulatur und Fettgewebe, erleichtern Gewichtsreduktion, da nicht appetitsteigernd.

Indikationen Basismedikation für jeden Typ-2-Diabetiker.

Kontraindikationen Eingeschränkte Nieren- und Leberfunktion, Alkoholabusus, Abmagerungskuren (< 1.000 kcal/d), dekompensierte Herzinsuff., respir. Insuff., pAVK ab Stadium IIb, Schwangerschaft.

Präparat Metformin 1 × 500 abends – 2 × 1.000, max. 3 × 850 mg/d, (z. B. Glucophage®, Mescorit®). Tbl. nach den Mahlzeiten einnehmen.

Nebenwirkungen GIT-Störungen, BB-Veränderungen, Laktatazidose (selten bei Beachtung der KI).

Gliptine (DPP-4-Inhibitoren)

Hemmen Abbau der Inkretinhormone → BZ-abhängige Steigerung der Insulinsekretion, Verbesserung der β-Zell-Funktion, Hemmung der Glukagonfreisetzung, Verzögerung der Magenentleerung und Erhöhung des Sättigungsgefühls.

Indikationen Typ-2-Diabetiker mit unzureichender BZ-Senkung unter Metformin/Glitazonen.

Kontraindikationen Wirkstoffunverträglichkeit, Leberfunktionsstörung.

Präparate Sitagliptin (Januvia®, Xelevia®) 1 × 100 mg/d p. o., Vildagliptin (Galvus®) 2 × 50 mg/d p. o., Saxagliptin (Onglyza ®) 1 × 5 mg/d p. o.

Nebenwirkungen Tremor, Kopfschmerzen, Schwindel, Übelkeit, Pankreatitis, fraglich SD-Ca.

Inkretinmimetika (GLP-1-Rezeptoragonisten)

Binden an den GLP-1-Rezeptor und verstärken die Inkretinwirkung.

Indikationen Typ-2-Diabetiker mit unzureichender BZ-Senkung unter Metformin und/oder Sulfonylharnstoffen.

Kontraindikationen Wirkstoffunverträglichkeit, schwere Niereninsuff. (GFR < 30 ml/Min.).

Präparate Exenatide (Byetta®) 2 × 5–10 µg/d oder (Bydureon®)2 mg 1 ×/Wo. s. c., Liraglutide (Victoza®) 1 × 0,6–1,8 mg/d s. c.

Nebenwirkungen Übelkeit, Erbrechen, Durchfall, Pankreatitis.

SGLT2-Hemmer

Selektive Inhibition des Na-Glukose-Kotransporters 2 im proximalen Tubulus der Niere.

Indikationen Typ-2-Diab.

Kontraindikationen Niereninsuff.

Präparate Dapagliflozin (Forxiga®) 1 × 10 mg.

Nebenwirkungen Harnwegs-/Genitalinf., Dys-/Polyurie, E'lytstörungen, Hypotonie durch Flüssigkeitsverlust, fragl. Blasen-/Brust-Ca-Erhöhung.

Glitazone (Insulinsensitizer)

Insulinsignalverstärkung in Fett-, Muskel- und Leberzellen mit nachfolgend vermehrter Glukoseaufnahme.

Indikationen Typ-2-Diab.; Einsatz wegen NW immer zurückhaltender, bei Metforminunverträglichkeit auch als Monother.

Kontraindikationen Abs. Insulinmangel, Herzinsuff., Leberschaden.

Präparat Pioglitazon 1 × 15/30/45 mg/d p. o. (Actos®), Komb. mit Biguaniden oder Sulfonylharnstoffen unter bestimmten Voraussetzungen (seit 2011 eingeschränkte Zulassung).

Nebenwirkungen Ödeme (Makulaödem), Herzinsuff., Anämie, Gewichtszunahme, Frakturen bei Frauen, Herzinfarkt, Hepatotoxizität.

Glinide (prandiale Glukoseregulatoren; keine Erstattung durch GKV)

Rasche und kurzzeitige Insulinfreisetzung.

Indikationen Typ-2-Diab. mit Insulinresistenz, wenn Diät und Bewegung nicht ausreichen.

16

Kontraindikationen Abs. Insulinmangel, diab. Koma, schwere Nieren- und Lebererkr.

Präparat Zu jeder Mahlzeit Repaglinid 0,5–2 mg/d (NovoNorm®), Nateglinid 60–120 mg/d (Starlix®).

Nebenwirkungen Hypoglykämie, abdom. Schmerzen, Übelkeit, Erbrechen, Diarrhö, Obstipation.

Sulfonylharnstoffe

Stimulierung der körpereigenen Insulinsekretion.

Indikationen Bei noch vorhandener Insulinproduktion, bei unzureichender Senkung des BZ trotz strikt eingehaltener Diät und erfolgreicher Gewichtsreduktion.

Kontraindikationen Abs. Insulinmangel, Schwangerschaft, Ketoazidose, Leber- und Nierenerkr., weitere je nach Medikament. Allergie gegen Sulfonylharnstoffe.

Wechselwirkungen Verstärkte Wirksamkeit durch Cumarine, Phenylbutazon, Probenecid, Tetrazyklin, ASS. Abschwächung durch Thiaziddiuretika, Pille, Glukokortikoide.

Nebenwirkungen Protrahierte Hypoglykämie, je nach Präparat Alkoholintoleranz, KM-Depression, cholestatischer Ikterus, allergische Hautreaktionen, GI-Symptome.

Sulfonylharnstoffe
(▶ Tab. 16.2).
- Möglichst erst spät und bei annäherndem Normalgewicht einsetzen, da sie die Gewichtsabnahme erschweren.
- Einschleichend dosieren mit geringen Einzeldosen morgens.
- Erst bei max. Einzeldosis am Morgen weitere Tbl. mittags oder abends (▶ Tab. 16.2).
- Komb. mit Insulin ist sinnvoll, wenn die BZ-Werte trotz max. oraler Antidiabetikather. unzureichend sind. **Cave:** Komb. meist nicht sinnvoll bei mehr als 30 IE Insulin tägl.
- Dosisreduktion bei vermindertem BZ-Spiegel nicht übersehen!

Tab. 16.2 Übersicht über Sulfonylharnstoffe und Dosierungen

Freiname	Handels-name (Auswahl)	HWZ (h)	Dosierung oben: niedrig, unten: hoch (mg)			Bemerkungen
			Morgens	Mittags	Abends	
Glibenclamid	Euglucon® N 3,5 mg	15	1,75–3,5	0	0	Stark wirksam, lange HWZ, höchstes Hypoglykämierisiko
			7	0	1,75–3,5	
Gliquidon	Glurenorm® 30 mg	1,5–24	15–60	0	0	Auch bei (komp.) Niereninsuff.
			60	30	30	
Glimepirid	Amaryl® 1/2/3 mg	5–8	1	0	0	Hypoglykämiegefahr geringer
			Bis 4, max. 2 × 3	0	0	

Insuline

Insuline sind synthetisch hergestellte Humaninsuline oder Insulinanaloga (▶ Tab. 16.3). **Ind.:** Typ-1-Diab., Schwangerschaftsdiab., Sekundärversagen bei Typ 2, diätetisch und/oder durch orale Antidiabetika nicht ausreichend therapierte Typ-2-Diabetiker. **Cave:** „Insulinmast" bei Adipositas.

- **Normal-Insulin** (früher Altinsulin): Wirkdauer ≤ 8 h; Wirkbeginn nach 15–30 Min. Wirkbeginn, -maximum und -dauer sind u. a. von Applikationsart, -ort und -menge abhängig, daher können die Herstellerangaben irreführen. **Ind.:** präprandial, zur Korrektur zu hoher BZ-Werte, zur i. v. Gabe.
- **Schnell wirkendes Analoginsulin:** In 1 oder 2 Aminosäuren veränderte Insuline, die dadurch schneller als Normalinsulin s. c. resorbiert werden und der natürlichen Insulinkinetik näherkommen. Wirkbeginn spätestens nach 15 Min., Wirkdauer 2–5 h. **Ind.:** prä- oder postprandiale Gabe.
- **Lang wirkendes Analoginsulin:** durch Verlängerung der B-Kette mit verzögerter Resorption. **Ind.:** Abdeckung der Basalrate durch 1 × tägl. Gabe.
- **Intermediärinsulin** (Depot- oder Verzögerungsinsulin, NPH): durch Zusätze (Protamin, Zink) verzögerte Resorption. Nur NPH-Insuline können mit Normalinsulinen gemischt werden, ohne dass sie ihre Resorptionskinetik verändern. Wirkbeginn nach 30–90 Min., Wirkdauer 10–24 h. **Ind.:** zur Abdeckung der Basalrate.
- **Mischinsulin** (Kombinationsinsulin): Normal- und Verzögerungsinsulin; Wirkbeginn nach 30 Min. **Ind.:** Konventionelle Insulinther. bei älteren Pat. mit festem Tagesablauf.

Darreichungsformen

- Insuline für Injektionshilfen (PENS zum Nachfüllen, Einmalpens) sind U-100-Insuline (1 ml = 100 IE/ml).

Tab. 16.3 Marktübersicht Insuline (Auswahl)

	Handelspräparate (cave: Verwechslungsgefahr)
Normalinsuline	Actrapid® Berlinsulin® H Normal B. Braun ratiopharm® Rapid Huminsulin® Normal Insuman® Rapid
Depotinsuline	Berlinsulin® H Basal B. Braun ratiopharm® Basal Huminsulin Basal® Insuman® Basal Protaphan®
Analoginsulin	Schnell wirkend: Humalog®, Liprolog®, NovoRapid®, Apidra®
	Lang wirkend: Lantus®, Lewemir®
Mischinsuline	Actraphane® 30, 50 Berlinsulin® H [30/70] B. Braun ratiopharm® comb 30/70 Huminsulin Profil III Insuman® Comb 15, 25, 50
Mischinsuline mit schnell wirkenden Analoginsulinen	Humalog® Mix 25, 50 Liprolog® Mix 25, 50 Novo Mix® 30

16

- Einige Insuline für Einmalspritzen werden auch noch in der Konz. U-40 (1 ml = 40 IE/ml) angeboten.
- ! Normal- und Analoginsuline sind klare Lsg., alle anderen Darreichungsformen sind Suspensionen, die vor Applikation durchmischt werden müssen.
- Mischungsverhältnis der Insuline in eckigen Klammern [Normal/NPH], z.B. Huminsulin Profil III® 40 für Pen [30/70]: in Konz. mit 40 und 100 IE/ml verfügbar, 30 % Normal- und 70 % Verzögerungsinsulin.

Grundlagen der Insulintherapie

- **Insulinbedarf:** bei abs. Insulinmangel 0,2–0,7(1,0) IE/kg KG. Erhöhter Bedarf bei fieberhaften Erkr., Hyperthyreose, Kortisonther., evtl. bei „Insulinresistenz". Bei körperlicher Aktivität Dosis reduzieren.
- **Spritz-Ess-Abstand:** abhängig von der Insulinart. Bei schnell wirkenden Analoginsulinen direkt zum (oder direkt nach dem) Essen, bei Normalinsulin 15–30 Min. vor dem Essen (Faustregel: BZ 60 mg/dl: 0 Min., 80 mg/dl: 15 Min., 120 mg/dl: 30 Min.). Bei Verzögerungsinsulinen 30–45 Min. Abstand.
- **Injektionsort:** Injektionen in den Oberarm obsolet! Faustregel: die letzte Injektion am Tag sowie die Verzögerungsinsuline in den Oberschenkel (→ langsame Resorption), alle anderen in den Bauch (→ schnellere Resorption).
- **Injektionswerkzeug:** wegen der einfachen Handhabung möglichst Pen verwenden. Für evtl. Pendefekte muss der Pat. auch die Handhabung mit der Einmalspritze beherrschen. **Cave:** Einmalspritzen für die Konz. U-100 1 ml = 100 IE. In Gebrauch befindlichen Pen nicht in den Kühlschrank legen, da Gefahr der Luftblasenbildung.

Therapieoptionen ▶ Tab. 16.4.

Tab. 16.4 Verschiedene Schemata der Insulintherapie

Therapieschema	Morgens	Mittags	Abends	Zur Nacht
Pumpe meist mit variabler basaler Infusionsrate	Bolus NI*	Bolus NI	Bolus NI	–
Intensivierte Insulinther.	NI NI + NPH NI + NPH NI + NPH NI + NPH NI	NI + NPH NI NI + NPH NI + NPH NI NI	NI NI NI NI + NPH NI + NPH NI	NPH NPH NPH NPH LW, LWA oder NPH
Konventionelle Ther. ⅔ der Dosis morgens, ⅔ abends	NI + NPH NPH	– 	NI + NPH NPH	–

* NI = Normalinsulin, schnell wirkende Analoga; NPH = Intermediärinsulin; LW = lang wirkendes Insulin; LWA = lang wirkendes Analoginsulin

16

- **Insulinpumpenther.:** CSII = kontinuierliche s. c. Insulininfusion.
  - **Ind.:** bei Versagen der intensivierten Insulinther., v. a. bei hohem Nüchtern BZ, häufigen Hypoglykämien, Stoffwechseloptimierung präkonzeptionell und während der Gravidität, bei Nephropathie, Tx oder Retinopathie.
  - **Durchführung:** kontinuierliche Normalinsulinzufuhr s. c. mit meist variabler Infusionsrate (Basalrate); Pat. ruft zu jeder Mahlzeit durch Knopfdruck einen Bolus ab.

- **Intensivierte Insulinther.:** „nahe normoglykämische Insulinther.", Basisbo-lus-Konzept, ICT = intensivierte konventionelle Ther. (▶ Tab. 16.5).
  - **Ind.:** Standardther. für Typ-1-Diabetiker, bei instabiler Stoffwechsellage oder aus anderem Grund fehlender Insulinsekretion (z. B. Pankreatek-tomie).
  - **Durchführung:** 50 % der Tagesdosis als präprandiales Insulin (normal oder schnell wirkendes Analoginsulin), ca. 50 % für die Basalrate (z. B. NPH-Insulin). Bei vier Injektionen können Hypoglykämien durch zu starke NPH-Wirkung vermieden werden.

Tab. 16.5 Zeitliche Verteilung und Dosierung der Insulingaben bei intensi-vierter Therapie

Morgens	Mittags	Abends	Zur Nacht (23 Uhr)
Aufteilung des Basalinsulins			
	50 %		50 %
15–20 %	30–35 %		50 %
12,5–15 %	25–30 %	5–12,5 %	50 %
Aufteilung des präprandialen Insulins			
1,5–2,4 (2) IE/BE	0,7–1,1(1) IE/BE	1,3–1,6 (1,5) IE/BE	
Aufteilung von lang wirkenden Analoginsulinen			
100 %	–	100 %	–

- **Supplementäre Insulinther.** (SIT):
  - **Ind.:** Typ-2-Diabetiker unter oraler Ther., bei denen p. p. zu hohe Werte auftreten.
  - **Durchführung:** kurz wirksame Insuline zu den Mahlzeiten je nach BZ und BE-Menge.
- **Basalunterstützte orale Ther.** (BOT):
  - **Ind.:** Typ-2-Diabetiker unter oraler Ther., die mit morgendlich zu hohen BZ-Werten ankommen oder insg. zu hohe BZ-Werte haben.
  - **Durchführung:** lang wirksame Insuline am Morgen oder Abend.
- **Konventionelle Insulinther.:**
  - **Ind.:** Pat. kann oder will intensivierte Insulinther. nicht erlernen, alte Pat. mit konstantem Tagesablauf.
  - Nahrungsgewohnheiten mit unterschiedlich hohem Normalinsulinanteil. Nahrungsaufnahme nach der Insulinkinetik: 6 Mahlzeiten (1., 2. Früh-stück, Mittag, Zwischenmahlzeit, Abendessen, Spätmahlzeit).

16

Tipps bei Änderung der Diabeteseinstellung
- Nur 1 Parameter (Insulin oder Diät oder Bewegung) verändern.
- Nur in kleinen Schritten ändern (1–2 IE, 1–2 BE).
- Nach Änderung mehrere Profile abwarten, Tendenzen erkennen.
- Schema nicht sofort auf einmalige Hypo-/Hyperglykämie hin ändern.
- BE vorausschauend mit Insulin abdecken, BZ nicht rückwirkend herun-terkorrigieren.

Tab. 16.6 Ursachen für Probleme bei der Blutzuckereinstellung

BZ-Niveau in Abhängigkeit von der Tageszeit verändert

Zeitpunkt	BZ zu hoch	BZ zu niedrig
Früh-morgens, nüchtern	Abendliche Insulindosis zu gering oder Injektionszeitpunkt zu früh am Abend, Spätmahlzeit oder Abendbrot zu reichlich, nächtl. Hypoglykämie (Somogyi-Effekt, durch 3-Uhr-BZ auszuschließen)	Verzögerungsinsulin am Abend zu hoch, Spätmahlzeit zu gering. Alkoholgenuss
Morgendl. Postprandial-BZ	Spritz-Ess-Abstand zu kurz, zu viele BE für die gespritzten Insulineinheiten, BE-Zusammensetzung ungünstig (leicht resorbierbare KH, zu viel Flüssigkeit mit der Nahrung → erhöhte Resorptionsgeschwindigkeit)	Frühstück zu gering. Alkoholgenuss. Insulin am Morgen zu hoch dosiert
Am Nach-mittag	Mittags- oder Nachmittagsmahlzeit zu reichlich, morgendl. Verzögerungsinsulin zu gering, Normalinsulin zum Mittag zu gering	Basalrate zu hoch, Normalinsulin am Mittag zu hoch, Mittags- und/oder Nachmittagsmahlzeit zu gering
Vor dem Schlafen-gehen	Abendbrot zu reichlich, Zusammensetzung ungünstig, Normalinsulin zum Abendbrot zu gering, Spritz-Ess-Abstand zu kurz	Abendessen zu wenig, Normalinsulin zu viel
Nachts	Spätmahlzeit zu reichlich, Basalrate zu gering	Spätmahlzeit zu gering, Basalrate zu hoch

BZ-Niveau insg. zu hoch: unerkannter Infekt (Harnwege, Nasennebenhöhlen), zusätzliche Medikation (Diuretika, Pille, Glukokortikoide), Änderung der Essgewohnheiten, weniger körperliche Aktivität, Änderung des Injektionsorts. Hinweis: Ketone im Urin bei Glukosurie zeigen Insulinmangel an.

Hypoglykämiegefahr nach körperlicher Belastung, Alkoholgenuss, Absetzen von Medikamenten (Pille, Glukokortikoide), nach versehentlicher i. m. Injektion.

Monitoring

- **Alle Diabetiker:** bei jedem Besuch BZ-Tagebuch besprechen und ggf. Inspektion der Injektionsstellen. Einmal im Quartal Gewicht, RR (bei Hypertonie bei jedem Besuch) und HbA$_{1c}$.
- **Keine Folge- oder Begleiterkr.:**
  - 1× jährl. BB, Harnsäure, Lipidstatus (Chol., Triglyzeride, HDL, LDL), Krea-Clearance, Mikroalbuminurie (3× Morgenurin), Urinstatus.
  - 1× jährl. angiolog. Untersuchung (Pulsstatus, zerebrale Arterien, EKG).
  - 1× jährl. neurolog. Untersuchung: periphere sensible PNP (ASR, Stimmgabeltest, Temperaturempfindungen an den Füßen), autonome Neuropathie des Herzens → Frequenzvarianz, Magen-Darm-Trakt (Sono, Gastro), Urogenitalsystem (erektile Impotenz, Blasenentleerungsstörung).
  - 1× jährl. Fußuntersuchung.
  - 1× jährl. augenärztl. Untersuchung (Fundus in Mydriasis).

Laborwerte bei Diabetes mellitus
- **Urinzucker:** zum ambulanten Screening aus postprandialem Urin.
- **HBA_{1c}:** Aussage über mittleren BZ-Spiegel der letzten 1–3 Mon. Norm beim Gesunden unter 38 mmol/mol Hb (5,7 %), beim gut eingestellten Typ-2-Diabetiker ≤ 48 mmol/mol Hb (≤ 6,5 %) (▶ 20).
- **Fruktosamin:** glykiertes Serumprotein. Aussage über mittleren BZ-Spiegel der letzten 2–3 Wo. Bestimmung durch Dysproteinämie und Hydratationszustand erschwert, falsch niedrig bei Hypalbuminämie. Ind.: Hämoglobinopathie. Normalwert 205–285 µmol/l.
- **C-Peptid:** zur Differenzierung organischer Hyperinsulinämie (C-Peptid ↑) und Hypoglycaemia factitia durch exogene Insulinzufuhr (C-Peptid ↓), zur Bestimmung der Insulineigenproduktion.

Perioperative Stoffwechselführung
Risiken
- Peri- und postop. Manifestation, Verstärkung oder Entgleisung eines Diab.
- Wundheilungsstörungen durch erhöhte Infektionsneigung und Angiopathien.
- Erhöhtes Risiko bei Allgemeinanästhesie durch Schwankungen des BZ-Spiegels und dadurch labile Stoffwechsellage sowie durch Begleiterkr. wie Adipositas, Hypertonus, KHK, Nephro- und Angiopathien, Neuropathien und Fettleber.

Vorbereitung
- BZ-Einstellung optimieren.
- Diabetiker zu Beginn des OP-Programms operieren, um Gesamtdauer der Nahrungskarenz möglichst kurz zu halten.
- Regionalanästhesie günstiger als Allgemeinnarkose. Keine ambulanten Eingriffe in Narkose, da Stoffwechsel präop. und postop. überwacht und stabilisiert werden muss.
- Diätetisch und mit oralen Antidiabetika behandelten Diabetikern am Vortag der OP gewohnte Kost und/oder Medikation (z. B. Sulfonylharnstoffe) geben. Wenn Nahrungskarenz ab Vorabend erforderlich, abendl. Sulfonylharnstoffgabe weglassen. Metformin am Vortag immer absetzen.

Vorgehen am OP-Tag
- **Bei Diätther.:** normales Infusionsregime bei stündl. BZ-Kontrollen.
- **Bei Ther. mit Sulfonylharnstoffen:** keine orale Medikation, keine Nahrungszufuhr, ab morgens (z. B. 8 Uhr) 500 ml Glukose 10-prozentig + 10 mmol KCl + 15 IE Normalinsulin mit 100 ml/h, stündl. BZ-Kontrolle, einmalig K^+-Kontrolle. Fortsetzen, bis orale Nahrungsaufnahme wieder möglich, dann Medikation und Diät wie gewohnt.
- **Bei Insulinther.:** kein Insulin s. c., ab morgens 500 ml Glukose 10 % + 10 mmol KCl mit 100 ml/h, dazu Insulinperfusor mit 50 IE Normalinsulin/50 ml 0,9 % NaCl mit 2 ml/h (bei BZ > 300 mg/dl [> 16,7 mmol/l] 3–4 IE/h) für 24 h, stündl. BZ-Kontrolle, einmalig K^+-Kontrolle. 1. postop. Tag gewohntes Insulinregime mit gewohnter Kost unter BZ-Tagesprofil-Kontrolle.

16

16.1.4 Folgeerkrankungen

Fettstoffwechselstörung
Meist als diab. Fettleber. Bei Insulinmangel ungebremste Lipolyse → Resynthese von Triglyzeriden in der Leber ↑. Selten Übergang in Zirrhose.

Makro- und Mikroangiopathie

- **KHK und diab. CM:** KHK als Small Vessel Disease, selten Angina pect., Infarkt oft „stumm". CM möglich. Diagn.: EKG, Koronar-Angio.
- **Periphere Durchblutungsstörungen** (pAVK; ▸ 5.4.1): häufig vom Unterschenkelverschlusstyp, Mediasklerose.
- **Zerebrale Durchblutungsstörungen:** häufig TIA, Insulte (▸ 16.3.2).

Diabetische Nephropathie

Nach 10–15 J. Krankheitsverlauf als Niereninsuff. (Glomerulosklerose und/oder Arterio-, Arteriolosklerose) bei 30–40 % der Typ-1- und 20 % der Typ-2-Diabetiker (bei Vorliegen einer Mikroalbuminurie bis 80 %).

Risikofaktoren Erhöhter systolischer RR, Krea-Clearance (GFR) > 120 ml/Min. → glomeruläre Hyperfiltration.

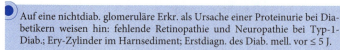

Auf eine nichtdiab. glomeruläre Erkr. als Ursache einer Proteinurie bei Diabetikern weisen hin: fehlende Retinopathie und Neuropathie bei Typ-1-Diab.; Ery-Zylinder im Harnsediment; Erstdiagn. des Diab. mell. vor ≤ 5 J.

Klinik Proteinurie, Hypertonie. Stadien ▸ Tab. 16.7.

Komplikationen HWI, Pyelonephritis → auch bei asympt. Bakteriurie Antibiotikagabe (▸ 9.3.1).

Diagnostik
- Mikroalbuminurie im Morgenurin:
  - 2 von 3 Proben < 20 mg/l → Kontrolle in ½–1 J.
  - 2 von 3 Proben > 20 mg/l (Herzinsuff., HWI, Hyperglykämie ausgeschlossen) → beginnende diab. Nephropathie.
  - 2 von 3 Proben > 200 mg/l (Ausschluss anderer Ursachen s. o.) → klin. manifeste diab. Nephropathie.
- Harnsediment, Biuret, Sono-Nieren.

Tab. 16.7 Stadien der diabetischen Nephropathie

Stadium	Zeitverlauf (J.)	Befunde
I	Diabetes-diagnose	Nieren vergrößert, GFR ↑, keine Albuminurie (< 20 mg/d)
II	2–5	Verdickung der glomerulären Basalmembran, keine klin. Manifestation, Albuminurie 20–200 mg/d
III	5–15	Mikroalbuminurie > 200 mg/d, RR ↑
IV	10–25	Anhaltende Proteinurie, GFR ↓, Hypertonie (60 %)
V	15–30	Krea ↑, Hypertonie (90 %), dialysepflichtige NI

Therapie

- Optimale BZ-Einstellung: HbA_{1c} < 48 mmol/mol Hb (< 6,5 %)
- Optimale RR-Einstellung: < 130/80 mmHg.

- **Vorgehen:**
  - Mit ACE-Hemmer beginnen. Eiweißrestriktion auf max. 15 % der Kalorien (0,5 g/kg KG/d) bei Mikroalbuminurie.
  - Bei beginnender Nephropathie (Stadium II): Ziel-RR < 120/80 mmHg, ACE-Hemmer evtl. mit Kalziumantagonisten, Diuretika, β-Blocker kombinieren.
  - Bei klin. manifester Nephropathie (Stadium III und IV): Vorstellung beim Nephrologen, Überprüfung der RR-Einstellung. Eiweißrestriktion, Risikofaktoren (Nikotin) minimieren, engmaschige Kontrollen.
  - Hämo- und Peritonealdialyse und Tx im Stadium V.
- **ACE-Hemmer:** Bei normotensiven und hypertensiven Typ-1-Diabetikern mit Mikroalbuminurie. Progressionsverlangsamung erwiesen. NW: Blutdruckabfall (→ initial geringe Dosierung, Absetzen von Diuretika vor Therapie), ANV (Ausschluss Nierenarterienstenose), Hyperkaliämie (v. a. bei Komb. mit kaliumsparenden Diuretika), Husten 1–2 Wo. nach Ther., angioneurotisches Ödem (selten) verbesserte BZ-Kontrolle, Hypoglykämie möglich.
- **Kalziumantagonisten:** allein oder in Komb. mit ACE-Hemmern → Rückgang der Proteinurie.

Diabetische Retinopathie
60 % in 15 J., häufigste Erblindungsursache.

Klinik   Plötzliche Erblindung, selten Schleier oder verschwommenes Sehen.

Diagnostik   Augenhintergrundspiegelung:
- Mikroaneurysmen, punktförmige Blutungen → „Background-Retinopathie".
- Cotton-Wool-Herde → präproliferative Retinopathie.
- Glaskörpereinblutung → proliferative Retinopathie, KO: Netzhautablösung, Sekundärglaukom, Cataracta diabetica.

Therapie   Laserkoagulation durch Augenarzt, Vitrektomie, ansonsten Stoffwechseloptimierung (bei proliferativer Retinopathie nicht zu forcieren).

Diabetische Neuropathie
Klinik
- **Sensomotorische diab. PNP** (▶ 5.1.1): strumpfförmige Dys-(Ameisenlaufen), Hypästhesie oder Anästhesie.
- **Autonome diab. Neuropathie (ADN):**
  - Ruhetachykardie (Frequenz meist um 100/Min.), fehlende Frequenzvarianz, Rhythmusstörungen, stumme Infarkte, orthostatische Dysregulation, fehlende RR-Variabilität im 24-h-Protokoll (kardiale autonome diab. Neuropathie, KADN).
  - Magenentleerungsstörungen, diab. Enteropathie (Diarrhöen, Obstipation), Blasenentleerungsstörungen, Impotenz.
  - Störung der Pupillomotorik: Miosis, verminderte Dunkeladaptation.
  - Zentrale Fehlregulation der Atmung mit Schlafapnoe.
  - Störung der hormonalen Gegenregulation bei Hypoglykämie.
  - Störung der Schweißsekretion, trophische Störung der Haut, des Knochens, diab. Osteopathie.
  Diab. Amyotrophie: meist asymmetrische Schmerzen und Paresen in der proximalen Oberschenkel- und Beckenmuskulatur.
  Mononeuropathie: kranial, an Stamm oder Extremitäten.

16

Therapie
- Stoffwechsel optimieren! Alkoholverzicht, RR-Einstellung.
- Schmerzther. bei SDPN: intermittierende, leichte Schmerzen: zeitlich begrenzter Versuch mit Paracetamol (max. 3 g/d), Metamizol (max. 4 g/d). Chron. leichte bis moderate Schmerzen: trizyklische Antidepressiva (TZA), z. B. Amitriptylin 10–25 mg (z. B. Saroten®) langsam steigern oder Duloxetin 1 × 60 mg/d (z. B. Cymbalta®) oder Pregabalin 150–300 (max. 600) mg/d in 2–3 ED (Lyrica®) oder Opioid (Tramadol). Chron. starke Schmerzen: Opioid, ggf. in Komb. mit TZA oder Duloxetin oder Pregabalin.
- Ruhetachykardie: evtl. kardioselektiver β-Blocker.
- Orthostatische Dysregulation: Tragen von Kompressionsstrümpfen, vorsichtiges körperl. Training, Meiden von Diuretika, TZA.
- Gastroparese: Versuch kurzzeitig Metoclopramid oder Domperidon (Motilium®).
- Erektile Impotenz: Sildenafil (Viagra®), Tadalafil (Cialis®), Vardenafil (Levitra®, Vivanza®), Schwellkörper-Autoinjektionsther. (SKAT), Vakuumpumpe, Prothese.
- Blasenentleerungsstörungen: Blasentraining („Timed/Double Voiding"), Alphablocker.

Diabetischer Fuß

Klinik
- Mal perforans meist Fußballen (bei diab. Neuropathie).
- Diab. Gangrän an Zehen, Druckstellen an der Hacke (bei Mikro-, Makroangiopathie; ▶ 5.1.1).

Prophylaxe und Therapie   Verhüten von Verletzungen, Einfetten, Entfernen von Verhornungen, weiches Fußbett mit Druckentlastung, Abrollsohle, ggf. op. angiolog. Ther. (▶ 5.4.1) und antibiotische Ther. von Lokalinfekten. Minoramputation nur bei Gangrän in Spezialzentren. Dekubitusprophylaxe.

16.1.5 Coma diabeticum

16

> **Leitbefunde**
> Beim ketoazidotischen Koma steht die Azidose mit Auswirkung auf den Kaliumhaushalt und deren KO im Vordergrund (Herzrhythmusstörungen), beim hyperosmolaren Koma die Exsikkose mit KO für Hirn, Herz und Niere.

Einteilung
- **Ketoazidotisches Koma:** KO des Typ-1-Diab. bei abs. Insulinmangel. Letalität 5–20 %.
- **Hyperosmolares Koma:** KO des Typ-2-Diab. bei relativem Insulinmangel. Letalität 40–60 %.

Ätiologie
- **Ketoazidotisches Koma:** Erstmanifestation (20–30 % Typ 1) oder bei Weglassen des Insulins wegen verminderter Nahrungsaufnahme z. B. bei Inappetenz, Übelkeit und Erbrechen (Bedarf z. B. bei Fieber ↑!). Die zunehmende Stoffwechselverschlechterung führt zu weiterer Inappetenz; Nahrung und Insulin werden u. U. ganz weggelassen.

- **Hyperosmolares Koma/hyperosmolares hyperglykämisches Sy. (HHS):** selten als Erstmanifestation, häufiger Diätfehler, Unterdosierung oraler Antidiabetika, Steigerung des Insulinbedarfs bei Infekt (Pneumonie, HWI), Herzinfarkt, OP und postop.; Erstmanifestation u. U. durch neu eingesetzte Medikamente (Thiazide, Glukokortikoide).

Klinik

- Prodromi: Polyurie, Polydipsie, Gewichtsverlust; Übelkeit, Erbrechen (azidotische Gastritis).
- Pseudoperitonitis, Exsikkosezeichen (v. a. bei hyperosmolarem Koma) mit Tachykardie, Fieber oder Hypothermie, Hyporeflexie bis Areflexie, Kußmaul-Atmung mit Azetongeruch (meist Typ 1).
- Fortgeschrittenes Stadium: Somnolenz bis Koma, Hypotonie bis zum Schock, Oligurie.

Diagnostik

- Definition diab. Ketoazidose: BZ > 250 mg/dl (> 13,9 mmol/l), Ketonurie/Ketonämie, pH art. < 7,35, venös < 7,30, Bikarbonat < 15 mmol/l.
- Definition HHS: BZ > 600 mg/dl (33,3 mmol/l), pH art. > 7,35, venös > 7,30, Osmolarität > 320 mosm/kg.
- BZ: ketoazidotisches Koma meist < 700 mg/dl(> 38,9 mmol/l), hyperosmolares Koma meist > 800 mg/dl (> 44,4 mmol/l).
- BGA: Ausmaß der metabolischen Azidose (▶ 10.5.2).
- Na$^+$, K$^+$, Krea. **Cave:** je nach Bestimmungsmethode evtl. falsch hoch. BB, Keton im Urin.
- **Weiterführende Diagn.:** Laktat, Cl$^-$, Phosphat, Amylase, CK, Serumsmolalität, Transaminasen, CRP (Ausschluss von Begleiterkr., Infarkt, Pankreatitis).

Differenzialdiagnosen Hypoglykämischer Schock, Insult mit Bewusstseinsstörungen bei Diab. mell., alkoholtoxische Ketoazidose, Addison-Krise (Hypoglykämie), kardiogener Schock.

⚡ Therapie des diabetischen Komas

Da der Übergang zwischen beiden Komaformen fließend ist, muss die Ther. je nach Befund erfolgen; Intensivüberwachung.

- **Flüssigkeit:**
  - ggf. ZVD-gesteuert 1–2 l NaCl 0,9 % in 30–60 Min, dann 100–500 ml/h, Ges.-Bedarf ca. 15 % des KG, gelegentlich mehr.
  - Bei Na$^+$ > 150 mmol bzw. Osmolarität > 350 mosmol/l evtl. NaCl 0,45 % verwenden, Hypernatriämie nur sehr langsam senken, 1 mmol/l Na$^+$/h.
- **Insulin:**
  - i. v. Bolus 0,10–0,15 IE/kg KG
  - i. v. Perfusor mit 0,10 IE/kg KG/h, wenn BZ-Abfall in der 1. h < 10 % des Ausgangswerts fällt, kann die Dosis max. verdoppelt werden (0,15–0,20 IE/kg KG/h).
  - Insulin wird an die Kunststoffschläuche gebunden, daher erste 10 ml verwerfen!
  - Hirnödem bei zu rascher BZ-Senkung! → BZ in der 1. h max. bis 100 mg/dl/h (5,6 mmol/l) senken, dann sollte der BZ-Abfall < 50 mg/dl/h (< 2,8 mmol/l/h) betragen. Ziel in den ersten 24 h nicht < 250 mg/dl (< 13,9 mmol/l). Ab BZ < 300 mg/dl (< 16,7 mmol/l) zur Verlangsamung des BZ-Abfalls 10-prozentige Glukose (ggf. Insulin anpassen).

16

- **Kaliumsubstitution** (▶ 10.2.2):
  - $K^+ < 3,3$ mmol/l: Insulinpause (**cave:** letale Herzrhythmusstörungen)
  - $K^+ < 4$ mmol/l: 15–30 mmol/h (pH < 7,1), bzw. 15–20 mmol/h (pH > 7,1) .
  - K^+ 4–6 mmol/l: 5–15 mmol/h (pH < 7,1), bzw. 5–10 mmol/h (pH > 7,1).
  - K^+ 6 mmol/l: keine Substitution.
- **Azidosekorrektur:** ist prognosebestimmend, bei pH < 7,0 mit 8,4 % Natriumbikarbonat 50 mmol über 1 h.
- **Phosphatsubstitution:** bei < 1,5 mg/dl in der 6.–8. h Kaliumphosphat-Lsg. 4–8 mmol/h. **Cave:** Niereninsuff., Hypokalzämie.
- **Begleitende Maßnahmen:** Magensonde bei Erbrechen und Magenatonie, Blasenkatheter für Flüssigkeitsbilanz, Thromboseprophylaxe, ggf. Antibiose, Dekubitusprophylaxe.
- **Verlaufskontrollen:** zunächst stündl. BZ, K^+, ZVD, 2-stündl. Na^+, 4-stündl. BGA, alle anderen Parameter (s. o.) alle 6–12 h.

16.1.6 Hypoglykämischer Schock

BZ < 40 mg/dl (< 2,2 mmol/l), klin. Symptomatik je nach gewohntem BZ-Niveau und Geschwindigkeit des Abfalls schon bei BZ < 100 mg/dl (< 5,6 mmol/l) oder erst bei BZ < 30 mg/dl (< 1,7 mmol/l).

Leitbefunde
Nach deliranтem Vorstadium innerhalb von Min. einsetzende Bewusstseinstrübung mit Tremor, feuchter, kalter Haut und oft neurolog. Ausfällen.

Ätiologie
- **Typ 1:** Kohlenhydratanteil der Nahrung zu hoch eingeschätzt, zu langer Spritz-Ess-Abstand (Insulin gespritzt und schlafen gelegt), nach Absetzen von Medikamenten (Pille, Kortikoide), körperlicher Belastung, Alkoholgenuss.
- **Typ 2:** Überdosierung von Sulfonylharnstoffen bzw. Insulin, zusätzliche Medikamenteneinnahme (Cumarine, Phenylbutazon, Sulfonamide, β-Blocker), Reisen und verminderte Nahrungsaufnahme.

Klinik
- Leichte Hypoglykämie: Schweißausbruch, Blässe, Unruhe, Tremor, RR-Anstieg, periorales Missempfinden, Verhaltensauffälligkeiten (z. B. Euphorie).
- Schwere Hypoglykämie: Bewusstseinstrübung, neurolog. Ausfälle, Koma mit zerebralen Krampfanfällen.

Therapie der leichten Hypoglykämie
- Bei ersten Anzeichen sofort 20 g Traubenzucker oder 8 Stück Würfelzucker oder 1 Glas Saft mit Traubenzucker, der BZ soll mind. 50–60 mg/dl (2,8–3,3 mmol/l) erreicht haben, dann 1 2 BE langsam resorbierbare KH (z. B. Brot).
- Bei Bewusstlosigkeit oder Eintrübung Glukagon-Fertigspritze i. m. **Cave:** keine Wirkung bei alkoholinduzierter Hypoglykämie.

16

Therapie der schweren Hypoglykämie
- Mind. 20–50 ml 50-prozentige Glukose im Nebenschluss zur laufenden Infusion (Ringer-Lsg.), bis zum Aufwachen ggf. wiederholen.
- Bei Sulfonylharnstoff-Hypoglykämie Gefahr der protrahierten Hypoglykämie mit erneutem Schock → nach Aufklaren 10-prozentige Glukoseinfusion, 24-stündl. Überwachung mit 2-stündl. BZ-Kontrollen.
- Bei drohender Überwässerung 4-stündl. Dexamethason 4–8 mg i. v. oder i. m. (z. B. Fortecortin®).

16.2 Hyperlipoproteinämien

16.2.1 Ätiologie

- **Prim. Form:** 3 % der Bevölkerung; genetisch bedingt. ▶ Tab. 16.8.
- **Sek. Form:** 20 % der Bevölkerung;
  - Hypercholesterinämie: Hypothyreose, Cholestase, Dysgammaglobulinämie, nephrotisches Sy., Schwangerschaft, androgene Steroide, Gestagene, Proteasenhemmer.
  - Kombinierte Hyperlipidämie: Typ-2-Diab. mell., nephrotisches Sy., Alkohol, Thiazide.
  - Hypertriglyzeridämie: Adipositas, Typ-2-Diab. mell., metabolisches Sy., Nieren-/Leberinsuff., Hypothyreose, M. Cushing, Schwangerschaft, Alkoholabusus, Östrogene, Kontrazeptiva, Glukokortikoide, Thiazide, β-Blocker, Tamoxifen, Ciclosporin, Amiodaron, Proteasehemmer.

Tab. 16.8 Primäre Hyperlipoproteinämien

Bezeichnung	Vermehrte Lipoproteinfraktion	Risiko KHK	Risiko Pankreatitis	Häufigkeit
Familiäre Hypercholesterinämien				
Familiäre Hypercholesterinämie	LDL	↑↑↑	↑	1 : 5.000
Defektes Apo-B-100	LDL	↑↑↑	↑	1 : 6.000
Polygene Hypercholesterinämie	LDL	↑	N	Häufig
Familiäre Hyper-α-Lipoproteinämie (HDL-Hyperlipoproteinämie)	HDL	↓	N	Selten
Familiäre Hypertriglyzeridämien				
Lipoprot.-Lipase-Mangel	Chylomikronen	n?	↑↑↑	Selten
Apo-C-II-Mangel	Chylomikronen	n?	↑↑↑	Selten
Familiäre Hypertriglyzeridämie	VLDL (und Chylomikronen)	?	↑↑	

16

Tab. 16.8 Primäre Hyperlipoproteinämien *(Forts.)*

Bezeichnung	Vermehrte Lipo-proteinfraktion	Risiko KHK	Risiko Pankreatitis	Häufigkeit
Familiäre Hypertriglyzeridämien				
Familiäre kombi-nierte Hyperlipo-proteinämien	+	+	+	+
Familiäre Typ-III-Hyperlipidämie	IDL (Remnants*)	↑↑↑	?	1 : 5.000
Familiäre kombi-nierte Hyperlipid-ämie	VLDL, (Chylomik-ronen), u./o. LDL	↑↑	n	1 : 200

* Werden bei Störung des Chylomikronen- und VLDL-Abbaus im Blut angereichert.

16.2.2 Risikofaktorstratifikation

PROCAM-Score, HeartScore Germany:
- **Hohes Risiko:** Scorewert > 20 % für KHK in den nächsten 10 J. (Primärprä-vention) KHK, pAVK, zerebrovaskuläre Erkr., BAA, Diab. mell. Typ 2, Typ 1 mit Organschäden, chron. Niereninsuff., monogene fam. Hyperlipidämie.
- **Mittelhohes Risiko:** Scorewert 10–20 % für KHK in den nächsten 10 J.

16.2.3 Klinik und Diagnostik

- **Klinik:** Xanthelasmen und Arcus lipoides corneae sind selten und unspezif. (50 % normale Lipidwerte). Bei Hypertriglyzeridämie > 1.000 mg/dl häufiger akute Pankreatitiden.
- **Diagn.:** Manifeste atherosklerotische Gefäßerkr.: z. B. KHK, Infarkt, pAVK. Beeinflussbare Risikofaktoren: Nikotinabusus, Hypertonie, Diab. mell., Adipositas, Alkohol, Bewegungsmangel, Fibrinogenerhöhung. Atherosklerotische Gefäßerkr. in der Familie Blutabnahme nach > 12 h Nahrungskarenz. Bestimmung von Chol., Triglyzeriden, HDL und LDL. Errechnete LDL-Werte sind nur bis zu Triglyzeridwerten < 400 mg/dl (< 4,5 mmol/l) verwertbar. Fibrinogen (Risikofaktor bei atherosklerotischen Thrombosen). Lipidelektrophorese nicht erforderlich.

16

Tab. 16.9 Zielbereiche in Anlehnung an die Europäische Arteriosklerosegesellschaft (2011)

	Leicht erhöhtes Risiko	Mittelhohes Risiko	Hohes Risiko
Cholesterin	< 190 mg/dl (< 5 mmol/l)	< 175 mg/dl (< 4,5 mmol/l)	< 155 mg/dl (< 4 mmol/l)
• LDL	< 115 mg/dl (< 3 mmol/l)	< 100 mg/dl (< 2,6 mmol/l)	< 70 mg/dl (< 1,8 mmol/l)
• HDL	M > 40 mg/dl (> 1 mmol/l) F > 45 mg/dl (> 1,2 mmol/l)	M > 40 mg/dl (> 1 mmol/l) F > 45 mg/dl (> 1,2 mmol/l)	M > 40 mg/dl (> 1 mmol/l) F > 45 mg/dl (> 1,2 mmol/l)

Tab. 16.9 Zielbereiche in Anlehnung an die Europäische Arteriosklerosegesellschaft (2011) *(Forts.)*

	Leicht erhöhtes Risiko	Mittelhohes Risiko	Hohes Risiko
Triglyzeride	< 150 mg/dl (< 1,7 mmol/l)	< 150 mg/dl (< 1,7 mmol/l)	< 150 mg/dl (< 1,7 mmol/l)

16.2.4 Therapie

Basistherapie

- Regelmäßiges körperliches Ausdauertraining mit 50–70 % der max. altersbezogenen Herzfrequenz (mind. 150 Min./Wo.).
- Gewichtsreduktion 5–10 % in 6–12 Mon. durch Kalorienreduktion, Reduktion schnell resorbierbarer KH, hoher Ballaststoffanteil, gesättigte Fette < 7 % der Kalorien.
- Beseitigen der Ursachen von sek. Hyperlipidämien.
- Behandlung zusätzlicher Risikofaktoren wie Hypertonie, Nikotin, Diab. mell.
- Lipidsenkende Kost: Reduktion des Fettanteils auf < 30 % der Kalorien, davon max. 10 % gesättigte Fettsäuren, durch Reduktion des Fleischkonsums (bis 3 ×/Wo.) und Ausweichen auf magere Fleischsorten und Fisch (bis 3 ×/Wo.), fettarme Milchprodukte und sparsam pflanzliche Speiseöle mit mehrfach ungesättigten Fettsäuren (Omega-3-Fettsäuren). Erst wenn nach 3–6 Mon. trotz intensiver diätetischer Maßnahmen Werte nicht in den Zielbereich gelangen, medikamentöse Ther. erwägen (Ausnahmen ▶ Tab. 16.10).

Tab. 16.10 Therapieempfehlungen der Europäischen Arteriosklerosegesellschaft

Hypercholesterinämie (Chol. > 200 mg/dl, Triglyzeride < 200 mg/dl)

Cholesterin mg/dl [mmol/l]	LDL mg/dl [mmol/l]	Bewertung	Medikamente
200–250 [5,2–6,5]	135–175 [3,5–4,5]	Basismaßnahmen fast immer erfolgreich	Ab mittelhohem Risiko
250–300 [6,5–7,8]	175–215 [4,5–5,5]	Basismaßnahmen meist erfolgreich	Auch 3–6 Mon. bei Risikopat. HM oder An oder Fi
> 300 [> 7,8]	> 215 [> 5,5]	Meist genetischer Defekt, Basismaßnahmen nur manchmal erfolgreich	Nach 3 Mon. HM oder An, nach 6 Mon. spez. Ambulanz (Ni, H. E. L. P.)

Bei kombinierter Hyperlipidämie (Chol. > 200 mg/dl, Triglyzeride > 200 mg/dl)

Cholesterin	LDL	Triglyzeride	Bewertung	Medikamente
200–300 [5,2–7,8]	135–215 [3,5–5,5]	200–400 [2,3–4,6]	Basismaßnahmen meist erfolgreich, sek. Erkr. ausschließen	HM, Fi, Ni bei mittelhohem Risiko

16

Tab. 16.10 Therapieempfehlungen der Europäischen Arteriosklerosegesellschaft *(Forts.)*

Bei kombinierter Hyperlipidämie (Chol. > 200 mg/dl, Triglyzeride > 200 mg/dl)

Cholesterin	LDL	Triglyzeride	Bewertung	Medikamente
> 300	> 250	> 400	Selten, Abklärung in Spezialambulanz	Fi, Ni oder HM

Triglyzeride	LDL	Bewertung		Medikamente
200–400 [2,3–4,6]	< 135 [< 3,5]	Basismaßnahmen meist erfolgreich, sek. Erkr. Behandeln		Fi, Ni bei hohem Risiko
> 400 [> 4,6]	> 135 [> 3,5]	Pankreatitisgefahr, wenn Basismaßnahmen nach 8–12 Wo. nicht erfolgreich oder Triglyzeride > 6 mmol/l Medikamente		Fi, Ni, Fischölpräparate

An = Anionenaustauscher, Ni = Nikotinsäurederivate, Fi = Fibrate, HM = HMG-CoA-Redukasehemmer, H. E. L. P. = heparinvermittelte extrakorporale LDL: Fibrinogenpräzipitation. Wertekontrolle 4–6 Wo. nach Therapiebeginn, bei Misserfolg Präparatewechsel oder Zweierkomb. erwägen.

Arzneimitteltherapie
Wirksamkeit stark von Ausgangssituation und Ursachen der Lipidstörung abhängig, Prozentwerte entsprechen daher Maximalwerten.

HMG-CoA-Reduktasehemmer (Statine)
Stark wirksam. Chol. um 15–30 % ↓, Triglyzeride um 10–20 % ↓, LDL um 20–40 % ↓, HDL um 5–10 % ↑.

Indikationen Hypercholesterinämien, Komb. mit Anionenaustauschern sinnvoll. In schweren Fällen Dreierkomb. mit Nikotinsäurederivaten oder Fibraten (cave: erhöhtes Myopathierisiko).

Kontraindikationen Lebererkr.

Dosierung Atorvastatin 10–20 (80) mg (Sortis®), Lovastatin 10–80 mg (Mevinacor®), Pravastatin 5–40 mg (z. B. Pravasin®), Simvastatin 5–40 mg (z. B. Zocor®, **cave:** Nicht kombinieren mit: Itra-, Keto-, Posaconazol, Ery-, Clari-, Telithromycin, Gemfibrozol, Ciclosporin, Danazol; bei > 10 mg nicht mit Amiodaron, Verapamil, Diltiazem; bei > 20 mg nicht mit Amlodipin, Ranolazin, GKV zahlt nur den Preis des günstigsten Generikums), Fluvastatin 20–40 mg (z. B. Locol®), Rosuvastatin 5–10 mg max. 40 mg (Crestor®).

Nebenwirkungen Blähungen, Diarrhöen, Übelkeit, Hautausschlag, Kopfschmerzen, passagerer Transaminasenanstieg, Myalgien bis Rhabdomyolyse, Potenzstörungen.

Wechselwirkungen Marcumar® (▶ 19.8.2).

Fibrate (heterogene Gruppe)
Indikationen Kombinierte Hyperlipidämien, Komb. mit Anionenaustauschern. Zurückhaltung bei Komb. mit HMG-CoA-Reduktasehemmern.

Kontraindikationen Leber- und Nierenerkr., Laktation, Gravidität.

Dosierung Bezafibrat 3 × 200 mg oder 1 × 400 mg retard z. N. (z. B. Cedur®), Fenofibrat 200–300 mg (z. B. Lipanthyl®), Etofibrat 500–1.000 mg (Lipo-Merz ret.®), Etofyllinclofibrat 500 mg (Duolip®), Gemfibrozil 2 × 450/1 × 900 mg ret. (**cave:** nicht mit Statinen kombinieren) (z. B. Gevilon®).

Nebenwirkungen GI-Störungen, gelegentlich CK-Anstieg, Myalgien, allergische Reaktionen, Gallensteinbildung, Thrombosen.

Cholesterinresorptionshemmer
LDH-Senkung bis 25 % zusätzlich, HDL-Steigerung bis 3 %, Triglyzeridsenkung bis 14 %.

Indikationen LDL-Zielwert mit Statinen nicht erreicht, CSE-Hemmer-Unverträglichkeit, Monother. oder Komb. mit Statinen.

Kontraindikationen Lebererkr., Schwangerschaft, Komb. mit Fibraten.

Dosierung Ezetimib 1 × 10 mg (Ezetrol®), Ezetimil 10 mg/Simvastatin 20/40/80 mg 1 × (Inegy®).

Nebenwirkungen Myalgien, Rhabdomyolyse, Hep., Pankreatitis, Thrombozytopenie.

Wechselwirkungen Warfarin, Amiodaron, Verapamil.

Anionenaustauscher
Chol. um 20–25 % ↓, Triglyzeride bis 25 % ↑, LDL bis 34 % ↓, HDL 0–14 % ↑.

Indikationen Hypercholesterinämie. Bei Hypertriglyzeridämie oder gemischten Hyperlipidämien in Komb. mit HMG-CoA-Reduktasehemmern, Nikotinsäurederivaten, Fibraten.

Dosierung Colestyramin 4–32 g (Quantalan®), Colestipol 5–30 g (Cholestabyl®), Colesevelm 2,5–3,75 g (Cholestagel®) einschleichend dosieren.

Nebenwirkungen (Häufig) Blähungen, Völlegefühl, Obstipation, evtl. unter der Ther. rückläufig.

Wechselwirkungen Absorption von Medikamenten und fettlöslichen Vit.

Nikotinsäurederivate
Chol. bis 20 % ↓, Triglyzeride bis 40 % ↓, LDL bis 24 %, HDL bis 20 % ↓/↑.

Indikationen Hypertriglyzeridämie, Komb. mit Statinen/Anionenaustauschern möglich/sinnvoll.

Dosierung Niacin 1 × 375–2.000 mg abends (Niaspan®), Acipimox 2–3 × 250 mg/d (Olbemox®).

Nebenwirkungen Flush zu Beginn der Ther., Urtikaria, GI-Beschwerden, Harnsäureanstieg, Verschlechterung der Glukosetoleranz.

Wechselwirkungen Abschwächung von Antihypertensiva.

16

H. E. L. P.
(heparinvermittelte extrakorporale LDL: Fibrinogen-Präzipitation)
- **Ind.:** bei homozygoter Hypercholesterinämie junger Pat. und nachgewiesener KHK (Stadium I–II) und bei KHK Stadium III–IV, wenn trotz max. medikamentöser Ther. LDH > 135 mg/dl.

- **Verfahren:** nach extrakorporaler Plasmaseparation werden daraus mithilfe von Heparin Präzipitate von Lipo- und Plasmaproteinen gefiltert (ähnlich der Dialyse), v. a. LDL, Lp(a) und Fibrinogen.

16.3 Hyperurikämie, Gicht

16.3.1 Hyperurikämie

Ätiologie M : F = 20 : 1; v. a. bei Adipositas, Fettstoffwechselstörungen, Diab mell., Hypertonie.

Einteilung
- **Prim. Hyperurikämie (95 %):** erbliche Ausscheidungsstörung, nur 0,5 % verstärkte Harnsäurebildung durch Enzymdefekt, allerdings erleiden nur 15 % der Pat. einen Gichtanfall (Stadium II). ▶ Tab. 16.11.
- **Sek. Hyperurikämie:** vermehrter Zelluntergang (myelo- oder lymphoproliferative Erkr., Anämie, zerfallendes Ca, Zytostatikather., Strahlenther., Psoriasis). Hemmung der Ausscheidung (Diuretika, kompensierte Niereninsuff., Pyrazinamid, Ethambutol); Ketose (Fasten, fettreiche Diät, dekompensierter Diab. mell.), Akromegalie, Nebenschilddrüsenfunktionsstörungen, Intox. (CO, Blei).
- **Diagnostik** Harnsäure im Serum > 6,8 mg/dl (> 400 μmol/l).

Tab. 16.11	Klinik und Stadieneinteilung
Stadium I	Asymptomatische Hyperurikämie
Stadium II	Akuter Gichtanfall
Stadium III	Asymptomatisch, aber zunehmend KO der Stoffwechselstörung, Harnsäure ↑ oder normal
Stadium IV	**Chron. Gicht:** Uratablagerungen in und um Gelenke, Synovia, Haut, Knorpel, Ohrmuschel (Tophi) mit irreversiblen Schäden an den gelenknahen Knochen und Funktionsbeeinträchtigung der Gelenke
Wichtigste Komplikationen	**Gicht-Nephropathie:** interstitielle entzündliche Infiltrate mit Durchblutungsminderung durch Uratablagerungen → Hypertonus, chron. Niereninsuff, kompliziert durch HWI mit Pyelonephritis bei Nephrolithiasis. **Cave:** Urate sind röntgenologisch nicht schattengebend.

Differenzialdiagnosen
- DD chron. Gicht: RA, Arthrose bei begleitender Arthritis, Chondrokalzinose Reiter-Sy.
- DD chron. Gelenkschmerz ▶ 11.1.1.

Intervalltherapie
- **Diät:** bei Hyperurikämie < 9 mg/dl; kein Alkohol. **Cave:** Kaffee, purinhaltige Lebensmittel (z. B. Innereien). ASS (> 0,5 g) und Thiaziddiuretika meiden.
- **Medikamente:** bei Harnsäure > 9 mg/dl (540 μmol/l) oder abklingendem Stadium II, sobald Symptome besser, Harnsäurezielwert < 6,0 mg/dl (< 360 μmol/l).

16

- **Allopurinol** 1 × 50–300 mg abends p. p., max. 3 × 300 mg/d, einschleichend dosieren. NW: GI-Symptome, Exantheme, Vaskulitis (Haut, Niere), Leukopenie, Gichtanfall bei zu hoher Anfangsdosis, Dosisreduktion bei Niereninsuff.
- **Febuxostat** 1 × 80–120 mg (Adenuric®), Reservemedikament bei Uratablagerungen. NW: Leberschädigung, GI-Sympt., Exantheme, Hypersensitivitätssy.
- **Urikosurika:** Benzbromaron (z. B. Narcaricin®), nur bei gravierenden NW von Allopurinol, einschleichend dosieren 1 × 50–100 mg, Diurese > 2 l/d, evtl. Harnansäuerung (pH 6,4–6,8). Häufige NW: Harnsäuresteinbildung. KI: Gicht-Nephropathie.

16.3.2 Akuter Gichtanfall

Leitbefunde
Sehr schmerzhafte Monarthritis, meist im Großzehengrundgelenk, die anfallsartig, meist nachts auftritt. Bei 90 % der Pat. ab Harnsäurespiegeln > 9 mg/dl (540 μmol/l).

Klinik Sehr schmerzhafte, anfallsartige Monarthritis, meist nächtlich, häufig nach Alkohol- und Nahrungsexzess. Bei Erstmanifestation in 50 % Großzehengrundgelenk (Podagra), sonst Daumengrundgelenk, andere kleine Gelenke. Oft im Strahl, bes. an der unteren Extremität. Später auch große Gelenke. Lokal: Rötung, Schwellung, starker Berührungsschmerz, Überwärmung evtl. Fieber.

Diagnostik Labor: Leukozytose, BSG und CRP ↑. Bei länger bestehender Gicht kann die Harnsäure normal sein.

Differenzialdiagnosen Bakt. Arthritis (Klinik, Rö. Punktion), Arthritis bei Inf. (Coxsackie-Viren, Hep. B), Traumen, rheumatisches Fieber (Klinik), Gonorrhö, Psoriasisarthritis (typische Haut- und Nagelbefunde, Fingerendgelenke. **Cave:** Harnsäure kann erhöht sein!), aktivierte Arthrose. DD akuter Gelenkschmerz ▶ 11.1.1.

Therapie des akuten Gichtanfalls
- Colchicin 1–2 mg akut; Wdhlg. nach 2 h möglich (z. B. Colchicum dispert®), Niedrigdosis gleichermaßen wirksam wie Hochdosis (max. Tagesdosis 8 mg). NW: Durchfälle, KM-Depression, Haarausfall.
- Indometazin bei KI für Colchicin oder bei schwerem Verlauf 100 mg rektal alle 4–6 h bis max. 400 mg/d, über 2–3 d ausschleichen. NW ▶ 19.6.
- Bei Niereninsuff. und Nichtansprechen auf NSAID Glukokortikosteroid 0,5 mg/kg KG.
- Lokalther.: kühlende Alkoholumschläge, betroffenes Gelenk ruhig lagern.
- Bei Tumorlyse-Sy. mit Harnsäureanstieg trotz Allopurinol, Urinalkalisierung und Diuretika (5–25 % der Pat.) Rasburicase 1 × 0,2 mg/kg KG/d (Fasturtec®) in 50 ml NaCl 0,9 % über 30 Min. i. v. unmittelbar vor oder mit Einleitung der Chemother. für 5–7 d. überführt Harnsäure in gut wasserlösliches Allantoin und verhindert so ein ANV.

16

16.4 Porphyrien

16.4.1 Grundlagen

Hämsynthesestörung durch angeborene oder toxische Enzymdefekte.

Einteilung
- Erythropoetische Porphyrien (sehr selten):
  - M. Günther: kongenitale erythropoetische Porphyrie, autosomal rezessiv, Erstmanifestation im Kleinkindesalter.
  - Erythropoetische Protoporphyrie, autosomal dominant.
- Akute hepatische Porphyrien: vier Formen, häufigste ist AIP (s. u.).
- Chron. hepatische Porphyrien.
- Sek. Porphyrinopathien: Mitreaktion des Porphyrienstoffwechsels durch toxische, nutritive oder medikamentöse Einflüsse.
- ! Sek. Koproporphyrinurie und sek. Protoporphyrinämie haben keinen eigenen klin. Krankheitswert.

16.4.2 Porphyria cutanea tarda (PCT; chronisch hepatische Porphyrie)

Häufigste Porphyrie. Genetisch bedingte Aktivitätsminderung der Uroporphyrinogen-III-Decarboxylase und Leberparenchymschaden, dadurch vermehrter Anfall von Uroporphyrin und Koproporphyrin. M : F = 8,5 : 1,5; Manifestationsalter nach 40. Lj. Manifestationsursachen: Alkohol, Östrogene, selten Hämodialyse oder Umweltgifte (Hexachlorbenzol, Dioxin).

> **Leitbefunde**
> Blasenbildung an lichtexponierter Haut (Handrücken), erhöhte Hautvulnerabilität, Hyperpigmentation. Rosa bis braun nachdunkelnder Urin.

Klinik Leitbefunde, außerdem Hypertrichose (Gesicht, Schläfe, Orbita), Vergrößerung der Gesichtsfalten. Leberzellschaden.

Diagnostik Porphyrine im 24-h-Urin (unter Lichtschutz) > 0,2 mmol/24 h; im Stuhl Isokoproporphyrin erhöht.

Therapie Auslösende Noxen meiden, Lichtschutzsalben, evtl. Porphyrinelimination aus den Geweben durch Chloroquin 125 mg jeden 3. Tag (Resorchin®) über 8–12 Mon. Evtl. Aderlässe (**cave:** Proteinverlust bei Leberzirrhose).

16.4.3 Akute intermittierende Porphyrie (AIP; akute hepatische Porphyrie)

Zweithäufigste Porphyrie mit genetischer (autosomal dominant) Porphobilinogen-Deaminase-Aktivitätsminderung bei medikamentös bedingter Aktivitätssteigerung der vorgeschalteten Enzyme und Anstieg von Aminolävulinsäure und Porphobilinogen. M : F = 1 : 2–4; Manifestationsalter 20.–40. Lj.

16

- Latente Formen bei Angehörigen ausschließen.
! Durch Vielgestaltigkeit häufig Fehldiagnosen!

Manifestationsursachen Stress, Hunger, Alkohol, Medikamente als Enzyminduktor (z. B. Barbiturate, Clonidin, Sulfonamide, Theophyllin, Östrogene, Progesteron, einige Benzodiazepine, Ergotamin), prämenstruell.

Klinik
- GIT: Bauchkoliken, Erbrechen, Obstipation, Diarrhö, Oligurie, Ikterus.
- Vegetativ: Tachykardie, Hypertonie, Fieber.
- ZNS: Paresen beginnend an Arm- und Handstreckern, Sensibilitätsstörungen, Neuralgien, Kopfschmerzen, Krampfanfälle, Somnolenz, Psychosen.
! Pathognomonisch: nachdunkelnder Urin, Rotfärbung nur bei etwa 50 % der Pat.; Anämie, Leukozytose, GOT-/GPT-Anstieg, Bilirubinämie.

Komplikationen Aufsteigende Lähmungen (evtl. letal!).

Diagnostik ▶ 20, Porphyrine.

Therapie
- Intensivmedizinische Überwachung mit ZVD, E'lytkontrolle, Urinausscheidungskontrolle, auslösende Substanzen eliminieren. Glukose 20-prozentig 2 l/d i. v., evtl. alternativ Fruktose p. o.
- Hämarginat (Normosang®) sofort bei neurolog. Sympt. 3 mg/kg KG/d als Ki über 15 Min. bis zum 4. Tag. **Cave:** In der Latenzphase kann Hämarginat (Normosang®) bei erhöhtem Porphyrin und Porphyrinvorläufern im Urin das Anfallsrisiko senken!
- Elektrolytsubstitution v. a. Na⁺, Cl⁻, Mg²⁺. Ausgleich des Flüssigkeitsdefizits.
- Forcierte Diurese, z. B. Furosemid 40–80 mg/d i. v.
- Sympt. Ther. von Schmerzen (z. B. ASS, Morphin), Hypertonie, Tachykardie (z. B. Propranolol), Erbrechen (z. B. Chlorpromazin), Spasmen (z. B. Atropin), Subileus (z. B. Neostigmin), Krampfanfällen (z. B. Chloralhydrat), Psychosen (z. B. Chlorpromazin), Atemlähmung (z. B. Beatmung), peripheren Lähmungen (z. B. Physiother.).

Übersicht der erlaubten und gefährlichen Arzneistoffe im Anhang der Roten Liste.

16

Tab. 16.12 Weitere Porphyrien

	Porphyria variegata	Hereditäre Koproporphyrien	Erythrohepatische Porphyrie	Kongenitale erythropoetische Porphyrie (M. Günther)	Sek. Porphyrie bei Blei-Intox.
Häufigkeit	1 : 100.000	1 : 5.000	1 : 50.000	Sehr selten	
Klinik					
GIT	+	(+)	–	–	+
ZNS	++ mehr Frauen	(+)	–	–	+
Fotodermatose	< 30 % mehr Männer	< 20 %	+	+++	–

Tab. 16.12 Weitere Porphyrien *(Forts.)*

	Porphyria variegata	Hereditäre Koproporphyrien	Erythrohepatische Porphyrie	Kongenitale erythropoetische Porphyrie (M. Günther)	Sek. Porphyrie bei Blei-Intox.
Diagnose					
Urin	(δ-ALS, PBG) Uro, Ko	(δ-ALS, PBG) Uro, Ko	Uro, Ko N/↑	Uro ↑↑↑	δ-ALS
Stuhl	Ko ↑↑↑ Pro ↑	Ko ↑↑ Pro ↑↑	Ko n/↑ Pro ↑↑	Ko ↑ Pro ↑	N
Erys	n	n	Pro ↑↑↑	Uro ↑↑↑	Pro ↑
Therapie	Wie AIP, Lichtschutz	Lichtschutz, sympt., keine Barbiturate	Lichtschutz, evtl. Karotinoide (z. B. Carotaben®) 50–150 mg/d, evtl. Colestyramin 5–15 g/d	Lichtschutz, Splenektomie Bluttransfusion	D-Penicillamin 0,8–1,8 g/d p. o., EDTA (Kalzium Vitis i. v.®): 0,4–1,2 g/d i. v.

Uro = Urobilinogen, Ko = Koproporphyrin, Pro = Protoporphyrin, PBG = Porphobilinogen, δ-ALS = δ-Aminolävulinsäure

16

17 Infektionen

Arno J. Dormann, Jörg Braun und Yasemin Küley-Bagheri

17.1 Leitsymptome und ihre Differenzialdiagnosen

17.1.1 Fieber unklarer Genese (FUO)

FUO (Fever of Unknown Origin): Fieber (Körperkerntemperatur > 38,0 °C) ohne offensichtliche Ursache ≥ 3 Wo.:
- Echtes Fieber vs. Fevris factitia (bis zu 30 % aller FUO).
- Inf. oder andere Fieberursache (nur 25–50 % Inf. als Ursache eines FUO).

Nosokomiales Fieber
- Oft frühes Zeichen einer Inf. → regelmäßige Temperaturmessung bei allen Pat.
- Erregerspezif. Fiebermuster gibt es nicht!
- Häufig auch nichtinfektiöse Ursachen (z. B. „drug fever", Hämatom, Lungenembolie).

Basisdiagnostik

Anamnese
- Risikofaktoren: Immunsuppression, implantiertes Fremdmaterial (z. B. Katheter, Herzklappen, Stents), Krankenhausaufenthalt (nosokomial erworbenes Fieber), vorausgegangene Fernreise (auch > 1 J.!), Tierkontakte (inkl. Zeckenbisse, Mückenstiche), berufl. Exposition (Labor, Chemikalien, Personenkontakte, Publikumsverkehr).
- Gewichtsverlust: chron. entzündl. Erkr., Tbc, Neoplasien.
- Infektionsquellen: Bisse, vorausgegangene OP, Wunden, Sexualkontakte, Kontakte mit Erkrankten, Beruf, Chemikalien, Tiere.
- Ernährungsgewohnheiten: rohes Fleisch, roher Fisch, unpasteurisierte Milch.
- Medikamenteneinnahme (auch „harmlose" Selbstmedikation wie z. B. Schmerzmittel), Impfungen, Chemikalien oder andere toxikolog. aktive Substanzen, Drogenmissbrauch, aber auch „drug fever"!
- B-Sympt.: Schweißausbrüche (nachts?), Gewichtsverlust, evtl. tastbare Lk, Pruritus → z. B. malignes Lymphom.
- Gelenkschmerzen, Hautbeschwerden: systemische Inf., rheumatische Erkr., Kollagenosen.
- Dysurie, Pollakisurie: Prostatitis, Zystitis, Pyelonephritis, intra- und perirenale Abszesse.
- Durchfall: Enteritis, aber auch andere importierte Inf.
- Bei nosokomialem Fieber:
  - HWI: v. a. bei Blasenkatheterisierung, Exsikkose.
  - Atemwegsinf.: z. B. bei Beatmung, Bettlägerigkeit, Herzinsuff., Aspiration.
  - Katheterassoziierte Inf.: Venenverweilkanülen, ZVK, art. Katheter. Erreger oft zur saprophytären Mikroflora gehörig (Staph., Corynebacterium).
  - OP: Wundinf., postop. Fieber.
  - Interventionsassoziiertes Fieber: Dialyse, extrakorporaler Bypass, Herzkatheter, Endoskopien (passagere Bakteriämie).
- Transfusionsreaktionen, Venenthrombose, Lungenembolie.

17

Körperliche Untersuchung

- **Wiederholte gründliche Untersuchung:** Haut (Osler Spots), Bewegungsapparat, Lk, Milz, Augen (z. B. Uveitis bei Kollagenosen), Nebenhöhlen, rektal, vaginal, Herzgeräusche (z. B. bei Endokarditis oder Vorhofmyxom), Zeichen der TVT, Wirbeldornfortsätze (KS bei Osteomyelitis):
  - Häufigste Ursache: systemische Inf., Abszesse, Erysipel, Dekubitalulzera, Sepsis (▶ 17.1.2), septische Metastasen, Endokarditis (▶ 4.7.1), Neoplasien (z. B. maligne Lymphome, Leukämien, Sarkoidose), Lungenembolie (▶ 6.7.1).
  - Myokardinfarkt (▶ 4.4), Perikarditis (▶ 4.7.3).
  - Seltener: Kollagenosen (▶ 11.6) und RA (▶ 11.3).
  - Arzneimittelexanthem (Anamnese).
- **Fieber objektivieren:** 3–6×/d kontrolliert messen, im Zweifelsfall axillär + rektal. **Cave:** in etwa 10 % vorgetäuschtes Fieber. Fiebertyp beschreiben:
  - Kontinua (< 1 °C Tagesschwankung) → v. a. bakt. Inf. (z. B. Typhus, Lobärpneumonie).
  - Remittierend (< 2 °C Tagesschwankung, keine Fieberfreiheit) → z. B. rheumatische Erkr., aber auch Bruzellose, Q-Fieber.
  - Intermittierend (fieberfreie Intervalle, zusätzlich Schüttelfrost) → u. a. Sepsis, Malignome, Abszesse.
  - Zweigipflig → V. a. akute Inf. Sonderformen: Malaria (▶ 17.7.5), maligne Lymphome (▶ 13.5, Pel-Ebstein-Fieber).

> „Relative Bradykardie", z. B. bei Typhus, Bruzellose, Rickettsiosen.

Weiterführende Diagnostik

1. Stufe: Apparative Untersuchungen

- Labor: Diff-BB, E'phorese, E'lyte, Krea, LDH, Quick, aPTT, Leberenzyme, CRP, BSG. DD: BSG-Beschleunigung, CRP-Erhöhung ▶ 19.
- SD-Werte: TSH basal, fT_4 und fT_3 zum Ausschluss einer Hyperthyreose (▶ 12.1.6).
- Rö-Thorax, EKG, Echo: pulmonale bzw. kardiale Affektion.
- Sono-Abdomen: Parenchymorgane (Abszesse, Cholangitis), Milzgröße, Lymphome, Retroperitoneum.
- Blutkulturen: je 5 aerobe und anaerobe Blutkulturen (Technik ▶ 2.3.1).
- Urinkulturen: mind. 2× (MSU, besser K-Urin, nur bei unklarem Ergebnis Blasenpunktion), auch auf Tbc (Technik ▶ 2.3.4).
- Urethral-, Vaginalabstriche: Chlamydien (z. B. Fitz-Hughes-Curtis-Sy.), Ureaplasma, Mykoplasmen.
- Stuhl auf pathogene Keime bei klin. bzw. anamnestischem Verdacht (Salm., Shigellen, Yersinia, Campylobacter, EHEC, EPEC, ETEC), nach antibiotischer Vorbehandlung Stuhl auf Clostridium difficile (Toxin und Kultur) untersuchen.
- Sputum: z. B. Tbc, Pseudomonas (▶ 2.3.3).
- Serodiagn.: nach Klinik z. B. Toxoplasmose, Lues, CMV, EBV, HIV-1, Hep. B/C, Chlamydien, Mykoplasmen, Coxiellen, Bruzellen, Leptospiren, Yersinien. Bei unklarem Befund Test wiederholen (ansteigende Titer evtl. richtungweisend).
- Auto-AK: z. B. Rheumafaktor, ANA, AMA, ENA, ds-DNS, c-/p-ANCA, Kardiolipin-AK.

- Hauttests: Multitest CMI (Anergie), Mendel-Mantoux-Test (intrakutan zur Tbc-Diagn.).
- Immundefektdiagn.: Lymphozytentypisierung, Immunglobuline (IgA, IgG, IgM, IgE) i. S., evtl. IgG-Subklassen.
- Abgrenzung bakt. Inf.: Procalcitonin, Interleukin 6, Leukocyte Binding Protein (LBP).

2. Stufe: Wenn Diagnose noch unklar
- Körperliche Untersuchung komplett wiederholen.
- V. a. Endokarditis: TEE. **Cave:** kulturneg. Endokarditis z. B. bei Lues, Chlamydien, Coxiellen, Bartonellen, selten Mykosen.
- V. a. Malaria: Blutausstrich oder dicker Tropfen (mehrfach! ▶ 17.7.5).
- Lk-Status: CT-Thorax mit KM, CT-Abdomen → Abszesse, retroperitoneale und mesenteriale Lk.
- V. a. Polymyalgia rheumatica: A.-temporalis-Biopsie (▶ 11.6.6).
- Evtl. Granulozytenszinti: Herdnachweis.
- PET: zur Fokussuche. Sehr teuer.

3. Stufe: Invasive Diagnostik bei weiterhin unklarer Diagnose Gastroduodenoskopie (tiefe Dünndarmbiopsie → M. Whipple), evtl. Dünndarm-Sellinck, Bronchoskopie (inkl. BAL), KM-Biopsie, Ileokoloskopie (Rektumbiopsie → Amyloidose; Biopsie terminales Ileum → M. Crohn, Colitis), evtl. Liquordiagn., Leberbiopsie, Laparoskopie, Lk-Exstirpation, Haut-Muskel-Biopsie (alle Materialien immer auch mikrobiolog. untersuchen lassen!).

Antipyrese

Indikationen Herzinsuff. (jedes Grad Celsius Fieber erhöht O_2-Verbrauch um 13 %), zerebrovaskuläre Insuff., persistierendes Fieber > 39 °C. Fiebersenkung nur, wenn unbedingt erforderlich! Keine physikal. Kühlung ohne medikamentöse Ther., da der Energieverbrauch durch vermehrte Wärmeproduktion steigt.

Therapie Paracetamol 1–2 × 500 mg Supp. (z. B. Ben-u-ron®) oder Metamizol 10–20 Trpf. p. o. (z. B. Novalgin®, ▶ 19.6.1).

17.1.2 Sepsis-Syndrom

Leitbefunde
Plötzlich einsetzendes hohes Fieber, Schüttelfrost, Tachykardie, Tachypnoe, Bewusstseinsstörung und RR-Abfall („todkranker Pat."), ggf. septische Mikroembolien (Osler Spots, v. a. an Finger, Zehen, Retina), Petechien.

17

Definitionen
- **Sepsis-Sy.:** schwere Allgemeinveränderungen auf dem Boden einer Inf. oder Toxinämie. Der Nachweis einer Inf. ist nach heutigem Sepsisverständnis **keine** Conditio sine qua non. Entsprechend existieren unterschiedliche Klassifikationen für die verschiedenen Stadien der Sepsis, die fließend ineinander übergehen können.
- **Klassischer Sepsisbegriff der Infektiologie:** Ausdruck einer generalisierten (bakteriämischen) Infektionskrankheit mit regelhaftem Ablauf von Inokulations- oder prim. Sepsisherd, nachfolgender Generalisationsphase (Fieber, Allgemeinsympt., Splenomegalie, BB-Veränderungen) sowie der Ausbildung

sek. Sepsisherde (Mikroembolien = septische Thrombophlebitis, Hautveränderungen, parenchymatöse Abszesse, Empyeme).

Pathophysiologische Einteilung Permanente Modifikationen wegen Unzulänglichkeit solcher Klassifikationen für ein v. a. klin. Geschehen beachten.

- **Systemic Inflammatory Response Syndrome (SIRS):** Hyperthermie (> 38 °C) oder Hypothermie (< 36 °C), Hyperventilation (Atemfrequenz > 20/Min.), Tachykardie (> 90/Min.), Leukozyten > 12.000/µl, Leukopenie < 3.000/µl oder > 10 % Stabkernige.
- **Septischer Schock:** sepsisinduzierte Hypotonie (RR systolisch < 90 mmHg), fehlendes Ansprechen auf rasche Volumengabe (z. B. 500 ml im Bolus), Zei­chen der peripheren Hypoperfusion (z. B. marmorierte Haut), katecholamin­pflichtig, optional: Pulmonaliskatheterbefund Initial Cardiac Index > 4 l/Min. oder SVR < 800 dyn × Sek. × cm^{-5}, entsprechend einem hyperdynamen Kreislaufversagen (▶ 2.2.2).

Klinik Plötzlich einsetzendes, hohes Fieber mit Schüttelfrost, Tachykardie, Tachypnoe, Bewusstseinsstörung und RR-Abfall. **Cave:** bei höherem Alter und Immunsuppression häufig atypischer Verlauf, z. B. Hypothermie, langsamer Fieberanstieg, Bradykardie.

- Haut: typischerweise graublass, marmoriert. Akrozyanose, ggf. septische Mikroembolien (Osler Spots, v. a. an Finger, Zehen, Retina), Petechien.
- ZNS: initial häufig agitierter Pat., später zunehmende Bewusstseinsstörung.
- Septische Abszedierungen z. B. in Nieren, Milz, Lunge, ZNS (Meningoenzephalitis), Knochen (Osteitis).
- Gerinnung: Hyperfibrinolyse, ggf. Hyperkoagulabilität, Mikrothromben.

Komplikationen Verbrauchskoagulopathie, ANV (▶ 9.7.1), ARDS, septischer Schock.

Basisdiagnostik
- **Mikrobiolog. Diagnostik:** vor Beginn der Antibiose:
  – Wiederholt Blutkulturen (aerob und anaerob) von verschiedenen Lokalisationen. Endotoxinbestimmung teuer und unzuverlässig!
  – Urinstix (initial oft Proteinurie; Leukos, Nitrit), Urinsediment und Kultur
  – Ggf. Liquorpunktion, Trachealsekret, Stuhl (Routinediagn., bei vorausgegangener Antibiotikather. auch Clostridium-difficile-Toxin).
  – Punktion von Abszessen, Aszites, Pleuraerguss (Material nativ, in Blutkulturflaschen und direkt auf Objektträger zur Mikroskopie geben).
  – Mikrobiolog. Untersuchung von entfernten Fremdmaterialien z. B. ZVK, Drainagen.
  – Bei frustraner Diagn. und Ther. auch an „seltenere" Sepsiserreger denken (z. B. Anaerobier, Nokardien, Chlamydien, Coxiellen, Bartonellen, Mykoplasmen, Pilze, Mykobakterien). **Cave:** Auch Viren können ein Sepsis-Sy. auslösen, z. B. akute HIV-Krankheit, disseminierte CMV-Inf., Parvovirus-Inf., schwere Influenza-Virus-Inf., Arbovirosen.
- **BB:** Leukozytose mit Linksverschiebung (oft auch Leukopenie), „Thrombozytensturz", Thrombopenie (frühes Zeichen der Verbrauchskoagulopathie), CRP (Erhöhung nach 8 h), Procalcitonin, alternativ IL-6, LBP-Monitoring.
- **Laktat:** oft erhöht, guter Verlaufsparameter.
- **BGA:** initial oft respiratorische Alkalose durch Hyperventilation, später metabolische Azidose mit erhöhter Anionenlücke, Hypoxämie.

- **Gerinnung:** Quick ↓, aPTT ↑, Fibrinogen (als Akute-Phase-Protein initial oft erhöht, bei Hyperfibrinolyse abfallend), AT III, Fibrinspaltprodukte (z. B. Fibrinmonomere, D-Dimere), evtl. Thrombin-Antithrombin-Komplex.
- **BZ:** initial meist erhöht, evtl. Ketoazidose (Ketonurie), Ther. ▶ 16.1.5.
- **Labor:** Krea, E'lyte (mit HCO_3^-, Cl^-), Phosphat (fast immer ↓), Albumin (meist im Verlauf abfallend), GOT, GPT, AP, γ-GT, Bili, CHE, CK, LDH (Hämolyse?), Lipase.
- **EKG:** Ischämie, Infarkt, HRS.

Lokalisationsdiagnostik des Sepsisherds

! Entscheidend für eine erfolgreiche Ther. sind frühzeitige Lokalisation und umgehende Sanierung des Sepsisherds!

- **Risikofaktoren:** prädisponierende Erkr. wie Diab. mell., Immunsuppression, alte Pat., postop.
- **Klin. Untersuchung:** Eintrittspforte suchen, septische Embolie, implantierte Kunststoffmaterialien („Endoplastitis").
- **Rö-Thorax:** z. B. Pneumonie, Abszess, Überwässerung, Capillary-Leak-Sy., ARDS.
- **Sono-Abdomen:** Niere (Harnaufstau, Steine, Schockniere, septische Metastasen), Gallenblase (Empyem, Steine), Leber (septische Metastasen, Abszess), Milz (Größe, septische Metastasen), Aszites, Pleuraerguss, Perikarderguss, Douglas-Abszess.
- **CT-Abdomen, CCT** (Knochenfenster!), Liquorpunktion.
- **Fundoskopie:** septische Metastasen? Rö-NNH, Cholesteatom, Zahnstatus.

Monitoring

- Engmaschig Laktat, Gerinnung, BB, Krea, E'lyte, BGA.
- Ein- und Ausfuhr (Dauerkatheter, Stundendiurese, Bilanz alle 12–24 h), ZVD, ggf. Pulmonaliskatheter (strenge Ind.-Stellung).
- Möglichst kontinuierliche (ggf. art.) Druckmessung, Atemfrequenz, EKG-Monitor, Pulsoxymetrie.
- Engmaschige Temperaturkontrolle.

Therapie

- Kalkulierte Antibiotikagabe (▶ 18.1) sofort nach Abnahme der Kulturen.
- Sauerstoffgabe über Nasensonde.
- Alle Zugänge wechseln (Braunüle, ZVK, Dauerkatheter).
- Großzügige Volumengabe (möglichst Picco-gesteuert). KI: ARDS, Capillary-Leak-Sy.
- Oligurie: Dopamin (Nierendosis ▶ 19.10), Furosemid möglichst über Perfusor (z. B. Lasix® ▶ 19.9).
- Bei Hypotonie trotz adäquater Volumensubstitution frühzeitige Gabe von Noradrenalin (Arterenol®).
- Azidose: Bikarbonat, Ausgleich bis pH ~ 7,2.
- Prophylaxe von Gerinnungsstörungen: Heparin ~ 400 IE/h (bei Thrombos < 50/nl ½ Dosis, ▶ 19.8.1).
- BZ-Kontrolle (< 200 mg/dl), ggf. Insulinperfusor.
- Ther. der KO: ANV (▶ 9.7.1), Verbrauchskoagulopathie, ARDS, septischer Schock.

17

17.2 Bakterielle Infektionen

17.2.1 Aktinomyzetales (Strahlenpilzkrankheit)

Ätiologie Actinomyces israelii wird endogen, z. B. durch kariöse Zähne, erworben. Tage bis Mon. nach Trauma oder Gewebspenetration entstehen chron. eiternde, indurierende und granulomatöse Entzündungen in Kiefer, Hals, Thorax, Abdomen, Haut oder Knochen. Häufig Mischinf. **Risikofaktoren:** Alkoholismus, Diab., fortgeschrittene Tumoren, Kachexie.

Klinik Zunächst rötlich livide, dann blaurote, erst papulopustulöse, später wulstförmige, derbe Infiltrate mit Neigung zu Abszessen, Fistelbildung und sek. Osteomyelitis sowie superinfizierten Empyemen.

Diagnostik Untersuchung von Granula oder Drusen in Gramfärbung, Kultur.

Therapie Da häufig spät erkannt, oft chir. Sanierung erforderlich. Vorher oder zusätzlich Ampicillin/Sulbactam 3–4 × 1,5–3 g/d i. v. (▶ 18.2.1), alternativ Clindamycin (z. B. Sobelin® ▶ 18.2.6) oder Doxycyclin (z. B. Vibramycin® ▶ 18.2.4).

17.2.2 Anaerobier

Eigenschaften Bakterien, die bei verminderter O_2-Konz. (fakultativ anaerob) oder nur in Abwesenheit von O_2 wachsen. Überwiegen zahlenmäßig in der Standortflora und gewinnen zunehmend als Erreger von Inf. Bedeutung, die meist endogen (Ausnahme Clostridien) durch Störung der Mukosabarriere u. a. bei Neutropenie, Immunsuppression (erworben, medikamentös, Tumorerkr.) oder bei Immundefekten erworben werden. Typische Erregerverteilung: obere Atemwege GIT und Urogenitaltrakt (Bacteroides spp., Fusobacterium spp., Peptostrept. Clostridium spp., grampos. nichtsporenbildende Erreger, Bifidobacterium, Lactobacillus). Hautkeim Propionibacterium acnes (metronidazolresistent).

Klinik Orodentale Inf., Peritonitis, Urogenitalinf., Abszesse (Haut, ZNS, Lunge, genital), Wundinf., putrider Geruch, Gasbildung, Toxinwirkung (Botulismus, Tetanus).

Diagnostik Kultur aus Blut, Liquor, Pleurapunktat, Galle, Aszites, Abszess. Möglichst keine Abstriche (Kontamination mit Standortflora). Rascher Transport ins Labor in Anaerobiermedium, sofortige Verarbeitung!

Therapie Prim. Fokussanierung (Drainage, Nekrosenabtragung). Kalkulierte Antibiose (▶ 18.1). Metronidazol 3 × 500 mg/d (z. B. Clont® ▶ 18.1). Alternativ Cefoxitin (Mefoxitin® ▶ 18.2.2), Amoxicillin mit Betalaktamase-Hemmer (z. B. Augmentan® ▶ 18.2.1) oder Clindamycin (z. B. Sobelin® ▶ 18.2.6). **Cave:** keine Penicilline (viele Bacteroides spp. resistent). Aminoglykoside und Chinolone unwirksam (außer Moxifloxacin).

17.2.3 Borrelien

Gramneg. Spirochäten.

Angina Plaut-Vincenti
Ätiologie Durch Treponema vincenti zusammen mit Fusobakterien.

Klinik Ulzerative Tonsillitis, häufig einseitig.

Diagnostik Direktausstrich in Giemsa- oder Fuchsinfärbung.

Rückfallfieber

Ätiologie Durch Borrelia recurrentis und duttonii. Übertragung durch Läuse oder Zecken.

Klinik 4–12 d p. i. rasch eintretendes, schweres Krankheitsbild mit Kopf-, Glieder- und Rumpfschmerzen, Übelkeit, hohem Fieber, Hepatosplenomegalie, evtl. mit leichtem Ikterus. Fieberschübe sind mehrtägig, 2- bis 15-tägige afebrile Zwischenstadien.

Diagnostik Direktnachweis in „dickem Tropfen" oder Blutausstrich (im Fieberanstieg). Serol. unzuverlässig.

Therapie Doxycyclin 200 mg/d (z. B. Vibramycin® ▶ 18.2.4), Penicillin G 20 Mio. IE/d (▶ 18.2.1). **Cave:** einschleichend dosieren (Herxheimer-Reaktion).
! **Meldepflicht:** namentlich dir. oder indir. Nachweis bei akuter Inf.

Borreliose (Lyme-Krankheit)

Ätiologie Durch Borrelia burgdorferi, die von Zecken der Gattung Ixodes (seltener auch durch andere Insekten) übertragen wird.

Klinik
- **1. Stadium** (Frühstadium): IKZ ≤ 6 Wo. Erythema chronicum migrans an der Bissstelle (rote Papel mit zentrifugal wachsendem Erythem und zentraler Abblassung), selten Allgemeinbeschwerden mit Fieber, Kopfschmerzen, Myalgien, Lk-Schwellungen.
- **2. Stadium:** Wo. bis Mo. p. i. bei 15 % lymphozytäre Meningoradikulitis Bannwarth mit brennenden radikulären Schmerzen, evtl. Lähmungen, Fazialisparese, Herzbeteiligung (8 %) mit AV-Block, Perimyokarditis. Gelenkbeschwerden, Leberbeteiligung, Nierenschädigung.
- **3. Stadium:** Mon. bis J. p. i. Akrodermatitis chronica atrophicans Herxheimer (an den Extremitäten symmetrische, zigarettenpapierartige Atrophie der Haut mit Schwund des subkutanen Fettgewebes). Rezid. Arthritis (meist Kniegelenke), leichte Verläufe ohne Antibiotikagabe bei bis zu 60 %. Enzephalomyelitis und PNP (Ähnlichkeit mit anderen Spirochätenerkr.), häufig Rezidive trotz adäquater Ther. (Ursachen: 1. Erregerpersistenz, 2. persistierende Immunreaktion?).

Diagnostik Initial IgM (nur 50 % pos.), im Verlauf IgG (Latenz bis zu 6 Wo.). Screening: ELISA/IHA/IFT, Bestätigungstest Immunoblot (erforderlich), PCR, Anzucht aus Blut, Hautläsionen, Liquor und Gelenkpunktaten möglich (Speziallabor). DD: Frühstadien: Erysipel, Tinea, neurolog. FSME (▶ 17.3.2), Encephalitis disseminata (▶ 15.3.2).

Therapie In der Frühphase Doxycyclin 200 mg/d (z. B. Vibramycin® ▶ 18.2.4) oder Amoxicillin oder Ceftriaxon, in Spätstadien Ceftriaxon für 2–4 Wo. i. v.

17

17.2.4 Bruzellen (Bang-Krankheit, Maltafieber)

Ätiologie Übertragung der gramneg. aeroben Stäbchen durch unpasteurisierte Milch, Milchprodukte, Fleisch oder Ausscheidungen von Rindern, Schafen, Ziegen oder Schweinen. Erreger gelangen über Schleimhäute, kleine Hautläsionen und über den GIT in den Organismus.

Klinik IKZ 5–21 d, danach undulierend intermittierendes (**Bang-Krankheit:** Brucella abortus) bzw. kontinuierlich oder septisch hohes (**Maltafieber:** Brucella melitensis) Fieber mit Kopfschmerzen, Schwitzen, Arthralgie, Lk-Schwellung, in

> 50 % Splenomegalie, in 25 % Hepatomegalie, selten Endokarditis, Erregerpersistenz (klin. Rezidive).

Diagnostik Anamnese, AK-Titeranstieg, Blutkulturen (mehrmals im Fieberanstieg), Kulturen aus KM, Leber und Urin (lange Bebrütung erforderlich). DD: Typhus, Granulomatosen anderer Genese.

Therapie Rifampicin 600 mg/d p. o. (▶ 18.2.10) + Doxycyclin 200 mg/d p. o. (z. B. Vibramycin® ▶ 18.2.4) für 30 d, alternativ Doxycyclin für 28 d + Streptomycin 1 g/d i. m. für 14 d, Reservemedikament Chloramphenicol (z. B. Paraxin® ▶ 18.2.10).

! **Meldepflicht:** namentlich dir. oder indir. Nachweis bei akuter Inf.

17.2.5 Campylobacter

Gramneg., fakultativ anaerobes Stäbchen.

- **Campylobacter fetus:** bakteriämisches Krankheitsbild mit Absiedelung der Erreger in verschiedenen Organen. Meist Fieber, Karditis, Meningitis, Arthritis. Gastroenteritis eher selten. Oft bei Immunsuppression.
- **Campylobacter jejuni und coli:** häufige Erreger von Enteritis bzw. Enterokolitis.
  - **Diagn.:** Stuhlkultur, Serodiagn. selten erforderlich (ELISA).
  - **Ther.:** sympt., nur bei schweren Verläufen Makrolide wie Clarithromycin 1 g/d (Klacid® ▶ 18.2.6). Folgekrankheiten beachten (enteropathische Arthritis, Erythema nodosum, Guillain-Barré-Sy.).
- **H. pylori** (Campylobacter pylori) ▶ 7.4.2, ▶ 7.4.3.
! **Meldepflicht:** namentlich dir. oder indir. Nachweis darmpathogener Keime bei akuter Inf.

17.2.6 Chlamydien

Obligat intrazelluläre, zellwandlose Bakterien.

Pneumonie
Ätiologie Durch C. pneum. (früher: Chlamydia TWAR), 10–20 % aller Pneumonien (häufiger junge Pat.). Übertragung von Mensch zu Mensch, natürliches Reservoir unbekannt.

Klinik Katarrhalische Sympt.; nach 2–4 Wo. Bronchitis oder Pneumonie.

Komplikationen Myokarditis, Endokarditis.

Diagnostik Spezif. EIA-/IFT-Titer im Verlauf, PCR. Anzucht sehr schwierig.

Therapie Azithromycin 500 mg/d (Zithromax®) oder Clarithromycin 1.000–1.500 mg/d für 4 Wo. (Klacid® ▶ 18.2.6) oder Doxycyclin (z. B. Vibramycin® ▶ 18.2.4) für 4 Wo. oder neuere Chinolone wie Moxifloxacin. Langzeitpersistenz in Endothelzellen mit Arteriosklerose assoziiert!

Nichtgonorrhoische Zervizitis und Urethritis
Ätiologie Häufigste Erreger sind Chlamydien vom Serotyp D-K.

Diagnostik Kultur (schwierig), Ag-Nachweis (EIA oder IFT) oder molekular biolog. (PCR).

Komplikationen Salpingitis, Epididymitis, Perihep. (Fitz-Hugh-Curtis-Sy.), Arthritis, Infertilität.

17

Therapie Doxycyclin 200 mg/d (z. B. Vibramycin® ▶ 18.2.4) oder Clarithromycin (z. B. Klacid® ▶ 18.2.6) über etwa 14 d oder Azithromycin (Zithromax® ▶ 18.2.6), Partner mitbehandeln.

Lymphogranuloma venereum
Ätiologie Erreger ist Chlamydia trachomatis, die außerdem Konjunktivitis, Bronchitis, Urethritis (assoziiert mit Reiter-Sy.), Proktitis, Proktokolitis, Prostatitis, Endometritis, Salpingitis, Perihepatitis und Vulvovaginitis auslösen kann.

Epidemiologie Geschlechtskrankheit.

Klinik Erosion, Papel, Knoten an Penis, Vulva, Rektum oder Urethra mit inguinaler Lymphadenitis, Ulzeration der Lk, in 20 % EKG-Veränderungen (Perimyokarditis).

Komplikationen Selten chron. Proktitis mit Strikturen oder Fisteln.

Therapie Doxycyclin 200 mg/d (z. B. Vibramycin® ▶ 18.2.4) für 4 Wo. oder Azithromycin 1.000 mg als ED (Zithromax® ▶ 18.2.6).

Ornithose („Psittakose")
Ätiologie Chlamydia psittaci verursacht eine atypische (Pleuro-)Pneumonie, selten Perikarditis und Myokarditis. Erregerreservoir sind Menschen, Exkremente und Sekretstaub von Ziervögeln, v. a. Papageien.

Klinik IKZ 7–15 d, Fieber, allg. Krankheitsgefühl, Myalgien, Arthralgien, trockener Husten.

Komplikationen Endokarditis.

Diagnostik Anamnese, Klinik, Kultur schwierig, spezif. AK-Titer im Verlauf (IFT), PCR. Rö: „atypische" pulmonale Infiltrate (auskultatorisch häufig unauffällig).

Therapie Doxycyclin 200 mg/d (z. B. Vibramycin® ▶ 18.2.4) oder Clarithromycin 3 × 500 mg/d (Klacid®) bzw. Azithromycin 250 mg/d (Zithromax® ▶ 18.2.6) für 28 d.

! **Meldepflicht:** namentlich dir. oder Indira. Nachweis bei akuter Inf.

17.2.7 Clostridien
Sporenbildende, grampos. anaerobe Stäbchen, Toxinbildner.

Antibiotikainduzierte pseudomembranöse Kolitis
Erreger Clostridium difficile (▶ 7.1.4).

Klinik Besonders schwere Verläufe bei Ribotyp 027.

Diagnostik Stuhlkultur, Nachweis von Toxin A und B im Stuhl. Sigmoido-(Kolo-)skopie (Blickdiagnose).

Therapie Metronidazol 3 × 500 mg/d p. o. (z. B. Clont® ▶ 18.2.10), Reservemedikament Vancomycin p. o. (▶ 18.2.9) oder Colistin. Neue Therapieoptionen: Rifaximin (Colidimin®) 2–3 × 400–800 mg/d p.o., Fidaxomicin (Dificlir®) 2 × 200 mg für 10 d (sehr teuer).

Lebensmittelvergiftung
Durch Clostridium-perfringens-welchii-Toxin. 8–20 h nach Ingestion krampfartige Bauchschmerzen und Durchfall, seltener Übelkeit, Erbrechen, praktisch nie Fieber. Erkrankungsdauer selten > 24 h, keine Ther. erforderlich.

17

Gasbrand

Ätiologie Verschiedene Clostridienspezies, häufig Mischinf. (Anaerobier, Enterobakterien). Die ubiquitär vorkommenden Bakterien gelangen durch Schmutz in Wunden und bilden Toxin. Meist postop. (z. B. nach Amputation bei Gangrän, septischem Abort).

Klinik IKZ 1–4 d, Gasbrandphlegmone ohne Beteiligung des Muskels, Gasbrandmyositis, lokaler Schmerz, Schwellung, Blasenbildung, intravaskuläre Hämolyse, Abszedierungen, ANV.

Diagnostik Krepitieren des aufgedunsenen Gewebes, Grampräparat, Anzucht auf Spezialnährböden.

Therapie Bei Verdacht Penicillin G 20–40 Mio. IE/d i. v. (▶ 18.2.1), Gasbrandantitoxin, OP (Exzision, Kürettage), ggf. hyperbarer O_2; hohe Letalität.

Wundstarrkrampf

Erreger Clostridium tetani.

Klinik 4–60 h p. i. (→ Verletzungsanamnese) krampfartige, tonische Kontraktionen (Risus sardonicus).

Diagnostik Erreger- und Toxinnachweis.

Therapie Tetanushyperimmunglobulin 500–1.000 IE i. m., sympt. Intensivther., evtl. Penicillin G 20–40 Mio. IE/d i. v. (▶ 18.2.1). Tetanusprophylaxe ▶ Tab. 17.1.

Tab. 17.1 Tetanus-Immunprophylaxe im Verletzungsfall

Vorgeschichte der Tetanus-Immunisierung (Anzahl der Impfungen)	Saubere, geringfügige Wunden		Alle anderen Wunden	
	Td[1]	TIG[2]	Td[1]	TIG[2]
Unbekannt	Ja	Nein	Ja	Ja
0 bis 1	Ja	Nein	Ja	Ja
2	Ja	Nein	Ja	Nein[3]
3 oder mehr	Nein[4]	Nein	Nein[5]	Nein

[1] Kinder < 6 J. T, ältere Personen Td (d. h. Tetanus-Diphtherie-Impfstoff mit verringertem Diphtherietoxoid-Gehalt)
[2] TIG = Tetanus-Ig, i. Allg. werden 250 IE verabreicht, die Dosis kann auf 500 IE erhöht werden; TIG wird simultan mit Td/T-Impfstoff angewendet.
[3] Ja, wenn die Verletzung länger als 24 h zurückliegt.
[4] Ja (1 Dosis), wenn seit der letzten Impfung > 10 J. vergangen sind.
[5] Ja (1 Dosis), wenn seit der letzten Impfung > 5 J. vergangen sind.

17

Botulismus

Erreger Clostridium botulinum.

Klinik 4–48 h nach Ingestion verseuchter Konserven Durst, Hypotonie, Mydriasis mit aufgehobener Lichtreaktion, kein Fieber! Lähmungszeichen (Doppeltsehen, Schluckbeschwerden), Verschlimmerung bis zur Atemlähmung.

Diagnostik Toxinnachweis in Erbrochenem, Blut, Stuhl, Nahrungsmittel.

Therapie Polyvalentes Antitoxin 500 ml i. v. auch bei geringem Verdacht! Intensivther. (Langzeitbeatmung).

! **Meldepflicht:** namentlich dir. oder indir. Nachweis von Keim oder Toxin bei akuter Inf.; Krankheitsverdacht, Erkr. und Tod an Botulismus.

17.2.8 Corynebakterien (Diphtherie)

Grampos. Stäbchen, Corynebacterium JK (jeikei) Hautsaprophyt, mit Corynebacterium (Propionibacterium) acnes häufig als Verunreinigung in der Blutkultur. Mögliche Sepsiserreger bei Immungeschwächten und Kindern.

Diphtherie
Ätiologie Durch Toxine von Corynebacterium diphtheriae.

Epidemiologie Osteuropa mit deutlich steigender Inzidenz (→ Einschleppung); fehlender Impfschutz (Impfmüdigkeit). Nichttoxinbildende C. diphtheriae verursachen ein mitigiertes Krankheitsbild ohne KO.
- Lokale, benigne Rachendiphtherie: Besiedelung von Mund- und Rachenschleimhäuten, die durch die lokale Toxinwirkung geschädigt werden, mäßiges Fieber, typischer Lokalbefund (großflächig entzündete Tonsillen mit Pseudomembranen), süßlicher Foetor ex ore, Schwellung des Rachens und der regionalen Lk. Bellender Husten (Krupp).
- Primärtoxische maligne Diphtherie: Sympt. ausgeprägter, durch Toxinämie Entzündung von Herz (Myokarditis) und Nerven (Polyneuritis diphtherica) mit häufigem tödlichem Kreislaufversagen. Diagn.: Klinik, Abstrich, Kultur, Grampräparat. Ther.: Der Verdacht zwingt zur sofortigen Injektion von Diphtherie-Antitoxin (bindet Toxin). Antibiotika nur unterstützend wirksam (Penicillin G; Erythromycin); Isolierung.
- Hautdiphtherie (Wunden! Nabel!) wird häufig übersehen, kann ebenso toxischen Verlauf induzieren!

Prophylaxe Aktive Immunisierung (Diphtherie-Toxoid-Impfstoff). Nach Grundimmunisierung auch im Erwachsenenalter unbedingt Auffrischimpfungen alle 10 J. durchführen!
! **Meldepflicht:** namentlich dir. oder indir. Nachweis des toxinbildenden Erregers bei akuter Inf. Krankheitsverdacht, Erkr. und Tod an Diphtherie.

17.2.9 Enterobacteriaceae

Gramneg. Stäbchen. **Diagn.:** kulturell aus Urin, Blut, Wundsekret usw. Wegen Resistenzproblematik immer Antibiogramm verlangen.

Escherichia coli
- Enterotoxische E. coli (ETEC): produzieren Toxine, typisch für Reisediarrhö. Massive Diarrhö 1–2 d nach Ingestion von kontaminierten Lebensmitteln, nach 3–4 d spontan sistierend.
- Enteropathogene E. coli (EPEC), enteroaggregierende E. coli (EaggEC): v. a. Diarrhö bei Kindern.
- Enteroinvasive E. coli (EIEC): (ruhrähnliche) wässrig blutige Diarrhöen.
- Enterohämorrhagische E. coli (EHEC): hämorrhagische Kolitis, assoziiert mit HUS. Ther.: evtl. Rifaximin, Eculizumab. Auf gute Hydratation, E'lyte achten, keine Motilitätshemmer (verzögern Keimelimination). Antibiose verschlechtert Progn. Nur bei Immunsuppression oder schwerem Verlauf Carbapenem, Makrolide oder Rifampicin.

- Nichtenteropathogene E. coli verursachen häufig Harn-, Gallenwegs- und nosokomiale Inf. (z. B. Pneumonie ▶ 6.5.1). Ther. nach Antibiogramm. Bei kalkulierter Ther. Cephalosporin II oder III, wie Cefotaxim 3 × 2 g/d (z. B. Claforan® ▶ 18.2.2).

! **Meldepflicht:** dir. oder indir. Nachweis enterohämorrhagischer oder sonstiger darmpathogener E. coli bei akuter Inf.

Enterobacter
Verbreiteter, häufig multiresistenter Hospitalismuskeim (meist E. cloacae oder E. aerogenes). Verursacht HWI sowie alle nosokomialen Inf. (v. a. bei Verbrennungen, Pneumonie, Wundinf.). **Ther.:** kalkuliert mit Chinolonen (▶ 18.2.8), ggf. mit Aminoglykosid wie Gentamicin 3–5 mg/kg KG/d (z. B. Refobacin®). Alternativ Imipenem (Zienam® ▶ 18.2.3). Schnelle Resistenzentwicklung gegen Betalaktame, z. B. Cephalosporine.

Klebsiellen
Häufig Erreger von Nosokomialinf., z. B. nach Instrumentierung (Urinkatheter).

Klinik Inf. der oberen Luftwege, Pneumonie, Wundinf., HWI, Gallenwegsinf., Bakteriämien.

Therapie Nach Antibiogramm. Bei kalkulierter Ther. Fluorchinolone, z. B. Ciprofloxacin 2–3 × 400 mg/d i. v. (z. B. Ciprobay®; ▶ 18.2.3). **Cave:** meist Ampicillinresistenz.

Proteus
Verursacht neben HWI chron. Otitis media, Atemwegsinf. und selten Meningitis. Häufiger Hospitalismuskeim z. B. bei Wundinf.

Komplikationen Sepsis.

Therapie Ampicillin oder Amoxicillin 3–4 × 2 g/d (▶ 18.2.1), ggf. + Aminoglykosid (s. o. ▶ 18.2. 5), bei indolpos. Proteus spp. (inkl. Morganellen) s. Enterobacter. **Cave:** wechselnde Antibiotikaresistenzen → unbedingt Antibiogramm!

Serratia
Inf. meist nosokomial, typischerweise nach Instrumentierung oder Katheterisierung.

Klinik HWI, Pneumonien, Bakteriämien.

Therapie Nach Antibiogramm! Kalkulierte Ther. mit Cefotaxim 3 × 2 g/d (z. B Claforan® ▶ 18.2.2) oder Ceftriaxon (▶ 18.2.2), ggf. mit Aminoglykosid wie Amikacin 15 mg/kg KG/d (z. B. Biklin® ▶ 18.2.5), alternativ Chinolone (▶ 18.2.8).

17.2.10 Gonorrhö („Tripper")
Durch Neisseria gonorrhoeae verursachte Entzündung von Schleimhäuten (v. a. Urogenitaltrakt, Mundhöhle, Rektum, Konjunktiven und Kornea).

Klinik IKZ 2–4 d. Bei Männern akute Urethritis mit eitrigem Ausfluss, Dysurie und Pollakisurie. Bei Frauen oft symptomlos.

Komplikationen Gonarthritis, Iridozyklitis, Pleuritis, Meningitis, Endoperikarditis. **Bei der Frau:** Endometritis, Salpingitis, Peritonitis → Sterilität. **Beim Mann:** Epididymitis, Prostatitis, chron. Urethritis, Infertilität. **Cave:** häufig Mischinf.!

Diagnostik Abstriche (▶ 2.3.6) zeigen gramneg. intrazelluläre Diplokokken. Urinsediment und -kultur. **DD:** unspezif. Urogenitalentzündungen, Lues (▶ 17.2.25), Reiter-Sy. (Balanitis, Urethritis, Monarthritis, Konjunktivitis).

Therapie Möglichst Mituntersuchung und -behandlung des Partners. Zunehmende Resistenzprobleme, gute Wirksamkeit der Einzeitther.
- **1. Wahl:** Ceftriaxon 1 × 250 mg i. m. (▶ 18.2.2) oder Cefixim 400 mg p. o. (z. B. Cephoral® ▶ 18.2.2) oder Ciprofloxacin 250 mg p. o. (z. B. Ciprobay® ▶ 18.2.8).
- **2. Wahl:** Procain-Penicillin-G 1 × 4,8 Mio. IE i. m. an 2 Injektionsstellen (▶ 18.2.1) oder Spectinomycin 1 × 2–4 g i. m. (Stanilo® ▶ 18.2.5).
- Bei disseminierter Inf. Ceftriaxon 1 × 1–2 g/d i. v. (▶ 18.2.2) bis klin. Besserung, dann orales Cephalosporin III für 7–10 d. Da häufig Koinf. mit Chlamydien, 7 d Doxycyclin 200 mg/d p. o. (z. B. Vibramycin® ▶ 18.2.4) oder Erythromycin (z. B. Eryhexal® ▶ 18.2. 6).
- Kontrolle nach Behandlungsabschluss und nach 2 Mon.: Grampräparat, Kultur, Lues- und HIV-Serol.

17.2.11 Haemophilus

- **H. influenzae:** nichtbekapselte Form des gramneg. Stäbchens ist häufiger Saprophyt der Rachenflora, verursacht Exazerbation bei COLD und katarrhalische Inf. sowie Otitis media. Selten Bakteriämien und Endokarditiden. Bekapselte Form Typ B verursacht z. B. Meningitis und Epiglottitis bei Kindern, Pneumonie bei Erw.
    - **Ther.:** Amoxicillin 4–6 g/d (z. B. Clamoxyl® ▶ 18.2.1) oder Cephalosporin II/III wie Ceftriaxon 2 g/d (▶ 18.2.2), Chinolone (▶ 18.2.8); preiswerter: Doxycyclin (z. B. Vibramycin® ▶ 18.2.4).
    - **!** **Meldepflicht:** namentlich der dir. Nachweis aus Blut oder Liquor bei akuter Inf.
- **H. ducreyi:** Erreger des Ulcus molle.
- **H. aegypticus** (H. conjunctivitidis): Im Vorderen Orient häufig Erreger purulenter Konjunktivitiden.
- **H. vaginalis** (Gardnerella vaginalis): häufiger Erreger der unspezif. Vaginitis und Urethritis, oft Mischinf.
    - **Klinik:** übel riechender Ausfluss.
    - **Diagn.:** kulturell aus Abstrich.
    - **Ther.:** lokal mit 1 × 1 Vaginal-Tbl. Metronidazol (z. B. Clont®) abends für 6 d, bei Persistenz 3 × 400 mg/d p. o. für 7–10 d. Alternativ Metronidazol-Einmaldosis 2 g (▶ 18.2.9). **Cave:** immer Partnermitbehandlung!

17.2.12 Legionellen

Ubiquitär vorkommendes gramneg., kapselloses, schwer anzüchtbares Stäbchen, das bis 10 % der Pneumonie-Erreger ausmacht, v. a. bei immunsupprimierten Pat. Selten endemisches Auftreten. Legionella pneumophila verursacht bei aerogener Inkorporation die Legionärskrankheit, eine atypische Pneumonie (▶ 6.5.1) mit hoher Letalität.

Klinik IKZ 2–14 d. Dann Atemnot, trockener Husten, Durchfall, Erbrechen, ZNS-Sympt. Häufig Vorbehandlung mit diversen Antibiotika. Leukozytose, Protein- und Leukozyturie.

Komplikationen Abszedierung, Empyeme, Myo- und Perikarditis, fibrosierende Alveolitis.

17

Diagnostik Klin., evtl. kultureller Nachweis in BAL oder Pleurapunktat, IFT (Schnelltest), Ag-Nachweis (Typ I, bei 90 % aller Inf.) im Urin (schnell, preiswert), Serol. nur im Verlauf (2–4 Wo.).

Therapie Clarithromycin 2 × 500 mg/d p. o. (Klacid® ▶ 18.2.6) für mind. 3 Wo. oder Azithromycin. Bei schwerer Erkr. zusätzlich Rifampicin 2 × 300 mg/d p. o. oder i. v. (▶ 18.2.10), alternativ neuere Chinolone (▶ 18.2.8). Bei fibrosierender Alveolitis ergänzend Glukokortikoide wie Prednisolon initial 1–2 mg/kg KG (z. B. Solu-Decortin H®), schnell ausschleichen.

! **Meldepflicht:** namentlich dir. oder indir. Nachweis bei akuter Inf.

17.2.13 Leptospiren

Leptospiren zählen zu den Spirochäten und werden durch dir. oder indir. Kontakt mit infizierten Tieren (z. B. Hautkontakt mit leptospirenhaltigem Urin) übertragen. Die Erreger penetrieren durch kleine Hautwunden oder die Schleimhäute.

Klinik 2–20 d p. i. Kopfschmerzen (fast immer), Fieber, GI-Sympt., Konjunktivitis, in 70 % Muskelschmerzen, Gelenkschmerzen, Bauchschmerzen, selten generalisierte Lk-Schwellung. Meningitis und Hep. häufig schon vor Ikterus präsent, Ikterus in bis zu 20 % der Fälle nicht vorhanden! Die schwerste Form ist der M. Weil mit einer Letalität von bis zu ca. 10 %.

Diagnostik IFT, ELISA ab 2.–3. Wo. (retrospektiv beweisend). Kultureller Nachweis (schwierig!) aus Urin, Blut und Liquor in der 1. Wo., mikroskopischer Nachweis (Dunkelfeld) aus Urin (oder PCR, Speziallabor!) früher möglich.

Therapie Antibiotika auch nach 5. Krankheitstag sinnvoll, bei Verdacht sofort Penicillin G 20–40 Mio. IE/d (▶ 18.2.1). **Cave:** Klin. Verlauf und KO werden nur selten beeinflusst (v. a. bei M. Weil). Alternativ Amoxicillin 3–4 g/d (z. B. Amoxypen® ▶ 18.2.1), bei Allergie Doxycyclin 200 mg/d (z. B. Vibramycin® ▶ 18.2.4).

! **Meldepflicht:** namentlich dir. oder indir. Nachweis von Leptospira interrogans bei akuter Inf.

17.2.14 Listerien

Das grampos. stäbchenähnliche Bakterium Listeria monocytogenes wird durch Kontakt mit infektiösem Tierkot (Katzen) oder durch Ingestion kontaminierter Milchprodukte übertragen. Im Erwachsenenalter erkranken fast nur Immungeschwächte (v. a. Diabetiker, alte Pat., Tumorpat.) und Schwangere.

Klinik Zunächst katarrhalisches Krankheitsbild, in 75 % basale Meningitis, bei abwehrgeschwächten Pat. lebensbedrohlich, häufig neurolog. Residuen. Selten Endokarditis, Urethritis, Konjunktivitis, Hautlisteriose.

Diagnostik Serol., kulturell oder PCR (Speziallabor).

Therapie Ampicillin 3–4 × 2 g/d i. v. (z. B. Binotal® ▶ 18.2.1) + Aminoglykosid (z. B. Gentamicin ▶ 18.2.5) für 2–4 Wo., alternativ Makrolide.

! **Meldepflicht:** namentlich dir. Nachweis von L. monocytogenes aus Blut, Liquor oder anderen sonst sterilen Substraten sowie aus Abstrichen von Neugeborenen.

17.2.15 Meningokokken

Gramneg. Diplokokken, bei 15 % der Gesamtbevölkerung Saprophyt des Oropharynx.

Klinik Pharyngitis, Meningitis (▶ 15.3.4), Arthralgien; sich vergrößernde Petechien und Hämorrhagien, Bakteriämie (bei 75 % Petechien im Bereich der unteren Extremitäten, Thorax und Gelenke).

Komplikationen Waterhouse-Friderichsen-Sy. bei 10–20 % der Pat. mit Bakteriämie, hohe Letalität. Im Verlauf septischer Schock, häufig ANV, Verbrauchskoagulopathie.

Diagnostik Blutkultur, Liquor (Mikroskopie, Kultur, Ag-Nachweis als Schnelltest). Sofortige Weiterverarbeitung des Materials!

Therapie Schockprophylaxe und -ther. (Intensivstation), hoch dosiert Penicillin G 20–40 Mio. IE/d (▶ 18.2.1). Umgebungsprophylaxe mit Rifampicin (▶ 18.2.10) oder Ciprofloxacin 1 × 500 mg/d (▶ 18.2.9) und Vakzination (sinnvoll nur bei Serotypen A, C; Erkr. in Europa häufig Serotyp B). Pos. Effekt von Glukokortikoiden oder anderen Immunmodulatoren vor Antibiose bislang nicht gesichert (pos. Ergebnisse bisher nur bei Pneumokokkenmeningitis), ebenso kein Vorteil von moderneren Breitbandpencillinen.

! **Meldepflicht:** namentlich Krankheitsverdacht, Erkr. und Tod an Meningokokkenmeningitis oder -sepsis sowie der dir. Nachweis aus Blut, Liquor und anderen normalerweise sterilen Substraten oder aus hämorrhagischen Hautinfiltraten.

17.2.16 Methicillinresistenter Staphylococcus aureus (MRSA)

Mechanismus der Methicillin-(Synonym: Oxacillin-)Resistenz ist Mutation des Penicillinbindeproteins (PBP2 → PBP2'; mecA-Gen) → alle Betalaktam-Antibiotika (Penicilline, Cephalosporine, Carbapeneme) sind unwirksam! Isolierte Methicillinresistenz ist selten. Meist gleichzeitige Multiresistenz, z. B. gegen Erythromycin, Clindamycin, Aminoglykoside, Carbapeneme und Chinolone I und II (▶ 18.2.8).

Diagnostik PCR und/oder Erregernachweis z. B. im Trachealsekret, Wundabstrich, Katheterspitze. Nachweis bei Personal zunächst im Nasenabstrich; ist dieser pos., Hautabklatsch. Ist auch dieser pos. → kein Patientenkontakt, Sanierung. Wird MSSA (methicillinsensibler Staph. aur.) nachgewiesen (10–20 % der Bevölkerung), keine Ther. notwendig.

Therapie
- **Bei Kolonisation:** MRSA-Nachweis ohne Inf. → Isolierung, keine Antibiose, Versuch der Sanierung mit lokalen Desinfizienzien.
- **Bei Infektion:** antibakterielle Ther. notwendig.
- **Isolierung:** Einzelzimmer, Schleusenpflege (Kittel nach Nutzung entsorgen oder in Schleuse oder Zimmer lassen), Handschuhe, Mund-Nasen-Schutz (Nasopharynx häufigster Ort der Kolonisation). Pat. möglichst nicht transportieren. Alle Kontaktpersonen (möglichst wenige! Auch Reinigungsdienst, Krankengymnasten, Angehörige) informieren und aufklären! Entsorgung von Abfällen und Wäsche im Zimmer oder in der Schleuse in Spezialbehältern. Bei Verlegung oder Entlassung Scheuerwisch-Desinfektion.
- **Verminderung der Kolonisation:** waschen z. B. mit Chlorhexidinseife, gurgeln (Chlorhexidin). Mupirocin intranasal (z. B. Turixin®-Salbe). Zur Erfolgskontrolle erneute Abstriche frühestens 3 d nach Abschluss der Sanierungsmaßnahmen.
- **Antibiotikather.:** Glykopeptide (Vancomycin oder Teicoplanin ▶ 18.2.9), evtl. in Komb. mit Fosfomycin (▶ 18.2.10), Rifampicin (▶ 18.2.10) oder Fusi-

17

dinsäure (▶ 18.2.10). Evtl. auch Co-trimoxazol (▶ 18.2.10). Experimentell Cefotaxim-Fosfomycin (PBP2'-Expression ↓). Bei schweren Inf. (z. B. Sepsis) Oxazolidinone (Linezolid ▶ 18.2.10), Quinupristin/Dalfopristin.
- **Bei MRSA-Ausbruch:** Umgebungsuntersuchung des Personals (Nasenabstrich, ggf. Handabklatschpräparat), Information der örtlichen Gesundheitsbehörden.

- Neben nosokomialen MRSA zunehmend ambulant erworbene sog. cMRSA. Klinik: multiple Hautabszesse, nekrotisierende Pneumonie, nekrotisierende Fasziitis.
- Wegen hoher Persistenz von MRSA bei Wiederaufnahme eines früher MRSA-pos. Pat. ist dieser bis zum Beweis des Gegenteils weiterhin als kolonisiert anzusehen.
- Keine Antibiose bei bloßer Kolonisation ohne Inf., eine Sanierung ist fast nie zu erreichen.
- Regelmäßige Schulung des Personals.

17.2.17 Multiresistente Problemkeime

Acinetobacter
Gramneg., fakultativ pathogene Stäbchen, die als „Problemkeim" z. B. auf Intensivstationen schwere Nosokomialinf. verursachen können. Einige Spezies wie Acinetobacter baumannii neigen zu Multiresistenz. **Ther:** Kombinationsther. nach Antibiogramm, keine einheitlichen Empfehlungen. Reservemittel Colistin.

Stenotrophomonas (Xanthomonas) maltophilia
Gramneg., obligat pathogenes Stäbchen, typischerweise nach Gabe multipler Antibiotika und bei Pat. unter Chemother. oder KMT bei hämatolog. Neoplasien.

Klinik   Vor allem Sepsis, Bakteriämie (Katheterwechsel), Pneumonie.

Therapie   Komb. aus Co-trimoxazol $2-3 \times 0,96$ g/d (z. B. Bactrim®) und Ciprofloxacin 2×500 mg/d (z. B. Ciprobay®) oder Co-trimoxazol und Aztreonam 3×1 g/d (Azactam®), evtl. Chloramphenicol 2×1 g/d (z. B. Paraxin®).

Prognose   Letalität sehr hoch!

Penicillinresistente Pneumokokken (DRSP, Drug Resistant Strept. pneumoniae)
Nachweis bisher v. a. in Südeuropa, den USA und Südamerika. Unterscheidung in Relative-Level Resistance (RLR, min. Hemmkonz. von Penicillin zwischen 0, und 1 mg/ml) und High-Level Resistance (min. Hemmkonz. > 1 mg/ml).

Therapie   Neue Chinolone wie Moxifloxacin 400 mg/d (z. B. Avalox®), Glykopeptide wie Vancomycin 2 g/d (▶ 18.2.▶ 9) plus Rifampicin 600 mg/d (▶ 18.2.10) evtl. Streptogramine (Synercid®, ▶ 18.2.10) oder Oxazolidinone (z. B. Zyvoxid® ▶ 18.2.10).

Vancomycinresistente Enterokokken
Vor allem bei E. faecium zunehmende Antibiotikaresistenz. Die Vancomycinresistenz ist meist plasmidvermittelt; Verbreitung und Übertragung auf andere Bak

terienspezies (z. B. Staph. aur.) ist zu befürchten. Ther. nach Resistenzgrad (Va-nA-, VanB-, VanC-, VanX-, VanR-, VanS-Gene) und Amoxicillinsensibilität, kein allgemeingültiges Therapieregime. Unbedingt Isolationspflege!

Multiresistente Salmonella spp.
(Multiresistente S. typhi, DRST = Drug-Resistant S. typhimurium DT104) S.-typhi-Resistenz auf dem indischen Subkontinent und DRST in den USA zunehmend berichtet (auch Todesfälle!). Resistenzen gegen Betalaktame, Co-trimoxazol und Chloramphenicol häufig, DRST auch chinolon- und selten aminoglykosidresistent.

Therapie Neue Chinolone, evtl. Komb. mit Aminoglykosiden (S. typhi), DRST nach Antibiogramm (immer Kombinationsther.).

ESBL (Extended Spectrum Betalactamase) bildende Enterobakterien
Zuletzt deutliche Zunahme dieser gramneg. Problemkeime (v. a. E. coli, Klebs. u. a.). Resistenz gegen zumeist alle Penicilline und Cephalosporine. Isolierung der Pat. sinnvoll. Carbapenem meist wirksam. Erste carbapenemresistente Stämme sind aufgetreten, Reservemittel Colistin. Bei Ausbruch Meldepflicht beachten.

17.2.18 Mykoplasmen
Zellwandlose Mikroorganismen; einige Arten zählen zur physiolog. Rachen- und Genitalflora.

Mycoplasma pneumoniae
Erreger von atypischen Pneumonien (▶ 6.5.1).

Komplikationen ZNS- und Herzbefall, Hämolyse, Hep.

Diagnostik Dir. Ag-Nachweis. Schlechter Titeranstieg in der KBR. Häufig Kälteagglutinine nachweisbar.

Therapie Mittel der Wahl sind Makrolide wie Clarithromycin 2–3 × 250–500 mg/d (Klacid® ▶ 18.2.6), alternativ Doxycyclin (z. B. Vibramycin®, ▶ 18.2.4) Chinolone IV (z. B. Moxifloxacin). Therapiedauer mind. 3–4 Wo., da intrazelluläre Persistenz der Erreger möglich.

17.2.19 Pseudomonaden
Gramneg. aerobe Stäbchen. Vorkommen ubiquitär, hohe Umweltpersistenz, Muliresistenz üblich. Häufiger Sekundärkeim nach vorausgegangener Antibiotika-ther. und bei nekrotisierenden Wundinf.

Klinik Vor allem bei geschwächten Pat. HWI, Atemwegsinf. (z. B. nach Intubation, COPD, Bronchiektasen, zystischer Fibrose), evtl. letale Inf. von Verbrennungen II.–III.°, Bakteriämien.

Diagnostik Typischer blaugrüner Eiter. Erregernachweis aus Urin, Sekreten, Blut.

Therapie Prim. Prophylaxe durch aseptisches Arbeiten (z. B. Absaugen bei Beatmungspat.). Isolation in Einzelzimmer. Bei Sepsis, Pneumonie oder Abszedierung ther. Ind.

- **Kalkulierte Ther.:** bei HWI mit Chinolonen wie Ciprofloxacin bis zu 2 × 750 mg/d, bei generalisierter Inf. Piperacillin/Tazobactam 3 × 4 + 0,5 g i. v., Aminoglykosid wie Tobramycin 3–5 mg/kg KG/d (z. B. Gernebcin®) oder

Amikacin 15 mg/kg KG/d (z. B. Biklin® ▶ 18.2.5) mit Piperacillin 3 × 4 g/d (z. B. Pipril® ▶ 18.2.1) kombinieren. Alternativ pseudomonaswirksames Cephalosporin III wie Ceftazidim (▶ 18.2.2) oder Ciprofloxacin (▶ 18.2.8). Nach Antibiogramm evtl. Imipenem, Meropenem oder Donipenem (▶ 18.2.3) und Aztreonam (▶ 18.2.3) als Reserveantibiotika.

17.2.20 Rickettsien

Obligat intrazelluläre Bakterien. Übertragung meist durch infizierte Vektoren (Läuse, Zecken, auch landwirtschaftliche Haustiere).

Q-Fieber
Erreger ist Coxiella burnetii. Aerogene Inf. meist über kontaminierten Sekretstaub befallener Haustiere. IKZ 3–30 d, dann hohes Fieber, starker Kopfschmerz, Myalgien, relative Bradykardie, Lungeninfiltrate („atypische Pneumonie"). **KO:** Endokarditis, selten Abszesse.
! Meldepflicht: namentlich dir. oder indir. Nachweis bei akuter Inf.

Epidemisches Fleckfieber
Klassisches Fleckfieber; Rickettsia prowazekii. Übertragung durch Läuse. IKZ 10–14 d. Schweres Krankheitsbild mit hohem Fieber, Kopf- und Gliederschmerzen, Exanthem, Splenomegalie. **KO:** Endokarditis, chron. Bakteriämie, in 10 % letal.
! Meldepflicht: namentlich dir. oder indir. Nachweis bei akuter Inf.

Zeckenbissfieber-Gruppe
Rickettsia sibirica und australis. Durch Schildzecken übertragen.

Klinik   Leichtere Verläufe mit Lymphadenitis und Exanthem.

Diagnostik   IFT, KBR, Erregernachweis aus Blut und KM (Kultur, PCR), Weil-Felix-Agglutination (Q-Fieber).

Therapie   Doxycyclin 200 mg/d (z. B. Vibramycin® ▶ 18.2.4), Azithromycin 500 mg/d (Zithromax® ▶ 18.2.6) evtl. mit Rifampicin 600 mg/d (▶ 18.2.10). Alternativ Chloramphenicol (z. B. Paraxin® ▶ 18.2.10).

17.2.21 Salmonellen

Gramneg. Stäbchen.

Salmonellenenteritis („Salmonellose")
Inf. und (häufiger) Intox. durch kontaminierte Nahrungsmittel, v. a. Tiefkühlkost (z. B. Geflügel), Milch- und Eiprodukte, Fischprodukte, Speiseeis und Wasser, Haustiere (v. a. Reptilien) durch S. typhimurium, S. enteritidis (> 1.600 Serotypen und deren Toxine).

Klinik   12–36 h p. i. plötzliche Durchfälle (selten blutig), Erbrechen, Bauchschmerzen, Fieber. Selten septische Krankheitsbilder, Abszesse, Arthritis, Cholezystitis, Endokarditis. Salm.-Bakteriämie gehäuft bei HIV-Pat.

Diagnostik   Nachweis der Erreger in Stuhl und Blutkultur. Antibiogramm anfordern.

Therapie   Antibiotika **nur** bei bakteriämischem (typhösem) Verlauf, Neugeborenen, Immunsupprimierten und alten, höhergradig exsikkierten Pat. erforderlich.

17

z. B. Ciprofloxacin 2 × 500 mg/d (Ciprobay® ▶ 18.2.8) oder Co-trimoxazol 2 × 0,96–1,92 g/d (z. B. Bactrim® ▶ 18.2.10). Alternativ Amoxicillin (z. B. Clamoxyl® ▶ 18.2.1). Dauer 5 d, bei Immunsupprimierten 14–21 d.

! **Meldepflicht:** namentlich dir. oder indir. Nachweis bei akuter Inf.

Typhus

Salmonella typhi wird fäkal-oral meist mit Nahrung oder Wasser aufgenommen, die durch den Kot von Dauerausscheidern kontaminiert sind. Auch in Europa noch unerkannte Dauerausscheider möglich.

Klinik 7–14 d p. i. Kopfschmerzen, Abgeschlagenheit, Albträume, Benommenheit („typhös"), kontinuierliches Fieber, Hepatosplenomegalie, fast immer zunächst Obstipation, in 60 % Husten und Bronchitis, in 50 % Roseolen (2–5 mm große, häufig sehr diskrete erythematöse Effloreszenzen am Oberbauch), Typhuszunge, Panzytopenie, relative Bradykardie.

Komplikationen Darmperforation, GI-Blutung, Cholangitis, Meningitis, Osteomyelitis, Endokarditis, Pneumonie.

Diagnostik Blutkultur (> 90 % während der 1. Wo. pos.), ab 2. Wo. Erregernachweis auch in Stuhl (bei Obstipation Rektalabstrich) und Urin (2.–3. Krankheitswo.).

Differenzialdiagnosen Paratyphus A, B, C, Malaria, Bruzellose, Tularämie, Dengue-Fieber.

Therapie Chinolone wie Ciprofloxacin 2 × 500 mg (z. B. Ciprobay® ▶ 18.2.8), Co-trimoxazol 2–4 × 0,96 g/d (z. B. Bactrim® 2 × 500 mg/d ▶ 18.2.10). Entfieberung über 2–6 d auch bei suffizienter Antibiose! Ther. über mind. 10 d fortführen. Bei Rezidiven erneute Ther., ggf. nach Antibiogramm. **Cave:** resistente S.-typhi-Stämme (▶ 17.2.17). Rifaximin 2–3 × 200–400 mg/d p. o.

Meldepflicht: namentlich alle dir. Nachweise, Krankheitsverdacht, Erkr. und Tod.

Paratyphus

Salmonella paratyphi A, B und C. Erkr. klin. nicht vom Typhus unterscheidbar, Verlauf jedoch leichter und kürzer, Roseolen häufiger und länger nachweisbar. **Diagn. und Ther.** wie bei Typhus. **Meldepflicht:** namentlich alle dir. Nachweise, Krankheitsverdacht, Erkr. und Tod.

17.2.22 Shigellen

Die gramneg. fakultativ anaeroben Stäbchen Shigella sonnei und Shigella flexneri, seltener Shigella dysenteriae und Shigella boydii, werden durch kontaminiertes Wasser (auch durch Schwimmen in verunreinigtem Wasser) und fäkal kontaminierte Nahrung übertragen. Verbreitung v. a. vorderer Orient, Südostasien und Südamerika.

Klinik 1–5 d p. i. blutig schleimiger Durchfall, Bauchschmerzen, Fieber, Erbrechen, zu Beginn wässriger Durchfall (Enterotoxin), später blutig-schleimiger Stuhl (Invasion der Erreger in die Darmmukosa).

Diagnostik Stuhlkultur (thermolabil, rasch ins Labor); Serol. möglich, aber wenig hilfreich.

Differenzialdiagnosen Salmonellosen, Amöbenruhr, Balantidose, Divertikulitis, Kolon-Ca, Colitis ulcerosa, M. Crohn.

17

Therapie Mittel der Wahl Chinolone wie Ciprofloxacin 2 × 500 mg/d (z. B. Ciprobay® ▶ 18.2.8), alternativ Co-trimoxazol (z. B. Bactrim® ▶ 18.2.10), Amoxicillin (z. B. Clamoxyl® ▶ 18.2.1).

! **Meldepflicht:** namentlich dir. oder indir. Nachweis bei akuter Inf.

17.2.23 Staphylokokken

Grampos. Kokken. Klin. bedeutsam v. a. koagulaseneg. Staph. epidermidis und Staph. saprophyticus (Hautflora), koagulasepos. Staph. aur. (häufig auf Nasenschleimhäuten). Meist Übertragung von Mensch zu Mensch, häufig nosokomialer Transfer durch Klinikpersonal (Hände, Kittel, Nasen-Rachen-Raum). Inf. v. a. bei immunsupprimierten Pat. und durch Gefäßzugänge (MRSA ▶ 17.2.6).

- **GIT:** durch kontaminierte Nahrung Inkorporation enterotoxinproduzierender Staph. aur. 2–4 h p. i. charakteristischer, abrupter Krankheitsbeginn mit massivem Erbrechen, seltener Durchfall, kein Fieber. **Ther.:** nur sympt., keine Antibiotika (▶ 17.1.1).
- **Inf. aller übrigen Organe:** 2–10 d p. i. Fieber, lokale Rötung, Abszess und/oder systemische Inf. (HWI, Osteomyelitis, Implantatinf., Pneumonie, Sepsis).

Komplikationen Durch Toxin verursachter M. Ritter (Staphylococcal Scaled Skin Syndrome; SSSS), bei Erw. selten; Toxic Shock Syndrome (TSS), v. a. junge Frauen (Tampongebrauch).

Diagnostik Abstrich (Grampräparat), Blutkultur, BAL, Urinkultur.

Therapie Vor allem beim Nachweis von koagulaseneg. Staph. geringe Pathogenität des Keims bedenken. **Cave:** Kontamination, Kolonisation (keine Ther.), infizierter Zugang (wechseln). Dagegen erfordert Staph.-aur-Bakteriämie eine i. v Ther. über mind. 10 d (hohes Endokarditisrisiko).

Bei nosokomialer Inf. primär Ther. nach lokaler Resistenzsituation, da Resistenz (häufig Multiresistenz) je nach Antibiotikaeinsatz sehr wechselnd. Allg. betalakta masestabile Penicilline wie Flucloxacillin 4 × 2 g/d (z. B. Staphylex® ▶ 18.2.1), alternativ Clindamycin (z. B. Sobelin® ▶ 18.2.6) oder Cefazolin (Hausstatistik!) MRSA ▶ 17.2.16.

 Bei gehäuftem Auftreten von Staph.-Inf. Screening des Personals (Nasenabstrich).

17.2.24 Streptokokken

Grampos. Kokken. Übertragung meist durch direkten Kontakt. ▶ Tab. 17.2.

17

Tab. 17.2 Klinisch relevante Streptokokken	
Partielle (α)-Hämolyse	Strept. viridans (vergrünende Strept.) Strept. pneumoniae (Pneumok.)
Vollständige (β)-Hämolyse	Gruppe A (Strept. pyogenes) Gruppe B (Strept. agalactiae) Gruppe C (Strept. equisimilus) Gruppen F und G (Strept. anginosus)
Meist ohne Hämolyse	Gruppe D (Enterok.: E. faecalis, E. faecium)
Anaerobe Strept.	Peptostrept.

α-hämolysierende Streptokokken

- **Strept. pneumoniae:** häufig Lobärpneumonie v. a. bei Alkoholikern (▶ 6. 5.1), aber auch purulente Meningitis.
  - **KO:** Pleuraempyem, Abszesse, Myokarditis, chron. Enzephalitis, Liquorfistel (selten). Letalität bis 40 % auch bei suffizienter Ther.
  - **Diagn.:** Blutkulturen, Kultur aus Sputum, Tracheobronchialsekret, Liquor.
  - **Ther.:** Penicillin 4 × 5 Mio. IE/d i. v. (▶ 18.2.1) für 5–10 d, bei Allergie Makrolide (▶ 18.2.6). Vermehrte Resistenzen bei Makroliden. Bei Pneumokokkenmeningitis zusätzlich Dexamethason 10 mg i. v. alle 6 h für 4 d. Bei Pat. aus Spanien, Frankreich und Ungarn Penicillinresistenz (meist Multiresistenz) möglich.
- **Viridans-Strept.:** Saprophyten des Oropharynx; v. a. Strept. bovis, Strept. mutans, Strept. sanguis, Strept. mitis (40 % aller Endokarditiden), Mitverursacher der Karies.

β-hämolysierende Streptokokken

- **Gruppe A-Strept. (Strept. pyogenes):** 1–5 d p. i. Angina tonsillaris, ggf. Scharlach, Erysipel, Impetigo contagiosa, Abszesse, Wundinf., Pharyngitis, Sinusitis, Otitis, Bronchopneumonie, Sepsis.
  - **Ther.:** Penicillin V 3–4 × 1 Mio. IE/d bei Streptokokkenangina (7–14 d), bei Penicillinallergie Clarithromycin 2 × 250–500 mg/d (z. B. Klacid® ▶ 18.2.6).
  - **KO:** nach Angina in 0,5–3 % rheumatisches Fieber oder GN.
- **Strept. der Gruppen B–G:** Sepsis, Meningitis, Endokarditis, Abszesse, Genitalinf. (Gruppe D), HWI, Prostatitis, Gallenwegsinf.
- **Gruppe-D-Strept. (Enterok.):** häufig HWI und Endokarditiden, Gallenwegsinf. und intraabdom. Abszesse. **Ther.:** schwierig, da häufig Multiresistenz, möglichst nach Antibiogramm (bei Resistenz ▶ 17.2.17):
  - Strept. faecalis: Amoxicillin 3 × 2 g/d (z. B. Clamoxyl® ▶ 18.2.1) bei Endokarditis (▶ 4.7.1) unbedingt Komb. mit Gentamicin 3–5 mg/kg KG/d (z. B. Refobacin® ▶ 18.2.5).
  - Strept. faecium: Vancomycin 2 × 1 g/d (▶ 18.2.9) oder Teicoplanin 400–600 mg/d (Targocid® ▶ 18.2.9) oder Linezolid 2 × 600 mg/d.

Erysipel (Wundrose)

Akute Entzündung des Koriums durch β-hämolysierende Strept. Gruppe A, selten Staph. aureus. Ausbreitung entlang der Lymphgefäße. Eintrittspforte oft kleinste Hautläsionen, z. B. in den Zehenzwischenräumen (Interdigitalmykose).

- **Klinik:** Schwellung, Schmerzen, Fieber, Krankheitsgefühl. Scharf begrenzte, flammende Rötung, zungenförmige Ausläufer, Überwärmung, regionale Lk-Schwellung.
- **KO:** gangränöser Verlauf (Toxine, Superinf.), sek. Lymphödem bis zur Elephantiasis, Rezidivneigung.
- **Diagn.:** Klinik!, Leukozyten ↑, BSG ↑.
- **DD:** akute allergische oder toxische Kontaktdermatitis, Thrombophlebitis.
- **Ther.:** Penicillin G4 × 5 Mio. IE/d i. v. oder Penicillin V 3 × 1,2 Mega/d p. o. (z. B. Isocillin®) für 10–14 d, Bettruhe, Hochlagerung, lokale Antiseptik. Ggf. Rezidivprophylaxe mit Depotpenicillinen i. m. monatl. (z. B. Tardocillin®), obligat bei Rezidiverkr. Bei V. a. Staph.-Inf. Cephalosporin I oder II.

17

17.2.25 Syphilis (Lues) und andere Treponematosen

Erreger der Lues ist die Spirochäte Treponema pallidum. Übertragung meist durch ungeschützten Geschlechtsverkehr. Treponema pertenue verursacht ulzeröse Inf. von Haut- und Schleimhäuten. Yaw, Pinta, Frambösie (importierte Krankheiten, v.a. Mittel- und Südamerika, äquatoriales Afrika).

Klinik

- **Lues I** (Primäraffekt): etwa 3 Wo. p. i. am Eintrittsort (v. a. Genitale, Rektum, Oropharynx, prinzipiell jedoch überall) indolente, bis 1 cm große, zur Ulzeration neigende Papel, selten regionale Lk-Schwellung. Spontane Rückbildung nach 2–6 Wo.
- **Lues II** (sek. Syphilis): 6–8 Wo. p. i. generalisierte Lk-Schwellung, allg. Krankheitsgefühl, makulopapulopustulöses Exanthem v. a. an Stamm, Hand- und Fußflächen, selten ulzerierend (Lues maligna); grauweißliche Beläge und indolente Erosionen der Mundschleimhaut (Plaques muqueuses), anogenitale Papeln (Condylomata lata).
- **Lues III** (tertiäre Syphilis): unbehandelt bei ca. 60 % mit Gummen, 10 % kardiovaskulärer Befall (luetische [Mes]aortitis mit Aneurysma), später häufig Befall des ZNS (Tabes dorsalis, Hydrocephalus internus occlusus), Ataxie, Schmerz- und Sensibilitätsempfinden ↓, Argyll-Robertson-Sy. (Anisokorie, enge licht- und konvergenzstarre Pupillen); progressive Paralyse.

Diagnostik   Nachweis von T. pallidum im Ausstrichpräparat (Primäraffekt, Lk-Punktion, andere Läsion) in der Dunkelfeldmikroskopie. In Speziallabors T.-pallidum-PCR (aus kontagiösem Material), sonst Serol. (▶ Tab. 17.3):

- **TPHA-Test:** Suchtest; etwa 3 Wo. p. i. pos. (ältere Testsysteme falsch pos. bei Borrelien- und auch Campylobacter-Inf.), nach Ausheilung ("Lues satis curata") lange pos. ("Seronarbe").
- **VDRL-Test:** etwa 6 Wo. p. i. pos., nur bei akuter Erkr. oder Reaktivierung nachweisbar, bei erfolgreicher Ther. Negativierung (Dauer: Mon.). Falsch pos. bei RA (Rheumafaktor), Anti-Phospholipid-AK sowie vielen Inf. (Tbc, Malaria, Bruzellose, gramneg. Sepsis), Karzinom, Gravidität und Schutzimpfungen.
- **FTA-abs-Test:** parallel zum TPHA, spezifischer.
- **FTA-abs-IgM:** Aktivitätsmarker bei zweifelhaftem TPHA und VDRL. Bewertung: Titer < 1 : 5 → neg., keine Behandlungsind.
    - Titer 1 : 5–1 : 10 → grenzwertig, bei Frühinf. Behandlung, bei Vorbehandlung innerhalb der letzten 12 Mon. Kontrolle nach 3 Mon.
    - Titer 1 : 20–1 : 160 → bei Inf. oder Zweitinf. Behandlung. Bei Vorbehandlung innerhalb der letzten 3 Mon. Kontrolle nach 3 Mon.
    - Titer > 1 : 320 → behandlungsbedürftige Lues. Bei V. a. Neurolues zeitgleich Entnahme von Serum und Liquor, um TPHA-Quotient Blut/Liquor zu ermitteln.

17

Tab. 17.3 Untersuchungsbefunde in der Lues-Serologie			
TPHA	**FTA-Abs.**	**VDRL**	**Bewertung**
–	–	–	Keine Lues, bei V. a. Primäraffekt DD: HSV, Ulcus molle → kurzfristige Kontrolle
–	+	+	Selten Lues I, Seronarbe (Immunsuppression?) → kurzfristige Kontrolle und IgM-FTA-Abs., bei Persistenz Seronarbe

Tab. 17.3 Untersuchungsbefunde in der Lues-Serologie *(Forts.)*

TPHA	FTA-Abs.	VDRL	Bewertung
+	–	–	Seronarbe, selten Lues I
+	+	–	Bei fehlender Klinik und Anamnese → Seronarbe, jedoch Sicherheitsther. bei Immunsuppression erforderlich, ansonsten DD Seronarbe oder sehr selten Lues I → IgM-FTA-Abs.
+	+	+	Behandlungsbedürftige Lues (alle Stadien) oder Seronarbe, immer → IgM-FTA-Abs.

TPHA = Suchtest; FTA-Abs. = Bestätigung; VDRL = Test zur Beurteilung von Aktivität und Behandlungsbedürftigkeit

Therapie

- **In Frühstadien:** (Partnerbehandlung!) Procain-Penicillin G 1,2 Mio. IE/d i. m. für 15 d oder einmalig Benzathin-Penicillin G 2,4 Mio. IE i. m. = 1,2 Mio. IE je Glutealbereich (Tardocillin® ▶ 18.2.1). Alternativ Doxycyclin (z. B. Vibramycin® ▶ 18.2.4) oder Azithromycin (Zithromax® ▶ 18.2.6). Bei Neurolues Penicillin G 2 × 10 Mio. IE/d i. v. für 14 d (▶ 18.2.1), bei Immunsuppression und Rezidiv Ceftriaxon 2 g/d i. v. für 21–28 d.
- **Jarisch-Herxheimer-Reaktion:** (Fieberanstieg bis hin zum Schock durch massiven Zerfall von Treponemen, bei Therapiebeginn einschleichende Dosierung des Antibiotikums oder Glukokortikoide).
- **Meldepflicht:** nicht namentlich dir. oder indir. Nachweis.

17.2.26 Vibrioinfektionen (Cholera)

Gramneg. bewegliche Stäbchen, v. a. in Afrika und Asien beheimatet. Exo- und Endotoxine von Vibrio cholerae O1, Vibrio cholerae O139 und häufiger Vibrio El-Tor verursachen Cholera.

Epidemiologie Vor allem Mittel- und Südamerika, äquatoriales Afrika sowie Endemieherde in Osteuropa.

Klinik Vor allem Dünndarm betroffen, Durchfälle treten plötzlich auf, sind profus (reiswasserartig) und führen unbehandelt rasch zur letalen Exsikkose (Flüssigkeitsverlust bis zu 20 l/d!).

Therapie Adäquater (parenteraler) Flüssigkeits- und E'lyt-Ersatz, in leichteren Fällen WHO-Lsg. oral, ggf. Azithromycin 1 × 500 mg/d p. o. (z. B. Zithromax® ▶ 18.2.6) über 2 d, alternativ Co-trimoxazol (z. B. Bactrim® ▶ 18.2.10). Isolierung, Quarantänepflicht!

Meldepflicht: namentlich Vibrio cholerae O1 und O139 dir. oder indir. Nachweis bei akuter Inf.; Krankheitsverdacht, Erkr. und Tod.

17.2.27 Yersinien

Ätiologie, Klinik und Diagnostik

Pest: Yersinia pestis ist Erreger der seltenen Lungen- und Beulen-(Bubonen-) pest (Eurasien, indischer Subkontinent, aber auch Mittelamerika bis in den Süden der USA). **Meldepflicht:** namentlich dir. oder indir. Nachweis von Yersinia pestis bei akuter Inf.; Verdacht, Erkr. und Tod.

17

- **Enterokolitis:** gramneg. Stäbchen Y. enterocolitica (in 10 % auch Y. pseudo-tuberculosis) werden fäkal, durch kontaminierte Hände oder Nahrung sowie durch Haustiere übertragen.
  - **Klinik:** 3–7 d p. i. Enterokolitis, Pseudoappendizitis, Lymphadenitis mesenterialis, selten generalisierte Krankheitsbilder oder Erythema nodosum, Arthritis.
  - **Diagn.:** OP-Präparate, Serol., Stuhluntersuchung (geringe Sensitivität).
  - **DD:** v. a. Appendizitis, durch andere Erreger verursachte Durchfallerkr. (▶ 7.1.4).
- **!** **Meldepflicht:** namentlich dir. oder indir. Nachweis bei akuter Inf.
- **Pseudotuberkulose:** Y. pseudotuberculosis wird durch Katzen, Vögel und Nagetiere übertragen. Beim Menschen Erreger der Lymphadenitis mesenterica mit Sympt. wie Appendizitis, mesenterialer Lymphadenitis oder Typhus (enteritischer Verlauf).
- **Yersinia-Arthritis:** akute Mon- oder Oligoarthritis im Anschluss an enterale Yersiniose (s. o.). Diagn.: serolog., kulturell aus Gelenkpunktat. HLA-B27-assoziiert.

Therapie Doxycyclin 200 mg/d (z. B. Vibramycin® ▶ 18.2.4), Chinolone wie Levofloxacin 500 mg/d (z. B. Tavanic® ▶ 18.2.7). Yersinia pestis Streptomycin 1 g/d i. m.

17.3 Virusinfektionen

17.3.1 Adenovirus-Infektionen

Über 40 Typen bekannt, Ansteckung meist durch Tröpfcheninf. oder in Schwimmbädern, selten über GIT. Meist Pharyngokonjunktivitis (Dauer 3–5 d), respiratorische Erkr. von banalen Inf. (Rhinitis) bis zur Pneumonie, v. a. bei Kleinkindern Diarrhö/Erbrechen, epidemische Keratokonjunktivitis, aber auch seröse Meningitis. Diagn. meist nicht notwendig (teuer), ggf. Kultur, Serol. nicht sinnvoll.

17.3.2 Arbovirus-Infektionen

Sammelbegriff für Inf. durch „**ar**thropode-**bo**rne viruses", sich hauptsächlich in blutsaugenden Gliederfüßlern (Zecken, Flöhen, Mücken usw.) vermehrende Viren. Auswahl wichtiger Arbovirosen: ▶ Tab. 17.4.

Tab. 17.4 Infektionen durch Arbo-Viren

Virusfamilie bzw. -gattung	Spezies, Krankheit	Überträger	Klinik
Toga-Flavivirus	Gelbfiebervirus	Sandmücken	Gelbfieber
	Dengue-Virus (1–4)	Mücken	Dengue-Fieber, Dengue-Schock-Sy.
	FSME-Virus	Zecken	FSME
	West-Nil-Virus	Mücken	West-Nil-Fieber
	Toskana-Virus	Sandfliegen	Papataci-Fieber
Bunyaviridae	CCHF-Virus	Zecken	Virales hämorrhagisches Fieber

17

Frühsommermeningoenzephalitis (FSME)

(▶ Tab. 17.4). Übertragung durch Zecke Ixodes ricinus. Hauptverbreitung Ost- und Mitteleuropa, in Deutschland Endemiegebiete in Bayern und Baden-Württemberg, nicht oberhalb 1.000 m.

Klinik Zweiphasiger Verlauf. 2–4 d p. i. virämische Phase z. B. mit Kopfschmerzen, Fieber. Nach 8–10 d beschwerdefreien Intervalls erneut Fieber, Meningitis oder Meningoenzephalitis. Letalität 1 %, Dauerschäden bis 10 %.

Diagnostik Serol., Tierversuch (nur initial möglich).

Therapie Sympt., aktive und passive Immunisierung.

! Meldepflicht: namentlich dir. oder indir. Nachweis bei akuter Inf.

17.3.3 Coxsackie-Virus-Infektionen

Erregerreservoir sind Nasen-Rachen-Raum und GIT, die Übertragung erfolgt fäkal-oral oder durch Tröpfcheninf.

Klinik IKZ 2–14 d. Coxsackie A ist Erreger der Herpangina und Hand-, Fuß-, Munderkr., Coxsackie B der Bornholm-Krankheit (Pleurodynie, Pseudoparesen, Myokarditis, Perikarditis). **Beide:** Meningitis, Exantheme, „Sommergrippe".

Diagnostik Erregernachweis aus Stuhl, Rachen oder Liquor, Serol. selten hilfreich.

Therapie ▶ 18.3.

17.3.4 Hantavirus-Infektionen

RNA-Viren (Fam. Bunyaviridae), Übertragung durch Nager (Inhalation von mit Exkrementen kontaminiertem Staub), regional völlig unterschiedliche Krankheitsmanifestationen.

Meldepflicht: namentlich dir. oder indir. Nachweis bei akuter Inf.

Hämorrhagisches Fieber mit renalem Syndrom (HFRS)

Balkannephropathie (Hantaan-Virus), Nephropathia epidemica (Pumuula-Virus), hämorrhagisches Fieber (Dobrava-Virus). Von unerkannt verlaufener Inf. (mögliche Ursache einer chron. Niereninsuff.) mit geringer Letalität bis zu schwerem HFRS und Akutletalität bis 15 %.

Hantavirus Pulmonary Syndrome (HPS)

Inf. mit Four-Corner-Virus, Sin-Nombre-Virus, Bayou-Virus (USA, Mexiko, Argentinien).

Klinik Hämorrhagische Pneumonie mit konsekutivem Multiorganversagen. Ther. unbekannt (Ribavirin experimentell mit schlechten Ergebnissen). Letalität 80 %.

Diagnostik Direktnachweis (PCR), im Verlauf Serol.

Therapie Keine bekannt, Ribavirin-Versuch.

17.3.5 Herpes-Virus-Infektionen (Herpes simplex, HSV)

DNA-Viren. HSV-1 (Extra-Genitaltyp, Haut und Mundschleimhaut) und HSV-2 (Genitaltyp) werden durch Schmierinf. oder dir. Körperkontakt (Küssen, Ge-

17

schlechtsverkehr) übertragen. 90 % aller Erw. sind infiziert, jedoch meist inapparent. 15 % scheiden Viren über Körpersekrete aus.

Klinik IKZ 2–7 d. Je nach Immunstatus unterschiedliche Krankheitsverläufe. Charakteristisch ist die rezid. Inf. durch Irritation latent infizierter Neurone, oft ausgelöst durch Fieber (Herpes febrilis), UV-Bestrahlung (Herpes solaris), Menstruation oder Stress. Pathognomonisch sind gruppierte juckende Bläschen auf gerötetem Grund, die zu Krusten eintrocknen und am Genitale zu polyzyklischen Erosionen führen. Bei Immunkompetenten selbstlimitierender Herpes labialis (Typ 1, selten Typ 2) oder Herpes genitalis (meist Typ 2), bei Immunsupprimierten vermehrt ausgedehnte mukokutane Inf. Sektio-Ind. bei Herpes genitalis in der Spätschwangerschaft.

Diagnostik Meist Blickdiagnose, evtl. Direktnachweis (PCR, Kultur, Ag).

Therapie Aciclovir 3–4 × 750 mg/d i. v. bei allen vital bedrohlichen HSV-Inf. oral zur Prophylaxe z. B. nach Transplantation 5 × 400–800 mg/d (z. B. Zovirax® ▶ 18.3.1). Auch als Rezidivprophylaxe sowie bei mittelschweren HSV-Inf. Alternativen: Famciclovir (Famvir® ▶ 18.3.1), Valaciclovir (Valtrex® ▶ 18.3.1).

Herpes-simplex-Enzephalitis
(▶ 15.3.5).
- **Klinik:** ohne vorhergehende Haut- oder Schleimhautmanifestation schwere Enzephalitis mit Fieber, Kopfschmerzen, organischem Psychosy., Krämpfen.
- **Ther. bereits bei Verdacht:** Aciclovir 3–4 × 10 mg/kg KG/d i. v. (z. B. Zovirax® ▶ 18.3.1).
- **Diagnostik:**
  - HSV 1-PCR im Liquor. **Cave:** Negativbefund schließt Krankheit keinesfalls aus!
  - HSV-IgG und HSV-IgM aus Serum und Liquor (→ Schrankenstörung, autochthone AK-Synthese).
  - EEG (temporaler Herdbefund), MRT (Temporallappen-Herde, besser als CT).
  - Evtl. stereotaktische Hirnbiopsie.

! **Meldepflicht:** namentlich Erkr. und Tod an Virusmeningoenzephalitis.

17.3.6 HIV-Infektion und AIDS

17

Durch ungeschützten Geschlechtsverkehr mit Infizierten, kontaminierte Blutprodukte oder Injektionsbestecke wird das Human Immunodeficiency Virus (HIV-?, Familie der Retroviren) übertragen. **Keine** Übertragung durch Aerosole, Insekten oder Alltagskontakt. Epidemiologisch weltweit wahrscheinlich weit über 34 Mio. Infizierte und 2 Mio. AIDS-Todesfälle/J. In Deutschland 66.000–88.000 Infizierte, 2.800 Neuinf./J. und 500 AIDS-Todesfälle/J. (Stand: Ende 2011). Durch die besondere Pathogenese im Verlauf der Inf. nahezu komplette Zerstörung des wirtseigenen Immunsystems. Prävention der Inf. oder der Erkr. (Vakzine) ist derzeit nicht möglich.

! **Meldepflicht:** nicht namentlich dir. oder indir. Nachweis.

Klinik
- **Kategorie (Stadium) A:** akute (prim.) HIV-Inf., Lymphadenopathie-Sy. (LAS) und asymptomatische HIV-Inf.
  - **Akute HIV-Inf.:** bis zu 30 % der Infizierten, IKZ wenige Tage bis mehrere Wo., meist unspezif., häufig mononukleoseähnliches Krankheitsbild mit typischem makulopapulösem Exanthem, selten Meningitis, Enzephalitis oder Radikulitis. Labor meist o. B., seltener CD4$^+$-Zell-Depletion, HIV-AK nur selten nachweisbar, dir. Virusnachweis häufig pos.! Serokonversion 1–6 Mon. nach akuter Erkr.
  - **Lymphadenopathie-Sy. (LAS):** LAS oder PGL (persistierende generalisierte Lymphadenopathie) mit Lk-Schwellungen > 2 cm Durchmesser an mind. 2 extrainguinalen Lokalisationen, bei ca. 40 % der Pat., häufig auch konstitutionelle Sympt. (Fieber, Gewichtsverlust, Nachtschweiß).
- **Kategorie (Stadium) B:**
  - **Inf. mit opportunistischen Erregern** (▶ 17.3.6), keine AIDS-definierenden Krankheiten oder direkt HIV-assoziierten KO.
  - **Direkt HIV-assoziierte Krankheitsbilder:** Schädigung von Organen durch HIV, z. B. ZNS, peripheres Nervensystem (Enzephalopathie, Meningitis, Radikulitis, PNP, Mononeuritis multiplex) und GIT (HIV-Enteropathie). Dir. assoziiert mit HIV sind auch Mikroangiopathien (MAP) an Retina und Konjunktiven, kutane Xerodermie- und mukosales Sicca-Sy., selten HIV-Nephropathie oder -Myopathie. V. a. bei Kindern auch Kardiomyopathien.
  Kategorie (Stadium) C: AIDS-definierende Erkr.; i. d. R. deutlicher Immundefekt (immunolog. Kategorie 3). Häufigste Krankheitsbilder PjP, Candida-

Tab. 17.5 CDC-Klassifikation der HIV-Infektion (CDC, 1993)

Immunologische Kategorie	Klinische Kategorie		
	A: Symptomatische, akute HIV-Inf., persistierende Lymphadenopathie	B: Symptomatisch weder A noch C	C: AIDS-definierende Erkr. (s. u.)
1 (CD4$^+$-Zellen > 500/µl)	A1	B1	C1*
2 (CD4$^+$-Zellen 200–500/µl)	A2	B2	C2*
3 (CD4$^+$-Zellen < 200/µl)	A3	B3	C3*

AIDS-definierende Erkrankungen

Opportunistische Inf.:
- Bakt.: Tuberkulose, alle Formen (pulmonal, extrapulmonal, disseminiert), atypische Mykobakteriosen und disseminierte Formen, rezid. bakt. Pneumonien, rezid. Salmonella-Bakteriämien
- Viral: CMV-Krankheit (disseminiert, Retinitis, ZNS, GI-Trakt), ulzerierende HSV-Inf. (> 1 Mon.), progressive multifokale Leukenzephalopathie (PML)
- Protozoal: PjP, Toxoplasma-Enzephalitis, chron. (> 3 Mon.) gastrointestinale Kryptosporidiose, Strongyloidiasis, Isosporidiose
- Mykotisch: Candidose (ösophageal, tracheobronchial), Kryptokokkose und Histoplasmose (disseminiert, extrapulmonal, Meningoenzephalitis), Kokzidioidomykose (disseminiert, extrapulmonal)

Opportunistische Tumoren: Kaposi-Sarkom, alle Formen, Lymphome, NHL (hochmaligne [B-Zell-Typ], EBV-assoziiert, prim. zerebral) Anal-Ca, Zervix-Ca

Stadien, die dem Vollbild AIDS entsprechen (europäische Def.)

17

Ösophagitis, zerebrale Toxoplasmose, Tbc (pulmonal oder extrapulmonal), Mycobacterium-avium-intracellulare-Inf., Kaposi-Sarkom und rezid. bakt. Pneumonien (▶ Tab. 17.5).

Virusdiagnostik

> Vor HIV-Testung muss das Einverständnis des Pat. eingeholt werden.

- **Antikörper:** i.d.R. 1–3 Mon. nach Inf. nachweisbar, selten erst nach 6–12 Mon.
  - Suchtest: Anti-HIV-ELISA, sehr hohe Sensitivität und Spezifität (selten falsch pos.).
  - Bestätigungstest: Anti-HIV-Immunoblot (Western-Blot). Auftrennung HIV-spezif. Proteine und Markierung einzelner (proteinspezif.) AK (Banden). Test hochspezif., jedoch aufwendiger und teurer als ELISA.
- **Direkter HIV-Nachweis:** indiziert in der Frühphase der Erkr. (Sensitivität methodenabhängig), in fortgeschrittenen Stadien für Monitoring und Therapiekontrolle.
  - Viruskultur: sehr aufwendig und teuer, nur für wissenschaftliche Zwecke sinnvoll.
  - HI-Viral Load, synonym HI-Viruslast (PCR, andere Amplifikationsmethoden): Hochsensitiv. Modernster und bester Marker zum Krankheitsmonitoring, zur Diagn. der HIV-Inf. bei unklarer Serol. und bei Kindern.

Weiterführende Diagnostik

- **Rationale Diagn. bei HIV-Infizierten:** Neben der klin. Untersuchung empfiehlt sich ein standardisiertes Screening nach opportunistischen KO, das sich nach klin. Befund (Anhalt für oder Verdacht auf opportunistische Inf./Tumor?) und dem Ausmaß des zellulären Immundefekts richtet.
- **Labor:**
  - Erstuntersuchung: BB, Leber-, Nierenwerte, E'lyte, Eiweiß, E'phorese, Immunglobuline, CRP, Lymphozytentypisierung (Helferzellzahl?), Hep.-, Lues-, Toxoplasmose-, CMV-Serol., Kryptok.-Ag i.S., HIV-RNA (PCR).
  - Geringer (max. halbjährlich) und mäßiger Immundefekt (max. alle 2–4 Mon.): BB, Leber-, Nierenwerte, E'lyte, Eiweiß, E'phorese, Immunglobuline (G, A, M), CRP, Lymphozytentypisierung, HIV-RNA (PCR).
  - Schwerer Immundefekt: monatl. Untersuchungen, bei CD4+-Zellen < 100/µl, zusätzlich Mykobakterien-Blutkulturen, CMV-PCR oder CMV-pp65-Ag, Kryptok.-Ag, HIV-Plasmavirämie.
- **Weitere Untersuchungen:** bei Erstvorstellung Multitest CMI (Stempeltest mit Recall-Antigenen), Tuberkulintestung (Mendel-Mantoux ▶ 6.5.3), EKG, BGA, Sono-Abdomen, Rö-Thorax (evtl. CCT), unbedingt Fundoskopie, bei Frauen gyn. Untersuchung und Zervixabstrich (HPV). Wiederholung der Rö-Diagn. nach Klinik.

Monitoring und Therapiekontrolle in fortgeschrittenen Stadien   Wichtigster Surrogatmarker (▶ Tab. 17.6) derzeit HI-Viral Load (s.o.), ansonsten Lymphozytensubpopulationen (CD4+-Lymphozyten, CD8+-Lymphozyten, CD4-/CD8-Ratio, evtl. aktivierte T-Zellen) zur Abschätzung des Immundefekts und der Aktivierung des Immunsystems.

Tab. 17.6 Surrogatmarkerdiagnostik		
	CD4+ T-Lymphozyten	CD4-/CD8-Ratio
Normalbefund	> 800/µl	> 1
Geringer Immundefekt	500–800/µl	> 0,5 < 1
Mäßiger Immundefekt	200–500/µl	> 0,1 < 0,5
Schwerer Immundefekt	< 200/µl	< 0,1

Antiretrovirale Therapie

Indikationen Definitive Behandlungsind. bei Sympt., bei schwerem oder progredientem Immundefekt, Viruslast > 30.000 Kopien/ml Plasma, CD4+-Zellen < 200/
µl oder Abnahme um > 25 % sowie Pat. mit Vollbild AIDS. Aktuelle Ther.-Leitli-
nien z. B. unter www.rki.de. **Cave:** vor Therapiebeginn HIV-Resistenzbestim-
mung.

Verwendete Substanzen (NW, Dos. ▶ 18.3).
- **Reverse-Transkriptase-(RT-)Hemmer** (Nukleosidanaloga): hemmen HIV-
  Replikation durch RT-Hemmung („falsches Nukleosid"). Immer Kombinationsther. **KI:** schwere vorbestehende Myelosuppression (Hb < 80 g/l, Leukozyten < 1/nl). Substanzen: AZT = Zidovudin (Retrovir®), DDI = Didanosin (Vi-
  dex®), DDC = Zalcitabin (Hivid®), D4T = Stavudin (Zerit®), 3TC = Lamivudin (Epivir®), Abacavir (Ziagen®), Tenofovir (Viread®). Emtricitabin
  (Emtriva®).
- **Nichtnukleosidale Reverse-Transkriptase-Inhibitoren** (NNRTI): hohe antivirale Aktivität, jedoch schnelle Resistenzentwicklung, daher Kombinationsther., z. B. Nevirapin (Viramune®), Efavirenz (Sustiva®).
- **Proteinaseinhibitoren** (PI): wirken durch Interaktion mit der HIV-Protease.
  In vitro stärkste Anti-HIV-Wirksamkeit. Problem hepatische Enzyminduktion (Cytochrom-P450-Oxidasesystem). **KO:** viele Medikamenteninteraktio-
  nen! (Dos. ▶ 18.3). Substanzen: Saquinavir (Invirase®, Fortovase®), Ritonavir
  (Norvir®, höchste antivirale Aktivität, aber auch höchstes Potenzial an WW
  und NW), Indinavir (Crixivan®), Nelfinavir (Viracept®) und Amprenavir
  (Agenerase®), Lopinavir/Ritonavir (Kaletra®), Atazanavir und Tipranavir.

Kombinationstherapie

3- bis 4-fache Komb. bevorzugen, da lebensverlängernder Effekt nachgewie-
sen. Sinnvolle Initialther. bei therapienaiven HIV-Pat.
- **HAART** (hochaktive antiretrovirale Therapie) i. d. R. mit 2 NRTI und 1
  NNRTI oder einem mit RTV geboosteten PI. Zahlreiche Kombinationspräpa-
  rate, z. B. Atripla® (Kombinationstablette aus Efavirenz, Emtricitabin und Te-
  nofovir), sodass Ther. mit 1 Tbl./d möglich.
  Die Komb. von 2 konkurrierenden RT-Hemmern, z. B. AZT und D4T oder
  DDC und 3TC, ist nicht sinnvoll.
  Individualisierte Komb. bei schon vorbehandelten Pat. (genotypische und
  ggf. phänotypische Resistenztestung zur resistenzadaptierten Steuerung der
  Ther. anstreben).
  Umstellung der Ther. bei erneuter Virämie, klin. Verschlechterung (Ge-
  wichtsverlust, persistierende B-Sympt.), Auftreten opportunistischer Inf. oder
  CD4+-Zell-Depletion.
  Trend zur „once daily medication", um Compliance zu erhöhen.

17

Postexpositionsprophylaxe bei beruflicher HIV-Exposition
▶ 1.8.1.

HIV-assoziierte opportunistische Infektionen
▶ Tab. 17.7.

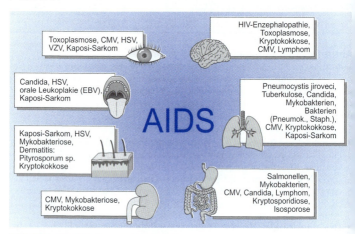

Toxoplasmose, CMV, HSV, VZV, Kaposi-Sarkom

HIV-Enzephalopathie, Toxoplasmose, Kryptokokkose, CMV, Lymphom

Candida, HSV, orale Leukoplakie (EBV), Kaposi-Sarkom

Pneumocystis jiroveci, Tuberkulose, Candida, Mykobakterien, Bakterien (Pneumok., Staph.), CMV, Kryptokokkose, Kaposi-Sarkom

AIDS

Kaposi-Sarkom, HSV, Mykobakteriose, Dermatitis: Pityrosporum sp. Kryptokokkose

CMV, Mykobakteriose, Kryptokokkose

Salmonellen, Mykobakterien, CMV, Candida, Lymphom, Kryptosporidiose, Isosporose

Abb. 17.1 AIDS-Manifestationen [L106]

Tab. 17.7 Impfprophylaxe bei HIV-Infektion

Impfstoff	HIV-Infektion	
	Symptomatisch	Asymptomatisch
Inaktive/Toxoide	Empfohlen	Empfohlen
Polio inaktiviert	Empfohlen	Empfohlen
Masern, MMR	Nicht empfohlen	Empfohlen*
Mumps, Röteln	Nicht empfohlen	Empfohlen
Lebendimpfstoffe	Nicht empfohlen	Möglich

* Bei erhöhter Maserngefährdung indiziert

17

Atypische Mykobakteriosen
Fast immer disseminierte Inf. Häufigster Erreger Mycobacterium-avium-intracellulare-Komplex (MAI oder MAC). Seltener M. kansasii, M. fortuitum, M. xenop oder neu charakterisierte Spezies (z. B. M. genavense). Inzidenz bei schwerste Immunsuppression (CD4$^+$-Zellen < 50/μl) um 25 %. Nur bei früher Diagnosestel lung ist erfolgreiche Ther. möglich.

Klinik Unspezif. Sympt. (Fieber, Gewichtsverlust), Diarrhö, häufig BB-Verän derungen und Cholestase (AP ↑).

Diagnostik Erregernachweis aus Blut- und KM-Kulturen, Leber- oder Duodenalbiopsaten. Sonografisch oder im CT häufig Nachweis abdom. Lymphome. Erregernachweis in Stuhl und Sputum ist nicht beweisend für Erkr.!

Therapie Keine einheitlichen Schemata, Kombinationsther. (4-, 5- bis 7-fach) über 2–3 Mon. ist immer erforderlich. Häufigste Medikamente:
- Rifabutin: 10 mg/kg KG/d, max. 0,6 g (z. B. Alfacid® ▶ 18.2.10) → „First-Line"-Medikament. NW: Hepatopathie, Rotfärbung des Urins, Uveitis.
- Clarithromycin: 1 g/d (▶ 18.2.6) → „First-Line"-Medikament. NW: GI-Unverträglichkeit, selten Pankreatitis.
- Azithromycin: 1 g/d (Zithromax® ▶ 18.2.6). NW: GI-Unverträglichkeit, reversibler Hörverlust.
- Ethambutol15 mg/kg KG/d, max. 1,6 g (z. B. Myambutol®), wichtiger Kombinationspartner. NW: Retrobulbärneuritis → regelmäßige Visuskontrollen.
- Clofazimin: 100–300 mg/d (ursprünglich Lepra-Medikament). NW: Pigmentierung von Haut und Schleimhäuten, Diarrhö; nur noch selten eingesetzt.
- Amikacin: 10–20 mg/kg KG/d, max. 1 g (z. B. Biklin® ▶ 18.2.5) → hoch wirksam (parenteral!). NW: Nephrotoxizität, Schädigung des N. statoacusticus.
- Chinolone: Ciprofloxacin 2 × 500 mg/d p. o. oder 2 × 200–400 mg/d i. v. (▶ 18.2.8), neuere Chinolone (z. B. Moxifloxacin) auch wirksam.

Prophylaxe Wirkung der Primärprophylaxe für Makrolide und Rifabutin (s. o.) hinsichtlich Auftreten der Erkr. und Lebensverlängerung in den USA belegt. Beginn der Primärprophylaxe in Deutschland umstritten (evtl. bei CD4+-Zellen < 50/µl und bei Kolonisation). Nach Erkr. ist eine lebenslängliche Erhaltungsther. mit 1–2 Medikamenten (z. B. Rifabutin und/oder Clarithromycin) fast immer erforderlich.

Candidose
Inzidenz der oralen Candidose bei HIV-Infizierten nahezu 100 %! Auftreten schon bei CD4+-Zellen > 200/µl möglich. Nur die ösophageale Candidose (CD4+-Zellen meist < 200/µl) ist AIDS-definierend.

Klinik Oral weißliche, abwischbare Beläge bukkal und Rachenhinterwand, pelziger Geschmack, evtl. Foetor ex ore. Bei Soorösophagitis häufig retrosternales Brennen, Dysphagie, Übelkeit.

Diagnostik Blickdiagnose (genaue Racheninspektion bei jedem Pat.-Kontakt). Abstriche nicht erforderlich (→ Candida ist ein Saprophyt im Oropharynx, Keimzahl korreliert nicht mit klin. Manifestation), Rachenspülwasser bei V. a. resistente Stämme. Endoskopischer Nachweis bei Soorösophagitis.

Differenzialdiagnosen Orale Haarleukoplakie (gerippte, weißliche, nicht abwischbare Beläge an den seitlichen Zungenrändern).

Therapie Azole, v. a. Fluconazol 100–400 mg/d p. o. (z. B. Diflucan® ▶ 18.4) über 3–5 d. Bei azolresistenten Stämmen Versuch mit Fluconazol- oder Itraconazol-Lsg. (häufig erfolgreich), sonst Voriconazol oder Echinocandin, z. B. Caspofungin.

Prophylaxe Nur bei häufigen Rezidiven Fluconazol 2 × 200 mg/Wo. oder 100 mg/d (z. B. Diflucan® ▶ 18.4).

CMV-Krankheit
Immer Reaktivierung einer latenten Inf. (Seroprävalenz in Deutschland > 95 %). Typische Erkr. der terminalen HIV-Inf. (CD4+-Zellen < 50/µl), Inzidenz dann bis 45 %.

Klinik Zunächst unspezif., häufigste Manifestation sind Retinitis (Schleiersehen, Visusminderung → Fundoskopie!) und Nebennierenbefall (klin. inapparent), sehr

17

selten addisonähnliches Krankheitsbild (▶ 12.2.3). Enzephalitis (Affektverflachung, demenzielles Sy.), interstitielle Pneumonie, Radikulitis sowie GI-Manifestationen (z. B. Ösophagitis, Kolitis) mit Schluckstörungen, Leibkrämpfen und Diarrhöen.

Diagnostik CMV-Nachweis im Blut (PCR oder pp65-Ag) geht der Organmanifestation häufig voraus (hoher prädiktiver Wert, jedoch teures Verfahren). Sicherung nur durch Fundoskopie, Histologie (GIT-Endoskopie) oder typische Klinik. Eine Enzephalitis wird häufig erst autoptisch festgestellt (bis 50 % der Betroffenen), bei Radikulitis Liquordiagn. (granulozytäre Pleozytose, PCR pos.).

Akuttherapie Über mind. 2–4 Wo. Komb. v. a. bei ZNS-Manifestationen (nur Foscarnet penetriert gut ins ZNS) und Retinitis. Ganciclovir 2 × 5 mg/kg KG/d i. v. (Cymeven® ▶ 18.3), NW: Neutropenie; und/oder Foscarnet 2 × 90 mg/kg KG/d i. v. (Foscavir® ▶ 18.3), NW: Nephrotoxizität (→ ausreichende Hydrierung mit NaCl 0,9 % mind. 2 × 1.000 ml/d), E'lytverschiebungen (Mg^{2+} ↓ ↓; Ca^{2+} ↓ ↓; Phosphat ↓, K$^+$ ↓), Übelkeit, Erbrechen. Ganciclovir-Implantat in die vordere Augenkammer mit kontinuierlicher Wirkstoffabgabe (Vitrasert®). Nachteil: minimale systemische Wirksamkeit! CMV-Hyperimmunglobulin.

Erhaltungstherapie Mit einem oder beiden Medikamenten in verminderter Dosis (50 %). Lebenslang erforderlich (evtl. alternierend: Minderung der Resistenzentwicklung?), daher frühzeitig Implantation von Kathetersystemen (z. B. Port-a-cath).

> **!** Unter hoch aktiver antiretroviraler Ther. kann es bei opportunistischen Inf., v. a. bei Mykobakterien und CMV, zum Immunrekonstitutionssy. mit schweren hyperergen Erscheinungen kommen.

Pneumocystis-jiroveci-Pneumonie (PjP)
Häufigste AIDS-definierende Erkr., in 50 % Erstmanifestation der HIV-Inf. (Letalität bis zu 20 %).

Klinik Trias mit Fieber, trockenem Husten und (Belastungs-)Dyspnoe. Bei Inhalationsprophylaxe (s. u.) extrapulmonale oder disseminierte Pneumozystose möglich (typisch: v. a. Leber- und Milzverkalkungen, abdom. Lymphadenopathie, aber auch okuläre und ossäre Manifestationen).

Diagnostik Sicherung durch Erregernachweis (Grocott- oder Giemsa-Färbung, Immunfluoreszenz) im induzierten Sputum (Sensitivität niedrig), besser BAL. Lufu: Restriktion, Diffusionskapazität, BGA: respiratorische Partialinsuff., Rö Thorax: bilaterale hilifugale interstitielle Infiltrate. Auskultation nicht hilfreich.

Differenzialdiagnosen Bakt. Pneumonie, lymphoide interstitielle Pneumonie (LIP), CMV-Pneumonie (sehr selten), Kaposi-Sarkom.

Standardtherapie Co-trimoxazol 120 mg/kg KG/d verteilt auf 4 Dosen p. o. oder i. v. (in 500 ml NaCl 0,9 % über 1 h) für 3 Wo. (z. B. Bactrim® ▶ 18.2.10). NW: Arzneimittelexantheme (> 70 %) bis zum Stevens-Johnson-Sy., Myelosuppression (evtl. antiretrovirale Medikation pausieren). Wirksamkeit > 85 %.

Therapiealternativen
- Pentamidin 4 mg/kg KG/d in 500 ml Glukose 5 % über 4 h i. v. (Pentacarinat®), evtl. 50 % Dosisreduktion nach 5 d i. v. Ther. NW: Pankreatitis, Niereninsuff., Laktatazidose, Myelosuppression, Phlebitis.
- Clindamycin 4 × 600–900 mg/d p. o. oder i. v. (z. B. Sobelin® ▶ 18.2.6) mit Primaquin 15–30 mg/d p. o., NW: Met-Hb-Bildung (**cave:** G6PDH-Mangel, Hämolysen), Exanthem (meist Clindamycin), Leuko-, Thrombopenie.

- Eingeschränkt wirksam ist Atovaquon 3–4 × 750 mg/d p. o. (Wellvone®), NW: Transaminasenanstieg, Exanthem.

Supportive Therapie Bei pO$_2$ < 70 mmHg obligat Glukokortikoide (Reduktion der Letalität) → initial 50 mg/d, Reduktion um 10 mg alle 3 d (Therapiedauer nach Klinik und BGA, meist 9 d), O$_2$-Gabe 4–10 l/Min., bei schweren Verläufen und Beatmungsind. Versuch mit CPAP-Maskenatmung.

Primär- und Sekundärprophylaxe Primärprophylaxe bei CD4$^+$-Zellen < 200/μl, sympt. HIV-Inf. und CD4$^+$-Zellen < 250/μl oder Vollbild AIDS. Sekundärprophylaxe ist obligat (sonst Rezidivrate > 90 %). Co-trimoxazol 480–960 mg/d (z. B. Bactrim® ▶ 18.2.10), bei NW oder Unverträglichkeit evtl. Pentamidin 300 mg monatl. inhalativ (Pentacarinat®). Alternativ Dapson 2 × 100 mg/Wo. (z. B. Dapson-Fatol®) oder Versuch der Co-trimoxazol-Hyposensibilisierung.

Toxoplasmose
Reaktivierung der latenten Inf. meist erst bei CD4$^+$-Zellen < 100/μl. 70–80 % aller Pat. in Deutschland sind infiziert (pos. IgG-AK), von diesen erkranken etwa 40 % an einer zerebralen Toxoplasmose. Manifestationen außerhalb des ZNS (z. B. Myokard, Lunge, Sepsis) sind selten. Bei rechtzeitiger Ther. selten neurolog. Defizite.

Klinik Unspezif. Sympt. (Fieber, Kopfschmerzen, AZ-Verschlechterung), seltener fokalneurolog. Defizite, gelegentlich Krampfanfälle.

Diagnostik KM-verstärktes kraniales CT (DDD-Technik → Double-Dose Delayed = doppelte KM-Dosis, Scans 1 h nach KM-Gabe) mit Nachweis von typischen Ringstrukturen (meist mit Ödem) oder kraniales MRT (bessere Beurteilung des Hirnstamms). Liquordiagn. nicht erforderlich und evtl. gefährlich (Einklemmung). In seltenen Fällen (Therapieversagen, untypische Morphologie) stereotaktische Hirnbiopsie.

Differenzialdiagnosen ZNS-Lymphom, bakt. Abszess (z. B. Nokardiose).

Standardtherapie Pyrimethamin 1–2 mg/kg KG/d (z. B. Daraprim®) und Sulfadiazin 4–6 g/d (Sulfadiazin-Heyl® in 4 Einzeldosen) p. o. über mind. 3 Wo., oft länger. Zur Prophylaxe einer Myelosuppression Folinsäure 15–30 mg/d p. o. (z. B. Leucovorin®). Therapieende: Ödem rückgebildet, Herdgröße um mind. 75 % abgenommen. NW: Arzneimittelexantheme (> 70 %), auch Stevens-Johnson-Sy., Kristallurie, Tubulusnekrosen. Wirksamkeit etwa 75 %.

Therapiealternativen Pyrimethamin (s. o.) und Clindamycin (z. B. Sobelin® ▶ 18.2.6). NW: Exantheme, Diarrhö, Leuko- und Thrombopenie. Reservemittel: Atovaquon oder Trimetrexat.

Supportive Therapie Antikonvulsiva (Pyrimethamin senkt die Krampfschwelle!): Phenytoin 300 mg/d (z. B. Zentropil®) oder Carbamazepin 400–600 mg/d (z. B. Tegretal®) Dosisanpassung nach Serumspiegel (▶ 20). Bei erheblichem perifokalem Ödem oder Einklemmungsgefahr Dexamethason max. 4 × 4 mg/d (z. B. Fortecortin®), möglichst kurze Therapiedauer (alternativ Osmother.).

Primär- und Sekundärprophylaxe Primärprophylaxe bei CD4$^+$-Zellen < 100/μl. Sekundärprophylaxe obligat. Meist Co-trimoxazol 960 mg/d (z. B. Bactrim® ▶ 18.2.10). Pyrimethamin-Sulfonamid-Komb. 2 ×/Wo. (z. B. Fansidar® über Internationale Apotheke) sehr gut wirksam (Gefahr des Lyell-Sy. bei etwa 4 %). Alternativ Dapson 100 mg (z. B. Dapson-Fatol®) und Pyrimethamin 25 mg (z. B. Daraprim®) 2 × wöchentl.

17

Tuberkulose

(▶ 6.5.3). Pulmonale Tbc wird häufig spät diagnostiziert, extrapulmonale oder disseminierte Formen v. a. bei fortgeschrittenem Immundefekt.

Klinik Unspezif. (Fieber, Nachtschweiß, Gewichtsverlust). Tbc-übliche Sympt. (Husten oder Hämoptysen) stehen nicht im Vordergrund.

Diagnostik Tuberkulintestung ist oft neg. (Anergie!), bei mäßig eingeschränkter Immunität (CD4$^+$ 200–500/µl) Mendel-Mantoux mit gereinigtem Tuberkulin (ansteigende Konz. bis 1.000 TE). Rö-Thorax: häufig untypische Lokalisation (Unterfelder) oder lediglich spezif. Residuen ohne Reaktivierungszeichen. **Keimnachweis** in Sputum (BAL), Magensaft, ggf. Urin, Punktaten, Liquor, bei disseminierten Formen evtl. Blut- und KM-Kulturen oder Leberbiopsate. CT-Lunge, Sono-Abdomen (Lk). **DD:** bei disseminierten Formen atypische Mykobakteriose oder disseminierte CMV-Krankheit (Differenzierung durch Gensonde/PCR).

Therapie Vierfachkomb. (▶ 6.5.3), nach 2–4 Mon. auf Zweierkomb. reduzieren und weitere 6–10 Mon. behandeln. Hauptproblem ist Compliance: kontrollierte Einnahme (DOT = direkt observierte Therapie) anstreben. Wegen vieler WW (▶ 19.3) ist die Behandlung häufig schwierig: Rifampicin schwächt die Wirkung von Levomethadon ab, häufig WW mit NNRTI und PI. Additive Neurotoxizität von INH und DDC oder DDI.

Prophylaxe Primärprophylaxe nicht sinnvoll. Sekundärprophylaxe bei CD4$^+$-Zellen < 100/µl, aber nach erfolgreicher Ther. nicht erforderlich.

! Meldepflicht: namentlich dir. Keimnachweis sowie nachfolgend für das Ergebnis der Resistenzbestimmung, vorab auch für Nachweis säurefester Stäbchen im Sputum.

HIV-assoziierte opportunistische Tumoren

Kaposi-Sarkom (KS)

Abnehmende Häufigkeit, meist homo- oder bisexuelle Männer.

Ätiologie Reaktivierung des humanen Herpesvirus Typ 8 (HHV-8, syn.: KSHV).

Klinik Häufigste Lokalisation ist die Haut. Rötlich livide, erhabene indolente Knoten im Verlauf der Hautspaltlinien. Befall der Lk-Regionen mit Lymphödem möglich. Bei ausgeprägtem Immundefekt Befall viszeraler Organe (GIT, Lunge, seltener Leber).

Diagnostik Klin. (kutane Herde). Diagnosesicherung durch Biopsie, Histologie.

Differenzialdiagnosen Bazilläre Angiomatose (Bartonella-Inf.).

17

Therapie
- Frühstadien: keine Ther., Beginn oder Wechsel der antiviralen Ther., Interferon nur bei CD4$^+$-Zellen deutlich > 200/µl. Radiatio, evtl. Exzision, Lasertherapie (Narbenbildung).
- Viszerales KS und disseminierter Hautbefall: Monother. oder Dreifachkomb. mit Adriamycin, Vincristin oder Vinblastin, Bleomycin (AVB-Protokoll) oder liposomalen Anthrazyklinen (Dauno- oder Doxorubicin). Therapielimitierend sind opportunistische Inf. und Myelotoxizität.
- Antiretroviral: unter spezif. antiretroviraler Ther. komplette Rückbildung auch ausgedehnter und viszeraler KS-Herde möglich.

Karzinome
Vor allem HPV-assoziierte Tumoren (Zervix-Ca, Anal-Ca, aber auch aggressive Bronchial-Ca) können auftreten.

Klinik Regelmäßige Untersuchung der Anogenitalregion (gyn. Konsil), häufig Befall der lokoregionären Lk. Aggressiver Verlauf regelhaft.

Diagnostik Verdacht klin., Sicherung durch Biopsie/Histologie.

Therapie Möglichst operativ, sonst Radiatio (Anal-Ca), Chemother. meist frustran!

Maligne Lymphome
Fast immer Non-Hodgkin-Lymphome (NHL) der B-Zell-Reihe mit hohem Malignitätsgrad. Auftreten ist nicht an das Stadium des Immundefekts gebunden. Prognose ungünstig, v. a. bei schlechter zellulärer Immunität und prim. ZNS-Lymphomen.

Klinik, Diagnostik ▶ 13.5.2.

Therapie Chemother. (CHOP-Protokoll), zusätzlich Interferon-α, kurzfristige Besserung, selten komplette Remission über längeren Zeitraum (mediane Überlebenszeit 6–9 Mon., bei ZNS-Lymphom etwa 3 Mon.). Bei lokalisierten NHL Versuch mit Radiatio, evtl. Tumorexzision. Bei schwerem Immundefekt und/oder Vollbild AIDS palliative Radiatio oder Chemother.

17.3.7 Humane Papillomaviren

Gruppe von DNA-Viren, bisher 118 Typen beschrieben. HPV Typ 16/18 verursachen etwa 70 % der Zervix-Ca. Übertragung beim Geschlechtsverkehr. Daher Impfempfehlung der STIKO für Mädchen 12–17 J. mit 3 Dosen HPV-Impfstoff (Gardasil® bzw. Cervarix®) vor Beginn der sexuellen Aktivität. Abhängig von der Lebensführung profitieren auch Frauen > 18 J. von einer Impfung. Dauer der Immunität ist unbekannt; Titernachweis für etwa 5 J.

17.3.8 Influenza-A-Virus

Erreger der epidemischen Virusgrippe, letzte Pandemie durch H1N1/2009 (Schweinegrippe).

Klinik In 80 % der Fälle leichte Erkältungskrankheit. KO: v. a. bei Kindern und alten Pat. mit Vorerkr., Immunschwäche.
  Grippepneumonietypen: 3 Typen meist sek. bakt. durch Superinf. v. a. mit Pneumok., Staph., H. infl., seltener primär-hämorrhagisch (oft letal) oder interstitiell.
  Perimyokarditis, Meningoenzephalitis.

Diagnostik Virusisolation aus Rachenspülwasser, Nasopharynxsekret (bis max. 3 d nach Beginn der Erkr.), Ag-Nachweis aus Nasopharynxepithelzellen bzw. -aspirat, AK-Nachweis in Verlauf (KBR, HHT). Influenza-Schnelltest: hohe Spezifität, Sensitivität nur 75 %.

Therapie Unspezif., innerhalb von 24–48 h nach Krankheitsbeginn Oseltamivir Tamiflu®, auch wirksam bei „Vogelgrippe" durch H5N1; www.rki.de) systemisch oder Zanamivir (Relenza®) inhalativ. Innerhalb von 48 h nach Krankheitsausbruch Amantadin 2 × 100 mg/d p. o. (z. B. PK-Merz®, ▶ 18.3) oder Rimantadin bis 3 d nach Verschwinden der Sympt. Bei Pneumonie infolge Superinf. Cephalosporin II (▶ 18.2.2) oder Aminopenicillin (▶ 18.2.1).
  Meldepflicht: namentlich dir. Nachweis bei akuter Inf.

17

17.3.9 Masern (Morbilli)

Übertragung nur von akut Infizierten durch Tröpfcheninf. oder direkten Kontakt, hohe Kontagiosität. Bis zum 10. Lj. hohe Durchseuchung, jedoch immer wieder endemisches Auftreten (zuletzt in Hamburg 2009, v. a. junge Erw.). Impfung sinnvoll, da bei ZNS-KO häufig Defektheilung. Assoziation mit SSPE (chron. Enzephalitis) diskutiert.

Klinik IKZ 10–13 d, selten inapparente Verläufe. Prodromalstadium (4 d) mit Fieber, Husten, Schnupfen, Konjunktivitis und Koplik-Flecken bukkal (zartrote Flecken mit weißem Zentrum in Höhe der Molaren), nach Tagen konfluierendes z. T. hämorrhagisches, makulopapulöses Exanthem (zunächst retroaurikulär, dann stammbetont über das gesamte Integument) sowie hämorrhagisches Enanthem, (nuchale) Lymphadenopathie.

Komplikationen Pseudokrupp, Pneumonie, Otitis media, in 0,01–0,1 % manifeste (Meningo-)Enzephalitis (**cave:** Inzidenz der vakzineassoziierten Enzephalitis < 0,0001 %).

Diagnostik Eindeutige Klinik (DD seltenes morbilliformes Arzneimittelexanthem), ggf. ELISA, HAA aus Liquor, Rachenspülwasser, BAL, etc. Kultur und PCR möglich.

Therapie Sympt., bei KO (Pneumonie, Enzephalitis) evtl. Glukokortikoide.
! Meldepflicht: namentlich dir. oder indir. Nachweis bei akuter Inf.; Krankheitsverdacht, Erkr. und Tod.

17.3.10 Mononucleosis infectiosa

Syn: Pfeiffer-Drüsenfieber. Das auslösende Epstein-Barr-Virus (EBV) gehört zur Herpesgruppe und infiziert Jugendliche durch Kontaktübertragung (Kissing Disease).

Klinik IKZ 1–3 Wo dann generalisiert oder lokal (v. a. zervikal und okzipital) derbe, bewegliche und wenig schmerzhafte Lk-Schwellungen. Fieber (38–39 °C), Kopf- und Gliederschmerzen, diphtherieähnliche Angina, Spleno- und Hepatomegalie, oft schweres Krankheitsgefühl. Verlauf: oft langwierig (mehrere Wo.). Gute Prognose. KO: in 7 % Ikterus, selten Hep., Meningoenzephalitis, Myokarditis, Nephritis.

Diagnostik Charakteristisches BB mit 10–25 Leukos/nl, davon 50 % lymphoider mononukleären Zellen (große Zellen, polymorpher Kern, basophiles Protoplasma mit Vakuolen). Serol.: Mononukleose-Schnelltest (z. B. Monospot®), Paul-Bunnell-Test, Nachweis von EBV-VCA-IgG und EBV-VCA-IgM. IgM und IgG werden nahezu gleichzeitig pos., das IgM verschwindet nach einigen Wo., während EBV-VCA-IgG jahrelang persistiert.

Therapie Sympt., bei Stridor evtl. Glukokortikoide. **Cave:** Exanthem bei Antibiotikagabe, v. a. Ampi- oder Amoxicillin. Antibiotikather. bei bakt. Superinf.

Neben EBV können auch CMV, HHV-6 und HIV-1 bei prim. Inf. ein mononukleoseähnliches Krankheitsbild hervorrufen!

17.3.11 Mumps

Syn: Parotitis epidemica. Übertragung nur durch Tröpfchen- oder Kontaktinfektion durch Erkrankte. Zumeist Kinder 3.–8. Lj.

Klinik IKZ 2–4 Wo. In 40 % inapparenter Verlauf. Parotitis oft einseitig li beginnend, druckempfindliche Schwellung v. a. vor und unter dem Ohr tastbar.
KO: > 15. Lj. bis zu 20 % Orchitis (Infertilität bei seltenem bds. Befall), bis zu 10 % Meningoenzephalitis. Bei Frauen v. a. Oophoritis und Pankreatitis.

Diagnostik Klin., bei Meningoenzephalitis Virusisolierung.

Therapie Sympt., bei Orchitis und Meningoenzephalitis Glukokortikoide. Prophylaktische Impfung empfehlenswert.

17.3.12 Poliomyelitis (Kinderlähmung)

Drei Poliovirustypen; fäkal-orale oder Tröpfcheninf. IKZ 1–2 Wo.

Klinik Zu 95 % inapparente Inf., in 5 % leichter Verlauf mit grippeähnlichen Sympt.

Komplikationen Meningitis ohne Lähmungen, in 0,1 % paralytische Polio mit motorischen Ausfällen, v. a. Lähmung an der unteren Extremität.

Differenzialdiagnosen Sensible extrapyramidale Ausfälle oder Schmerzen sprechen gegen Polio.

Therapie Kausale Ther. nicht möglich. Prophylaktische Impfung unbedingt empfehlenswert.

! **Meldepflicht:** namentlich dir. oder indir. Nachweis bei akuter Inf.

17.3.13 Tollwut (Rabies)

Inf. durch frischen virushaltigen Speichel infizierter Tiere (meist Fledermäuse, Hunde, andere wildlebende Tiere) in Hautläsionen, z. B. durch Biss.

Klinik IKZ 10 d bis J. Prodromalstadium (Kopfschmerz, Erbrechen, Schwindel, Fieber), Exzitationsstadium (Angst, motorische Unruhe, Speichelfluss, Schwitzen), Paralysestadium (Teilnahmslosigkeit, Lähmungen, Koma, Tod).

Diagnostik Dir. Virusnachweis im Tränenwasser infizierter Tiere (ggf. auch Tierversuch, besser Zellkultur), PCR, AK-Nachweise nur epidemiologisch sinnvoll.

Therapie Die prophylaktische Schutzimpfung wird nur für Risikogruppen (z. B. Jäger, Forstarbeiter und Reisende in Endemiegebiete) empfohlen. Entscheidend ist deshalb für die Bevölkerung die postexpositionelle Aktivimmunisierung mit je 1 ml Tollwutvakzine an Tag 1, 3, 7, 14, 28 und 90. Stets Rücksprache mit Tierarzt, Tollwutimpfstelle und Gesundheitsamt. Keine spezif. Ther. verfügbar. Letalität nach klin. Manifestation 100 %.

! **Meldepflicht:** namentlich dir. oder indir. Nachweis bei akuter Inf.; Krankheitsverdacht, Erkr. und Tod, Verletzung durch tollwutverdächtiges Tier.

17

17.3.14 Varicella-Zoster-Virus (VZV)

Gehört zur Familie der Herpesviridae. Persistiert nach der Primärinf. im Kindesalter (Varizellen) in den Nervenganglien.

Diagnostik Klin. bei typischer Anamnese und Sympt. Im Zweifel Direktnachweise wie Elektronenmikroskopie, PCR (nur bei pränatalen und kompliziert verlaufenden Inf., z. B. Pneumonitis in der Schwangerschaft sinnvoll, da teuer und störanfällig), Ag-Nachweis aus Läsionen.

Varizellen (Windpocken)

Klinik Werden von infizierten Menschen durch Tröpfchen- oder Kontaktinf. übertragen. 2 Wo. p. i. schubweise auftretende rötliche Flecken am ganzen Körper einschließlich Wangen, die sich zu juckenden Papeln und Bläschen entwickeln. Bei Immundefekt evtl. tödlich, sonst benigner Verlauf. **Cave:** Bläschen bis zum Abfall der Krusten infektiös.

Therapie Nur bei schweren Verläufen, Befall innerer Organe (Pneumonie) sowie bei immunsupprimierten Pat. Aciclovir 3 × 10 mg/kg KG/d i. v. (z. B. Zovirax® ▸ 18.3.1).

Zoster segmentalis (Gürtelrose)

Klinik Virusreaktivierung z. B. durch Kachexie, Inf., Tumoren, Immunsuppression. Im Versorgungsgebiet eines sensorischen Nervs (z. B. Rückendermatom) schmerzhafte Neuritis und lokal begrenzte Exantheme, die unter Bläschenbildung langsam abheilen. **Cave:** Bläschen bis zum Abfallen der Kruste infektiös. **KO:** immer (subklin.) Meningitis, selten Enzephalitis.

Therapie In schweren Fällen Aciclovir 3 × 5–10 mg/kg KG/d i. v. als KI (z. B. Zovirax® ▸ 18.3.1), bei mittelschweren Fällen (keine Nekrosen, einzelnes Dermatom) bei immunkompetenten Pat. 5 × 400–800 mg/d p. o.

17.3.15 Zytomegalievirus (CMV)

Übertragungsweg unbekannt (Speichel? Genitalsekrete?). Häufigste Pränatalinf. mit z. T. schweren Fetopathien.

Klinik Prim. CMV-Inf. bei immunkompetenten Pat. zumeist asympt. Bei klin. Manifestation Grippe- (Fieber, „Bronchitis", Kopfschmerzen) oder mononukleoseartige Sympt. (zervikale Lymphadenopathie, Angina tonsillaris, monozytäre Lymphozytose). Unter Immunsuppression (onkolog. Pat., HIV, Z. n. Transplantation) schwere Verläufe mit hohem Fieber, Leuko- und Thrombopenie sowie Lungen-, GIT-, ZNS-, Leber- und Augenbeteiligung (Retinitis bis zur Erblindung). Sowohl als Primär- als auch als (reaktivierte) Zweitinf. (Durchseuchung > 90 %).

Schnelldiagnostik
- CMV-Early-Antigen (= pp65-Ag) oder CMV-PCR in Blut, Urin, BAL.
- CMV-IgG und CMV-IgM (evtl. auch CMV-IgA); bei Primärinf. typischer Verlauf (erst IgM, dann IgG pos.), keine Aussage bei Immunsuppression.

Therapie Bei Organmanifestation (z. B. CMV-Retinitis, Pneumonie) Ganciclovir 2 × 5 mg/kg KG/d über 1 h i. v. für mind. 2–4 Wo. (Cymeven® ▸ 18.3.1), Dosisreduktion bei Niereninsuff., Leukopenie. Evtl. CMV-Hyperimmunglobulin (z. B Cytotect®), kontraindiziert bei HIV-Infizierten (Ther. ▸ 17.3.6). Alternativsubstanzen: Cidofovir, Foscarnet (▸ 18.3.1).

17.4 Prionen-Erkrankungen

Wahrscheinlich „Infektion" durch sog. „Prionen" = **Pr**oteinaceous **In**fectious **A**gents. Anlagerung des Prionproteins an sein natürlich vorkommendes Pendant im Gehirn führt zu dessen Konformationsänderung, Denaturierung und Aggregation. Alternative Hypothese: Slow-Virus Disease.

17.5 Pilzinfektionen

17.5.1 Grundlagen

▶ Tab. 17.8.

Tab. 17.8 Übersicht systemischer Mykosen

Erreger	Vorkommen Risikofaktoren	Krankheitsbilder	Nachweis	Therapie
Aspergillus spp. (Schimmelpilz ▶ 17.5.2)	Ubiquität, z.B. Blumenerde; Abwehrschwäche	Otomykose, bronchopulmonaler Befall: diffus oder Aspergillome, allergische bronchopulmonale Aspergillose. Seltener Endokarditis, Endophthalmitis	Kultur aus (Sputum), BAL, Nasenabstrich, Biopsien. Histologie, Ag-Nachweis	Voriconazol; alternativ: Caspofungin; lip. Amphotericin B; bei Endokarditis und pulmonalem Aspergillom → OP
Candida albicans (▶ 17.5.3)	Saprophyt; Abwehrschwäche, auch nosokomial	Haut- und Schleimhautbefall (Soor); Peritonitis; Sepsis	Direktpräparat; Kultur aus (Abstrichen), Biopsien, Blutkulturen, Ag-Nachweis	Fluconazol, Itraconazol; evtl. Amphotericin B, bei Resistenz z.B. Voriconazol
Cryptococcus neoformans	Aerogen aus Erde oder Vogelmist (Taubenkot); Abwehrschwäche, v.a. bei AIDS	Bei Abwehrschwäche inapparente Lungenkryptokokkose, nach hämatogener Aussaat Meningoenzephalitis	Tuschepräparat und Kultur aus Liquor, BAL, Ag-Nachweis aus Blut oder Liquor	Amphotericin B, Voriconazol, alternativ: Fluconazol; 2. Wahl: Itraconazol
Mucor (Schimmelpilz)	Ubiquität; Abwehrschwäche, oft bei Diab. mell.	Otomykose, Sinusitis, Sinusthrombose. KO: metastatische Meningoenzephalitis, Thrombembolien	Kultur aus Abszessaspirat, Liquor. Histologie, PCR	Amphotericin B
Sporothrix schenckii	S-Amerika, aber auch endemisch in Südeuropa	Granulomatöse Systemmykose, Herde v.a. in tiefen Hautschichten, Lk	Histologie, Kultur aus Biopsie, Serol.	Amphotericin B, Itraconazol oder Ketoconazol

Klinik Meist schleichend beginnende und chron. verlaufende opportunistische Pilzinf. bei Pat. mit Abwehrschwäche gegen Pilze, z.B. bei Z. n. Radiatio, Zytostatika- oder Glukokortikoidther. Transplantation, Diab. mell., Bronchiektasen, Tbc, malignen Lymphomen, Leukämie, AIDS (▶ 17.3.6) oder Verbrennungen. Prim. auftretende Systemmykosen (z.B. Kokzidioidomykose) sind in Europa extrem selten, jedoch Einschleppungen v.a. aus Nord- und Südamerika möglich.

Diagnostik
• Kultureller Nachweis (Rücksprache Labor) aus Sputum (besser BAL oder Lungenbiopsie), KM, Urin, Blut, Liquor oder Biopsiematerial entscheidend

(**cave:** Fehlinterpretation infolge Probenkontamination, korrelierende Histologie).

- Serolog. Tests oft nicht eindeutig oder sinnvoll (im Liquor ist autochthoner AK-Nachweis path.).

Therapie Es gibt nur begrenzte Ind. für eine prophylaktische Ther. mit systemischen Antimykotika, z. B. die Post-Transplant-Prophylaxe oder im Rahmen der HIV-Inf. (▶ 17.3.6). Verwendete Substanzen: Dos. und NW ▶ 18.4.

17.5.2 Aspergillose

Meist Aspergillus fumigatus, ubiquitärer Schimmelpilz.

Klinik Allergische Aspergillosen (akute bronchopulmonale Aspergillose, exogen allergische Alveolitis, Asthma bronchiale mit Nachweis von spezif. AK). Invasive Form (bei immunsupprimierten Pat.) als nekrotisierende Pneumonie, häufig Streuung in andere Organsysteme, lokalisierte Form extrapulmonal, z. B. „Otomykose" (v. a. Otitis externa), Endokarditis, ZNS, Aspergillome, v. a. der Lunge, dichte Rundherde auf Rö-Thorax.

Diagnostik Bei Allergie Testung, z. B. intrakutan, RAST, AK-Diagn. (IgG/M-Titerverlauf). Antigennachweis v. a. bei immunsupprimierten Pat. notwendig: Blut, Sputum, BAL, Biopsien, evtl. Liquor. Mikroskopischer Direktnachweis, auch histolog. Untersuchung. Kultur auf Spezialnährmedien.

Therapie Variconazol, alternativ liposomales Amphotericin B, Caspofungin.

17.5.3 Candidose (Soor, Moniliasis)

Bei immungeschwächten, diab. und antibiotisch behandelten Pat. gehäuft. In 90 % C. albicans, in 10 % andere Hefepilze (klin. bedeutsam: Candida krusei, tropicalis, parapsilosis, glabrata).

Klinik Je nach Lokalisation Glossitis, Intertrigo, Balanitis, Vulvitis mit weißlichem Fluor oder Brennen, Paronychie oder Nagelveränderungen. Ösophagusbefall fast nur bei Alkoholismus, Leberzirrhose oder Immunschwäche. Bei Schleimhautbefall weißliche, abstreifbare Beläge, bei Genitalbefall süßlicher Geruch. Die Schleimhaut unter den Belägen ist gerötet, blutet selten. Bei Hautbefall flache, kleine Bläschen und Pusteln, manchmal weißer Belag und Schuppung. Bei Candida-Sepsis uncharakteristisches Sepsisbild. Sonderform: hepatosplenische Candidose bei Leukämien, Lymphomen auch Wo. bis Mon. nach Chemother.

Diagnostik Klinik, kultureller Nachweis (möglichst aus sterilen Medien) aus PE, Urin oder Blutkulturen (4 ×, art. bessere Ausbeute, aber insg. unzuverlässig), Serol. überflüssig. **Cave:** Skepsis bei pos. mikrobiolog. Befunden ohne adäquate Klinik.

Therapie Lokaler Befall (z. B. Mundsoor) → topisch Amphotericin B; Ösophagitis oder systemische Inf. → Fluconazol oder Voriconazol (bei Resistenz).

17.5.4 Dermatophytosen (Fadenpilzinfektionen)

Fadenpilze verursachen neben der Mikrosporie („Ringelflechte") v. a. die außercror deutlich häufigen Flechten = Tineae, worunter alle durch Fadenpilz verursachten Epidermophytien (Haut), Onychomykosen (Nägel) und Trichophytien (Haare) zusammengefasst werden. Die meisten Tineae sind Mischinf. aus Epidermophyton- und Trichophytonarten.

17

Klinik Meist flächenhafte, oft runde oder ovale Rötung mit randständiger Schuppung, Haarausfall. Tinea manum et pedum (Hand- und Fußpilz) mit drei Schweregraden:

- Intertriginöse Form: in den Interdigitalräumen (oft zwischen 3. und 4. Zehe) feuchte Schuppung auf gerötetem, oft mazeriertem Grund.
- Squamös hyperkeratotische Form: mehlstaubartige Beläge, von schmerzhaften Rhagaden durchzogen, oft an der Handinnenfläche und im Fußgewölbe.
- Dyshidrotische Form: kleine juckende Bläschen an den Beugeseiten von Fingern und Zehen.

Diagnostik Mikroskopischer Nachweis charakteristischer Myzelstrukturen, z. B. im KOH-Präparat aus Hautschuppen, auch histolog. Untersuchung! Kultur: typische Kolonien auf Spezialnährmedien. Material je nach betroffener Körperregion aus Randzonen der Effloreszenzen, z. B. Hautschuppen (mit Skalpell oder Löffel vom Rand der Effloreszenz abschaben), Haare (Epilationspinzette) oder Nägel/Nagelspäne. Serol. nicht verfügbar.

Differenzialdiagnosen Psoriasis, besondere Ekzemformen.

Therapie Lokal, z. B. Clotrimazol 2 × tägl. (z. B. Canesten®), mind. 6 Wo. über das Verschwinden der Sympt. hinaus auftragen. Alternativ Ketoconazol oder Miconazol. Rezidive sind häufig. Bei ausgedehntem Befall Oralther. mit Itraconazol für > 4 Wo., bei Nagelbefall für 6 Mon. **Cave:** Leberwerte, adrenale NW. Bei systemischer Inf. Terbinafin (Lamisil®).

17.6 Wurminfektionen (Helminthosen)

17.6.1 Bandwurminfektionen

Taenia saginata (Rinderbandwurm)

Durch Genuss rohen, finnenhaltigen Rindfleischs (Zwischenwirt) entwickelt sich im menschlichen Dünndarm (Endwirt) der 4–10 m lange adulte Rinderbandwurm. Tägl. Ausscheidung von Proglottiden (Endgliedern) mit je bis zu 100.000 Eiern.

Klinik Leibschmerzen, gesteigerter Appetit, Gewichtsverlust, Schwäche. Bei Zystizerkose (generalisierter Befall) zentrale Sympt. im Vordergrund: Benommenheit, Kopfschmerzen, Sehstörungen, Jackson-Anfälle.

Diagnostik Mäßige Eosinophilie, Nachweis von Eiern oder Proglottiden im Stuhl; bei Zystizerkose CT und MRT des Schädels bei V. a. ZNS-Beteiligung.

Therapie Praziquantel 10 mg/kg KG p. o. (Cesol® ▶ 18.5) als Einmaldosis. Alternativ Niclosamid (Yomesan® ▶ 18.5), Mebendazol (z. B. Vermox® ▶ 18.5).

Taenia solium (Schweinebandwurm)

Bandwurmerkr. durch Genuss rohen Schweinefleischs. Zystizerkose: generalisierter Befall (Auge, ZNS, Muskel, Subkutis) mit Finnen (Zystizerken). **Klin., Diagn. und Ther.** wie bei Taenia saginata.

Diphyllobothrium latum (Fischbandwurm)

Sehr seltene Bandwurmerkr. nach Verzehr von ungekochtem und nicht (zuvor) gefrorenem Fisch. **Ther.** Mebendazol oder Albendazol.

17

17.6.2 Bilharziose (Schistosomiasis)

Die Bilharziose wird durch im Venensystem des Menschen (Endwirt) lebende Pärchenegel (Schistosomen) verursacht. In warmem Süßwasser werden von Wasserschnecken (Zwischenwirt) die Wimperlarven (Mirazidien) aufgenommen und als Zerkarien (Infektionslarven) freigesetzt. IKZ bis 3 Mon.

- **Schistosoma haematobium:** Afrika, mittlerer Osten. Befällt das Venengeflecht des kleinen Beckens.
  - **Klin.:** Blasenbilharziose mit hämorrhagischer Zystitis. KO: Blasenpapillome, Blasenfisteln.
  - **Diagn.:** Eier im Urin.
  - **Ther.:** Praziquantel 3 Dosen à 20 mg/kg KG p. o. (z. B. Cesol® ▶ 18.5) mit 4–6 h Abstand für 1 d, Metrifonat 3 Dosen à 10 mg/kg KG/d p. o. mit 14 d Abstand (Bilarcil®).
- **Schistosoma mansoni:** Afrika, Naher Osten, Südamerika. Befällt Leber und Darm.
  - **Klinik:** ruhrähnliche Kolitis. KO: perirektale Abszesse, Polypen, Leberzirrhose.
  - **Diagn.:** Eier im Stuhl oder Rektalbereich, Serol.
  - **Ther.:** Praziquantel (s. o.).
- **Schistosoma japonicum:** (Ferner Osten): Eiablage im Blutgefäßsystem, befällt Leber und Milz. **Klin. und Diagn.** wie Schistosoma mansoni. **Ther.:** Praziquantel (▶ 18.5).

17.6.3 Echinokokkose

Durch Echinococcus granulosus (cysticus, Hundebandwurm) und Echinococcus multilocularis (alveolaris, Fuchsbandwurm). Früher sehr selten, an Häufigkeit zunehmend. Endwirte der 3–5 mm großen Echinok. sind meist Hunde bzw. Füchse. Übertragung durch Hundekot bzw. durch bodennah gesammelte, mit Fuchskot kontaminierte Waldbeeren. Oral aufgenommene Larven wandern in die Leber (seltener in die Lunge), wo sie zu zystenartigen, teils monströsen Gebilden heranreifen, die Tausende von Bandwurmköpfen enthalten können (E. granulosus) oder kleingekammerte Hydatide bilden, deren Blasen sich infiltrativ ausbreiten (E. multilocularis).

Klinik Unspezif. Oberbauchbeschwerden, Zeichen der Cholestase.

Diagnostik Serol. (ELISA, indir. Immunfluoreszenztest, KBR), CT, Ultraschall. BB: starke Eosinophilie. Punktion der Zysten mit Risiko der Anaphylaxie vergesellschaftet.

17

Tab. 17.9 Helminthendiagnostik		
Erkrankung	**Direktnachweis**	**Serologie**
Nematoden		
Oxyuriasis (Enterobius vermicularis)	• Mikroskopisch: Wurmeier • Material: Klebestreifentest, Stuhl	Nicht verfügbar
Trichinose (T. spiralis)	• Mikroskopisch: Larven (im Quetschpräparat) • Material: Muskelbiopsie	Möglich

Tab. 17.9 Helminthendiagnostik *(Forts.)*

Erkrankung	Direktnachweis	Serologie
Nematoden		
Andere Nematoden (Maden-, Peitschen-, Spulwurm u. a.)	• Mikroskopisch: Wurmeier • Material: Stuhl	Nicht verfügbar
Zestoden		
Schweine-, Rinderbandwurm (T. solium, T. saginata)	• Makroskopisch: Proglottiden • Mikroskopisch: Wurmeier • Material: Stuhl	Nur bei Zystizerkose (Bildung von Finnen und extraintestinaler Inf.) sinnvoll
Fischbandwurm (Diphyllobothrium latum)	Eier im Stuhl leicht identifizierbar	Nicht verfügbar
Echinokokkose (E. granulosus, E. multilocularis)	• Mikroskopisch: Scolices • Material: Zystenflüssigkeit, OP-Material. • Keine Zystenpunktion bei E. granulosus	AK-Nachweis Methode der Wahl (neben bildgebenden Verfahren)
Trematoden		
Bilharziose (Schistosoma haematobium, S. mansoni, S. japonicum)	• Mikroskopisch: Wurmeier • Material: Urin (Blasenbilharziose), Stuhl (Darmbilharziose)	Möglich
Faszioliasis (F. hepatica)	• Mikroskopisch: Wurmeier • Material: Stuhl	AK-Nachweis im IFT

Therapie
- PAIR-Verfahren: Punktion, Aspiration, Instillation, Reaspiration, 95 % Alkohol. Periinterventionell Albendazol.
- E. granulosus: chir. Ausräumung oder vorsichtige Zystenpunktion und Alkoholinstillation intermittierend 4-wöchentl. unter Albendazol-Gabe 2 × 400 mg/d (Eskazole® ▶ 18.5).
- E. multilocularis: 1. Wahl: OP; 2. Wahl: Albendazol langfristig; alternativ hoch dosiert Mebendazol-Langzeitther., z. B. 40–60 mg/kg KG/d (z. B. Vermox® ▶ 18.5).
  Meldepflicht: nicht namentlich der dir. oder indir. Nachweis.

17.6.4 Madenwurm (Oxyuriasis)

Häufigste Wurmerkr. Enterobius vermicularis (engl.: pinworm) befällt die Dickdarmmukosa v. a. von Kleinkindern. Die Weibchen wandern nachts zur Eiablage aus dem Anus.

Klinik Juckreiz, durch Kratzen digital-orale Reinfektion. KO: Kolpitis, Salpingitis, Endometritis.

Diagnostik Mikroskopisch Eiernachweis auf Tesafilm, der auf Anus geklebt wurde.

Therapie Pyrvinium 50 mg/10 kg KG als Einmaldosis (Molevac®) max. 400 mg. Alternativ Pyrantel (Helmex® ▶ 18.5) oder Mebendazol (Vermox® ▶ 18.5).

17.6.5 Spulwurminfektionen (Askariasis)

Ascaris lumbricoides (engl.: roundworm) ist der häufigste Wurmparasit des Dünndarms. Inf. fäkal → Boden (Fäkaliendüngung) → oral. „Berühmter" Entwicklungsweg: Dünndarm → Portalvenen → Leber → Herz → Lunge (Übertritt Kapillarnetz → Alveolen) → Trachea → Pharynx → Darm.

Klinik Oft subklin. flüchtiges eosinophiles Lungeninfiltrat, uncharakteristische Abdominalbeschwerden. KO: sehr selten Ileus durch Wurmkonglomerate bei massivem Befall, Cholangitis, Cholezystitis.

Diagnostik Mikroskopisch Eiernachweis im Stuhl, evtl. nach Anreicherung.

Therapie Mebendazol 2 × 100 mg p. o. (Vermox® ▸ 18.5) über 3 d oder Pyrantel (Helmex® ▸ 18.5). !

! **Meldepflicht:** dir. oder indir. Nachweis von Trichinella spiralis bei akuter Inf.

17.7 Protozoeninfektionen

17.7.1 Diagnostik

Tab. 17.10 Protozoendiagnostik

Erkrankung	Direktnachweis	Serologie
Malaria (Plasmodien)	• Mikroskopisch: Plasmodien in versch. Reifungsstadien • Material: – 2 extrem dünne, luftgetrocknete Blutausstriche (Kapillarblut ohne Antikoagulanzien) – 2 Präparate „Dicker Tropfen"*	Mögl., aber zur Diagn. einer akuten Erkr. nicht geeignet. Ind.: Nachweis des Plasmodienkontakts, Schnelltest in der Klinik nicht sinnvoll**
Amöbiasis (Entamoeba histolytica)	• Mikroskopisch: Zysten und Trophozoiten • Material: Stuhl, Abszesspunktat	Nur bei V. a. extraintestinale Amöbiasis sinnvoll
Kokzidiose (Sarcocystis spp.)	• Mikroskopisch: Oozysten und Sporozysten • Material: Stuhl	Nicht verfügbar
Lambliasis (Giardia lamblia)	• Mikroskopisch: Zysten und Trophozoiten • Material: Stuhl, besser Duodenalsaft, PE	Verfügbar
Leishmaniosen – Hautleishmaniose (L. tropica) – viszerale Leishmaniose (L. donovani)	• Mikroskopisch: amastigote Stadien • Material: Punktat (KM, Leber, Milz), Ulkusrandbiopsie oder besser Abklatschpräparat	Verfügbar, empfehlenswert bei viszeraler Form der Leishmaniose
PjP (▸ 17.3.6)	• Mikroskopisch: Zystennachweis • Material: Lungenbiopsie • IFT: Ag-Nachweis in BAL, induziertes Sputum	Nicht sinnvoll (Durchseuchung nahe 100 %)

17

Tab. 17.10 Protozoendiagnostik *(Forts.)*

Erkrankung	Direktnachweis	Serologie
Toxoplasmose (T. gondii)	Mikroskopisch: Tachyzoiten Material: Heparinblut, Liquor, OP- und Biopsiematerial (z. B. Lk), auch PCR, Ag-Nachweis	Verfügbar (KBR, IFL, ELISA), Standardmethode zur Toxoplasmosediagn. (IFT)
Trichomonaden (T. vaginalis) ▸ 17.7.7	• Mikroskopisch: Trophozoiten • Material: Vaginalfluor, Urinsediment, Prostata- bzw. Urethralsekret	Nicht verfügbar
Trypanosomiasis (T. gambiense/ rhodesiense, T. cruzi)	• Mikroskopisch: trypomastigote Stadien • Material: Blut (+ Antikoagulans), Liquor	Mögl., Titerverlaufskontrollen notwendig

* Frisches Kapillarblut auf Objektträger kreisförmig bis zur Größe eines Eurostücks verreiben. Schichtdicke soll zur Peripherie hin abnehmen. Gedruckte Schrift muss durch den Tropfen hindurch lesbar sein. Danach Lufttrocknen (~2 h), fakultativ Hämolyse mit dest. H_2O, Giemsa-Färbung.

** Schnelltests: bei Plasmodium falciparum Histidin Rich Proteine, in Frühstadien und bei hoher Parasitämie gelegentlich neg. Weitere Schnelltests sind QBC (Quantitative Buffycoat) und plasmodiumspezif. DNA (Speziesdifferenz bei ↓ Parasitämie, Organproben).

17.7.2 Amöbiasis (Amöbenruhr)

Durch kontaminierte Nahrungsmittel werden die etwa 12 µm großen Entamoeba-histolytica-Zysten übertragen. Vorkommen weltweit. Im Darm Umwandlung zu 15 µm großen Minutaformen, die fakultativ in die Darmmukosa eindringen, dort Umwandlung in 20–60 µm große Magnaformen mit Nekrosen und Ulzerationen der Mukosa.

Klinik IKZ 2 Wo., selten bis mehrere Mon. Im gemäßigten Klima i. d. R. inapparenter Verlauf. Sonst krampfartige Leibschmerzen, blutig-schleimige Durchfälle, häufig auch subklin. oder „nur" Obstipation. KO: hämatogene Dissemination mit Leberabszessen (Leberamöbiasis), Darmperforation.

Diagnostik Nachweis der Magnaformen im frischen Stuhl, Stuhlkultur. Bei V. a. fehlende Magnaformen Koloskopie mit PE, Nachweis von Entamoeba-histolytica-Ag im Stuhl (ELISA). Bei V. a. extraintestinalen Befall Serol.

Therapie Bei intestinal invasiver und extraintestinaler Form Metronidazol 3 × 10 mg/kg KG/d p. o. über 10 d (z. B. Clont® ▸ 18.2.10), danach Diloxanidfurat 3 × 500 mg/d p. o. über 10 d.

17.7.3 Lambliasis (Giardiasis)

Durch kontaminierte Lebensmittel oder Trinkwasser werden Giardia-lamblia-Zysten verbreitet.

Klinik 40–80 % der Infizierten haben Sympt. Dünndarmresorptionsstörung (MAS ▸ 7.6.11), rezid. Durchfälle, Bauchschmerzen.

Diagnostik Nachweis von Trophozoiten oder Zysten im Stuhl, ggf. mehrmals untersuchen, oder Duodenalsekret oder -biopsat.

17

Therapie Kutane und mukokutane Form: 5-wertige Antimonpräparate, bei Resistenz liposomales Amphotericin B; viszerale Form: liposomales Amphotericin B, alternativ Miltefosine oder Pentamidin.

! **Meldepflicht:** namentlich dir. oder indir. Nachweis bei akuter Inf.

17.7.4 Leishmaniosen

Von Haustieren durch Sandmückenstich v. a. in Asien, Mittelmeerraum, Afrika übertragen.

Klinik der viszeralen Leishmaniose IKZ Wo. bis Mo., dann Kala-Azar „schwarze Krankheit" (Leishmania donovani) mit (Hepato-)Splenomegalie, schwarzer Hautpigmentierung, Fieber, Übelkeit und Erbrechen. Bei Hautbefall häufig bakt. Superinf.

Diagnostik Mikroskopisch aus Biopsien, Kultur (Knochenmark), Serol. (IFT, ELISA, hohe Titer bei viszeraler Form). Schwere BB-Veränderungen (DD Leukämie).

Therapie
- 1. Wahl: liposomales Amphotericin B 3 mg/kg KG/d an den Tagen 1–5, 14 und 21.
- 2. Wahl: Natriumstiboglukonat (Pentostam®, aus England beziehen) oder N-Methylglucaminantimonat (Glucantim®, aus Frankreich beziehen) evtl. plus INF-γ.
- 3. Wahl: Pentamidin.

17.7.5 Malaria

Eine der häufigsten Infektionskrankheiten weltweit mit etwa 300 Mio. Erkrankten jährlich, in Deutschland 1.400 Einschleppungen jährlich, 60 % importierte Inf. (⅔ M. tropica) durch Touristen (hohes Risiko Ostküste Afrika), durch weibliche Anophelesmücke übertragen, 4 % letale Verläufe. Typen: ▶ Tab. 17.11.

! **Meldepflicht:** nicht namentlich der. dir. oder indir. Keimnachweis.

Tab. 17.11 Malariatypen

Malariatyp Erreger	IKZ (d; auch länger möglich)	Typischer Fieberrhythmus
M. tropica, Pl. falciparum	7–14	Unregelmäßig
M. quartana, Pl. malariae	20–40	~ 72 h; 2 d ohne Fieber
M. tertiana*, Pl. vivax und ovale	10–20	~ 48 h, dann 1 d ohne Fieber

* Exoerythrozytäre Gameten in Leber und Milz als Reservoir. Deswegen Nachbehandlung z. B. mit Primaquin 15 mg/d für 2 Wo. indiziert. Rezidive nach bis zu 18 Mon.(!) und Mischinf. möglich!

Klinik
- **Unkomplizierte Malaria:** 1 5 % Erys parasitär befallen. Initial grippeähnlich (häufige Fehldiagn.), starke Kopfschmerzen, untypisches Fieber (nur selten wie im Lehrbuch), „Bronchitis", Bauchschmerz, Durchfall, Ikterus, Schüttelfrost, Splenomegalie (ab 2. Wo.).

- **WHO-Kriterien komplizierte Malaria:** zerebrale Beteiligung (Grand-Mal-Anfälle), schwere normozytäre Anämie (Hb < 8 mg/dl), Niereninsuff. (Oligurie < 500 ml/d, Krea > 3 mg/dl), Kreislaufschock, Spontanblutungen, Hämoglobinurie, metabolische Azidose (pH < 7,25), > 5 % Parasit, Ikterus (Bili > 3 mg/dl), Transaminase > 3-fach ↑, Hypoglykämie (< 40 mg/dl).

Komplikationen Niereninsuff. (→ Krea überwachen), zerebrale Malaria (auch ohne Fieber → algide Malaria) mit akutem Delir, Krämpfen, Koma. Selten DIC. **Schwarzwasserfieber:** intravasale Hämolyse mit Ikterus, Nieren- (dunkler Urin), Leber-, Herzschäden. Oft tödlich. gehäuft nach Chininther.

Diagnostik
! Daran denken! (auch Auslandsanamnese > 1 J. zurückliegend).
- Diff-BB, E'lyte, Harnstoff, Krea, Bili, GOT, GPT, LDH, BZ, Gerinnung, BGA.
- Dicker Tropfen und Blutausstrich, mehrfach versuchen. Pappenheim- oder Giemsa-Färbung zeigt intraerythrozytäre Parasiten. **Cave:** in Malariadiagn. unerfahrenes Labor. Für Verlaufsbeobachtung Parasitenzählung pro Mikroliter im Blutausstrich.

Therapie
! In allen Zweifelsfällen Rücksprache mit Infektionsklinik oder Tropeninstitut (→ aktuelle Erregerepidemiologie im Reiseland des Pat., aktuelle Resistenzsituation, Rezidivprophylaxe).
- **Unkomplizierte Malaria** (A/B-Gebiet, nicht zerebral, nicht resistent, keine Vorther., keine Prophylaxe mit Chloroquin): Bettruhe, Chloroquin initial 4 Tbl. à 250 mg p. o. (= 4 × 150 mg Base, z. B. Resochin®), 6 h später 2 Tbl., Tag 2, 3, (4) je 2 Tbl. Wenn orale Ther. nicht möglich, parenteral (max. ED 300 mg i. v., max. Tagesdosis 900 mg). NW: GI-Störungen, Schwindel, Schlaflosigkeit, Kopfschmerzen, RR-Abfall, EKG-Veränderungen, Tinnitus. KI: Retinopathie, G6PDH-Mangel.
- **Komplizierte Malaria:** bereits bei klin. Verdacht Intensivther. und kontinuierliche Überwachung. Deutlich schlechtere Prognose.
- **V. a. chloroquinresistente Pl.-falciparum-Inf.** (Pat. B/C-Gebiet, Prophylaxe mit Chloroquin und Proguanil, keine Vorther. mit Mefloquin/Halofantrin, erfolglose Ther. mit Chloroquin):
  - Atovaquon/Proguanil (Malarone®): 1 × tägl. 4 Tbl. an 3 d bei unkomplizierter Malaria tropica.
  - Chininsulfat: Dos. ▶ Tab. 17.12. KI: Tinnitus, Hypoglykämie, Schäden am N. opticus, G6PDH-Mangel, Myasthenia gravis. Monitoring: EKG, RR, Puls, ZVD, Bilanzierung (**cave:** ARDS, Lungenödem) und BZ.
  - Mefloquin: Dos. ▶ Tab. 17.12. (Lariam®). KI: Krampfleiden, psychische Störungen, Niereninsuff.
  - Artemether/Lumefantrin (Riamet®) 6 Dosen à 4 Tbl. über 3 d bei unkomplizierter Malaria tropica oder Mischinf.
- **Lebensbedrohliche und/oder chininresistente Pl.-falciparum-Inf.:** Chinin (Dosierung wie oben über 10 d) + Clindamycin 4 × 600 mg/d.
- **Zusätzliche Maßnahmen:** Fieber senken (**cave:** kein Paracetamol → verzögert die Eradikation der Parasiten), evtl. Pentoxyfyllin bei zerebraler Malaria. Ausgeglichene Flüssigkeitsbilanz (**cave:** Lungenödem, ARDS, ANV, DIC), ggf. Austauschtransfusion (Zentren). Engmaschige Kontrollen: BB + Ausstrich (Parasitämie) mehrmals tägl., BZ 4 × tägl., E'lyte, Harnstoff, Krea 2 × tägl. Gerinnung, LDH. Nachsorge 4–8 Wo. nach Ende der Ther.

17

Tab. 17.12 Dosierung von Antimalariamitteln zur Prophylaxe und Notfalltherapie: aktuelle Empfehlungen der Deutschen Gesellschaft für Tropenmedizin und internationale Gesundheit auf dtg.org

Medikament (Handelsname)	Prophylaxe (1 Wo. vor bis 4 Wo. nach Aufenthalt im Malariagebiet)	Notfalltherapie, Dosierung für Erw.
Chloroquin (Resochin®, Weimerquin®)	5 mg Base/kg KG/Wo. (Erw. < 75 kg = 2 Tbl., ≥ 75 kg = 3 Tbl./Wo.) wegen zunehmender Resistenz in Komb. mit Proguanil (Paludrine®) 200 mg/d Memo: wegen besserer Wirksamkeit neuerer Präparate wird die Komb. von der DTG nicht mehr empfohlen, kann aber bei KI anderer Medikamente erwogen werden	600 mg Base, nach 6 h sowie am 2. und 3. Tag je 300 mg
Proguanil (Paludrine®)	1 × 200 mg/d	Nicht geeignet
Mefloquin (Lariam®)	250 mg/Wo.	1 × 1.000 mg oder initial 750 mg, nach 6–8 h 500 mg, nach weiteren 6–8 h 250 mg bei > 60 kg
Chinin	Nicht geeignet	10–20 mg/kg KG als Loading Dose über 4 h i. v., dann 3 × 10 mg/kg KG/d über 4 h i. v. für etwa 3 d Erhaltungsdosis um 30–50 % reduzieren
Atovaquon/ Proguanil (Malarone®)	1 × 250 mg Atovaquon und 100 mg Proguanil (1 Tbl.) 1 d vor bis 7 d nach dem Aufenthalt	Atovaquon 1.000 mg/d und Proguanil 400 mg/d = 1 × 3 Tbl./d
Artemether/ Lumefantrin (Riamet®)	Nicht geeignet	Jeweils 4 Tbl./d (Lumefantrin 120 mg, Artemether 20 mg) initial und dann nach 8, 24, 36, 48, 60 h

17.7.6 Toxoplasmose

Bei AIDS ▶ 17.3.6. Übertragung durch infiziertes rohes Fleisch, Katzenkot (Hauskatze mit Durchfall?), andere Haustiere und intrauterin über inapparent erkrankte Mütter. Postnatale Inf.: zervikal betonte Lymphadenopathie, uncharakteristisches Fieber, grippeähnliche Sympt., Exanthem, interstitielle Pneumonie. **Meldepflicht:** nicht namentlich der dir. oder indir. Nachweis bei konnataler Inf.

17.7.7 Trichomoniasis

Erreger ist der Flagellat Trichomonas vaginalis, betroffen sind v. a. Frauen. Übertragung meist durch Geschlechtsverkehr.

Klinik Weißlich-schaumiger Fluor, Jucken, Brennen, Dysurie bei Frauen, seröse Urethritis bei Männern. Diagn.: Nativpräparat.

Therapie Metronidazol 1 × 2 g p. o. (z. B. Clont® ▶ 18.2.10), Partner mitbehandeln

17.8 Meldepflichtige Infektionskrankheiten

17.8.1 Bestimmungen zur Meldepflicht

Im Juli 2000 wurde das Gesetz zur Verhütung und Bekämpfung von Infektionskrankheiten beim Menschen (Infektionsschutzgesetz, IfSG) novelliert. Damit sind die Empfehlungen zur Infektionshygiene der KRINKO verbindlich.

> Zur Meldung verpflichtet sind der feststellende oder behandelnde Arzt sowie Angehörige der Heil- und Pflegeberufe. Die Meldung erfolgt an das örtliche Gesundheitsamt, das die Meldung an das RKI weiterleitet. Die namentliche Meldung muss unverzüglich (max. 24 h) beim zuständigen Gesundheitsamt erfolgen.

Meldepflichtige Krankheiten und Erregernachweise s. unter www.rki.de/DE/Content/Infekt/IfSG/Meldepflichtige_Krankheiten/Meldepflichtige_Krankheiten_node.html.

Weitere namentliche Meldepflicht

- Verdacht oder Erkr. einer mikrobiell bedingten Lebensmittelvergiftung oder einer akuten infektiösen Gastroenteritis bei Personen, die in der Lebensmittelherstellung oder dem Vertrieb arbeiten und bei > 2 gleichartigen Erkr. mit wahrscheinlichem epidemiolog. Zusammenhang.
- Gesundheitliche Schäden durch Impfreaktionen.
- Verletzung durch ein tollwutkrankes/-verdächtiges Tier oder Kontakt mit diesem.
- Erkr. oder gehäuftes Auftreten (> 2) von Krankheiten, die eine schwerwiegende Gefahr für die Allgemeinheit darstellen.
- Die Verweigerung oder den Abbruch einer Behandlung bei Personen, die an einer behandlungsbedürftigen Tuberkulose leiden.

Weitere nicht namentliche Meldepflicht

- Unverzüglich das gehäufte Auftreten nosokomialer Inf., sofern ein epidemiolog. Zusammenhang wahrscheinlich ist oder vermutet wird.
- Das gehäufte Auftreten multiresistenter Keime.

> Cholera, Diphtherie, Fleckfieber, Gelbfieber, virusbedingtes hämorrhagisches Fieber, Pest, Poliomyelitis, Rückfallfieber und Influenza müssen vom RKI unverzüglich der WHO gemeldet werden.

17

17.8.2 Zusätzliche Vorschriften für Gemeinschaftseinrichtungen

Unter Gemeinschaftseinrichtungen versteht das Gesetz Institutionen, in denen Säuglinge, Kinder oder Jugendliche betreut werden.

Beschäftigungseinschränkungen

Personen, die an Cholera, Diphtherie, Enteritis durch hämorrhagische E. coli, virusbedingtem hämorrhagischem Fieber, H.-infl.-Typ-B-Meningitis, Impetigo contagiosa, Keuchhusten, ansteckungsfähiger Tbc, Masern, Meningokok-keninf., Mumps, Paratyphus, Pedikulosis, Pest, Poliomyelitis, Krätze, Schar-lach oder anderen Strept.-pyogenes-Inf., Shigellose, Typhus abdom., Virus-hep. A oder E oder Windpocken erkrankt sind oder bei denen dringender Verdacht besteht, dürfen in Gemeinschaftseinrichtungen keine Lehr-, Erzie-hungs-, Pflege-, Aufsichts- oder sonstige Tätigkeiten ausüben, bei denen sie Kontakt zu den dort Betreuten haben.

- Ausscheider von Vibrio cholerae O1 und O139, toxinbildendem Corynebac-terium diphtheriae, Salmonella typhi, Salmonella paratyphi, Shigella spp. oder enterohämorrhagischen E. coli dürfen die Räume von Gemeinschafts-einrichtungen nur mit Zustimmung des Gesundheitsamts und unter Beach-tung entsprechender Schutzmaßnahmen betreten.

- Sind die erkrankten Personen geschäftsunfähig, hat der Sorgeberechtigte oder Betreuer auf die Einhaltung der Bestimmungen zu achten.
- Der Träger der Gemeinschaftseinrichtung muss die Erkr. unverzüglich dem Gesundheitsamt melden.

17.8.3 Tätigkeits- und Beschäftigungsverbote

Es besteht ein Beschäftigungsverbot beim Herstellen oder Umgang mit frischen Lebensmitteln, in Küchen, Gaststätten und Gemeinschaftseinrichtungen für:
- Personen, die an Typhus abdom., Paratyphus, Cholera, Shigellenruhr, Salmo-nellose, einer anderen infektiösen Gastroenteritis oder Virushep. A oder E er-krankt oder dessen verdächtig sind.
- Personen mit infizierten Wunden oder Hautkrankheiten, von denen Erreger auf Lebensmittel übertragen werden können.
- Personen, die Shigellen, Salm., enterohämorrhagische E. coli oder Choleravi-brionen ausscheiden.

17

18.1 Grundlagen

Leitsätze der antimikrobiellen Therapie

- Antibiotika sind keine Antipyretika! Fieber ohne weitere Entzündungsparameter (Leukozytose oder -penie, Linksverschiebung, CRP-Erhöhung etc.) ist keine Ind.!
- Gezielte Ther. anstreben, vor Beginn der antimikrobiellen Ther. Erregernachweis durchführen (▶ 2.3), z. B. Wundabstriche, mehrere Blutkulturen bei V. a. Sepsis, Pneumonie, Osteomyelitis.
- Vor Beginn der Antibiotikather. Allergien erfragen. **Cave:** Kreuzallergie von Penicillin und Carbapenem.
- Kalkulierte (initiale) Antibiotikather. bis zum Eintreffen des Ergebnisses von Keimnachweis und Resistenzbestimmung:
  - Welcher Keim kommt infrage?
  - Wurde der Erreger innerhalb oder außerhalb des Krankenhauses erworben?
  - Welcher Fokus ist wahrscheinlich?
  - Welche Besonderheiten beim Pat. sind zu berücksichtigen, z. B. Nieren- und Leberfunktion?
- Nach Erhalt der Resistenzbestimmung Umsetzen der Antibiotika auf wirksamere und/oder preiswertere Substanzen, wenn möglich als orale Monother.
- Gleichzeitige Anwendung mehrerer nephro- bzw. ototoxischer Substanzen vermeiden.
- Bei der Gabe von Aminoglykosiden und Glykopeptiden > 1 Wo. regelmäßige Serumspiegelkontrollen (Toxizität, ausreichende Wirkspiegel).
- Antibiotika so lange wie nötig und so kurz wie möglich! In der Regel können Antibiotika 3 d nach Entfieberung abgesetzt werden.
- Frühzeitige Umstellung von i. v. auf p. o. Applikation. Präparat mit geeigneter Galenik wählen.
- Falls Pat. 2–3 d nach Beginn der antibiotischen Ther. nicht entfiebert und Keimnachweis nicht gelingt: Alle Ursachen eines Therapieversagens (s. u.) erwägen. Ggf. wirkungslose Antibiotikather. absetzen und, falls der Zustand des Pat. dies erlaubt, nach mehrtägiger Antibiotikapause erneute Diagn.!

Therapieversagen Häufige Gründe für den Misserfolg einer Behandlung von Inf.:

- Falsches Antibiotikum (prim. oder – selten – erworbene Resistenz des Erregers).
- Unzureichende Konz. am Ort der Inf. (Pharmakokinetik der eingesetzten Arzneimittel, abszedierende Inf., Fremdkörperinf.).
- Antibiotikum trotz nachgewiesener In-vitro-Empfindlichkeit in vivo unwirksam.
- Schwere Immundefizienz.

18

- Schwer oder nicht anzüchtbarer Erreger (z. B. M. tuberculosis, Chlamydien).
- Virus- oder Pilzinfektion.
- Keine mikrobiol. Ursache eines infektionsähnlichen Bilds (z. B. SIRS, Drug Fever, sonstige Fieberursachen ▶ 17).
- Unzureichende supportive oder organprotektive Ther. (Beatmung, Flüssigkeitssubstitution, Ausgleich von E'lytstörungen, Kreislaufstabilisierung).

18.1.1 Kalkulierte Antibiotikatherapie

Empirische Auswahl der Antibiotika. Setzt genaue Kenntnis des zu erwartenden Erreger- und Wirkspektrums sowie der verfügbaren Antibiotika voraus (▶ 17.1.2). Berücksichtigung der Schwere des Krankheitsbilds und der patientenbezogenen Gesamtsituation (Alter, Vorerkr., ambulante oder nosokomiale Inf.).

Indikationen
- Schwere Inf., bei der das Ergebnis der Erregerdiagn. nicht abgewartet werden kann. Lebenserhaltend bei vital bedrohten Pat., v. a. bei Sepsis, Pneumonie, Peritonitis, Wundinf., Meningitis, Pyelonephritiden, Osteomyelitis, Phlegmonen, Typhus und schweren Strept.-Inf.
- Inf., bei denen ein Erregernachweis nicht gelingt, nicht durchgeführt wurde oder nicht bar ist.

Mikroskopische Schnelldiagnostik mit Grampräparat erlaubt oft orientierende Eingrenzung des Erregers, z. B. bei Pneumonie, Meningitis, Peritonitis, Osteomyelitis.

Vorgehen
- Monother. bei Einsatz eines Breitbandantibiotikums wie z. B. Cephalosporin oder Carpapenem möglich.
- Ggf. Kombinationsther., um Wirkungslücken der Antibiotika zu schließen.
- Klin. Ansprechen binnen weniger Tage zeigt Erfolg an.

18.1.2 Kalkulierte Antibiotikatherapie bei ausgewählten Krankheitsbildern

▶ Tab. 18.1.

18

Tab. 18.1 Kalkulierte Antibiotikatherapie bei ausgewählten Krankheitsbildern

Organinfektion, Diagnose	Häufigste Erreger	Initialtherapie 1. Wahl	Initialtherapie Alternativen
		(Verweise zur Substanzbesprechung am Tabellenende)	
Fieber unklarer Genese, Sepsis			
Vor Erregernachweis	Grampos. Kokken, aerobe gramneg. Stäbchen, Anaerobier	Ureidopenicillin + β-Laktamasehemmer oder Carbapenem	Cephalosporin III bzw. IV ± Aminoglykosid + Metronidazol bzw. Clindamycin oder Ureidopenicillin ± Aminoglykosid
Bei Neutropenie ▶ 13.1.4	Staph. aur., Enterobakt., Pseud., KNS, Pilze	Ureidopenicillin + β-Laktamasehemmer ± Vancomycin oder Pseud.-Cephalosporin ± Vancomycin	Carbapenemen bzw. Cephalosporin III bzw. Ureidopenicillin + β-Laktamasehemmer, jeweils: + Aminoglykosid ± Vancomycin
Respirationstrakt			
Sinusitis	Pneumok., H. infl., Staph. aur., A-Strept., M. catarrh., Anaerobier, Viren	Amoxicillin/Clavulansäure	Makrolid oder Cephalosporin II, Fluorchinolon* IV (Reserve)
Tonsillitis	Viren (30–40 %), A-Strept.	Oralpenicillin (nur A-Strept.)	Cephalosporin II oder Makrolid
Influenzavirus-Infektion (▶ 17.3.8)	Influenzavirus	Oseltamivir oral bei Risikopat. innerhalb von max. 48 h nach Symptombeginn	Zanamivir inhalativ bei Risikopat. innerhalb von max. 48 h nach Symptombeginn
Akute Bronchitis	Mykoplasmen, meist Viren	Keine	Keine
Akute Exazerbation einer chron. Bronchitis (ohne Risikofaktoren für Pseud.-Inf.)	H. infl., Pneumok., M. catarrh., Viren	Amoxicillin/Clavulansäure oder Ampicillin/Sulbactam. Bei schwerer Erkr.: Ceftriaxon oder Cefotaxim i. v.	Levofloxacin, Moxifloxacin, neueres Makrolid. Je nach lokaler Resistenzlage evtl. auch Doxycyclin

18

Tab. 18.1 Kalkulierte Antibiotikatherapie bei ausgewählten Krankheitsbildern *(Forts.)*

Organinfektion, Diagnose	Häufigste Erreger	Initialtherapie 1. Wahl	Initialtherapie Alternativen
Respirationstrakt			
Akute Exazerbation einer chron. Bronchitis mit Risikofaktoren für Pseud.-Inf. (GOLD IV, Bronchiektasen, CF, Malnutrition, Breitbandantibiose im vorangegangenen Mon., Prednisolon > 10 mg/d, stationäre Ther. im vorangegangenen Mon.)	Wie oben, zusätzl.: gramneg. Stäbchen inkl. Pseud.	Piperacillin/β-Laktamasehemmer oder Cefepim oder Ceftazidim (letzteres + pneumokokkenwirksames Antibiotikum) oder Imipenem oder Meropenem	Ciprofloxazin (+ pneumokokkenwirksames Antibiotikum) oder Levofloxazin
Ambulant erworbene Pneumonie, ambulante Ther., keine Risikofaktoren	Viren, Pneumok., M. pneum., C. pneum., H. infl., Staph. aur., Klebs, Legionellen	Amoxicillin	Makrolid, Doxycyclin
Ambulant erworbene Pneumonie, ambulante Ther., Risikofaktoren (> 65 J., Diab. mell., vorangegangene Antibiotikather., strukturelle Lungenerkr., mögliche Aspiration)	Viren, Pneumok., M. pneum., C. pneum., H. infl., Staph. aur., Enterobakt., Legionellen	Aminopenicillin + β-Laktamasehemmer	Levofloxazin, Moxifloxazin
Ambulant erworbene Pneumonie, stationäre Ther. ohne Risikofaktoren für Pseud.-Inf. (akute Exazerbation einer chron. Bronchitis)	Viren, Pneumok., M. pneum., C. pneum., H. infl., Staph. aur., Enterobakt., Legionellen	Aminopenicillin + β-Laktamasehemmer, Ceftriaxon, Cefuroxim, Cefotaxim jeweils ggf. + Makrolid	Levofloxazin, Moxifloxazin

18

Tab. 18.1 Kalkulierte Antibiotikatherapie bei ausgewählten Krankheitsbildern *(Forts.)*

Organinfektion, Diagnose	Häufigste Erreger	Initialtherapie 1. Wahl	Initialtherapie Alternativen
Respirationstrakt			
Ambulant erworbene Pneumonie, stationäre Ther., Risikofaktoren für Pseud.-Inf. (akute Exazerbation einer chron. Bronchitis)	Viren, Pneumok., M. pneum., C. pneum., H. infl., Staph. aur., Legionellen, gramneg. Keime inkl. Pseud.	Piperacillin/Tazobactam oder Meropenem oder Imipenem oder Cefepim jeweils ggf. + Makrolid mit initialer i. v. Applikation	Ciprofloxacin + Pneumok.- und Staph.-wirksame Substanz, Levofloxacin
Nosokomiale Pneumonie	Enterobakt., Pseud., Staph. aur., selten Legionellen	Cephalosporin III oder Pseud.-Cephalosporin oder Ureidopenicillin + β-Laktamasehemmer oder Pseud.-wirksames Carbapenem (Imipenem, Meropenem)	Ertapenem, Moxifloxacin
Aspirationspneumonie	Anaerobier, Enterobakt., Strept.	Aminopenicillin + β-Laktamasehemmer oder Clindamycin + Cephalosporin III	Carbapenem oder Moxifloxacin
Lungenabszess	Staph. aur., Enterobakt., A-Strept., Pseud., Anaerobier. **Cave:** Tbc!	Aspirationspneumonie	Aspirationspneumonie
Pleuraempyem	Staph. aur., Enterobakt., Anaerobier, Pneumok., Strept., Legionellen; **Cave:** Tbc!	Aminopenicillin + β-Laktamasehemmer oder Cephalosporin II oder III ggf. + Makrolid. Ind. für Drainage/OP prüfen	Moxifloxacin, Carbapenem
Herz			
Akute Endokarditis	Staph. aur.	Staph.-Penicillin + Aminoglykosid	Cephalosporin I, Cephalosporin II + Aminoglykosid oder Vancomycin
Subakute Endokarditis	Strept. viridans u. a. Strept., Enterok.	Penicillin G + Aminoglykosid bzw. Ampicillin + Aminoglykosid	Vancomycin + Aminoglykosid, Ceftriaxon + Aminoglykosid

18

Tab. 18.1 Kalkulierte Antibiotikatherapie bei ausgewählten Krankheitsbildern *(Forts.)*

Organinfektion, Diagnose	Häufigste Erreger	Initialtherapie 1. Wahl	Initialtherapie Alternativen
Herz			
Postop. Endokarditis	KNS, Staph. aur., Enterobakt., Enterok., Strept., Pilze	Vancomycin + Aminoglykosid + Rifampicin	Vancomycin + Aminoglykosid + Cephalosporin III
Eitrige Perikarditis	Staph. aur., Pneumok., A-Strept., Enterobakt.	Penicillin G + Aminoglykosid	Vancomycin + Aminoglykosid
Abdominalorgane			
Cholangitis und Cholezystitis	Enterobakt., v.a. E. coli, Enterok., Anaerobier	Ceftriaxon/Fluorchinolon* II oder III	Ureidopenicillin + β-Laktamasehemmer
Gastroenteritis, vor Erregernachweis		Keine	
Salmonellose bei Senioren und Kindern	Salm.	Fluorchinolon* oder Amoxicillin/Clavulansäure	Co-trimoxazol
Leberabszess	Anaerobier, Enterobakt., Staph. aur., Enterok., Strept., Amöben	Ureidopenicillin + β-Laktamasehemmer oder Ureidopenicillin + Metronidazol	Cephalosporin III + Metronidazol oder Carbapenem
Prim. Peritonitis	Enterobakt., v.a. E. coli, Pneumok., Enterok., Strept.	Ureidopenicillin + β-Laktamasehemmer	Carbapenem
Sek. Peritonitis	Enterobakt., v.a. E. coli, Enterok., Anaerobier, Pseud.	Fluorchinolon* II oder III, Ureidopenicillin + β-Laktamasehemmer ± Aminoglykosid	Carbapenem oder Aztreonam + Clindamycin oder Aminoglykosid + Clindamycin
Peritonitis bei Peritonealdialyse	KNS, Staph. aur., Enterobakt., Strept., Pseud., Pilze	Vancomycin/Teicoplanin + Aminoglykosid i. p., ggf. auch i. v.	Vancomycin + Pseud.-Cephalosporin i. p., ggf. auch i. v.
Infizierte Pankreasnekrose	Enterobakt., Enterok., Strept., Staph. aur., KNS, Anaerobier	Ciprofloxacin + Metronidazol	Carbapenem, Fluorchinolon* II

18

Tab. 18.1 Kalkulierte Antibiotikatherapie bei ausgewählten Krankheitsbildern *(Forts.)*

Organinfektion, Diagnose	Häufigste Erreger	Initialtherapie 1. Wahl	Initialtherapie Alternativen
Harnwege			
Pyelonephritis	Enterobakt., v. a. E. coli, Enterok., Pseud., Staph. aur., B-Strept.	Amoxicillin/Clavulansäure	Fluorchinolon* II oder Cephalosporin III
Akute Zystitis	Enterobakt., v. a. E. coli, Enterok., Staph. saprophyticus	Fosfomycin oder Nitrofurantoin	Fluorchinolon* II oder Amoxicillin/Clavulansäure
Urethritis	Zystitis, zusätzl. C. trachom., Ureaplasmen, Gonok.	Doxycyclin oder Makrolid	Fluorchinolon* II
ZNS-Infektionen			
Akute eitrige Meningitis	Meningok., Pneumok., Enterobakt., Listerien	Cephalosporin III + Rifampicin, evtl. + Ampicillin	Ampicillin + Chloramph.
Eitrige Meningitis bei Shunt	KNS, Staph. aur., Strept., E. coli	Vancomycin + Cephalosporin III	Vancomycin + Rifampicin oder Vancomycin + Fosfomycin
Postop. eitrige Meningitis	Staph. aur., Pneumok., KNS, Enterobakt., Pseud.	Staph.-Penicillin + Pseud.-Cephalosporin oder Staph.-Penicillin + Cephalosporin III	Vancomycin + Pseud.-Cephalosporin
Hirnabszess	Aerobe und anaerobe Strept., Bacteroides, Enterobakt., Staph. aur., Nokardien	Cephalosporin III + Metronidazol	Penicillin G + Metronidazol ± Cephalosporin III

18

Tab. 18.1 Kalkulierte Antibiotikatherapie bei ausgewählten Krankheitsbildern *(Forts.)*

Organinfektion, Diagnose	Häufigste Erreger	Initialtherapie 1. Wahl	Initialtherapie Alternativen
Knochen und Gelenke			
Septische Arthritis	Gonok., Staph. aur., Strept., Enterobakt.	Cephalosporin II/III	Amoxicillin/Clavulansäure oder Fluorchinolon* III
Postop. Arthritis	KNS, Staph. aur., Enterobakt., Pseud.	Staph.-Penicillin + Aminoglykosid oder Cephalosporin II + Aminoglykosid	Vancomycin/Rifampicin + Fluorchinolon* III
Hämatogene Osteomyelitis	Staph. aur., Strept.	Staph.-Penicillin oder Cephalosporin I	Clindamycin oder Fosfomycin oder Fluorchinolon* + Rifampicin
Postop. Osteomyelitis	Staph. aur., KNS, Enterobakt., Anaerobier, Pseud.	Staph.-Penicillin + Pseud.-Cephalosporin oder Ureidopenicillin + Beta-Laktamasehemmer	Clindamycin + Pseud.-Cephalosporin oder Fluorchinolon* oder Carbapenem
Infizierter Venenkatheter	KNS, Staph. aur.	Vancomycin/Teicoplanin	Katheter entfernen, Reserve: Linezolid bei MRSA/VRSA

* Fluorchinolo I = Norfloxacin, Fluorchinolon II = Ofloxacin, Ciprofloxacin, Fluorchinolon III = Levofloxacin, Fluorchinolon IV = Moxifloxacin, Gatifloxacin.

– **Verweise:** Aminobenzylpenicillin ▶ 18.2.5, Amoxicillin/Clavulansäure ▶ 18.2.1, β-Laktamasehemmer ▶ 18.2.3, Cephalosporine ▶ 18.2.2, Clindamycin ▶ 18.2.6, Doxycyclin ▶ 18.2.4, Fluorchinolone ▶ 18.2.1, Aminoglykoside ▶ 18.2.1, Fosfomycin ▶ 18.2.8, Linezolid ▶ 18.2.10, Metronidazol ▶ 18.2.10, penicillinasefestes Penicillin ▶ 18.2.1, Imipenem/Meropenem ▶ 18.2.1, Rifampicin ▶ 18.2.3, Sulfamethoxazol/Trimethoprim ▶ 18.2.10, Teicoplanin ▶ 18.2.10, Teicoplanin ▶ 18.2.9, Ureidopenicillin ▶ 18.2.1, Vancomycin ▶ 18.2.9.

– Therapievorschläge gelten nur für die Initialtherapie vor Erregernachweis bei Erw.

– Erregerspezifische Ther. ▶ 17, ▶ 18.1.2.

– Krankenhausspezif. Resistenzen beachten, v. a. Inzidenz von methicillinresistenten Staph. (MRSA) und vancomycinresistenten Enterok. (VRE)!

18

18.2 Antibiotikatherapie

- Zum schnellen Auffinden einer Substanz das Sachregister verwenden.
- Arzneimittelinteraktionen ▶ 19.3.
- Antibiotikather. in der Schwangerschaft ▶ 21.4, bei Niereninsuff. ▶ 19.10, bei Leberschäden ▶ 19.11, bei Tbc ▶ 6.5.3, bei HIV-Infektion ▶ 17.3.6.
- Malariamittel ▶ 17.7.5, Metronidazol ▶ 17.2.9.
- Anaerobes Spektrum von Antibiotika ▶ 17.2.11.

Preisvergleich   Zum Vergleich sind die Tagestherapiekosten (TTK, ▶ Tab. 18.2) in Abhängigkeit von der Dosis für einen normalgewichtigen Erw. (70 kg) mit normaler Nierenfunktion dargestellt. Als Anhaltspunkt dient die Rote Liste. Durch Rabatte der Industrie für den individuellen Krankenhausbedarf können erhebliche Preisunterschiede entstehen; in solchen Fällen hauseigene Preisvergleiche beachten.

Tab. 18.2 Symbolische Kennzeichnung der Tagestherapiekosten (TTK) in den nachstehenden Tabellen

$	Preiswert	< 25 € TTK
$$	Mittel	25–50 € TTK
$$$	Teuer	50–100 € TTK
$$$$	Sehr teuer	> 100 € TTK

18.2.1 Penicilline

Tab. 18.3 Penicilline

	Spektrum	24-h-Dosis, Erw.	NW, Bemerkungen
Penicillin G und Oralpenicillin			
Penicillin G = Aminobenzylpenicillin (z. B. Penicillin G Hoechst®, Penicillin Grünenthal®)	Empfindlich: Strept., Pneumok., Meningok., Corynebact. u. a. grampos. Stäbchen, Spirochäten, Anaerobier Unempfindlich: Bact. frag. **Cave:** Vereinzelt penicillinresistente Gonok. und (selten) Pneumokok.	Niedrige Dosis: 3–4 × 0,5–1,0 Mio. IE i.v. (z. B. Pneumonie) [$] Hohe Dosis: 4–6 × 5 Mio. IE i.v. (z. B. Erysipel) [$] Höhere Dosen: nicht sinnvoll	Anaphylaxie (1 : 104), Medikamentenfieber, Exantheme, hämolytische Anämie und Krämpfe (nur bei hohen Dosen und schneller i.v. Inj.), Herxheimer-Reaktion, selten interstitielle Nephritis (nur bei i.v. Gabe), Thrombopenie, Neutropenie; in D 1,5 %, in Mittelmeernähe bis 30 %, in Japan > 70 % penicillinresistente Pneumok.
Penicillin V (z. B. Ospen®)		3–4 × 0,4–1,5 Mio. IE p.o. [$]	
Staphylokokkenpenicilline (penicillinasefeste Penicilline)			
Dicloxacillin (z. B. Dichlor-Stapenor®)	Empfindlich: Staph. (auch β-Laktamasebildner), Strept., Pneumok. Nicht empfindlich: oxacillinresistente Staph.	3–4 × (0,25–)1 g p.o., 1 h vor dem Essen [$]	Venenreizung bei i.v. Gabe häufig. GI-NW (Durchfall), Drug Fever, Exanthem, Hb-Abfall, Leukopenie, Transaminasenanstieg, selten Hämaturie, pseudomembranöse Kolitis, Neurotoxizität

18

Tab. 18.3 Penicilline *(Forts.)*

	Spektrum	24-h-Dosis, Erw.	NW, Bemerkungen
Staphylokokkenpenicilline (penicillinasefeste Penicilline)			
Flucloxacillin (Staphylex®)	Staph., zur Oral- und Parente- ralther. geeignet	3–4 × 1,0–2,0 g p. o. 1 h vor dem Essen [$] 4 × bis 2 g i. m., i. v. max. 10 g/d [$]	
Ampicillin und Ampicillinanaloga (Aminobenzylpenicilline)			
Amoxicillin (z. B. Clamoxyl®, Amoxypen®)	Ampicillin; aktiver gegen Salmonella typhi, inaktiv bei Shigellen	3–4 × 750 mg p. o. [$] 4 × 1(–5) g i. v. [$]	Ampicillin; 2- bis 3-fach bes- ser resorbiert als Ampicillin, deshalb weniger GI-NW
Amoxicillin + Clavulansäure (Augmentan®)	Amoxicillin, inkl. β-Laktamase- bildner, Anaerobier	3 × 625– 1.250 mg p. o. [$] 3–4 × 1,2–2,2 g i. v. [$]	Ampicillin; häufig pos. Coombs-Test, GI-NW und Leberenzyme ↑ (in 10 %). **KI:** infektiöse Mononukle- ose und lymphatische Leuk- ämie. Bei lebensbedrohli- chen Inf. nicht als Mono- ther. **Cave:** Niereninsuff. (unterschiedl. Pharmakoki- netik der Inhaltsstoffe)
Ampicillin (z. B. Amblo- sin®, Binotal®)	Empfindlich: gram- pos. und gramneg. Bakterien, v. a. H. infl.; Enterok., Lis- terien, teilw. auch E. coli, Proteus mi- rabilis, Salm., Shi- gellen, Anaerobier (außer Bact. frag.) Nicht empfindlich: β-Laktamasebildner	3–4 × 0,5–2 g p. o. [$] 150–200 mg/ kg KG i. v. (bis 3 × 5 g) [$] Für orale Ther. ist Amoxicillin besser geeignet	GI-NW (Übelkeit, Diarrhö, pseudomembranöse Koli- tis), allergische Reaktion, Exanthem, Drug Fever, sel- ten GOT ↑; bei Überdos. Nephritis und hämolytische Anämie. **KI:** infektiöse Mo- nonukleose (Exanthem in 75–100 %)
Ampicillin + Sulbactam (Unacid®)	Ampicillin einschl. β-Laktamase- bildner, Anaerobier	3–4 × 0,75–3,0 g i. v. (0,75 g = 0,5 g Amp. + 0,25 g Sulb.) [$]	Ampicillin, **KI:** bei lebensbe- drohlichen Inf. keine Mono- ther.
Acylamino-(Acylureido-)Penicilline (Breitspektrumpenicilline)			
Mezlocillin (z. B. Baypen®)	Ampicillin, stärker gegen gramneg. Keime, z. B. Ente- ro- und Citrobac- ter; Anaerobier. **Cave:** β-Laktam- labil	3–4 × 2–5 g i. v., bei Gallenwegs- oder HWI [$$] 2–3 × 2 g i. v. [$$]	Allergische Reaktion (Exan- theme, Urtikaria, Drug Fever, selten Anaphylaxie, Eosino- philie). Passagere Neutrope- nie, Transaminasen ↑, Hypo- kaliämie, GI-NW (Übelkeit, Diarrhö, pseudomembranö- se Kolitis). Selten Blutgerin- nungsstörungen (Blutungs- zeit ↑, Thrombos ↓), Ge- schmacksirritation, Krampf- anfälle bei hoher Dosierung

18

Tab. 18.3 Penicilline *(Forts.)*			
	Spektrum	**24-h-Dosis, Erw.**	**NW, Bemerkungen**
Ampicillin und Ampicillinanaloga (Aminobenzylpenicilline)			
Piperacillin (z.B. Pipril®)	Mezlocillin, zusätzl. empfindlich: Pseud. aerug.	3–4 × 2–4 g i.v. [$$]	Mezlocillin, zusätzl. Thrombophlebitis, Nephropathie (selten)
Piperacillin + Tazobactam (Tazobac®)	Mezlocillin, zusätzl. empfindlich: β-Laktam bildende Pseud., Staph., Haem., E. coli und Bact. frag., in Komb. mit Aminoglykosid Penicillin der Wahl bei Pseud.	3 × 4,5 g i.v. [$$]	Piperacillin, selten Krampfanfälle und HRS, Gerinnungsstörungen und Leberwerte ↑ möglich. Alternative: freie Komb. von Piperacillin + Sulbactam [$$]

18.2.2 Cephalosporine

Tab. 18.4 Cephalosporine			
	Spektrum	**24-h-Dosis, Erw.**	**NW, Bemerkungen**
Parenterale Cephalosporine der I. Generation (Basis-Cephalosporin)			
Cefazolin (z.B. Gramaxin®, Elzogram®)	Empfindlich: grampos. und gramneg. Bakterien (insb. E. coli, Proteus mirabilis, Klebs.), Anaerobier, gut wirksam bei oxacillinsensitiven Staph. Einsatz in periop. Prophylaxe möglich Nicht empfindlich: Enterok., Pseud., Serratia, Proteus vulgaris, Enterobakt., Acinetobacter, Haem., oxacillinresistente Staph., Bact. frag.	2–3 × 0,5–2 g i.v. [$]	Exanthem, Thrombophlebitis, Fieber, Transaminasen ↑, passagere Leukopenie, Thrombozytopenie, GI-NW, selten Anaphylaxie, pos. Coombs-Test, Nephrotoxizität → Krea-Kontrolle, Komb. mit Furosemid vermeiden!
Oral-Cephalosporine der I. Generation			
Cefaclor (z.B. Panoral®)	Cefazolin, zusätzl. mäßig wirksam gegen H. infl.	3 × 0,5–1 g p.o. [$]	Cefazolin, GI-NW (2–6 %), selten Arthritis
Cefadroxil (z.B. Grünocef®)	Cefazolin; zusätzl. mäßig wirksam gegen H. infl.	1–2 × 1–2 g p.o. [$]	Cefazolin, teurer als Breitspektrumpenicilline
Cefalexin (z.B. Oracef®)	Cefazolin; keine Aktivität gegen H. infl.	3–4 × 0,5–1 g p.o. [$]	Cefazolin, teurer als Breitspektrumpenicilline

18

Tab. 18.4 Cephalosporine *(Forts.)*

	Spektrum	24-h-Dosis, Erw.	NW, Bemerkungen
Cephalosporine der II. Generation (Intermediär-Ceph.; Gruppe 2)			
Cefuroxim (z.B. Zinacef®)	Empfindlich: E. coli, Klebs., Proteus, H. infl. (wirksamer als Cefazolin). Weitgehend β-Laktamase-stabil, daher meist wirksam bei cefazolinresistenten Keimen Nicht empfindlich: Enterok., Pseud., Bact. frag., oxacillinresistente Staph.	3–4 × 0,75–1,5 g i.m./i.v. [$]	Cefazolin; Basis-Cephalosporin für nosokomiale Inf., preiswert. Bei schweren H.-infl.-Inf. Wechsel auf Ceph. III. KI: ZNS-Inf.
Cefotiam (Spizef®)	Cefuroxim; in vitro wirksamer gegen gramneg. Erreger	2–3 × 1–2 g i.m./i.v. [$]	Cefuroxim
Cefoxitin (Mefoxitin®)	Empfindlich: Anaerobier inkl. Bact. frag. **(cave: 20 % resistent)**, niedrigere Aktivität als Cefazolin bei grampos., höhere bei gramneg. Erregern Nicht empfindlich: Enterok., Pseud., H. infl.	3–4 × 1–2 g i.v. [$]	Cefazolin; geeignet zur Ther. von aerob-anaeroben Mischinf., periop. Prophylaxe (einziger Vertreter der Gruppe 5)
Oral-Cephalosporine der II. Generation			
Cefuroximaxetil (Zinnat®)	Cefuroxim	2 × 250–500 mg p.o. p.p. [$]	Cefazolin, GI-NW
Loracarbef (Lorafem®)	Cefuroxim	2 × 200–400 mg p.o. nüchtern [$]	Cefazolin, GI-NW
Cephalosporine der III. Generation (Breitspektrum-Ceph.; Gruppe 3a = unzureichende Pseudomonaswirksamkeit)			
Cefotaxim (Claforan®)	Empfindlich: grampos. Erreger (weniger wirksam als Cefazolin und Cefuroxim), gramneg. Keime, Haemophilus (wesentl. wirksamer als Cefazolin und Cefuroxim). **Cave:** bei Entero- und Citrobacter häufig Resistenzentwicklung Nicht empfindlich: Pseud., Enterok., Bact. frag., oxacillinresistente Staph., Listerien	2 × bis 2 g i.v., i.m., bei schweren Inf. 3 × 2 g i.v. [$]	Cefazolin; Initialther. bei schwerer Inf. mit unbekanntem Erreger in Komb. mit einem Aminoglykosid, lebensbedrohliche H.-infl.-Meningitis

18

Tab. 18.4 Cephalosporine *(Forts.)*

	Spektrum	24-h-Dosis, Erw.	NW, Bemerkungen
Cephalosporine der III. Generation (Breitspektrum-Ceph.; Gruppe 3a = unzureichende Pseudomonaswirksamkeit)			
Ceftriaxon (Rocephin®)	Cefotaxim, Ther. der Wahl bei Meningitis	1 × 2 g i.v., i.m. (bis 1 × 4 g) [$]	Cefazolin, „Sludge" i.d. Galle; lange HWZ → Einmaldosierung
Cephalosporine der III. Generation (Gruppe 3b)			
Ceftazidim (Fortum®)	Breitspektrum-Ceph.; gramneg. Keime, v.a. Pseud. aerug., Proteus und Serratia (sehr gute Wirksamkeit), wenig aktiv gegen Staph., Enterok., Bact. frag.	2–3 × 1–2 g i.v., i.m. [$$]	Cefazolin. Initialther. bei unbekanntem Erreger, bei V.a. Pseud. aerug. evtl. in Komb. mit Aminoglykosid. Bei V.a. Anaerobier Komb. mit Clindamycin oder Metronidazol, bei V.a. Staph. Komb. mit Flucloxacillin oder Glykopeptid
Cephalosporine der III. Generation (Gruppe 4)			
Cefsulodin (Pseudocef®)	Schmales Spektrum; Pseud. aerug. (sehr gute Wirksamkeit), gegen andere gramneg. Keime schlecht wirksam	3 × 1–2 g i.v., i.m. [$$$$]	Nur bei Pseud.
Cefepim (Maxipime®)	Ceftazidim. Im grampos. Bereich ähnlich wirksam wie Cefotaxim. Komb. mit Aminoglykosid sinnvoll	2 × 1–2 g i.v., Anpassung bei Niereninsuff. [$$$$]	Cefazolin, in vitro hohe β-Laktamase-Stabilität, klin. mit Ceftazidim vergleichbar
Oral-Cephalosporine der III. Generation			
Cefixim (z.B. Cephoral®)	Cefotaxim; Staph. meist resistent; HWI durch gegen Ampicillin bzw. Co-trimoxazol resistente gramneg. Erreger	1 × 400 mg p.o. [$]	GI-NW, allergische Reaktionen, BB-Veränderungen, Transaminasen ↑, Kopfschmerzen, Schwindel
Cefpodoxim (z.B. Orelox®)	Cefixim	2 × 100–200 mg p.o. [$]	Cefixim
Ceftibuten (Keimax®)	Cefixim, schlechtere Aktivität gegen Staph., Pneumok. und Strept.	1 × 400 mg p.o. [$]	Cefixim
Ertapenem (Invanz®)	Empfindlich: gramneg. Keime, Anaerobier, Staph., Strept. Unempfindlich: Enterok., Acinetobacter, Pseud., MRSA	1 × 1 g i.v. [$$]	Transaminasen ↑, BB-Veränderung, Exanthem, Diarrhö

18

18.2.3 Weitere Beta-Laktamantibiotika

Tab. 18.5 Weitere Beta-Laktamantibiotika

	Spektrum	24-h-Dosis, Erw.	NW, Bemerkungen
Oral-Cephalosporine der III. Generation			
Imipenem/ Cilastatin (Zienam®)	Empfindlich: grampos. und gramneg. Keime einschl. Anaerobier (sehr gute Wirkung) Unempfindlich: S. maltophilia und B. cepacia	3–4 × 0,5– 1,0 g i. v. [$$]	BB-Veränderungen, allergische Reaktionen, GI-NW, Transaminasen ↑, AP ↑, Krea ↑, Phlebitis. Monother. möglich, bei V. a. Pseud. Komb. mit Aminoglykosid Nur Imipenem: dosisabhängig Krämpfe, Verwirrtheit
Meropenem (Meronem®)	Empfindlich: gramneg. Stäbchen (etwas besser wirksam als Imipenem, z. B. B. cepacia), grampos. Kokken (etwas schwächer wirksam als Imipenem) Unempfindlich: S. maltophilia	3 × 0,5–1 g i. v. [$$]	Imipenem/Cilastatin; auch bei Meningitis anwendbar
Aztreonam (Azactam®)	Empfindlich: gramneg. Keime Unempfindlich: grampos. Keime und Anaerobier (Reserveantibiotikum)	2–3 × 1–2 g i. v., i. m., bis 4 × 2 g [$$$$]	NW gering
Doripenem (Doribax®)	Empfindlich: grampos. Kokken, gramneg. Stäbchen inkl. Pseud. und ESBL	3 × 500 mg i. v. [$$$]	GI-NW, Kopfschmerzen, Dosisreduktion bei Niereninsuff.

18.2.4 Tetrazykline

Tab. 18.6 Tetrazykline

	Spektrum	24-h-Dosis, Erw.	NW, Bemerkungen
Doxycyclin (z. B. Vibramycin®, Vibravenös®)	Breitbandantibiotikum Empfindlich: viele grampos., gramneg. Erreger, Mykoplasmen, Chlamydien, Bruzellen, Borrelien, Rickettsien, Leptospiren Unempfindlich: Proteus, Pseud. aerug., Serratia. Hohe Resistenzraten bei Staph. und Strept.	200 mg p. o., i. v., dann 1 × 100–200 mg [$]	GI-NW, Fotosensibilisierung, allergische Reaktionen, irreversible Gelbfärbung der Zähne bei Kindern < 9 J., Hirndruck ↑, Harnstoff-N ↑, bei Überdos. hepatotoxisch. Bei Niereninsuff. einsetzbar. **Cave:** nicht geeignet zur Monother. schwerer Inf. vor Erregernachweis

18

18.2.5 Aminoglykoside

Tab. 18.7 Aminoglykoside

	Spektrum	24-h-Dosis, Erw.	NW, Bemerkungen
Amikacin (z. B. Biklin®)	Gentamicin, häufig bei Gentamicinresistenz noch aktiv → Reserveantibiotikum	15 mg/kg KG* in 1(–3) Dosen i. m., i. v. [$$$]	Komb. vorwiegend mit β-Laktamantibiotika; geringe ther. Breite → Drugmonitoring: Talspiegel. Ototoxizität (häufig irreversibel) und Nephrotox. (meist reversibel) v. a. bei: Talspiegel > 2 mg/l (G, N, T) bzw. > 10 mg/l (A) Ther. > 10 d. Gleichzeitig andere toxische Substanzen wie Vancomycin, Furose
Gentamicin (z. B. Refobacin®)	Empfindlich: Enterobakt., Pseud. aerug., Staph. Unempfindlich: Enterok., Strept., Pneumokok., S. maltophilia, Anaerobier	3–5 mg/kg KG* in 1(–3) Dosen i. m., i. v. (als 30- bis 60-min. Ki) [$]	
Netilmicin (Certomycin®)	Gentamicin; aktiver gegen KNS und Enterobakt.	4–7,5 mg/kg KG* in 1(–3) Dosen i. m./i. v. [$$]	
Tobramycin (z. B. Gernebcin®)	Gentamicin, aktiver gegen Pseud. aerug. v. a. in Komb. mit Pseud.-Penicillinen und -Cephalosporinen	3–5 mg/kg KG* in 1(–3) Dosen i. m./i. v. [$$]	mid, Amphotericin B. Vergleich der NW-Raten: Nephrotox.: G = A > T = N; Ototox.: A > G = T > N. Allergische Reaktionen, neuromuskuläre Blockade Einmaldosierung gleich wirksam wie 3 ×/d (außer bei Endokarditis!), evtl. Tox. ↓. Ziel: Talspiegel < 2 mg/l (G, N, T) bzw. < 10 mg/l (A)
Spectinomycin (Stanilo®)	Gonok. (v. a. bei Penicillinresistenz)	1 × 2–4 g tief i. m. [$$]	GI-NW, Fieber, lokaler Schmerz

A: Amikacin; G: Gentamicin; N: Netilmicin; T: Tobramycin; * Angabe als einmalige Tagesdosis → **Cave:** Toxizität.

18.2.6 Makrolide

Tab. 18.8 Makrolide

	Spektrum	24-h-Dosis, Erw.	NW, Bemerkungen
Erythromycin (z. B. Erycinum®, Paediatrocin®)	Empfindlich: Strept., Pneumok., oxacillinsensitive Staph., Neisserien, Legionellen, Myko- und Ureaplasmen, Chlamydien, Bordetella pertussis, C. diphtheriae, Campylobacter, Borrelien, Treponema pallidum. Enterok. und H. infl. nur mäßig Unempfindlich: Enterobakt., Pseud., Staph. aur., Mycoplasma hominis	4 × 500 mg p. o. [$], 3–4 × 500–1.000 mg i. v. [$$]	GI-NW, Phlebitis; sehr selten Allergie, Leberschäden bei Erythromycin-Estolat (cholestatischer Ikterus)

18

Tab. 18.8 Makrolide *(Forts.)*

	Spektrum	24-h-Dosis, Erw.	NW, Bemerkungen
Roxithro-mycin (Rulid®)	Erythromycin	2 × 150 mg p. o. (nüchtern) [$]	Bessere Resorption als Erythromycin, geringere GI-NW, verlängerte HWZ; in D 10–15 % makrolidresistente Pneumok.
Clarithro-mycin (Klacid®)	Erythromycin; zusätzl. Mykobakterien	2 × 250–500 mg p. o. (nüchtern), 2 × 500 mg i. v. [$]	Roxithromycin; in D 10–15 % makrolidresistente Pneumok.
Azithro-mycin (Zithromax®)	Clarithromycin	1 × 500 mg p. o. (nüchtern) für 3 d; Chlamydienurethritis 1 × 1 g p. o. [$]	Erythromycin; sehr gute Gewebepenetration, daher verkürzte Therapiedauer intrazellulär biologische HWZ > 14 d! In D 15–20 % makrolidresistente Pneumok.

18.2.7 Ketolide und Lincosamide

Tab. 18.9 Ketolide und Lincosamide

	Spektrum	24-h-Dosis, Erw.	NW, Bemerkungen
Telithromycin (Ketek®)	Erythromycin; inkl. makrolidresistente Strept. und H. infl.	1 × 800 mg p. o. [$]	QT-Zeit ↑, Arrhythmien, GI-Unverträglichkeit, Interaktionen, Tendopathien
Clindamycin (Sobelin®)	Anaerobier (inkl. Bact. frag.), Pneumok., Strept., oxacillinsensitive Staph.	3–4 × 150–450 mg p. o. [$] 3–4 × 300–600 mg i. v. [$$]	GI-NW, v. a. Durchfall, selten pseudomembranöse Kolitis, hepatotoxische und allergische Reaktionen

18.2.8 Chinolone

Tab. 18.10 Chinolone*

	Spektrum	24-h-Dosis, Erw.	NW, Bemerkungen
Norfloxacin (Barazan®) **Fluorchinolon I**	Nahezu alle grampos. und gramneg. Erreger von HWI inkl. Pseud., auch multiresistente Keime	2 × 400 mg p. o. [$]	GI-NW, allergische Reaktionen, ZNS-Störungen: Schwindel, Kopfschmerzen, Krämpfe, psychotische Reaktionen, selten Leukopenie
Enoxacin (Enoxor®) **Fluorchinolon I**	Norfloxacin	2 × 200 mg [$]	Norfloxacin, Einmalbehandlung des unkomplizierten HWI, nur in den Harnwegen ausreichende Spiegel

18

Tab. 18.10 Chinolone* *(Forts.)*

	Spektrum	24-h-Dosis, Erw.	NW, Bemerkungen
Ofloxacin (z. B. Tarivid®) Fluorchinolon II	Norfloxacin, v. a. Enterobakt., zusätzl. Haem., Neisserien, Chlamydien, Mykoplasmen, Legionellen, Mykobakterien	2 × 200 mg p.o. [$] oder i.v. [$$]	Norfloxacin; ZNS-Störungen (in ~ 1 %). Reserveantibiotikum z. B. für komplizierte HWI, Prostatitis, Inf. durch multiresistente gramneg. Erreger. **Cave:** Resistenzentwicklung! Theophyllinspiegel ↑
Ciprofloxacin (Ciprobay®) Fluorchinolon II	Ofloxacin, wirksamer gegen Pseud. aerug., schwächer gegen Staph. aur. wirksam	2 × 500– 750 mg p.o. [$] 2 × 200– 400 mg i.v. [$$]	Ofloxacin
Levofloxacin (Tavanic®) Fluorchinolon III	Ofloxacin, enthält L-Isomer von Ofloxacin (= wirksame Substanz)	1 × 250– 500 mg p.o. [$] 1(–2) × mg i.v. [$$$]	Ofloxacin
Moxifloxacin (z. B. Avalox®) Fluorchinolon IV	Grampos. und gramneg. Atemwegserreger, bei V. a. Pneumonie durch penicillinresistente Pneumokok., Legionellen, Mykoplasmen und Chlamydien (ggü. Ciprofloxacin erweitertes Spektrum)	1 × 400 mg p.o. [$] 1 × 400 mg i.v. über mind. 60 Min. [$$]	QT-Zeit ↑, GI-NW, psychotische Reaktionen, Theophyllinspiegel ↑, keine Dosisreduktion bei Niereninsuff.

* Keine Anwendung in Schwangerschaft, Stillzeit und bei Kindern in der Wachstumsphase (Gefahr von Knorpelschäden).

18.2.9 Glykopeptide

Tab. 18.11 Glykopeptide

	Spektrum	24-h-Dosis, Erw.	NW, Bemerkungen
Vancomycin (Vancomycin®)	Empfindlich: alle grampos. Keime einschl. oxacillinresistente Staph., Enterococcus faecium, C. jeikeium, C. diff. (Oralther. der pseudomembranösen Kolitis) Unempfindlich: gramneg. Keime	4 × 0,5 g oder 2 × 1 g i.v. [$] Bei pseudomembranöser Kolitis 4 × 125–250 mg p.o. für 10 d [$]	Exanthem, Phlebitis, BB-Veränderungen, Nephro- und Ototoxizität → Drugmonitoring: Talspiegel 5–10 mg/l, Bergspiegel 30–40 mg/l
Teicoplanin (Targocid®)	Vancomycin, weniger aktiv gegen Staph. haemolyticus, aktiver gegen Enterok.	(1–)2 × 400 mg für 3 d i.v., i.m., dann 1 × (200–)400 mg i.v., i.m. [$$]	Vancomycin, zusätzl. passager Transaminasen ↑ und AP ↑. HWZ 50 h Talspiegel 5–15 mg/l, Bergspiegel 30–60 mg/l

18.2.10 Andere Antibiotika und Chemotherapeutika

Tab. 18.12 Andere Antibiotika und Chemotherapeutika

	Spektrum	24-h-Dosis, Erw.	NW, Bemerkungen
Chlor-amphenicol (z. B. Paraxin®)	Grampos. und gramneg. Keime, Rickettsien, Anae-robier (inkl. Bact. frag.). Nur noch indiziert bei (Pa-ra-)Typhus, Ri-ckettsiosen, le-bensbedrohlichen Inf. wie Peritonitis, Hirnabszess, bakt. Meningitis, wenn Erreger gegen an-dere Antibiotika resistent	3–4 × 0,5 g (bis 3 × 1 g) i. v./p. o., max. Gesamtdosis 20 g, besser 10 g [$]	Strenge Ind.! Irreversibel, dosisunabhängig, aplasti-sche Anämie (~ 1 : 20.000); reversible dosisabhängige BB-Veränderungen → BB-Kontrollen; GI-NW, Grey-Sy. bei Neugeborenen, Fieber, Exanthem Bestellung über inter-nationale Apotheke!
Co-trimox-azol (Trimetho-prim/ Sulfam-ethoxazol, z. B. Eusaprim forte®)	Sulfonamidkomb. Empfindlich: gute Wirksamkeit bei Salm., Shigellen, anderen Entero-bakt., S. maltophi-lia, B. cepacia, Lis-terien, Nokardien, Pneumocystis Unempfindlich: Pseud. aerug.	2 × 960 mg p. o. nach dem Essen (pro Tbl. 160 mg TMP/800 mg SMZ) [$] Pneumocystis-Pneumonie 20/100 mg/kg KG in 4 Dosen [$]	Allergische Reaktionen (häu-fig Exanthem, selten Ste-vens-Johnson-Sy.), GI-NW, selten reversible KM-De-pression. Krea ↑!
Fidaxomicin (Dificlir®)	Clostridium-diffici-le-Infektion (Re-serveantibiotikum)	2 × 200 mg p.o. für 10 d [$$$$]	Lokale Wirkung
Fosfomycin (z. B. Fosfocin®)	Staph. u. a. gram-pos. Kokken, H. in-fl., Enterobakt.	2–3 × 3–5 g i. v. [$$$]	Exanthem, GI-NW, Phlebitis, AP ↑, GOT ↑, GPT ↑, hoher Na⁺-Gehalt
Fusidinsäure (Fucidine®)	Inf. mit oxacillinre-sistenten Staph. alternativ zu Gly-kopeptiden	3 × 0,5 g p. o. (zur Mahlzeit) [$] 3 × 0,5 g i. v. (Infu-sion über 2–4 h) [$$$$]	GI-NW, Phlebitiden, nicht mit aminosäurehaltiger Lsg. mischen (fällt aus), häufig Resistenzentwicklung → nur in Komb. mit anderen Staph.-wirksamen Anti-biotika
Linezolid (Zyvoxid®)	Grampos. Keime, inkl. MRSA, MRSE und VRE	2 × 600 mg i. v./p. o. [$$$$]	Zulassung für Pneumonie, Weichteil- und VRE-Inf. **NW:** GI-NW, Kopfschmerzen, BB-Veränderungen, Thrombopenie (→ ab 14 d Ther. wöchentl. BB!) **WW:** MAO-Hemmer, sero-toninhaltige Lebensmittel Keine Dosisreduktion bei Niereninsuff.

18

Tab. 18.12 Andere Antibiotika und Chemotherapeutika *(Forts.)*

	Spektrum	24-h-Dosis, Erw.	NW, Bemerkungen
Metronidazol (z. B. Clont®, Flagyl®)	1.: Anaerobier, Gardnerella, Helicobacter 2.: Entamoeba histolytica 3.: Giardia lamblia 4.: Trichomonas vaginalis	1. 3 × 500 mg p.o., i.v. [$] 2. 3 ×750 mg p.o. für 10 d [$$] 3. 3 × 250 mg p.o. für 6 d [$] 4. 1 × 2 g p.o. [$]	GI-NW, periphere Neuropathie, Alkoholintoleranz
Quinupristin/Dalfopristin (Synercid®)	Nahezu alle grampos. Erreger, v. a. MRSA, MRSE, VRE, multiresistente S. pneumoniae; Legionellen, Mykoplasmen, Chlamydien und einige Anaerobier	3 × 7,5 mg/kg KG i.v. [$$$]	Reserveantibiotikum für schwere Inf. durch grampos. Erreger, v. a. VRE **NW:** GI-NW, Transaminasen ↑, Phlebitis (ZVK empfohlen) **WW** (hemmt Cytochrom P450) Keine Dosisreduktion bei Niereninsuff.
Rifabutin (z. B. Mycobutin®)	Mykobakterien, auch atypische (Prophylaxe bei AIDS-Pat.), grampos. Kokken, Legionellen, Mykoplasmen und Chlamydien	1 × 300–600 mg p.o. [$]	GIT-NW, Transaminasen ↑, BB-Veränderungen. Keine Dosisreduktion bei Niereninsuff. Metabolisation P450-abhängig
Rifampicin (z. B. Rifa®)	Mykobakterien (▶ 6.5.3), Staph. (komplizierte Inf., nur in Komb.), Strept., H. infl., Meningok.; Bruzellen, Chlamydien, Legionellen	1 × 10 mg/kg KG p.o./i.v. (als Infusion) max. 600 mg/d [$]	Transaminasen ↑, BB-Veränderungen, GI-NW, selten allergische Reaktionen, ZNS-Störungen, viele WW (▶ 19.3). Häufig Resistenzentwicklung → nur in Komb. mit anderen Staph.-wirksamen Antibiotika
Rifaximin (Xifaxan®)	Nahezu alle darmpathogenen Bakterien inkl. Salmonella spp., C. diff., Campylobacter, Yersinien, H. pylori sowie Strept., Staph., Enterok., Klebs.	2–3 × 200–400 mg p.o.	Verbleibt im Darm, wird nicht resorbiert (< 1 %). Ind.: Reisediarrhö
Tigecyclin (Tygacil®)	Glyzylzyklin (Tetrazyklinderivat) mit breitem Wirkspektrum inkl. MRSA und Anaerobier Wirklücke: Pseud. aerug., Proteus mirabilis	Loading-Dose 100 mg als Bolus i.v., dann 2 × 50 mg/d i.v.	Übelkeit, Erbrechen

18

18.2.11 Anaerobes Spektrum von Antibiotika und Chemotherapeutika

Tab. 18.13 Anaerobes Spektrum von Antibiotika und Chemotherapeutika

Spektrum	Antibiotika, Chemotherapeutika
Unwirksam gegen Anaerobier	Aztreonam, Aminoglykoside, Chinolone I–III (Ausnahmen: Moxifloxacin), Co-trimoxazol, Fosfomycin
Wirksam gegen Anaerobier außer Bact. frag. (z. B. Oropharynx)	Penicillin G und V, Aminobenzylpenicilline, Ureido-(Breitspektrum-)Penicilline, Cephalosporine I–III
Wirksam gegen Anaerobier einschl. Bact. frag. (z. B. Abdomen)	Penicilline in Komb. mit β-Laktamasehemmern, Cefoxitin, Carbapeneme, Clindamycin, Metronidazol Reserveantibiotika: Chloramphenicol; Ertapenem; Fluorchinolon IV
Wirksam gegen C. diff. (pseudomembranöse Kolitis)	Metronidazol, Colistin, Vancomycin (Oralther.)

18.3 Virustatika

18.3.1 Therapie der Herpesviridae

Hepatitiden ▶ 8.2; ▶ Tab. 18.14.

Tab. 18.14 Therapie der Herpesviridae

	Spektrum, Indikation	24-h-Dosis, Erw.	NW, Bemerkungen
Aciclovir (z. B. Zovirax®)	HSV1, HSV2, VZV, systemisch relativ gut verträglich	Salbe und Trpf. 5 ×/d [$] Tbl.: 5 × 200–800 mg [$] i. v.: 3 × 5 (–10) mg/kg KG [$$]	Krea ↑, Leberenzyme ↑, Exanthem. Dosisreduktion bei Niereninsuff. Venenreizung (bei i. v. Gabe). Kein Effekt bei postherpetischen Schmerzen
Famciclovir (Famvir®)	HSV, VZV	3 × 250 mg p. o. [$]	Kopfschmerz, Übelkeit, nur bei unkomplizierten Frühformen zugelassen
Valaciclovir (Valtrex®)	Unkomplizierter Herpes zoster	3 × 1 g p. o. [$]	Zephalgien, Übelkeit und Erbrechen
Brivudin (Zostex®)	Herpes zoster (immunkompetente Pat.)	1 × 125 mg p. o. für 7 d	KI u. a. bei SS/SZ, Immundefizienz, 5-FU-Einnahme

18

18.3.2 Therapie des Zytomegalievirus (CMV)

Tab. 18.15 Therapie des Zytomegalievirus (CMV)

	Spektrum, Indikation	24-h-Dosis, Erw.	NW, Bemerkungen
Ganciclovir (Cymeven®)	CMV (bei Immunsuppression), z.B. Transplantation, AIDS	2 × 5 mg/kg KG i.v. für ca. 3–4 Wo. [$$$] Erhaltungsther.: Cymeven oral® 2 × 1,5 g p.o. Alternativ Valganciclovir (Valcyte®) Induktion: 2 × 900 mg, Erhaltungsther.: 2 × 900 mg	KM-Depression → BB-Kontrolle, GI-NW, Leberenzyme ↑, ZNS-Störungen, teratogen
Foscarnet (Foscavir®)	CMV-Inf., aciclovirresistente HSV-Inf., evtl. EBV, VZV, HHV-6, HHV-8	180 mg/kg KG über 2 h i.v. in 2 Dosen [$$$]	Nausea, Emesis → langsam infundieren, Ca^{2+} ↓, PO_4^{3-} ↑, Phlebitis (am besten über ZVK), Fieber; ZNS-Sympt., nephrotoxisch → Krea-Kontrollen. Volumen- und Natriumzufuhr!
Cidofovir (Vistide®)	CMV-Inf.	1 × 5 mg/kg KG/Wo. (Infusion über 1 h) für 2 Wo., Erhaltungsther. alle 2 Wo. [$$$$] (375 mg à 1.115 €)	Proteinurie, GI-NW, Exanthem, Nierenversagen → Komb. mit Probenecid und Vorhydratisierung mit NaCl 0,9 %; teratogen → Konzeptionsschutz für mind. 3 Mon. Zidovudin-Dosis um 50 % reduzieren. **Cave:** Komb. mit Indinavir oder Foscarnet

18.3.3 Andere Virustatika

Tab. 18.16 Andere Virustatika

	Spektrum, Indikation	24-h-Dosis, Erw.	NW, Bemerkungen
Ribavirin (Virazole®, Rebetol®)	Inhalation: Respiratory-Syncytial-Virus (RS-Virus) i.v.: Arenaviren; z.B. lymphozytische Choriomeningitis, Lassafieber, HCV u.a.	4 × 1 g initial i.v., danach 3 × 0,5 g für 6 d [$$$] HCV: 1.000–1.200 mg/d [$$$]	Pulmonal, hämolytische Anämie

18.3.4 Therapie des Influenzavirus

Tab. 18.17 Therapie des Influenzavirus

	Spektrum, Indikation	24-h-Dosis, Erw.	NW, Bemerkungen
Zanamivir (Relenza®)	Verkürzung der Symptomdauer (um 1,5 d); Influenza A/B	2 × 2 Hübe à 3,6 mg über 5 d (Rotadisk)	Beginn max. (!) 48 h nach ersten Symptomen

Tab. 18.17 Therapie des Influenzavirus *(Forts.)*

	Spektrum, Indikation	24-h-Dosis, Erw.	NW, Bemerkungen
Oseltamivir (Tamiflu®)	Verkürzung der Symptomdauer (um 1,5 d); Influenza A/B, Vogelgrippe	Prophylaxe: 7,5 mg/d p. o. Ther.: 150 mg/d p. o.	Beginn max. (!) 48 h nach ersten Symptomen. Dosishalbierung durch Zugabe von Probenicid möglich
Amantadin (Amantadin®)	Influenza-A-Virusgruppe	2 × 100 mg p. o. für 10 d ab 65 J. 1 × 100 mg	HF-Senkung, Long-QT

18.3.5 HIV-Therapie

Tab. 18.18 HIV-Therapie

	Spektrum, Indikation	24-h-Dosis, Erw.	NW, Bemerkungen
Reverse-Transkriptase-Hemmer (Nukleosidanaloga; RTI)			
Abacavir (Ziagen®)	HIV, nur als Kombinationsther.	2 × 300 mg p. o.	Kopfschmerzen, Übelkeit, hämatologische NW, Allergie bis zu Todesfällen!
Azidothymidin/ Zidovudin, AZT (z. B. Retrovir®)	HIV (▸ 17.3.6)	1 × 600 + 300 mg p. o.	KM-Depression → BB-Kontrolle (Anämie in 25 %!), Kopfschmerzen, GI-NW, PNP, Folsäure- und Vit.-B_{12}-Mangel
Didanosin, DDI (Videx®)	HIV-Inf.	1 × 400 mg p. o. (KG > 60 kg; Hartkapsel) vor dem Essen	Pankreatitis, Diarrhö, periphere Neuropathie
Emtricitabin (Emtriva®)	HIV-Inf.	1 × 200 mg p. o.	Dosisreduktion bei Niereninsuff., Diarrhö, Zephalgien
Lamivudin, 3TC (Epivir®, Zeffix®)	HIV, nur als Kombinationsther.; HBV	1 × 300 mg p. o. nüchtern; HBV 1 × 100 mg p. o.	GI-NW, Exanthem
Stavudin, D4T (Zerit®)	HIV	2 × 30–40 mg p. o., mind. 1 h vor dem Essen	Neuropathie, Schlafstörungen, Myalgien, Leberenzyme ↑. **KI:** schwere periphere Neuropathie
Nukleotidanaloga			
Tenofovir (Viread®)	HIV-Inf.	1 × 245 mg p. o.	**NW:** Übelkeit. **Cave:** Nephrotoxizität, Osteomalazie **WW:** Didanosin
Efavirenz (Sustiva®)	HIV-Inf.	1 × 600 mg p. o.	ZNS-Exzitation, Exanthem, WW bei Cytochrom-P450-abhängigem Metabolismus

18

Tab. 18.18 HIV-Therapie *(Forts.)*

	Spektrum, Indikation	24-h-Dosis, Erw.	NW, Bemerkungen
Nukleotidanaloga			
Nevirapin (Viramune®)	HIV	Tag 1–14: 1 × 200 mg p.o. Ab Tag 15: 2 × 200 mg p.o.	Exanthem (Stevens-Johnson-Sy.), Fieber, Transaminasen ↑
Etravirin (Intelence®)	HIV, nur als Kombinationsther.	2 × 200 mg p.o. zu den Mahlzeiten	Exanthem, Schwindel, Leberenzyme ↑, nur in Komb.
Proteaseinhibitoren (PI)			
Fosamprenavir (Telzir®)	HIV	2 × 700 mg plus 2 × 100 mg Ritonavir	GI-NW, Exanthem
Indinavir (Crixivan®)	HIV, nur als Kombinationsther.	3 × 800 mg p.o. nüchtern, 1 h vor einer fettfreien Mahlzeit, 2–3 l/d trinken; besser: 2 × 800 mg plus 2 × 100 mg Ritonavir (Norvir®)	Bili ↑, Nierensteine, Juckreiz, trockene Haut. Bei Komb. Rifabutindosis auf 50 % reduzieren **KI**: Komb. mit Benzodiazepinen, Kalziumantagonisten, Rifampicin
Proteaseinhibitoren CPD*			
Nelfinavir (Viracept®)	HIV	3 × 750 mg p.o. zum Essen	GI-NW, Exanthem, bei Komb. Rifabutindosis 50 % reduzieren **KI**: Komb. mit Benzodiazepinen, Antihistaminika, Kalziumantagonisten, Rifampicin
Ritonavir (Norvir®)	HIV, nur als Kombinationsther.	(2 × 600 mg p.o.) nur als „Booster" mit 2 × 100 mg	GI-NW, periorales Taubheitsgefühl. Triglyzeride ↑↑, Transaminasen ↑ **KI**: Komb. mit Benzodiazepinen, Antihistaminika, Antiarrhythmika, Rifampicin, Rifabutin
Saquinavir (Invirase®)	HIV, nur als Kombinationsther.	2 × 1.000 mg plus 2 × 100 mg Ritonavir (Norvir®)	GI-NW **KI**: Komb. mit Antihistaminika, Rifampicin, Rifabutin. Grapefruitsaft verbessert Resorption
Atazanavir (Reyataz®)	HIV, nur als Kombinationsther.	1 × 300 mg p.o. plus 1 × 100 mg Ritonavir	Günstiges Resistenzprofil **NW**: weniger Lipodystrophie, Bili ↑
Lopinavir/ Ritonavir (Kaletra®)	HIV, nur als Kombinationsther.	2 × 500 mg	Günstigeres Resistenzprofil **NW**: Diarrhö **WW**: wie andere PI
(Aptivus) „Tipranavir"	HIV, nur als Kombinationsther.	2 × 500 mg plus 2 × 200 mg Ritonavir	Günstiges Resistenzprofil **NW**: wie andere PI

18

Tab. 18.18 HIV-Therapie *(Forts.)*			
	Spektrum, Indikation	24-h-Dosis, Erw.	NW, Bemerkungen
Proteaseinhibitoren CPD*			
Darunavir (Prezista®)	HIV	2 × 600 mg + 2 × 100 mg Ritonavir	Übelkeit, Diarrhö
Fusionsinhibitor			
Enfurvitide (Fuzeon®)	HIV, nur als Kombinationsther.	2 × 100 mg s. c.	Lokalreaktionen, Hypersensitivitätsreaktionen
Integraseinhibitor			
Raltegravir (Isentress®)	HIV, nur als Kombinationsther.	2 × 400 mg p.o.	GI-NW, Fieber, Kopfschmerzen
CCR5-Antagonist			
Maraviroc (Celsentri®)	Vorbehandelte Pat. mit CCR5-tropen HIV-Stämmen	2 × 300 mg p.o., Anpassung als Komb.-Präparat	

* Boosterung als „Doppel-PI ", z.B. Indinavir 400 mg + Ritonavir 400 mg oder Indinavir 800 mg + Ritonavir 100 mg. Vorteile: Wirkungsverstärkung, 2 Dosen/d, nahrungsunabhängig, NW ↓ ↓

18.4 Antimykotika

Tab. 18.19 Antimykotika (auch ▶ 18.5)			
	Spektrum, Indikation	24-h-Dosis, Erw.	NW, Bemerkungen
Amphotericin B (Ampho-Moronal®)	Candida albicans, Cryptococcus, Aspergillus, biphasische Pilze. Primärther. bei systemischen Mykosen	Lokale Ther., p.o., Infusion über 3–4 h in Glukose 5 %. Initial 0,1–0,25 mg/kg KG/d, steigern um 0,1–0,25 mg/kg KG. Normale Dosis: 1 × 0,6–1 mg/kg KG, max. 5 g/d [$$]	GI-NW, Fieber, Schüttelfrost, RR ↓ (vor Therapiebeginn Testdosis 2–5 mg i.v.), Schmerzen, meist reversibles Nierenversagen (für ausreichende NaCl-Zufuhr sorgen), Thrombophlebitis, Hypokaliämie, BB-Veränderungen. **Cave:** WW Cumarine. **KI:** schwere Leber- oder Nierenfunktionsschäden
Liposomales Amphotericin B (Ambisome®)	Amphotericin B. Bei Unverträglichkeit von konventionellem Amphotericin B	Initial 1 mg/kg KG, steigern um 1 mg/kg KG. Normale Dosis: 1 × 3–5 mg/kg KG, max. 16 g [$$$$]	Wesentlich weniger NW als konventionelles Amphotericin B, aber extrem teuer **KI:** Amphotericin B

18

Tab. 18.19 Antimykotika (auch ▶ 18.5) *(Forts.)*			
	Spektrum, Indikation	**24-h-Dosis, Erw.**	**NW, Bemerkungen**
Anidulafungin (Ecalta®)	Invasive Candidose, nicht bei Neutropenie	Initial 200 mg i.v., dann 100 mg i.v. [$$$$]	Nicht als Bolusinjektion (NW ↑), Leberenzyme ↑, GI-NW, Exanthem, Koagulopathie
Caspofungin (Caspofungin®)	Reservemykotikum Empfindlich: amphotericinazolresistente Candida und Aspergillus Unempfindlich: Cryptococcus!	Initial 70 mg i.v., dann 50 mg i.v. [$$$$]	Besser verträglich als Amphotericin NW: Fieber, lokale Venenreizung, Zephalgie, Transaminasen ↑. Keine Dosisreduktion bei Niereninsuff. WW: Ciclosporin
Clotrimazol (z.B. Canesten®)	Candida, Dermatophyten, Schimmelpilze, dimorphe Pilze	Meist lokale Anwendung [$]	GI-NW
Fluconazol (Diflucan®, Fungata®)	Empfindlich: Candida spp., außer C. glabrata und C. krusei, Cryptococcus (Prophylaxe) Unempfindlich: Aspergillus	1 × 200 mg p.o. bei Schleimhautbefall bis 400 mg p.o. [$] bei Systemmykose 400–800 mg i.v. [$$]	Gut verträglich. GI-NW, Hepatotoxizität, Hautaffektionen, periphere Neuropathie, Thrombopenie WW: Phenytoin, Cumarine, Ciclosporin, Sulfonylharnstoffe, Rifampicin
Flucytosin (5-Fluorocytosin, Ancotil®)	Generalisierte Mykosen durch Candida, Cryptococcus und Aspergillus, Reserve-Antimykotikum	4 × 25–50 mg/ kg KG i.v. [$$$]	GI-NW, Leuko-, Thrombopenie, Allergie, Transaminasen ↑. Hohe Resistenzrate, daher nur in Komb. mit Amphotericin B KI: Gravidität, Niereninsuff.
Itraconazol (Sempera®)	Candida (oropharyngeal, ösophageal, systemisch), Aspergillus, Histoplasma, Cryptococcus, (Para-)Coccidioides	1–2 × 200 mg p.o. nach dem Essen, bis 400 mg [$]	GI-NW, Allergie. WW: Fluconazol, zusätzl. Digoxin, Terfenadin
Micafungin (Mycamine®)	Candida (ösophageal und systemisch)	1 × 100 mg i.v.	Leuko- + Thrombopenie, GI-NW, Exanthem
Posaconazol (Noxafil®)	Aspergillose, Fusaniose, Chromoblastomykose, Kokzidioidomykose, Reservemedikament	2 × 400 mg p.o. mit einer Mahlzeit [$$$$]	GI-NW, Kopfschmerzen, Exantheme, Transaminasen ↑
Ketoconazol (Nizoral®)	Candida (außer C. krusei, C. glabrata), (Para-)Coccidioides, Histoplasma, Dermatophyten	Lokal. 1 × 200– 600 mg p.o. vor dem Mittagessen, bis 400 mg [$]	Übelkeit, Exanthem, Hepatitis (ggf. Leberwerte überwachen), Impotenz, Gynäkomastie (NNR Insuff.). Keine Liquorgängigkeit. Cave: keine Resorption bei Anazidität des Magens WW: Fluconazol

18

Tab. 18.19 Antimykotika (auch ▶ 18.5) *(Forts.)*			
	Spektrum, Indikation	24-h-Dosis, Erw.	NW, Bemerkungen
Miconazol (z. B. Daktar®)	Clotrimazol	Lokal. 4 × 250 mg p. o. [$]	Gut verträglich, GI-NW, Juckreiz, Exanthem
Nystatin (z. B. Moronal®)	Candida spp.	Lokal. 4 × 500.000–1 Mio. IE p. o. [$]	GI-NW, Allergie
Voriconazol (Vfend®)	Fluconazolresistente Candida, Cryptococcus, Fusarium spp., Aspergillose, Ther. der Wahl bei neutropenischem Fieber	Am 1. Tag 6 mg/kg KG i. v., dann 4 mg/kg KG alle 12 h [$$$$] Am 1. Tag 400 mg p.o., dann 2 × 200 mg [$$$$]	GI-NW, Sehstörungen, Fotophobie, 15 % Transaminasen ↑ **WW:** Sirolimus, Terfenadin, Pimozid, Rifampicin, Carbamazepin

18.5 Anthelminthika

Tab. 18.20 Anthelminthika			
	Spektrum, Indikation	Dosierung	NW, Bemerkungen
Mebendazol (z. B. Vermox®)	Spulwurm, Maden- und Hakenwurm	2 × 100 mg für 3 d [$]	Diarrhö, GI-Schmerzen **KI:** Gravidität
Niclosamid (Yomesan®)	Rinder- und Schweinebandwurm, Fisch- und Zwergbandwurm	1 g p.o. nüchtern, 1 h später nochmals 1 g p.o. [$]	GI-NW (selten). Keine systemischen NW, da keine enterale Resorption
Praziquantel (z. B. Cesol®)	Taenia saginata und solium, Hymenolepis nana, Fischbandwurm	Einmalgabe 5–10 mg/kg KG [$]	Kopf- und Bauchschmerzen, Schläfrigkeit, Benommenheit, Urtikaria **KI:** Gravidität
Pyrantel (Helmex®)	Breitband-Anthelminthikum: Oxyuren, Askariden, Haken-, Fadenwürmer	Einmalgabe 10 mg/kg KG [$]	GI-NW, Kopfschmerzen, Schwindel, Müdigkeit

18

19 Problemfälle der Arzneitherapie

Arno J. Dormann, Martin Lindig, Florian Onken und Stephan Weise

19

19.1 Nomogramme

Arno J. Dormann

19.1.1 Nomogramm zur Abschätzung der endogenen Kreatinin-Clearance

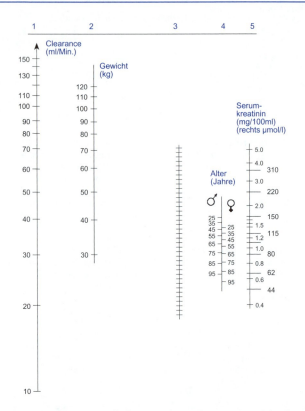

Abb. 19.1 Nomogramm zur Abschätzung der endogenen Kreatinin-Clearance. Mit Lineal Gewicht des Pat. (Skala 2) mit dem Alter (Skala 4) verbinden. Es resultiert ein Schnittpunkt mit Skala 3. Diesen Schnittpunkt durch Drehen des Lineals mit dem gemessenen Serum-Kreatininwert (Skala 5) verbinden. Die li Hälfte des Lineals schneidet dann Skala 1 → zugehöriger Clearancewert [L190]

19.1.2 Nomogramm zur Bestimmung der Körperoberfläche bei Erwachsenen

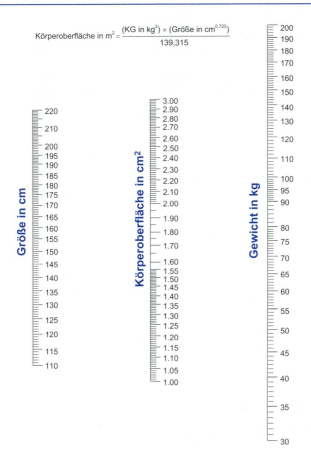

$$\text{Körperoberfläche in m}^2 = \frac{(\text{KG in kg}^2) \times (\text{Größe in cm}^{0.725})}{139{,}315}$$

Abb. 19.2 Nomogramm zur Bestimmung der Körperoberfläche bei Erwachsenen. Größe und Gewicht mit einer Geraden verbinden, Körperoberfläche am Schnittpunkt ablesen [L190]

19.2 Plasmaspiegel und therapeutische Bereiche von Arzneimitteln

Florian Onken und Arno J. Dormann

Therapeutisches „Drug-Monitoring" (TDM): Messen von Medikamentenkonz. im Blutplasma zur Dosisanpassung bei geringer ther. Breite. Es entbin-

19

det den Arzt nicht von der Aufgabe, das Behandlungsschema der klin. Situation (Ausbleiben des gewünschten Effekts, Auftreten von NW) anzupassen. Nicht in jeder klin. Situation ist ein TDM bei den angegebenen Medikamenten nötig und sinnvoll. Die Ind. hierzu muss je nach Medikament und Klinik vom behandelnden Arzt im Einzelfall gestellt werden.

- **Ther. Bereich:** Spanne der pharmakodynamisch wirksamen Plasmakonz., in der unerwünschte Wirkungen mit einer geringeren Wahrscheinlichkeit auftreten.

Tab. 19.1 Antiarrhythmika

	Ther. Bereich (µmol/l)	Umrechnungs- faktor*	Ther. Bereich (mg/l)
Ajmalin	0,09–0,15	3,0	0,03–0,05
Amiodaron	0,8–4,7	1,6	0,5–3,0
Chinidin	6–15	3,0	2–5
Digitoxin	17–33 nmol/l	1,3	13–25 µg/l
Digoxin	0,9–2,6 nmol/l	1,3	0,7–2,0 µg/l
Disopyramid	6–15	3,0	2–5
Flecainid	0,5–2,5	2,5	0,2–1,0
Lidocain	8,5–21,5	4,3	2–5
Magnesium	66,0–136,0	41,2	1,6–3,3
Mexiletin	2,8–11,2	5,6	0,5–2,0
Procainamid	17–43	4,3	4–10
N-Acetyl- Procainamid**	22–72	3,7	6–20
Propafenon	0,6–3,0	3,0	0,2–2,7
Sotalol	3–10	3,7	0,8–2,7
Tocainid	20–50	5,2	4–10
Verapamil	0,04–0,20	2,2	0,02–0,10

* Umrechnungsfaktor (UF) 1.000 : MG, d. h. µmol/l = UF × mg/l;
** aktiver Metabolit des Procainamids.

Tab. 19.2 Antibiotika, Antimykotika, antivirale Medikamente

	Talspiegel** (µmol/l)	Ther. Bereich (µmol/l)	Umrech- nungs- faktor*	Talspiegel** (mg/l)	Ther. Be- reich (mg/l)
Amikacin	< 9	26–43	1,7	< 5	15–25
Amphoteri- cin B		0,2–2,2	1,1		0,2–2,0
Chloram- phenicol		16–62	3,1		5–20

Tab. 19.2 Antibiotika, Antimykotika, antivirale Medikamente *(Forts.)*

	Talspiegel** (µmol/l)	Ther. Bereich (µmol/l)	Umrech-nungs-faktor*	Talspiegel** (mg/l)	Ther. Be-reich (mg/l)
Co-trimoxa-zol: Trime-thoprim, Sulfametho-xazol		5–141 60–400	3,44,0		1,5–4,0 40–100
Fluconazol		13,2–26	3,3		4–8
Flucytosin		≤ 780	7,8		≤ 100
Ganciclovir		2,3–97,5	3,9		0,6–25
Gentamicin	< 4,5	11–26	2,2	< 2	5–12
Griseofulvin		0,84–3,6	2,8		0,3–1,3
Isoniazid		3,7–110	7,3		0,5–15
Mefloquin					0,02–0,5
Pyrazinamid		58–87	2,9		20–30
Rifampicin					0,1–10
Streptomy-cin	< 8,5	26–68	1,7	< 5	15–40
Teicoplanin		≤ 5	0,5		≤ 10
Tobramycin/ Netilmicin	< 4,5	11–25	2,1	< 2	5–12
Vancomycin	< 7	≤ 28	0,7	< 10	≤ 40

* Umrechnungsfaktor (UF) 1.000 : MG, d.h. µmol/l = UF × mg/l;
** Talspiegel (Trough Level) werden am Ende des Dosierungsintervalls dir. vor erneuter Medikamentenapplikation bestimmt und sollen den angegebenen Wert nicht überschreiten.

Tab. 19.3 Antidepressiva

	Ther. Bereich (µmol/l)	Umrechnungs-faktor*	Ther. Bereich (mg/l)
Amitriptylin (+ Nortriptylin)**	0,40–0,90	3,6	0,10–0,25
Citalopram			0,02–0,25
Clomipramin (+ Desme-thylclomipramin)**	0,50–1,00	3,2	0,15–0,30
Desipramin	0,25–0,95	3,8	0,06–0,25
Doxepin (+ Desmethyl-doxepin)**	0,20–0,90	3,6	0,06–0,25
Fluoxetin			0,06–0,45

19

Tab. 19.3 Antidepressiva *(Forts.)*

	Ther. Bereich (µmol/l)	Umrechnungs-faktor*	Ther. Bereich (mg/l)
Imipramin (+ Desipramin)**	0,35–1,10	3,6	0,10–0,30
Lithium	300–1 300		
Maprotilin			0,1–0,25
Mianserin			0,03–0,12
Mirtazapin			0,3–0,080
Nortriptylin	0,20–0,60	3,8	0,05–0,15
Opipramol			0,05–0,2
Trimipramin			0,02–0,2
Viloxazin			0,5–5

* Umrechnungsfaktor (UF) 1.000 : MG, d.h. µmol/l = UF × mg/l;
**Im Rahmen des ther. Drug-Monitorings oder der toxikolog. Analyse werden die Plasmakonz. des entsprechenden Pharmakons mit denen des jeweiligen aktiven Metaboliten (in Klammern) summiert.

Tab. 19.4 Antiepileptika

	Ther. Bereich (µmol/l)	Umrechnungs-faktor*	Ther. Bereich (mg/l)
Baclofen			0,1–0,6
Carbamazepin	17–42	4,2	4–10
Clonazepam	0,06–0,22	3,2	0,02–0,07
Ethosuximid	285–710	7,1	40–100
Gabapentin			3–4
Lamotrigin			1,5–4
Levetiracetam			20–65
Oxcarbazepin			< 0,003
Phenobarbital	43–172	4,3	10–40
Phenytoin	40–80	4,0	10–20
Primidon**	23–55	4,6	5–12
Valproat	345–690	6,9	50–100
Vigabatrin			3–25

* Umrechnungsfaktor (UF) 1.000 : MG, d.h. µmol/l = UF × mg/l;
**Wird zu Phenobarbital metabolisiert, gleichzeitige Bestimmung des Phenobarbitalspiegels (deutlich längere HWZ) erforderlich.

Tab. 19.5 Neuroleptika

	Ther. Bereich (mg/l)
Amisulprid	0,03–0,3
Chlorpromazin	0,03–0,25
Clozapin	0,05–0,7
Fluphenazin	0,001–0,01
Haloperidol	0,002–0,05
Melperon	0,1–0,2
Pipamperon	0,02–0,4
Promethazin	< 0,1

Tab. 19.6 Tranquilizer

	Ther. Bereich (mg/l)
Clobazam	0,1–0,4
Clonazepam	0,01–0,06
Diazepam	0,1–0,5
Dikaliumchlorazepat	bestimmt werden die Metaboliten Oxazepam und Desmethyldiazepam
Flunitrazepam	5–15
Lorazepam	0,08–0,25
Oxazepam	0,2–1,5

Tab. 19.7 Weitere Arzneimittel

	Ther. Bereich (µmol/l)	Umrech-nungsfaktor*	Ther. Bereich (mg/l)
Carbimazol			< 0,7
Ciclosporin A	0,08–0,25	0,8	0,1–0,3
Glibenclamid			0,1–0,3
Lithium	300–1 000		
Mycophenolat-Mofetil			1–3
Salizylat	145–720** 420–2 160***	7,2	20–100** 100–300***
Sirolimus			0,005–0,03
Theophyllin	44–110	5,5	8–20

* Umrechnungsfaktor (UF) 1.000 : MG, d. h. µmol/l = UF × mg/l;
** bei analgetischer und antipyretischer Wirkung;
*** bei antiphlogistischer Wirkung.

19.3 Arzneimittelinteraktionen

Arno J. Dormann und Florian Onken

19.3.1 Inkompatibilitäten

- Nicht zusammen mit Glukose infundieren: Furosemid, Ampicillin, Hydralazin, Chinin, Urokinase.
- Nicht zusammen mit NaCl infundieren: Amphotericin, Lidocain, Nitroprussid.
- Nicht zusammen mit $NaHCO_3$ infundieren: Ca^{2+}, Dobutamin, Dopamin, Piperacillin, Adrenalin, Noradrenalin.
- Verschiedene Medikamente nicht miteinander in einer Infusionslsg. mischen.

- Bei Komb. von Pharmaka derselben Indikationsklasse additive Wirkungen und NW (z. B. Hypotoniegefahr bei gleichzeitiger Gabe verschiedener Antihypertensiva).
- Bei Behandlung mit Antibiotika und Chemotherapeutika Erniedrigung des Plasmaspiegels von oralen Antikonzeptiva durch Veränderung der Darmflora und Verminderung des enterohepatischen Kreislaufs von Östrogen.

19.3.2 Interaktionen ausgewählter Substanzen

W = Wirkung; PS = Plasmaspiegel.
- **Acarbose:** W ↓ u. a. von Antazida und Colestyramin.
- **Acetazolamid:** W ↑ von Antihypertensiva; W ↓ von Antidiabetika; PS ↑ von Lithiumsalzen.
- **Acetylcystein (ACC):**
  - W ↓ von oralen Antibiotika, deshalb Einnahme etwa 2 h später (außer Amoxicillin, Erythromycin, Doxycyclin).
  - Antidot bei Paracetamol (vorher Paracetamol-Serumspiegel bestimmen).
- **Acetylsalicylsäure und Derivate:** NSAID, Anthranilsäure-, Arylessigsäure-, Arylpropionsäurederivate, Oxicame.
  - W ↑ von allen Medikamenten, die die Blutungsneigung verstärken (Cumarinderivate, Heparin, andere NSAID, Alkohol, Glukokortikoide).
  - Urikosurische W ↓ von Probenezid und Sulfinpyrazon.
  - BZ-senkende W ↑ von Sulfonylharnstoffen.
  - PS ↑ von Barbituraten, Digoxin, Lithium, Phenytoin.
  - Toxizität ↑ von Methotrexat.
- **ACE-Hemmer:** z. B. Captopril, Enalapril, Benazepril.
  - Hyperkaliämiegefahr ↑ bei Komb. mit kaliumsparenden Diuretika.
  - Antihypertensive W ↓ durch NSAID.
  - BB-Veränderungen ↑ durch Immunsuppressiva, Allopurinol, Zytostatika, Glukokortikoide.
  - Ausscheidung ↓ von Lithium.
- **Aciclovir:** PS ↑ durch Probenecid, Cimetidin.
- **Aliskiren** (Rasilez®):
  - W ↓ von Digoxin und Furosemid.
  - PS ↓ durch Irbesartan.

- PS ↑ durch Ketoconazol.
- Serumkalium ↑ durch Synergie mit kaliumerhöhenden Medikamenten.
- Resorption ↓ durch fettreiche Ernährung.

Allopurinol:
- Häufigkeit ↑ von allergischen Reaktionen (v. a. Exanthem) auf Ampicillin.
- W ↑ von Cumarinderivaten und Theophyllin.
- W ↓ von Thiaziddiuretika und Etacrynsäure.
- PS ↑ von Mercaptopurin und Azathioprin (Dosis um 50–75 % reduzieren).

Alpha-Methyldopa:
- Toxizität ↑ von Lithium, L-Dopa, MAO-Hemmern.
- Resorption ↓ durch Eisen.
- W ↓ durch trizyklische Antidepressiva, Barbiturate, Sympathomimetika.
- W ↑ von Haloperidol.

Aluminiumhaltige Medikamente: z. B. Aluminiumhydroxid in Antazida Resorption ↓ (bis zu 90 %) von Tetrazyklinen und Gyrasehemmern, deshalb Einnahme der Antibiotika mind. 1–2 h später.

Amilorid:
- RR ↓ mit anderen Antihypertensiva, Barbituraten, Psychopharmaka, Vasodilatatoren.
- Gefahr der Hyperkaliämie ↑ durch Triamteren, Spironolacton, ACE-Hemmer.
- W ↓ von oralen Antidiabetika und Digitalis.
- Kardio- und Neurotoxizität ↑ von Lithium.

Aminoglykosidantibiotika: z. B. Gentamicin.
- Nephrotoxizität ↑ durch Cephalosporine, Methoxyfluran, Amphotericin B, Ciclosporin, Cisplatin.
- Ototoxizität ↑ durch Schleifendiuretika, Cisplatin.
- Muskelrelaxation ↑ z. B. von Succinylcholin, Pancuronium, Halothan.

Amphotericin B:
- Risiko Nephrotoxizität ↑ bei Komb. mit Cisplatin, Pentamidin, Aminoglykosiden, Ciclosporin, Ganciclovir, Foscarnet, Flucytosin.
- Leuko- und Thrombopenie bei Komb. mit Foscarnet und Ganciclovir.

Anästhetika, halogenierte: z. B. Halothan.
- MAO-Hemmer: erhöhtes Risiko einer Herz-Kreislauf-Insuff.
- Muskelrelaxation ↑ durch Aminoglykoside.
- HRS ↑ von Katecholaminen.
- Kardiodepression ↑ von β-Blockern.

Angiotensin-Rezeptorblocker: z. B. Lorsartan, Valsartan, Irbesartan.
- RR-Abfall v. a. bei hoch dosierter Diuretikavorbehandlung; Gefahr der Hyperkaliämie bei Komb. mit Kalium(-sparern).
- Toxizität ↑ von Lithium (bei Komb. Kontrollen des PS von Lithium).
- In-vitro-Interaktionen mit Nifedipin, Tolbutamid, Warfarin.
- Fragliche Interaktionen mit Enzyminduktoren (z. B. Rifampicin).

Anticholinergika: z. B. Atropin, Scopolamin. W ↑ durch Amantadin, tri- und tetrazyklische Antidepressiva, Antihistaminika (H$_1$-Blocker), Chinidin, Dopaminantagonisten (z. B. Metoclopramid), Neuroleptika.

Antidepressiva, tri- und tetrazyklische: z. B. Amitriptylin, Desipramin, Imipramin, Maprotilin, Mianserin, Trazodon.
- Antihypertensive W ↓ von Clonidin, Guanethidin, Reserpin.
- Sympathomimetische W ↑ von Katecholaminen.
- W ↑ von Anticholinergika.

19

- Zentral dämpfende W ↑ von Sedativa, Neuroleptika, Antihistaminika, Alkohol.
- Proarrhythmische W ↑ von Antiarrhythmika (Klasse 1a), Digitalis.
- **Antikonzeptiva, orale („Pille"):**
  - W ↑ von einigen Benzodiazepinen, Griseofulvin, Imipramin, Metoprolol, Paracetamol, Vit. C.
  - PS ↓ durch Barbiturate, Breitbandantibiotika (z. B. Ampicillin, Tetrazyklin), Carbamazepin, Phenylbutazon, Phenytoin, Primidon, Rifampicin.
- **Atovaquon + Proguanil:**
  - W ↑ von Cumarinen.
  - PS ↓ durch MCP, Tetrazyklin, Rifampicin.
  - PS ↓ von Indinavir.
- **Azathioprin:** W ↓ von Allopurinol, d-Tubocurarin; W ↑ von Suxamethonium, Trimethoprim und Sulfamethoxazol.
- **Barbiturate, Primidon:**
  - W ↓ von oralen Antikonzeptiva, Benzodiazepinen, Chloramphenicol, Cumarinen, Digitoxin, Doxycyclin, Glukokortikoiden, Griseofulvin, Phenytoin, Zytostatika.
  - W ↑ von und durch Alkohol bzw. zentral dämpfende Pharmaka.
  - W ↑ durch Valproinsäure und MAO-Hemmer.
  - Toxizität ↑ von Methotrexat.
- **Benzodiazepine:**
  - W ↑ von und durch zentral wirksame Pharmaka, Alkohol.
  - W ↑ von Muskelrelaxanzien, Analgetika, Lachgas.
  - W ↑ durch Cimetidin.
  - W ↑ ↓ mit zentral wirksamen Antihypertensiva, β-Blockern und Cumarinderivaten.
- **Betablocker** (auch Augentropfen):
  - Kardiodepressive W ↑ von Antiarrhythmika, Kalziumantagonisten vom Verapamiltyp.
  - Antihypertensive W ↑ durch zentral wirkende Antihypertensiva (z. B. Clonidin, Guanfacin, Methyldopa, Reserpin).
  - Hypoglykämische W ↑ von Insulin und Sulfonylharnstoffen (via Hemmung der Gegenregulation).
  - PS ↑ (z. B. von Alprenolol, Metoprolol, Propranolol) durch Cimetidin.
- **Carbamazepin:**
  - Neurotoxizität ↑ mit Lithium; Hepatotoxizität ↑ mit Isoniazid.
  - PS ↓ durch Phenobarbital, Phenytoin, Primidon.
  - PS ↑ durch Cimetidin, Diltiazem, Erythromycin, Isoniazid, Verapamil.
  - PS ↓ von Clonazepam, Cumarinen, Doxycyclin, oralen Antikonzeptiva, Phenytoin.
  - ! Komb. mit Antidepressiva vermeiden (toxisches Serotonin-Sy.).
- **Caspofungin:**
  - PS ↑ durch Ciclosporin.
  - PS ↓ von Tacrolimus.
- **Cephalosporine:**
  - Nephrotoxizität ↑ mit Aminoglykosidantibiotika, Schleifendiuretika, Polymyxin B, Colistin.
  - Blutungsgefahr ↑ von Cumarinderivaten, ASS.

Chinidin:
- W ↑ von Reserpin, Muskelrelaxanzien, Cumarinderivaten, Anticholinergika, Herzglykosiden.
- W ↓ durch Rifampicin.

Chinin:
- W ↑ von Herzglykosiden, Muskelrelaxanzien, Cumarinderivaten.
- PS ↓ durch Antazida.

Chloramphenicol:
- W ↑ von Sulfonylharnstoffen, Cumarinderivaten, Phenytoin, Rifampicin, Isoniazid.
- W ↓ von oralen Antikonzeptiva.
- Toxizität ↑ von Methotrexat.
- PS ↑ von Phenytoin; PS ↓ durch Barbiturate.
- ! Komb. mit anderen hämatotoxischen Pharmaka vermeiden.

Chloroquin:
- Resorption ↓ durch MAO-Hemmer.
- Risiko von Myopathien und Kardiomyopathien ↑ bei Komb. mit Glukokortikoiden (bei Langzeitanwendung).
- W ↑ von Digoxin, Methotrexat.
- W ↓ von Neostigmin, Pyridostigmin und der Tollwutimpfung.
- PS ↑ von Ciclosporin
- Resorption ↓ von Ampicillin.

Clofibrinsäure und **Derivate:** z. B. Bezafibrat, Fenofibrat.
- W ↑ von Cumarinderivaten, oralen Antidiabetika und Insulin (**cave:** Hypoglykämie).
- Gefahr der Rhabdomyolyse mit HMG-CoA-Reduktase-Hemmern.

Clonidin:
- W ↑ von zentral dämpfenden Pharmaka und Alkohol.
- ! Bei Beendigung einer Komb. mit β-Blockern erst β-Blocker, dann Clonidin ausschleichen.

Colesevelam (Cholestagel®): Komplexbildner zur Cholesterinsenkung.
- W ↓ von oralen Kontrazeptiva.
- Resorption ↓ von Vit. K.

Colestyramin, Colestipol: Resorption ↓ z. B. von Cumarinderivaten, Herzglykosiden, SD-Hormonen, Tetrazyklinen, Hydrochlorothiazid, Phenylbutazon, Phenobarbital.

Co-trimoxazol:
- W ↑ durch Indometacin, Phenylbutazon, Probenecid, Salizylate, Sulfinpyrazon.
- W ↑ von oralen Antidiabetika, Cumarinderivaten, Methotrexat, Phenytoin, Thiopental.
- W ↓ durch Antazida, Paraaminobenzoesäureester (z. B. Procain).
- Toxizität ↑ durch p-Aminosalizylsäure, Barbiturate, Diuretika (v. a. Thiazide), Methotrexat (**cave:** Folsäuremangel mit BB-Veränderungen), Phenytoin, Primidon.
- Resorption ↓ von Mercaptopurin.
- Nephrotoxizität ↑ von Ciclosporin.
- PS ↑ von Digoxin.

CSE-Hemmer: s. HMG-CoA-Reduktase-Hemmer.

19

- **Cumarinderivate:**
  - W ↑ durch Alkohol (akut), Allopurinol, Amiodaron, Anabolika, Androgene, Antibiotika, (Cephalosporine, Chloramphenicol, Co-trimoxazol, Makrolide, Metronidazol, Sulfonamide, Tetrazykline), Chinin, Chinidin, Cimetidin, Danazol, Dihydroergotamin, Dipyridamol, Disulfiram, Etacrynsäure, Fibrate (z. B. Clofibrat, Bezafibrat), NSAID, orale Antikonzeptiva, Plasminogenaktivatoren, Propafenon, SD-Hormone, Sulfinpyrazon, Tolbutamid, trizyklische Antidepressiva, Valproat.
  - W ↓ durch Alkohol (chron.), Antihistaminika, Antazida, Barbiturate, Carbamazepin, Chloralhydrat, Colestyramin, Glukokortikoide, Griseofulvin, Haloperidol, Mercaptopurin, orale Antikonzeptiva, Rifampicin, Thiouracil, Vit. K.
  - W ↑ von Sulfonylharnstoffen.
  - PS ↑ von Phenytoin.
- **Dabigatran** (Pradaxa®, Rendix®)**:**
  - PS ↑ durch Amiodaron.
  - W ↑ durch Verapamil, Clarithromycin, Rifampicin, Johanniskraut.
- **Digitalisglykoside:**
  - W ↑ durch Kalziumsalze i. v. (KI!), Captopril, Chinidin.
  - W ↓ von Digoxin durch Metoclopramid, Neomycin, Phenytoin, Sulfasalazin.
  - Toxizität ↑ durch K^+- und Mg^{2+}-Verluste, z. B. bei Diuretikather., chron. Laxanzienabusus, Glukokortikoide, Carbenoxolon, Amphotericin B, Penicillin G, Salizylate, ACTH-Ther.
  - Gefahr von HRS ↑ durch Phosphodiesterasehemmer, Reserpin, Succinylcholin, Sympathomimetika, trizyklische Antidepressiva.
  - PS ↓ durch Aktivkohle, Kaolin-Pektin, Colestyramin, Colestipol.
  - PS ↑ von Digitoxin durch Verapamil, Diltiazem.
  - PS ↓ von Digitoxin durch Enzyminduktoren (z. B. Phenobarbital, Phenytoin, Rifampicin).
  - PS ↑ von Digoxin durch Amiodaron, Antibiotika (Erythromycin, Tetrazykline), Kalziumagonisten, Chinidin, Flecainamid, Propafenon, Rifampicin, Spironolacon.
- **Dopaminantagonisten:** z. B. Alizaprid, Bromoprid, Metoclopramid.
  - W ↓ durch Anticholinergika.
  - W ↑ von zentral dämpfenden Pharmaka und Alkohol, Neuroleptika, trizyklischen Antidepressiva und MAO-Hemmern (extrapyramidale NW ↑ Komb. vermeiden).
- **Doxepin:**
  - W ↓ von Clonidin, Guanethidin.
  - W ↑ von Anticholinergika, Alkohol, Katecholaminen, Neuroleptika.
  - NW ↑ von Antiarrhythmika (Chinidintyp und Amiodaron), Digitalis, MAO-Hemmern.
  - PS ↑ durch Cimetidin.
- **Droperidol** (Xomolix®)**:**
  - Inzidenz ↑ von extrapyramidalen NW bei Komb. mit MCP und Neuroleptika.
  - Inzidenz ↑ von QT-Verlängerung bei Komb. mit QT-verlängernden Arzneimitteln.
  - Hyperkaliämie in Komb. mit kaliumsenkenden Arzneimitteln.
  - W ↑ von Barbituraten, Opiaten, Benzodiazepinen, Antihypertensiva.
  - W ↓ von Dopaminagonisten.

- PS ↑ durch CYP3A4-Hemmer (z. B. Azol-Antimykotika, Proteaseinhibitoren, Makrolide).
- **Entecavir** (Baraclude®): PS ↑ von und durch andere AM mit renaler Ausscheidung.
- **Etoricoxib** (Arcoxia®):
- W ↑ von Cumarinen.
- Risiko von Nierenversagen ↑ durch Diuretika, ACE-Hemmern, AT-II-Antagonisten, Ciclosporin, Tacrolimus.
- PS ↑ von MTX, Digoxin, Salbutamol, Minoxidil, Lithium.
- **Eplerenon** (Inspra®):
- Hyperkaliämie-Risiko ↑ bei Komb. mit kaliumsteigernden Arzneimitteln.
- Toxizität ↑ von Lithium bei Komb. von Diuretika und ACE-Hemmern.
- Nierenversagen bei Komb. mit Sirolimus, Tacrolimus, NSAID.
- Risiko sympt. Hypotonien ↑ bei Komb. mit Alphablockern, trizyklischen Antidepressiva, Neuroleptika, Baclofen.
- PS ↑ von Digoxin.
- PS ↑ durch CYP3A4-Induktoren (z. B. Ketoconazol, Itraconazol, Ritonavir, Grapefruit, Makrolide, Verapamil, Amiodaron u. a.).
- PS ↓ durch CYP3A4-Induktoren (z. B. Carbamazepin, Phenytoin, Phenobarbital, Johanniskraut, Rifampicin).
- **Ertapenem** (Invanz®): PS ↓ von Valproinsäure.
- **Exenatide** (Byetta®):
- Resorption ↓ durch verlangsamte Magenentleerung (Arzneimittel mit erforderlichen Mindestkonz. Mind. 1 h vorher einnehmen).
- W ↑ von Cumarinderivaten.
- **Ezetimib + Simvastatin** (Inegy®):
- Resorption ↓ durch Colestyramin.
- Risiko von Rhabdomyolyse und Myopathie ↑ durch Ciclosporin, Verapamil, Diltiazem, Fusidinsäure, Amiodaron.
- **Ganciclovir:**
- PS ↑ durch Probenecid.
- Krampfanfallrisiko ↑ bei Komb. mit Carbapenemen und Cilastatin.
- **Glukokortikoide:**
- Blutungsgefahr ↑ von NSAID.
- W ↓ von Cumarinderivaten, Thiazid- und Schleifendiuretika, oralen Antidiabetika.
- W ↑ von Digitalis (durch glukokortikoidinduzierte Hypokaliämie).
- W ↓ durch Barbiturate, Phenytoin, Primidon, Rifampicin.
- W ↑ (antiinflammatorisch und mineralokortikoid) und NW ↑ (v. a. Thrombosegefahr) durch Östrogene und „Pille".
- BB-NW ↑ durch ACE-Hemmer.
- Gefahr ↑ von Myopathien bzw. Kardiomyopathien durch Chloroquin.
- PS ↑ von Phenytoin.
- **Griseofulvin:**
- W ↓ von Cumarinen, oralen Kontrazeptiva.
- W ↑ von Alkohol.
- W ↓ durch Barbiturate.
- **Gyrasehemmer:** Chinolone, z. B. Ofloxazin, Norfloxazin.
- W ↑ von oralen Antidiabetika und Cumarinderivaten.
- PS ↑ von Ciclosporin, Koffein und Theophyllin.
- Resorption ↓ durch Antazida.

19

- **H$_2$-Blocker:** z. B. Cimetidin, Ranitidin.
  - Ausscheidung ↓ von Cumarinderivaten (erhöhtes Blutungsrisiko!), Benzodiazepinen, β-Blockern, Lidocain, Phenytoin, Theophyllin.
  - Resorption ↓ durch Antazida.
  - Resorption ↓ von Ketoconazol.
  - PS ↑ von Nifedipin und Carbamazepin.
- **Heparin:**
  - Blutungsrisiko ↑ mit Cumarinderivaten, NSAID, ASS, Fibrinolytika, Dextranen.
  - W ↑ von Propranolol; W ↓ von basischen Medikamenten, z. B. Chinin.
  - W ↓ durch Nitroglyzerin i. v.
- **HMG-CoA-Reduktase-Hemmer:** z. B. Lovastatin, Simvastatin.
  - W ↑ von Cumarinderivaten, Digitalis.
  - Myopathierisiko ↑ durch Fibrate, Nikotinsäure, Immunsuppressiva, Erythromycin.
- **Imipenem:** Serumkonz. ↑ durch Probenecid, Krampfanfälle unter Ganciclovir und Valganciclovir, Serumkonz. ↓ von Valproat.
- **Insulin:**
  - W ↑ durch Anabolika, Amphetamine, ASS, β-Blocker, Cyclophosphamid, Clofibrat, MAO-Hemmer, Methyldopa, Reserpin, Tetrazykline.
  - W ↓ durch trizyklische Antidepressiva, Diuretika, Glukokortikoide, Heparin, Lithium, Nikotinsäure und -derivate, Phenothiazine, Phenytoin, „Pille", SD-Hormone, Sympathomimetika.
  - Alkoholtoleranz ↓.
- **Isoniazid:**
  - Additive Hepatotoxizität ↑ bei Komb. mit Alkohol, Paracetamol, Rifampicin.
  - PS ↑ durch β-Blocker, Chlorpromazin, Salizylate, Insuline.
  - PS ↑ von Phenytoin, Primidon, Valproat, Carbamazepin, Benzodiazepine, Haloperidol.
  - PS ↓ von Azolen.
  - W ↑ von Cumarinen.
  - W ↓ durch Kortikoide.
  - Resorption ↓ durch Antazida, kohlenhydratreiche Nahrung.
  - NW ↑ von Sympathomimetika, Theophyllin, Atropin.
- **Kalziumantagonisten:**
  - **Nifedipintyp** (z. B. Isradipin, Nisoldipin, Nitrendipin): antihypertensive W ↑ durch Psychopharmaka, Cimetidin, Ranitidin. PS ↑ von Digoxin. PS ↓ von Chinidin. **Cave:** Nach Absetzen in Einzelfällen überproportional erhöht. PS ↑↓ von Theophyllin.
  - **Verapamiltyp** (z. B. Verapamil, Diltiazem, Gallopamil): kardiodepressive W ↑ durch Antiarrhythmika, β-Blocker, Inhalationsanästhetika. W ↑ von Muskelrelaxanzien. PS ↑ durch Cimetidin. PS ↓ durch Enzyminduktoren (z. B. Carbamazepin, Phenobarbital, Phenytoin, Rifampicin). PS ↑ von Carbamazepin, Ciclosporin, Digoxin und Theophyllin. PS ↓ von Lithium.
- **L-Dopa, Selegelin:**
  - W ↓ durch Neuroleptika, Opiate, Pyridoxin (Vit. B$_6$), Reserpin.
  - W ↑ von Antihypertensiva und Katecholaminen.
  - Arrhythmogene NW ↑ von Guanethidin.
- **Lidocain:** PS ↑ durch Cimetidin; PS ↓ durch Enzyminduktoren.
- **Lincomycine:** Lincomycin, Clindamycin.

- W ↑ von Muskelrelaxanzien (neuromuskuläre Blockade ↑).
- W ↓ von und durch Makrolide (z. B. Erythromycin).
- **Lithiumsalze:**
  - Kardio- und Neurotoxizität ↑ durch NSAID, Methyldopa, Saluretika.
  - Strumigene W ↑ von Jodverbindungen.
  - W ↓ durch Acetazolamid.
- **Makrolidantibiotika:** z. B. Azithromycin, Clarithromycin, Erythromycin, Josamycin, Roxithromycin, Spiramycin.
  - Nephrotoxizität ↑ von Ciclosporin, Rhabdomyolyse ↑ von Lovastatin, Vasokonstriktion ↑ von Dihydroergotamin.
  - W ↓ von Lincomycinen.
  - PS ↑ von Carbamazepin, Digoxin, Theophyllin, Valproinsäure.
  - Bioverfügbarkeit ↑ durch Omeprazol.
  - Elimination ↓ von Alfentanil, Cumarinderivaten, Methylprednisolon, Midazolam, Triazolam.
- **MAO-Hemmer:** z. B. Tranylcypromin, Moclobemid. W ↑ von Antidepressiva, Antidiabetika, Antiparkinsonmitteln, Opiaten, Sedativa, Sympathomimetika, Alkohol.
- **Maraviroc** (Celsentri®):
  - PS ↑ durch einige Proteaseinhibitoren, Clarithromycin, Itraconazol, Fluconazol.
  - PS ↓ durch Rifampicin, Johanniskraut, Efavirenz.
- **Mefloquin:**
  - Kardiotoxizität und Krampfneigung ↑ bei Komb. mit Chinin, Chinidin, Chloroquin.
  - W ↓ von Typhusschutzimpfung und Impfungen mit attenuierten Lebendbakterien.
- **Meronem:** HWZ ↑ durch Probenecid, Serumspiegel von Valproat, Wirkung von Warfarin ↑
- **Methotrexat:** Toxizität ↑ durch Barbiturate, Chloramphenicol, Metamizol, NSAID, Phenytoin, Probenecid, Sulfonamide, Tetrazykline.
- **Metoclopramid:**
  - W ↓ von Anticholinergika.
  - W ↑ von Succinylcholin.
  - Resorption ↓ von Digoxin, Cimetidin.
  - PS ↑ von Lithium.
  - Toxizität ↑ von Neuroleptika, trizyklischen Antidepressiva, SSRI, MAO-Hemmern.
- **Miconazol:** bei bukkaler Gabe von Gel- oder Lutschtbl.
  - W ↑ von Cumarinderivaten, oralen Antidiabetika und Antiepileptika.
  - W ↓ von Amphotericin B.
  - NW ↑ von systemischen Antimykotika.
  - PS ↑ von Ciclosporin.
- **Mirtazapin:**
  - PS ↑ durch Ketoconazol, Neuroleptika, Cimetidin.
  - PS ↓ durch Carbamazepin, Rifampicin, Phenytoin.
  - W und NW ↑ von Sympathomimetika, Anticholinergika, Alkohol, Digitalis.
- **Naftidrofuryl:** W ↑ von Antihypertensiva, β-Blockern und Antiarrhythmika (neg. Dromotropie ↑).

19

- **Neuroleptika:** Phenothiazin-, Thioxanthen-, Azaphenothiazin- und Butyrophenonderivate.
  - W ↑ von und durch zentral dämpfende Pharmaka und Alkohol.
  - W ↑ von Anticholinergika, Antihypertensiva und Phenytoin.
  - W ↓ von α-Methyldopa, Clonidin, Guanethidin, Dopaminagonisten (z. B. Bromocriptin).
  - W ↓ durch Enzyminduktoren (z. B. Barbiturate, Carbamazepin), Koffein.
  - PS ↑ von und durch trizyklische Antidepressiva, Lithium (Neurotoxizität ↑) und Propranolol.
  - Extrapyramidale NW ↑ mit Dopaminantagonisten (z. B. Metoclopramid).
- **Nikotinsäure und Derivate:** W ↓ von Antidiabetika.
- **Nitroglyzerin:**
  - W ↓ von Heparin (bei i. v. Gabe von Nitro).
  - PS ↑ von Dihydroergotamin.
- **Nitroimidazole:** Metronidazol, Nimorazol, Ornidazol, Tinidazol: Alkoholunverträglichkeit.
  - W ↑ von Cumarinderivaten.
  - PS ↓ durch Barbiturate, Phenytoin.
  - PS ↑ durch Cimetidin.
- **Östrogene:**
  - W ↑ von Imipramin, Metoprolol, einigen Benzodiazepinen.
  - W ↓ von Paracetamol, Lorazepam und Temazepam.
  - PS ↓ durch Antiepileptika, Ampicillin, Barbiturate, Griseofulvin, Rifampicin, Tetrazykline.
  - PS ↑ durch hoch dosiertes Vit. C.
- **Oxycodon und Naloxon** als Fixkombination bei Schmerzther.:
  - W ↑ von nicht depolarisierenden Muskelrelaxanzien.
  - W ↓ oder ↑ von Cumarinderivaten.
  - Zentralnervöse NW ↑ von MAO-Hemmstoffen.
- **Paliperidon** (Invega®): atypisches Neuroleptikum.
  - Inzidenz ↑ von QT-Verlängerung in Komb. mit anderen QT-verlängernden Arzneimitteln.
  - W ↓ von Dopaminagonisten und Levodopa.
  - Inzidenz ↑ von Krampfanfällen in Komb. mit anderen die Krampfschwelle senkenden Medikamenten.
- **Paracetamol:**
  - Hepatotoxizität ↑ durch Enzyminduktoren (z. B. Carbamazepin, Phenobarbital, Phenytoin, Rifampicin) und Alkohol.
  - Toxizität ↑ von Chloramphenicol.
  - Neutropenierisiko ↑ durch Zidovudin (AZT).
  - ! Keine Langzeitkomb. mit Cumarinderivaten.
- **Penicillamin:** Verträglichkeit ↓ durch Azathioprin.
- **Penicilline:**
  - Resorption ↓ durch Antazida.
  - Bei i. v. Hochdosis: Blutungsgefahr ↑ durch Antikoagulanzien, Thrombozytenaggregationshemmer.
  - Häufigkeit des Ampicillinexanthems ↑ (auf 20 %) durch Allopurinol.
  - W ↓ von oralen Antikonzeptiva („Pille").
- **Pentoxifyllin, Pentifyllin:** W ↑ von Antihypertensiva, Antidiabetika.

19

- **Phenytoin:**
  - W ↓ durch Folsäure.
  - Toxizität ↑ von Methotrexat.
  - PS ↑ durch Chloramphenicol, Cumarinderivate, Disulfiram, Isoniazid, NSAID, Sulfonamide, Benzodiazepine, Cimetidin, trizyklische Antidepressiva, Valproat.
  - PS ↓ durch Alkohol (chron.), Antazida, Carbamazepin, Phenobarbital, Primidon.
  - PS ↑ von Rifampicin.
  - PS ↓ von Carbamazepin, Cumarinderivaten, Doxycyclin, Glukokortikoiden, Itraconazol, oralen Antikonzeptiva, trizyklischen Antidepressiva, Valproat, Verapamil.
- **Posaconazol:**
  - PS ↑ durch UDP-Glukuronidase-Inhibitoren (z. B. Verapamil, Ciclosporin, Chinidin, Makrolide, etc.).
  - PS ↓ durch UDP-Glukuronidase-Induktoren (z. B. Rifampicin, Rifabutin, bestimmte Antiepileptika etc.).
  - PS ↑ von Digoxin.
  - W ↑ von Sulfonylharnstoffen.
- **Pregabalin:** W ↑ von Ethanol, Lorazepam, Oxycodon.
- **Protonenpumpenhemmer:** z. B. Omeprazol, Pantoprazol.
  - W ↑ von Phenytoin, Diazepam.
  - Bioverfügbarkeit ↑ von Makrolidantibiotika.
- **Pyrazinamid:**
  - W ↓ von Urikosurika.
  - W ↑ von Antidiabetika.
- **Pyrimethamin:**
  - Lebertoxizität ↑ durch Lorazepam.
  - Folsäuremangel ↑ (Megaloblastenanämie) durch Co-trimoxazol.
  - Knochenmarkdepression ↑ bei Zytostatikather.
  - Blutungsneigung ↑ durch Warfarin.
  - PS ↑ von Chinin.
- **Retinoide:** z. B. Acitretin, Isotretinoin.
  - W ↑ von Vit. A.
  - Hirndruck ↑ durch Tetrazykline.
  - PS ↑ von Phenytoin.
- **Rifampicin:**
  - W ↓ von Azathioprin, β-Blockern, Barbituraten, Chloramphenicol, Cimetidin, Chinidin, Ciclosporin, Clofibrat, Cumarinderivaten, Dapson, Digitoxin, Disopyramid, Glukokortikoiden, Ketoconazol, Methadon, Mexiletin, oralen Antikonzeptiva, Phenytoin, Sulfonylharnstoffen, Theophyllin, Verapamil, Vit. D.
  - PS ↓ durch Antazida.
- **Schilddrüsenhormone:**
  - W ↑ von Cumarinderivaten; W ↑ ↓ von Antidiabetika.
  - PS ↑ durch Clofibrat, Furosemid (in hoher Dosis), Phenytoin, Salizylate.
- **Schleifendiuretika:** z. B. Azosemid, Bumetanid, Etacrynsäure, Etozolin, Furosemid, Piretanid, Torasemid.
  - W ↑ von curareähnlichen Muskelrelaxanzien, Digitalis, Glukokortikoiden und Laxanzien (Kalium- und/oder Magnesiummangel), Lithium, RR-senkenden Medikamenten (**cave:** ACE-Hemmer), Theophyllin.

19

– W ↓ von Antidiabetika, pressorischen Aminen (z. B. Epinephrin, Norepinephrin).
– W ↓ durch NSAID.
– Oto- und Nephrotoxizität ↑ von Aminoglykosiden, Cephalosporinen, Cisplatin.

- **Sildenafil:**
  – PS ↑ durch CYP3A4-Inhibitoren (z. B. Ketoconazol, Itraconazol, Ritonavir, Grapefruit, Makrolide, Verapamil, Amiodaron).
  – PS ↓ durch CYP3A4-Induktoren (z. B. Carbamazepin, Phenytoin, Phenobarbital, Johanniskraut, Rifampicin).
  – Sympt. Hypotonie bei Komb. mit Alphablockern und NO-Donatoren.
- **Sitagliptin:** PS ↑ von Digoxin.
- **Sitaxentan** (Thelin®):
  – W ↑ von Cumarinderivaten.
  – Östrogenexposition ↑ in Komb. mit oralen Kontrazeptiva.
- **Spironolacton und Derivate:**
  – W ↓ von Carbenoxolon.
  – Diuretische W ↓ durch ASS.
  – Gefahr einer Hyperkaliämie ↑ mit kaliumsparenden Diuretika, ACE-Hemmern, NSAID.
  – PS ↑ von Digoxin.
- **Strontium:** Resorption ↓ durch Milchprodukte.
- **Sucralfat:** Resorption ↓ von Digoxin, Phenytoin, Sulpirid, Tetrazyklinen, Ursodesoxycholsäure und Chenodesoxycholsäure.
- **Sulfonamide:** z. B. Sulfasalazin.
  – W ↑ von Cumarinderivaten, Methotrexat, oralen Antidiabetika, Phenytoin, Thiopental.
  – W ↑ durch NSAID, Probenecid.
  – W ↓ durch Paraaminobenzoesäure-Derivate (z. B. Procain).
  – Resorption ↓ durch Antazida.
  – Resorption ↓ von Eisen.
  – PS ↓ durch Anionenaustauscher (z. B. Colestyramin, Colestipol), orale Antibiotika.
- **Sulfonylharnstoffe:** orale Antidiabetika, z. B. Tolbutamid.
  – W ↑ durch ACE-Hemmer, Anabolika, β-Blocker, Chloramphenicol, Clonidin, Cumarinderivate, Cyclophosphamid, Fenfluramin, Fibrate (z. B. Bezafibrat), Miconazol, Pentoxifyllin, Phenylbutazon-Verbindungen, Reserpin, Salizylate, Sulfonamide, Tetrazykline.
  – W ↓ durch Barbiturate, β2-Mimetika, Chlorpromazin, Diuretika, Gestagene, Glukokortikoide, Östrogene, Phenytoin, Rifampicin, SD-Hormone.
  – W ↑ ↓ durch H_2-Rezeptorblocker, Pentamidin, Alkohol.
- **Sunitinib** (Sutent®): bei Nieren-Ca und GI-Stromatumor.
  – PS ↑ durch CYP3A4-Inhibitoren (z. B. Ritonavir, Ketoconazol, Itraconazol, Makrolide, Grapefruitsaft, Dexamethason, Carbamazepin, Phenobarbital u. a.).
  – PS ↓ durch CYP3A4-Induktoren (z. B. Carbamazepin, Phenytoin, Phenobarbital, Johanniskraut, Rifampicin).
- **Sympathomimetika:** z. B. Adrenalin, Noradrenalin, Dopamin.
  – W ↑ durch Amantadin, tri- und tetrazyklische Antidepressiva, Antihistaminika, Guanethidin, MAO-Hemmer (**cave:** adrenerge Krise), Reserpin, SD-Hormone.

19

- – W ↓ durch Alphablocker.
- – HRS ↑ von Digitalis, Halothan; W ↓ von Antidiabetika.
- • **Tetrazykline:**
  - – W ↑ von Cumarinderivaten, oralen Antidiabetika.
  - – Nephrotoxizität ↑ von Aminoglykosiden, Ciclosporin, Furosemid, Methoxyfluran und Toxizität ↑ von Methotrexat.
  - – Abbau ↑ durch Enzyminduktoren (z. B. Barbiturate, Carbamazepin, Phenytoin).
  - – Resorption ↓ durch Adsorbenzien, Antazida, Eisenpräparate, Milch.
  - – PS ↑ von Digoxin.
- • **Theophyllin u. a. Methylxanthine:**
  - – W ↑ durch β-Sympathomimetika, Koffein.
  - – W ↓ von β-Blockern, Lithium.
  - – W ↑ von Diuretika.
  - – HRS ↑ von Halothan.
  - – PS ↑ durch Allopurinol, Kalziumantagonisten, Cimetidin, Gyrasehemmer, Isonikotinsäurehydrazid, Makrolide (z. B. Erythromycin), orale Antikonzeptiva, Propafenon, Ranitidin, Ticlopidin.
  - – PS ↓ durch Rauchen, Barbiturate, Carbamazepin, Phenytoin, Primidon, Rifampicin.
- • **Thiaziddiuretika:**
  - ! Überschießender RR-Abfall, insb. durch ACE-Hemmer.
  - – Hypokaliämie ↑ mit Laxanzien, Glukokortikoiden.
  - – W ↓ von oralen Antidiabetika, harnsäuresenkenden Pharmaka, Sympathomimetika.
  - – W ↑ von curareähnlichen Relaxanzien.
  - – W ↓ durch NSAID.
  - – ZNS-Toxizität ↑ von Salizylaten, Hämatotoxizität ↑ von Zytostatika.
  - – PS ↑ von Chinidin, Lithium.
- • **Thyreostatika:** z. B. Carbimazol, Thiamazol, Thiouracil.
  - – W ↓ durch Jod, jodhaltige Medikamente und Kontrastmittel.
  - – W ↑ von Cumarinderivaten und Propranolol.
- • **Tipranavir** (Aptivus®):
  - – NW ↑ in Komb. mit Ritonavir.
  - – PS ↓ durch Rifampicin, Johanniskraut, Carbamazepin, Phenobarbital, Phenytoin, Antazida.
  - – PS ↑ durch Atazanavir, Fluconazol, Itraconazol, Ketoconazol.
- • **Topiramat:**
  - – PS ↓ durch Phenytoin, Carbamazepin, Digoxin.
  - – PS ↑ durch HCT, Propranolol, Diltiazem.
  - – PS ↑ von Phenytoin, Metformin.
  - – PS ↓ von Pioglitazon, Risperidon, Glibenclamid.
  - – Hyperammoniämie bei Komb. mit Valproinsäure.
- **Triamteren:**
  - ! Gefahr der Hyperkaliämie, insb. durch ACE-Hemmer.
  - – Toxizität ↑ von Lithium.
  - – GFR ↓ durch Indometacin.
  - – W ↓ von oralen Antidiabetika.
- **Valproat:**
  - – PS ↓ durch enzyminduzierende Antiepileptika (Phenobarbital, Primidon, Phenytoin, Carbamazepin), Mefloquin, Carbapeneme.

19

- – PS ↑ von Phenobarbital, Primidon, Phenytoin, Carbamazepin, Benzodia-
  zepine, Lamotrigin.
- – PS ↑ durch Cimetidin, Erythromycin.
- – Blutungsneigung ↑ bei Komb. mit ASS.
- – Resorption ↓ durch Colestyramin.
- **Venlafaxin:**
  - – Wirksamkeit ↑ von Haloperidol, Warfarin, Risperidon, Imipramin,
    Clozapin.
  - – Risiko ↑ von HRS unter Katecholamin und Alpha- und
    β-Sympathomimetika.
- **Xipamid:**
  - – Hypokaliämiegefahr ↑ durch Laxanzien, Glukokortikoide, Amphotericin
    B, Carbenoxolon, Penicillin G.
  - – W ↑ von curareartigen Relaxanzien und v. a. ACE-Hemmern.
  - – W ↓ von oralen Antidiabetika, Harnsäure senkenden Pharmaka, Sympa-
    thomimetika.
  - – W ↓ durch NSAID.
  - – ZNS-Toxizität ↑ von Salizylaten.
  - – PS ↑ von Chinidin, Lithium.

19.4 Arzneimittel in der Schwangerschaft

Florian Onken und Arno J. Dormann

Tab. 19.8 Arzneimittel in der Schwangerschaft

Arzneimittel	SSW 1–12	SSW 13–39	Peripartalzeit	Stillperiode
Acetylsalicylsäure	(+)	(+)	–	(+)
Aciclovir	+	+	+	+
Aliskiren	(–)	–	–	–
Ambroxol	+	+	+	+
Aminoglykosid-antibiotika	–	–	–	+
Amitriptylin	+	+	(–)	+
Amlodipin	(+)	(+)	(–)	(–)
Amphotericin B (systemisch)	–	(–)	(–)	+
Amoxicillin	+	+	+	+
Ampicillin	+	+	+	+
Anidulafungin	(–)	(–)	(–)	(–)
Ascorbinsäure	(+)	+	+	+
Atropin	(+)	(+)	(+)	(+)
Azathioprin	–	–	–	–
Barbiturate	–	(+)	(+)	+

Tab. 19.8 Arzneimittel in der Schwangerschaft *(Forts.)*

Arzneimittel	SSW 1–12	SSW 13–39	Peripartalzeit	Stillperiode
Benzodiazepine	(–)	(–)	–	*
Betamimetika (vorwiegend β_2)	(+)	+	(+)	+
Bisoprolol	(+)	(+)	(+)	(+)
Biperiden	(+)	(+)	(+)	(+)
Bromhexin	–	(+)	(+)	+
Bromocriptin	–	–	–	(–)
Buprenorphin	(+)	(–)	(–)	(–)
Butylscopolamin	(+)	(+)	(+)	(+)
Candesartan	–	–	–	–
Captopril	–	–	–	(+)
Carbamazepin	(–)	(–)	(–)	+
Carbimazol	–	(–)	(–)	(+)
Carvedilol	(+)	(+)	(+)	(+)
Cephalosporine	(+)	+	+	+
Chloroquin	(+)	(+)	(+)	+
Chlorpromazin	–	(+)	(+)	–
Cimetidin	–	(–)	–	–
Ciprofloxacin	(+)	(+)	(+)	(+)
Citalopram	(+)	(+)	(+)	(+)
Clarithromycin	(+)	(+)	(+)	(+)
Clemastin	+	+	+	(+)
Clofibrat	(+)	(+)	(+)	(+)
Clomethiazol	–	–	(+)	(–)
Clonidin	(+)	(+)	(+)	(+)
Colesevelam	(–)	(–)	(–)	(–)
Clotrimazol	(+)	+	+	+
Codein	–	(–)	(–)	(+)
Co-trimoxazol	–	(+)	(+)	**
Cromoglicinsäure	–	+	+	+
CSE-Hemmer	–	–	–	–
Cumarine	–	(–)	–	***
Dabigatran	–	–	–	–

19

Tab. 19.8 Arzneimittel in der Schwangerschaft *(Forts.)*				
Arzneimittel	**SSW 1–12**	**SSW 13–39**	**Peripartalzeit**	**Stillperiode**
Dextran	+	+	+	+
Diazepam	+	(–)	–	–
Diclofenac	–	(+)	–	(+)
Digoxin/Digitoxin	+	+	+	+
Dihydralazin	(+)	+	+	+
Dihydroergotamin	–	(+)	–	+
Diltiazem	–	–	–	–
Dimetidin	+	+	+	+
Diphenhydramin	–	–	–	(+)
Doxycyclin	(+)	–	–	(+)
Doxylamin	(+)	(+)	(+)	(+)
Dronedaron	–	–	–	–
Droperidol	(–)	(–)	(–)	(–)
Enalapril	–	–	–	(+)
Entecavir	–	–	–	–
Eplerenon	(–)	(–)	(–)	(–)
Ergotamin	(–)	(–)	(–)	(–)
Ertapenem	(–)	(–)	(–)	(–)
Erythromycin	(+)	+	+	+
Ethambutol	+	+	+	+
Etilefrin	–	(+)	(+)	–
Etomidate	(–)	(–)	(–)	(–)
Exenatide	–	–	–	–
Ezetimib + Simvastatin	–	–	–	–
Felodipin	–	–	–	–
Fenbufen	–	(+)	–	+
Fentanyl	–	–	–	–
Fluconazol	(+)	(+)	(+)	(+)
Furosemid	–	(–)	(–)	(+)
Fusidinsäure	(+)	+	+	+
Ganciclovir	–	(–)	(–)	(–)
Glibenclamid	(+)	(+)	(–)	(+)

Tab. 19.8 Arzneimittel in der Schwangerschaft *(Forts.)*

Arzneimittel	SSW 1–12	SSW 13–39	Peripartalzeit	Stillperiode
Glukokortikoide	–	(–)min	(–)min	(–)min
Glyzeroltrinitrat	(+)	+	+	+
Griseofulvin	(+)	(+)	(+)	(+)
HAES	+	+	+	+
Haloperidol	–	–	–	(+)
Halothan	(+)	(+)	(+)	+
Heparin	(+)	+	+	+
Hydrochlorothiazid	–	(–)	(–)	+
Ibuprofen	+	(–)	(–)	+
Imipenem	–	–	–	–
Imipramin	(+)	+	(–)	+
Indometacin	+	(–)	(–)	(–)
Insuline, humane	+	+	+	+
Isoniazid + Vit. B$_6$	+	+	+	+
Itraconazol	(+)	(+)	(+)	(+)
Ivabradin	–	–	–	–
Jodid (Substitution)	+	+	+	+
Ketoconazol	(+)	(+)	(+)	(+)
Lamotrigin	–	–	–	–
Levetiracetam	(–)	(–)	(–)	(–)
Levofloxacin	–	–	–	–
Lidocain	(–)	(–)	–	+
Lithium	(–)	(–)	(–)	(–)
Lokalanästhetika	+	+	+	+
Lyrica	–	–	–	–
Maraviroc	(–)	(–)	(–)	–
Mebendazol	(+)	(+)	(+)	+
Meclozin	+	+	–	+
Mefloquin	(–)	(+)	(+)	(–)
Melperon	(–)	(–)	(–)	(–)
Meprobamat	–	(+)	(+)	–

Tab. 19.8 Arzneimittel in der Schwangerschaft *(Forts.)*				
Arzneimittel	SSW 1–12	SSW 13–39	Peripartalzeit	Stillperiode
Meropenem	(–)	(–)	(–)	(+)
Mesalazin	+	+	(+)	(+)
Metamizol	–	(–)	–	–
Metoprolol	+	+	+	+
Methoxyfluran	(+)	(+)	(+)	+
Alpha-Methyl-dopa	–	+	+	+
Methylergometrin	–	–	(–)	–
Metoclopramid	(+)	(+)	(+)	(+)
Metronidazol	–	–	–	°
Miconazol (lokal)	–	+	+	+
Mircera	(–)	(–)	(–)	(–)
Mirtazapin	+	+	+	+
Moxifloxacin	–	–	–	–
Moxonidin	–	–	–	–
Nalidixinsäure	–	+	+	–
Naloxon	–	(+)	(+)	+
Nifedipin	–	(+)	(+)	–
Nystatin	(+)	(+)	(+)	+
Olmesartan	–	–	–	–
Omalizumab	(–)	(–)	(–)	(–)
Opiumalkaloide	–	–	–	°°
Oxytocin	–	–	(–)min	+
Paracetamol	(+)	(+)	(+)	+
Penicillamin	–	–	–	(–)
Penicilline	+	+	+	+
Pentazocin	–	(+)	(+)	(+)
Pethidin	–	(+)	(–)	(+)
Phenobarbital	(–)	(+)	(–)	(–)
Phenylbutazon	–	(–)	–	(+)
Phenytoin	(+)	(+)	(+)	+
Piritramid	(–)	(–)	(–)	(–)
Posaconazol	(–)	(–)	(–)	(–)

Tab. 19.8 Arzneimittel in der Schwangerschaft *(Forts.)*

Arzneimittel	SSW 1–12	SSW 13–39	Peripartalzeit	Stillperiode
Prazosin	–	–	–	–
Primaquin	–	(+)	(+)	+
Primidon	(–)	(–)	(–)	+
Probenecid	(+)	(+)	(+)	–
Proguanil	+	+	+	+
Promethazin	(+)	(+)	(+)	(+)
Propofol	(+)	(+)	(+)	(+)
Propylthiouracil	(–)min	(–)min	(–)min	+
Prostaglandine	–	–	(–)min	–
Pyrimethamin	(+)	(+)	–	+
Ramipril	–	–	–	(+)
Ranitidin	–	–	–	–
Radiopharmaka	–	(+)	(–)	–
Reserpin	–	–	–	(+)
Rifampicin	–	–	–	+
Roxithromycin	(+)	(+)	(+)	+
Sildenafil	(–)	(–)	(–)	(–)
Simvastatin (u.a. CSE-Hemmer)	–	–	–	–
Sitagliptin	–	–	–	–
Sitaxentan	–	–	–	–
Spironolacton	–	–	–	(+)
Streptokinase	(–)	(–)	(–)	+
Sulfasalazin	+	+	(+)	(+)
Sulfonamide	–	(–)	–	**
Tetrazykline	–	–	–	+
Theophyllin	(+)	(+)	(+)	+
Thiamazol	–	(–)	–	(+)
Thyroxin (L-)	(+)	+	+	+
Tipranavir	(–)	(–)	(–)	–
Topiramat	–	–	–	–
Tramadol	(+)	(+)	(–)	(–)
Tranexamsäure	–	–	–	–

Tab. 19.8 Arzneimittel in der Schwangerschaft *(Forts.)*

Arzneimittel	SSW 1–12	SSW 13–39	Peripartalzeit	Stillperiode
Valanciclovir	(+)	(+)	(+)	(–)
Valproinsäure	(–)	(–)	(–)	+
Vasopressin	–	–	–	–
Venlafaxin	–	–	–	–
Verapamil	–	(+)	(+)	+
Vildagliptin	–	–	–	–
Vit. D	+	+	+	+
Vit. K1	–	(–)	(+)	+
Virustatika	(–)	(–)	(–)	(–)
Zoledronat	–	–	–	–
Zolpidem	(–)	(–)	(–)	(–)
Zopiclon	(+)	(+)	(–)	(–)
Zyvoxid	–	–	–	–

* Medikament der Wahl beim Status epilepticus; ** Nicht in den ersten 4 Wo.;
*** Evtl. Warfarin, Acenocoumarol.
°: Möglichst nur Einzeldosis; °°: Pethidin oder Dextropropoxyphen.
–: Nicht empfohlen oder kontraindiziert (ggf. Stillpause); (–): Verordnung nur im
Ausnahmefall: (–)min: Verordnung in Minimaldosis möglich; (+): Bei strenger Indikationsstellung anzuwenden; +: kann ohne Bedenken indikationsgerecht verordnet werden.

19.5 Glukokortikoide

Arno J. Dormann

Substanzauswahl
- Entzündungshemmung:
  - Systemisch: oral Prednisolon, potentere Glukokortikoide bieten keine Vorteile, Steroide mit starker mineralokortikoider Wirkung vermeiden, NW s.u. (z.B. RA ▶ 19.8.1, P. nodosa, SLE, chron. aktive Hep., Colitis ulcerosa, M. Crohn, rheumatisches Fieber).
  - Lokal: hochpotente Steroide bevorzugen, auf optimale Darreichungsform (Trpf., Gel, Creme, Inhalation) achten. Zur Hauttther. Hydrokortison bevorzugen, v.a. um Schäden bei Überdosierung zu minimieren (z.B. Hauterkr., Gelenkentzündungen).
- Substitution bei Hypokortizismus (M. Addison, nach Adrenalektomie), bei Stress, nach Trauma, postop., bei Inf. (in 2- bis 3-facher Tagesdosis geben).
- Unterdrückung allergischer Reaktionen (z.B. Atopie, Anaphylaxie).
- Förderung von Remissionen bei hämolyt. Anämien, Nierenerkr., Leukämien u.a.
- Hirnmetastasen zur Reduktion des intrazerebralen Drucks.

Tab. 19.9 Übersicht Glukokortikoide

Substanz	Handelsname (Beispiel)	Biologische HWZ (h)	Glukokortikoide Potenz	Mineralokortikoide Potenz	Cushing-Schwellendosis (mg)
Prednison ~ Prednisolon	Decortin®, Ultracorten®	12–36	4	0,6	7,5
Methylprednisolon ~ Fluocortolon ~ Triamcinolon	Urbason®, Ultralan®, Volon A®	12–36	5	–	6
Dexamethason	Fortecortin®	36–72	30	–	1,5
Betamethason	Betnesol®, Celestan®	36–72	35	–	1
Fludrokortison	Astonin H®	8–12	10	125	–
Aldosteron	Aldocorten®	–	–	700	–

(Relative) Kontraindikationen

! Magen-Darm-Ulzera inkl. Ulkusanamnese, Osteoporose, Psychosen, akute Chemother. oder Chemother. bei hämatolog. Erkr., HSV, Herpes zoster, Varizellen; vor und nach Schutzimpfungen, Glaukom, Hypertonie, Diab. mell., Kindesalter, Stillen (→ Abstillen), 1. Trimenon Schwangerschaft (umstritten).

Faustregeln für das klinische Management

- Routine-Diagn. vor Ther.-Beginn: BB, E'lyte, Nüchtern-BZ, Rö-Thorax. Bei Dauerther. regelmäßig wiederholen.
- Wenn möglich, lokale Therapeutika einsetzen (inhalativ bei Asthma, intraartikulär bei Gelenkentzündung, Einlauf bei Kolitis).
- Tagesdosis immer morgens geben (Ausnahme Atemwegsobstruktion).
- Chron. Erkr.: auch bei schweren Sympt. (z. B. RA, M. Bechterew) so sparsam wie möglich (Reduktionsversuche) und möglichst nicht langfristig über der Cushing-Schwelle dosieren, um schwere, z. T. irreversible NW zu vermeiden.
- Verringerung der NNR-Suppression: intermittierende oder Alternate-Day-Gabe (jeden 2. Morgen 1,5- bis 2-fache Tagesdosis). „NNR-schonende" parenterale ACTH-Ther. z. B. bei MS möglich – für nichtstationäre Pat. aber ungeeignet.
- Notfälle: großzügig dosieren und i. v. verabreichen, z. B. Prednison 100–250 mg (z. B. Decortin®). NW bei Kurzzeitther. gering. Bei vitaler Ind. (z. B. Hirnödem, Leukämie, Pemphigus, exfoliative Dermatitis) ebenfalls hoch dosieren.
- Bei Ther.-Dauer über der Cushing-Schwelle > 1 Wo. Dosis über mehrere Wo. bis Mon. stufenweise reduzieren.

Nebenwirkungen

- Diabetogene Wirkung: Hyperglykämie, Glukosurie, Steroiddiab.
- Fettstoffwechselstörung: Stammfettsucht, Vollmondgesicht, Fettsäurespiegel ↑.
- Osteoporose: 50 % bei Langzeitther. (▶ 11.10.1). Prophylaxe:
  - Kalziumsubstitution: 1–1,5 g/d p. o. (1 l Milch = 1 g).
  - Substitution von Östrogen bei F in der Postmenopause oder mit glukokortikoidinduzierter Amenorrhö (z. B. Kliogest® 1 × 1 Tbl./d p. o.).

- – Einsatz eines Thiazids und kaliumsparenden Diuretikums bei Hyperkalziurie.
- – Substitution von 1α,25-Dihydroxycolecalciferol = Kalzitriol, z. B. 0,25 µg/d (z. B. Rocaltrol®) oder Cholecalciferol = Vit. D₃ 3 × 1.000 mg/d (z. B. Vigantoletten®).
- BB-Veränderung: Thrombos ↑, Erys ↑, Neutrophile ↑ (Eselsbrücke: „TEN plus"); Eosinophile ↓, Basophile ↓, Lymphos ↓.
- Immunschwäche: Infektgefährdung.
- Katabole Wirkung: neg. Stickstoffbilanz, Wachstumshemmung, Osteoporose, Muskelschwäche und -ermüdbarkeit.
- Magenschleimhautgefährdung: evtl. Prophylaxe mit Ranitidin 300 mg/d p. o. z. N. (z. B. Zantic®), alternativ Misoprostol 2 × 200 µg/d p. o. (z. B. Cytotec®).
- Endokrines Psychosy.: Euphorie, Depression, Verwirrung, Halluzination.
- Auge: „nach 1 Wo. Hornhautulkus, nach 1 Mon. akuter Glaukomanfall, nach 1 J. Katarakt" → Katarakt bei 20 % nach 1 J. Ther. über Cushing-Schwelle.
- Kapillarbrüchigkeit: Petechien, Purpura, Ekchymosen.
- Haut: Atrophie (auch bei Lokalther.), Akne, Striae rubrae.
- NNR-Atrophie: Kortisonentzugssy. (Schwäche, Schwindel, Schock bei Belastung); vor Absetzen der Dauerther. Kortisolprofil (endogene Kortisolproduktion?).
- Wasserretention, Hypertonie, Hypokaliämie, metabolische Alkalose (Mineralokortikoidwirkung), Myopathie, Atrophie der Hüft- und OS-Muskulatur (CK ↑!).

19.6 Schmerztherapie

Martin Lindig

- Vor sympt. Schmerzbekämpfung erst Ausschluss kausal therapierbarer Ursachen, soweit dem Pat. zeitlich zumutbar.
- Unterschiedliche Schmerztypen führen zu sehr verschiedenen Therapiestrategien. Daher möglichst genaue Symptomanalyse.

Schmerzanamnese Lokalisation, Charakter (stechend, dumpf, einschießend brennend), Intensität (Zahl auf der numerischen Rating-Skala von 0 = kein Schmerz bis 10 = max. Schmerz), Beginn und Verlauf der Sympt., Beeinflussungs faktoren (z. B. Bewegung, Nahrungsaufnahme), Begleitsympt. Vorbestehend Schmerzproblematik (z. B. Migräne, chron. Rückenschmerzen).

19.6.1 Schmerztypen

Akutschmerz
Ätiologie Bsp.: postop. oder posttraumatischer Schmerz, Zosterneuralgie. Er kennbarer Bezug zum auslösenden Ereignis, kann vom Pat. und seiner Umwel nachvollzogen und akzeptiert werden.

Klinik Nimmt mit der Zeit an Intensität ab. Korreliert mit dem Heilungsverlau Zeitliches Ende des Akutschmerzes ist absehbar. Schmerzempfindung variier stark von Pat. zu Pat. Schmerz ist gut therapierbar.

Therapie Rasche Schmerzausschaltung oder -linderung durch vorwiegend par enteral oder rektal applizierte Analgetika oder durch regionale Schmerzausschal tung mit Lokalanästhetika. Dosis häufig standardisiert, Verabreichung nach Bedarf des Pat. Alternative: patientenkontrollierte Analgesie (s. u.) mit Möglichkeit der selbst verabreichten individuellen Dosis.

Chronischer Schmerz

Klinik Bsp.: Kopfschmerzen, Rückenschmerzen, Gelenkschmerzen, Phantomschmerzen, Narbenschmerzen. Schmerz hat Warnfunktion verloren, Entwicklung eines eigenständigen komplexen Krankheitsbildes. Länger als ~ 6 Mon. bestehende Beschwerden. Nimmt an Intensität mit der Zeit oft zu, geht häufig mit physischem und psychischen Verfall, sozialer Isolation, Passivität einher, Sinn des Schmerzes nicht erkennbar, von der Umwelt oft nicht ernst genommen. Schmerz schwer beeinflussbar.

Therapie Multimodal (analgetische und adjuvante systemische Medikamente, Nervenblockaden, transkutane elektrische Nervenstimulation, Psychother., Physiother.) und interdisziplinär (Ärzte der individuell zuständigen Fachgebiete, andere Therapeuten). Analgetika meist oral und streng nach Zeitplan, ergänzende Schmerzmittel zusätzlich bei phasenweisen Schmerzspitzen, Dosis individuell angepasst. Laufende Reevaluation von Verlauf und Ther.

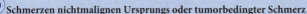

Schmerzen nichtmalignen Ursprungs oder tumorbedingter Schmerz
Pat. mit akuten oder chron. Schmerzen kann ursächlich ein Malignom haben (z. B. metastatische Wirbeldestruktion zusätzlich zu lang bekannten chron. Rückenschmerzen). Andererseits können Pat. mit bekanntem Krebsleiden akute und chron. Schmerzen, unabhängig vom Tumorgeschehen aufweisen (z. B. Migräne zusätzlich zum Malignom).

Nozizeptorschmerz

Pathophysiologie Intakte Schmerzrezeptoren werden durch freigesetzte Entzündungsmediatoren (z. B. Prostaglandine, Serotonin, Histamin, Substanz P, Bradykinin) stimuliert.

Klinik Bsp.: postop. Schmerz, Wundschmerz, Stumpfschmerz, Spasmen, Entzündungsschmerz.

Therapie Antipyretische Analgetika, Opioide, Lokalanästhesie.

Neuropathischer Schmerz

Pathophysiologie Dir. Reizung der Neurone in ihrem Verlauf durch mechanische oder metabolische Schäden.

Klinik Bsp.: Nervenkompression, diab. Neuropathie, (Post-)Zosterneuralgie, Trigeminusneuralgie.

Therapie Sympathikusblockaden, bestimmte Antidepressiva (z. B. niedrig dosiertes Amitriptylin, Saroten®, Duloxetin). Opioide nur mäßig wirksam. Antiepileptika (z. B. Gabapentin, Pregabalin).

Deafferenzierungs-/Phantomschmerz

Pathophysiologie Überschießende Erregung von zentralen Neuronen nach Verlust der sensorischen Zuflüsse.

Klinik Beispiele: Phantomschmerz nach Amputation, Schmerzen nach Nervendurchtrennung.

19

Therapie Kalzitonininfusionen i. v. oder frühzeitige Sympathikusblockaden. Prophylaktisch gute analgetische Abschirmung vor und während Nervendurchtrennungen mittels Lokalanästhesie, bestimmte Antidepressiva, Antiepileptika.

Schmerzen durch Störungen der Sympathikusfunktion
Klinik Bsp.: sympathische Reflexdystrophie, atypischer Gesichtsschmerz.

Therapie Sympathikusblockaden, bestimmte Antidepressiva, Antiepileptika, psychother. Mitbehandlung.

Psychosomatischer Schmerz
Körperlicher Ausdruck seelischer Belastung. Ther.: psychother. (Mit-)Behandlung.

> Oft liegt eine Kombination dieser Mechanismen vor.

19.6.2 Analgetisches Stufenschema

Allgemeine Regeln
- Keine Mischmedikation von Substanzen derselben Wirkgruppe (z. B. keine Komb. mehrerer Opioide), da sonst Konkurrenz um denselben Angriffsort (z. B. Opioidrezeptoren).
- Vor einem Substanzwechsel zunächst Dosissteigerung bis zur Höchstmenge und ausreichend lange Verabreichung, um Wirkung und NW verlässlich zu beurteilen. Übergang auf anderes Medikament erst, wenn Präparat „austherapiert" wurde oder gravierende, schlecht beeinflussbare NW bestehen.
- Bei Dauerther. stets Begleitmedikation zur Prophylaxe oder Ther. von NW (z. B. Laxanzien zur opioidbedingten Obstipationsbekämpfung, Magenschutz bei Prostaglandinsynthese-Hemmern) einsetzen.
- Gute Schulung von Pat. und Personal verbessert Compliance bei der praktischen Umsetzung.
- Beginn der Ther. entweder mit der 1. Stufe und bis zur ausreichenden Analgesie steigern oder gleich auf höherer Stufe einsetzen.
- Bei Akutschmerz Bedarfsmedikation rektal, i. v. oder oral. Bei chron. Schmerz fest nach Zeitschema, Dosierungsintervalle nach Pharmakokinetik. Applikation rektal oder oral, nur ausnahmsweise parenteral, i. m. Injektion möglichst vermeiden.

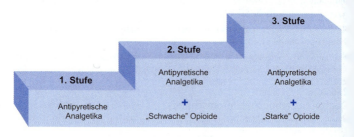

Abb. 19.3 Stufenschema der WHO zur Therapie von Tumorschmerzen (auch anwendbar bei Schmerzen nichtmalignen Ursprungs) [L157]

19

1. Stufe: Antipyretische Analgetika

Paracetamol

Präparat Bsp.: ben-u-ron®, Perfalgan® 10 mg/ml.

Wirkung Wirkt analgetisch und antipyretisch, nicht antiphlogistisch. Keine Hemmung der Prostaglandinsynthese. Insgesamt schwächstes Analgetikum. Gute Verträglichkeit.

Indikationen Mittel der 1. Wahl bei Kindern (Einzeldosis 20 mg/kg KG) sowie in Schwangerschaft und Stillzeit.

Dosierung Bis zu 6 × 500–1.000 mg/d (= je 1–2 Supp., 25 ml Saft, 1–2 Tbl. oder Kps.); als i. v. Infusion über 15 Min.

Nichtsteroidale antiinflammatorische Substanzen (NSAID)

Wirkung Gute analgetische, antipyretische und antiphlogistische Wirkung.

Indikationen Besonders wirksam bei Kopfschmerz, Skelett- und Muskelschmerzen, Thrombophlebitiden, Abszessen, Tumorschmerzen (Periostschmerz, Kapselspannungsschmerz, entzündliche Begleitreaktionen).

Kontraindikationen Magenulzera, renale Funktionseinschränkung, COX-2-Inhibitoren zusätzlich kardiovaskuläre Risikopat.

Nebenwirkungen Magenbeschwerden, Ulzera, Induktion oder Verstärkung einer Niereninsuff.

Präparate und Dosierung:
- **Ibuprofen** 4–6.400 mg/d p. o.; Retard 3 × 800 mg/d p. o. Günstigstes Wirkungs-/NW-Verhältnis aller NSAID (z. B. Imbun®).
- **Acetylsalicylsäure** 3–6 × 500–1.000 mg/d p. o. (z. B. Aspirin®). Weitere NW: irreversible Thrombozytenaggregationshemmung, pseudoallergisches Asthma.
- **Diclofenac** 3 × 50 mg/d p. o. (z. B. Voltaren®).
- **Indometacin** bis zu 4 × 50 mg/d p. o. (z. B. Amuno®).
- **Selektive COX-2-Inhibitoren:** Celecoxib 1–2 × 100–200 mg/d p. o. (Celebrex®), Etoricoxib 60–120 g/d p. o. (Arcoxia®).

Metamizol

Präparat Bsp.: Novalgin®.

Wirkung Wirkt analgetisch, antipyretisch und spasmolytisch.

Indikationen Besonders geeignet bei kolikartigen Schmerzen.

Dosierung 4–6 × 500–1.000 mg/d p. o Bei i. v. Gabe langsam injizieren, sonst starke RR-Senkung durch dir. Relaxation der Gefäßmuskulatur, Anaphylaxie. Ki bevorzugen.

Nebenwirkungen Seltene, aber schwere NW ist Agranulozytose (Inzidenz 1 : 10^6), häufiger bei i. v. als anderen Applikationsformen.

2. Stufe: „Schwächere" Opioide

Tramadol

Präparate Bsp.: Tramal®, Tramal® long.

Dosierung 4 × 50–100 mg/d p. o. oder i. v. Retard 3 × 200 mg/d. 50 mg Tramadol entsprechen etwa 10 mg Morphin. Maximaldosis 600 mg/d.

19

Wirkkinetik Wirkdauer 1–3 h bzw. 6–8 h (retardiertes Tramadol).

Nebenwirkungen Verursacht von allen Opioiden am ehesten Übelkeit und Erbrechen.

Tilidin-Naloxon
Präparat Bsp.: Valoron N®.

Dosierung Bis zu 4 × 100 mg/d p. o. 50 mg Tilidin entsprechen etwa 10 mg Morphin. Maximaldosis 600 mg/d.

Wirkkinetik Schneller Wirkbeginn, Wirkdauer 1–3 h.

! Durch Zusatz des Antagonisten Naloxon geringeres Missbrauchspotenzial. Tilidin-Trpf. sind ab 1.1.2013 BtmVV-pflichtig!

Kodein
Präparate Bsp.: Dihydrocodein retard (z. B. DHC 60/90/120® Retardtbl.).

Dosierung Bis zu 2 × 120 mg/d p. o. 100 mg DHC entsprechen etwa 10 mg Morphin.

Wirkkinetik Wirkdauer 8–12 h.

Nebenwirkungen Verursacht von allen Opioiden am ausgeprägtesten Obstipation.

Pethidin
Präparat Dolantin®.

Indikationen Beseitigt auch postop. „Shivering", dadurch deutliche Senkung des Sauerstoffverbrauchs.

Dosierung Bis zu 5 × 100 mg/d p. o., rektal oder i. v. 75–100 mg Pethidin entsprechen etwa 10 mg Morphin.

Wirkkinetik Wirkdauer 3–4 h.

3. Stufe: „Starke" Opioide
Unterliegen der BtmVV, besondere Rezeptformulare!

Piritramid
Präparat Dipidolor®.

Indikationen Sehr häufig postop. eingesetztes Analgetikum.
Dosierung 6 × 15–30 mg/d i. m. oder i. v. 15 mg Piritramid entsprechen etwa 10 mg Morphin.

Wirkkinetik Wirkdauer 4–6 h.

Buprenorphin
Präparate Bsp.: Temgesic®, Temgesic®forte. Auch als transdermales Membran pflaster (Transtec® Pro 35, 52,5, 70 μg/h) verfügbar.

Indikationen Gute Anwendung bei Pat. mit Schluckstörungen wegen sublingua ler Resorption bei oraler Gabe.

Dosierung
- Bis zu 4 × 0,4 mg p. o., bis zu 4 × 0,3 mg i. m., i. v. 0,3–0,4 mg Buprenorphin entsprechen 10 mg Morphin.
- Transdermal: in den ersten 12 h bisherige Schmerzmedikation beibehalten. Zusatzmedikation bei Bedarf verabreichen (Temgesic® s. l. Tbl.). Nach Wirkdauer von 3–4 d je nach erforderlicher Gesamttagesmenge an zusätzlichen Analgetika ggf. Dosisanpassung des Pflasters.

Wirkkinetik

- Oral: Wirkdauer 4–6 h.
- Transdermal: Anflutung und Abklingen des Wirkstoffs jeweils über 12 h nach Aufbringen bzw. Entfernen des Pflasters!

Im Gegensatz zu anderen Opioiden schlecht mit Naloxon (Narcanti®) antagonisierbar (höhere Naloxondosis erforderlich).

Morphin

Präparate

- Nichtretardiertes Morphin: z. B. MSI 10/20/100/200 Mundipharma® Amp., Sevredol® 10/20 Tbl., MSR 10/20/30® Supp.
- Retardiertes Morphin: z. B. MST 10/30/60/100/200® Retardtbl., MST Continus® 30/60/100/200 Retardkps. mit 24 h Wirkdauer, MST 20/30 Retard-Granulat®, Capros 10/20/30/60/100® Kps.

Dosierung Je nach Schmerzintensität titrierend bis zur Schmerzfreiheit bzw. geringer, tolerabler Intensität verabreichen. Keine Obergrenze der analgetischen Wirksamkeit (kein Ceiling-Effekt), Limitierung nur durch auftretende NW.

Fentanyl

Präparate In transdermaler Applikation (Fentanyl TTS): z. B. Durogesic SMAT® 12/25/50/75/100 μg/h = Pflaster à 2,1/4,2/8,4/12,6/16,8 mg Fentanyl.

Indikationen Tumorschmerzen und Probleme mit oralem/rektalem Applikationsweg, als Alternative zu anderen Substanzen der Stufe 3 (WHO-Schema).

Dosierung

- Bsp.: PCA-Pumpe mit Fentanyl oder Morphin i. v. oder retardiertes orales Morphin plus schnell wirksames Morphin bei Schmerzspitzen. Dosisfindung über mind. 3 d, dann Umrechnung: ermittelte Tagesdosis von retardiertem oralem Morphin (mg) × 0,01 = Tagesdosis Fentanyl TTS (mg). Fentanyl i. v. × 1,5 = Fentanyl TTS. Dann Auswahl des geeigneten Pflasters. **Oder:**
- Sofort Fentanyl-Pflaster nach Umrechnung der bisherigen Morphindosis oder kleinstmögliche Größe auswählen und aufkleben. In den ersten 12 h bisherige Schmerzmedikation beibehalten. Zusatzmedikation bei Bedarf verabreichen (Fentanyl, Morphin). Nach 3–4 d je nach erforderlicher Gesamttagesmenge an Analgetika beim Pflasterwechsel ggf. Dosisanpassung des Pflasters.

Wirkkinetik Anfluten über 12 h, dann gleichmäßige Wirkspiegel im Plasma. Wirkdauer 72 h.

Therapie von Durchbruchschmerzen Intraorale und nasale transmukosale Fentanyl-Applikationen (Abstral®, Actiq®, Effentora®, Instanyl®, Pecfent®). Individuell zu titrierende Dosierungen. Vorteil: Anschlagzeiten ähnlich schnell wie bei i. v. Gabe, Nachteil: psychotroper Effekt stärker ausgeprägt als bei GI-Resorption möglich.

Anwendungshinweise Fentanyl- und Buprenorphinpflaster

- Pflaster auf unbehaartes Gebiet von Brust oder Rücken kleben.
- Baden, Duschen, Schwimmen mit Pflaster möglich.
- Hitze steigert die Resorption.
- Mehrere Pflaster sind gleichzeitig möglich, Zerschneiden und Verkleinern der Pflaster jedoch nicht.
- Alle 3 d Pflasterwechsel.

19

Ersteinstellung auf Morphin bei chronischem Schmerz

Orale Gabe

Individuellen Analgetikabedarf mit schnell wirkender oraler Morphin-Lsg. austitrieren: je nach Vormedikation Titrationsdosis abschätzen. Bei opioidnaiven Pat. alle 10–15 Min. je 10 mg Morphin verabreichen. **Alternative:** unretardierte Morphin-Tbl. (z. B. Sevredol®) à 10 mg alle 2–4 h applizieren. Therapiekontrolle durch wiederholtes Abfragen der Schmerzintensität (subjektive Zahl auf der numerischen Rating-Skala von 0 = kein Schmerz bis 10 = max. Schmerz) und NW, bis Pat. schmerzfrei oder zumindest tolerabel reduziert oder bis störende NW auftreten.

Nach 24–48 h Erstellen des Analgetikazeitplans mit Retardpräparaten etwa ⅔ der austitrierten Gesamtdosis als Einzeldosis ansetzen. Intervalle nach Wirkdauer (z. B. MST, Capros, Wirkdauer je 8–12 h). Für phasenweise durchbrechende Schmerzen etwa diese Einzeldosis als Zusatzmedikation in Form der schnell wirksamen oralen Morphin-Lsg. vorsehen.

Parenterale Gabe

Beginn häufig mit fraktionierten 1 mg i. v. Gaben von je 10 mg Morphin in 0,9 % NaCl auf 10 ml verdünnt. Anschließend entweder weiter mit Bolusgaben alle 4 h oder kontinuierlich via Perfusor: 1 Amp. à 100 mg Morphin in NaCl 0,9 % auf 50 ml (2 mg/ml) mit zunächst 1–4 ml/h (= 2–8 mg/h). Subkutan zunächst je 10–30 mg Morphin alle 4 h oder kontinuierlich à 5–25 mg/h.

Alternativen bei Schluckproblemen bzw. Sondengaben

- MST 20/30® Retard-Granulat à 20/30 mg Morphin, löslich in Flüssigkeiten, Retardeffekt von 4–6 h. Wirkung bleibt erhalten (preiswert!).
- Capros® Kps. öffnen, enthaltene Mikropellets in Flüssigkeit bringen und entweder oral oder via Ernährungssonde applizieren. Retardeffekt bleibt erhalten.
- MSR 10/20/30® Supp. à 10/20/30 mg Morphin. Wirkdauer 2–4 h.
- Fentanyl-TTS oder Buprenorphin-Pflaster.

Wirkungen und Nebenwirkungen von Opioiden
- **Zentral:** Analgesie, Sedierung, antitussive Wirkung, Atemdepression, Miosis, Übelkeit und Erbrechen, Senkung des zentralen Sympathikotonus, indir. Steigerung des Liquordrucks durch Hypoventilation.
- **Peripher:** spasmogene Wirkung auf die glatte Muskulatur des GIT und der ableitenden Harnwege (verzögerte Magenentleerung, spastische Obstipation, Harnverhalt, Sekretstau in Galle- und Pankreaswegen), insb. bei Morphin Histaminfreisetzung mit Bronchospasmus und Vasodilatation.

Auswahl adjuvanter Medikamente (auf jeder Stufe einsetzbar)

Amitriptylin

Präparat Bsp.: Saroten®.

Indikationen Antidepressivum mit eigener analgetischen Wirkung in niedrige Dos. (10–75 mg/d p. o.). Hilfreich insb. bei brennend empfundenen Schmerzen (neuropathischer Schmerz).

Dosierung Einschleichend beginnen, wegen sedativer Eigenschaft Gabe zur Nacht. Wirkung ist erst nach kontinuierlicher Einnahme über 1–2 Wo. in Verbindung mit anderen Analgetika beurteilbar.

Carbamazepin

Präparat Bsp.: Tegretal®.

Indikationen Antiepileptikum. Bei „stromschlagähnlich" empfundenen, einschießenden Schmerzattacken (oft bei Nervenläsion durch Tumorinfiltration oder Trigeminusneuralgie).

Dosierung Einschleichender Dosisbeginn von 200 mg bis auf 400–600 mg/d p. o.
! Kontrolle der Leberfunktionsparameter und des Carbamazepinspiegels i. S.
! Mittel der 2. Wahl nach Gabapentin oder Pregabalin.

Gabapentin

Präparat Bsp.: Neurontin®.

Indikationen Antiepileptikum, geeignet bei neuropathischem Brennschmerz.

Dosierung Einschleichender Dosisbeginn von 3 × 100 mg bis auf 3 × 800 mg/d p. o.
! Wird nicht hepatisch metabolisiert, aber renal eliminiert. Krea-Kontolle! Weniger NW als Carbamazepin.

Pregabalin

Präparat Bsp.: Lyrica®.

Indikationen Antiepileptikum, geeignet bei neuropathischem Brennschmerz.

Dosierung Einschleichender Dosisbeginn von 2 × 75 mg auf 2 × 300 mg/d p. o.
! Schnellere Aufdosierung als bei Gabapentin.

Dexamethason

Präparat Bsp.: Fortecortin®.

Indikationen Glukokortikoid zur Reduktion entzündlicher Komponenten mit Schwellung (z. B. Leberkapselspannung, Knocheninfiltration bei Metastasen) und damit verbundenen Schmerzen. Wirkt auch unspezifisch stimmungsaufhellend und appetitfördernd.

Dosierung 1,5–4 mg morgens p. o. über mind. 1–2 Wo.

Spasmolytika

Bsp.: Buscopan® 3–5 × 10–20 mg p. o., als Supp. oder i. m. bei Spannungsschmerzen von Hohlorganen.

Osteoporotische Schmerzen

Bei Immobilisation, Glukokortikoidbehandlung, osteolytischen Metastasen.
● **Bisphosphonate:**
  – **Clodronsäure/Dinatriumsalz,** z. B. Ostac® 1 Amp. 300 mg auf 500 ml 0,9 % NaCl über 2 h i. v. an 2 aufeinanderfolgenden Tagen, später z. B. 14-tägig. **Oder:**
  – **Alendronat,** z. B. Fosamax® 1 × wöchentl. 70 mg p. o. **Alternativ:**
  – **Pamidronsäure** (z. B. Aredia®), Gesamtdosis eines Behandlungsganges 30–60 mg in Abhängigkeit von Serumkalzium und Krea. Langsame Infusion mit 15 mg/h und Konz. von 15 ml/125 ml nicht überschreiten.
  Kalzitonin:
  – **Präparate:** z. B. Calsynar®, Karil®.
  – **Ind.:** alternativ zu Bisphosphonaten.
  – **Dosierung:** anfangs 100–200 IE/d i. v. als Dauerinfusion, dann Reduktion auf Erhaltungsdosis.
  – **NW:** Übelkeit, Flush.

19

Weitere Hinweise zur Schmerztherapie

- Statt Kombinationspräparaten besser Monosubstanzen einsetzen, um die jeweiligen Wirkungen und NW besser beurteilen zu können.
- Bei postop. Wundschmerzen wegen des unterschiedlichen Schmerzempfindens individuelle und rechtzeitige Analgetikagabe, bei Verlangen auch möglich mit pumpengesteuerter On-Demand-Analgesie (Patient Controlled Analgesia, PCA). **Vorteil:** Pat. weiß am besten um seine Schmerzen und verabreicht sich selbst innerhalb eines vorprogrammierten Rahmens (Sperrintervall, Höhe der jeweiligen Einzeldosis, max. Gesamtdosis) das Analgetikum (z. B. Piritramid 1,5 mg/ml, Bolus à 3 mg, max. Boluszahl 3/h = Sperrintervall von 20 Min.). **Nachteil:** nur für kooperationsfähige und -willige Pat.

> **Fehlerquellen bei der Therapie chronischer Schmerzen**
> - Therapeut: Verschreibung nur „nach Bedarf", Standarddosis, zu schwaches Analgetikum, Unterschätzung der Schmerzintensität, bürokratische Hemmnisse der BtMVV, Angst vor Suchterzeugung und unzureichendes Wissen über adjuvante Medikamente.
> - Pat.: Annahme, Tumorschmerzen seien nicht therapierbar, Analgetika dürften nur genommen werden, wenn „absolut notwendig", Furcht vor Sucht, Nichteinnahme der verordneten Medikamente, Absetzen der Medikamente wegen NW ohne Rücksprache mit dem Arzt.

Weiterführende Adressen

Schmerztherapie

- Deutsche Schmerzgesellschaft e. V. (früher: Deutsche Gesellschaft zum Studium des Schmerzes für Deutschland, Österreich und die Schweiz, DGSS) Geschäftsstelle, Obere Rheingasse 3, 56154 Boppard, Tel.: 06742/800121, Fax.: 06742/800122, E-Mail: info@dgss.org, www.dgss.org.
- Deutsche Interdisziplinäre Vereinigung für Schmerztherapie (DIVS), Sekretariat Frau Monika Wübbels, Klinik für Anästhesiologie, Universität Bonn, Sigmund-Freund-Str. 25, 53105 Bonn, Tel 0228/2871–4149, Fax 0228/2871–4147, Monika.Wuebbels@ukb.uni-bonn.de, www.divs-ev.de.
- Deutsche Gesellschaft für Schmerztherapie (früher: Schmerztherapeutisches Kolloquium), Geschäftsstelle: Adenauerallee 18, 61440 Oberursel, Tel.: 06171/286021, Fax.: 06171/286022, E-Mail: info@dgschmerztherapie.de, www.schmerz-therapie-deutschland.de.
- Für Pat.: Deutsche Schmerzliga, Geschäftsstelle: Adenauerallee 18, 61440 Oberursel, Tel.: 0700/375375375, Fax.: 0700/37537538, E-Mail info@schmerzliga.de, www.schmerzliga.de und Bundesverband Deutsche Schmerzhilfe (DSH), Geschäftsstelle: Sietwende 20, 21720 Grünendeich, Tel.: 04142/810434, www.schmerzhilfe.org.

Palliativstationen und Hospize

Hospize und Hausbetreuungsdienste für die symptomorientierte interdisziplinär palliative Versorgung inkurabler Tumor- und AIDS-Pat. Aktuelle Adressen z erfragen bei www.dhpv.de.

Weitere Informationen und Adressen über: Deutsche Gesellschaft für Pallia tivmedizin e. V., Geschäftsstelle: Aachener Str. 5, 10713 Berlin, Tel 030/81826885, Fax.: 030/81826776, E-Mail: dgp@dgpalliativmedizin.de, Inter net: www.dgpalliativmedizin.de.

19.7 Psychopharmaka

Arno J. Dormann

19.7.1 Neuroleptika

Potente Psychopharmaka mit „antipsychotischem" Effekt. Wirksam in der Akut-
und Langzeitther. gegen psychomotorische Erregtheit, affektive Spannung und
(schizophrene) Ich-Störungen, zusätzlich sedierende und schlafanstoßende Wirkung.

Indikationen bei nichtpsychiatrischen Pat.
- Zustände psychomotorischer Erregtheit und Angst (▶ 15.4), z. B.:
  - Alkoholentzugsdelir (▶ 15.4.1).
  - Hirnorganisches Psychosy. (oft des älteren Pat.), das sich z. B. in Selbst-
    schädigung, „Verhaltensstörungen" oder Aggressivität ggü. dem Pflege-
    personal äußern kann.
  - Andere akute organische Psychosy., z. B. massive SD-Funktionsstörung
    oder Exsikkose.
  - Erregtheit und Angst während der Intensivther. oder nach Intubations-
    narkosen.
  - Erregtheit bei akuten Trauerreaktionen oder Suizidalität.
  - Akute psychotische Sy., v. a. paranoid-halluzinatorische Phänomene,
    schizophrene Denk- und Ich-Störungen sowie Sperrung von Antrieb und
    Affekt. Produktive „Plus-Symptome" werden besser ausgeglichen als
    „Minus-Symptome" wie Antriebsarmut.
- In niedriger Dosierung zur Sedierung und als Einschlafhilfe.
- Zur Wirkungsverstärkung von zentralen oder peripheren Analgetika (▶ 19.6).
  Der „Einsparungseffekt" von Schmerzmitteln durch Neuroleptika (wie auch
  von Antidepressiva) ist jedoch individuell unterschiedlich und bedarf sorgfäl-
  tiger klin. Beobachtung.

Substanzauswahl Möglichst in Absprache mit Psychiater oder Neurologen!
Steht die Erregtheit im Vordergrund, sind niederpotente Neuroleptika zu bevor-
ugen (▶ Tab. 19.9).
- Neuroleptika stärkerer Potenz: akute psychotische Bilder mit deutlicher „pro-
  duktiver" Symptomatik.
- Stark potente Neuroleptika: wenn Sedierung unerwünscht (Akutmedizin).
  Bei Agitiertheit: Komb. von stark potentem mit schwach potentem Neurolep-
  tikum zur zusätzlichen Sedierung.

- Ther. nie mit Depotmedikation beginnen, da Gefahr eines malignen
  neuroleptischen Sy. (MNS)!
- Obwohl keine „individuellen" Wirkprofile der einzelnen Substanzen
  nachweisbar, individuelle (Un-)verträglichkeiten einzelner Neuroleptika
  und „Therapieversager" → bei Beschwerden oder Unwirksamkeit Präparatewechsel erwägen.
- Interindividuelle Empfindlichkeit schwankt mind. um den Faktor 10 →
  korrekte Dosierung ist schwierig. Möglichst mit der minimalen Tagesdosis (▶ Tab. 19.10) beginnen, verteilt auf 3–4 Einzeldosen. Bei geriatrischen Pat. ggf. weitere Reduktion (Dosis in eckigen Klammern in
  ▶ Tab. 19.10).

19

- Zusatzmedikation mit Anticholinergika wie Biperiden (Akineton®), erst bei Auftreten extrapyramidal-motorischer NW, wenn eine zwingende Ind. zur Fortführung der Medikation besteht.

Nebenwirkungen

- **Frühdyskinesien:** Stunden bis Tage nach Therapiebeginn paroxysmale Dyskinesien mit Blickkrampf und Verkrampfungen von Mund- und Halsmuskulatur. Ther.: akut Biperiden 5 mg i. v. (Akineton®) sonst 6 mg/d p. o.
- **Nach Wo.:** Parkinsonoid (Hypokinese, Rigor, Ruhetremor, Speichelfluss) und Akathisie (innere Unruhe mit Nichtsitzenkönnen und Trippeln). Abgrenzung zu psychotischen Sympt. oft schwierig. Ther.: Biperiden (Akineton®), Dosisreduktion oder Umsetzen des Neuroleptikums! Bei Akathisie Versuch mit Propranolol in niedriger Dosierung, z. B. 3 × 10 mg/d p. o. (z. B. Dociton®).
- **Spätdyskinesien:** einem Tic ähnliche, sich wiederholende Hyperkinesien v. a. im Kopfbereich (z. B. Schmatz- und Kaubewegungen), aber auch der Extremitäten. Oft irreversibel. Ther.: in Zusammenarbeit mit Psychiater Dosis reduzieren oder steigern (beides kann helfen), evtl. Tiaprid 300–600 mg/d (Tiapridex®).

Tab. 19.10 Übersicht gebräuchlicher klassischer Neuroleptika

	Handelsname z. B.		24-h-Dosis* (mg)
Schwach potente Neuroleptika (vorwiegend sedierend)			
Chlorprothixen	Truxal®		[25] 25–500
Levomepromazin	Neurocil®		[50**] 75–300
Promethazin***	Atosil®		[30] 50–150
Thioridazin	Melleril®, Melleretten®		[20] 50–200
Mittelstarke Neuroleptika			
Perazin	Taxilan®		[25] 50–500
Pipamperon	Dipiperon®		[10] 20–300
Stark potente Neuroleptika (vorwiegend antipsychotisch)			
Flupentixol	Fluanxol®		[2,5] 5–20
Fluphenazin	Lyogen®		[1,5] 3–9
Haloperidol	Haldol®		[1] 2–50
Pimozid	Orap®		[2] 2–10
Depotpräparate ****			
Flupentixoldeca-noat	Fluanxol Depot®	2–4 Wo.	20–100
Fluphenazindeca-noat	Lyogen Depot®	2–4 Wo.	12,5–100
Fluspirilen	Imap®	1–2 Wo.	2–10

19

Tab. 19.10 Übersicht gebräuchlicher klassischer Neuroleptika *(Forts.)*

	Handelsname z. B.		24-h-Dosis* (mg)
Depotpräparate ****			
Haloperidoldecanoat	Haldol Depot®	4 Wo.	25–300
Perphenazindecanoat	Decentan Depot®	2 Wo.	50–200

*	24-h-Dosis auf 3–4 Einzeldosen verteilen;

* 24-h-Dosis auf 3–4 Einzeldosen verteilen;
** Dosis in eckiger Klammer z. B. als Initialdosis für geriatrische Pat.;
*** Mittel der Wahl, wenn ausschließlich Sedierung gewünscht wird;
**** Dosis und Applikationsintervall können individuell erheblich variieren.

Malignes neuroleptisches Syndrom
Klinik Meist 2 Wo. nach Beginn der Ther., Steigerung der Sympt. über 24–72 h; v. a. Männer < 40 J., bei Lithiumbegleitmedikation erhöhtes Risiko. In 20 % tödlich (bei Depotmedikamenten höher). Sek. KO: Nierenversagen, Ateminsuff., Herz- und Kreislaufversagen.

Diagnostik
- Mind. 2 Hauptsymptome: Fieber, Rigor und CK-Erhöhung sowie
- 4 Nebensymptome: Tachykardie, Blutdrucklabilität, Tachypnoe, Schwitzen, Leukozytose und Bewusstseinsstörung. Zusätzlich möglich: extrapyramidale Störungen (Akinesie), teilweise Dys- und Hyperkinesien bis Stupor. Wechselnde Vigilanz bis zum Koma. Autonome Funktionsstörungen (Hautrötung oder Blässe, Speichelfluss, Harninkontinenz), metabolische Azidose, selten erhöhte Leberenzyme und Myoglobinurie.

Differenzialdiagnosen Febrile Katatonie, Enzephalitis, maligne Hyperthermie, Lithiumintox.

Therapie Absetzen der Medikamente, Intensivmonitoring, Kühlen, Volumengabe, ggf. Ther. (nach Rücksprache mit Fachabteilung) mit z. B. Dantrolen (Danamacrin®) und Bromocriptin (z. B. Pravidel®).

19.7.2 Hypnotika (Schlafmittel)

Mehr als 50 % der stationären Pat. klagen über Schlafstörungen, was allein jedoch noch keine Ind. zur Pharmather. darstellt:
- Ruhestörungen beim Ein- oder Durchschlafen (evtl. Zimmerwechsel).
- Pat. ist nicht müde (fehlende Bewegung, Medikamente, Alkohol).
- Pat. schläft wegen somatischer Grunderkr. nicht, z. B. Herzinsuff., Hyperthyreose, Angina pect., Hypertonie, Husten, Verdauungs- oder Blasenentleerungsstörung → kausale Ther. verbessern.
- Ist Pat. depressiv (zur Erinnerung: keine Depression ohne Schlafstörung)? → Antidepressivum versuchen.
- Ist die Schlafstörung Bestandteil eines hirnorganischen Psychosy. mit Teilschlaf tags und Unruhe nachts? → „Rhythmisierung" des Tages verstärken: intensive Mobilisierung, Schlafentzug tagsüber und evtl. zentralnervöse Stimulation (z. B. mit Bohnenkaffee) am Tag hilft oft mehr als Hypnotika nachts.

19

Indikationen zur medikamentösen Therapie

- Vorübergehende Schlafstörung durch äußere Belastung (Hospitalisierung, präop., auf Intensivstation).
- Akute Belastungssituationen wie krankheitsbedingte seelische Krisen.
- Chron. Schlafstörungen, die auf andere Maßnahmen (s. o.) nicht ansprechen und/oder wo ein Schlafmittelentzug dem Pat. nicht zumutbar erscheint.

Substanzauswahl

- Benzodiazepine mit mittlerer HWZ: bei ausschließlicher Ther. der Schlafstörung bevorzugen (▶ Tab. 19.11).
- ! Möglichst vermeiden: Triazolam (Halcion®) → Albträume. Alle Benzodiazepine mit hoher Anflutungsgeschwindigkeit wie Flunitrazepam (z. B. Rohypnol®).
- ! Lormetazepam (z. B. Noctamid®), Lorazepam (z. B. Tavor®) → erhöhtes Abhängigkeitspotenzial; anterograde Amnesie mit Gefahr des Kontrollverlusts.
- Benzodiazepine mit langer HWZ (40–100 h) bei tagsüber erwünschter Dämpfung. Ausnahme geriatrische Pat. (→ Akkumulationsgefahr!).

Alternative Substanzen

- Pflanzliche Medikamente, z. B. Sedariston® 20 Trpf. (bei Alkoholikern meiden, da häufig in alkoholischer Lsg.).
- Antihistaminika mit sedierenden Eigenschaften wie Diphenhydramin 25–100 mg (z. B. Dolestan®) oder Doxylamin 25–50 mg (z. B. Mereprine®).
- Antidepressiva in niedriger Dos., z. B. Amitriptylin 10–25 mg (z. B. Saroten®) wirken initial (mind. 2–3 Wo.) ausgeprägt sedativ, v. a. für depressive Pat. geeignet.
- Neuroleptika wirken ebenfalls „schlafanstoßend" (▶ 19.7.1). Bei geriatrischen Pat. z. B. Melperon 5–10 ml p. o. (Eunerpan®). **Cave:** wegen Gefahr z. T. irreversibler extrapyramidaler NW kein Routineeinsatz als Hypnotika.
- ! Barbiturate sind als Tranquilizer und Hypnotika obsolet!

Tab. 19.11 Als Hypnotika geeignete Benzodiazepine

	Substanz	Handelsname z. B.	Abendliche Dosis* (mg)
Mittlere HWZ	Bromazepam	Normoc®	3–6
	Oxazepam	Adumbran®	5–20**
	Lormetazepam	Noctamid®	0,5–2
Lange HWZ	Diazepam	Valium®	2–15
	Flurazepam	Dalmadorm®	7,5–30
	Chlordiazepoxid	Multum®	5–30

* **Cave:** Zusätzlich genossener Alkohol potenziert Wirkung. Bei alten Pat. vorsichtig dosieren!;
** „Flutet" langsam an → Rechtzeitig geben!

Schlafmittelgewöhnung

- ! Pat. mit Abhängigkeitsproblematik Benzodiazepine zu verordnen ist ein Kunstfehler!
- Gewöhnung je nach Kinetik der Substanz nach 1–2 Wo. Max. sinnvolle Therapiedauer 1 Mon. Bei abruptem Absetzen Entzugssy. mit Einschlafstörungen, Unruhe, gesteigerter Angst und Albträumen (→ Pat. aufklären!).

● Zum Entzug stufenweise Dosisreduktion in 25 %-Schritten oder intermittierende Gabe jede 2. oder 3. Nacht. Weitere Alternative ist die übergangsweise
Neuroleptikamedikation, z. B. Promethazin z. N. (z. B. Atosil®).

19.7.3 Antidepressiva

Eigenschaften Pharmaka zur Behandlung endogener und nichtendogener depressiver Zustände mit stimmungsaufhellenden, aktivierenden oder dämpfenden
Wirkkomponenten. Ausgeprägte anticholinerge NW (HRS, Orthostase; geringer
bei neuen „atypischen" Antidepressiva). Kein Missbrauchspotenzial, da euphori-
sierende Wirkung fehlt. **Cave:** Lebensgefahr auch bei mäßiger suizidaler Überdosierung (Intensivmonitoring).

● Vor Ther. Ausschluss von somatischen Erkr. mit hohem Anteil an de-
pressiven Sympt. (oft als Altersdepression missdeutet), da hier primär
die Grunderkr. therapiert werden muss, z. B. M. Parkinson, MS, Tumoren des ZNS, Dünndarm und Kolon, Hydrozephalus, SD-Funktionsstö-
rungen, HIV-Inf. und arzneimittelassoziierte oder toxische Depression
wie bei Alkohol-, Tabletten- und Drogenabhängigkeit.
● Vor Ther. Kontrolle von BB, Harnstoff, Krea, EKG und EEG, Verlaufskontrollen.
● Interaktionen beachten (▶ 19.3).

Substanzauswahl Zyklische Antidepressiva vom Amitriptylin-Typ (v. a. sedie-
rend-anxiolytisch), Imipramin-Typ (v. a. stimmungsaufhellend) oder Desipramin-Typ (v. a. aktivitätssteigernd). Außerhalb der Psychiatrie werden v. a. zyklische Antidepressiva verordnet, da deren sedierende Eigenschaften (Amitriptylin-
Typ) meist erwünscht sind oder zumindest in Kauf genommen werden können.

Kontraindikationen Akuter Harnverhalt, Engwinkelglaukom, paralytischer Ileus, Pylorusstenose. Rel. KI: Prostatahypertrophie (Restharn?), Hypotonie, Störung der Blutbildung, schwere Leber- und Niereninsuff.

● Therapieversuch nicht vor 14 d abbrechen, da Antidepressiva innerhalb
dieser Zeit nur bei 60–80 % der Pat. wirksam sind. Pat. ohne Melancholie-
sympt. (Tagesschwankungen, psychomotorische Agitation oder Retarda-
tion, starke Anhedonie) sprechen eher schlechter auf Antidepressiva an.
● Suizidgefahr bei Antriebssteigerung (Desipramin-Typ) und noch vorhandener Depression!

Tab. 19.12 Wirkungen und Nebenwirkungen von Antidepressiva

Wirksubs-tanz	Handelsna-men (z. B.)	Sedie-rung	Anticho-linerge NW	Orthosta-se, RR ↓	Kardia-le NW	Tagesdosis [mg]
Trizyklische Antidepressiva						
Amitriptylin	Saroten®	+ + +	+ + + +	+ +	+ +	[50*] 75–150
Clomipramin	Anafranil®	+	+	+	+	[10*] 25–150

19

Tab. 19.12 Wirkungen und Nebenwirkungen von Antidepressiva *(Forts.)*						
Wirksubstanz	Handelsnamen (z. B.)	Sedierung	Anticholinerge NW	Orthostase, RR ↓	Kardiale NW	Tagesdosis [mg]
Trizyklische Antidepressiva						
Doxepin	Aponal®	+ + +	+ +	+ +	+	[30*] 75–150
Imipramin	Tofranil®	+ +	+ +	+ + +	+	[50*] 100–225
Maprotilin	Ludiomil®	+ +	+ +	+	(+)	[50*] 75–200
Nortriptylin	Nortrilen®	+ +	+ +	(+)	+	[30*] 50–200
Trimipramin	Stangyl®	+ + +	+ +	+ +	+	[50*] 150–450
Serotonin-Wiederaufnahmehemmer						
Fluoxetin	Fluctin®	+	+	+	(+)	[10*]20–80
Fluvoxamin	Fevarin	+	+	+	(+)	[50*]100–300
Paroxetin	Seroxat®	+	+	+	(+)	[10*]10–50
Sertralin	Gladem®	+	+	+	(+)	100–200
MAO-Hemmer						
Moclobemid	Aurorix®	+	–	+	–	[150*]300–600
Tranylcypromin	Jatrosom®	+	–	+ + +	–	[5*] 5–30
Noradrenerg-spezifisch serotonerg wirkende Antidepressiva (NaSSA)						
Mirtazapin	Remergil®	++	+	+	(+)	15–60
Serotonin-Noradrenalin-Wiederaufnahmehemmer (SNRI)						
Venlafaxin	Trevilor®	+	+	+	+	150–450
Sonstige						
Mianserin	Mianserin®	+ +	+	+	(+)	[10*] 30–60
Trazodon	Thrombran®	+ +	(+)	+ +	–	[100*] 200–400
* Reduzierte Initialdosis bei geriatrischen Pat.						

Nebenwirkungen Anticholinerg → Mundtrockenheit, Obstipation, Schwitzen, Müdigkeit, Schlafstörungen, Miktionsstörung, akutes Durchgangssy., RR ↓, Brady- oder Tachykardie. Orthostatische Dysregulation mit Schwindel, Ther.: Dihydroergotamin 2 × 2,5–5 mg/d (z. B. Dihydergot® ret.).

19.8 Antikoagulation und Thrombolyse

Stephan Weise

19

(www.antikoagulation-aktuell.de).

Tab. 19.13	Abschätzung des allgemeinen thrombembolischen Risikos*
Dispositionelles thrombembolisches Risiko	
Hohes Risiko	Thrombophilie mit früherem thrombembolischem Ereignis, Hemiplegie, muzinöses Adeno-Ca, paroxysmale nächtliche Hämoglobinurie, Sichelzellanämie
Mittleres Risiko	Früheres thrombembolisches Ereignis, hereditäre Thrombophilie (AT-III-Mangel, quantitative oder qualitative Defekte von Protein C oder S, APC-Resistenz, Prothrombinmutation G20210A u. a.), Antiphospholipid-AK; schwere Inf., Sepsis; maligne Erkr. und deren Ther. (z. B. Chemother., Strahlenther.); myeloproliferative Sy., Polyglobulie; Thrombozytose; respiratorische oder kardiale Insuff.; Dehydratation, forcierte Diuretikather.; entzündliche Darmerkr., exsudative Gastroenteropathie; nephrotisches Sy.; schwere Adipositas (BMI > 30 kg KG/m²) oder Kachexie; ausgeprägte Varikosis; Schwangerschaft, postpartal, orale Kontrazeptiva
Niedriges Risiko	Bettlägerigkeit, Nikotinabusus
Abschätzung des perioperativen thrombembolischen Risikos	
Hohes Risiko	Intraabdom. OP sowie alle OPs > 45 Min. bei Pat. > 40 J. mit früherem thrombembolischem Ereignis, maligner Begleiterkr. und/oder Hyperkoagulabilität oder anderen zusätzlichen Risikofaktoren oder bei Pat. > 60 J. auch ohne zusätzliche Risikofaktoren Elektive größere Eingriffe an der Wirbelsäule, Becken, Hüft- oder Kniegelenk oder Schlaganfall oder Beinparese oder Polytrauma oder Rückenmarkverletzung Pat. nach größerem Trauma oder Verbrennung oder mit geringerem Trauma und zusätzlichem Risikofaktor, praktisch alle Intensivpat. Neurochir. Eingriffe (KI beachten wie z. B. intrakranielle Eingriffe)
Mittleres Risiko	Chir. Eingriffe bei Pat. zwischen 40 und 60 J. ohne zusätzl. Risikofaktoren Intraabdom. OP sowie alle OPs > 45 Min. bei Pat. ≤ 40 J. ohne zusätzl. Risikofaktoren Gelenkübergreifende Immobilisation der unteren Extremität im Hartverband OP mit niedrigem Risiko und zusätzlichem dispositionellem Risiko
Niedriges Risiko	Kleine chir. Eingriffe ≤ 45 Min. (inkl. laparoskopische, transurethrale oder andere urolog. Eingriffe mit geringem Thrombembolierisiko, unkomplizierte Kniearthroskopien) bei Pat. < 40 J. ohne Risikofaktoren

* In der Schwangerschaft und postpartal risikoadaptierte Thrombembolieprophylaxe. Jugendliche werden wie Erw. behandelt, bei Kindern nur ausnahmsweise medikamentöse Prophylaxe.

Indikationen Bei mittlerem oder hohem Thrombembolierisiko. Bei Pat. mit niedrigem Risiko überwiegt die Gefahr unerwünschter Wirkungen den möglichen Nutzen.

Allgemeine Maßnahmen/Faktoren zur Vermeidung thrombembolischer Ereignisse
- Kritische Überprüfung der Notwendigkeit einer Immobilisation.
- Ausreichende Volumen-, Kreislauf- und Atemther.
- Physikalische Ther. und konsequente Bewegungsübungen (Anleiten des Pat. zum z. B. „Bettfahrradfahren", aktive und passive Sprunggelenkbewegung).
- Bei KI gegen eine medikamentöse Ther. oder evtl. zusätzlich bei sehr hohem thrombembolischem Risiko intermittierende pneumatische Kompressionsther. und/oder sorgfältig angepasste Kompressionsstrümpfe (Andruck am distalen Unterschenkel 15–30 mmHg; **Cave:** Hautläsionen an ischämischen und/oder paretischen Beinen).

Medikamentöse Thrombembolieprophylaxe
- Heparine.
- Selektive Faktor-Xa-Inhibitoren (Fondaparinux).
- Andere dir. und indir. Thrombinantagonisten: Dabigatranetexilat und Rivaroxaban bei Hüft- und Kniegelenkersatz; Lepirudin, Argatroban und Danaparoid bei HIT II.
- Vit.-K-Antagonisten (Cumarinderivate): zur Langzeitantikoagulation.

Thrombozytenaggregationshemmer (z. B. Acetylsalicylsäure; Thienopyridine Clopidogrel, Ticlopidin; Dipyridamol; Sulfinpyrazone) und Dextrane sind aufgrund geringerer Wirksamkeit im venösen System **nicht** zu empfehlen.

19.8.1 Direkte und indirekte Thrombininhibitoren

Heparin
Durch Bindung des Mukopolysaccharids Heparin an AT III ca. 1.000-fache Verstärkung der Thrombin-AT-III-Reaktion. Der Heparin-AT-III-Komplex hemmt mehrere aktivierte Gerinnungsfaktoren, v. a. Faktor IIa (Thrombin und Xa. Das durch Fragmentierung des Heparins gewonnene niedermolekulare Heparin (NMH) besitzt eine deutlich niedrigere „Anti-Faktor-IIa-Wirkung".

Prophylaktische Heparinisierung („Low Dose")
Indikationen Bei mittlerem und hohem Thrombembolierisiko.

Kontraindikationen
- Absolut: HIT II, Heparinallergie, akute zerebrale Blutung, Abortus imminens
- Relativ: akut blutende GI-Ulzera, subakute Endokarditis, Thrombozytopenie < 40/nl, OP am ZNS, frisches SHT, Glaskörperblutung, schweres Polytrauma Spinal- oder Periduralanästhesie.

Substanzauswahl Niedermolekulare Heparine Certoparin (Mono-Embolex®) Dalteparin (Fragmin®), Enoxaparin (Clexane®), Nadroparin (Fraxiparin®) und Tinzaparin (innohep®) sind aufgrund der unzureichenden Wirkung von unfraktionierten Heparinen (UFH) in der periop. Thrombembolieprophylaxe bei hohem Risiko diesen vorzuziehen. **Vorteile:** Einmalgabe aufgrund längerer HWZ, geringere Gefahr einer heparininduzierten Thrombozytopenie (HIT), geringeres Osteoporosepotenzial und geringere lipolytische Aktivität. **Nachteil** z. T. nur im operativen Bereich zugelassen, teurer als UFH, schlechter zu antagonisieren.

19

Tab. 19.14 Heparine (Beispiele) zur Thrombembolieprophylaxe und Therapie der tiefen Venenthrombose (TVT)

Wirkstoff	Handelsname	Dosierung zur Thrombembolie-prophylaxe		Therapie der TVT
		Mittleres Risiko	Hohes Risiko	
Heparin	Heparin-Na®Liquemin®	3 × 5.000 IE/d s.c.	3 × 5.000–7.500 IE/d s.c.; bei Adipositas 3 × 10.000 IE/d s.c. (nach Hüft- und Kniegelenkersatz nicht empfohlen)	i.v. (s.u.) oder 2 × ~ 17.500 IE/d s.c. nach aPTT!
Certoparin	Mono-Embolex®	1 × 3.000 IE/d s.c.	1 × 3.000 IE/d s.c. Beginn 2 h vor OP	2 × 8.000 IE/d s.c.
Dalteparin	Fragmin®	1 × 2.500 IE/d s.c.	2 h vor und 6–10 h nach OP 2.500 IE s.c. oder 12 h vor und 12 h nach OP 5.000 IE s.c.; dann 1 × 5.000 IE/d s.c.	2 × 100 IE/kg KG/d s.c. (max. 2 × 10.000 IE)
Enoxaparin	Clexane®	1 × 2.000 IE/d s.c.	1 × 4.000 IE/d s.c. Beginn 12 h vor OP	2 × 100 IE/kg KG/d s.c.
Nadroparin	Fraxiparin®	1 × 2.850 IE/d s.c.	12 h vor und 12 h nach OP 0,2 ml (< 50 kg), 0,3 ml (50–69 kg) bzw. 0,4 ml (≥ 70 kg) s.c., danach 1 × /d, ab 4. Tag 0,3 ml (< 50 kg), 0,4 ml (50–69 kg), 0,6 ml (≥ 70 kg) 1 ×/d s.c.	2 × 85 IE/kg KG/d s.c.
Tinzaparin	innohep®	1 × 3.500 IE/d s.c.	–	1 × 175 IE/kg KG/d s.c.

Vorgehen

Beginn: UFH ≥ 2 h vor OP; NMH, sofern nicht anders angegeben, 2 h vor OP. Die Dauer der periop. Antikoagulation ist umstritten, meist bis zum 7.–10. postop. Tag bzw. bis zur vollständigen Mobilisation empfohlen, bei Ruhigstellung von Extremitäten ggf. auch ambulant. Prolongierte poststationäre Thrombembolieprophylaxe nach Hüft- und Kniegelenkersatz, evtl. auch bei viszeralchir. Eingriffen mit hohem Risiko bis zum 28. bzw. 35. postop. Tag. Bei Polytraumen Beginn der Antikoagulation erst nach Ausschluss einer Hirnblutung, bei größeren Insulten wegen Einblutungsgefahr nicht in den ersten 48 h.

Bei zu erwartender Resorptionsstörung, z.B. im Schock, bei Polytrauma, ausgedehnten Verbrennungen: 300–600 IE/h UFH i.v.

Therapiekontrolle Nur bei Kindern oder schwerer Leber- oder Niereninsuff. (Krea-Clearance < 30 ml/Min.). Bei Verwendung von UFH Kontrolle der aPTT, bei NMH Anti-F-Xa-Aktivität (Blutentnahme 3–4 h nach s.c. Gabe; Ziel: Anti-F-Xa-Spiegel < 0,4 IE/ml). Aufgrund der Gefahr einer HIT BB (Thrombozytenzahl) vor und kurz nach Therapiebeginn, dann 2–3 ×/Wo.

19

Spinal- oder Periduralanästhesie sollten bei einer Thromboseprophylaxe erst 4 h nach letzter Gabe eines UFH bzw. 12 h nach letzter Gabe eines NMH durchgeführt werden, erneute Injektion von UFH frühestens nach 1 h, von NMH frühestens 2–4 h nach Beendigung der Regionalanästhesie bzw. Entfernung des Epiduralkatheters.

Therapeutische Heparinisierung („High Dose")

Indikationen
- Thrombembolische Erkr.: z. B. frische Venenthrombose, Lungenembolie.
- Herzinfarkt (mit und ohne nachfolgende Lyse), instabile Angina pect., als initiale Emboliephylaxe z. B. bei Vorhofflattern bzw. -flimmern.
- Nach Herzklappenersatz, intrakoronarer Stenteinlage u. a.
- Akuter art. Verschluss bei pAVK ohne chir. Interventionsmöglichkeit (umstritten).
- Extrakorporale Zirkulation: z. B. Dialyse, Herz-Lungen-Maschine.
- DIC: Ind. und Dosierung s. u.

Absolute Kontraindikationen
- HIT II, Heparinallergie.
- Hämorrhagische Diathese (Ausnahme: DIC), manifeste Blutung.
- Floride GIT-Ulzera, Kolitis, Ösophagusvarizen.
- Lungenerkr. mit hohem Blutungsrisiko (kavernöse Tbc, Bronchiektasen).
- Hirnverletzungen, Hirnarterienaneurysmen, ZNS-OP < 10 d, frisches SHT, Spinal- und Periduralanästhesie, Lumbalpunktion.
- Abortus imminens, Glaskörperblutung.

Relative Kontraindikationen
- OP vor < 10 d (je nach Schwere der OP und Möglichkeit der lokalen Blutstillung), ZNS-OP < 3–6 Mon.
- Floride bakt. Endokarditis.
- Sympt. Nephrolithiasis, akute Pankreatitis.
- Nichtembolischer zerebraler Insult (< 6 Mon.).
- Therapierefraktärer art. Hypertonus ($RR_{syst.} \geq 180$ mmHg, $RR_{diast.} \geq 110$ mmHg).
- Schwere Leber-, Niereninsuff. (schlecht steuerbar), Kooperationsmangel, Uterus myomatosus.
- Vor geplanten Arterien- oder Organpunktionen (z. B. auch Angio, Spinal-, Periduralanästhesie, Lumbalpunktion). Hierzu sollten Quick > 50 %, aPTT < 40 Sek. und Thrombozyten > 40/nl sein.

Vorgehen und Dosierung
- **Unfraktioniertes Heparin (UFH):** gewichtsadaptierte i. v. Bolusgabe mit anschließender kontinuierlicher, nach aPTT gesteuerter Infusion (▶ Tab. 19.15 unter Berücksichtigung von Gerinnungsstatus und Thrombozytenzahl. Verstärkte Wirkung u. a. bei gleichzeitiger Gabe von Digitalisglykosiden, Tetrazyklinen, Antihistaminika, Nikotin. Therapieziel: aPTT 1,5- bis 2,5-fach und TZ 2- bis 4-fach verlängert. Bei Langzeitther. evtl. höherer Heparinbedarf. Blutentnahme zur aPTT-Bestimmung nicht aus Zugang oder Extremität der Heparininfusion. HWZ dosisabhängig 1–2,5 h (–5 h). Häufigster Fehler: ungenügende aPTT-Verlängerung. Bei sehr hohen Heparindosen ohne Erreichen einer ther. aPTT (sog. heparinresistente Pat.) Steuerung mittels Anti-Xa-Spiegel.

- **Niedermolekulare Heparine (NMH):** s. c. Gabe entsprechend den Angaben zur Ther. der TVT ▶ Tab. 19.15. Therapieziel: abhängig von Präparat und Verabreichung. Anti-F-Xa-Aktivität (Blutentnahme 3–4 h nach s. c. Gabe):
  - Bei zweimaliger s. c. Gabe 0,6–1,0 IE/ml.
  - Bei Einmalgabe 1,0–2,0 IE/ml.

Tab. 19.15 Therapeutische Heparinisierung mit unfraktioniertem Heparin nach aPTT

	aPTT	Unfraktioniertes Heparin	Kontrolle der aPTT
Beginn	Normal	80 U/kg KG Bolus, dann 18 IE/kg KG/h	Nach 6 h
Dann nach aPTT	< 35 Sek.	80 U/kg KG Bolus, dann um 4 IE/kg KG/h erhöhen	Nach 6 h
	35–45 Sek.	40 U/kg KG Bolus, dann um 2 IE/kg KG/h erhöhen	Nach 6 h
	46–70 Sek.	Unverändert	Am nächsten d
	71–90 Sek.	Infusion um 2 IE/kg KG/h vermindern	Am nächsten d
	> 90 Sek.	1 h pausieren, dann um 3 IE/kg KG/h vermindern	Nach 6 h
Beispiel für 70 kg	Normal	Initialer Bolus 5.600 IE, dann 10.000 IE/50 ml NaCl 0,9 % mit 6 ml/h	Nach 6 h, weiter nach aPTT

Vorgehen bei DIC

- Initial- oder Aktivierungsphase: 2.000–5.000 IE UFH-Bolus i. v., dann 300–500 IE/h i. v., bei Thrombozytopenie < 50/nl ½ Dosis (umstritten).
- Frühe Verbrauchsphase: AT-III-Substitution (Ziel: ≥ 80 %) und/oder FFP-Gabe; evtl. 100–400 IE/h UFH i. v. (umstritten).
- Späte Verbrauchsphase und reaktive Fibrinolyse: kein Heparin! AT-III-Substitution und FFP-Gabe, evtl. Fibrinogen und TK **(cave:** Verstärkung der DIC möglich).
- In schweren Fällen oder nicht kontrollierbaren Blutungen: nach Rücksprache mit Hämostaseologen ggf. Gabe von rF VIIa (NovoSeven®) oder Aprotinin (Trasylol®).

- Heparin nicht mit anderen Pharmaka in einer Infusion mischen.
- Bei AT III < 70 % verminderte Wirksamkeit (UFH höher dosieren, bis gewünschte aPTT erreicht wurde), ggf. AT III substituieren (kurze HWZ, teuer).

Vorgehen bei Blutungen unter Heparin Lokale Blutstillung, ggf. Antidot Protamin langsam i. v. (max. 50 mg über 10 Min.):

- UFH: 1 mg Protamin pro 100 IE
- NMH: 1 mg Protamin pro 100 Anti-Xa-Einheiten, die in den letzten 8 h verabreicht wurden (bei Gabe vor mehr als 8 h Dosis reduzieren!). Bei persistierender Blutung evtl. erneute Gabe von 0,5 mg Protamin pro 100 Anti-Xa-Einheiten (Protamin antagonisiert nur 25–50 % der Anti-Xa-Wirkung der NMH).

19

Nebenwirkungen Protamin
Anaphylaktoide Reaktion, Hypotonie, pulmonale Hypertonie, Bronchokonstriktion. Wegen der fibrinpolymerisationshemmenden Eigenschaften bei Überdosierung Verlängerung der aPTT möglich.

Nebenwirkungen der therapeutischen Heparinisierung Blutungen (schwer in 2–5 % während High Dose-Heparinisierung), allergische Reaktion, HIT, Hemmung von Wundheilung und Kallusbildung, reversibler Haarausfall, Anstieg der Leberenzyme und LDH, Osteoporose (nach Anwendung > 2 Mon.), Hautnekrosen, vegetative Störungen, Hypoaldosteronismus, Interaktionen mit anderen Pharmaka.

Heparininduzierte Thrombozytopenie (HIT) Typ I
Wahrscheinlich vermehrte Thrombozytensequestration durch heparininduzierte Hemmung der Adenylatzyklase mit gesteigerter Plättchenaggregation.

Inzidenz 1–5 % bei Gabe von UFH, unter NMH seltener.

Diagnostik Akut oder 2–4 d nach Heparingabe milde, komplikationslose Thrombozytopenie (100–150/nl).

Therapie Keine. Oftmals spontane Rückbildung selbst unter (kritisch zu überdenkender) Fortführung der Heparingabe nach 1–5 d. **Cave:** engmaschige Bestimmung der Thrombozyten zum Ausschluss einer beginnenden HIT Typ II.

Heparininduzierte Thrombozytopenie (HIT) Typ II
Zumeist passagere Immunreaktion, bei der AK zumeist an den Heparin-PF4-Komplex und das Gefäßendothel binden und über den thrombozytären Rcy-IIA-Rezeptor zur Plättchenaktivierung, Endothelaktivierung und erhöhten Thrombo-Clearance durch das RES führen. Die AK verschwinden meist nach 40–100 d und treten bei Reexposition erneut auf. In 20–77 % venöse oder art. Gefäßverschlüsse („white clot syndrome"), Blutungen < 5 %.

Inzidenz 0,1–1 % bei Gabe von UFH i. v., seltener bei s. c. Gabe oder unter NMH. Variiert mit Patientenklientel (gefäßchir. > chir. > internistisch > gyn.).

Diagnostik
- Zunächst klin. Diagnose! 4–14 d nach Heparingabe Thrombozytenabfall > 50 % (zumeist auf < 100/nl) ohne andere Ursache, Auftreten bzw. Progredienz einer Thrombose unter Heparingabe oder Auftreten entzündlicher Reaktionen an Stellen der Heparininjektion.
- Als Screening Plättchenaggregationstest (PAT) sowie Nachweis von heparinassoziierten antithrombozytären AK mittels ELISA (alleiniger Nachweis von AK reicht für die Diagnose einer HIT nicht aus). Zur Bestätigung heparininduzierter Plättchenaktivierungsassay (HIPAA) oder ^{14}C-Serotoninfreisetzungstest. Darüber hinaus Farbduplex-Sono zum Nachweis einer tiefen Beinvenenthrombose.

Therapie
- Sofortiges Absetzen des Heparins (Normalisierung der Thrombozytenzahl nach 5–7 d). Entfernung heparinbeschichteter Katheter, keine Gabe heparinhaltiger Medikamente (auch einige PPSB- oder AT-III-Präparate).
- Aufgrund des hohen thrombembolischen Risikos auch nach Absetzen des Heparins zunächst weitere Antikoagulation bei Leberinsuff. mittels Lepirudin (Refludan®), bei Niereninsuff. mittels Argatroban (Agatra®) oder bei fehlen-

der Kreuzreaktion Danaparoid-Natrium (Organ®), zumindest bis zur vollständigen Normalisierung der Thrombozytenzahl. Das alleinige Absetzen von Heparin reicht nicht aus. Prinzipiell auch geeignet wären Fondaparinux, Dabigatranexilat sowie Bivalirudin, diese sind jedoch in Deutschland bei HIT II nicht zugelassen.

● Nach thrombembolischen KO später überlappende Umstellung auf Cumarine zur Sekundärprophylaxe. Beginn erst nach ≥ 2 d konstanter, möglichst normalisierter Thrombozytenzahl mit der Erhaltungsdosis (ansonsten gehäuftes Auftreten von Cumarin-Nekrosen). Absetzen des vorherigen Antikoagulans erst wenn INR 2 d > 2,0; Ziel: INR (2,0–)2,5–3,0.

● Frühzeitige Plasmaseparation bei schweren thrombembolischen KO, Immunglobuline von fraglichem Nutzen.

● Information des Pat. und Ausstellen eines Allergiepasses.

Prognose Letalität nach sofortigem Absetzen 12–23 %.

Selektive Faktor-Xa-Inhibitoren

Präparat Fondaparinux Natrium (Arixtra®). Synthetisches Pentasaccharid, das AT-III-vermittelt selektiv Faktor Xa und damit indir. die Thrombinbildung inhibiert.

Indikationen Prophylaxe und Ther. tiefer Beinvenenthrombosen und von Lungenembolien. Behandlung der instabilen Angina pect. oder NSTEMI ohne invasiven Eingriff (PCI) < 120 Min. oder STEMI mit Thrombolytika oder initial keiner anderen Reperfusionsbehandlung.

Kontraindikationen Ähnlich Heparin, bei HIT einsetzbar (für diese Ind. nicht zugelassen), schwere Niereninsuff. (1,5/2,5 mg bei Krea-Clearance < 20 ml/Min.; 5/7,5/10 mg bei Krea-Clearance < 30 ml/Min.), Schwangerschaft, Stillzeit, in der Prophylaxe bei Pat. < 50 kg.

Dosierung

● Prophylaktisch: 1 × 2,5 mg/d s. c. (HWZ 18 h, bei Krea-Clearance 20 bis < 50 ml/Min. 1 × 1,5 mg/d s. c.), Beginn 6–8 h postop. (keine präop. Gabe!), nicht bei Pat. < 50 kg.

● Therapeutisch: gewichtsadaptiert 1 × 5 mg (bei < 50 kg), 1 × 7,5 mg (bei 50–100 kg) bzw. 1 × 10 mg/d (bei > 100 kg) s. c. **Cave:** Wirkungsverlängerung bei Niereninsuff., ggf. Steuerung anhand Faktor-Xa-Aktivität.

Nebenwirkungen Blutung (kein spezif. Antidot, ggf. Gabe von FFP), Anstieg der Transaminasen, allergische Hautreaktionen, Ödeme, Purpura, gelegentlich: Schwindel, epigastrische Beschwerden.

> Bei Spinal- oder Periduralanästhesie: keine kontinuierliche Regionalanästhesie, Single-Shot-Epiduralanästhesien erst 20–22 h nach letzter Gabe von Fondaparinux (bei Niereninsuff. noch später), erneute Gabe frühestens 2–4 h nach Entfernung des Epiduralkatheters.

Heparinoide

Präparat Danaparoid-Natrium (Organ®). Heparinfreies Heparinoid, das AT-III-vermittelt überwiegend F Xa, in geringem Maße auch F IXa und F IIa inhibiert.

Indikationen Prophylaxe tiefer Venenthrombosen oder Ther. thrombembolischer Erkr. bei bestehender oder anamnestisch bekannter HIT II. Wegen Kreuzreaktionen in ca. 10 % (klin. relevant in < 3 %) vor Gabe Austestung empfohlen.

Kontraindikationen Ähnlich Heparin, in Schwangerschaft und Stillzeit einsetzbar, wenn keine alternative antithrombotische Ther. zur Verfügung steht.

Dosierung
- HIT II und thrombembolisches Ereignis < 5 d: 2.500 IE Bolus i. v. (1.250 IE bei < 55 kg, 3.750 IE bei > 90 kg), dann 400 IE/h i. v. für 4 h, dann 300 IE/h i. v. für 4 h, dann Erhaltungsdosis von 150–200 IE/h für 5–7 d (Ziel: Anti-Xa-Spiegel 0,5–0,7 E/ml 5–10 Min. nach Bolusgabe, danach 0,5–0,8 E/ml; nicht > 1 E/ml), später 2–3 × 1.250 IE/d s. c.
- HIT II und thrombembolisches Ereignis ≥ 5 d: 1.250 IE Bolus i. v., dann 2–3 × 1.250 IE/d s. c. (Ziel: Anti-Xa-Spiegel 0,5–0,7 E/ml 5–10 Min. nach Bolusgabe, danach 0,3–0,5 E/ml; Blutentnahme 6 h nach s. c. Gabe).
- HIT II ohne thrombembolisches Ereignis oder Thrombembolieprophylaxe bei anamnestisch bekannter HIT II: 2–3 × 1.250 IE/d s. c., Beginn 2 h präop. (Ziel: Anti-Xa-Spiegel 0,2–0,4 E/ml; Blutentnahme 6 h nach s. c. Gabe). **Cave:** Steuerung bei Niereninsuff. (Zunahme der HWZ von 24,5 h auf mehrere d), bei > 90 kg und bei Kindern anhand Faktor-Xa-Aktivität (die antikoagulatorische Wirkung von Danaparoid und NMH ist bei gleicher Anti-Xa-Aktivität verschieden).

Nebenwirkungen Blutung (kein spezif. Antidot, ggf. Gabe von FFPs, wenn therapierefraktär evtl. Plasmapherese), allergische Hautreaktion (insb. bei Sulfit-Überempfindlichkeit), Fieber, Obstipation.

> Eine Spinal- oder Periduralanästhesie sollte unter Danaparoid-Gabe vermieden werden.

Hirudin
Früher aus Blutegel (Hirudo medicinalis), heute gentechnisch hergestellter spezifischer, AT-III-unabhängiger direkter Inhibitor von freiem und fibringebundenem Thrombin durch Blockade des aktiven Zentrums.

Lepirudin
Präparat Lepirudin (Refludan®).

Indikationen HIT Typ II, die einer parenteralen antithrombotischen Ther. bedarf (bevorzugt bei Pat. mit Leberinsuff.).

Kontraindikationen Ähnlich Heparin, schwere Leberfunktionsstörung, Schwangerschaft, Stillzeit (Ausnahme: bei HIT II und Kreuzallergie gegen Danaparoid).

Dosierung Max. Gewicht zur Dosisberechnung 110 kg, Bolus nur bei perakuter Ind. zur sofortigen Antikoagulation (auch Fachinformation):
- HIT II und thrombembolisches Ereignis: 0,4 mg/kg KG Bolus i. v., danach 0,15 mg/kg KG/h i. v. (Ziel: aPTT 1,5- bis 2,5-fach erhöht; Hirudin-Plasmaspiegel mittels ECT 0,5–1,5 µg/ml).
- HIT II ohne thrombembolisches Ereignis oder bei Lyse: 0,2 mg/kg KG Bolus i. v., danach 0,10 mg/kg KG/h i. v.
- Thrombembolieprophylaxe bei anamnestisch bekannter HIT II: 0,10 mg/kg KG/h i. v. (Ziel: aPTT 1,5- bis 2,0-fach erhöht; Hirudin-Plasmaspiegel mittels ECT 0,3–0,5 µg/ml).
- Bei intermittierender Hämodialyse: initial Bolusgabe bei geringer Blutungsgefahr 0,005–0,01 mg/kg KG i. v., ohne Blutungsgefahr 0,05–0,1 mg/kg KG i. v.,

19

danach ggf. wiederholte Boli von 0,008–0,17 mg/kg KG i. v. vor Dialysebeginn (je nach residualer Nierenfunktion sowie Dialysemembran und -modalität).
- Bei CVVH: ca. 0,005 mg/kg KG/h i. v. (Ziel: aPTT nicht > 70 Sek.).

Geringe ther. Breite; deutlich erhöhtes Blutungsrisiko ab aPTT ≥ 2,5-fach (d. h. ca. 70 Sek.), da trotz zunehmender Hirudinkonz. nur noch geringe Zunahme der aPTT (ab aPTT > 2,0-fach möglichst Steuerung nach ECT!); erhebliche Dosisanpassung bzw. Wirkungsverlängerung bei Niereninsuff. (Zunahme der HWZ von < 1 h auf bis zu > 50 h).

Nebenwirkungen Blutung (kein spezif. Antidot), ggf. Filtration mittels High-Flux-Filter (> 30 ml/kg KG/h), ggf. Versuch mit Desmopressin (DDVAP, Minirin®), Gabe von FFP, in Fallberichten auch Besserung nach rF VIIa (90 µg/kg KG NovoSeven®) oder FEIBA® **(cave:** bei Antagonisierung evtl. schwere Thrombembolien), Fieber, allergische Reaktionen, Übelkeit, Verwirrtheit. **Cave:** Bildung von AK ab 5. Tag bei > 40 % der Pat., dadurch zumeist Wirkungsverstärkung (!) durch verminderte Ausscheidung, bei Reexposition Gefahr der allergischen Reaktion mit anaphylaktischem Schock.

Spinal- oder Periduralanästhesie sollten bei prophylaktischen Dosen von Hirudin erst ca. 8–10 h nach letzter Gabe erfolgen, eine erneute Gabe frühestens 4 h nach Beendigung der Regionalanästhesie bzw. Entfernung des Epiduralkatheters.

Bivalirudin

Präparat Bivalirudin (Angiox®).

Indikationen Zur Ther. des akuten Koronarsy. (ACS), d. h. instabile AP und NSTEMI, bei Notfalleingriff oder frühzeitiger Intervention; Anwendung zusammen mit ASS und Clopidogrel; ggf. auch zusammen mit GPIIb/IIIa-Inhibitoren.

Kontraindikationen Ähnlich Heparin außer HIT Typ II, schwere unkontrollierte Hypertonie, subakute bakt. Endokarditis, schwere Niereninsuff. (GFR < 30 ml/Min.), strenge Indikationsstellung in der Schwangerschaft.

Dosierung
- Bei ACS 0,1 mg/kg KG Bolus i. v., danach 0,25 mg/kg KG/h i. v. bis zu 72 h, bei zwischenzeitl. perkutaner Koronarintervention oder Bypass-OP ohne HLM zusätzlich 0,5 mg/kg KG Bolus i. v. und Erhöhung der Infusionsrate auf 1,75 mg/kg KG/h (bei NI mit GFR 30–59 ml/Min. 1,4 mg/kg KG/h) während des Eingriffs, anschließend 0,25 mg/kg KG/h i. v. für 4–12 h, bei geplanter Bypass-OP mit HLM bis 1 h vor OP, anschließend UFH. Bei PCI 0,75 mg/kg KG Bolus i. v., danach 1,75 mg/kg KG/h bis Ende des Eingriffs, ggf. bis 4 h nach PCI.
Cave: vor Anwendung Absetzen von Heparin, Beurteilung der Wirksamkeit mittels aktivierter Gerinnungszeit (ACT) Ziel > 225 Sek. 5 Min. nach Bolusgabe, ggf. zusätzlich 0,3 mg/kg KG Bolus i. v. sowie erneute Bestimmung der ACT nach 5 Min.

Nebenwirkungen Blutung (kein spezif. Antidot, prinzipiell hämodialysierbar), relativ rasche Normalisierung der Gerinnungsparameter (HWZ 35–40 Min.). Entfernung eines art. Schleusensystems 2 h nach Beendigung der i. v. Gabe möglich; gelegentlich Zephalgien, Übelkeit/Erbrechen, allergische Überempfindlichkeitsreaktionen.

Andere direkte Thrombininhibitoren

Argatroban

19

Präparat Argatroban (Argatra®).

Indikationen Gerinnungshemmung bei Erw. mit HIT Typ II, die einer parenteralen antithrombotischen Ther. bedürfen (bevorzugt bei Pat. mit Niereninsuff.).

Kontraindikationen Ähnlich Heparin außer HIT Typ II, schwere Leberfunktionsstörung, Schwangerschaft, Stillzeit (Ausnahme: bei HIT Typ II und Kreuzallergie gegen Danaparoid). **Cave:** Arzneimittel enthält Ethanol (50 Vol.-%; Pat. mit 70 kg; max. Tagesdosis enthält ca. 4 g/d Ethanol).

Dosierung Vor Gabe sind alle parenteralen Antikoagulanzien abzusetzen und das Abklingen der Wirkung abzuwarten (d.h. Beginn nach Heparin i.v. nach 1–2 h). Initial Dauerinfusion von 2 µg/kg KG/Min. (auch bei älteren Menschen und Niereninsuff., max: 10 µg/kg KG/Min.), danach Steuerung nach aPTT (erste Kontrolle sowie bei jeder Änderung der Infusionsrate nach 2 h, danach mind. 1 ×/d), Ziel: Verlängerung der aPTT auf das 1,5- bis 3-Fache der Norm (cave: nicht > 100 Sek., sonst Unterbrechung der Infusion bis zum Erreichen des gewünschten Bereichs [meist innerhalb 2 h], danach Wiederaufnahme mit der Hälfte der vorherigen Dosierung). Empfohlene Behandlungsdauer max. 14 d.

Nebenwirkungen Blutung (kein spezif. Antidot, ggf. Filtration mittels High-Flux-Filter (> 30 ml/kg KG/h), ggf. Versuch mit Desmopressin (DDVAP, Minirin®), Gabe von FFP, ggf. rF VIIa (90 µg/kg KG NovoSeven®) oder FEIBA®. **Cave** bei Antagonisierung evtl. schwere Thrombembolien, Normalisierung der Gerinnungsparameter binnen 4 h (bei Leberinsuff. später).

- Geringe ther. Breite; deutlich erhöhtes Blutungsrisiko ab aPTT ≥ 2,5-fach (d.h. ca. 70 Sek.), erhebliche Dosisanpassung bzw. Wirkungsverlängerung bei Leberinsuff. (bei mäßiger Leberinsuff. Anfangsdosis 0,5 µg/kg KG/Min.).
- Bei Umstellung auf Cumarinderivate additiver Effekt auf INR-Wert, gleichzeitige Gabe der Cumarinderivate für mind. 5 d, wobei der INR vor Beendigung der Argatroban-Infusion 2–3 d im ther. Bereich liegen sollte, erneute INR-Kontrolle 4–6 h nach Beendigung der Infusion.

Dabigatranetexilat

Präparat Dabigatranetexilat (Pradaxa®).

Indikationen Primärprävention venöser thrombembolischer Ereignisse nach elektivem Hüft- oder Kniegelenkersatz, nichtvalvuläres Vorhofflimmern (paroxysmal oder permanent) mit einem CHA_2DS_2VASc-Score von ≥ 2 Punkten, (lebenslang), in Abhängigkeit vom Blutungsrisiko ggf. auch bei einem CHA_2DS_2VA Sc-Score von 1 Punkt.

Kontraindikationen Ähnlich Heparin außer HIT Typ II, schwere Niereninsuff. (GFR < 30 ml/Min.), gleichzeitige Behandlung mit Chinidin oder Dronedaron, strenge Indikationsstellung in der Schwangerschaft und Stillzeit, die Anwendung bei einer GPT > 2 × N sowie Komb. mit anderen Antikoagulanzien und Thrombozytenaggregationshemmern sollte vermieden werden.

19

Dosierung
- Primärprävention venöser thrombembolischer Ereignisse: 110 mg p. o. 1–4 h postop. (bei GFR 30–59 ml/Min. und Pat. > 75 J. 75 mg), danach 220 mg 1 ×/d p. o. (bei GFR 30–59 ml/Min. und Pat. > 75 J. 150 mg) für 10 d nach Kniegelenkersatz bzw. 28–35 d nach Hüftgelenkersatz; Beginn erst nach gesicherter Hämostase und 2 h nach Entfernung eines Epiduralkatheters, ansonsten Aufschiebung der Behandlung und Beginn mit 220 bzw. 150 mg. **Cave:** Dosisreduktion auf 150 mg/d bei gleichzeitiger Gabe von Amiodaron.
- Vorhofflimmern: 2 × 150 mg p. o., Reduktion auf 2 × 110 mg bei Pat. 80 J. und bei einer Komedikation mit Verapamil, die Reduktion auf 2 × 110 mg sollte erwogen werden bei potenziell erhöhtem Blutungsrisiko, Pat > 75 und < 80 J. mit niedrigem thromboembolischen und hohem Blutungsrisiko, bei Gastritis, Ösophagitis oder gastroösophagealem Reflux, bei mäßig eingeschränkter Nierenfunktion (CCR 30–50 ml/min) und hohem Blutungsrisiko, bei Komedikation mit ASS, Clopidogrel oder NSAR.

Wechselwirkungen Evtl. stärke Wirkung durch P-Glykoprotein-Inhibitoren (z. B. Verapamil, Clarithromycin), Abschwächung der Wirkung durch P-Glykoprotein-Induktoren (z. B. Rifampicin, Johanniskraut).

Nebenwirkungen Blutung (kein spezif. Antidot, prinzipiell hämodialysierbar, ggf. rF VIIa [90 µg/kg KG NovoSeven®], HWZ 7–11 h), gelegentl. Thrombozytopenie, Transaminasenerhöhung Dyspepsie (ca. 11 % der Pat).

Tab. 19.16 Absetzregeln vor invasiven oder chirurgischen Eingriffen

Nierenfunktion (CrCl in ml/min)	Geschätzte HWZ (h)	Zeitpunkt für das Absetzen von Dabigatran vor einem elektiven Eingriff	
		Hohes Blutungsrisiko oder größerer Eingriff	Normales Blutungsrisiko
> 80	~13	2 d vorher	24 h vorher
≥ 50 bis < 80	~15	2–3 d vorher	1–2 d vorher
≥ 30 bis < 50	~18	4 d vorher	2–3 d vorher (> 48 h)

Rivaroxaban
Präparat Rivaroxaban (Xarelto®).

Indikationen Primärprävention venöser thrombembolischer Ereignisse nach elektivem Hüft- oder Kniegelenkersatz. Nichtvalvuläres Vorhofflimmern (paroxysmal oder permanent) mit einem CHA_2DS_2VASc-Score von ≥ 2 Punkten, (lebenslang), in Abhängigkeit vom Blutungsrisiko ggf. auch bei einem CHA_2DS_2VA-Sc-Score von 1 Punkt, TVT und Prophylaxe rez. TVT und Lungenembolie, Lungenembolie.

Kontraindikationen Ähnlich Heparin außer HIT Typ II, schwere Leberinsuff., GFR < 15 ml/Min., Schwangerschaft und Stillzeit, die Komb. mit anderen Antikoagulanzien und Thrombozytenaggregationshemmern sowie mit Dronedaron sollte vermieden werden.

Dosierung Thromboseprophylaxe: 1 × 10 mg/d p. o., Beginn 6–10 h postop., für 2 Wo. nach Kniegelenkersatz bzw. 5 Wo. nach Hüftgelenkersatz; Beginn erst nach gesicherter Hämostase und 6 h nach Entfernung eines Epiduralkatheters. TVT/Lungenembolie: Tag 1–21: 2 × 15 mg, ab Tag 22: 1 × 20 mg (bei eingeschränkter

Nierenfunktion (CCR 15–49 ml/min) 1 × 15 mg). Vorhofflimmern: 1 × 20 mg, bei eingeschränkter Nierenfunktion (CCR 15–49 ml/min) 1 × 1 5 mg. Vor invasiven Eingriffen mind. 24 h pausieren.

Wechselwirkungen   Verstärkte Wirkung durch CYP3A4- u. P-gp-Inhibitoren (z. B. Ketoconazol, Itraconazol etc., Ritonavir), Abschwächung der Wirkung durch CYP3A4- und P-gp-Induktoren (z. B. Rifampicin, Phenytoin, Carbamazepin, Phenobarbital, Johanniskraut).

Nebenwirkungen   Blutung (kein spezif. Antidot, nicht hämodialysierbar, ggf. Gabe von Aktivkohle, ggf. rF VIIa (90 µg/kg KG NovoSeven®), HWZ 7 11 h), Transaminasenerhöhung, Übelkeit, gelegentl. Thrombozytopenie, Schwindel, Synkope, GIT.

Apixaban

Präparat   Apixaban (Eliquis®).

Indikationen   Primärprävention venöser thrombembolischer Ereignisse nach elektivem Hüft- oder Kniegelenkersatz. Nichtvalvuläres Vorhofflimmern (paroxysmal oder permanent) mit einem CHA_2DS_2VASc-Score von ≥ 2 Punkten, (lebenslang), in Abhängigkeit vom Blutungsrisiko ggf. auch bei einem CHA_2DS_2VASc-Score von 1 Punkt.

Kontraindikationen   Ähnlich Heparin außer HIT Typ II, schwere Leberinsuff. GFR < 15 ml/Min., Schwangerschaft und Stillzeit. Komb. mit anderen Antikoagulanzien und Thrombozytenaggregationshemmern sollte vermieden werden.
- **Dosierung**   Thromboseprophylaxe: 2 × 2,5 mg/d p. o., Beginn 12–24 h postop., für 2 Wo. nach Kniegelenkersatz bzw. 5 Wo. nach Hüftgelenkersatz; Beginn erst nach gesicherter Hämostase und 6 h nach Entfernung eines Epiduralkatheters. Vorhofflimmern: 2 × 5 mg p. o., Reduktion auf 2 × 2,5 mg bei schwer eingeschränkter Nierenfunktion (CCR 15–30 ml/min), sowie bei Pat. mit mind. 2 der folgenden Kriterien: Alter > 80 J., KG < 60 kg, Serum-Krea ≥ 1,5 mg/dl. Keine Dosisanpassung bei weniger starken CYP3A4- und P-gp-Inhibitoren (z. B. Diltiazem, Naproxen, Amiodaron, Verapamil und Chinidin)

Wechselwirkungen   Verstärkte Wirkung durch CYP3A4- u. P-gp-Inhibitoren (z. B. Ketoconazol, Itraconazol etc., Ritonavir), Abschwächung der Wirkung durch CYP3A4- und P-gp-Induktoren (z. B. Rifampicin, Phenytoin, Carbamazepin, Phenobarbital, Johanniskraut).

Nebenwirkungen   Blutung (kein spezif. Antidot, nicht hämodialysierbar, ggf. PPSB, Gabe von Aktivkohle, ggf. rF VIIa (90 µg/kg KG NovoSeven®), HWZ 7–11 h), Transaminasenerhöhung, Übelkeit, gelegentlich Thrombozytopenie, Schwindel, Synkope, GIT.

19.8.2 Cumarinderivate

Wirkungsmechanismus   Kompetitive Hemmung der Vit.-K-abhängigen Carboxylierung der präformierten Gerinnungsfaktoren Faktor II, VII, IX, X, Protein C und S in der Leber.

Indikationen   Langzeitantikoagulation. Wegen der Blutungsrisiken wird die periop. Thrombembolieprophylaxe nicht mit Cumarinderivaten durchgeführt (effiziente Prophylaxe durch Heparin), ist aber grundsätzlich möglich, z. B. 14 d prä op. begonnene Cumarinther. mit INR-Werten (▶ Tab. 19.17) um 2,5 (2,0–3,0) bei orthopädischen OP mit höchstem Risiko.

- Bei Vorhofflimmern (paroxysmal oder permanent) mit einem CHA_2DS_2VA-Sc-Score von ≥ 2 Punkten, (lebenslang), in Abhängigkeit vom Blutungsrisiko ggf. auch bei einem CHA_2DS_2VASc-Score von 1 Punkt, bei Nachweis intrakardialer Thromben.
- Nach prothetischem Herzklappenersatz mit biolog. Klappen in den ersten 3 Mon. (INR 2,0–3,0), bei biolog. Klappen in Aortenposition ohne Risikofaktoren ASS 80–100 mg/d ausreichend.
- Nach prothetischem Herzklappenersatz mit Kunstklappe lebenslang: z. B. bei St. Jude, CarboMedics oder Medtronic-Hall-Klappen in Aortenposition ohne zusätzliche Risikofaktoren INR 2,0–3,0; bei Klappen in Mitralposition oder Klappen der 2. Generation INR 2,5–3,5; bei zusätzlichen Risikofaktoren (z. B. Vorhofflimmern, Myokardinfarkt, vergrößerter linker Vorhof, schlechte EF), Thrombembolien trotz ausreichender INR oder Kugel-Käfig- bzw. Scheiben-Käfig-Klappen INR 2,5–3,5 in Komb. mit ASS 80–100 mg/d; bei infektiöser Endokarditis INR auf 2,0–3,0 reduzieren.
- Nach erster TVT mit reversiblem Risikofaktor 3 Mon., nach idiopathischer Phlebothrombose vom Becken-/OS-Typ und/oder Lungenembolie 6–12 Mon., bei Rezidiven oder Hyperkoagulabilität aufgrund z. B. homozygoter APC-Resistenz, AT-III-, Protein-C- oder Protein-S-Mangel evtl. lebenslang (unter wiederholter Nutzen-Risiko-Abwägung).
- Bei Malignom und tiefer Beinvenenthrombose und/oder Lungenembolie zunächst NMH für 3–6 Mon., danach orale Antikoagulation lebenslang oder bis zur Heilung.
- Schwere pAVK oder Z. n. rekonstruktiver Arterien-OP (v. a. femoropoplitealem Bypass) lebenslang, Ind. umstritten.
- Nach ischämischem zerebralem Insult kardialer Ursache lebenslang nach Ausschluss einer Hämorrhagie im CCT, Ind. umstritten.

Tab. 19.17 INR (International Normalized Ratio)*

INR-Wert	Quick-Wert**	
1,0	100 %	ISI: International Sensitivity Index
1,5–2,5	ca. 50–30 %*	
2,0–3,0	ca. 35–25 %*	
3,0–4,5	ca. 25–15 %*	

* INR = internationaler Standard zur Therapieüberwachung der Cumarinderivate (standardisiert mit WHO-Referenz-Thromboplastin);
** Angabe unter Vorbehalt, da Quick-Wert aufgrund unterschiedlicher Qualität der in verschiedenen Test-Kits benutzten Thromboplastine schwankt und daher die exakte Umrechnung von Quick in INR nur in Kenntnis des verwendeten Testsystems möglich ist; ggf. im Hauslabor erfragen.

Kontraindikationen
- **Absolute KI:**
  - Hämorrhagische Diathese, DIC, manifeste Blutung.
  - Floride GIT-Ulzera, Kolitis, Ösophagusvarizen.
  - Lungenerkr. mit hohem Blutungsrisiko (kavernöse Tbc, Bronchiektasen).
  - Hirnverletzungen, Hirnarterienaneurysmen, ZNS-OP < 10 d, frisches SHT, Spinal- und Periduralanästhesie, Lumbalpunktion.
  - Abortus imminens, Glaskörperblutung.

19

–   Quick < 60 % vor Therapiebeginn (evtl. abklärungsbedürftiger Leberschaden).
–   Vor und während Lysether.
*   **Relative KI:**
    –   Schwangerschaft (sehr strenge Indikationsstellung, da teratogen; wenn notwendig Warfarin), Stillzeit.
    –   Epilepsie, chron. Alkoholismus, Nephrolithiasis, mangelnde Compliance.

Substanzauswahl

*   **Phenprocoumon** (Marcumar®, HWZ ca. 5 d): Tag 1: 3–4 Tbl. (9–12 mg), Tag 2 und 3: 2–3 Tbl. (6–9 mg), Tag 4: nach INR-Wert ca. ¾–1¾ Tbl./d.
*   **Warfarin** (Coumadin®, HWZ ca. 40 h): Tag 1–4: 2–3 Tbl./d (10–15 mg), dann nach INR-Wert, Erhaltungsdosis ¾–2 Tbl./d, im Gegensatz zu Phenprocoumon kein Übertritt in die Muttermilch.

Vorgehen

*   Therapiebeginn: ab 3.–6. postop. Tag (Voraussetzung: keine Blutungs-KO, keine Makrohämaturie); bei distalen venösen Thrombosen ab 1. Tag, bei massiver iliofemoraler Thrombose oder Lungenembolien Therapiebeginn ab 3.–7. Tag (falls keine Lyse).
*   Überlappend mit ther. Heparinisierung oder anderen Antikoagulanzien, da initial prokoagulatorischer Effekt aufgrund frühzeitigen Absinkens des Protein-C-Spiegels.
*   Gabe am besten abends (Reduktion der Initialdosis bei Quick < 90 %, ebenso bei leichtgewichtigen Pat. oder schwerer Allgemeinerkr., KI: Quick < 60 %).
*   Die „intermediäre" Antikoagulation (INR 2,0–3,0) scheint für die meisten Ind. auszureichen. Ausnahmen: Prävention von Thromboembolien bei Kunstherzklappen und zusätzlichem Thromboembolierisiko (z. B. Vorhofflimmern, Myokardinfarkt, Linksherzdilatation, geringe EF; INR 2,5–3,5). Initiale Dosis heute niedriger empfohlen (geringere Gefahr der Überdosierung und evtl. auch der Cumarinnekrose).

Dosierung

*   Tägl. nach Gerinnungskontrolle bis angestrebter INR-Bereich für 2 d erreicht ist, dann Absetzen des Heparins und Dosierung nach INR-Wert (Kontrolle ab 2.–3. Tag zunächst alle 1–2 d, nach Ermittlung der Erhaltungsdosis 1–2 ×/Wo., bei guter Compliance evtl. 1–2 ×/Mon.). Engmaschigere Kontrollen z. B. bei interkurrenten Infekten oder Verordnung interferierender Pharmaka.
*   Patientenaufklärung (dokumentieren), Ausstellen eines „Antikoagulanzien-Passes", wenn möglich Selbstbestimmung der INR mittels Kapillarblutmethode (z. B. CoaguCheck®), keine Selbstmedikation mit rezeptfreien Medikamenten, Beachten der nahrungsabhängigen Vit.-K-Aufnahme (Informationsbogen), Vorsicht mit Alkohol, ASS u. a.
*   Von einigen Autoren ausschleichende Beendigung empfohlen (⅓ Reduktion/Wo.).
*   Bei KI gegen Cumarinderivate dauerhafte Gabe von Heparinen s. c. erwägen.

Nebenwirkungen
Blutung (schwere Blutungen 1,7–2,4 %/J., letale Blutungen 0,2–0,7 %/J.), Allergie, Cumarinnekrose (s. u.), Übelkeit, Erbrechen, Diarrhö, Ikterus („Cumarinhepatitis"), Haarausfall, Exanthem, NNR-Insuff. (selten). Zahlreiche Interaktionen mit anderen Pharmaka.

19

Elektive OP bei Marcumarisierung
Cumarinderivate 4–6 d vor geplanter OP absetzen, INR engmaschig kontrollieren, wenn INR ca. 2,0 periop. Umstellung auf Heparin (letzte NMH-Gabe ≥ 12 h präop.; bei hohem thrombembolischem Risiko ggf. UFH als Infusion bis [2–]5 h präop. [z. B. bei thrombembolischem Ereignis < 3 Mon., Kunstklappe in Mitralposition, älteren Modellen von Herzklappen]). Nach größeren Eingriffen erneute Marcumarisierung überlappend z. B. mit Heparin erst nach Abschluss der Wundheilung. Bei kleinen Eingriffen mit geringer Blutungsgefahr Cumarinderivate 4–5 d vor OP reduzieren, OP bei INR von 1,3–1,5. Zahnextraktionen durch Mundspülungen mittels Tranexamsäure oder ε-Aminocapronsäure zumeist ohne Unterbrechung der Antikoagulation möglich.

Tab. 19.18 Komplikationsmanagement bei oraler Antikoagulation

Situation	Vorgehen	Wirkungseintritt
INR erhöht, aber < 5,0, keine Blutung	Nächste Gaben aussetzen, Dosis reduzieren	
INR 5,0 – < 9,0, keine Blutung	Vit. K_1 1–2 mg p.o. (1–2 Trpf. Konakion®) oder Vit. K_1 1–2 mg langsam (10–20 Min.) i.v. (Konakion® MM), nächste Gaben aussetzen, Dosis reduzieren	Nach > 8–16 h, signifikanter (sign.) Effekt auf INR nach 24 h
INR ≥ 9, keine Blutung	Vit. K_1 5–10 mg p.o. oder Vit. K_1 3 mg langsam i.v., Kontrolle der INR alle 6 h, ggf. erneut Vit. K_1, nächste Gaben aussetzen, Dosis reduzieren	Nach > 8–12 h, sign. Effekt auf INR nach 24–48 h
INR > 20, keine Blutung	Vit. K_1 10 mg wiederholt alle 12 h langsam i.v., evtl. PPSB* i.v., INR alle 6 h kontrollieren, nächste Gaben aussetzen, Dosis reduzieren	Nach > 8–12 h, sign. Effekt auf INR nach 24–48 h, bei PPSB-Gabe sofort
Elektive OP, keine Blutung	Siehe oben. Wenn vorheriges Absetzen versäumt: Vit. K_1 1–2 mg p.o. oder langsam (10–20 Min.) i.v., INR-Kontrolle vor OP und alle 6 h	Nach > 8–16 h, sign. Effekt auf INR nach 24 h
Relevante Blutung oder Notfall-OP	PPSB* i.v. und Vit. K_1 10 mg wiederholt alle 12 h i.v., INR alle 6 h kontrollieren, nächste Gaben aussetzen	Sofort

* 1 E PPSB/kg KG i.v. hebt Quick-Wert um ca. 1 %, falls nicht verfügbar 10–20 ml/ kg KG FFP.

Cumarinnekrose („Marcumarnekrose")

Ätiologie Hautnekrose infolge hämorrhagischer Infarzierung durch hyaline Thromben infolge initialer Hyperkoagulabilität meist am 3.–5. Tag der Cumarinderivat-Gabe. Inzidenz 0,01–0,1 %, v. a. bei Frauen 60–70 J., Protein-C-Mangel, Adipositas, Östrogenmangel, Infekt.

Klinik Schmerzhafte, überwärmte und derb infiltrierte Rötung (Stadium I, DD: Phlegmone), später prall-elastisch und scharf begrenzt mit petechialen Einblutun-

19

gen und livider Verfärbung (Stadium II, DD: Einblutung), blasige Epidermolyse mit hämorrhagischer, z. T. tiefblau-schwarzer Nekrose (Stadium III). Prädilektionsstellen: Mammae, Hüfte, Gesäß, Oberschenkel.

Therapie Keine Standardther.: evtl. Antikoagulation (High-Dose-Heparinisierung), Fibrinolyse, Lokalther., OP. Bei strenger Indikationsstellung später erneute vorsichtige einschleichende Gabe von Cumarinderivaten möglich.

Prognose Letalität bis 15 %, Rezidiv in 20 %.

19.8.3 Thrombozytenaggregationshemmer

Acetylsalicylsäure (ASS)

Prinzip Irreversible Acetylierung der Cyclooxygenase 1, somit Hemmung der Thromboxan-A$_2$-Synthese und damit der Plättchenaggregation.

Indikationen Akuter oder abgelaufener Herzinfarkt, instabile und stabile Angina pect., koronarer Bypass und Koronarangioplastie, Vorhofflimmern, wenn Patient orale Antikoagulation ablehnt (in Komb. mit Clopidogrel), periphere art. Gefäßerkr., nach nichtkardiogenem zerebralem Insult oder TIA. Bei Gefäßop. (z. B. Karotis-TEA oder femoropoplitealem Bypass), Thrombophlebitis, Schmerzen, Fieber, bei (geplanter) Schwangerschaft und bekanntem Antiphospholipid-Sy.

Kontraindikationen Allergie, Vorsicht bei Asthma („ASS-Asthma" mit Exazerbation bei ca. 5 % der Asthmatiker), hämorrhagische Diathese, Magen-Darm-Ulzera, schwere Leberfunktionsstörung, in Schwangerschaft (v. a. im 3. Trimenon) Wehenhemmung, verfrühter Verschluss des Ductus arteriosus Botalli.

Dosierung
- Bei OP: koronarer Bypass Beginn > 6 h nach OP, 75–160 mg/d, bei OP wegen akuter myokardialer Ereignisse ohne ST-Hebungen zusätzlich ein ADP-Rezeptorantagonist (Clopidogrel, Prasugrel oder Ticagrelor) für 9–12 Mon., bei Koronarangioplastie Beginn ≥ 2 h vor Eingriff.
- Bei nichtkardiogenem zerebralem Insult oder TIA evtl. ASS in Komb. mit retardiertem Dipyridamol 2 × 25/200 mg/d p. o. (Aggrenox®).
- Prophylaxe: 75–325 mg, zumeist 100 mg/d p. o. (bei akutem Myokardinfarkt initial ≥ 160 mg). In ca. 5 % der Fälle „ASS-Resistenz" (klin. Relevanz unklar), in ca. 25 % unzureichende Wirkung nach längerer Therapiedauer.

- Bei größeren Eingriffen ASS ca. 7 d präop. absetzen.
- Bei kleineren OPs Absetzen von ASS > 2 d präop. zumeist ausreichend, da eine weitgehend normale Thrombozytenaggregation bei normaler Knochenmarkfunktion innerhalb von 3 d erreicht wird.

- **Cave:** Bei Pat. mit PTCA mit Stent sollte die duale Plättchenhemmung bei unbeschichtetem Stent in den ersten 4 Wo. bzw. bei medikamentenfreisetzen den Stents in den ersten ca. 3–6 Mon. nicht abgesetzt werden, bei unaufschiebbaren OPs, die eine Unterbrechung der duale Plättchenhemmung erfordern, ggf. präop. Gabe von Glykoprotein-IIb/IIIa-Inhibitoren mit kurzer HWZ bei Patienten mit hohem koronarem Risiko (Individualentscheidung – keine gesicherte Datenlage).

- **NW:** GI-Störungen (ca. 4 %), Magen-Darm-Ulzera, ZNS-Störungen, GI-Blutung (1–2 schwere Blutungen auf 1.000 Pat.-J.), allergische Reaktionen, Bronchospasmus, Ekzeme, selten Thrombozytopenie. Bei intraop. Blutung ggf. Gabe von Thrombozytenkonzentraten.

Thienopyridine

Clopidogrel und Ticlopidin

Präparate Clopidogrel (Iscover®, Plavix®), Ticlopidin (Tiklyd®). Inhibition der thrombozytären $P2Y_{12}$-Rezeptoren, dadurch nicht kompetitive und irreversible Hemmung v. a. der ADP-induzierten Plättchenaggregation.

Indikationen Reduzierung atherosklerotischer Ereignisse bei Pat. mit bekannter symptomatischer Atherosklerose wie ischämischen Insult (7 d bis 6 Mon. zurückliegend), Myokardinfarkt (wenn Prasugrel oder Ticagrelor nicht verfügbar oder kontraindiziert sind) oder pAVK. Bei Ind. für Thrombozytenaggregationshemmung und ASS-Unverträglichkeit. Bei NSTEMI für 9–12 Mon. in Komb. mit ASS (Ausnahme: Bypass-OP innerhalb von 5 d). Nach koronarem Ereignis und intrakoronarer Stentimplantation für 9–12 Mon. in Komb. mit ASS 100 mg zur Verhinderung von Stentverschlüssen (bei niedrigem Restenoserisiko wie isolierter Koronarstenose: Nach Implantation eines reinen Metallstents für 4 Wo., bei medikamentenfreisetzenden Stents für 6–12 Mon. Aufgrund des gehäuften Auftretens einer Neutropenie und einer TTP unter Ticlopidin wird Clopidogrel bevorzugt (BB-Kontrollen in den ersten 12 Wo.).

Kontraindikationen Allergie, akute Blutung, schwere Leberinsuff., BB-Veränderungen, frischer hämorrhagischer Insult, hämorrhagische Diathese, Organverletzungen, Magen-Darm-Ulzera, Schwangerschaft, Stillzeit. Die gleichzeitige Anwendung mit Cumarinderivaten wird nicht empfohlen. Keine Gabe bei Notwendigkeit einer Bypass-OP (5- bis 10-fach erhöhtes Blutungsrisiko).

Dosierung
- Clopidogrel 75 mg/d p. o., bei instabiler Angina pect. oder NSTEMI 300 mg Loading Dose (Wirkungseintritt nach ca. 6 h, stabiler Effekt nach 4–7 d).
- Ticlopidin 2 × 250 mg/d p. o. (Wirkungseintritt nach 2 d, stabiler Effekt nach 5–8 d). Bei elektiv geplanter PTCA 300 mg Loading Dose ≥ 6 h vor Eingriff (bei Erstgabe < 6 h vor PTCA Loading Dose 600 mg).

Absetzen von Ticlopidin ≥ 10 d, von Clopidrogel ≥ 7 d vor OP bzw. Spinal- oder Periduralanästhesie.

Nebenwirkungen U. a. GI-Störungen (v. a. Diarrhö), GI-Ulzera (50 % seltener als unter ASS), Hautveränderungen, allergische Reaktionen, Zephalgien, Schwindel, Blutungen (ca. 1,4 % schwer, bei intraop. Blutung ggf. Gabe von Thrombozytenkonzentraten), selten BB-Veränderungen (v. a. unter Ticlopidin Neutropenie, Agranulozytose, TTP und aplastische Anämie), Leberfunktionsstörung.

Prasugel

Präparate Prasugrel (Efient®).

Prinzip Inhibition der thrombozytären $P2Y_{12}$-Rezeptoren durch irreversible Bindung an den ADP-Rezeptor.

Indikationen In Komb. mit ASS bei instabiler AP, NSTEMI sowie STEMI mit prim. oder verzögerter perkutaner Koronarintervention.

19

Kontraindikationen Ähnlich Clopidogrel. TIA/Schlaganfall in der Anamnese. Gleichzeitige Anwendung mit Cumarinderivaten wird nicht empfohlen. KG < 60 kg und Pat. ≥ 75 J. strenge Indikationsstellung.

Dosierung Initial 60 mg p.o., danach 10 mg/d p.o. bis zu 12 Mon. (bei Pat. < 60 kg und/oder ≥ 75 J. initial 60 mg p.o., danach 5 mg/d p.o.) zusammen mit ASS 75–325 mg/d.

Nebenwirkungen Ähnlich Clopidogrel.

Ticagrelor

Präparate Ticagrelor (Brilique®)

Prinzip Ein Cyclo-Pentyl-Triazolo-Pyrimidin mit dir., reversibler und rasch einsetzender Wirkung am P2Y12-Rezeptor.

Indikationen In Komb. mit ASS bei instabiler Angina pect., NSTEMI sowie STEMI mit prim. perkutaner Koronarintervention oder medikamentös konservativem Vorgehen, auch bei Pat., bei denen eine ACB-OP durchgeführt wird.

Kontraindikationen Ähnlich Clopidogrel. Intrakranielle Blutungen in der Anamnese. Die gleichzeitige Anwendung mit Cumarinderivaten wird nicht empfohlen.

Dosierung Initial 180 mg p.o., danach 2 × 90 mg/d p.o. bis zu 12 Mon. zusammen mit ASS 75–325 mg/d.

Nebenwirkungen Ähnlich Clopidogrel, zusätzlich Dyspnoe (meist zu Beginn der Ther.), Bradykardie.

Glykoprotein-IIb-/-IIIa-Inhibitoren

Blockade des Glykoprotein-IIb-/-IIIa-Rezeptors der Thrombozyten, dadurch Verhinderung der Fibrinogenbindung und damit der Thrombozytenaggregation.

Monoklonale Antikörper

Präparate Bsp.: Abciximab (ReoPro®). Monoklonales Fab-Fragment mit irreversibler, nichtselektiver Bindung an den GPIIb-/-IIIa-Rezeptor des Thrombozyten und dadurch Inhibition der Aggregation (für Tage).

Indikationen Zusätzlich zu Heparin und einer dualen antithrombozytären Ther. bei NSTEMI und STEMI mit Hochrisiko-PTCA (Troponin ↑, sichtbarer Thrombus) und niedrigem Blutungsrisiko.

Kontraindikationen Aktive innere Blutungen, zerebrovaskuläre Ereignisse in den letzten 2 J., intrakranielle oder intraspinale OP oder Trauma innerhalb der letzten 2 Mon., größere OP während der letzten 2 Mon., intrakranielle Tumoren a.v. Fehlbildung oder Aneurysma, bekannte Blutungsneigung oder schwerer nicht ausreichend einstellbarer Hypertonus, vorbestehende Thrombozytopenie, Vaskulitis, hypertensive oder diab. Retinopathie, schwere Leber- oder Nierenfunktionseinschränkung. Überempfindlichkeit gegen murine monoklonale AK.

Dosierung Abciximab einmalig 0,25 mg/kg KG Bolus i.v. 10 Min. vor PTCA, dann 0,125 µg/kg KG/Min. (max. 10 µg/Min.) i.v. für 12 h zusammen mit Low Dose-Heparinisierung und ASS. Bei akuter Notwendigkeit einer OP (z.B. Bypass OP nach Koronarintervention) Zufuhr von Abciximab schnellstmöglich beenden.

Nebenwirkungen Blutungskomplikationen in den ersten 36 h (KI beachten, ggf. wiederholte Gabe von TK), akute Thrombozytopenien in 2–3 % (zumeist nach 1 h), Hypotonie, Übelkeit, Erbrechen, Bradykardie, Fieber.

19

Wechselwirkungen Bei gleichzeitiger Gabe von Heparin Anstieg der Blutungshäufigkeit. Inkompatibilitäten beachten, nicht mit anderen Arzneimitteln mischen.

Parenterale Fibane

Präparate Bsp.: Eptifibatid (Integrelin®), Tirofiban (Aggrastat®), Lamifiban. Kleine Moleküle mit selektiverer Bindung an den GPIIb-/-IIIa-Rezeptor des Thrombozyten. Im Gegensatz zu Abciximab reversible und damit sehr viel kürzer anhaltende Wirkung (h) nach Beendigung der Medikamentenzufuhr.

Indikationen Zusätzlich zu Heparin und einer dualen antithrombozytären Ther. bei NSTEMI und STEMI mit Hochrisiko-PTCA (Troponin ↑, sichtbarer Thrombus) und niedrigem Blutungsrisiko.

Kontraindikationen Abciximab (abgesehen von: Überempfindlichkeit gegen murine monoklonale AK).

Dosierung und Nebenwirkungen Siehe Herstellerangaben. Möglichst Beendigung der Gabe ≥ 48 h präop., bei Blutung ggf. Gabe von TK.

19.8.4 Thrombolyse

Prinzip Intravasale Auflösung eines Thrombus bzw. Embolus durch Aktivierung des fibrinolytischen Systems, z. B. durch Streptokinase, ultrahoch dosierte Streptokinase (UHSK), APSAC (**A**zetylierter **P**lasminogen-**S**treptokinase-**A**ktivator-**K**omplex), Urokinase, Pro-Urokinase, rtPA (**r**ecombinant **T**issue-type **P**lasminogen **A**ctivator), Reteplase, Staphylokinase, Tenecteplase u. a. Trend zur frühzeitigeren Lyse, schnelleren und sichereren Rekanalisierung und zur Verminderung der Blutungskomplikationen durch neuere Thrombolytika bzw. andere Begleitmedikation.

Indikationen
- **Myokardinfarkt:** wenn perkutane koronare Interventionsmöglichkeit verfügbar und Symptombeginn ≤ 12 h vor Lysebeginn (in Einzelfällen z. B. hämodynamische Insuff., LSB bis 24 h). Signifikante Senkung der Mortalität (bis zu 50 % bei frühem Beginn, bei Symptombeginn ≤ 6 h rtPA oder Tenecteplase bevorzugt vor Streptokinase).
- **Phlebothrombose vom OS- und/oder Beckentyp oder gesamter US-Querschnitt:** evtl. zur Verminderung postthrombotischer Sy. bei Pat. ≤ 50–60 J. mit geringem Blutungsrisiko und ausgedehnter Thrombose mit hohem Risiko der Entwicklung eines postthrombotischen Sy., Therapiebeginn ≤ 10–14 d nach Ereignis. Lyseerfolg (> 50 % Rekanalisation): UHSK 75–80 % nach 3 d, Urokinase 50–55 % nach 12 d Lyse. Isolierte Unterschenkel- oder Subklaviathrombose keine Lyse-Ind. NW: intrazerebrale Blutung 0,7 %, Lungenembolierisiko wie bei Heparin. Meist nicht indiziert.
- **Lungenembolie:** nur bei hämodynamischer Instabilität (Großer-Stadium III–IV). Senkung der Gesamtmortalität durch Lyse bei submassiver Lungenembolie statistisch nicht signifikant (aufgrund hoher Spontanlyserate von ca. 70 %). Ziel: rasche Senkung des pulmonalen Widerstands. Ob pulmonale Hypertonie günstig beeinflusst werden kann, bleibt fraglich. Gleiche Effizienz der Fibrinolytika, Trend zur Kurzzeitlyse.
- **Akuter art. Verschluss:** Ziel ist Rekanalisierung des verschlossenen Gefäßes. Therapiebeginn sobald wie möglich, bis zu > 6 Mon. Wiedereröffnungsraten (je nach Lage, Alter, Langstreckigkeit) 60–90 %, Reokklusionsrate ca. 20 %.

19

Heute zumeist lokale Katheterthrombolyse (mit besseren Ergebnissen als systemische Lyse).

- **Andere Ind.:** z. B. Shunt-Verschluss, Basilaristhrombose, akuter thrombotischer Hirninfarkt (≤ 3 h, intraart. Thrombolyse bis ≤ 6 h; rtPA) mit deutlichem neurolog. Defizit ohne große Abnormalitäten im CCT, Zentralgefäßverschluss des Auges, Blutungen in vordere Augenkammer oder Glaskörper.

Kontraindikationen

- **Absolute KI:**
  - Akute Blutung.
  - Aortendissektion; akute Perikarditis.
  - Zerebraler Insult > 6 h ohne Ausschluss von Ischämiezeichen im CCT, ZNS-Operation < 10 d, zerebrale Gefäßfehlbildungen oder ZNS-Tumor.
  - Bei Streptokinase- und APSAC-Lyse: vorausgegangener Strept.-Infekt oder Streptokinase/APSAC-Lyse > 4 d bis < 6–12 Mon., Vorsicht bei ASL-Titer > 200 IE/ml.

- **Relative KI:**
  - Frisches Polytrauma; OP, Organ- oder Liquorpunktion < 6–10 d, je nach Schwere und Lokalisation des Eingriffs; i. m. Injektion < 7 d; nichtkomprimierbare Organ- oder Arterienpunktion < 10 d; Zahnextraktion < 14 d, GI-Blutung < 10 d, Hirnblutung in Anamnese.
  - A. v. Fehlbildungen; therapierefraktäre Hypertonie ($RR_{syst.} \geq 180$ mmHg, $RR_{diast.} \geq 110$ mmHg), Fundus hypertonicus IV.°, schwere diab. Retinopathie.
  - Hämorrhagische Diathese, path. Gerinnungsstatus und Thrombos < 100/nl vor Heparinisierung.
  - Malignome, Leber- und Nierenerkr., floride bakt. Endokarditis, Aortenaneurysma, Pankreatitis, Sepsis, V. a. Thrombus im li Herzen, kavernöse Lungen-Tbc.
  - Z. n. kardiopulmonaler Reanimation.
  - Gravidität (v. a. erste 18 SSW) bis 14 d nach Geburt, starke Menstruation.
  - Bei antikoagulierten Pat. aufgrund 5- bis 7-fach gesteigerten Blutungsrisikos vor Lysebeginn Gabe von Vit. K_1, evtl. PPSB.

Vorgehen

- **Diagnostik vor Lyse:** BB, Gerinnung mit AT III, Krea, E'lyte, GOT, γ-GT, Lipase, CHE, Bili, Blutgruppe, Rö-Thorax, EKG, ggf. Doppler-Sono (zur Verlaufsbeurteilung) und evtl. Augenfundusbeurteilung (KI).
- Erheben und ggf. Abklären von KI.
- Aufklärung und Einverständnis des Pat.
- Kleinlumige Venenverweilkanüle an gut komprimierbarer Stelle legen. „Geplatzte" Venen mit Druckverband versorgen.
- **Allg. Maßnahmen:** Bettruhe, keine rektale Temperaturmessung, keine art. Punktion oder i. m. Injektion, Schonkost, Stuhlregulierung.
- Laborkontrollen: 2 ×/d Kontrolle von aPTT, Quick, TZ, Fibrinogen, 1 ×/d Kontrolle von BB, Stuhl und Urin auf Blut (bei UHSK modifiziert).
- Begleitmedikation beachten.

Dosierung der Fibrinolytika

Phlebothrombose

Phlebothrombose vom OS- und/oder Beckentyp oder gesamter US-Querschnitt (Indikationen werden zunehmend strenger gestellt).

Streptokinase

- **Standarddosierung:** initial 250.000 IE i. v. über 30 Min. als Testdosis Tag 1, dann 100.000 IE/h i. v. bis zum Lyseerfolg (normalerweise Tag 1–3, in Ausnahmefällen bis 5 d).
- **UHSK-Lyse:** initial 250.000 IE i. v. über 30 Min. als Testdosis Tag 1, dann 1,5 Mio. IE/h i. v. über 6 h/d bis zum Lyseerfolg (normalerweise Tag 1–3, in Ausnahmefällen bis 5 d).
- **Cava-Schirm:** möglichst passagerer V.-cava-inf.-Filter bei Streptokinase-Lysen von tiefen Beckenvenen- und Cavathrombosen aufgrund relativ hoher Inzidenz von Lungenembolien (bis 5 %).

Urokinase

- Mittelhohe Dosierung: initial 250.000 IE i. v. über 10–20 Min., dann 2.200 IE/kg KG/h i. v. bis zum Lyseerfolg (Dosisanpassung nach Fibrinogen), Dauer: 7–14 d, im Mittel 12 d, in Ausnahmen bis 4 Wo.
- Hohe Dosierung: initial 600.000 IE i. v. über 10–20 Min., weiter wie oben.

Lungenembolie

- **Streptokinase:** Kurzlyseprotokoll: 1,5–3 Mio. IE über 5 Min. i. v.
- **Urokinase:** initial 2 Mio. IE i. v. über 10–20 Min., alternativ 1 Mio. IE als Bolus, dann 2 Mio. IE über 2 h i. v.
- **rtPA:** Bolus 10 mg i. v., dann 90 mg i. v. über 2 h; Studien: 0,6 mg/kg KG i. v. über 2 Min.

Ischämischer Insult

- **rtPA:** 0,9 mg/kg KG (max. 90 mg), davon 10 % als Bolus über 1 Min. i. v., dann 90 mg i. v. über 1 h.

Akuter arterieller Verschluss

Zahlreiche Lyseverfahren, heute v. a. lokale Katheterlysen z. B. Infiltrationsthrombolyse, Pulsed-Spray-Thrombolyse, lokale Infusionsthrombolyse.

Begleittherapie

- **Heparinisierung vor Urokinase- und rtPA-Lyse:** 80 IE/kg KG UFH i. v. als Bolus, dann ca. 15–20 IE/kg KG/h i. v. nach aPTT und TZ bis > 24–72 h nach Lyseende.
- **Heparinisierung bei Streptokinase-Lyse:** bei Myokardinfarkten nur empfohlen bei hohem kardioembolischem Risiko (z. B. anteriorer Myokardinfarkt, Herzinsuff., Vorhofflimmern, Z. n. Embolie). Je nach aPTT beginnend ≥ 4 h nach Lyse. Während UHSK-Lyse z. B. 400 IE/h UFH i. v. 2 h vor bis ca. 2 h nach Lyse, dann High-Dose-Heparinisierung nach aPTT.
- In klin. Studien dir. und indir. Thrombininhibitoren (z. B. Hirudin, Hirulog, TAP) z. T. besser als Heparin, hohe Kosten.
- **Medikation vor Streptokinase-Lyse:** zur Verminderung unerwünschter NW, z. B. Methylprednisolon 250 mg/d i. v. (z. B. Urbason®), Clemastin 2 mg i. v. (z. B. Tavegil®) und Ranitidin 50 mg i. v. (z. B. Zantic®) ca. 20 Min. vor Lysebeginn.

Nebenwirkungen

- **Allg.:** Blutungen (ca. 10 % schwer, ≤ 1 % mit letalem Ausgang, v. a. durch Hirnblutungen), Unverträglichkeitsreaktionen, in 10–20 % Rethrombosierung.

19

- **Streptokinase und APSAC:** allergisch-anaphylaktische Reaktion (2–4 %). Sehr oft Kopf-, Rücken- und Muskelschmerzen, Flush, Fieber, AK-Bildung; Embolien, v. a. bei UHSK-Lyse.

⚡ **Therapie bedrohlicher Blutungen unter Fibrinolysetherapie**
Fibrinolytikum und Antikoagulation absetzen, evtl. Protamingabe. Lokale Blutstillung mit Druckverband.
- Antifibrinolytika:
  - Aprotinin initial 1–2 Mio. Kallikrein-Inaktivator Einheiten (KIE) über 10–20 Min. i. v., dann 70.000–100.000 KIE/h i. v. (Antagosan®, Trasylol®) oder
  - Tranexamsäure 1–2 g als i. v. Bolus, dann 5 mg/kg KG/h i. v. (Anvitoff®, Ugurol®) oder
  - ε-Aminocapronsäure 2–4 g als i. v. Bolus, dann 1 g/h i. v.
- Blutderivate:
  - EK und TK, Humanalbumin.
  - Evtl. FFP oder Fibrinogen (**cave:** evtl. Fibrinolyseaktivierung).

19.9 Dosierung von Medikamenten über Perfusor

Arno J. Dormann und Florian Onken

Die Verdünnungen wechseln von Klinik zu Klinik! Im Zweifel nachfragen. Grundsätzlich die Verdünnung mit einem Kleber auf der Perfusorspritze vermerken!

Tab. 19.19 Perfusordosierungen

Wirkstoff (Präparat)	Verdünnung = Dosis pro 50 ml = Dosis pro ml	Dosierung, Hinweise
Abciximab ReoPro®)	10 mg/50 ml = 0,2 mg/ml	Bolus 0,25 mg/kg KG über 10–60 Min., dann 0,125 µg/kg KG/h über 12 h
Adrenalin (= Epinephrin) (z. B. Suprarenin®)	4 Amp. (1 ml) à 1 mg auf 50 ml NaCl = 0,08 mg/ml	Nach Wirkung: 0,01–0,4 µg/kg KG/Min.; ggf. höher Bsp.: 70-kg-Pat.: 5–10 ml/h
Ajmalin (Gilurytmal®)	5 Amp. à 10 ml à 50 mg pur = 250 mg/50 ml = 5 mg/ml	1 Amp. über 5 Min. dann 20–50 mg/h
Alfentanil (Rapifen®)	5 Amp. à 5 mg (10 ml) = 25 mg/50 ml = 0,5 mg/ml	1–3 mg/h
Altinsulin (z. B. Actrapid®)	1 ml à 40 IE auf 40 ml NaCl 0,9 % – 1 IE/ml	Unter (2-stündl.) BZ-Kontrolle 1–6 IE/h = 1–6 ml/h. Adsorption an Plastik → evtl. die ersten 10 ml verwerfen

19

Tab. 19.19 Perfusordosierungen *(Forts.)*

Wirkstoff (Präparat)	Verdünnung = Dosis pro 50 ml = Dosis pro ml	Dosierung, Hinweise
Amiodaron (Cordarex®)	2 Amp. à 3 ml = 150 mg in 44 ml Glukose 5 %	Zur Einleitung 5 mg/kg KG über 20–120 Min. i. v. Bsp.: 70-kg-Pat.: 25–150 ml/h, Erhaltungsdosis 10–20 mg/kg KG/24 h (70 kg: 5–10 ml/h); ZVK
Argatroban (Argatra®)	1 Amp. à 250 mg verdünnen auf 1 mg/ml = 50 mg/50 ml	0,12 mg/kg KG/h, dann Anpassung nach PTT
Bronchospasmin	20 Amp. à 1 ml à 0,09 mg + 30 ml Nacl = 1,8 mg/50 ml = 0,036 mg/ml	0,012 mg/kg KG/h, Steigerung nach Wirkung bis 0,12 mg/kg KG/h (begrenzt durch Anstieg der Herzfrequenz)
Clonidin (z. B. Catapresan®)	3 Amp. à 1 ml = 0,15 mg auf 47 ml NaCl 0,9 %	Initial 1 Amp. langsam i. v. Perfusor 1–5 ml/h = 9–45 µg/h
Danaparoid (Orgaran®)	4 Amp. à 750 E auf 50 ml NaCl = 3.000 E/50 ml = 60 E/ml	Ggf. gewichtsadaptierter Bolus 1.500–3.500 E 400 E/h für 4 h = 6,7, dann 300 E/h für 4 h = 5 ml/h, dann 200 E/h = 3,3 ml/h Weitere Anpassung über tägl. Anti-Xa-Spiegel
Dihydralazin (z. B. Nepresol®)	3 Amp. à 25 mg auf 50 ml NaCl = 1,5 mg/ml	Initial 1 Amp. auf 10 ml NaCl verdünnt unter RR-Kontrolle fraktioniert über 20 Min., dann Perfusor 1–5 ml/h
Dobutamin (z. B. Dobutrex®)	1 Inj.-Flasche à 250 mg auf 50 ml Glukose 5 % = 5 mg/ml	Nach Wirkung. Richtwert (initial): 2,5–12 µg/kg KG/Min. = 0,03–0,12 ml/kg KG/h Bsp.: 70-kg-Pat.: 2–8 ml/h
Ebtifibatide (Integrillin®)	½ Amp. à 100 ml à 75 mg = 37,5 mg/50 ml = 0,75 mg/ml	0,18 mg/kg KG als Bolus, dann 0,12 mg/kg KG/h, Reduktion wenn Krea-Clearance < 50 ml/Min.
Enoximon (Perfan®)	Inj.-Lsg. 100 mg/20 ml = 5 mg/ml	Bolus 0,5 mg/kg KG als KI, dann 300–600 µg/kg KG/h
Esketamin (Ketanest-S®)	5 Amp. à 250 mg (je 10 ml) = 1.000 mg/50 ml = 20 mg/ml	Narkoseaufrechterhaltung: 0,5–3 mg/kg KG/h Analgosedierung: 0,2–0,5 mg/kg KG/h
Esmolol (Brevibloc®)	1 Amp. à 2.500 mg in 40 ml NaCl = 2.500 mg/50 ml = 50 mg/ml	Einleitungsdosis: 0,5 mg/kg KG über 1 Min. Erhaltungsdosis: 0,05 mg/kg KG/Min.
Fentanyl	5 Amp. à 0,5 mg (10 ml) in 50-ml-Perfusorspritze = 2,5 mg/50 ml = 0,05 mg/ml	Nach Wirkung 0,1–0,4 mg/h
Furosemid (z. B. Lasix®)	2 Amp. à 250 mg/25 ml = 10 mg/ml	Bei hochgradiger Niereninsuff. bis 50–100 mg/h = 5–10 ml/h. Max. 1.000 mg/d = 8 ml/h

19

Tab. 19.19 Perfusordosierungen *(Forts.)*

Wirkstoff (Präparat)	Verdünnung = Dosis pro 50 ml = Dosis pro ml	Dosierung, Hinweise
Heparin (z.B. Liquemin®)	1 Amp. à 10.000 IE auf 50 ml NaCl 0,9 % = 200 IE/ml **oder** 1 Amp. à 25.000 IE/5 ml mit 45 ml NaCl 0,9 % = 500 IE/ml	Vollheparinisierung: initial Bolus 5.000–10.000 IE, dann 1.000–1.400 IE/h unter TZ- bzw. aPTT-Kontrolle „Low Dose": 600 IE/h, aPTT-Kontrolle (▶ 19.8.1)
Hydrokortison	2 Amp. à 2 ml à 100 mg + 46 ml G5 % = 200 mg/50 ml = 4 mg/ml	
Kalium (ZVK, über Braunüle max. 40 mmol/l)	2,5 Amp. à 20 mmol auf 50 ml NaCl 0,9 % = 0,4 mmol/ml	Max. 20 mmol/h = 20 ml/h Max. 240 mmol/24 h. Bei Alkalose KCl, bei Azidose Kaliumbikarbonat verwenden
Ketamin (Ketanest®)	5 Amp. à 100 mg (je 2 ml) in 40 ml NaCl = 500 mg/50 ml = 10 mg/ml	Narkoseaufrechterhaltung: 2–6 mg/ kg KG/h Analgosedierung: 0,2–1,5 mg/ kg KG/h Nicht als Monotherapeutikum verwenden!
Levosimendan (Simdax®)	1 Amp. à 12,5 mg auf 50 ml G5 % = 250 µg/ml	In Deutschland Off-Label-Use, da verfügbar aber nicht zugelassen! Initialdosis von 6–12 µg/kg KG über 10 Min., danach: • bei normaler Nierenfunktion: 0,1 µg/kg KG/min • bei eingeschränkter Nierenfunktion: Dosis ggf. halbieren Empfohlene Maximaldauer der Infusion: 24 h
Lidocain (z.B. Xylocain®, Lidocain Braun®)	1 Amp. (5 ml) à 1.000 mg (20-prozentig) = 50 ml = 1 mmol/ml	Initial „Loading Dose" ~ 1 mg/ kg KG langsam i.v., weiter nach Wirkung; Richtwert 2–4 mg/ kg KG/h = 6–12 ml/h. Max. 6 g/d
Magnesium	5 Amp. à 10 ml à 486 mg Mg-Sulfat (= 20 mmol/Amp. = 20 mval/Amp.) pur aufziehen = 100 mmol/50 ml = 2 mmol/ml	2 g über 5 Min. bei z.B. Torsade des Pointes, danach bis zu 800 mg/h **Cave:** Lähmungen, Koma
Metamizol (Novalgin®)	2 Amp. à 2,5 g (je 5 ml) in 40 ml NaCl = 5 g/50 ml = 100 mg/ml	200 mg/h
Midazolam (Dormicum®)	100 mg/50 ml = 2 mg/ml	0,05–0,2 mg/kg KG/h
Milrinon (Corotrop®)	1 Amp. à 10 mg (10 ml) in 40 ml NaCl = 10 mg/50 ml = 0,2 mg/ml	Bolus 50 µg/kg KG, dann 22,5–45 µg/kg KG/h Gesamtdosis max. 1,13 mg/kg KG/d Bolus über 10 Min. geben
Morphin	1 Amp. à 100 mg (5 ml) in 45 ml NaCl = 100 mg/50 ml = 2 mg/ml	1–2 ml/h, nach Wirkung

19

Tab. 19.19 Perfusordosierungen *(Forts.)*

Wirkstoff (Präparat)	Verdünnung = Dosis pro 50 ml = Dosis pro ml	Dosierung, Hinweise
Natrium-Thiosulfat	6 ml einer 10 % Amp. à 10 ml + 44 ml G5 % = 60 mg/50 ml = 1,2 mg/h	Immer gleiche Flussrate wie Nitroprussid-Natrium
Nifedipin (z. B. Adalat®)	1 Amp. à 5 mg auf 50 ml beigefügte Trägerlsg. = 0,1 mg/ml	6,3–12,5 ml/h = 0,63–1,25 mg/h. Zuvor Bolus 0,5–1 mg über 5 Min. Anwendung nur unter Lichtschutz Bsp. 70-kg-Pat.: 6–12 ml/h
Nimodipin (Nimotop S®)	10 mg/50 ml = 0,2 mg/ml	Initial 15 µg/kg KG für 2 h, nach Wirkung dann 30 µg/kg KG/h
Nitroglyzerin (z. B. Nitrolingual®, Nitro Pohl®)	1 Amp. à 50 mg auf 50 ml NaCl 0,9 % = 1 mg/ml	Initial 2 ml/h. Nach Wirkung 1–6 mg/h = 1–6 ml/h
Nitroprussid-natrium (Nipride®, nipruss®-Infusion)	1 Amp. Trockensubstanz à 60 mg in 0,9 % Na⁺-Zitrat auflösen und auf 50 ml Glukose auffüllen = 1,2 mg/ml	Nach Wirkung. Testdosis 1 ml/h langsam bis 30 ml/h titrieren unter minütlichem RR. Anwendung nur unter Lichtschutz. Unbenutzte Lsg. nach 4 h verwerfen, Spezielle Information beachten! → Beipackzettel **Cave:** Zyanidintox. Parallel Natriumthiosulfat, 10-prozentig, geben! (s. dort)
Noradrenalin (Arterenol®)	3 Amp. à 1,0 mg auf 50 ml NaCl 0,9 % = 0,06 mg/ml	Dosierung nach Wirkung Initial ⅓ Amp., Perfusor: 0,05–0,3 µg/kg KG/Min., max. 1,5 mg/h = 25 ml/h, ggf. ↑ Bsp. 70-kg-Pat.: 5–20 ml/h
Orciprenalin (Alupent®)	2 Amp. à 5 mg (je 10 ml) in 30 ml NaCl = 10 mg/50 ml = 0,2 mg/ml	600–1.800 µg/h
Piritramid (Dipidolor®)	5 Amp. à 2 ml à 15 mg auf 50 ml NaCl = 60 mg/50 ml = 1,2 mg/ml	Nach Bolusgabe und erreichter Schmerzfreiheit: 4–8 mg/h, nach Wirkung ggf. auch mehr
Propafenon (z. B. Rytmonorm®)	1 Amp. à 20 ml = 70 mg 2,5 Amp. = 175 mg in 50 ml Perfusorspritze	0,5–1 mg/kg KG über 3–5 Min.; evtl. erneute Gabe; Perfusor: 12–30 mg/h = 3,4–8,5 ml/h; Max. Tagesdosis: 560 mg
Propofol (Disoprivan®)	500 mg/50 ml = 10 mg/ml	Analgosedierung: 0,3–4 mg/kg KG/h Narkosefortführung: 9–15 mg/kg KG/h
Remifentanil (Ultiva®)	Inj.-Lsg. 5 mg (10 ml) in 40 ml NaCl = 5 mg/50 ml = 0,1 mg/ml	3–24 µg/kg KG/h
Somatostatin	1 Amp. à 3 mg in 50 ml NaCl = 3 mg/50 ml = 60 µg/ml	3,5 µg/kg KG/h

19

Tab. 19.19 Perfusordosierungen *(Forts.)*		
Wirkstoff (Präparat)	**Verdünnung = Dosis pro 50 ml = Dosis pro ml**	**Dosierung, Hinweise**
Sufentanil (Sufenta®)	2 Amp. à 0,25 mg (5 ml) in 4 ml NaCl = 0,5 mg/50 ml = 0,01 mg/5 ml	0,15–1 µg/kg KG/h
Theophyllin (z. B. Euphylong®)	3 Amp. à 0,24 g auf 50 ml NaCl 0,9 % = etwa 15 mg/ml	Bsp. 70-kg-Pat.: „Loading Dose" über 10 Min. bei vorheriger Nullther. mit 0,24 g (bei Vorbehandlung 0,12–0,24 g). Danach 0,5 mg/kg KG/h (~ 2,5 ml/h bei 70-kg-Pat.)
Tirofiban (Aggrastat®)	50 ml à 2,5 mg pur = 0,05 mg/ml	0,024 mg/kg KG/h über 30 min., dann 0,006 mg/kg KG/h
Urapidil (z. B. Ebrantil®)	3 Amp. à 50 mg auf 50 ml = 3 mg/ml	Nach Wirkung 9–30 mg/h = 3–10 ml/h. Nur beim liegenden Pat. anwenden
Verapamil (z. B. Isoptin®)	2 Amp. à 50 mg auf 50 ml NaCl 0,9 % = 2 mg/ml	Initial 5 mg i. v. über 3 Min. Dann 4–8 mg/h = 2–5 ml/h. Max. 10 mg/h = 5 ml/h, 100 mg/d

19.10 Medikamentendosierung bei Niereninsuffizienz

Florian Onken und Arno J. Dormann

- Anpassung der Medikamentendosis bei Niereninsuff.
- Abschätzen der GFR (z. B. anhand des Nomogramms ▶ 19.1.1).
- Applikation der normalen Initialdosis entsprechend der erhöhten HWZ reduzieren.
- Bei Medikamenten mit geringer ther. Breite (z. B. Aminoglykoside) Serumspiegel kontrollieren (▶ 19.2), Dosis anpassen.
- Einen Anhaltspunkt für mittlere Dosierung und Intervalle gibt ▶ Tab. 19.20. Die angegebenen Dosisreduktionen sind Richtwerte für eine idealerweise proportionale Dosisreduktion in Abhängigkeit von der GFR.

Tab. 19.20 Medikamentendosierungen bei Niereninsuffizienz*				
Substanz	**Dosis in % Normaldosis bei Glomerulumfiltrat von**			**HWZ in h bei normaler GFR**
	> 50 %	**10–50 %**	**< 10 %**	
Acarbose	100	ab GFR < 25: KI	–	10
Acebutolol	100	25	15	3
Aciclovir	100	50	15	2
Alfentanil	100	100	100	1,5
Aliskiren (Rasilez)	100	100	100	20–40

Tab. 19.20 Medikamentendosierungen bei Niereninsuffizienz* *(Forts.)*

Substanz	Dosis in % Normaldosis bei Glomerulumfiltrat von			HWZ in h bei normaler GFR
	> 50 %	10–50 %	< 10 %	
Alizaprid	100	50	25	3
Allopurinol	100	50–75	10–30	0,8
Alprazolam	100	100	100	13
Amantadin	50	15–30	5–10	12
Amikacin	30–60	15–30	10–15	1,8 (Spiegel-kontrollen)
Amilorid	100	–	–	8
Amiodaron	100	100	100	~800
Amitriptylin	100	100	100	15
Amlodipin	100	100	100	40
Amoxicillin	100	50	25	1,1
Amphotericin B	100	100	50–75	~300
Ampicillin	100	50	10–20	1,1
Anidulafungin	100	100	100	24
ASS	100	100	100	
Atenolol	100	50	25	4,2
Atorvastatin	100	100	100	16
Atracurium	100	100	100	0,33
Azathioprin	100	100	75	0,2
β-Azetyldigoxin	75–100	30–60	20–30	24
Aztreonam	100	50	25	1,7
Bacampicillin	100	50	25	1,0
Baclofen	100	30–60	–	3,5
Bisoprolol	100	100	100	11
Bleomycin	100	10–50 nach GFR	≤ 10 nach GFR	3
Bromocriptin	Titrieren	3	+	+
Butylscopolamin	100	100	100	5
Candesartan	100	100	50	9
Captopril	100	100	25–75	2
Carbamazepin	100	100	100	15

Tab. 19.20 Medikamentendosierungen bei Niereninsuffizienz* *(Forts.)*

Substanz	Dosis in % Normaldosis bei Glomerulumfiltrat von			HWZ in h bei normaler GFR
	> 50 %	10–50 %	< 10 %	
Carbimazol	100	100	100	0,5
Carvedilol	100	100	100	8
Caspofungin	100	100	100	10
Cefaclor	100	50–75	25–50	0,8
Cefadroxil	100	50	25	1,4
Cefalexin	100	50–75	25	1,5
Cefmenoxim	30–80	30	10–20	1,1
Cefoperazon	100	100	100	2
Cefotaxim	100	50	25	1,1
Cefotiam	50–75	20–50	10–20	0,75
Ceftazidim	100	50	25	1,8
Ceftizoxim	100	50	25	1,5
Ceftriaxon	100	100	100	7
Cefuroxim	100	50	15–25	1,1
Cefuroximaxetil	100	50	25	1,1
Chinidin	100	100	100	5
Chloramphenicol	100	100	100	4
Chloralhydrat	100	–	–	10
Chloroquin (Resochin)	100	40–60	–	1.220
Chlorpromazin	100	100	–	25
Cilastatin	100	50–75	25–50	0,8
Cimetidin	100	75	50	3,8
Ciprofloxacin	100	50–75	50	3–5
Citalopram	100	100	100	33
Clarithromycin	100	50	50	3–7
Clavulansäure	100	100	50–75	1
Clemastin	100	100	100	378
Clindamycin	100	100	100	3
Clofibrat	100	50	25	18
Clonazepam	100	100	100	40

Tab. 19.20 Medikamentendosierungen bei Niereninsuffizienz* *(Forts.)*

Substanz	Dosis in % Normaldosis bei Glomerulumfiltrat von			HWZ in h bei normaler GFR
	> 50 %	10–50 %	< 10 %	
Clonidin	100	100	50–75	8
Clozapin	100	100	100	16
Cromoglicinsäure	100	100	100	1,4
Cyclophosphamid	100	100	75	8
Dabigatran	100	–	–	
Diazepam	100	100	100	50–70
Diazoxid	100	100	100	48
Digitoxin	100	100	100	180
Digoxin	100	50	25	40
Dihydralazin	100	100	75–100	3
Dihydroergotamin	100	100	100	7–9
Diltiazem	100	100	100	6
Diphenhydramin	100	100	100	7
Disopyramid	100	50	25	6
Dobutamin	100	100	100	2,4 Min.
Doxepin	100	100	100	17
Doxorubicin	100	100	75	30
Doxycyclin	100	100	100	20
Dronedaron	100	Ab GFR < 30: KI	–	25
Enalapril	100	75	50	11
Entecavir (Baraclude®)	100	20–60	–	135
Eplerenon	100	–	–	5
Ertapenem	100	KI bei GFR < 30	–	4
Erythromycin	100	100	100	2,0
Esomeprazol	100	100	100	1,3
Ethambutol	100	50	25	3,1
Etoposid	100	?	?	6
Exenatide (Byetta®)	100	KI bei GFR < 30	–	2
Famciclovir	100	50	–	2,2

19

Tab. 19.20 Medikamentendosierungen bei Niereninsuffizienz* *(Forts.)*

Substanz	Dosis in % Normaldosis bei Glomerulumfiltrat von			HWZ in h bei normaler GFR
	> 50 %	10–50 %	< 10 %	
Famotidin	100	50	25	3
Felodipin	100	ab GFR < 30:KI	–	10
Fentanyl	100	100	100	3
Flecainid	100	50–75	25–50	15
Flucloxacillin	50–100	50	20–40	0,9
Fluconazol	100	50	25	35
Flucytosin	100	50	10–25	4
Fluoruracil	100	100	100	0,2
Flurazepam	100	100	100	70–100
Fosfomycin	100	20–50	5–10	2
Furosemid	100	100	100	0,9
Gabapentin	50	5–25	5	6
Ganciclovir	50	25–50	25	3
Gentamicin	30–70	15–30	10	2,5 (Spiegel)
Glibenclamid	100	KI bei GFR < 30	–	10
Gliquidon	100	100	100	17
Glyzeroltrinitrat	100	100	100	0,5
Griseofulvin	100	100	100	15
Guanethidin	100	50	25	130
Haloperidol	100	100	100	20
Heparin	100	100	100	1,5
Hydralazin	100	75	50	1
Hydrochlorothiazid	100	100	–	2,5
Ibuprofen	100	100	100	2
Iloprost	100	100	100	0,5
Imipenem	100	50–75	25–50	1,0
Imipramin	100	100	100	12
Indometacin	100	100	100	4
Isoniacid	100	100	25–50	2
Isosorbitdinitrat	100	100	100	0,4

Tab. 19.20 Medikamentendosierungen bei Niereninsuffizienz* *(Forts.)*

Substanz	Dosis in % Normaldosis bei Glomerulumfiltrat von			HWZ in h bei normaler GFR
	> 50 %	10–50 %	< 10 %	
Itraconazol	100	100	100	30
Ivabradin	100	100	100	2
Ketamin	100	100	100	3
Ketoconazol	100	100	100	5
Lamivudin	100	10–50	3–10	3–7
Lamotrigin	100	100	100	30
Levetiracetam	66	30–50	–	6–8
Levodopa	Titrieren	+	+	1,3
Levofloxacin	100	50	–	7
Lidocain	100	100	100	2
Linezolid	100	100	100	6
Lisinopril	50	10–25	–	12
Lorazepam	100	100	100	16
Losartan	100	100	100	1,6
Mebendazol	100	100	100	?
Mefloquin	100	100	100	500
Melperon	100	100	100	6
Meropenem	100	100	50	1
Metamizol	100	100	100	2,5
Metformin	100	-	-	5
Methotrexat	100	Spiegel-kontrolle	+	7,2
Methyldigoxin	75–100	30–60	20–30	40
Methyldopa	100	100	50–75	1,8
Metoclopramid	100	75	50	6
Metoprolol	100	100	100	3,5
Metronidazol	100	100	25–50	7
Mexiletin	100	100	50–75	10
Mezlocillin	75	40–50	25	0,8
Milrinon	100	30–50	25	2,3
Minoxidil	100	100	100	3,1

19

19

Tab. 19.20 Medikamentendosierungen bei Niereninsuffizienz* *(Forts.)*

Substanz	Dosis in % Normaldosis bei Glomerulumfiltrat von			HWZ in h bei normaler GFR
	> 50 %	10–50 %	< 10 %	
Mirtazapin	100	66	50	20–40
Morphin	100	75	50	2,5
Moxifloxacin	100	100	100	12
Moxonidin	100	100	100	2,5
Nadolol	100	50	25	17
Naloxon	100	100	100	1,3
Naproxen	100	100	100	14
Nebivolol	100	100	100	10–50
Nifedipin	100	100	100	3
Norfloxacin	100	75	50	3,5
Nortriptylin	100	100	100	35
Ofloxacin	70–100	50–70	10–30	5
Olmesartan	100	50	–	12
Omeprazol	100	100	100	1
Ondansetron	100	100	100	4
Oxacillin	100	100	50–75	0,5
Oxazepam	100	100	100	16
Pantoprazol	100	100	100	1
Paracetamol	100	100	100	2,3
Penicillin-G	100	75	15–50	0,5
Pentamidin	100	100	50	6 (i.v.)
Pentazocin	100	100	100	2,5
Pethidin	100	100	100	6
Phenobarbital	100	100	100	80
Phenytoin	100	100	100	20
Pindolol	100	100	100	3,5
Piperacillin	75	40–50	10–20	1,4
Piritramid	100	100	100	6
Posaconazol	100	100	100	35
Prazosin	100	100	100	2,5
Prednisolon	100	100	100	2,2

Tab. 19.20 Medikamentendosierungen bei Niereninsuffizienz* *(Forts.)*

Substanz	Dosis in % Normaldosis bei Glomerulumfiltrat von			HWZ in h bei normaler GFR
	> 50 %	10–50 %	< 10 %	
Prednison	100	100	100	3,5
Pregabalin	100	10–50	10	6
Primidon	100	75	–	12
Procainamid	100	50	25	2,0
Proguanil + Atovaquon	100	Ki bei GFR < 30	–	18
Promethazin	100	100	100	12
Propafenon	100	75–100	50–75	3
Propranolol	100	100	100	3,5
Propylthiouracil	100	100	100	1,5
Protionamid	100	100	75	1,5
Pyrazinamid	100	100	75	12
Ramipril	100	50	–	15
Ranitidin	100	75	50	2,5
Rifampicin	100	100	100	3,5
Roxithromycin	100	100	100	10
Salizylate	100	50–75	–	15
Sildenafil	100	100	100	4
Simvastatin (u. a. CSE-Hemmer)	100	100	50	2
Sirolimus	100	100	100	60
Sitagliptin	100	–	–	12
Sitaxentan	100	100	100	10
Sotalol	100	30	15–30	7
Spironolacton	100	–	–	20
Streptomycin	100	50–75	25–50	2,5
Sufenta	100	100	100	2,7
Sulbactam	100	50–75	25–50	1,2
Tacrolimus	100	100	100	13
Tazobactam	100	50	50	1,0
Teicoplanin	150	25–50	10	52
Telmisartan	100	100	50	24

19

19

Tab. 19.20 Medikamentendosierungen bei Niereninsuffizienz* *(Forts.)*

Substanz	Dosis in % Normaldosis bei Glomerulumfiltrat von			HWZ in h bei normaler GFR
	> 50 %	10–50 %	< 10 %	
Temazepam	100	75	75–50	13
Terbutalin	100	50	KI	3,5
Theophyllin	100	100	100	8
Tigecyclin	100	100	100	42
Timolol	100	100	100	5
Tobramycin	30–70	15–30	10	2 (Spiegel)
Tocainid	100	100	50	12
Topiramat	100	50	50	35
Torasemid	100	100	100	4
Tramadol	100	100	100	6
Triamteren	100	–	–	15
Trimethoprim/ Sulfamethoxazol	75	50	KI	10
Urapidil	100	100	100	2,7
Valproinsäure	100	100	75	12
Valaciclovir	100	50–75	–	3
Valsartan	100	100	100	7
Vancomycin	50–100	10–50	10	6
Venlafaxin	100	100–50	50	5
Verapamil	100	100	50–75	5
Vigabatrin	100	10–50	10	7
Voriconazol	100	100	100	8
Zidovudin	100	100	75	1,8
Zolpidem	100	100	100	2,5
Zopiclon	100	100	100	5

* Modifiziert nach J. Girndt: Nieren- und Hochdruckkrankheiten. Stuttgart: Schattauer, 1990, S. 397–402 und Braun J, Preuss R. (Hrsg.). Klinikleitfaden Intensivmedizin. 8. Aufl. München: Elsevier, Urban & Fischer 2012.

19.11 Arzneitherapie bei Leberschädigung

Arno J. Dormann und Florian Onken

19

Folgende Faktoren erschweren die Arzneitherapie bei Leberschädigung (▶ Tab. 19.21).

- Eingeschränkter Metabolismus.
- Hypoproteinämie: erhöhte Toxizität von Pharmaka mit hoher Proteinbindung.
- Hämorrhagische Diathese → Vorsicht bei Antikoagulation und antiphlogistischer Ther.
- Hepatische Enzephalopathie: Sympt. können durch zentral wirksame Pharmaka, aber auch durch Diuretika (→ Hypokaliämie) verstärkt werden.
- Flüssigkeitsretention: evtl. verstärkt durch Glukokortikoide und Antiphlogistika.

Mechanismen der Hepatotoxizität:

- Obligate Hepatotoxizität: vorhersehbar und dosisabhängig, z. B. bei Paracetamol-Intox.
- Fakultative Hepatotoxizität (metabolische oder immunolog. Idiosynkrasie): von individuellen Faktoren abhängig und damit nicht vorhersehbar, z. B. aufgrund von Enzymmängeln oder -induktion, AK-Bildung, Hypersensibilitätsreaktion.

Tab. 19.21 Lebertoxische Medikamente

Hohes Risiko: Medikament vermeiden oder Dosis reduzieren unter engmaschiger Überwachung	Allopurinol**, Alprazolam, Amiodaron*, Androgene*, Bosentan, Chlorpromazin**, Clarithromycin, Clomethiazol, Clozapin, Dabigatran, Danaparoid, Demipramin, Dihydralazin, Doxorubicin, Dronedaron, Erythromycin*, Glyzeroltrinitrat, Halothan**, Imipramin, INH*, Labetalol, Lidocain, MAO-Hemmer**, Metformin, Methyldopa, Metoprolol, Mexitil, Nortriptylin, Östrogene*, Pentazocin, Pethidin, Phenacetin, Phenytoin**, Posaconazol, Prazosin, Probenecid, Propranolol, Pyrazinamid, Statine, Tetrazykline*, Tocainamid, Sulfonamide**, Sulfonylharnstoffe**, Valproinsäure*, Voriconazol
Mittleres Risiko: Dosis reduzieren	Amlodipin, ASS, Baclofen, Barbiturate, Carbamazepin, Carbimazol, Caspofungin, Chinidin, Chloramphenicol, Chloroquin, Clindamycin, Diazepam, Digitoxin, Esomeprazol, Fusidinsäure, Glibenclamid, Indometacin, Itraconazol, Lamivudin, Lamotrigin, Linezolid, Losartan, Malarone, Metamizol, Metronidazol, Na⁺-Nitroprussid, Ondansetron, Pantoprazol, Paracetamol (in hoher Dosis*), Procainamid, Roxithromycin, Sartane, Verapamil, Zolpidem, Zopiclon
Geringes Risiko: Normale Dosis kann unter engmaschigen Kontrollen gegeben werden	Anidulafungin, Captopril, Diclofenac, Digoxin, Furosemid, Lorazepam, Meropenem, Naproxen, Nifedipin, Oxazepam, PAS**, Penicillin, Phenylbutazon**, Piroxicam. Spironolacton, Sulfasalazin, Thiazide

* Mögliche toxische Medikamente (dosisabhängig);
** mögliche allergieauslösende Medikamente (dosisunabhängig).

19

19.12 Arzneitherapie bei älteren Patienten

Arno J. Dormann

> Die Pharmakotherapie im Alter (> 70 J.) gewinnt durch den wachsenden Anteil älterer Pat. an Bedeutung (80-Jährige nehmen im Mittel 1.200 Einzeldosen Medikamente/J.).

Richtlinien für die Pharmakotherapie von älteren Pat.
- Jede Ther. sollte mit der Gabe von etwa 50 % der angestrebten Dosis eingeleitet werden, im Verlauf Dosis adäquat anpassen.
- Engmaschige Kontrollen von Serumspiegeln (Drug-Monitoring ▶ 19.2).
- Bestimmung der Nierenfunktion vor jeder Ther.
- Auf typische medikamentös ausgelöste klin. Bilder achten, v. a. bei neuen Pharmaka anticholinerges Sy., akute Verwirrtheitszustände, Synkopen, Stürze und Exsikkose.
- Kritische Therapiekontrolle und, falls möglich, regelmäßige Auslass- oder Reduktionsversuche.

> **Fehleinnahme von Medikamenten**
> Besonders bei älteren Pat. ist häufig davon auszugehen, dass Medikamente nicht wie verordnet eingenommen werden:
> - Max. 4 Medikamente verordnen. Das Risiko für Fehleinnahme, NW und WW steigt exponentiell. Einfache Therapieschemata und ggf. Retardpräparate zur Minimierung der Tablettenanzahl.
> - Falsches Verständnis und Überbewertung der NW im Beipackzettel → gute Aufklärung.
> - Fehler bei der Medikamentenapplikation: Blisterverpackungen, kleine Tbl. und schwer zu öffnende Verschlüsse meiden.
> - Ausführliche Medikamentenanamnese bei Selbstmedikation und Komb. von Medikamenten durch verschiedene Fachärzte.

19.12.1 Organveränderungen

- **GIT:** Achlorhydrie + Perniziosa bewirken verlangsamte Ös.-, Magen- und Darmperistaltik. Häufig Gastroparese und Obstipation mit verlangsamter Resorption. Durch Abnahme der Albuminkonz. verminderte Plasmaeiweißbindung. Erhöhte Plasmaspiegel und erhöhter Fettanteil bewirken vergrößertes Verteilungsvolumen.
- **Leber:** Leberdurchblutung, Metabolismus und Abbau von Medikamenten mit hohem „First-Pass-Effekt" vermindert (z. B. Nitrate, Kalziumantagonisten, β-Blocker, Theophyllin, Benzodiazepine, Tolbutamid, Indometacin, Prednisolon, Ergotamin).
- **Niere:** altersabhängige Einschränkung der GFR. Bei verminderter Muskelmasse kann die Nierenfunktion auch bei normaler GFR eingeschränkt sein.

19.12.2 Wichtigste Nebenwirkungen von Arzneimittelgruppen

19

- **Trizyklische Antidepressiva:** häufig Blutdruckabfall, Harnverhalt, Verwirrtheitszustände, Tachykardien, KI für MAO-Hemmer (→ hypertensive Krise, Tremor, Ataxie).
- **Barbiturate:** kontraindiziert, da paradoxe Reaktionen bis Psychosen.
- **Benzodiazepine:** veränderte Clearance erhöht HWZ, deshalb besser kurz wirkende Benzodiazepine verwenden (z. B. Oxazepam, Lorazepam, Temazepam, Triazolam). NW-Risiko: Frakturen durch Stürze, paradoxe Reaktionen bis zu Psychosen möglich.
- **Neuroleptika:** häufig orthostatische Kreislaufstörung, extrapyramidal-motorische Sy. (Phenothiazine), hierdurch hohes Sturzrisiko. Niedrige Dosis wählen.
- **Glykoside:** sorgfältige Indikationsstellung; 70 % der Dauerther. sind unnötig! Erhöhte Gefahr der Intox. bei eingeschränkter GFR. Hypokaliämie mit erhöhter Digitaliswirkung bei Komb. mit Diuretika, Laxanzien.
- **Betablocker:** verminderte Wirkung bei verminderter Rezeptorzahl, strenge Ind.!
- **Antihypertensiva** (▶ 5.3.1): Ther. schrittweise und langsam einleiten. Bei chron. Hypertonie (Arteriolosklerose) RR-Ziel 160 mmHg systolisch, da bei zu schneller Senkung Orthostase (Frakturgefahr, apoplektischer Insult, Myokardinfarkt).
- **Diuretika:** strenge Ind. bei Komb. mit Glykosiden (Hypokaliämie), Risiko der Dehydratation und Thrombose oder Embolie.
- **Antibiotika:** Verlangsamte Resorption führt zur Schädigung der Darmflora mit bakt. Fehlbesiedlung (Staph., Pseud., Proteus), Candidose, Pruritus vulvae und ani.

19.12.3 Typische Nebenwirkungssyndrome

Anticholinerges Syndrom

Klinik Mydriasis, Tachykardie, Mundtrockenheit, Harn- und Stuhlverhalt, Unruhe- und Verwirrheitszustände, Delir, Krampfanfälle, Koma.

Auslösende Medikamente (Auswahl)
- Antidepressiva: Amitriptylin (z. B. Saroten®, Laroxyl®), Clomipramin (z. B. Anafranil®, Hydiphen®), Imipramin (z. B. Tofranil®, Pryleugan®), Doxepin (z. B. Aponal®, Sinquan®).
- Parkinsonmedikamente: Trihexyphenidyl (Parkopan®, Artane®), Biperiden (z. B. Norakin®, Akineton®).
- Neuroleptika: Haloperidol (z. B. Haldol®, Sigaperidol®), Thioridazin (z. B. Melleril®), Fluspirilen (Imap®).
- Sedativa, Antihistaminika: Promethazin (z. B. Atosil®, Prothazin®), Clemastin (Tavegil®), Diphenhydramin (z. B. Benadryl®, Sedovegan®).
- Spasmolytika: Butylscopolamin (z. B. Buscopan®).
- Kardiaka: Ipratropiumbromid (z. B. Itrop®).

Akute Verwirrtheitszustände

Kognitive Störungen und Verwirrtheitszustände bei alten, zerebral vorgeschädigten Pat. (z. B. Demenz, Multiinfarkt-Sy., Parkinson-Sy. etc.; u. U. schwer zu diagnostizieren).

19

Auslösende Medikamente

- Hohes Risiko: Analgetika, v. a. Morphin und -derivate.
- Mittleres Risiko: (v. a. stark sedierende) Antidepressiva, Benzodiazepine (**cave:** Entzug kann ebenfalls delirante Sympt. auslösen), Glukokortikoide (40 mg/d Prednisolonäquivalent für 1 Wo.), v. a. stark sedierende Neuroleptika, Parkinsonmittel (anticholinerge dopaminerge).
- Geringes Risiko: Antiarrhythmika, v. a. Lidocain; NSAID, Digitalis (bei Überdosierung häufig), H_2-Blocker (v. a. Cimetidin), Theophyllin.

Referenzbereiche und Differenzialdiagnosen pathologischer Laborparameter

Arno J. Dormann

20

- Die mit + bis +++ bezeichneten Laborwerte sollen zur Orientierung dienen, ob es sich um einen Standardlaborwert oder um sehr spezielle diagn. Verfahren für sehr seltene Erkr. oder teure Untersuchungen handelt. Differenzen von Klinik zu Klinik sind möglich.
  +: Basisdiagnostik für internistische Pat.
  ++: Weitergehende Diagnostik, speziell internistische Pat.
  +++: Sehr spezielle Diagnostik.
- Alle Enzyme werden bei 37 °C angegeben (meist IFCC-Methode 37 °C).
- Sortierprinzip: alphabetisch, griechische Buchstaben sowie Ziffern ignorierend. Nur eine Namensangabe. Weitere Synonyme im Index nachschlagen.
- Liquorwerte ▶ 15.2.2.

ACTH +++	EDTA-Plasma (gefroren) um 8 Uhr abnehmen. Methodenabhängig	
	▶ 12.2.2	
ADH +++	EDTA-Plasma (rasch verarbeiten), immer auch Serumosmolalität bestimmen. Methodenabhängig	
	↑: akute intermittierende Porphyrie, Lungenerkr., Hirnerkr., paraneoplastisch, v. a. bei Bronchial-Ca, (SIADH), auch anderen Malignomen	↓: zentraler Diab. insipidus, Alkoholismus, nephrotisches Sy.
Adrenalin i. U. +++	20 ml vom 24-h-Urin auf 10 ml Eisessig gesammelt < 0,15 µmol/24 h (< 27 µg/24 h)	
	↑: Karzinoid, Cushing-Sy., akuter Myokardinfarkt. Bei krisenhafter Hypertonie kann der Befund auch bei Vorliegen eines Phäochromozytoms normal sein, wenn nicht während einer Blutdruckkrise gesammelt wurde ↑↑: Phäochromozytom, Neuroblastom, schwere art. Hypertonie	
AFP (α-Fetoprotein) +++	Serum < 3 ng/ml	
	Tumormarker für das prim. Leberzell-Ca und Keimzelltumoren (Hoden, Ovar), aber auch andere GI-Tumoren. Bei Erstdiagnose des Leberzell-Ca zu 90 % **DD:** cholangiozelluläres Ca und die meisten Lebermetastasen. AFP **nicht** ↑ bei anderen Lebertumoren und benignen Lebererkr. **unregelmäßig** ↑ bei Hep., Leberzirrhose und Hämochromatose	
Albumin i. S. +	Serum 60,6–68,6 % bzw. 35–52 g/l (Serumeiweiß) < 20 mg/l (Harn)	
	Stark ↑: Hyperproteinämie (Ges.-Eiweiß) Mäßig ↑: Hypoglobulinämien. Falsch hohe Werte durch Hämoglobin, Lipide	Stark ↓: Hypoproteinämie (Ges.-Eiweiß) Mäßig ↓: Hyperglobulinämien (Serum-E'phorese)

20

Aldosteron, freies +++	Serum (gefroren). Bettruhe mind. 2 h vor Blutentnahme, 2- bis 6-facher Anstieg nach 2 h Orthostase (auch Bestimmung unter Orthostase möglich). Wenn nicht kontraindiziert, 8 d vor dem Test Antihypertensiva, Diuretika, β-Blocker, Laxanzien, NSAID, Heparin, Digitalis, Pille, Glukokortikoide, Antidepressiva und 3 Wo. vorher Aldosteronantagonisten absetzen. **Liegend in Ruhe:** 28–150 ng/l (80–400 pmol/l). **Stimulationswert nach 2 h Orthostase:** 2- bis 6-facher Anstieg. Immer auch Reninwert bestimmen. **Captopril-Suppressionstest:** 2 h nach Gabe von 25 mg Captopril bei prim. keine und beim sek. Hyperaldosteronismus deutliche Abnahme der Aldosteronkonz. (▶ 12.2.4)	
	↑: prim. und sek. Hyperaldosteronismus, renale Hypertonie, Bartter-Sy., Phäochromozytom, Hyperthyreose, reninproduzierender Nierentumor, ACTH-Überproduktion (▶ 12.2.4), Gravidität; Dehydratation, Anorexia nervosa; Diuretika	↓: prim. NNR-Insuff., Hypopituitarismus; AGS; Diab. mell.
Alkalische Phosphatase (AP) +	Serum Erw.: 30–120 U/l, jeweils Ges.-AP Kinder: bis 10 d 75–400 U/l; bis 12 Mon. 120–340 U/l; bis 8 J. 70–325 U/l; bis 15 J. 50–390 U/l (meist Knochen-AP)	
	↑: Cholestase jeder Ursache (▶ 8.1.1, z.B. Hep., Verschlussikterus, biliäre Zirrhose, Ther. mit Antiepileptika, Chlorpromazin, Thiamazol, Östrogenen, Gestagenen); ossär: z.B. Knochenmetastasen, Rachitis, Osteomalazie, M. Paget, Osteomyelosklerose, Marmorknochenkrankheit, Frakturheilung, Neoplasien mit Knochenbeteiligung. Hyperparathyreoidismus, Cushing-Sy.; Sarkoidose; Mononukleose; Niereninsuff., Nieren-Ca	↓ (selten): hereditär; Anämie; Proteinmangel; Hypophosphatämie; Hypothyreose; hypophysärer Kleinwuchs; Achondroplasie ✗ Erniedrigung meist ohne klin. Relevanz
AMA (antimitochondriale AK) +++	Serum. ▶ 8.10.5	
	Pos.: fast 100 % der Fälle von prim. biliärer Zirrhose (PBC; M2-Fraktion hochspezif.), ferner bei Lues II (M1-Fraktion), SLE (M5-Fraktion) und medikamenteninduziertem LE (M3-Fraktion), anderen Formen von (chron.) Hepatopathien, Kardiomyopathien. ✗ Bei unklaren Fällen Subtypisierung	
δ-Aminolävulinsäure +++	20 ml Sammelurin (Gesamtmenge angeben), lichtdichtes Gefäß (Labor nachfragen) 250–6.400 µg/24 h (2–49 µmol/24 h)	
	↑: Porphyrien, Bleivergiftung	
Ammoniak ++	EDTA-Plasma (gefroren) **F** 19–82 µg/dl = 11–48 µmol/l; **M** 25–94 µg/dl = 15–55 µmol/l	
	↑: Leberausfallkoma (150–400 µg/dl = 88–240 µmol/l), Leberzerfallkoma (100–200 µg/dl = 58–116 µmol/l)	
α-Amylase +	Serum 40–130 U/l, laborabhängig ✗ Zur DD pankreasspezif. Lipase bestimmen!	
	↑: Pankreatitis, Pankreasaffektionen, Parotitis, Parotisaffektionen, Makroamylasämie, Niereninsuff. Bei unklaren Veränderungen → Amylase ggf. auch i.U. bestimmen	

20

ANA (= ANF) (antinukleäre Antikörper) **+++**	Serum < 1 : 160 ✗ Unter Immunsuppression falsch neg. Ergebnisse ✗ Weitere Differenzierung durch Fluoreszenzmuster!
	Pos. (auch ▶ 11.2.3): SLE (in 100 %), medikamenteninduzierter LE (100 %), diskoider LE (20–50 %), Sharp-Sy. (100 %), Sklerodermie (30–90 %), CREST-Sy. (95 %), Sjögren-Sy. (50–95 %), RA (10–60 %), Uveitis (60 %), autoimmune chron. aggressive Hep. (45–100 %), prim. biliäre Zirrhose (40 %), andere (chron.) Lebererkr. (~ 30 %)
ANCA (anti-neutrophile zytoplasmatische AK) **+++**	Serum ▶ 11.2.3
	↑: **cANCA** (= zytoplasmatisch betont): bei Wegener-Granulomatose (hochspezif.), mikroskopischer Polyarteriitis, Churg-Strauss-Sy. **pANCA** (= perinukleär betont): z. B. bei mikroskopischer Panarteriitis, RPGN, Churg-Strauss-Sy., P. nodosa. **Atypische ANCA:** M. Crohn, Colitis ulcerosa, PBC, PSC, Autoimmunhepatitis

ACE (Angiotensin Converting Enzyme) **+++**	Serum. Methodenabhängig	
	↑: Sarkoidose u. a. Granulomatosen, Leberzirrhose, M. Gaucher, Hyperthyreose, Diab. mell., PBC, Amyloidose, Myelom	↓: bei ACE-Hemmern, nicht bei Angiotensin-II-Rezeptorantagonisten (keine Relevanz)

Antistreptokokken-AK +++ (ASL)	Serum ADNase < 1 : 80
	↑: Inf. mit β-hämolysierenden Strept. meist Serotyp A, z. B. Endokarditis, akute GN, Scharlach, Erysipel
Anti-Xa	Zitratblut Kontrolle der Ther. mit NMH Norm (keine Ther.): 0 IE/ml Therapiebereich
	Full-(High)-Dose-Antikoagulation: angestrebte Anti-Xa-Aktivität: 0,40–0,80 IE/ml Low-Dose-Antikoagulation: angestrebte Anti-Xa-Aktivität: 0,15–0,35 IE/ml

ANP (ALP) (alkalische Neutrophilenphosphatase) **+++**	Mehrere Blutausstriche aus EDTA-Blut ANP-Index 10–100	
	↑: Myelofibrose, Polycythaemia vera, leukämoide Reaktion, Perniziosa, essenzielle Thrombozythämie	↓: CML, paroxysmale nächtliche Hämoglobinurie
α$_1$-Antitrypsin +++	Serum 90–180 mg/dl, Kinder 150–400 mg/dl	
	↑: auf das 2- bis 3-Fache erhöht im Rahmen von Akute-Phase-Reaktionen (CRP)	↓: homozygoter (PiZZ) oder heterozygter (PiMZ, PiSZ). Klin.: Leberzirrhose, Lungenemphysem. α$_1$-Antitrypsinmangel ist unwahrscheinlich, wenn α$_1$-Fraktion in E'phorese normal (1-Globuline, Serum-E'phorese)

20

APC-Resistenz (Resistenz gegen aktiviertes Protein C = Faktor-V-Leiden) +++	Zitratblut 35–200 % (Quotient zum Kontrollansatz > 2)	
	APC-Ratio	**Bewertung**
	> 2,3	Kein Hinweis für eine Faktor-V-Mutation
	1,5–2,3	V. a. heterozygote Faktor-V-Mutation
	< 1,5	V. a. homozygote Faktor-V-Mutation
	Diagn. der Thrombophilie bei jüngeren Pat. mit Thrombosen oder Thrombembolien, häufigste hereditäre Störung mit Thrombophilie. Interferenz mit Lupusantikoagulans möglich. Bei pos. Test Nachweis der Punktmutation durch PCR	

AT III (Antithrombin III) ++	Zitratblut 80–120 % = 0,19–0,31 g/l.	
	↑: Marcumarther., Cholestase, Vit.-K-Mangel	↓ (→ erhöhtes Thromboserisiko): angeborener AT-III-Mangel, Leberzirrhose, Sepsis, nephrotisches Sy., Z. n. großen OP oder Traumata, Initialphase der Heparinther., „Pille"

Bence-Jones-Proteine +++	50 ml 24-h-Sammelurin Negativ
	↑: monoklonale Gammopathie, selten bei Leukämien und Tumorerkr.

Bilirubin i. Urin (= konjugiertes Bili, da freies Bili nicht nierengängig) +	Urin Nachweis immer pathologisch
	Erkr. mit erhöhtem konjugiertem Serum-Bili, z. B. Leberparenchymschäden, Hep., Zirrhose, Cholestase (Verschlussikterus). Kein Urobilinogen nachweisbar bei totalem Verschluss der Gallenwege

Bilirubin, indirektes (= unkonjugiertes; = Ges.-Bili – dir. Bili) ++	Serum
	↑: **Hämolytische Ursachen:** hämolytische Anämie, Blutzerfall (Hämatomresorption, Lungeninfarkt, intestinale Blutung), Polycythaemia vera, Shunt-Hyperbilirubinämie **Hepatozelluläre Ursachen:** wie beim dir. Bili. Außerdem Icterus juvenilis intermittens, Hyperthyreose, portokavaler Shunt; Rifampicin, Glukokortikoide, Rö-KM **Cholestatische Ursachen:** wie beim dir. Bili (hier dir. Bili weitaus stärker erhöht)

Gesamt-Bilirubin +	Serum (lichtgeschützt) < 1,2 mg/dl = < 21 µmol/l Bili, dir. ++ (= konjugiertes) < 0,2 mg/dl = < 3 µmol/l ✗ Ikterus sichtbar, wenn Ges.-Bili > 2 mg/dl = > 34 µmol/l

20

	↑: **Hepatozelluläre Ursachen:** Hep., Zirrhose, toxische Schädigung, schwere Inf., Rechtsherzinsuff. **Cholestatische Ursachen:** Fettleber, Leberabszess, Lebertumoren, Schwangerschaft, idiopathisch, Verschlussikterus. **Medikamentös:** Indometacin, Methyldopa, Tetrazykline, Phenothiazine, Östrogene, anabole Steroide, Zytostatika und Antituberkulotika (**DD** Ikterus ▶ 8.1.1)

Blutkörper-senkungsge-schwindig-keit (BSG) +	Zitratblut Nach Westergreen nach 1 h in mm: **F** (< 50 J.) < 20, (> 50 J.) < 30; **M** (< 50 J.) < 15, (> 50 J.) < 20	
	↑: Entzündungen, Inf. (v. a. bakt.), Nekrosen, Schock; postop.; Anämie; Leukämie; Dys-, Paraproteinämie; Gravidität Stark ↑ (Sturzsenkung): Plasmozytom; Niereninsuff.; Metastasen; rheumatische Erkr.; Thyreoiditis; Sepsis	↓: Polycythaemia vera, Polyglobulie, Herzinsuff., allergische Krankheiten, Sichelzellanämie

BNP/NT-pro-BNP	Serum (Kontrolle der Herzinsuffizienz ▶ 4.5)	
• BNP	< 150 pg/ml	< 100 pg/ml
• NT-pro-BNP	< 50 J.: < 155 pg/ml** 50–65 J.: < 222 pg/ml**	< 50 J.: < 84 pg/ml** 50–65 J.: < 194 pg/ml**

C-Peptid (Maß für endogene Insulinproduktion) ++	Serum (Nüchternwert = Basalwert) 0,7–2,0 µg/l (0,2–0,6 nmol/l)	
	↑: oft bei Diab. mell. Typ 2b, Insulinom	↓: immer bei Diab. mell. Typ 1, auch bei Diab. mell. Typ 2, pankreatoprivem Diab.

CA 125 +++	Serum < 35 IE/ml; < 65 IE/ml bei benignen Erkr.
	↑: Tumormarker für Ovarial-Ca. Bei anderen Malignomen Erhöhungen möglich (v. a. bei Bronchial-Ca, gyn. Tumoren und Pankreas-Ca) **DD:** benigne Erkr. der Adnexe, Schwangerschaft (in 30 % erhöht), Leberzirrhose, M. Crohn, Colitis ulcerosa, Cholestase

CA 15–3 +++	Serum < 40 U/ml
	↑: Tumormarker für Mamma-Ca (geeignet für Verlaufskontrolle) **DD:** Ovarial-Ca, andere Malignome, Pankreas-Ca, Pankreatitis, Cholangitis, Leberzirrhose, Niereninsuff.

CA 19–9 +++	Serum < 37 IE/ml
	↑: Pankreas-Ca. Bei Erstdiagn. in 80 % pos. In Komb. mit CEA allg. Marker für GIT-Tumoren **DD:** Pankreatitis, Cholangitis, Ulzera, M. Crohn, Colitis ulcerosa, Cholestase

CEA +++	Serum 1,5–5,0 µg/l; Raucher Werte bis 20 ng/ml

	↑: bei max. 30 % aller lokal wachsenden (rel. häufig bei Kolorektal- und Pankreas-Ca, auch Mamma-, Zervix- und Ovarial-Ca), 60 % aller fortgeschrittenen Ca. Bleibt auch 2–4 Wo. postop. erhöht **DD:** Raucher (CEA meist < 5 µg/l). Bei Leberzirrhose, akuter Pankreatitis, Lungenemphysem, Bronchitis, Colitis ulcerosa mäßig erhöht bis 20 µg/l **Nicht erhöht** bei Lymphomen, Sarkomen und Melanomen

Chlorid +

Serum
95–105 mmol/l (= mval/l). Änderung meist parallel zu Na$^+$ und gegensinnig zu HCO$_3^-$

↑: alle Ursachen der Hypernatriämie; prim. Hyperparathyreoidismus mit Azidose, Niereninsuff., hypermetabole Zustände; Ther. mit Carboanhydrasehemmern und Glukokortikoiden; exogene Säurezufuhr	↓: Hyponatriämie; metabolische Azidose, respir. Alkalose; Cushing-Sy.; Bromidintox.; Gentamicin-Ther. ✗ Zur DD ggf. BGA ▶ 10.5.

Cholesterin +

Serum
< 5,17 mmol/l = < 240 mg/dl. Mäßiges Risiko < 6,7 mmol/l = < 280 mg/dl
✗ Auch HDL- und LDL-Chol.

↑: prim. Hyperlipoproteinämie, v. a. Typ II, III, V; Hypothyreose; Cholestase; biliäre Zirrhose; nephrotisches Sy.; Anorexia nervosa; Gammopathien; Gicht, Diab. mell., Alkoholismus; Ther. mit Glukokortikoiden, Retinoiden und Androgenen	↓: Malabsorption, Maldigestion, Mangelernährung; Kachexie; Steatorrhö; Gallensäureverlust-Sy.; Lebererkr.; Hyperthyreose; α-β-Lipoproteinämie, Hypo-α-Lipoproteinämie

Cholinesterase (CHE) +

Serum
Normwert stark methodenabhängig

↑: Fettleber; funktionelle Hyperbilirubinämie; Adipositas; Hyperthyreose; nephrotisches Sy.; exsudative Enteropathie	↓: schwere Lebererkr. (hier meist auch Albumine ↓ und Quick ↓); chron. Inf.; akute Intox., Ther. mit Zytostatika, Urämie, schwere Anämie, CHE-, MAO-Hemmer, Chlorpromazin

α$_2$-Coeruloplasmin +++

Serum
22–66 mg/dl

↑: Entzündungen als Akute-Phase-Protein, Hep., Schwangerschaft, falsch hohe Werte bei Einnahme oraler Kontrazeptiva, Gravidität	↓: M. Wilson, exsudative Enteropathie, nephrotisches Sy., Proteinverlust anderer Ursache, Malabsorption

Coombs-Test ++

Direkt: Vollblut → Nachweis inkompletter Ery-AK +: Transfusionszwischenfall, autoimmunhämolytische Anämie, pos. bei Morbus haemolyticus neonatorum, Autoimmunhämolyse, Transfusionszwischenfall
Indirekt: Serum → Nachweis inkompletter Serum-AK +: inkomplette Auto-AK bei hämolytischen Anämien, Fremdblutreaktion, z. B. Rh$^+$ Fötus, Rh$^-$ Mutter

20

C-reaktives Protein (CRP) +	Serum < 5 mg/l	
	↑: „Akute-Phase-Protein", deshalb gleiche Veränderungen wie bei der BSG, jedoch weniger störanfällig. Idealer Verlaufsparameter entzündlicher Erkr., normaler CRP-Wert schließt eine systemische bakt. Inf. praktisch aus	
CYFRA 21–1 +++	Serum < 3,3 ng/ml	
	↑: Pan-Marker für Ca der Lunge (Sensitivität ~ 60 %). Verlaufsparameter bei Blasen-Ca. Leicht erhöhte Werte bei schwerer Leber- und Niereninsuff.	
Kalzitonin (hCT) +++	Serum (rasch verarbeiten) **M** < 11,5 pg/ml; **F** < 4,6 pg/ml	
	↑: zur Diagn. und Verlaufskontrolle des medullären Schilddrüsen(C-Zell)-Ca. Leicht erhöhte Spiegel bei Bronchial-Ca, Pankreas-Ca und metastasiertem Mamma-Ca möglich ✗ Nach Pentagastrin-Stimulation zeigen auch kleine C-Zell-Ca mit normalen Basalspiegeln massiven Anstieg	
Kortisol-Tagesprofil +++	Serum Erw.: 4–22 µg/dl **Tagesprofil:** 12 Uhr: Abnahme im Vergleich zum Morgenwert 18 Uhr: ca. 50 % des Morgenwerts 24 Uhr: 0–5 µg/dl	
	↑: prim. und sek. Cushing-Sy., ektope, paraneoplastische ACTH-Produktion, orale Kontrazeptiva, Östrogene, letztes Schwangerschaftsdrittel, Nikotinabusus, Psychosen, ausgeprägte Adipositas	↓: prim. und sek. NNR-Insuff. (▸ 12.2.3) **DD:** ACTH-Stimulationstest (▸ 12.2.1)

Differenzialblutbild-Übersicht (EDTA-Blut)

Neutrophile +	1,8–7,7/nl, 59 % der Leukos	
	↑: nichtvirale Inf. wie Pneumonie, Tbc, Systemmykose; Coma diabeticum, hepaticum und uraemicum, Neoplasien; akute Blutung, Hämolyse, Schock; Gichtanfall; myeloproliferative Sy.; Impfungen; Transfusionsreaktion; Glukokortikoidther.	↓: Sepsis, Typhus, Bruzellose, einige virale Inf., Zytostatika, Thyreostatika, allergischer Hypersplenismus, KM-Infiltration durch maligne Zellen
Lymphozyten +	1,5–4,0/nl; 34 % der Leukos Diff.: +++ B-Lymphos 70–350/ml (3–12 %); T-Lymphos 750–2400/ml (55–80 %); CD4-Zellen/Helferzellen 550–1350/ml (30–50 %); CD8-Zellen/Suppressorzellen 200–850/ml (20–35 %); CD4/CD8-Ratio = 0,7–1,9; Natural-Killer-Zellen (NK) 30–320/ml (5–10 %)	
	↑: Keuchhusten, Tbc, Lues, Bruzellose; Röteln, Mononukleose, Zytomegalie, Hep. A, Viruspneumonie, ALL (Lymphoblasten), CLL, malignes Lymphom, M. Waldenström, SLE	↓: Miliar-Tbc; Malignome, v.a. Lymphome, Hodgkin-Lymphom, SLE; AK-Mangelsy., AIDS (v.a. CD4-Lymphos ↓!); Ther. mit Zytostatika, Glukokortikoiden, Strahlen

20

Eosinophile Granulozyten +	< 0,45/nl; 2–4 % der Leukos	
	↑: allergische Erkr. (z.B. Asthma, Neurodermitis, Rhinitis allergica); Parasitenbefall; eosinophiles Lungeninfiltrat, eosinophile Gastroenteritis und Zystitis, Scharlach, Inf. in Remission; Kollagenosen; akute Sarkoidose; M. Addison, Malignome, CML, Hodgkin-Lymphom, Endocarditis fibroplastica	↓: Typhus; Masern; Cushing-Sy., Glukokortikoidther.
Basophile Granulozyten +	< 0,2/nl; < 0,5 % der Leukos	
	↑: nephrotisches Sy.; Colitis ulcerosa; Myxödem; chron. hämolytische Anämie; CML; Basophilenleukämie; Stress; Schwangerschaft; Splenektomie; Fremdeiweißinjektion, „Pille"	
Monozyten +	< 0,8/nl; 4 % der Leukos	
	↑: Mononukleose; Tbc, Lues, Bruzellose, bakt. Endokarditis, akute Inf. in Remission; reaktiv nach Agranulozytose; Sarkoidose, Colitis ulcerosa, M. Crohn; Malaria; Trypanosomiasis; CML, malignes Lymphom, Monozytenleukämie, Ca; Lipidspeicherkrankheiten; SLE	
Retikulozyten ++	F 0,63–2,2 %; M 0,9–2,71 %; mikroskopisch 0,5–2 %	
	↑: nach Hypoxie, Blutverlust; bei hämolytischer Anämie (z.B. bei Zieve-Sy.), „Retikulozytenkrise" 4–10 d nach medikamentöser Ther. von Eisen-, Vit.-B_{12}- und Folsäuremangelanämien, Leberzirrhose	↓: aplastische Anämie, megaloblastäre Anämie, Thalassämie, sideroblastäre Anämie; KM-Infiltration; Erythrozytenbildungsstörungen. Nach Zytostatika, Bestrahlung
Thrombozyten +	EDTA-Blut, 140.000–400.000/µl ✗ Pseudothrombozytopenie, bei Thrombopenie immer initial einmalig Thrombos aus Zitratblut (idealerweise dir. ins Labor gebracht) bestimmen	
	↑: reaktiv nach Blutverlust, bei Entzündung, Polyzythämie, Leukämie, nach Splenektomie	↓: **Verbrauch:** Blutung, Inf., Sepsis (Verbrauchskoagulopathie), medikamentös toxisch, HIT (▶ 19.8.1), Hypersplenie-Sy., Auto-Auto-AK-Bildung, HUS **Verminderte Bildung:** nach Zytostase/Radiatio, Aplasie oder Infiltration des KM, medikamentös toxisch, Vit.-B_{12}-/Folsäure-/Fe-Mangel. Selten: Fanconi-Sy., Wiskott-Aldrich-Sy.

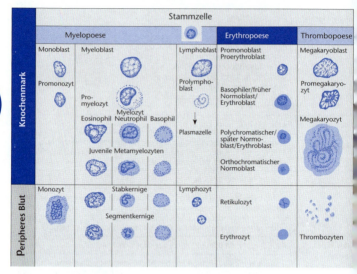

Abb. 20.1 Blutbild [L190]

D-Dimere	Zitratblut < 0,5 μg/ml		
	↑: sensitiver Test zum Nachweis einer Fibrinolyse, z. B. bei venösen Thrombembolien. Auch erhöht bei sek. Fibrinolyse (Tumoren, Entzündungen)		
Eisen ++(Fe²⁺)	Serum		
	Frauen (nicht schwanger)	25. Lj. 40. Lj. 60. Lj.	37–165 μg/dl 23–134 μg/dl 39–149 μg/dl
	Frauen (schwanger)	12. SSW am Geburtstermin 6 Wo. p. p.	42–177 μg/dl 25–137 μg/dl 16–150 μg/dl
	Männer	25. Lj. 40. Lj. 60. Lj.	40–155 μg/dl 35–168 μg/dl 40–120 μg/d
	DD Ferritin und Transferrin ▶ 13.2.1		

20

	↑ mit Ferritin ↑, Transferrin ↓: prim./sek. Hämochromatose, sideroblastische Anämie, Hämolyse, ineffektive Erythropoese (Thalassämie, megaloblastäre Anämie), Porphyrie, Blei-Intox., Leberschädigung, Östrogenmedikation	↓ mit Ferritin ↓, Transferrin ↑: blutungsbedingter Eisenverlust, Resorptionsstörung nach Magen-/Dünndarmresektion, Malnutrition, Malabsorption, Gravidität, Dialysepat. ↓ mit Ferritin ↑, Transferrin ↓ (Verteilungs- oder Verwertungsstörung): Malignome, chron. Entzündung		
Erythropoetin +++	Serum 6–25 U/l			
	↑: Anämien nichtrenaler Genese, Polyglobulien, hypernephroides Ca, Hämangioblastom, Hepatom, Myome, Schwangerschaft	↓: chron. Niereninsuff., Polycythaemia vera		
Erythrozyten (Erys) +	EDTA-Blut F 4–5,1/pl; M 4,5–5,9/pl			
	↑: Dehydratation; chron. respir. Insuff.; Höhenkrankheit; Androgenther., Polyglobulie, Polycythaemia vera	↓: 6 h nach einer akuten Blutung. Alle Ursachen der Anämie (▶ 13.1.1)		
Erythrozytenindizes +	**MCV** = mittleres korpuskuläres Volumen (Hkt/Erys): 80–96 fl **MCH** = mittleres korpuskuläres Hb (Hb/Erys): 28–33 pg			
	Die Erythrozytenindizes erlauben eine morphologische Klassifizierung von Anämien: **Normozytäre und normochrome Anämie** (MCV und MCH ↔): Blutverlust und Hämolyse, chron. Zweiterkr., Knochenmarkhypoplasie und Myelophthise **Mikrozytäre und hypochrome Anämie** (MCV ↓ und MCH ↓): Eisenmangel und Eisenverwertungsstörungen, Thalassämie, Sphärozytose, Blei-Intox. **Makrozytäre und hyperchrome Anämie** (MCV ↑, MCH ↔): Vit.-B_{12}- und Folsäuremangel. C_2H_5OH-Konsum ✗ DD Anämie ▶ 13.2			
Ferritin ++ Vorwiegend intrazellulär lokalisiertes, eisenspeicherndes Protein ▶ 13.1.1 und ▶ 13.2.1	Serum			
	Frauen	16.–50. Lj. 65.–90. Lj.	22–112 µg/l 13–651 µg/l	
	Männer	16.–50. Lj. 65.–87. Lj.	34–310 µg/l 4–665 µg/l	
	↑ bei erhöhtem oder normalem Serumeisen: Hämochromatose, Transfusionshämosiderose, ineffektive Erythropoese, Lebererkr. Bei Plasmozytom und malignen Lymphomen. ↑ trotz Serumeisenmangel: Malignome, chron. Entzündung	↓: latenter und manifester Eisenmangel, bei Letzterem Ferritin < 15 µg/l. Proteinverlust, Gravidität, akuter Blutverlust (Ferritin sinkt nach 2 Wo.)		
Fibrinogen ++	Zitratblut 1,8–3,5 g/l			

	↑: Akute-Phase-Protein (wie CRP C-reaktives Protein)	↓: schwere Lebererkr., Zirrhose; Kachexie, schwere OP; fibrinolytische Ther.
Folsäure +++	Serum	
	Im Serum: Im Ery:	3,6–16,9 ng/ml (8,2–38,3 nmol/l) 175–700 ng/ml (396,6–586,2 nmol/l)
	↓: V. a. Folsäuremangel als Ursache megaloblastärer Anämie. Beweisend ist eine intraerythrozytäre Folsäurekonz. < 175 ng/ml. Vit. B_{12} mitbestimmen, MAS, Alkoholismus, Malnutrition (sehr selten), Gravidität, Folsäureantagonisten, Bandwurm	
FSP (Fibrinspaltprodukte) ++	Zitratblut 2 mg/l	
	↑: akute Verbrauchskoagulopathie, Thrombosen/Lungenembolie, Hyperfibrinolyse, Leberzirrhose, Spätschwangerschaft, Medikamente: Furosemid, ADH-Analoga, Nikotinsäurederivate	
Gastrin +++	Serum (vor Abnahme säuresuppressive Ther. 3–4 d pausieren) < 40–210 pg/ml	
	↑↑: Zollinger-Ellison-Sy. ↑: chron. atrophische A-Gastritis (mit und ohne Perniziosa), Ulcus duodeni, benigne Magenausgangsstenose, „excluded antrum" bei Z. n. Billroth II, Ther. mit Protoneninhibitoren, Koffein, Antazida, H_2-Blockern	
Gesamt-Eiweiß +	Serum 66–83 g/l	
	↑: Leberzirrhose im komp. Stadium; Sarkoidose; Paraproteinämien (γ-Globuline); Dehydratation („Pseudohyperproteinämie": bei Krankheiten mit abs. Eiweißverlust sind bei Dehydratation dennoch erhöhte Eiweißwerte möglich!)	↓: Malnutrition, Malabsorption, Maldigestion; Leberzirrhose; nephrotisches Sy., GN, chron. Niereninsuff. M. Ménétrier, mechanischer Ileus; chron. Blutung; großflächige Verbrennungen, Amyloidose; Peritonitis; Hyperthyreose; Hyperhydratation
GLDH (Glutamatdehydrogenase) ++	Serum **M** < 4,0 U/l; **F** < 3,0 U/l	
	↑↑: schwere Rechtsherzinsuff., akute Leberzellnekrose, z. B. Pilzintox., Halothan, Arsen, Aflatoxin, Tetrachlorkohlenstoff ↑: Verschlussikterus, Metastasenleber, C_2H_5OH-Abusus, Leberzirrhose, Virushep.	
Gliadin-AK +++	Serum Nicht nachweisbar	
	↑: glutensensitive Enteropathie, M. Crohn, Colitis ulcerosa, IgA-Nephritis	
α-Globuline ++	Serum $α_1$-Globuline: 1,4–3,4 % des Ges.-Eiweißes $α_2$-Globuline: 4,2–7,6 % des Ges.-Eiweißes	

	↑: akute Entzündung, postop., posttraumatisch, Myokardinfarkt, Verbrennung (α_1 ↑, α_2 ↑); Ca, Sarkome (α_1/[↑], α_2 ↑); Gallenwegsverschluss, nephrotisches Sy. (α_2 ↑)	↓: Hypoproteinämien (Ges.-Eiweiß); α_1-Antitrypsinmangel; TBG-Mangel, M. Wilson; Haptoglobinmangel, akute Virushep., chron. aktive Hep.
β-Globuline++	Serum 7,0–10,4 %; enthält β-Lipoproteine, Transferrin, z.T. IgM und IgA	
	↑ Paraproteinämien (γ-Globuline); nephrotisches Sy.; Hyperlipidämie; Amyloidose; Verschlussikterus; Septikämie; M. Bechterew, P. nodosa; Gravidität	↓: chron. Lebererkr.; AK-Mangelsy.; Defektdysproteinämien
γ-Globuline (IgG) ++	Serum 12,0–17,7 % des Ges.-Eiweißes	
	↑: Paraproteinämien (E'phorese: schmalbasige, spitze γ-Zacke, ▶ Abb. 20.2): M. Waldenström, Plasmozytom, Schwerkettenerkr., chron. Entzündung, Ca, Verschlussikterus	↓: kongenitale Agammaglobulinämie; nephrotisches Sy.; exsudative Enteropathie; Amyloidose; Sepsis; Cushing-Sy.; Benzolintox.; Glukokortikoide, ACTH, Immunsuppressiva, Strahlenther.
Glomeruläre Basalmembran-AK (Anti-GBM-AK) +++	Serum	
	↑: RPGN, Goodpasture-Sy.; seltener bei anderen Nephritisformen erhöht	
Glukose +	Kapillarblut Nüchtern 65–100 mg/dl = 3,61–5,55 mmol/l; unter Belastung ▶ 16.1.2	
	↑: Diab. mell., Cushing-Sy., Hyperthyreose, Akromegalie, Phäochromozytom, Hyperaldosteronismus, Pankreas-A-Zelltumor; ZNS-Insult oder ZNS-Tumor, Enzephalitis; Myokardinfarkt; Fieber; Schock; Niereninsuff.; Hypothermie; CO-Intox.; Diuretika, Glukokortikoide, Nikotinsäure, Kontrazeptiva, Phenothiazine, Phenytoin	↓: Hunger; Malabsorption; renal bedingte Glukosurie; Anstrengung; Fieber; großes Ca; Postgastrektomie-Sy.; Alkohol; Leberausfall; Glykogenosen, Fruktoseintoleranz, Galaktosämie; Hypophyseninsuff., NNR-Insuff., Hypothyreose; Hyperinsulinismus: Inselzellhyperplasie, Antidiabetika; β-Blocker
Glukose i. U. +	Urin < 150 mg/l = < 0,83 mmol/l	
	↑ mit Hyperglykämie: alle Hyperglykämien mit Überschreitung der Nierenschwelle (~150 mg/l = 10 mmol/l) ↑ ohne Hyperglykämie: Fanconi-Sy., Pyelonephritis, idiopathisch; Tubulusschäden der Niere: chron. interstitielle Nephritis, toxische Nephropathie, Schockniere; Blei-Intox.; Gravidität	

20

20

Glutamat-Oxalacetat-Transferase (GOT, AST) +	Serum **F** < 10–35 U/l; **M** < 10–50 U/l
	↑↑↑: akute Hep., akut toxische Schädigung. ↑↑: Myokardinfarkt, Muskeltrauma, neurogene Muskelatrophie, Muskeldystrophie, Leberstauung, akute Pankreatitis, Lungenembolie, Hirninfarkt. ↑: hoch dosierte Ther. mit Salizylaten, Heparin, Leberzirrhose, infektiöse Mononukleose, nach kardiopulmonaler Reanimation, Defibrillation, intramuskulärer Injektion
Glutamat-Pyruvat-Transaminase (GPT, ALT) +	Serum **F** < 10–35 U/l; **M** < 10–50 U/l
	↑↑↑: akute Hep., akut toxische Schädigung ↑↑: infektiöse Mononukleose, Zirrhose, Leberstauung, chron. aktive Hep. ↑: akute Pankreatitis, Myokardinfarkt, hepatozelluläres Ca, diffuse Lebermetastasierung, hoch dosierte Ther. mit Salizylaten, Heparin
γ-Glutamyltransferase (γ-GT) +	Serum. **F** 9–36 U/l; **M** 12–64 U/l.
	↑↑↑: Verschlussikterus, cholestatische Hep., akute schwere toxische Leberschädigung ↑↑: akute und chron. aktive Hep. (Viren, Alkohol, autoimmun), prim. biliäre Zirrhose, alkoholtoxische Zirrhose, hepatozelluläres Ca, diffuse Lebermetastasierung, Pankreatitis, Ther. mit Antikonvulsiva, Sedativa, Rifampicin u. a. ↑: unkomplizierte akute Hep., Stauungsleber, Fettleber, chron. Alkoholabusus

Hämatokrit (Hkt) +	EDTA-Blut **F** 36–45 %; **M** 42–50 %	
	↑: Dehydratation (▸ 10.1.3); Polyglobulie; Polycythaemia vera	↓: Anämien (▸ 13.2); Hyperhydratation (▸ 10.1.2)
Hämoglobin (Hb) +	EDTA-Blut **F** 12,3–15,3 g/dl; **M** 14–17,5 g/dl	
	↑: Dehydratation (▸ 10.1.3); Polyglobulie; Polycythaemia vera. ZNS: Insulte, Tumoren, Enzephalitis	↓: Anämien (▸ 13.2); SLE, M. Crohn; chron. Niereninsuff., chron. GN; paroxysmale nächtliche Hämoglobinurie; Hyperhydratation (▸ 10.1.2); KM-Infiltration und -Verdrängung
Glykosyliertes Hämoglobin (Hb-A₁c) ++	EDTA-Blut HbA_{1c} 4,4–6,0 % **Zielwert für Diabetiker:** bis 8 % (laborabhängig). Maß für die Serum-Glukosekonz. der letzten 6–8 Wo.	
	↑: Hyperglykämie **Falsch hoher Wert:** bei Niereninsuff. und Hyperlipoproteinämie	↓: hämolytische Anämie, nach Blutung, Aderlass, Insulinom. „Gute" HbA-Werte können durch häufige Hypoglykämie-Episoden bedingt sein

Haptoglobin ++	Serum 40–300 mg/dl	
	↑: Akute-Phase-Protein, Entzündungen, Nekrosen	↓: Hämolyse
Harnsäure +	Serum **F** 2,0–5,7 mg/dl = 119,2–339,8 µmol/l; **M** 2,0–7,0 mg/dl = 119,2–417,3 µmol/l	
	↑: Gicht, Lesch-Nyhan-Sy.; Leukämien, Polycythaemia vera; nekrotisierende Malignome; Eklampsie, Niereninsuff.; Schock, Diab. mell., Myxödem, Hyperparathyreoidismus, Akromegalie; Laktatazidose; Hyperlipidämie Typ IV; Psoriasis; Fasten; Adipositas; Alkoholismus; Diuretika, Phenylbutazon, Antituberkulotika und Zytostatika	↓: idiopathisch; renale Tubulusdefekte; schwere Lebernekrosen, M. Wilson; multiples Myelom; SIADH (▶ 10.1.2); Xanthinurie; Zystinose; Gravidität; Schwermetallintox.; Medikation mit Allopurinol, Probenecid, Glukokortikoiden, Rö-KM, Expektoranzien
Harnstoff (Urea) +	Serum 17–43 mg/dl = 2–8 mmol/l	
	↑: Niereninsuff., proteinreiche Kost, Resorption von Blut im GIT, Katabolie: Postaggressionsstoffwechsel, Glukokortikoidther., postop., schwere Herzinsuff., Exsikkose	↓: schwere Lebererkr., metabolische Azidose
HbA, HbA₁, HbA₁c ++	Glykosiliertes Hämoglobin	
Hepatitisserologie ++	▶ 8.2, Hep. A, B, C, D, E	
β-HCG (humanes Choriongonadotropin) +++	Serum < 5 U/l	
	↑: **F**: Gravidität (im Verlauf ↑), Blasenmole, Chorionepitheliom **M**: Teratokarzinom, Embryonal- und Chorion-Ca, Seminome	
HCG (Choriongonadotropin) +++	Serum < 5 IE/l, postmenopausal < 10 IE/l	
	↑: gonadale und extragonadale Keimzelltumoren, v.a. Chorion-Ca, Blasenmole, andere Malignome (insb. Pankreas-Ca, VIPom und Magen-Ca). Auch eingesetzt zum Schwangerschaftsnachweis (> 10 IE/l spricht für Gravidität). **Cave:** bei Tumordiagn. immer HCG und β-HCG anfordern	
HDL-Cholesterin ++	Serum **F** > 1,68 mmol/l (65 mg/dl); **M** > 1,45 mmol/l (55 mg/dl) Etwa 25 % des Ges.-Chol.	
	Mäßiges Risiko für Herz-Kreislauf-Erkr.: **F** 1,15–1,68 mmol/l (45–65 mg/dl), **M** 0,9–1,45 mmol/l (35–55 mg/dl) **Hohes Risiko: F** < 1,15 mmol/l (< 45 mg/dl), **M** < 0,9 mmol/l (< 35 mg/dl)	

20

20

HLA (humane Leukozyten-Ag) +++	HLA B27: EDTA-Blut Andere HLA-Typen: Heparinblut, 20–40 ml
	HLA B27: pos. bei M. Bechterew. Andere HLA vor Transplantation
Homovanillin-säure i. U. +++	20 ml Sammelurin, angesäuert mit 10 ml Eisessig oder 10 % Salz-säure Schwere körperliche Aktivität meiden, wenn möglich keine Barbiturate, Salizylate, Antihypertonika mit Beeinflussung der Adrenalinausschüttung (8 d Therapiepause), keine Rö-KM, die während der Sammelperiode über die Nieren ausgeschieden werden. Diät mit Verzicht auf Alkohol, Kaffee, Tee, Vit. B, Bananen < 38 µmol/24 h (6.900 µg/24 h)
	↑↑: Phäochromozytom, Neuroblastom, Ganglioneurom, schwere art. Hypertonie ↑: Karzinoid, Cushing-Sy., akuter Myokardinfarkt Bei krisenhafter Hypertonie kann der Befund auch bei Vorliegen eines Phäochromozytoms normal sein, wenn nicht während einer Blutdruckkrise gesammelt wurde. Zusätzliche sinnvolle Untersuchungen: Adrenalin i. U., Noradrenalin i. U., Dopamin i. U.
5-Hydroxyindol-essigsäure i. U. (5-HIES) +++	20 ml Aliquot eines 24-h-Sammelurins 2 d vor und während der Sammelperiode keine Beeren, Ananas, Nüsse, Melonen, Pflaumen, Tomaten, Mirabellen. Wenn nicht kontraindiziert, vorheriges Absetzen von Katecholaminen, Methyldopa, Reserpin, Fluorouracil, Antikonvulsiva, Serotonin-Wiederaufnahmehemmern < 9 mg/dl/24 h (< 47,1 µmol/24 h)
	↑: Karzinoidsy. (nicht obligat), paraneoplastisch bei verschiedenen Ca
IgA ++	Serum 54–264 IE/ml = 0,9–4,5 g/l
	Isoliert ↓: häufigstes AK-Mangelsy. (gehäuft „schleimhautvermittelte" Infekte) Nicht isoliert ↓: alle Formen prim. und sek. Defektimmunopathien
IgG, IgM	Globuline
INR (International Normalized Ratio)	▶ 19.8.2
Insulin +++	▶ 16.1.3
Insulin-AK +++	Serum < 2,5 % können gegen spez. Insuline bestimmt werden
	←: Insulinunterempfindlichkeit bzw. erhöhter Insulinbedarf
Interleukin 6 (IL 6)	Serum Laborabhängig
	Guter Frühmarker bei (Neugeborenen-)Sepsis, Trauma, SIRS, unspezif. systemischen Entzündungen
Kalium (K^+) ı	Serum 3,6–4,8 mmol/l **Falsch hohe Werte** durch zu langes Stauen, Hämolyse und Thrombozytose

20

	↑: **Verminderte renale Ausscheidung:** Niereninsuff., kaliumsparende Diuretika; Hypoaldosteronismus, NNR-Insuff. **Verteilungsstörung:** Azidose, massive Hämolyse, Zellzerfall, Succinylcholin	↓: **Renale Verluste:** Diuretika, Glukokortikoide; Hyperaldosteronismus, Cushing-Sy. **Enterale Verluste:** Diarrhö, Erbrechen, Fisteln, Laxanzien **Verteilungsstörung:** metabolische Alkalose, perniziöse Anämie, Anbehandlung des diab. Komas
Kalium i. U. ++	Urin 30–100 mmol/24 h, zur DD: Na⁺, BGA	
	↑: polyurische Phase des ANV; interstitielle Nephritis; renal tubuläre Azidose; Fanconi-Sy.; Bartter-Sy.; Hyperaldosteronismus; Cushing-Sy., Conn-Sy.; Hyperkalzämie-Sy.; Diab. mell.; metabolische Azidose und Alkalose; Diuretika, ACTH, Glukokortikoide, Aminoglykoside, Katabolie	↓: Erbrechen; Durchfall; GI-Drainagen, Sonden, Fisteln; oligurische Nephropathien: GN, Pyelonephritis, Nephrosklerose, Salzverlustniere; M. Addison; extrarenale Urämie; Laxanzienabusus
Kalzium (Ca²⁺) **+**	Serum 2,2–2,65 mmol/l = 8,8–0,6 mg/dl; Albuminabweichung → gleichsinnige Kalziumabweichung ▶ 10.3. **Falsch hohe Werte** durch langes Stauen bei Blutabnahme	
	↑: paraneoplastisch, endokrin, v.a. prim. und tertiärer Hyperparathyreoidismus; Immobilisation; Sarkoidose; M. Paget; Thiazide; Vit. D, Vit. A, Lithium; Kationenaustauscher	↓: Vit.-D-Stoffwechselstörungen; Hypoproteinämie (nephrotisches Sy., Leberzirrhose); Hypoparathyreoidismus; Hyperphosphatämie; akute nekrotisierende Pankreatitis; Ther. mit Furosemid, Antiepileptika, Glukokortikoiden
Kardiolipin-AK **+++**	Serum Negativ	
	Positiv: SLE, PBC, RA, ITP, Klärung von falsch pos. VDRL-Test durch AK, bei Antiphospholipid-Sy., Thrombopenie, thrombophiler Diathese oder rezid. Aborten zusätzlich Lupus-Antikoagulans bestimmen	
Katecholamine **i. U. +++**	20 ml eines 24-h-Sammelurins, angesäuert mit 10 ml Eisessig oder Salzsäure 10 %, Rücksprache Labor Urin vor Entnahme des Aliquots gut mischen. Schwere körperliche Aktivität meiden, möglichst keine Barbiturate, Salizylate, Antihypertonika mit Beeinflussung der Adrenalinausschüttung (8 d Therapiepause). Keine Rö-KM, die während der Sammelperiode über die Niere ausgeschieden werden. Diät mit Verzicht auf Alkohol, Kaffee, Tee, Vit. B, Bananen Adrenalin < 0,15 µmol/24 h (< 27 µg/24 h) Noradrenalin < 0,57 µmol/24 h (< 97 µg/24 h) Dopamin < 3,24 µmol/24 h (< 500 µg/24 h) Vanillinmandelsäure < 33 µmol/24 h (< 6.600 µg/24 h) Homovanillinmandelsäure 38 mmol/24 h (< 6.900 µg/24 h)	

20

	↑↑: Phäochromozytom, Neuroblastom, schwere art. Hypertonie ↑: Karzinoid, Cushing-Sy., akuter Myokardinfarkt Bei krisenhafter Hypertonie kann der Befund auch bei Vorliegen eines Phäochromozytoms normal sein, wenn nicht während einer Blutdruckkrise gesammelt wurde
Kohlendioxid-Partialdruck (pCO₂) + (BGA 10.5, ▶ 6.2.4)	Art. oder arterialisiertes (Kapillar-)Blut **F** 32–43 mmHg = 4,3–5,7 kPa; **M** 35–46 mmHg = 4,7–6,1 kPa
	↑: respir. Azidose; kompensatorisch bei metabolischer Alkalose; alveoläre Hypoventilation, z.B. Pneumonie; Vitien; Schock; Pickwick-Sy.	↓: respir. Alkalose, Hyperventilation; kompensatorisch bei metabolischer Azidose; Hitzschlag; Höhenkrankheit
Komplement +++	Serum Ges.-Komplement 19,5–60 mg/dl C1-Esteraseinhibitor 16–33 mg/dl quantitativ bzw. 70–130 % enzymatische Aktivität C3-Faktor 55–120 mg/dl C2-Faktor 2,2–3,4 mg/dl
	↑: Autoimmun- und rheumatologische Erkr., akute und chron. Inf.	↓: Synthesestörung, erhöhter Verbrauch (z.B. SLE), GN (membranoproliferativ, postinfektiös), chron. und akute Inf., angeboren C1-Esteraseinhibitor: angioneurotisches Ödem C2: angeboren, rezid. Infekte C3: rezid. Infekte, GN, Kryoglobulinämie
Kreatinin +	Serum 0,6–1,36 mg/dl (44–120 mol/l)
	↑: chron. Niereninsuff. (jedoch erst bei > 50-prozentiger Reduktion der Nierenleistung erhöht), ANV, akuter Muskelzerfall (Trauma, Verbrennung, akute Muskeldystrophie), Akromegalie	↓: verminderte Muskelmasse, Gravidität, vermehrte Nierendurchblutung z.B. bei juvenilem Diab. mell.
Kreatinin-Clearance ++	Serum + Urin Normwert altersabhängig ▶ 9.2.1/▶ 9.2.2
	↓: Minderung der GFR z.B. bei Niereninsuff. im Stadium der vollen Kompensation, auch bei normalem Serum-Krea. Bei Serum-Krea > 3 mg/dl (> 260 µmol/l) wenig aussagekräftig
Kreatinphosphokinase (CK) gesamt+	Serum Ges.-CK: **F** ≤ 70 U/l; **M** ≤ 80 U/l Hinweis auf Myokardschädigung: eindeutig erhöhte Ges.-CK plus CK-MB-Anteil ≥ 6 %

	↑:	
	Herz: Infarkt (DD Frühdiagn.: + GOT; Spätdiagn.: + LDH; Anteil Isoenzym CK-MB an Ges.-CK mind. 6 %); entzündlich oder toxisch; nach Defibrillation, Herzmassage, Koronarangio **Muskulatur:** entzündlich oder toxisch; Dystrophien; i. m. Injektion, Trauma; Rhabdomyolyse, Hypokaliämie, Hypophosphatämie, Hyperthermie **ZNS:** Blutung, Tumor, Meningitis, Enzephalitis, Krampf. Schock; Hypothyreose; Lungenembolie; Lithium, Schlafmittelvergiftung Bei dauerhaften Erhöhungen → Makro-CK	

Kupfer (Cu^{2+})++	Serum 70–140 µg/dl = 11–22 µmol/l	
	↑: Leberzirrhose, Hämochromatose, Verschlussikterus; akute und chron. Entzündung; Anämie; Nekrose; Malignome, v. a. Leukämien, Hodgkin-Lymphom, Mamma-Ca.; Gravidität im letzten Trimenon, „Pille"	↓: M. Wilson (Urin-Kupferausscheidung auf > 100 mg/24 h erhöht, Coeruloplasmin ↓), nephrotisches Sy.; Malabsorption, längerfristige parenterale Ernährung; M. Bechterew; Kwashiorkor

Laktat ++	Natriumfluoridblut oder Liquor Serum: 5–15 mg/dl (< 1,8 mmol/l) Liquor: 10,0–19,1 mg/dl (1,1–2,1 mmol/l)
	↑ Liquor: bakt. Meningitis > 30 mg/dl, korreliert mit Ausmaß des zerebralen Ödems und der Bewusstseinstrübung beim Hirninfarkt ↑ Serum: Gewebshypoxien (wichtiger Frühindikator z. B. bei Mesenterialinfarkt), bakt. Sepsis, Schock, metabolische Azidose (sek. bei dekomp. Diab. mell., postop.), Sport

LBP (Lipopolysaccharid-bindendes Protein)	Serum 2,1–12,2 µg/ml. Vorwiegend in der Leber synthetisiertes Akute-Phase-Protein, Bestimmung zur Differenzierung des SIRS.
	↑: bei bakt. Inf. nach einigen h. Bei nicht wesentlich erhöhtem IL-6 lokal begrenzt (z. B. Pneumonie), bei erhöhtem IL-6 mit systemischer Entzündung

LDH (Laktatdehydrogenase) +	Serum 120–240 IE/l = Summe der 5 Isoenzyme
	↑: Myokardinfarkt Spätdiagn. (spezifischer: Erhöhung von HBDH unten), Myokarditis, Myopathie, kardiale Leberstauung, Hep., Mononukleose, toxische Leberschäden, Gallenwegserkr., Malignome, Lungeninfarkt, perniziöse und hämolytische Anämien Isoenzym-Diff. selten notwendig und teuer +++: LDH1 (= → HBDH) + LDH$_2$ ↑: Hämolyse, Myokardinfarkt, gestörte Erythropoese, Keimzelltumor. LDH3 ↑: Thrombozytenzerfall, Lungenembolie, Tumoren (v. a. hämatologische). LDH4 + LDH5 ↑: Leber-, Gallenwegs- und Skelettmuskelerkr.

LDH/HBDH-Quotient (= LDH/LDH1-Quotient) ++	Serum 1,38–1,64	
	↑: Leberparenchymschäden	↓: Myokardinfarkt (Spätdiagn.: Quotient bis 20. Tag < 1,3); Hämolyse, DIC

20

LDL-Cholesterin ++	Serum < 150 mg/dl (< 3,9 mmol/l). Großteil des Ges.-Chol.	
	Mäßiges Risiko für Herz-Kreislauf-Erkr.: 150–190 mg/dl (3,9–4,9 mmol/l) **Hohes Risiko:** > 190 mg/dl (> 4,9 mmol/l) Zielwert nach Myokardinfarkt oder Bypass: < 100 mg/dl	
Leukozyten (Leukos) +	EDTA-Blut Diff-BB 4,4–11,3/nl Veränderungen der Leukos insg. spiegeln meist Verschiebung bei Neutrophilen wider	
	Neutrophile ↑ (▶ 13.1.3): nichtvirale Inf. wie Pneumonie, Tbc, Mykose; Coma diabeticum, hepaticum und uraemicum, Neoplasien; Dermatitis herpetiformis, akute Blutung, Hämolyse, Schock; Gichtanfall; myeloproliferative Sy.; Impfungen; Transfusionsreaktion; Glukokortikoidther.	Neutrophile ↓: bei fortgeschrittener Sepsis, Typhus, Paratyphus, Miliar-Tbc, Bruzellose, Influenza, Masern, Mumps, Röteln, Mononukleose; SLE, Hypersplenismus, Agranulozytose
Lipase +	Serum < 190 U/l	
	↑: wie bei Amylase, aber Ausmaß der Lipaseerhöhung korreliert nicht mit Schwere der Erkr. Bei akuter Pankreatitis ist die Lipase länger als die Amylase erhöht, Niereninsuff.	
Lupus-Antikoagulans ++	Bestimmung gemeinsam mit Kardiolipin-AK bei Thrombopenie, thrombophiler Diathese, rezid. Aborten im Rahmen eines Antiphospholipid-Sy.	
Magnesium (Mg^{2+}) +	Serum 2–3 mg/dl (0,8–1,2 mmol/l)	
	↑: Oligurie, Niereninsuff.; Mg^{2+}-haltige Infusionen, orale Mg^{2+}-„Substitution", Laxanzien und Antazida	↓: parenterale Ernährung, Alkoholismus, Magensaftverlust; Diarrhö; Pankreatitis; Plasmozytom; Gravidität; Diuretika, Cisplatinther., idiopathisch
Met-Hb (Methämoglobin) +++	EDTA-Blut < 1 %	
	↑: Raucher, familiär, durch Sulfonamide und Nitrate Klinik: < 15 % asympt., 16–45 % zunehmende Zyanose, 45–70 % schwere Zyanose, > 70 % fakultativ letal	
β_2-**Mikroglobulin** +++	Serum, Urin Serum: < 2,5 mg/l < 60 J., < 3,0 mg/l > 60 J. Urin: < 0,4 mg/dl	
	Serum ↑: AIDS, multiples Myelom, Autoimmunerkr., GN, manchmal bei Abstoßungsreaktion Urin ↑: renale tubuläre Schädigung, v.a. durch Schwermetalle (Cadmium, Quecksilber etc.)	

Myoglobin ++	Serum F < 65 µg/l; **M** < 75 µg/l
	↑: Myokardinfarkt, mit meist schon 1,5–2 h nach dem Ereignis, Crush-Niere, Skelettmuskelerkr. (auch Ischämie), Nierenversagen (akut), maligne Hyperthermie.

Natrium (Na⁺) +	Serum 135–144 mmol/l Für DD auch ▶ 10.1.2, ▶ 10.1.3	
	↑: Diarrhö; Fieber, Schwitzen, mangelnde Wasserzufuhr; Polyurie; Diab. insipidus; zentrale Osmoregulationsstörung; Hyperaldosteronismus; Glukokortikoide; Diuretikather.	↓: Erbrechen, Durchfall, renale Salzverluste; Verbrennungen, Trauma; osmotische Diurese (Diab. mell.), Hypoaldosteronismus, SIADH; Porphyrie; Diuretika, Antidiabetika, Zytostatika, Sedativa, trizyklische Antidepressiva

Natrium (Na⁺) i.U. ++	Urin 3–6 g/24 h, 100–260 mmol/24 h Beim Fasten ↓ bis nahe 0	
	↑: Nierenversagen; Salzverlustniere; Schwartz-Bartter-Sy.; Fanconi-Sy.; Hypoaldosteronismus; SIADH (Na⁺ auch i.S. ↓), Wasserintox., Alkalose; Ketoazidose; alimentär	↓: alimentär; Erbrechen; Diarrhö; Pankreatitis; nephrotisches Sy., verminderte glomeruläre Filtration, dekomp. Leberzirrhose, dekomp. Herzsuff., Cushing-Sy.; Stress; postop.

NSE (neuronenspezif. Enolase) +++	Serum < 12 ng/ml
	↑: bei kleinzelligen Bronchial-Ca zur Verlaufskontrolle nach Chemother. APUDom (z. B. Karzinoid), anderen neuroendokrinen Tumoren, metastasierenden Seminomen

Osmolalität +	Serum: 280–296 mosmol/kg KG Urin: 50–1.400 mosmol/kg KG Maß für den Gehalt an gelösten osmotisch „aktiven" Stoffen. Faustregel zur Abschätzung der Serumosmolalität = 2 × Na⁺ + Glukose + Harnstoff-N (Konz. in mmol/l). Regel gilt nicht, wenn andere osmotisch wirksame Substanzen stark erhöht sind, z. B. bei hyperosmolarem Koma!	
	Serumosmolalität ↑ und Na⁺ ↑: Hypernatriämie Serumosmolalität ↑ und Na⁺ ↓: „Water-Shift-Hyponatriämie"; größere Mengen osmotisch aktiver Substanzen i.P. (z. B. Alkohol, retentionspflichtige Substanzen, Glukose) Urinosmolalität ↑: Diarrhö, Fieber, Volumenmangel	Serumosmolalität ↓ und Na⁺ ↓: Erkr. mit Hypervolämie und Hyponatriämie, wie Herzinsuff., Leberzirrhose, prim. Polydipsie Serumosmolalität ↔; Na⁺ ↓: Pseudohyponatriämie (z. B. Hyperlipoproteinämie, Makroglobulinämie) Urinosmolalität ↓: Diab. insipidus centralis und renalis, osmotische Diurese, z. B. Glukose

20

20

PAP (= PSP, prostataspezif. saure Phosphatase) +++	Serum < 5 ng/ml ↑: Marker für Erkennung und Progression des Prostata-Ca; spezifischer ist jedoch PSA (PSA) **DD:** Prostataadenom (meist < 8 µg/l). Bei Manipulation an der Prostata erhöht, deshalb 48 h vor PAP-Bestimmung keine rektale Untersuchung
Paraproteine i. U. (monoklonale Immunglobuline) +++	↑: **Obligat** bei M. Waldenström, Plasmozytom (▶ 13.5.3), Schwerkettenkrankheit **Symptomatisch** in niedrigen Titern: Ca, Sarkome, Kälteagglutininkrankheit, Lebererkr. Bei Jüngeren immer path.
Parathormon (PTH) +++	Serum (rasch verarbeiten) Intaktes PTH: 15–65 ng/l = 1,5–6,5 pmol/l Optional gleichzeitige Bestimmung der längerlebigen Fragmente C-terminal- und mittelregionales Parathormon, um Sensitivität und Spezifität zu erhöhen. Meist Rücksprache mit Labor notwendig

Parathormon/Fragmente	Phosphat i. S.	Ca^{2+} i. S.	DD
↑↑	↑	↓	Sek. Hyperparathyreoidismus bei Niereninsuff.
↑	↑	↑	Prim. Hyperparathyreoidismus.
↑	↓	↓	Sek. Hyperparathyreoidismus bei Malabsorptionssy.
↑	↑	↓	Pseudohypoparathyreoidismus
↓	↔	↔	Hypoparathyreoidismus, Tumorhyperkalzämien

Partielle Thromboplastinzeit + (aPTT)	Zitratblut 18–40 Sek.; methodenabhängig. Maß für „intrinsic system" ▶ 13.1.2 ↑: Hämophilie A und B; Hyperfibrinolyse; schwere Lebererkr.; Verbrauchskoagulopathie; angeborenes Faktormangelsy. Monitoring der Heparinther.; Ther. mit Vit.-K-Antagonisten (z. B. Marcumar®, Monitoring üblicherweise jedoch über Quick-Wert ▶ 19.8.2), Antiphospholipid-Sy.

pH + (BGA ▶ 10.5)	Art. Blut oder arterialisiertes Kapillarblut 7,35–7,45	
	↑: dekompensierte Alkalose **Metabolisch:** enteraler oder renaler Säureverlust, Hypokaliämie, medikamentös **Respiratorisch:** Hyperventilation	↓: dekompensierte Azidose **Metabolisch:** Diab. mell., Laktatazidose, Alkaliverlust **Respiratorisch:** Hypoventilation

20

Phosphat (anorganisch) ++	Serum 2,6–4,5 mg/dl = 0,84–1,45 mmol/l	
	↑: Niereninsuff., wenn GFR < 25 ml/Min., katabole Zustände, phosphathaltige Laxanzien und Infusionen; Vit.-D-Zufuhr	↓: Sepsis, Alkoholismus, Vit.-D-Mangel, Malabsorption, Erbrechen, Diarrhö; renal tubuläre Defekte, Azidose, prim. Hyperparathyreoidismus, Diuretika; respir. Alkalose, Anorexia nervosa, Ther. Coma diab.

Plasmathrombinzeit (PTZ, TZ) +	Zitratblut 17–24 Sek.; methodenabhängig. Maß für „gemeinsame Endstrecke" der Gerinnung
	↑: DIC durch Hyperfibrinolyse; Hypo- und Dysfibrinogenämie; Heparinther. (Therapieziel: 2- bis 3-fach verlängerte TZ). Gerinnungsdiagn. ▶ 13.1.2

pO$_2$	Sauerstoffpartialdruck

Porphyrine i. U. +++	Urin Ges.-Porphyrine (G): < 100 µg/24 h (< 120 nmol/24 h) δ-Aminolävulinsäure (A) s. dort Porphobilinogen (P): 100–700 µg/24 h (0,5–7,5 µmol/24 h) Uroporphyrine (U): 3–24 µg/24 h (4–29 nmol/24 h) Koproporphyrine (K): 14–78 µg/24 h (21–119 nmol/24 h)

Ges.-Porphyrine	δ-Aminolävulinsäure	Porphobilinogen	Porphyrieform
↑↑	↔	↔	Kongenitale erythropoetische Porphyrie
x	↔	↔	Protoporphyrie
(↑↑)	(↑↑↑)	(↑↑↑)	Akute intermittierende Porphyrie
(↑↑)	(↑↑↑)	(↑↑)	Hereditäre Koproporphyrie
(↑↑)	(↑↑↑)	(↑↑↑)	Porphyria variegata

20

↑↑	x	↔	Porphyria cutanea tarda
↑↑	↑↑	x	Akute Blei-Intox.
↑	↑	↔	Chron. Blei-Intox.
x = variabel, () = nur im Anfall ↑			

Prokalzitonin +++

Serum

↑: Sepsis, schwere Inf.
↔: Fieber nichtbakt. Ursachen oder nicht durch Pilzinf. bedingt

Prolaktin +++

Serum (Entnahme morgens, Pat. nicht gestresst, zuvor keine Brustpalpation)
M 3,0–14,7 mg/l (72–353 mU/l); **F** 3,8–23,2 mg/l (91–557 mU/l)

↑↑ (> 5.000 mIU/l): Makroadenom der Hypophyse ↑ (> 500 mIU/l): Mikroadenom der Hypophyse, Amenorrhö u. a. Zyklusstörungen, paraneoplastisch, hypernephroides Ca, Bronchial-Ca, Einnahme von Neuroleptika, Antiemetika, Stillzeit, Hypothyreose	↓: Menopause

Protein i. U. ++

Urin
< 150 mg/24 h
> 3,5 g/24 h beweist glomerulären Schaden. Die Biuretmethode ist durch Mezlocillin und Azlocillin störbar.

↑
Renal: chron. GN, Pyelonephritis, interstitielle Nephritis, Glomerulosklerose, Gichtniere, Zystenniere, nephrotisches Sy.; EPH-Gestose; Kollagenosen; Quecksilberchlorid-Intox.
Extrarenal: dekomp. Rechtsherzinsuff.; Fieber; Anämie; Schock; nach Krämpfen; Leichtketten-Paraproteinämien; Erkr. von Ureteren, Blase, Prostata und Urethra; Gravidität, Orthostase, Hyperlordose; Nierenvenenthrombose

Protein C +++

Zitratblut
70–140 % (auch ▶ 13.1.2)

↓: erhöhte Thromboembolieneigung bei familiärem Protein-C-Mangel. Cumarinther., Vit.-K-Mangel, DIC, Leberfunktionsstörungen

Protein S +++

Zitratblut (am besten freies Protein bestimmen)
Funktionelle Aktivität 60–145 %
Immunologisch: freies Protein S 0,23–0,49 E/ml, Protein-S-Ag 0,67–1,25 E/ml, C4-bindendes Protein 0,65–1,40 E/ml

↓: erhöhte Thromboembolieneigung bei familiärem Protein-S-Mangel. Cumarinther., Vit.-K-Mangel, disseminierte intravasale Verbrauchskoagulopathie, Leberfunktionsstörungen

PSA (prostataspezif. Antigen) **+++**

Serum
< 2,7 µg/l

↑: bei Prostataadenom (in 98 % jedoch < 10 µg/l) und Prostata-Ca. Bei V. a. immer PAP (PAP) mitbestimmen!

Quick + (Thromboplastinzeit, TPZ)	Zitratblut 70–120 %; laborabhängig. Maß für das „extrinsic system" der Gerinnung; ▶ 13.1.2
	↓: Lebererkr.; Verbrauchskoagulopathie; Hypofibrinogenämie; Vit.-K-Mangel; angeborener Faktorenmangel II, VII, X; Hemmkörper gegen Faktor II, VII, X, z.B. SLE; AT-III-Überschuss; Ther. mit Vit.-K-Antagonisten (ther. Bereich 15–25 %; ▶ 19.8.2); Gerinnungsdiagn. ▶ 13.1.2.
Reninaktivität (i. P.) +++	Wenn nicht kontraindiziert, 8 d vor dem Test Antihypertensiva, Diuretika, β-Blocker, Laxanzien, NSAID, Heparin, Digitalis, Pille, Glukokortikoide, Antidepressiva und 3 Wo. vorher Aldosteronantagonisten absetzen. Im Liegen 0,5–1,6 µg/l/h, nach Orthostase 2,5-facher Anstieg. Immer mit Aldosteron bestimmen.

↑: renovaskuläre Hypertonie, reninsezernierende Tumoren (Nierenzell-Ca, Bronchial-Ca), Bartter-Sy., Medikamente (z.B. Diuretika, Laxanzien, „Pille"), Lakritze	↓: prim. Hyperaldosteronismus (Conn-Sy.), bei Glukokortikoidgabe, Enzymdefekten

Retikulozyten ++	Diff-BB
Rhesusfaktor +	▶ 2.6.1
Rheumafaktor ++	Serum (▶ 11.2.3) Werte testabhängig: Latexfixationstest < 1 : 80, Waaler-Rose-Test < 1 : 32 (neg. Test schließt rheumatologische Erkr. nicht aus)
	↑: Rheumatoide Arthritis (im Gelenkpunktat sehr spezifisch; in 65–90 %), Kollagenosen, schwere Infekte, verschiedene chron. Erkr., bei Gesunden im höheren Lebensalter, insbes. Frauen (bis 20 %).
Sauerstoffpartialdruck (pO₂) [BGA] +	Art. Blut oder arterialisiertes Kapillarblut 70–104 mmHg = 9,5–13,9 kPa Sauerstoffsättigung (O₂sat) 94–98 %, im Alter niedriger. pO₂ und O₂sat verändern sich stets gleichsinnig
	↓ Lungenerkr.: Entzündung, Ödem, Asthma bronchiale, Ca, Emphysem, Infarkt, Embolie **Zirkulatorische Ursachen:** Schock, Kreislaufkollaps, HRS, Herzinsuff., Rechts-Links-Shunt **Behinderung der Atemexkursion:** Rippenfraktur, Pleuraerguss, Pneumothorax, degenerative Veränderungen des Thorax Ferner: O₂-Mangel der Luft, Hypoventilation
SCC (= TA4; Squamous-Cell-Carcinoma-Antigen) +++	Serum < 2(–3) ng/ml
	↑: Plattenepithel-Ca von Zervix, Ös. und Anus, Lunge, HNO-Bereich. Relativ gute Diskriminierung zu benignen Erkr.
Standardbikarbonat (StHCO₃⁻) +	Art. Blut oder arterialisiertes Kapillarblut 22–26 mmol/l; alte Einheit: Basenüberschuss (BE) Umrechnung: BE = StHCO₃⁻ – 24

↑: metabolische Alkalose; kompensatorisch bei respir. Azidose (pCO₂ ↑)	↓: metabolische Azidose; kompensatorisch bei respir. Alkalose (pCO₂ ↓)

20

T₄/TBG-Quotient ++	↔: 3–5	
	↑: 7,6–14,8 bei Hyperthyreose	↓: 0,2–2 bei Hypothyreose
T₄-Lymphozyten-Subpopulation (= OKT₄ + CD4) +++	EDTA-Blut 30–50 % der Lymphos = > 1/nl	
	↓: bei Defektimmunopathien, typisch beim ARC und AIDS-Vollbild (▶ 17.3.6); passager bei Virusinf. und Autoimmunerkr. sowie bei fortgeschrittenen Tumoren	
Thyreoglobulin (TG) +++	Serum 13–30 mg/l (220–510 nmol/l)	
	↑: follikuläres und papilläres Schilddrüsen-Ca (→ Rezidiverfassung)	
Thyreoglobulin-AK +++	▶ 12.1.1	
Thyreoidea stimulierendes Hormon (TSH) ++	Serum Basal 0,4–4,5 mIE/l	
	↑: Hypothyreose, auch schon im Latenzstadium	↓: Hyperthyreose, Schilddrüsenhormonüberdos. ▶ 12.1.1
Thyroxin (T₄) ++ Freies Thyroxin (fT₄) ++	Serum T₄: 45–115 µg/l = 55–160 nmol/l, bei Schwangeren bis 50 % ↑ fT₄: 8–20 ng/l = 10–26 pmol/l	
	↑: Hyperthyreose: M. Basedow, autonomes Adenom, Anfangsstadium einer Thyreoiditis, Hypophysentumor, Blasenmole, Jodmedikation. TBG-Vermehrung: Gravidität, Östrogenther.	↓: Hypothyreose: Jodmangel, Thyroxinsynthesedefekt, chron. Thyreoiditis, Schilddrüsenresektion, antithyreoidale Substanzen, Lithium; Hypophyseninsuff., TBG-Mangel (▶ 12.1.1)
Serumelektrophorese ++ (▶ Abb. 20.2)	Globuline	
Thyroxinbindendes Globulin (TBG) +++	Serum 14–28 mg/l = 220–510 nmol/l	
	↑: Hypothyreose; chron. Lebererkr., akute Hep.; Gravidität; östrogenproduzierender Tumor; Östrogenther., Kontrazeptiva	↓: Hyperthyreose; chron. Lebererkr.; Malnutrition; nephrotisches Sy.; Akromegalie, Cushing-Sy., androgenproduzierender Tumor; Thyreostatika, Lithium, Androgene, Anabolika, Glukokortikoide
TPA (Tissue Polypeptide Antigen) +++	Serum < 90 IE/l	
	↑: „markiert" 80 % aller fortgeschrittenen Malignome (unspezif.) **DD:** Hep., Pneumonie u. a. Inf., Diab. mell., Dialysepat. Bleibt 4–8 Wo. postop. erhöht.	

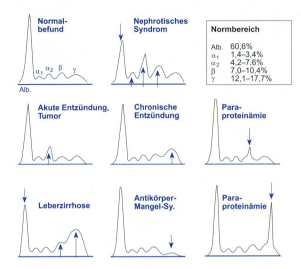

Abb. 20.2 Serumelektrophorese [M538]

Transferrin + +	Serum 2,0–3,6 g/l	
	↑: Eisenmangel, Gravidität, Hormonther. (Östrogene/Gestagene)	↓: chron./akuter Eiweißmangel (z. B. Leberzirrhose), Entzündungen, Hämochromatose, Hämosiderose, Tumorleiden
Triglyzeride +	Serum (Blutprobe nach 12 h Nahrungskarenz abnehmen) < 160 mg/dl = < 1,8 mmol/l Ggf. auch Belastungstest 6 h nach Frühstück mit 100 g Fett	
	↑: prim. Hyperlipoproteinämien außer Typ IIa; Myokardinfarkt, Diab. mell.; Adipositas; Hypothyreose; Lebererkr.; Verschlussikterus; nephrotisches Sy., Gravidität; Kortisol, Östrogenther.	↓: schwere Anämien; konsumierende Erkr., Marasmus, Hunger; Hyperthyreose; Verbrennung, exsudative Enteropathie; αβ-Lipoproteinämie
Trijodthyronin (T$_3$) ++ Freies Trijodthyronin (fT$_3$) ++	Serum T$_3$: 0,9–1,8 µg/l = 1,42,8 nmol/l fT$_3$: 2,5–6 pg/ml = 3,8–9,2 pmol/l	
	↑ und T$_4$ ↑: Jodmangel ↑ und T$_4$ ↔: T$_3$-Ther.	↓ und T$_4$ ↓: T$_4$-T$_3$-Konversionshemmung, z. B. durch Glukokortikoide, Amiodaron, Propranolol, KM. Schwere Allgemeinerkr.

20

20

Troponin T (kardiales Troponin) ++	Serum < 0,5 µg/l
	↑: Myokardinfarkt (Frühdiagnose, max. 3 h nach Ischämie, bis 3 Wo. pos.) Beurteilung der Reperfusion nach Lyse oder Akut-PTCA und indirekt der Infarktgröße. Myokardschäden nach Trauma und postop.
TSH +	▶ 12.1.1
TZ (Thrombin-zeit) ++	▶ 13.1.2
Urobillin + Uro-bilinogen	Urin Negativ
	↑ hämolytischer Ikterus, Leberparenchymschäden, Infektionen
Vanillinman-delsäure (VMS) i. U. +++	Urin auf Eisessig Für 8 d vor dem Sammeln keine Medikation mit Methyldopa, Kallikrein, Vit. B. 12 h vor Blutentnahme kein Alkohol, Kaffee, Nikotin, Tee und Bananen < 3,24 µmol/24 h (< 97 µg/24 h) ✗ Zur DD Noradrenalin und Adrenalin i. U. bestimmen

Mäßig ↑: Polyneuritis, Myokardinfarkt; Herzinsuff.; Hypertonie; Schock; Sepsis; Asthma; Hyperthyreose, Urämie; Ca; Karzinoidsy.; Porphyrie; Nikotinabusus; Stress Stark ↑: Phäochromozytom; Sympathikustumoren	↓: familiäre Dysautonomie; schwerer Schock

VIP (vasoaktives intestinales Polypeptid) +++	Serum < 100 pg/ml
	↑: VIPom (Verner-Morrison-Sy., ▶ 12.5.2); geeignet zur Verlaufskontrolle
Vitamin B₁₂ +++	Serum 200–600 pg/ml (145–440 pmol/l)
	↓: Magenaffektionen: Z. n. Gastrektomie, A-Gastritis (Atrophie der Schleimhaut), Intrinsic-Faktor-Mangel, Intrinsic-Faktor-AK, chron. entzündliche Darmerkr. mit Befall des terminalen Ileums (M. Crohn), bakt. Fehlbesiedlung z. B. nach Antibiose, Sprue, perniziöse Anämie mit oder ohne funikuläre Myelose, Parasitenbefall (Fischbandwurm)
Vitamin D₃ (25-OH-Chole-calciferol) +++	Serum Erw.: 30–70 pg/ml = 75–175 pmol/l Kinder: 40–100 pg/ml = 100–250 pmol/l

↑↑: Substitutionsther., Hyperparathyreoidismus (prim.), Sarkoidose, Hyperkalzämie	↓↓: erbliche Vit.-D-abhängige Rachitis Typ I ↓: Niereninsuff., nephrotisches Sy.

Zink (Zn) +++	Serum 74–139 µg/l = 0,94–1,77 µmol/l	
	↑: iatrogen, Selbstmedikation	↓: Akrodermatitis entero-hepatica, Wundheilungs-störungen, mehrwöchige parenterale Störungen, chron. Diarrhö, entzünd-lich, Darmerkr., Alkoho-lismus, Systemerkr., nach OP oder Infarkt
Zirkulierende Immunkomple-xe +++	Serum (frisch/gefroren) < 0,01 g/l	
	↑: SLE, RA (▶ 11.2.3), Infektionen: CMV, Toxoplasmose, Hepatitis, Malaria, auch bei M. Crohn, Colitis ulcerosa	

20

i Index

Index

Notfallwegweiser

12.2.3	Addison-Krise	490
7.1.1	Akutes Abdomen	274
4.4	Akutes Koronarsyndrom	132
15.4.1	Alkohol-Delir	595
4.1.1	Angina Pectoris	92
3.2.2	Asystolie	81
16.1.5	Diabetisches Koma	617
6.1.1	Dyspnoe, akute	224
7.1.7	Gastrointestinale Blutung, obere	283
1.8.3	Glaukom, akutes	19
5.3.3	Hypertensive Krise	195
10.5.5	Hyperventilationstetanie	432
16.1.6	Hypoglykämischer Schock	619
3.3.1	Intubation	85
3.2.2	Kammerflimmern	81
6.7.1	Lungenembolie	256
4.5.2	Lungenödem	144
12.1.6	Myxödemkoma	483
1.8.1	Nadelstichverletzung	17
2.6.3	Notfalltransfusion	67
7.1.7	Ösophagusvarizenblutung	285
6.9.1	Pneumothorax	263
19.6.2	Schmerzen	738
6.3.1	Status asthmaticus	235
10.1.4	Tetanie	419
12.1.6	Thyreotoxische Krise	482

3 x RR (50 mm/s)

Frequenz

QRS + QT PQ

U mv